国家卫生和计划生育委员会"十三五"规划教材

全国高等学校教材

供康复治疗学专业用

康复功能评定学

REHABILITATION
EVALUATION AND
ASSESSMENT

主　编　王玉龙

第3版

副主编　高晓平　李雪萍　白玉龙

编　者（以姓氏笔画为序）

王于领	中山大学附属第六医院	吴　文	南方医科大学珠江医院
王玉龙	深圳大学第一附属医院	吴小丽	海南省人民医院
王萍芝	山西医学科学院 山西大医院	欧海宁	广州医科大学附属第五医院
白玉龙	复旦大学附属华山医院	莫天才	昆明医科大学第一附属医院
白定群	重庆医科大学附属第一医院	高　强	四川大学华西医院
朱路文	黑龙江中医药大学附属第二医院	高晓平	安徽医科大学第一附属医院
李　华	深圳大学第一附属医院	郭　津	佳木斯大学康复医学院
李雪萍	南京医科大学附属南京医院	黄海量	山东中医药大学
杨　敏	西南医科大学附属医院	谢菊英	湘南学院附属医院

秘　书　李　华（兼）

人民卫生出版社

图书在版编目（CIP）数据

康复功能评定学/王玉龙主编 . —3 版 . —北京：
人民卫生出版社，2018

全国高等学校康复治疗专业第三轮规划教材

ISBN 978–7–117–27150–9

Ⅰ.①康…　Ⅱ.①王…　Ⅲ.①康复 – 鉴定 – 高等学校
– 教材　Ⅳ.①R49

中国版本图书馆 CIP 数据核字（2018）第 191477 号

| 人卫智网 | www.ipmph.com | 医学教育、学术、考试、健康，购书智慧智能综合服务平台 |
| 人卫官网 | www.pmph.com | 人卫官方资讯发布平台 |

康复功能评定学
第 3 版

主　　编：王玉龙

出版发行：人民卫生出版社（中继线 010-59780011）

地　　址：北京市朝阳区潘家园南里 19 号

邮　　编：100021

E - mail：pmph @ pmph.com

购书热线：010-59787592　010-59787584　010-65264830

印　　刷：三河市潮河印业有限公司

经　　销：新华书店

开　　本：850×1168　1/16　印张：41

字　　数：1241 千字

版　　次：2008 年 1 月第 1 版　　2018 年 3 月第 3 版
　　　　　2024 年 10 月第 3 版第 14 次印刷（总第 29 次印刷）

标准书号：ISBN 978-7-117-27150-9

定　　价：99.00 元

打击盗版举报电话：010-59787491　E-mail：WQ @ pmph.com
（凡属印装质量问题请与本社市场营销中心联系退换）

全国高等学校康复治疗学专业第二轮规划教材于 2013 年出版，共 17 个品种，通过全国院校的广泛使用，在促进学科发展、规范专业教学及保证人才培养质量等方面，都起到了重要作用。

为深入贯彻教育部《国家中长期教育改革和发展规划纲要（2010—2020 年）》和国家卫生和计划生育委员会《国家医药卫生中长期人才发展规划（2011—2020 年）》文件精神，适应我国高等学校康复治疗学专业教育、教学改革与发展的需求，通过对康复治疗学专业第二轮规划教材使用情况和反馈意见的收集整理，经人民卫生出版社与全国高等学校康复治疗学专业第三届教材评审委员会研究决定，于 2017 年启动康复治疗学专业第三轮规划教材的修订工作。

经调研和论证，本轮教材新增《儿童康复学》和《老年康复学》。

康复治疗学专业第三轮规划教材的修订原则如下：

1. **坚持科学、统一的编写原则**　根据教育部培养目标、卫生计生部门行业要求、社会用人需求，在全国进行科学调研的基础上，充分论证本专业人才素质要求、学科体系构成、课程体系设计和教材体系规划后，制定科学、统一的编写原则。

2. **坚持必需、够用的原则**　根据专业培养目标，始终强调本科教材"三基""五性""三特定"的编写要求，进一步调整结构、精炼内容，满足培养康复治疗师的最基本需要。

3. **坚持紧密联系临床的原则**　强调康复理论体系和临床康复技能的培养，使学生毕业后能独立、正确处理与专业相关的康复常见实际问题。

4. **坚持教材创新发展的原则**　本轮教材采用了"融合教材"的编写模式，将纸质教材内容与数字资源内容相结合，教材使用者可以通过移动设备扫描纸质教材中的"二维码"获取更多的教材相关富媒体资源，包括教学课件、自测题、教学案例等。

5. **坚持教材立体化建设的原则**　从第二轮修订开始，尝试编写了服务于教学和考核的配套教材，本轮 19 种理论教材全部编写了配套《学习指导及习题集》，其中 13 种同时编写了配套《实训指导》，供教师授课、学生学习和复习参考。

第三轮康复治疗学专业规划教材适用于本科康复治疗学专业使用，理论教材共 19 种，计划于 2018 年秋季出版发行，全部数字资源内容也将同步上线。

希望全国广大院校在使用过程中提供宝贵意见，为完善教材体系、提高教材质量及第四轮规划教材的修订工作建言献策。

1. 功能解剖学（第 3 版）
   主编　汪华侨　　副主编　臧卫东　倪秀芹

2. 康复生理学（第 3 版）
   主编　王瑞元　　副主编　朱进霞　倪月秋

3. 人体发育学（第 3 版）
   主审　李晓捷　　主编　李　林　武丽杰　　副主编　陈　翔　曹建国

4. 人体运动学（第 3 版）
   主编　黄晓琳　敖丽娟　　副主编　潘燕霞　许　涛

5. 康复医学概论（第 3 版）
   主编　王宁华　　副主编　陈　伟　郭　琪

6. 康复功能评定学（第 3 版）
   主编　王玉龙　　副主编　高晓平　李雪萍　白玉龙

7. 物理治疗学（第 3 版）
   主编　燕铁斌　　副主编　姜贵云　吴　军　许建文

8. 作业治疗学（第 3 版）
   主编　窦祖林　　副主编　姜志梅　李奎成

9. 语言治疗学（第 3 版）
   主审　李胜利　　主编　陈卓铭　　副主编　王丽梅　张庆苏

10. 传统康复方法学（第 3 版）
    主编　陈立典　　副主编　唐　强　胡志俊　王瑞辉

11. 临床疾病概要（第3版）
    主编 周 蕾　副主编 许军英 范慧敏 王 嵘

12. 肌肉骨骼康复学（第3版）
    主编 岳寿伟　副主编 周谋望 马 超

13. 神经康复学（第3版）
    主编 倪朝民　副主编 胡昔权 梁庆成

14. 内外科疾病康复学（第3版）
    主编 何成奇 吴 毅　副主编 吴建贤 刘忠良 张锦明

15. 社区康复学（第2版）
    主编 王 刚　副主编 陈文华 黄国志 巩尊科

16. 临床康复工程学（第2版）
    主编 舒 彬

17. 康复心理学（第2版）
    主编 李 静 宋为群

18. 儿童康复学
    主编 李晓捷　副主编 唐久来 杜 青

19. 老年康复学
    主编 郑洁皎　副主编 桑德春 孙强三

全国高等学校康复治疗学专业第三届教材评审委员会名单

主任委员　　燕铁斌（中山大学）

副主任委员　岳寿伟（山东大学）
　　　　　　李晓捷（佳木斯大学）
　　　　　　宋为群（首都医科大学）
　　　　　　吴　毅（复旦大学）

委员（按姓氏笔画排序）

王　红（上海健康医学院）　　　　陈立典（福建中医药大学）
王　磊（南京中医药大学）　　　　武丽杰（哈尔滨医科大学）
王玉龙（深圳大学）　　　　　　　欧海宁（广州医科大学）
王宁华（北京大学）　　　　　　　胡文清（河北医科大学）
许建文（广西医科大学）　　　　　胡志俊（上海中医药大学）
刘忠良（吉林大学）　　　　　　　姜贵云（承德医学院）
杜　青（上海交通大学）　　　　　敖丽娟（昆明医科大学）
李雪萍（南京医科大学）　　　　　高晓平（安徽医科大学）
吴　军（大连医科大学）　　　　　郭　琪（天津医科大学）
吴　霜（贵州医科大学）　　　　　唐　强（黑龙江中医药大学）
何成奇（四川大学）　　　　　　　黄国志（南方医科大学）
张志强（中国医科大学）　　　　　黄晓琳（华中科技大学）
陈　伟（徐州医科大学）　　　　　舒　彬（重庆医科大学）
陈　颖（海南医学院）　　　　　　潘燕霞（福建医科大学）

秘书　　　　金冬梅（中山大学）

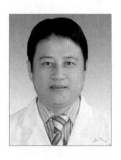

王玉龙

　　主任医师、教授，硕士生导师，现为深圳大学第一附属医院康复中心主任、深圳市康复医疗质量控制中心主任、深圳市残疾人康复培训基地主任。担任中国医师协会老年康复专业委员会主任委员、中国康复医学会老年康复分会候任主任委员、中国非公立医疗机构协会康复医学专业委员会副主任委员、广东省康复医学会副会长、广东省残疾人康复协会肢体康复分会副主任委员、深圳市康复医学会会长、深圳市医师协会康复医学科医师分会会长、深圳市医学会康复医学分会执行主任委员。

　　主编《康复功能评定学》《神经康复学评定方法》《康复评定技术》等规划教材，至今出版专著（含参编）共53部，以第一作者或通讯作者发表专业论文110余篇。承担国家级科研项目3项，省部级科研项目17项，市级11项。拥有省级科技成果奖3项，发明专利10项、实用新型专利24项、转件作品专利1项，是国家标准"功能障碍者生活自理能力评定方法"（编号为20162587-T-314）的主要发明和制作人。参与了多部法规和专家共识的制定，帮助51家医疗机构建立了康复医学科。

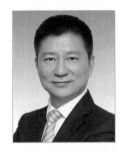

高晓平

主任医师，教授，博士生导师。安徽省"江淮名医"，安徽医科大学康复医学系主任、第一附属医院康复医学中心主任，安徽省康复医学质控中心主任，安徽省康复医学会副会长，安徽省运动医学分会主任委员，中华医学会运动医疗分会委员，中国康复医学会脑血管病专委会及颈椎病专委会常委，中国医师协会康复医师分会常委，《中华物理医学与康复杂志》《中国康复医学杂志》等编委。

从事康复医学的临床与教学工作 26 年，对中枢神经系统和骨科疾病的临床康复有丰富经验和较深造诣，培养研究生 33 名。近五年主持和参与国家级与省级科研课题共 7 项，发表论文及专著 20 余篇，其中 SCI 论文 4 篇。

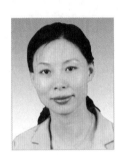

李雪萍

主任医师，博士生导师，南京医科大学附属南京医院学科带头人，现为南京康复医学会骨科康复分会主任委员、中国卒中学会神经康复分会副主任委员、江苏省康复医学会骨骼肌肉康复分会副主任委员。

主要从事神经损伤、骨关节损伤康复的基础与临床研究，任《中国康复医学杂志》及《中华物理医学与康复学杂志》编委。主持多项国家及省市级科学研究课题，其中国家自然科学基金课题 2 项、国家 973 课题子项目 1 项、国家"十二五"科技支撑课题子项目 1 项、国际交流课题 1 项、市级重大科技支撑项目 3 项。近五年发表论文 30 余篇，SCI 收录 12 篇。获江苏省科技进步奖三等奖 2 项，江苏省新技术引进二等奖 1 项，扬州市科技进步二等奖 2 项。主编康复医学专业教材 3 部，参编 8 部。

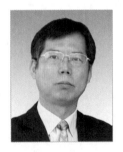

白玉龙

主任医师、博士生导师。现任复旦大学附属华山医院康复医学科副主任，中华医学会物理医学与康复学分会委员（兼神经康复学组副组长），中国康复医学会脑血管病康复、疼痛康复、创伤康复专业委员会常务委员，中国卒中学会脑卒中康复分会常务委员，国家卫健委脑卒中防治工程专家委员会脑卒中康复专委会委员，美国华盛顿大学访问学者。

从事本科生和研究生教学工作 20 余年。主要从事脑损伤康复的基础与临床研究，先后主持国家、省部和市级科研项目 10 项。"2017 年度中国卒中学会优秀科技工作者"获得者。以第一作者或通讯作者发表论文 80 余篇，其中 SCI 论文 12 篇。副主编、主译和参编康复医学专著 19 部。国内外多种杂志审稿专家和编委。

　　《康复功能评定学》第 2 版出版后，得到了师生的高度评价，认为对康复专业的专业化、规范化建设打下了坚实的基础，并引导临床康复工作者对康复功能评定工作给予重视。根据广大师生反馈的信息，第 3 版教材做了一定程度的修改和完善。在全面、系统、简练地介绍一般功能评定的工具、方法和手段的基础上，增加了临床康复评定的内容，增强了教材的实用性和操作性，以强化学生处理临床工作的能力，突出对学生应用能力的培养。

　　近几年，随着康复医学的发展和我国医疗改革的推进，康复评定的理论和技术发生了很大的变化。早期康复的介入，使得相当一部分康复工作前移到相关临床学科，床边的康复评定工作量大大增加，便捷、快速以及非设备支撑的评定技术就特别受到临床康复的欢迎；"医养结合"工作的开展，使得社区康复、居家康复比重大大提升，与日常生活活动能力相关联的康复评定就显得越来越重要；急诊综合型医院康复医学科因为需要承接 ICU、骨科、神经科等学科的重症患者，所以重症康复已经成为"三级甲等"医院康复医学科必备的工作内容，应用康复的手段处理心脏疾病、脑损伤、肺部感染等疑难重症患者的能力成为衡量康复医学科水平的重要标志。

　　随着科技和生活方式的改变，应用手机、移动电脑等电子产品来为康复的患者进行康复评定，不再是未来发展的趋势，而已经成为发达城市康复机构常用的手段之一，如用虚拟现实手段来评定患者的日常生活活动能力。驾驶技术过去常常只是用于正常人考驾照时所用，现在相当一部分康复机构在患者出院前对患者实施汽车驾驶、电动车驾驶以及特定残疾人用车的评定，驾驶已经成为康复患者回归家庭、回归社会的重要工具。

　　对疑难重症患者的救治，使得康复疗效评定的指标也发生了很大的变化，仅仅用生活能否独立、是否需要帮助、日常生活依赖的程度等来表达康复的效果已经不能满足日益发展的康复医学的需要，如在重症病区开展康复，更多的是用生命体征的相关指标来衡量效果，对急性期患者的康复用对原发疾病的控制、并发症防治的相关指标来衡量，对恢复期患者的康复用日常生活活动能力的相关指标来衡量，对于后遗症期的康复患者用自我照料能力、就读或就业能力的相关指标来衡量。

　　本版教材共分 22 章，第一章是总论，介绍康复功能评定的内容和方法；第二章到第十六章是介绍有关认知、言语、运动、日常生活活动及社会参与等方面的内容，是康复功能评定的基础；第十七章到第二十二章是康复医学科常见疾病的功能评定，是康复功能评定的临床应用，体现了康复功能评定的重要性和临床价值。本版教材是数字融合教材，并根据主干教材编写了配套《康复功能评定学学习指导及习题集》第 2 版和《康复功能评定学实训指导》第 2 版。

在本书的编写过程中，得到深圳大学第一附属医院和海口市人民医院的大力支持和帮助，在此表示衷心的感谢。感谢各位编委的无私奉献和精诚合作。感谢深圳大学第一附属医院康复医学科刘芳、周静、昝怡冰、熊巍、韩平、袁健、付莞祺、李鸿啟和穆燕妮，他们参与了书稿的相关工作，为教材的顺利出版付出了辛勤的劳动。

由于编写时间和编者水平限制，不当之处在所难免，恳请广大教师、学生、同道及其他读者不吝赐教，批评指正。

王玉龙

2018 年 3 月

目录

05
第五章
认知功能评定

06
第六章
言语-语言功能评定

22

第二十二章
康复常见并发症评定

第一章
总论

康复功能评定学（rehabilitation evaluation and assessment）是研究患者有关身体、心理、社会及其所处环境的功能状况的一门医学学科。它是康复治疗专业主要的专业基础课之一，其任务是通过多种形式的教学，特别是操作性指导，使学生掌握识别、测量、分析和判断功能障碍和潜能的方法和技能，寻求能够满足各方需求的康复目标，制订适宜的康复计划，为康复临床学的学习奠定基础。

第一节 概 述

康复评定（rehabilitation assessment）是康复医学的基石，没有评定就无法制订康复计划、评价康复的效果。随着康复的发展，康复评定的理念、意识和内容也发生了很大的变化。过去我们常常认为康复医学面对的是伤病后遗留或与病伴存的功能障碍，已逐渐被康复医学所面对的是整体人，而不仅仅是功能障碍的观念所取代。对于康复疗效的评定也发生了质的改变。由于康复临床早期的介入，特别是对重症、疑难患者的救治，仅仅用生活能否独立、是否需要帮助、日常生活依赖的程度等来表达康复的效果已经不能满足日益发展的康复医学的需要，如在重症病区开展康复，更多的是用生命体征的相关指标来衡量效果，对急性期患者的康复用对原发疾病的控制、并发症防治的相关指标来衡量，对恢复期患者的康复用日常生活活动能力的相关指标来衡量，对于后遗症期的康复患者用自我照料能力、就读或就业能力的相关指标来衡量。

一、基本概念

（一）康复评定的定义

康复评定分为临床评定（clinical evaluation）和功能评定（functional evaluation）两个部分，前者多集中于评定患者整体健康状况、疾病的转归、临床的综合处理等，主要由康复医师完成，后者则多限于评定患者的功能，尤其是现实生活所需要的能力，主要由不同专业的治疗师完成，临床评定是康复治疗的基础，也为康复治疗提供安全保障；功能评定是临床评定的延续和深入，是取得良好的康复治疗效果的前提。因此，评定不同于诊断，且远比诊断细致而详尽。康复功能评定学则主要阐述与功能相关的康复评定内容。

康复评定尚无一个统一的定义，目前比较一致的描述是，康复评定是对病、伤、残患者的功能状况及其水平进行定性和（或）定量描述，并对其结果做出合理解释的过程。它是通过收集患者的病史和相关信息，使用客观的方法有效和准确地评定功能障碍的种类、性质、部位、范围、严重程度、预后以及制订康复计划和评定疗效的过程。在康复领域中，康复评定是一项基本的专业技能，只有通过全面的、系统的和记录详细的康复评定，才有可能明确患者的具体问题，制订相应的康复计划。

1. 康复评定是临床的评定 对疾病的认识水平决定了对病情及其预后的判断，康复临床评定在很大程度上基于此，如对腰椎间盘突出症的病情判断，需要了解以下一些问题，如首先要了解是椎管内、椎管外，还是椎管内外混合的软组织损害；如椎管内，应了解突出了几个节段，突出的部位是中央型或周围型，突出的部位是否为巨大型，纤维环是否完全破裂，后纵韧带是完全破裂的游离型或不完全破裂；神经根和马尾损害的情况，有无运动、感觉、自主神经功能损害的症状，有无鞍区感觉障碍，下肢有无肌萎缩、足下垂或肢体瘫痪，有无大小便困难或失禁，椎管狭窄的程度如何，椎管内软组织无菌性炎症的程度，椎管外肌肉等软组织的痉挛、变性的程度；腰痛与颈、背、肩胛部软组织损害的关系；是否进行过手术或非手术治疗，疗效如何，有无副作用及不良反应；影像学、肌电图检查与临床表现的符合情况。对于脑卒中患者，需要了解出血还是梗死、病变的部位和病因；若是高血压性脑出血，应积极控制血压；若是糖尿病患者，应积极控制血糖；若是心源性梗死，需积极抗凝；其次了解是否有并发症，如深静脉血栓、肺部感染、泌尿系感染和压疮等，只有深入地了解了疾病类似的这些问题，才有可能进行正确的功能评定和康复治疗。

2. 康复评定是功能和障碍的评定　临床诊断工作主要是根据病史、体格检查和辅助检查对疾病做出正确的诊断。一旦确立了医学诊断，康复医生就必须确定疾病的功能性结局。在进行功能评定前，必须深刻地理解疾病、残损、残疾、残障之间的区别。若疾病不能通过药物和手术治愈，则应采取措施减少残损，如肌力减弱可以通过强化训练得到增强；对于某些不可减轻的慢性疾病或损伤，应针对疾病、残疾、残障进行干预，如受损的听力可以通过佩戴电子助听器来减轻功能的丧失。此外，对残存功能和功能潜力的识别也是康复评定的重要内容，因为残存功能可以被利用或增强，适应新的环境，从而提高患者的功能独立性程度。

3. 康复评定是综合性的评定　康复医学并不局限于单个的器官系统，康复评定所关注的是患者整个个体，而不仅仅是患者的功能障碍，康复的最终目标是使患者在生理、心理、社会等功能全面地得到恢复，因此，康复评定不仅要对其疾病进行评定，还应该收集、整理和分析患者各方面的信息，包括疾病的后续影响、患者的家庭、社会环境、职业能力、业余爱好、愿望和梦想的影响。

4. 康复评定是多专业的评定　尽管有人认为在临床过程中多么强调病史和体格检查都不过分，但它们仅仅是康复评定中的一部分。这样说并不是要否定这些传统手段的作用，病史和体格检查具有高度重要性，是进一步评定的基础，但因其特征所致，也有局限性，还需要物理治疗师、作业治疗师、言语治疗师、心理治疗师、社会工作者等做进一步的评定。言语和语言障碍可妨碍交流，患者及其家属对有关事实的主观解释，可妨碍对功能进行客观的评定。交谈也不能很好地了解患者的功能活动情况，如康复医生和物理治疗师只有观察患者在不同状态下的步行，才能发现步态的潜在问题；作业治疗师需要评定患者日常生活活动的实施情况；言语治疗师提供语言功能方面的测评，通过特殊的交流技巧，可从患者那里获得会谈所涉及不到的信息；康复心理学家提供认知和感知功能专业化的标准评定，并可熟练地对患者目前的心理状态进行评定；康复护士需要评定患者在病房中的安全性和判断力；社会工作者通过与患者、家属或照顾者交往，可了解有关患者社会支持系统和经济资源方面的有用信息。康复的这种多专业的评定在康复治疗中也得到了充分的体现。

（二）　与临床检查的区别

临床检查是康复评定的基础，没有详细、准确的临床检查就不可能有正确的康复评定，因此，临床检查也是正确的康复评定的前提。但是临床检查多偏重于疾病本身，对疾病所导致的功能障碍并不是其关注的主要内容。例如，对行走困难的患者，临床检查重在了解其原因是由于神经系统疾患还是骨关节疾患引起，而康复评定则除了要了解上述内容外，还需要通过步态分析进一步得到有关参数，如行走困难发生于步行周期的支撑相还是摆动相，以及在每一个时相中身体重心的变化、肢体各关节的活动、肌肉力量有无异常等，为行走功能的改善获得依据。康复评定和临床检查的主要区别表现在以下几个方面。

1. 对象不同　临床检查的对象包括一切急性、慢性疾病以及重症、危症患者，康复评定则局限于有功能障碍的病、伤、残患者。

2. **病情不同** 临床检查的对象病情复杂、多变，康复评定的对象多数生命体征平稳，病情相对稳定，波动小。

3. **目的不同** 临床检查要寻找病因（定性、定位），了解病理过程（性质、部位、范围、程度），治疗疾病本身；而康复评定则侧重了解有无功能障碍及其程度，残存的功能状况，挖掘潜力、改善功能、提高日常生活活动能力，最终提高生存质量。

4. **检查手段不同** 临床检查以实验室或仪器为主，局限在个体内，即按照器官-组织-细胞-分子的顺序，花费多；康复评定则以测量（如关节活动度、肌力）、询问（如ADL、心理）和实地测试（环境评定）为主，由个体外延，即按照个人-家庭-社会的顺序进行，花费少。

5. **处理原则不同** 临床检查后的治疗主要是药物和手术，而康复评定后的治疗主要为功能训练、代偿、环境改造或功能适应。

（三）与康复评定有关的一些术语

1. **测量、评估和评定** 测量（measurement）是用公认的标准去确定被测对象某一方面的量值的过程；评估（assessment）是根据一定的要求去确定一种或多种测量结果的价值的方法，如挑选篮球运动员，测得某人身高2.2m，此身高符合既定的篮球运动员的身高标准，此为通过了评估，但不能依据评估作出最后的决定；评定（evaluation）是根据测量和评估的结果对被测对象做出最后判断的行为，如上例，身高不是篮球运动员的唯一标准，要做出最后的判定，还需测定其视力、12分钟跑的距离、100m速度和灵活性等等，当这些测量结果都合格时，才可决定录用，这才是最后的决定即评定。

2. **康复协作组** 康复医学是一门多学科性的专业，在康复评定和治疗过程中常常需要多个专业的人员参加，如由康复医师、康复护士、物理治疗师、作业治疗师、言语治疗师、社会工作者、临床心理学家、假肢和矫形器师、特殊教育工作者等组成康复协作组（rehabilitation team）对患者进行康复评定、治疗、训练和教育，以争取最大的康复效果。

3. **康复评定会** 康复评定会是由康复医师负责组织的、针对某一位患者具体的功能障碍和康复计划进行讨论的康复协作组会议。在康复评定会上，康复医师介绍该患者的病情和一般功能状况，物理治疗师、作业治疗师、言语治疗师、临床心理学家、假肢和矫形器师、康复护士等从各自不同的专业角度报告评定的结果，并提出康复计划，包括治疗目标、治疗方案及注意事项，最后由康复医师总结康复协作组各成员的意见，形成一个完整的康复计划。康复评定会通常在每次评定结束后进行，通过沟通、交流和讨论，使康复协作组的每一位成员对该患者的情况有一个全面的了解，对不适当的康复计划进行必要的修改，有助于各专业之间的相互协调、合作，提高康复治疗效果。

出现于20世纪40年代的康复评定会模式尽管得到了广泛的支持，但因为存在明显的缺陷，所以实施起来一直很困难，如会议时间冗长、效率不高，康复协作组成员各自为政等。与现在的综合医院的康复医学科相比，过去的康复中心在整体上是一种闲暇、低压的环境。由于现代医院管理模式的改变，特别是医疗保险和住院周转率的要求，康复协作组模式的理念和实践正面临着越来越大的压力，患者的住院时间日趋缩短，费用控制越来越严，客观上只允许住院期间的康复治疗完成阶段性目标，而不是实现所谓的全面康复。上述阶段性目标一般定位于患者病情稳定，能够辅助独立活动，适应基本的家庭生活，从而可以安全地返回家庭。患者的其余康复目标可以在康复门诊或社区层面上通过患者、家庭成员、家庭医生、家庭护士、家庭治疗师或其他康复人员得到实现。

二、 康复评定的对象

（一）残损、残疾和残障

康复评定的对象主要是功能障碍者，根据1980年WHO的国际残损、残疾和残障分类（international

classification of impairments, disabilities and handicaps, ICIDH）标准，将功能障碍分为残损、残疾和残障三个层次。

1. 残损 ICIDH 对残损（impairment）的定义是不论何种病因，"心理上、生理上或解剖的结构或功能上的任何丧失或异常"。如关节疼痛、活动受限、共济失调、呼吸困难、忧虑、生病前的性格，或者是对骨折、跌倒和痉挛的敏感性等，它是有关器官结构和系统功能异常的生物医学概念，被认为是一种在器官水平上的障碍，可以分为：①智力残损；②其他心理残损；③语言残损；④听力残损；⑤视力残损；⑥内脏（心肺、消化、生殖器官）残损；⑦骨骼（姿势、体格、运动）残损；⑧畸形；⑨多种综合残损。在每一类残损中还可以再分类。

2. 残疾 ICIDH 对残疾（disability）的定义是"由于残损的原因使人的能力受限或缺乏，以至于不能在正常范围内和以正常方式进行活动"。它是以功能为导向的概念，根据活动的完成情况反映残损的后果，被认为是一种在个体水平上的障碍，可以分为：①行为残疾；②交流残疾；③生活自理残疾；④运动残疾；⑤身体姿势和活动残疾；⑥技能活动残疾；⑦环境适应残疾；⑧特殊技能残疾；⑨其他活动残疾。在每一类残疾中还可以再分类。

（1）日常生活活动：日常生活活动（activity of daily living, ADL）是全面地描述个人总体活动能力的最常用的术语，它是通过作业（如写字）而不是部位（如手功能）定义的，正如一个无臂的人仍可能通过脚写字一样。通常，只要完成作业花费的时间、能量和产生的疼痛可以接受，并能可靠安全地完成，则很少考虑是如何完成的。关于日常行为能力的描述是可以观察和测量的，为了充分表达活动能力方面的细微差别，需要进一步详细的分类。图1-1列出了最常见的生活活动。表中有些项目可能有部分重叠，如大便后穿裤子这样一项活动，很可能归于不止一个项目，如穿衣和个人卫生，这种情况在日常生活中也是常见的。日常生活活动作为描述身体总体功能是明确的，已被广泛接受。

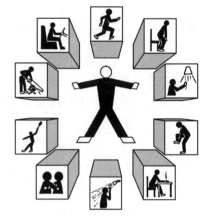

图1-1 日常生活活动

在 ADL 项目内，通常有一些作业比其他的难以完成，这样，按照完成的难易程度将 ADL 项目分成等级（hierarchy）。可以根据患者的能力判断患者所处的功能水平，例如，若患有严重髋关节骨关节炎的患者能够从厕所座位上站起，我们就可以想象他能够轻易地从高凳上站起，但很可能不能够从一个未经改造的浴缸中走出来。如果从一种疾病到另一种疾病此等级变化不大时，只要通过了解其中一、二项较大或较小困难的项目就可以进一步证实这种判断了。

（2）辅助：可以采用人力、药物、支具或用具的形式辅助（assistance）功能活动。大多数正常人日常生活可以依赖于各种各样的装置（从咖啡杯到洗衣机）。对严重残疾的康复，许多进步要归功于辅助器具的发展。尽管支具、用具或药物可能容易得到，值得信赖并能够消费得起，但与不需要此类帮助的人相比，残疾人灵活性和独立性仍然较差。根据辅助的程度，可将残疾人的功能性活动分为5个等级，见表1-1。

表1-1 功能性活动的等级划分

分级	标准	分级	标准
0	完全不能完成作业	3	借助支具或用具可独立
1	必须有身体上的帮助	4	无需支具可独立
2	必须有可依靠的人帮助或监督		

对于许多残疾人来说，要求整体的独立可能是不恰当的。对于一个患有严重的类风湿性关节炎的患者来说，要求有炎症的关节完全独立可能是有害的。在这种情况下，若家中无人照顾，通常采取的方法是依靠出诊护士每周两次到患者的家中，帮助完成洗澡和其他家务活动。

除了通过上述方法得到辅助外，还可以通过降低或减轻限制因素来改善功能。限制因素就是那些妨碍高水平功能活动的因素。尽管鉴别它们有时会存在一定的困难，但具有重要的意义，因为治疗的目的就是纠正或回避这些因素。例如，一位屈膝大于70°的患者难以从标准高度的厕所上站起来，如果康复治疗不能改善关节活动度，也可以通过抬高厕所的座位来解决该患者的起立问题。

限制因素可以是自身的，也可以是外界的。自身的限制因素通常是临床症状、体征或由于疾病产生的残损，外界的因素则来源于环境，如建筑障碍、认识的偏见等。

（3）残疾的程度：残疾可以用患者的残存功能和正常功能之间的差异表示，用等式表示则为：$D=(NFC-CFC)/NFC \times 100\%$，其中 D 表示残疾程度，NFC 是正常功能（normal functional capacity），是指患者在伤病发生前的功能，CFC 是残疾人残存功能（current functional capacity）。理想的正常功能应该是每个人的正常水平，但通常难以测到，一般是参考同类人的功能。令人遗憾的是，正常活动能力的范围很大，常常难以获得正常值，因此，常规的方法是描述患者残存功能，而不是试图估计残疾。这不仅符合实际情况，而且从人道主义讲也更加可取，因为它强调明确的残存功能，即还具有哪些功能而不是已经丧失了哪些功能。

如果将残疾概念用于临床上（与流行病学和行政管理相区别），还可以对残疾做进一步的区别。在正常情况下，人的功能超过他的实际需要，即有一定的功能储备。实际有意义的残疾是需求功能和实际功能之间的差别。如果某人需要完成某项活动而不具有完成的能力，那么我们就可以说具有有意义的残疾，可用以下等式表达这种关系：$SD=(RFC-CFC)/RFC \times 100\%$，其中 SD 表示有意义的残疾（significant disability），RFC 表示患者的需求功能（required functional capacity），CFC 是残存功能。因此，有意义的残疾和个人的目标和抱负有密切关联，它是存活的残疾人丧失功能的比率，也是医师和康复治疗组工作的中心。

功能非常少的丧失，如百米跑减慢1秒对于比赛的运动员则是一个非常有意义的残疾，相反，一个非常严重的残疾，如不能行走，对于一位哲学家来说可能仅具有中等意义。也就是说，如果功能的丧失无责任和经济之忧或促使他的人生观发生了适应性改变，那么功能的丧失有时可能只是像失去一种财产一样，而不是有意义的残疾。

3. 残障 ICIDH 对残障（handicap）的定义是"由于残损或残疾，限制或阻碍一个人充当正常社会角色（按照年龄、性别、社会和文化的因素）并使之处于不利的地位"。例如，一位膝下截肢的患者佩戴假肢后有能力驾驶一辆卡车，但交通管理部门可能会不发驾照给他，使他无法实现驾驶的目标，即出现了残障。除了通过在社会和政治领域努力外，残障本身难以通过医疗和其他康复途径减轻，也难以像残疾那样定量的测定。它是一个社会的概念，反映个人与周围环境和社区的相互作用以及他对上述的适应状况，因此，被认为是一种环境和社会水平上的障碍，可以分为：①定向识别（时间、地点和人）残障；②身体自主残障（生活不能自理）；③行动残障；④就业残障；⑤社会活动残障；⑥经济自立残障；⑦其他残障。在每一类残障中还可以再分类。

（二）损伤、活动受限和参与限制

第54届世界卫生大会于2001年5月22日通过的《国际功能、残疾和健康分类》（*International Classification of Functioning, Disability and Health*，简称 ICF）公布了与残疾有关的新概念，它将残疾建立在一种社会模式基础上，从残疾人融入社会的角度出发，将残疾作为一种社会性问题（即残疾不仅是个人的特性，也是社会环境形成的一种复合状态），强调社会集体行动，要求改造环境以使残疾人充分参与社会生活的各个方面。因此，残疾的定义是复杂和多维度的，是个体和环境相互作用的结果，包括身体结构与功能损伤、活动受限和社会参与限制，而且强调残疾的背景性因素（个人情况、生活中的自然、社会和态度环境等）对患者的健康和残疾情况起着重要的互动作用。在ICF中，分为功能和残疾、情景性因素两部分。在功能和残疾部分，除身体功能和结构成分外，活动和参与是另一个成分，活动和参与是通过能力和活动表现来描述的。在情景性因素中，含环境因素和个人因素，这些因素对个体的健康和与健康有关的问题可能会产生影响。在评定时，能力是描述个体完成任务或行动的潜力，即个体在某一时刻在既定的功能领域中可能达到的最高功能水平，而活动表现是描述个体在现实环境中实际做了什么，现实环境会有社会性情景，因此，活动表现可以理解为在现实生活中的表现。

ICF是以活动和参与为主线来进行功能、残疾和健康分类的，强调环境与个人因素以及各部分之间的双向作用，其运行模式见图1-2。在该标准中，"残疾"不再被分成残损、残疾、残障三个层次，而是被定义为："是对损伤、活动受限和参与限制的一个概括性术语。"ICF将"残损（impairment）"定义为："身体功能或结构问题，有显著差异或丧失。身体功能是身体各系统的生理功能（包括心理）。身体结构是身体的解剖部位如器官、肢体及其组成。""活动受限（activity limitation）"定义为："个体在进行活动时可能遇到的困难，活动指个体执行一项任务或行动。""参与限制（participation restriction）"定义为："个体投入到生活情景中可能经历到的问题。参与是个体投入到生活情景中。"

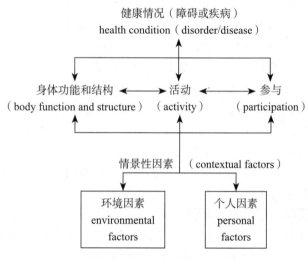

图1-2　ICF运行模式

2006年12月13日第61届联大通过了《残疾人权利公约》（*Convention of the Rights of Persons with Disabilities*）对残疾和残疾人概念进行了新的表述。它确认"残疾是一个演变中的概念，残疾是伤残者和阻碍他们在与其他人平等的基础上充分和切实地参与社会的各种态度和环境障碍相互作用所产生的结果"，"残疾人包括肢体、精神、智力或感官有长期损伤的人，这些损伤与各种障碍相互作用，可能阻碍残疾人在与他人平等的基础上充分和切实地参与社会"。

（三）六类残疾

在《中华人民共和国残疾人保障法》中规定："残疾人包括视力残疾、听力残疾、言语残疾、肢体残疾、智力残疾、精神残疾、多重残疾和其他残疾的人。"这就是通常所说的六类残疾人。

2011年1月14日中国国家标准化管理委员会公布了残疾人残疾分类和分级（GB/T 26341—2010），从2011年5月1日开始实施。它将残疾分为视力残疾、听力残疾、言语残疾、智力残疾、肢体残疾、精神残疾和多重残疾。

1. 视力残疾标准

（1）视力残疾的定义：视力残疾（visual disability），是指由于各种原因导致双眼视力低下并且不能矫正或双眼视野缩小，以致影响其日常生活和社会参与。视力残疾包括盲及低视力。

（2）视力残疾的分级：见表1-2。

表 1-2 视力残疾的分级

类别	级别	最佳矫正视力
盲	一级	无光感～＜ 0.02；或视野半径小于 5°
	二级	≥0.02～＜0.05；或视野半径小于 10°
低视力	三级	≥0.05～＜0.1
	四级	≥0.1～＜0.3

［注］：①盲或低视力均指双眼而言，若双眼视力不同，则以视力较好的一眼为准，如仅有单眼为盲或低视力，而另一眼的视力达到或优于 0.3，则不属于视力残疾范畴；②最佳矫正视力是指以适当镜片矫正所能达到的最好视力，或以针孔镜所测得的视力；③视野半径 <10° 者，不论其视力如何均属于盲

2. 听力残疾标准

（1）听力残疾的定义：听力残疾（hearing disability），是指人由于各种原因导致双耳不同程度的永久性听力障碍，听不到或听不清周围环境声及言语声，以致影响日常生活和社会参与。3 岁以内儿童，残疾程度一、二、三级的定为残疾人。

（2）听力残疾的分级

1）听力残疾一级：听觉系统的结构和功能方面极重度损伤，较好耳平均听力损失大于 90dB HL，在无助听设备帮助下，不能依靠听觉进行言语交流，在理解和交流等活动上极度受限，在参与社会生活方面存在极严重障碍。

2）听力残疾二级：听觉系统的结构和功能重度损伤，较好耳平均听力损失在 81~90dB HL，在无助听设备帮助下，在理解和交流等活动上重度受限，在参与社会生活方面存在严重障碍。

3）听力残疾三级：听觉系统的结构和功能中重度损伤，较好耳平均听力损失在 61~80dB HL，在无助听设备帮助下，在理解和交流等活动上中度受限，在参与社会生活方面存在中度障碍。

4）听力残疾四级：听觉系统的结构和功能中度损伤，较好耳平均听力损失在 41~60dB HL，在无助听设备帮助下，在理解和交流等活动上轻度受限，在参与社会生活方面存在轻度障碍。

3. 言语残疾标准

（1）言语残疾的定义：言语残疾（speech disability），是指由于各种原因导致的不同程度的言语障碍（经治疗一年以上不愈或病程超过两年者），不能或难以进行正常的言语交往活动（3 岁以下不定残）。言语残疾包括：

1）失语：是指由于大脑言语区域以及相关部位损伤所导致的获得性言语功能丧失或受损。

2）运动性构音障碍：是指由于神经肌肉病变导致构音器官的运动障碍，主要表现不会说话、说话费力、发声和发音不清等。

3）器官结构异常所致的构音障碍：是指构音器官形态结构异常所致的构音障碍，其代表为腭裂以及舌或颌面部术后，主要表现为不能说话、鼻音过重、发音不清等。

4）发声障碍（嗓音障碍）：是指由于呼吸及喉存在器质性病变导致的失声、发声困难、声音嘶哑等。

5）儿童言语发育迟滞：指儿童在生长发育过程中其言语发育落后于实际年龄的状态，主要表现不会说话、说话晚、发音不清等。

6）听力障碍所致的语言障碍：是指由于听觉障碍所致的言语障碍，主要表现为不会说话或者发音不清。

7）口吃：是指言语的流畅性障碍，常表现为在说话的过程中拖长音、重复、语塞并伴有面部及其他行为变化等。

（2）言语残疾的分级

1）言语残疾一级：无任何言语功能或语音清晰度≤10%，言语表达能力等级测试未达到一级测

试水平，不能进行任何言语交流。

2）言语残疾二级：具有一定的发声及言语能力。语音清晰度在 11%~25% 之间，言语表达能力未达到二级测试水平。

3）言语残疾三级：可以进行部分言语交流。语音清晰度在 26%~45% 之间，言语表达能力等级测试未达到三级测试水平。

4）言语残疾四级：能进行简单会话，但用较长句或长篇表达困难。语音清晰度在 46%~65% 之间，言语表达能力等级未达到四级测试水平。

4. 肢体残疾标准

（1）肢体残疾的定义：肢体残疾（physical disability），是指人体运动系统的结构、功能损伤造成四肢残缺或四肢、躯干麻痹（瘫痪）、畸形等而致人体运动功能不同程度的丧失以及活动受限或参与的局限。肢体残疾包括：

1）上肢或下肢因伤、病或发育异常所致的缺失、畸形或功能障碍；

2）脊柱因伤、病或发育异常所致的畸形或功能障碍；

3）中枢、周围神经因伤、病或发育异常造成躯干或四肢的功能障碍。

（2）肢体残疾的分级

1）肢体残疾一级：不能独立实现日常生活活动。

Ⅰ. 四肢瘫：四肢运动功能重度丧失；

Ⅱ. 截瘫：双下肢运动功能完全丧失；

Ⅲ. 偏瘫：一侧肢体运动功能完全丧失；

Ⅳ. 单全上肢和双小腿缺失；

Ⅴ. 单全下肢和双前臂缺失；

Ⅵ. 双上臂和单大腿（或单小腿）缺失；

Ⅶ. 双全上肢或双全下肢缺失；

Ⅷ. 四肢在不同部位缺失；

Ⅸ. 双上肢功能极重度障碍或三肢功能重度障碍。

2）肢体残疾二级：基本上不能独立实现日常生活活动。

Ⅰ. 偏瘫或截瘫，残肢保留少许功能（不能独立行走）；

Ⅱ. 双上臂或双前臂缺失；

Ⅲ. 双大腿缺失；

Ⅳ. 单全上肢和单大腿缺失；

Ⅴ. 单全下肢和单上臂缺失；

Ⅵ. 三肢在不同部位缺失（除外一级中的情况）；

Ⅶ. 二肢功能重度障碍或三肢功能中度障碍。

3）肢体残疾三级：能部分独立实现日常生活活动。

Ⅰ. 双小腿缺失；

Ⅱ. 单前臂及其以上缺失；

Ⅲ. 单大腿及其以上缺失；

Ⅳ. 双手拇指或双手拇指以外其他手指全缺失；

Ⅴ. 二肢在不同部位缺失（除外二级中的情况）；

Ⅵ. 一肢功能重度障碍或二肢功能中度障碍。

4）肢体残疾四级：基本上能独立实现日常生活活动。

Ⅰ. 单小腿缺失；

Ⅱ. 双下肢不等长，差距在 50mm 以上（含 50mm）；

Ⅲ. 脊柱强（僵）直；

Ⅳ. 脊柱畸形，驼背畸形大于 70° 或侧凸大于 45°；

Ⅴ. 单手拇指以外其他四指全缺失；

Ⅵ. 单侧拇指全缺失；

Ⅶ. 单足跗跖关节以上缺失；

Ⅷ. 双足趾完全缺失或失去功能；

Ⅸ. 侏儒症（身高不超过 1300mm 的成年人）；

Ⅹ. 一肢功能中度障碍，两肢功能轻度障碍；

Ⅺ. 类似上述的其他肢体功能障碍。

5. 智力残疾标准

（1）智力残疾的定义：智力残疾（mental retardation），是指智力显著低于一般人水平，并伴有适应行为的障碍。此类残疾是由于神经系统结构、功能障碍，使个体活动和参与受到限制，需要环境提供全面、广泛、有限和间歇的支持。智力残疾包括：在智力发育期间（18 岁之前），由于各种有害因素导致的精神发育不全或智力迟滞；或者智力发育成熟以后，由于各种有害因素导致有智力损害或智力明显衰退。

（2）智力残疾的分级：见表 1-3。

表 1-3 智力残疾的分级

级别	分级标准			
	发展商（DQ）0~6 岁	智商（IQ）7 岁及以上	适应性行为（AB）	WHO-DASII分值 18 岁及以上
一级	≤25	<20	极重度	≥116 分
二级	26~39	20~34	重度	106~115 分
三级	40~54	35~49	中度	96~105 分
四级	55~75	50~69	轻度	52~95 分

6. 精神残疾标准

（1）精神残疾的定义：精神残疾（mental disability），是指各类精神障碍持续一年以上未痊愈，由于患者的认知、情感和行为障碍，影响其日常生活和社会参与。

（2）精神残疾的分级：18 岁以上的精神障碍患者根据 WHO-DAS 分数和下述的适应行为表现，18 岁以下者依据下述的适应行为的表现，把精神残疾划分为四级：

1）精神残疾一级：WHO-DAS 值在 ≥116 分，适应行为严重障碍；生活完全不能自理，忽视自己的生理、心理的基本要求。不与人交往，无法从事工作，不能学习新事物。需要环境提供全面、广泛的支持，生活长期、全部需他人监护。

2）精神残疾二级：WHO-DAS 值在 106~115 分，适应行为重度障碍；生活大部分不能自理，基本不与人交往，只与照顾者简单交往，能理解简单照顾者的指令，有一定学习能力。监护下能从事简单劳动。能表达自己的基本需求，偶尔被动参与社交活动；需要环境提供广泛的支持，大部分生活仍需他人照料。

3）精神残疾三级：WHO-DAS 值在 96~105 分，适应行为中度障碍；生活上不能完全自理，可以与人进行简单交流，能表达自己的情感。能独立从事简单劳动，能学习新事物，但学习能力明显比一般人差。被动参与社交活动，偶尔能主动参与社交活动；需要环境提供部分的支持，即所需要的支持服务是经常性的、短时间的需求，部分生活需由他人照料。

4）精神残疾四级：WHO-DAS 值在 52~95 分，适应行为轻度障碍；生活上基本自理，但自理能力比一般人差，有时忽略个人卫生。能与人交往，能表达自己的情感，体会他人情感的能力较差，能从事一般的工作，学习新事物的能力比一般人稍差；偶尔需要环境提供支持，一般情况下生活不需要由他人照料。

此外，存在两种或两种以上的残疾称为多重残疾（multiple disabilities）。多重残疾应指出其残疾的类别。多重残疾分级按所属残疾中最重类别残疾分级标准进行分级。

三、 康复评定的意义和作用

（一）康复评定的意义

1. 从患者的角度看 通过评定，可以加深患者对自身疾病和活动能力的了解，帮助患者制定合适的治疗目标，增强信心，提高对治疗的积极性，促使患者更加努力地帮助自己、主动地参与治疗。对一些伴有慢性疾病的患者来说，将会鼓励他尽早地向康复医生反映有关情况，以预防和减缓疾病的恶化和功能的减退。

2. 从康复医生和治疗师的角度看 通过全面、系统、准确地评定，可弥补病史和一般临床检查的不足，容易早期发现问题，具体了解患者在哪些方面需要帮助，如何才能提供和得到帮助，鼓励他制订出更为全面合适的康复计划，随时掌握患者的病情和功能变化，指导我们的康复医疗工作。最终，通过康复评定的结果，确定康复的后果，从而控制康复治疗的质量。

3. 从社会的角度看 通过评定，发现在社会康复方面存在的问题，如社会对提供资助、改进服务质量、环境状况以及政策法规方面所存在的缺陷，为社会对残疾人提供帮助提供依据。此外，评定还可以就残障为政府相关部门提供新的发病资料。

（二）康复评定的作用

1. 掌握功能障碍的情况

（1）了解功能障碍的性质：寻找引起功能障碍的器官组织缺陷，包括：①先天性的，如先天性脊髓膜膨出、先天性心脏病等；②后天性的，如小儿脑性瘫痪、小儿麻痹后遗症、脑卒中等；③继发性的，如骨折后长期卧床引起的关节挛缩等。

（2）了解功能障碍的范围：明确功能障碍是哪一个或哪几个方面受到限制，如颅脑损伤患者是单纯性躯体运动功能障碍，还是同时存在认知、言语及心理障碍等。

（3）了解功能障碍的程度：按照 WHO 标准，分清功能障碍是组织器官水平缺陷，或个体自身活动能力受到影响，还是个体与外界交往、发挥社会作用受到限制，区分损伤、活动受限和参与限制三个不同层次的障碍。

2. 制订康复计划 不同性质的功能障碍需要选择不同的治疗措施和方法，为此需要寻找和分析导致功能障碍的原因、阻碍患者重返家庭和重返社会的具体因素，如关节活动度受限、肌力低下或平衡和协调功能障碍均可导致患者运动功能障碍，但三者的康复治疗方法却有很大的差异，前者主要是改善关节活动度，肌力低下可以通过力量训练得到提高，后者则需要相应的平衡和协调训练。当然，心理状态、社会影响也可能为其原因。选择适当的治疗手段以促进功能恢复，或考虑如何进行自身功能代偿和研究如何应用轮椅、支具或其他辅助器具进行补偿以增进功能和能力的具体方法。

3. 评价治疗效果

（1）评定治疗效果：一个完整的康复治疗过程应该是以评定开始，又以评定结束。通过评定，找出患者存在的功能障碍，分清主次，根据评定结果制订出适宜的治疗方案，进行有针对性的康复治疗。经过一定时间的治疗后，要再次评定，以了解治疗的效果，并根据再次评定的结果，制订或修改下一阶段的治疗方案，继续治疗，然后再评定，再治疗……如此循环下去，直至达到既定的康复目标或需要停止治疗。

（2）寻找更有效的治疗方法：患者的情况千差万别，需要我们不断探索新的更有效的治疗方法。为了比较它们的疗效差别，必须要用客观、统一的标准去衡量。

4. 帮助判断预后 由于病、伤、残的部位、范围、性质和程度不同，同一种疾病、相似的功能障碍的发展变化不同，评定可以动态地观察残疾的进程，对其结局有一定的预见性。对预后的判断可给患者及其家属以心理准备，可使制订的治疗计划更合理，以便充分地利用各种资源，避免患者及其家属对康复期望值过高或过低。如 Barthel 指数低于 20 的脑卒中患者治疗意义不大，因其功能恢复的潜能较小；而高于 80 者多将自愈，则不必进行特殊治疗。

5. 分析卫生资源的使用效率 如何在最短的时间内、消耗最低的费用、获得最佳的康复效果一直是社会和患者共同追寻的目标。目前许多医疗机构和相关部门在通过功能独立性测量（FIM）量表的使用，有针对性地选择康复方案，确定住院时间，节约康复费用，如 Stineman 等研究就证实，与入院时 FIM 积分相符的临床治疗方案，能更好地满足患者的需要，从而缩短了住院时间，节约了康复费用。

第二节　康复评定方法

长期以来，人们都在努力地寻找表达各种残损、残疾和残障的具体方法，并尽量尝试通过数据来显示评定的结果，但由于功能障碍的复杂性，至今仍有相当多的残疾状况无法通过定量的方法解释，只能用定性的方法进行分析。

一、康复评定方法的分类

（一）定性评定

定性评定是一种从整体上分析评定对象特性的描述性分析，主要是解决评定对象"有没有"或者"是不是"的问题，适用于个案分析和比较分析中的差异性描述。它通过观察和调查访谈等手段获取信息，反映事物的质的规律性的描述性资料，而不是量的资料。定性评定要对搜集到的资料运用归纳和演绎、分析和综合、抽象和概括等方法进行处理，即先列出获取的信息，将其与事实比较，归纳得出一些启示，总结概括出概念和原理。因此，定性评定不仅可以从不同的事例中寻找出共性的特点，而且可以发现不同事物的特殊性。定性评定的结果容易受评定者和被评定者主观因素的影响，有一定的不确定性。

交谈、问卷调查和肉眼观察是康复评定中常用的定性评定方法。通过调查和观察，将获得的信息与正常人群的表现特征进行比较，大致判断被评定对象是否存在功能障碍、功能障碍的性质等，即通过对资料归纳分析，达到认识事物本质、揭示内在规律的目的。在临床康复工作中，定性评定常作为一种筛查手段对患者进行初查，找出问题，如对偏瘫患者上、下肢痉挛模式的评定，通过调查表对残疾人康复需求的调查等。其优点是不需要昂贵的仪器设备，对评定的地点也没有严格的要求，可以在短时间内实现等。定性评定为进一步进行定量评定限定了范围，提高了评定的针对性。其缺点是定性评定有一定的主观性，对结果的准确性有影响。

（二）定量评定

1. 等级资料的量化评定 等级资料的量化评定是将定性评定中所描述的内容分等级进行量化，即将等级赋予分值的方法，如临床上通常采用的标准化量表，如徒手肌力检查的六级分法（0~5级），Brunnstrom 评定 6 个功能等级划分（0~4分），Barthel 指数（0~15分），功能独立性测量（FIM）（1~7分）等。这样，定性资料就可以通过数字得以表达，显得直观、具体，较容易发现问题，便于比较不同患者之间的差异以及同一患者在不同的时间功能障碍的变化。由于评定标准统一，操作简单，因而易于推广，是临床康复中最常用的评定方法。

2. 计量资料的评定 计量资料的评定是通过测量获得资料、分析量化结果的方法。该方法可以更加清晰地表达功能障碍的性质、范围和程度，理清关系，把握本质，揭示规律，预测事物的发展趋势。其突出的优点是可以将功能障碍的程度量化，因而结果客观、准确，便于治疗前后的比较。

此类数据一般用度量衡单位表示，如截肢的残端长度和周径用厘米（cm）表示，关节活动度以度（°）表示，步长、步幅以厘米（cm）表示，步频用 steps/min 表示，步速用 m/min 表示。

定性评定和定量评定是统一、互补的，定性评定是定量评定的前提，没有定性的定量是一种盲目的、毫无价值的定量，定量评定使定性评定更加科学、准确，是检测和提高康复医疗质量、评定康复疗效的最主要的手段。

二、常用的康复评定方法

（一）访谈

通过与患者及其家属的直接接触，可以了解患者功能障碍发生的时间、持续的时间、发展的过程以及对日常生活、工作、学习的影响等大量的第一手资料，也可以从患者周围的人那里了解其他有关的信息，如通常交往的人群、朋友和同事等。通过交谈，还可将治疗方案和注意事项告诉患者及其家属，赢得他们的信赖，争取他们对治疗的积极支持和配合。

（二）问卷调查

通过填表这种方式能迅速地收集多个人、多方面的资料，也可通过信访填表的形式进行，其优点是省时省力，缺点是填表人对表中的项目常常难以准确理解或用文字全面而准确地表达，造成信息量的丢失。

（三）观察

既要进行外部观察（即身体观察），还要进行内部观察（包括心理、精神、性格、情绪、智能等方面的观察）。内在观察主要通过言语和行动进行，外部观察则包括：①局部观察（以障碍部位为中心）；②全身观察（主要是通过全身观察以了解局部障碍对全身所造成的影响）；③静态观察（即形态观察，如观察姿势、肢位等情况）；④动态观察（即功能观察，是要求在活动时进行观察，如了解步行时是否存在异常步态等）。

（四）量表评定

它是通过运用标准化的量表对患者的功能进行评定的一种方法。在康复评定中应用较多的量表有以下几种。

1. 按照评定方式分为自评量表和他评量表 自评量表也叫客观量表，由被评定对象自己对照量表的项目及其要求，选择符合自己情况的答案。此类量表在心理学及社会学中应用较多，包括各类问卷和调查表，如症状自评量表（SCL-90），自评抑郁量表（SDS），生活满意度指数（LSI）。他评量表是由填表人作为评定者（一般为专业人员），评定者根据自己的观察和测量结果填表，如关节活动度测量（ROM），徒手肌力检查（MMT）；也可以询问知情者，如 Barthel 指数（BI），功能独立性测量（FIM）等。由于他评量表是评定者对受试者所进行的主观评价，因此，在这种意义上，他评量表又称为主观量表。

2. 按照量表的编排方式分为等级量表和总结性量表 等级量表（ordinal scale）是将功能按某种标志排成顺序，采用数字或字母将功能状况进行定性分级，如将某一种功能状况的评定结果按 A、B、C、D、E 或 1、2、3、4、5 或Ⅰ、Ⅱ、Ⅲ、Ⅳ、Ⅴ进行分级，标准的徒手肌力检查就是典型的等级量表评定的例子。等级量表无法确切地将等级间隔进行合理的划分，虽然评定结果比较粗糙，但可以对功能的特征进行一定程度的度量。总结性量表（summary scale）是由一系列技能或功能活动组成，根据受试者完成活动时的表现进行评分，最后将小分相加得出总分，从而归纳出某种结论。总结性量表尽管可以量化地反映受试者的功能状况，但是数字不能确切地反映实际功能水平，这一缺陷可以从功能不同的患者取得相同的积分现象中解读出来。

3. 按照量表的内容分为五类功能量表 包括：①运动功能量表，如 Fugl-Meyer 运动量表，Rivermead 运动指数等；②言语功能量表，如 Boston 诊断性失语检查，Frenchay 构音障碍评定等；③心理精神量表，如汉密顿抑郁评定量表（HAMD），焦虑自评量表（SAS）等；④生活自理能力量表，如 Barthel 指数，FIM 等；⑤社会功能量表，如家庭功能评定量表（FAD），生活满意度评定量表（LSR），总体幸福感量表（GWB）等。

（五）设备检测

它是指借助于仪器设备对受试者的某一功能性变量进行直接测量，通过数据的记录反映患者的功能状况，如使用量角器测量关节活动度、通过肌电图机记录周围神经的传导速度、在平板运动试验期间及试验结束后通过心电图评定 ST 段变化的幅度、在不同的运动治疗强度和时间测量糖尿病患者的血糖浓度变化、通过功能性磁共振反映脑功能变化等。设备检测最突出的优点是可以将功能状况精确地量化，获得客观的数据，其缺点是有些检测需要昂贵的仪器设备。

三、 康复评定方法的质量要求

康复评定要求有规范化的评定量表，有些评定量表是国际上公认的，而有些则是本地区、本单位根据需要自行制定的。后者在临床正式使用之前，需要对该量表的信度、效度、敏感度和统一性进行研究。只有通过了这些研究，才能加以临床使用，或推广应用。

（一）信度

信度（reliability）又称可靠性，是指不同评定者使用同一评定量表的一致性水平，用以反映相同条件下重复测定结果的近似程度，它包括组内信度和组间信度。

1. 组内信度 组内信度是指同一对象不同时期反复测定的一致性。两次测定相距时间不能过长，假定在这段时间内受试对象的情况相对稳定，通常为1~2周，如果受试对象的特征随时间变化而迅速变化的话，这个时间应缩短。例如，急性脑血管病患者早期时，病情变化较快，功能也相应地有所改变，两次测定相距时间可以相对较短。如果受试对象的特征随着时间的延长而相对稳定，如脑血管病恢复期患者，病情相对稳定，两次测量时间可适当延长 7~10 天。

2. 组间信度 组间信度是指多个评定者对同一对象评定的一致性。理想的是应为不同的评定者完全独立地对患者作出评价，但在实际中很难做到，尤其是涉及多个评定者研究。多数情况下是让一受试对象进行活动，由多人进行评分，或将受试对象的活动情况摄成录像片，重放后让多人评分。

（二）效度

效度（validity）又称有效性，它是评定量表的第二个基本特征，它是指量表所测试的结果与它希望测量对象结果的接近程度。可靠性低很难被用于评价，有些量表仅评价其可靠性（信度），而未评价其有效性（效度），这就导致了对研究结果的准确性和重要性产生疑问。因此，对每一个量表进行效度的研究同样重要。临床上评定量表效度的指标有多种，不同的指标得出的结果反映了量表效度的不同方面。

1. 内容效度　内容效度（content validity）是指量表中所涉及的条目是否能够反映评定的要素。对于康复评定量表，其内容的有效性是很重要的，只有当组成量表的内容完全包括了想要评定的所有方面，并且所评定的主要内容的各方面有一定的平衡性，才完成了量表的内容效度。相关系数越高，则量表的效度越高。

2. 标准效度　标准效度（criteria validity）评价的是量表测量结果与标准测量之间的接近程度。常用的统计方法为相关分析，相关系数被称为效度系数。标准效度的评定方法是选择一个与本量表直接有关系的独立标准，然后在研究人群中同时进行量表和标准的测量，比较两者的结果，分析它们之间的相关性。相关系数在 0.4~0.8 比较理想。

3. 结构效度　结构效度（construct validity）是指所设计量表的评定结果与预期的假设是否一致。为测试结构有效性，需要列出一些预期的假设，并观察你所设计的量表是否支持这些假设。结构效度的一种形式是共存效果。如果你能使从你的量表所得的分数，能够与一个已被证明其有效性的测量方法的同一变量的分数相关，你就能估计出该量表的共存有效性。例如，评价总体健康水平的量表理论上应该与因病缺勤的天数呈负相关，如果量表的分数与缺勤天数高度负相关，则支持量表的共存有效性。

（三）敏感度

敏感度（sensitivity）又称反应度，是指在内、外环境变化时，若受试对象也有所变化，则测量结果对此变化做出反应的敏感程度。在临床上，如果一个评定量表的信度和效度较好，却检测不出患者出现的细微的、有临床意义的变化，还不能算是一个有效的评定量表。因此，我们可以这样理解，一个量表的信度和效度反映的是在不变状况下测量手段的准确性和精确性，那么敏感度则反映的是在变化状况下的该测量手段的应变性。在实际应用中，如果受试对象经过康复治疗有所进步，评定结果能及时地反映出来，这说明该量表具有较好的应用价值。通常可从以下两方面来评价量表的敏感性。

1. 统计学分析　使用该量表对患者在康复治疗前后分别进行测试，记录治疗前后的得分。如果治疗有效，则治疗前后得分的差别应该有统计学意义。此时，可使用配对 t 检验或其他分析方法进行统计学处理，根据得分的差别判断是否有统计学意义，从而判断量表的敏感性。

2. 效应尺度　使用效应尺度测试评价量表的敏感度，效应尺度为治疗后得分（A）与治疗前得分（B）两者之差除以治疗前得分（A）结果的标准差［即（A-B）/A 的标准差］。一般说效应尺度大于 0.2 小于 0.5 为较小效应，0.5~0.8 为中等效应，0.8 以上为较大效应。如果临床上康复治疗确实有效，但该量表的效应尺度却不大，表明该量表的敏感性较差。

（四）统一性

每个康复医疗单位根据本单位的情况可制定一定的评定量表，但为了便于本单位的经验与其他单位比较，需要采用统一的评定量表。评定量表必须有明确的标准，术语有明确的定义，并有可操作性。同时须对评定人员进行培训，统一标准和评定方法，以便获得评定结果的一致性。

（五）其他因素

1. 量表的简便性 是指所选择的量表简明，省时和方便实施。作为量表使用者，都希望量表简短、功能齐全、省时又无需经过特殊训练，且结果可靠。实际上，量表简短、省时就难全面；使用者不加训练和采用非标准化方法就会降低量表的信度，影响结果的可靠性。因此，使用者应根据自己的研究需要采用不同的量表，比如先用简短量表筛选，再使用项目多、功能较齐全的量表进行分类研究。几个量表同时配合使用，能弥补单一量表的缺陷。

2. 量表的可分析性 使用量表的目的是要对评定对象的特征、行为或现象作质与量的评定，这就需要比较。量表的比较标准多用常模或描述性标准，而量表中的单项分、因子分及总分都是常用的分析指标。

第三节 康复评定内容

康复评定的内容包括主观资料、客观资料、功能评定和制订康复计划四个部分，即目前普遍采用的 SOAP 法，内容包括：①主观资料（subjective data，简称 S）：主要指患者详细的病史，包括患者个人的主诉及其他的临床症状；②客观资料（objective data，简称 O）：体格检查发现的客观体征和功能表现；③功能评定（assessment，简称 A）：对上述资料进行整理和分析；④制订康复计划（plan，简称 P）：拟订处理计划，包括有关的进一步检查、会诊、诊断、康复治疗和处理等。

一、 病史

在康复评定中，一般通过与患者或其家属、照顾者面谈来获得病史。病史的内容主要包括主诉、现病史、功能史、既往史、系统回顾、患者概况和家族史等。

（一）主诉

它是患者通过语言表达的最主要的问题，常是以症状为表现的损伤，也可能是残疾或残障的前期表现，预示着某种或某一组疾病，如诉说"我上楼梯时出现胸痛"表明可能有心脏病；说"我在低头伏案时有颈痛、手麻"则提示可能患有颈椎病；一青年诉说"我的平衡能力越来越差，已经跌了好几跤了"就有可能与前庭疾病有关；卡车司机说"我再也爬不上我的卡车了"，不仅提示神经肌肉或骨科疾病，同时表明该疾病已经导致了他工作能力的丧失。

（二）现病史

它是病史的主体部分，记述患者发病的全过程，即发生、发展，演变和诊治过程，主要内容包括何时发病、损伤部位、就医机构、检查、诊断、治疗经过、目前状况。一般格式为"某某时间发生了什么（首发症状），就诊于某某医疗机构，做了何种检查，诊断是什么，做了何种医学处理，处理后患者情况发生了何种变化，来本院或本科室就诊时患者的具体情况，包括功能障碍"。

1. 起病情况和发病的时间 每种疾病的起病或发作都有各自的特点，对它的了解可以帮助探索病因和鉴别其他疾病，如脑卒中等疾病起病急骤，类风湿性关节炎引起的功能障碍则起病缓慢，脑血栓形成常发生于睡眠时，脑出血则多发生于激动或紧张的状态时。

2. 主要症状的特点 包括出现的部位、性质、持续时间和程度，缓解或加剧的因素，了解这些有助于对疾病和功能的评定。

3. 病因和诱因　询问时应尽可能了解与本次疾病和功能障碍有关的病因，如外伤、中毒、感染、遗传等，以及诱因，如气候变化、环境改变、情绪、起居饮食失调等。

4. 病情的发展和演变　包括患病过程中主要症状的变化、新症状的出现，都可视为病情的发展与演变。

5. 诊治的经过　已经做过哪些检查、进行过哪些康复治疗，检查和治疗结果；要了解完整的药物使用情况，如药物名称、剂量、时间、疗效、药物的副作用以及药物使用后的效果等。

6. 一般情况　应记述患病后精神、体力状态、食欲及食量和体重的改变、睡眠和大小便的情况等，还应包括对惯用手的记录（是右利手还是左利手）。

（三）功能史

功能史是康复病史的核心内容，在临床评定中占有极其重要的位置。通过了解功能史，可以区分疾病所导致功能障碍的状况和类型，并确定其残存能力。日常生活活动一般包括交流、进食、修饰、洗澡、如厕、穿衣、床上活动、转移和行动等内容，但随着时代的进步和科技的发展，人们的生活方式发生了很大的变化，如在日常生活活动中手机的使用、汽车的驾驶操作和在工作中电脑和互联网的使用，一些新的活动形式在功能性活动中占有了越来越重要作用。

1. 交流　"交流"包括语言、字幕、盲文、触觉交流、大字本、无障碍多媒体以及书面语言、听力语言、浅白语言、朗读员和辅助或替代性交流方式、手段和模式，包括无障碍信息和通信技术。主要表现听、说、读、写四个方面。

2. 进食　将固体或液体食物送入口中、完成咀嚼、吞咽等对正常人是基本的技能，然而，对于患有神经科、骨科或肿瘤等疾病的人来说，这些活动可能是难以完成的。当进食出现障碍时，可能会伴发一些其他后果，比如营养不良、吸入性肺炎以及抑郁等。

3. 修饰　修饰能使自己具有吸引力并推荐给自己或他人，可影响其自身形象、自信、社交范围和职业的选择。因此，修饰技巧应受到康复协作组的关注。

4. 洗澡　保持清洁也具有长远的心理学意义。此外，清洁方面的缺陷可导致皮肤和组织感染，甚至溃疡，以及将疾病传播给别人。独立洗澡的能力应受到重视。

5. 如厕　大便或小便障碍是造成心理损害最严重的个人自理缺陷，对个人心理、职业和社会影响很大。皮肤和衣服的污迹常导致皮肤溃烂、感染和泌尿系统并发症。考虑到尊严问题，怕在别人面前"出丑"，患者甚至不再走出自己的房屋。

对留置导尿管的患者，应了解导尿管和尿袋的使用和管理情况；对通过间歇导尿排空膀胱的患者，检查者要知道是谁负责导尿，以及如何进行会阴部护理；对行尿液或粪便造瘘术的患者，检查者应确定是谁来护理瘘口，以及询问其技巧；对女性患者在面谈时应询问有关尿布或卫生巾的使用情况。

6. 穿衣　穿衣是为了保护、保暖、自信、自尊和娱乐。穿衣方面的依赖可导致个人独立的明显受限，因此，在面谈中应该深入地了解穿脱衣和辅助器助完成情况。

7. 床上活动　床上活动是最初阶段的功能性活动。翻身可以减轻身体局部的压力和定时暴露皮肤，减少在骨骼突出部位产生压疮的危险性。如果患者还不能站立穿衣，床上的桥式动作将有助于穿内衣和长裤。从卧位到坐位的转移能力也有助于提高患者床上的独立性。坐位平衡对日常生活活动是必需的基本技能。

8. 转移　独立的转移是功能性活动的第二个阶段。从轮椅到床、坐厕、浴凳（椅）、普通座椅或汽车座椅的技巧，是独立从事其他活动的前提。没有扶手的矮座椅比有扶手的直靠背座椅在转移上会给患者造成更大的困难。

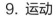

9. 运动

（1）行走：移动的最后一个阶段是步行。从狭义上讲，行走就是步行，但是在康复领域，行走可以表示从一个地方移动到另一个地方的任意一种移动方式，可以是跳跃，可以是爬行，也可以是轮椅行走，甚至驾驶机动车也是一种。患者可报告其行走的距离，也可以报告到必须休息时所持续的时间，或其行走的环境。

（2）轮椅运动：轮椅转移较步行更容易受到建筑障碍的限制，但它为非步行患者提供了优良的移动工具。随着用轻质材料制作的轮椅出现及其有效的操控，在平地上操纵轮椅的能量消耗已经仅比步行略有增加。此外，随着轮椅的机械化操纵、电池供能以及速度和方向控制的改善，合并有上肢肌力缺陷的人仍然能够保持有效的移动独立。

（3）驾驶机动车：在很多患者看来，如果不能独立地驾驶机动车辆，就算不上达到了完全独立的移动，因此，对于已经达到驾驶年龄的患者，均需要评定其驾驶技能。

（四）既往史

既往史记录着患者过去的疾病、外伤和健康状况。某些过去的疾病可持续影响到目前的功能状况。对这些疾病的识别能使康复医师更好地区别患者发病前的基础功能水平。既往史的所有要素均应记录，尤其是关于神经系统、心肺系统、肌肉骨骼系统疾病的病史。记录一般是按照时间顺序进行的。

1. 神经疾病 了解既往的神经系统病史是康复评定的一个基本组成部分。神经系统疾病的既往史最常见于老年人群，也可见于其他任何年龄组。若与当前的疾病相关，则对其康复可能产生巨大的影响。不管是先天性的还是后天性的，先前存在的认知障碍都会对康复干预产生限制作用，有感觉异常如触觉、痛觉、关节位置觉丧失的疾病和以知觉障碍为特征的疾病均可妨碍患者获得新的功能性技巧和行为执行的能力。这些患者在不能移动期间，对持续过度的皮肤表面压力所造成的软组织损伤可能无反应性，若同时伴有视力或听力障碍，功能就会受到更大的妨碍。同样，残存的运动缺陷会由于痉挛、无力或耐力减弱而限制新的运动学习。

2. 心肺疾病 有运动障碍的患者，完成日常生活活动需要耗费的能量较常人多。若过去存在心肺疾病，就会因为耐受能力降低、能量消耗增加而出现新的功能缺陷。这类患者也可伴有多种血液、肾脏和肝脏功能障碍。要收集尽可能多的心肺方面的资料以正确地评定心脏储备。只有在心肺疾病被确认后，才有可能依据患者的能力确定康复治疗，使心肺储备最大化。

3. 肌肉骨骼疾病 由于既往的损伤或关节炎、截肢或其他肌肉骨骼功能障碍造成的无力、关节僵硬或不稳均可对功能产生不良的影响，故了解肌肉骨骼疾病史是非常重要的，了解这方面的情况是进行全面的康复评定的先决条件。

4. 心理和精神疾病 任何伴随功能丧失的疾病都具有心理的挑战性。静息性的精神疾患可在紧张时刻发作，从而使康复进展受到阻碍或停滞。若评定者能够识别出精神病病史，则在康复过程中进行早期干预，减少复发的机会。检查者要收集有关既往精神病住院治疗史、影响精神活动的药物干预史或精神心理治疗史。筛查患者既往和现在有无焦虑、抑郁和其他心情改变，有无睡眠障碍、妄想、幻觉、强迫感和恐怖感，以及既往严重的和轻微的精神疾病。对患者的过去和现在、对于紧张和压力的反应情况的回顾，有助于我们理解和改进对灾难性疾病和外伤的行为反应。因此，了解患者对既往疾病和家庭烦恼的情绪反应以及对现存疾病的压力是很重要的。若初步检查提示有异常，可进一步进行临床心理学测试，区别心理症状或人格障碍的情况。

（五）系统回顾

对现病史和既往史中可能未被识别的疾病，可通过全面、彻底的系统回顾来寻找线索。

1. 全身情况 注意有无感染和营养不良的征兆，疲劳多见于多发性硬化。

2. **头和颈部** 确定有无视力、听力、吞咽及构音器官的障碍。

3. **呼吸系统** 肺部疾病会限制氧的转运，对耐力造成不良影响，因此应注意识别有无呼吸障碍、咳嗽、咳痰、咯血、喘息、胸痛。

4. **心血管系统** 心脏疾病表现为限制心脏储备和耐力。识别心律不齐对于预防卒中具有很重要的意义，应注意识别有无胸痛、呼吸困难、端坐呼吸、心悸、头晕。

周围血管性疾病是导致截肢的原因之一。如果识别有周围血管性疾病的存在，卧床、支具、压力衣和其他康复设备导致溃疡和坏疽的潜在可能性就能减低到最小。应注意询问患者有关跛行、足部溃疡和静脉曲张的情况。

5. **消化系统** 几乎所有的胃肠道疾病都可导致营养障碍，限制康复的效果。大便控制障碍是神经系统疾病经常伴有的问题，应询问患者有关大便失禁、便秘、直肠护理技巧和使用泻药的情况。

6. **泌尿生殖系统** 除了解是否有神经源性膀胱的表现外，还应询问下列有关的问题，如特定的液体摄入量、排尿情况、膀胱排空技巧、尿急、尿频、尿失禁、尿潴留，膀胱是否能够完全排空、充盈和排空的感觉、尿痛、脓尿、感染、腹痛、血尿和肾结石等。对于女性患者，还应了解月经史和生育史，询问有关性交痛、阴道和阴蒂的感觉，以及性高潮的情况；对男性患者应询问有关勃起、射精和性交痛的情况。

7. **神经系统** 在临床康复中，神经系统障碍的发生率很高，应进行有条理的系统回顾，如味觉、复视、视物不清、视野缺失、平衡障碍、头晕、耳鸣、乏力、震颤、不自主运动、抽搐、意识程度下降、共济失调、触觉丧失、疼痛、感觉迟钝、痛觉过敏和记忆、思维的改变等。此外，咀嚼、吞咽、听力、阅读和说话等情况也应在系统回顾中被提及。

8. **肌肉骨骼系统** 在康复过程中，患者出现肌肉骨骼功能障碍的频率很高，因此，肌肉骨骼系统的回顾必须全面，如应了解有无肌肉疼痛、乏力、肌肉收缩、萎缩、肥大、骨骼畸形和骨折、关节活动受限、关节僵硬、关节痛，以及软组织和关节肿胀等情况。

（六）个人史

1. **生活方式** 休闲活动能提高躯体和情绪等健康因素。了解患者的休闲习惯，有利于制定帮助患者独立的重返社会的康复措施。

2. **饮食和体重** 需了解患者准备食物的能力、饮食习惯和所使用的某些特殊食物。营养不当可限制康复治疗和影响康复效果，如在动脉粥样硬化所导致的初次心肌梗死和脑血管意外后，可通过食物调控达到二级预防。体重的变化不仅可以反映患者的营养状况，而且是某些疾病发生的高危因素。

3. **酒精和药物** 必须对药物、酒精和尼古丁的使用情况进行评定。有认知、感知和运动障碍的患者可能会通过滥用药物而导致其障碍达到更危险的程度。药物和酒精的滥用是造成头部或脊髓损伤的常见原因。通过识别这类药物的滥用和依赖性，可使我们有机会改变其将来不良的行为。

（七）社会史

1. **家庭** 一个家庭成员的灾难性疾病对家中其他成员会造成巨大的压力。若这个家庭还存在其他方面的问题，如交往、健康或药物滥用等，则解体的危险性就更大。要了解患者的婚姻史和婚姻状况，记录住在家中其他成员的姓名、年龄，以及每一个成员的角色（如谁负责财务、谁煮饭、谁清洁、谁管教孩子等），确定是否有其他家庭成员住在附近。对于所有有可能提供帮助的人员，要询问他们是否愿意和参与照顾患者的能力，以及有关他们的工作或学习计划，以确定其潜在的可获得性。

2. **家居** 考察患者的家居设计以了解其建筑障碍物，确定患者的家居是自有还是租住，以及所在地（城市、城郊或乡村）位置，住宅与康复机构的距离，进家的阶梯数量，门前或房间入口的坡道，以及可否进入厨房、浴室、房间和起居室。

（八）职业史

1. **教育和培训** 尽管教育水平不能预示智能，但患者的教育水平可提示康复工作者在患者康复过程中所能获得的智能技巧。此外，结合躯体功能评定，教育背景可了解将来的教育和培训需求。了解患者接受教育的年龄、受教育程度，以及学业情况，注意所获得的特殊技能证书和相关执照。这对患者将来职业的目标是很重要的，对青年患者则更有特别意义。讨论这些目标将提示患者的兴趣类型和要求、资质以及适合患者的技能测试和职业咨询。

2. **工作史** 详细了解患者的工作经历能确定患者是否有进一步教育和培训的必要。此外，还有助于了解患者的学习意愿、可信性和自律性。应记录过去的工作时间、工作类型以及工作变更的原因，包括工作名称、工作职责以及工作场所的建筑障碍。同样，对在家工作的患者也要求获得这些信息。必须清楚有关准备食物、购物、家居、维修、清洁、抚养孩子和训导等家政方面的期望。此外，还询问患者在哪洗衣服，是否有建筑上的障碍阻碍了患者到达洗衣机、家中或院子等区域。

3. **经济情况** 医师应对患者的经济收入、投资和保险资源、残疾等级及债务有基本了解。对于患者住院期间偿付方式、医疗保险偿付比例、自费部分都应清楚地掌握，并将康复治疗可能发生的费用向患者及其家属交代，并得到其认可。

（九）家族史

通过家族史可确定家族中的遗传性疾病，测定患者家庭支持系统的人员健康状况、配偶和其他家族成员的健康情况，这些对制订患者的出院后的进一步康复计划是非常重要的。

二、体格检查

康复医师所做的体格检查与一般的医学检查很多都是相同的，也必须经过良好的培训。通过视、触、叩、听检查，可以寻找进一步支持和形成诊断的证据。但是，康复医疗的体格检查与一般的医学检查也有不同之处，除从体检获得信息帮助建立医学诊断外，还有两个主要任务：①通过详细的检查获得体检结果，以确定疾病引发的残疾和残障；②确定残存的躯体、心理和智力上的能力，以此作为重建功能独立性的基础。

一般来说，康复医学特别注意骨科和神经学检查，而功能评定则是体格检查中的一个有机部分。严重的运动、认知和交流障碍使一些患者很难或不可能跟随医师的指令，并限制了某些传统的体格检查项目。通常要求有创意地完成这些检查，此时，就需要专业人员具备特殊的专业检查技巧。

康复医学体格检查的范围有生命体征和一般情况、皮肤和淋巴、头、眼、耳、鼻、口腔和咽喉、颈、胸、心脏和外周血管系统、腹部、泌尿生殖系统和直肠、肌肉骨骼系统、神经系统检查。

（一）生命体征和一般情况

记录血压、脉搏、呼吸、体温、体重和患者的一般健康状况，确认高血压患者有无对卒中和心肌梗死的二级预防具有临床意义。心动过速可能是高位截瘫患者的最初表现，也可能提示长期制动患者的肺部栓塞。最初的体重记录有利于确定和追踪营养不良、肥胖以及水和电解质紊乱。如果患者有敌对情绪、紧张或焦虑，或不配合、行为不当或心不在焉均应注意并做记录。

（二）皮肤和淋巴

在康复中心或康复医学科，医务人员会高度关注患者的皮肤问题。外周血管疾病、感觉障碍、制动和意识障碍的患者，持续的受压常导致皮肤和皮下组织损害，发生压疮。残疾人常见的许多疾病及其治疗也容易使皮肤损伤和感染。一般健康人仅感到厌烦的皮肤问题，就能造成那些使用假肢、矫形器和其他装置的残疾人士受到破坏性的影响。注意了解癌症患者淋巴结清扫和放疗后面临的肢体淋巴水肿的有关情况。

观察皮肤应在明亮的光线下进行，一般不需要将患者全身体表完全暴露。对骨性突起部位的皮肤以及假肢和矫形器接触的皮肤，注意有无苔藓样变、水肿或损伤。检查擦伤部位的渗出和溃疡，观察血管疾病的患者下肢末端有无色素沉着、毛发脱失及损伤，以及观察痴呆患者的手、足上未被发现的损伤。触摸所有淋巴结，了解是否肿大、质地是否柔软，触压水肿区，观察是否有凹陷。

（三）头和五官

1. 头部　观察头部是否有陈旧性损伤或新伤。轻轻触摸损伤的部位或神经外科手术部位、分流泵和其他头面部的异常情况。当考虑有血管畸形时，应通过听诊确定有无杂音存在。

2. 眼　视力障碍可妨碍康复的效果，尤其在需要良好的视力弥补其他感觉障碍时特别明显。可采用标准的视力表测量患者的远、近视力，如果没有视力表，也可将患者的视力与检查者视力相比较，鉴别和描述其远视力，以及阅读几种打印字体以检查近视力，在条件许可情况下，还应进行屈光度和检眼镜的检查。寻找眼球或结膜红斑和发炎的征象，注意失语症和意识障碍患者因不能适当地表达青光眼所致的疼痛或结膜炎所致的不适。观察昏睡患者眼睛是否有眼睑闭合不全，预防由于润滑不足所致的角膜溃疡。

3. 耳　听力障碍也可限制康复效果。可用"手表试验"来测试其听觉敏锐度，或通过对患者耳语测试其复述能力，来了解是否有听力障碍。如果确定为单侧听力缺陷，还应进一步确定是神经性耳聋还是传导性耳聋。如果头部外伤的患者出现耳道溢液，应证实是否是脑脊液。

4. 鼻　常规检查一般能满足临床的需要。如果头部外伤患者出现清的或血性的鼻腔排液，则应明确是否为脑脊液鼻漏。

5. 口腔和咽喉　观察口腔和咽部黏膜的卫生和感染、牙齿破损和牙龈炎症或肥大，检查义齿合适度和维护情况。对于关节炎或损伤的患者，应观察并触诊颞颌关节是否有弹响、柔软度、肿胀或活动受限的表现。这些问题均可影响食物的摄入并导致营养不良。

（四）颈

对动脉粥样硬化和脑血管意外的患者，应注意听诊颈部血管杂音。对肌肉骨骼系统疾病的患者，要测量其关节活动度，检查是否有压痛及放射痛。对新近损伤的患者应通过放射检查排除骨折或不稳情况。

（五）胸部

肺功能影响运动的耐力，对于运动耐力已受影响的患者，检查者必须准确地检查是否有肺功能障碍，以便使之最大限度地降低。视诊胸壁以记录心跳频率、呼吸频率、幅度和节奏，记录有无咳嗽、呃逆、呼吸困难、辅助肌的活动以及胸廓畸形。气促和心悸可以是肺栓塞、肺炎或高位脊髓损伤患者败血症仅有的表现。桶状胸可提示限制性肺部疾病。嘱患者咳嗽，注意其咳嗽的力量和效率。如果咳嗽很弱，可帮助患者将手放在患者腹部配合咳嗽以观察效果。触诊胸壁的柔软度、畸形和声音传导，注意有无肋骨骨折情况。叩诊确定膈肌水平和运动，听诊鉴别呼吸音、哮鸣音、摩擦音、干啰音和水泡音。对气管切开术患者，应检查切口周围的皮肤状况，记录套管类型，是否存在套管漏。筛查男性和女性乳腺恶性肿瘤的表现。

（六）心脏和周围血管系统

心血管功能障碍可严重地影响运动耐力，康复干预不仅能减轻和减少心血管功能失调对运动耐力和总体健康的影响，还能避免或降低心律不齐、瓣膜疾病和先天性发育异常患者脑卒中的发生。周围循环功能的检查通常在四肢详细检查时进行。当打算配备支具时，应检查是否有动脉闭塞疾病所致的苍白、冰冷和萎缩，不合适的装置可导致皮肤损伤，甚至截肢。深静脉血栓是因其他疾病而长期制动的患者一个主要的危险性并发症，在静脉淤血和回流不足的情况下，危险性更大。应检查是否有静脉曲张和回流不足，可用多普勒检查以了解动、静脉情况。

（七）腹部

对多发性硬化和脊髓疾病的患者，在触诊和叩诊前应先进行视诊和听诊。腹壁的检查经常会导致局部张力增高，从而增加腹部检查的时间、检查的难度，或不能完成检查。对某些中枢神经系统疾病而出现肠蠕动障碍的患者进行用力的腹部触诊可引发胃内容物反流。对这类患者，应在半卧位轻柔地进行检查。

（八）泌尿生殖系统和直肠

男性和女性泌尿生殖器官的检查，应了解是否有小便控制、排尿和性功能障碍。小便失禁的男、女性患者和使用体外收集装置的患者可发生生殖器官渗出和溃疡。检查男性患者阴茎皮肤、女性患者的尿道周围黏膜以及擦烂的会阴区的渗出和溃疡。对带有内置导尿管的男性患者应触诊其阴囊内容物以排除睾丸炎和附睾炎。神经源性尿失禁在康复患者中较为常见，但检查者不应忽视膀胱膨出或其他可矫治原因所致的尿失禁。应检查长期带导尿管的患者有无外尿道溃疡和男性患者的阴茎瘘。如怀疑有尿潴留，则应插管测量残余尿量。

对直肠、肛门指检，以及肛门括约肌和会阴部感觉的检查是康复评定的重要内容，对怀疑有中枢神经系统、自主神经或盆腔疾病的患者，还应检查球海绵体反射。

（九）肌肉骨骼系统

临床康复中对肌肉骨骼系统的检查内容常有视诊、触诊、关节活动度测量、关节稳定性检测和肌力测定。

1. **视诊** 有无脊柱侧凸、后凸、前弯；关节畸形、截肢、躯体缺损和下肢长度不对称；软组织肿胀、肥大、瘢痕和缺损；以及肌肉颤动、萎缩、肥大和断裂。

2. **触诊** 通过视诊以鉴别局部的异常，通过触诊来确定躯体结构性器官的质地和畸形。对于任何此类异常，应首先确定是软组织还是骨骼，以及是否是异常的解剖结构。对软组织异常，要进一步鉴别其是凹陷性还是非凹陷性水肿、滑膜炎或肿块。

3. **关节活动度** 正常人之间的关节活动度有相当大的差异，年龄、性别、身体状况、肥胖和遗传等因素均可影响正常的关节活动度。在测量关节活动度时，应注意轴心确定、移动臂和固定臂摆放等因素。

4. **关节稳定度** 关节稳定度是关节的结构成分抵抗不适当外力作用的能力，由骨骼的一致性、软骨和关节的完整性、韧带和肌力以及关节所需承受的力量等因素确定。四肢关节和脊柱的不稳定常见于外伤性疾病和神经源性疾病。

5. **肌力** 肌力检查的结果受很多因素的影响，如年龄、性别、疼痛、疲劳、恐惧以及对检查的协作程度等，下运动神经元疾病引起的运动丧失取决于病变的部位，上运动神经元疾病常导致肌痉挛，使得徒手肌力检查较为困难。

（十）神经系统

在康复评定中，除了肌肉骨骼检查外，没有任何一项体检比神经学检查更为重要。该检查虽常用于诊断疾病，但也使康复医师有机会确定需处理的神经损害和需要运用患者残存的功能改善其独立性。神经学检查常分为精神状态、言语与语言功能、脑神经、反射、中枢性运动整合、感觉和知觉评定，具体内容见相关章节。

三、 辅助检查

（一）实验诊断

实验诊断（laboratory diagnosis）是通过临床实验室分析所得到的信息，为预防、治疗、康复和预后评价所用的医学临床活动。包括临床血液学检查、临床生化学检查、临床免疫学检查、临床病原学检查、体液与排泄物检查等。

（二）心肺检查

临床常用的心功能评价方法包括心电图、心脏超声、24小时动态心电图，以及心肌酶谱和心肌标志物的检测等。肺功能检查包括通气功能检查、换气功能检查、小气道功能检查和血气分析。通过肺功能检查可以对受检者呼吸生理功能的基本状况作出质和量的评价，明确肺功能障碍的程度和类型。

（三）神经电生理学检查

肌电图是目前广泛应用于临床的电生理诊断技术，是记录肌肉静息、随意收缩及周围神经受刺激时各种电特性的一门技术，脑电图（electroencephalography，EEG）是脑生物电活动的检查技术，通过测定自发的有节律的生物电活动以了解脑功能状态，是目前临床上癫痫诊断和分类的最客观手段。脑磁图（magnetoencephalography，MEG）是对脑组织自发的神经磁场的记录。用声音、光和电刺激后探测和描计的脑组织神经磁场为诱发脑磁场。与EEG相比，其具有良好的空间分辨能力，可以检测出直径小于3.0mm的癫痫灶，定位误差小，灵敏度高。

（四）影像学评定

医学影像学（medical imaging）包括影像诊断学（diagnostic imaging）和介入放射学（interventional radiology），包括X线成像、超声成像（ultrasonography，US）、X线计算机体层成像（X-ray computed tomography，CT）、磁共振成像（magnetic resonance imaging，MRI）和正电子发射计算机断层扫描（positron emission computed tomography，PET）。临床上，要根据检查的部位和患者的病情来确定检查方式，应用检查结果来指导临床治疗和康复方案的制订。

（五）其他临床方法评定

1. **尿流动力学检查**　尿流动力学检查可以客观反映膀胱、尿道及其括约肌的异常生理活动，可为神经源性膀胱的临床诊断、分类和治疗提供依据，并能反映下尿路状况对上尿路功能变化的潜在影响。尿流动力学通过借助尿流动力检测仪测定相关的生理参数对下尿路功能进行评估。常规尿流动力学检查包括尿流率（urinary flow rate）、储尿期膀胱和尿道的功能检查和排尿期膀胱尿功能检查。

2. **脑脊液检查**　脑脊液（cerebrospinal fluid，CSF）为无色透明的液体，在康复医学科的患者中，如果患者为脑肿瘤术后的患者，术后无明显诱因下出现发热，在考虑常见的呼吸系统感染和泌尿系统感染时，也不能忘记可能存在中枢神经系统感染，此时，就需要进行腰穿和脑脊液检查，必要时进行脑脊液持续引流，以明确诊断和辅助治疗。

3. 骨髓穿刺 骨髓穿刺术（bone marrow puncture）是采集骨髓的一种常用的诊断技术，临床上常用于血细胞形态学检查，也可用于造血干细胞培养、细胞遗传学分析等，以协助临床诊断和治疗策略的制订。在入院康复治疗的患者中，如果合并有血液系统疾病的话，那么则需要进行骨髓穿刺术。

4. 病理检查 病理检查（pathological examination）是检查机体器官、组织或细胞中的病理改变的病理形态学方法，是诊断肿瘤的金标准。在康复医学科的患者中，病理检查较少用。

四、功能评定

由于康复的范畴涉及医疗、职业、教育和社会等领域，康复评定的内容就包含有身体、言语、心理、职业和社会等方面。对于不同类型的患者还各有其特定要求。常做的评定项目通常在功能的八个方面和障碍的三个不同层次上进行，每个方面具体评定的方法参见相关章节的内容。

（一）功能的八个方面

1. 认知功能评定 既包括感觉和知觉、注意力、记忆力和执行力的评定，也包括情绪评定、残疾后心理状态评定、痴呆评定、非痴呆性认知障碍（注意力、记忆、思维）评定、智力测定、性格评定等内容。认知功能是一切功能的基础。

2. 吞咽功能的评定 吞咽功能的完善不仅关系到患者的营养状况，也关系到患者并发症的发生，如肺部感染。对于 80 岁以上的高龄患者，吞咽功能的评定应作为康复医学科的常规检查来实施。

3. 感觉功能的评定 包括一般感觉功能和特殊感觉功能。若对温度觉的了解可以判断患者对高温危险的识别能力，对本体感觉的评定可以判断患者跌倒的风险。特殊感觉功能如视觉、听觉、味觉、嗅觉等功能的评定对于了解功能障碍的状况和选择康复治疗的手段均十分重要。

4. 言语功能评定 一般包括失语症评定、构音障碍评定、言语失用评定、言语错乱评定、痴呆性言语评定、言语发育迟缓的评定、听力测定和发音功能的仪器评定等。既要评定患者是否有言语障碍、言语障碍的类型、程度，还要选择适宜的康复治疗手段、评定康复治疗的效果。

5. 运动功能评定 包括姿势反射与原始反射评定、关节功能评定、感觉与知觉评定、肌力与肌张力评定、上肢功能评定、下肢功能评定、脊柱功能评定、步态分析、神经电生理评定、协调与平衡评定、上、下肢穿戴假肢或矫形器后功能评定、脊柱矫形器评定等。

6. 日常生活活动能力评定 人体所具备的能力在日常生活中的表现是人的日常生活活动能力，从晨起穿衣到夜间上床睡觉期间所发生的活动，尽管人人不同、每天不同，但有一定的规律，其中有些活动，如起床、穿衣、刷牙、如厕、行走、使用手机和电脑、驾驶等则是多数人每天必须完成的活动，对这些活动完成情况的评定则可以反映患者的日常生活活动的能力。

7. 职业能力评定 对于成人，特别是就业年龄阶段的患者常常需要进行职业能力的评定，包括职业动作分析、就业前职业培训、就业后的岗位跟踪等。对于就读年龄段的患者常常以是否可以跟班就读来替代职业能力的评定。

8. 环境无障碍评定 环境评定（environment evaluation）意指对残疾人的环境因素进行评定。这里要特别指出，由于环境包括物质环境、社会环境和态度环境，且物质环境（physical environment）又包括自然环境和人造环境两大类，本文仅评定为人造环境，而不对自然环境、社会环境和态度环境评定。至于环境评定的内容，也仅评定环境因素对残疾人活动和参与的影响，而不评定对身体功能和结构的影响。

（二）障碍的三个层次

通过对损伤、活动受限和参与限制三个层次全面的评定，制订出个性化、整体性的康复计划。

1. 损伤的评定 包括评定人体形态、关节功能（活动度、灵活性和稳定性）、肌肉功能（肌力、耐力）、运动功能的发育、运动控制（肌张力、反射、姿势、平衡与协调、运动模式、步态）、感觉、循环和呼吸功能、认知、语言、情绪、行为等。

2. 活动受限的评定 包括评定日常生活活动等自理能力、生产性活动（工作、家务管理、学生学习和发育期婴幼儿玩耍）、休闲活动等。

3. 参与限制 包括评定居住环境、社区环境、社会人文环境、生活质量等。

五、 制订康复计划

康复计划（rehabilitation programme）是康复医师向康复治疗人员下达的详细的有关治疗的指令性医疗文件。拟订完善、详细、准确的康复计划对于有效地利用各种治疗是十分重要的。

（一）康复计划及其内容

康复计划是康复医师明确地向治疗师指出的康复治疗目标和具体的康复方案。一个完整的康复计划应包括患者的一般信息、诊断、主要功能障碍、康复目标、康复方案（治疗部位、方法、时间、频度）和治疗过程中的注意事项六个部分。为顺应医疗职业环境的要求，制订好的康复计划单需要在实施前得到康复治疗师、患者或其家属或委托人的签字确认。

在康复计划中，康复医师使治疗师明确康复目标、清楚治疗方法，使医师和治疗师的目标和手段一致而不至于互相误解。同时，康复计划不可能将治疗方法写得十分细致，因此即使医师写出了具体方法也是相当原则的，治疗师可以充分地发挥自己的专业技能，与康复医师和患者合作，运用恰当的康复手段和治疗方法，取得好的康复效果。

康复计划是患者、家属、治疗师及其他专业人员检验预后和预期结果的工具。康复计划不是一成不变的，应根据康复目标的完成情况进行动态的变化。在治疗过程中可产生和确定新的目标，也可删除一些无关紧要和不可能实现的目标。具体康复方案的制订可由康复医师或治疗师主持，也可以由康复协作组交流后共同制订。康复专业人员必须熟悉对患者所实施的各种治疗以及对完成预期康复目标有帮助的治疗方法。

与任何医学资质要求一样，制订康复计划的人员需要具备合格的证书，只有康复医师和受过康复医学规范化训练的医师才有权利制订康复计划。不具备此条件者，需要进行康复治疗时，可书写康复转介单，送康复医学科由康复医师接诊、制订康复计划。

（二）康复计划的制订方法

1. 设定康复目标 由于年龄、职业、文化背景、家庭经济状况不同，其康复欲望和要求也不相同，因此，应根据患者的具体情况制定个性化的康复目标（rehabilitation objectives）。适宜的康复目标应建立在全面准确的评定基础上，包括：①在评定中发现的问题；②心理状况，如患者对问题、目的和性格的调整和适应；③社会经济和文化背景以及个人的希望；④家庭护理、身体和情绪环境、家庭反应；⑤患者的职业计划和目标。

康复目标包括长期目标和短期目标。长期目标是在康复治疗结束或出院时所期望的功能活动水平，短期目标是实现远期目标的基础和具体步骤，是实现远期目标过程中的一个又一个的阶段性目标。它常是在治疗1~2周内可解决的问题。随着康复的进展，不断出现新的短期目标，逐步接近并最

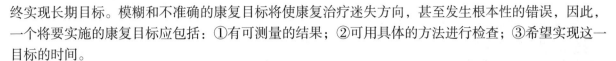

终实现长期目标。模糊和不准确的康复目标将使康复治疗迷失方向，甚至发生根本性的错误，因此，一个将要实施的康复目标应包括：①有可测量的结果；②可用具体的方法进行检查；③希望实现这一目标的时间。

2. 康复目标的描述

（1）下肢功能：下肢的功能主要是支撑体重和步行，根据假肢和支具的有无和种类设定不同的目标：①不能步行：可分为卧床不起、靠物坐位和独立坐位三种；②乘坐轮椅：分自己驱动和外力驱动两种；③平行杠内活动：分起立、平衡和步行三种；④用拐杖步行：根据能否独立起立，可区别有无实用意义；⑤用手杖步行：分有辅助和完全独立两种；⑥无手杖步行：分有辅助和完全独立两种。

（2）上肢功能：主要是手功能，手的功能高度分化，要左右分别制订目标。脑卒中患者的手功能可大致判定为实用手、辅助手、候补辅助手和完全失用手。

1）完全失用手：不能主动或被动地用手指固定物品，放在桌子上面的手不能向下推动，但可以上臂、前臂或躯干固定物品。

2）候补辅助手：呈握拳状态的手指可被动地使其张开且能够握物体；桌上的物体被动地挂在手指上，可以拉到靠近身体并使其固定于腹部与桌子之间；依靠自己的力量或用健侧手可将放在桌上的手向下压。

3）辅助手：不是实用手，但靠自己的力量能够抓东西、固定、放开。

4）实用手：（左）吃饭时虽然不集中注意力也能端端正正地拿饭碗，（右）吃饭时，匙、叉、筷子可以较正常的使用，可以写出能读的字。

（3）整体功能：对于偏瘫、脊髓损伤、慢性类风湿性关节炎患者常发生两侧上下肢同时出现功能障碍，常根据患者日常生活活动能力分阶段制定康复目标：①全面辅助；②部分辅助；③完全独立完成。

（4）劳动能力：除日常生活活动以外，最好还应预测劳动能力：①恢复原职；②恢复工作，改变原职；③改变职业，可劳动；④帮助家务。

3. 制订康复治疗和训练方案 通过对患者全面的评定，掌握其功能障碍情况，了解其需求，制定确实可行的康复目标，接下来便是选择为达到康复目标所需的治疗手段，安排适当的治疗量，并提出注意事项。

（1）治疗安排和医嘱的书写：治疗安排和医嘱是根据对患者的初次评定书写的。一旦患者的问题和治疗目标列出后，就开始进行治疗安排和医嘱的书写过程。将问题整理为相应的功能障碍通常可以促进这一过程的进行。常规的做法是先列出主要存在的医疗问题，接着是功能障碍和康复问题，然后是环境和社会问题。这样有利于将医嘱分解为医疗、治疗方法和社会心理等各个方面的专项医嘱。治疗安排和医嘱可以通过处方或表格的形式表达。就医疗而言，处方是交给药剂师的，而在康复治疗中，处方则是康复医师提出的治疗要求。处方的书写有助于避免要求的含糊不清，保证患者得到所要求的治疗。表格的制订有助于住院患者治疗的协调、医师与治疗师以及各专业治疗师之间的交流，但在门诊工作中则难以实施。

无论是处方还是表格，通常都应包括以下内容：①患者的一般情况，如姓名、性别、年龄、住院号、病区、病室、床号等；②疾病诊断和残疾状态；③病历和康复评定摘要（含体检和目前主要存在的问题）；④预期的康复目标；⑤治疗安排，包括治疗种类、治疗部位、治疗方法和所用设备或用品用具（运动、作业、言语疗法、器械等）、治疗剂量和参数、治疗持续时间、频度（次/天或次/周）、治疗总次数；⑥注意事项，包括妨碍治疗或治疗禁忌的其他疾病或问题、治疗中为保障患者安全所需要的监测等；此外，还应有医师和治疗师签名和日期。表1-4、表1-5分别是病房住院患者常用的康复计划单和康复治疗医嘱单。

表1-4 康复计划单

康复计划单

姓名	性别	年龄	职业	病程	床号

诊断

病史摘要和主要功能障碍

康复目标

治疗安排（治疗种类、治疗部位、治疗方法和所用设备、治疗剂量和参数、治疗持续时间、频度等）

注意事项

医师签名　　　　　治疗师签名　　　　　日期

患者（或家属或委托人）签字　　　　　日期

表 1-5 康复治疗医嘱单

康复治疗医嘱单

姓名： 性别： 年龄： 病区： 床号： 住院号：

日期	时间	医嘱	医师签名	执行时间	护士签名	治疗师签名

在临床工作中，如何根据需要尽可能详细地制定康复处方是测试康复医师能力的一项重要内容。但过于详尽的康复处方也不可取，其最大不足之处在于使有关医疗人员觉得不必针对患者的问题去进行创造性思维，只需提供技师性的服务。康复医师必须清楚所采用的治疗是怎样影响疾病的病理生理过程的，这样才能制定合理的治疗处方，包括强度、使用方法、部位、时间、频率及保证治疗安全的预防措施。至于治疗安排的表达，则随治疗种类的不同而异。对运动疗法，常用强度的表示有运动量相当于若干个 MET，或达靶心率，或相当于 VO_{2max} 的百分数；对于运动疗法中的神经发育治疗和运动再学习等方法，很难以上述参数表示，由于初期大量使用的是被动运动，强度多以活动的弱、中或强相对定性的术语来表达，但较好的是规定活动的强度，使心率增加数不超过安静时心率的 30%；对于牵引常用所加的重量（kg）表示；对于手法治疗，常以弱、中、强但患者仍可忍受等来表示，或不用强度概念，只用时间的长短为代表。在电疗中，强度可能是 mA（毫安）、A（安培）、W（瓦特），也可能是感觉阈、运动阈、强烈肌肉收缩或患者可以耐受的耐受阈；对于产热的高频电疗，常用无热量、微热量、温热量、热量来表示；在低频电疗中，参数还有波形、波宽、频率、调制频率、差频等；对于光疗，产热者参数与产热的高频电疗；紫外线则用最小红斑量；激光等则用 mW（毫瓦）、W（瓦特）或 mW/cm^2（毫瓦/平方厘米）；对于超声为 W/cm^2（瓦/平方厘米）；对于磁疗是磁通量密度高斯；对于水疗，除直接标明温度外，还可以用不感温、温、热、高热来表示。对于作业治疗，强度可用弱、中、强表示，也可用持续时间长短代替。对于言语治疗，多用持续时间长短来表示。对于心理治疗，很难说有强度的标准，一般也以时间的长短表示。至于康复工程处方，则有其独自的特点，如要写出适宜的设备处方，就应该清楚辅助设备的用途、优点、危险性以及对提高日常生活活动能力，改善运动、交流和文娱活动等方面的作用。

康复医师必须既能开具合适的治疗处方又能防止不恰当的治疗。正是从患者安全的角度出发，医师的处方具有法律效力。如果没有这种专业上的默契并且在治疗过程中得以实施，就会失去医疗监督的安全网。若治疗师不愿意遵循拟定的治疗医嘱，而是依据自己所认为对患者最好的方法进行治疗而不同主管医师商量，这就会使治疗师和患者处于没有医疗监督的状况。这种情况若不能得到纠正，那么为了患者的安全和获得合适的治疗，应将患者转给更加合作的治疗师。各不同专业的治疗师应根据自身专业的特点按照评定的结果开具治疗单。

（2）常用的康复手段：常用的康复治疗和训练方法涉及物理治疗（physical therapy）、作业治疗（occupational therapy）、言语治疗（speech therapy）、心理治疗（psychotherapy）、辅助器具（assistive products）和中国传统康复治疗（the rehabilitation of traditional Chinese medicine）。

1）物理治疗：其中运动治疗是康复医学中应用最广泛的治疗方法，包括主动运动和被动运动，可借助或不借助器械，按照科学、有针对性、循序渐进的原则，最大限度地恢复患者已经丧失或减弱了的运动功能，并预防和治疗肌肉萎缩、关节僵硬以及局部或全身的并发症，如对肩关节周围炎的患者，可使用体操棒进行上肢主动运动，每次20分钟，每天2~3次；对昏迷患者可通过被动运动活动四肢关节，防治关节挛缩，每次20分钟，每天2~3次。此外还利用各种电、声、热、磁、水、蜡、压力等物理因子对炎症、疼痛、痉挛和血液循环障碍进行治疗，如局部冷疗多用于疼痛、关节或肌肉的急性损伤，充气压力夹板多用于偏瘫肢体的治疗，压力衣在烧伤后防止瘢痕增生应用得较广泛，如使用气压循环治疗仪对偏瘫侧的上、下肢进行治疗，防治深静脉血栓形成，每次20分钟，每天1次；为软化烧伤患者的瘢痕可选择中频电治疗仪进行治疗，每次瘢痕局部治疗20分钟，每日1次。

2）作业治疗：是针对患者的功能障碍，从日常生活活动和操作劳动或文体活动中，选择一些针对性强，有助于恢复患者已经减弱了的功能并提高其技巧的活动作为治疗手段，如日常生活活动训练（改善独立生活能力）、职业训练（准备重返工作岗位）、认知训练（进行认知方面的针对性训练）、辅助具制作（对活动困难的患者，需要制作一些助行器或自助器），如对脊髓损伤患者可选择轮椅进行训练，每次30分钟，每日1次。

3）言语治疗：对失语、口吃、聋及喉切除后等患者进行言语训练，尽量恢复或改善听、讲能力，如对失语症患者进行找词训练，每次30分钟，每日1次。

4）心理治疗：通过观察、谈话、实验和心理测验等方法对患者的智力、人格、心理等方面进行评定后，采用各种针对性的治疗，包括精神支持疗法、暗示疗法、催眠疗法、行为疗法、松弛疗法、音乐疗法以及心理咨询等，如对重症外伤患者采用每周3次的心理疏导治疗，每次45分钟。

5）辅助器具：在ICF中，将"辅助产品和技术"（assistive products and technology）作为环境因素之一并定义为："为改善残疾人的功能状况而适配的或专门设计的任何产品、器具、设备或技术。"所谓"适配的"意旨在已有产品中选配和调试，如拐杖的高度调节和轮椅的宽度选择等。所谓"专门设计的"意旨当已有产品没有合适时，只能专门设计来个性化服务。

辅助器具可以帮助解决盲人看不见、聋人听不到、失语者说不清、肢残人活动不便等障碍的代偿。所以，辅助器具是残疾人平等参与社会活动的"无障碍通道"。辅助器具包括医疗康复的辅助器具、教育康复的辅助器具、职业康复的辅助器具、社会康复的辅助器具。

6）中国传统康复治疗：祖国医学中，数千年前已经有推拿、针灸、拔罐、导引等康复治疗的方法，中国传统康复治疗就是将上述治疗方法用于康复，如应用针灸治疗面神经瘫痪的患者，每次取相关穴位6~8个，留针20~30分钟。

7）其他治疗：康复的对象常合并有其他疾病，药物治疗是必不可少的，不仅是控制原发疾病的需要，也可以减少功能障碍的影响。近年来的医学实践证明，药物注射治疗和局部手术对患者的功能改善也起到了很好的作用。

（3）注意事项：在康复计划中清晰地指出康复过程中的注意事项对于确保医疗安全、提高康复服务质量是至关重要的一项内容，如糖尿病患者在康复过程中血糖的监测、高血压患者血压的监测、偏瘫患者跌倒的防控等。

（4）患者签名：在康复计划的制订过程中应充分尊重患者及其家属的权力，所有的康复行为应征得患者及其家属的同意，并需要签字确认，以确保医疗安全。

（三）质量控制

为了能够达到康复目标，需要相关的专业医务人员密切合作。患者的治疗安排、医嘱和处方是联系康复各专业人员的纽带，一个合适的治疗安排、医嘱和处方的书写，可以充分表达患者的需要、要求的治疗、相应的注意事项、预期的结果，并为信息反馈和质量控制提供适宜的途径。建立在康复治疗过程中的信息反馈及其运行机制是质量控制的一个不可或缺的环节。再评定和对患者的随访，可以了解康复治疗的效果，通过对疗效的评定和证实，可以制定更加适宜的康复计划。在医疗模式下，由主管医师单独负责保障信息的反馈、相应的随访以及与其他医务人员的接触；在多学科小组模式下，小组各成员对是否完成目标提出意见，得到共同认同的解决方案。此外，一个具有使康复协作组各成员间能够充分交流的良好机制，不仅可以使康复工作正常的运行，而且可以使康复达到一个更高的层次。

在医疗保险费用不断增长的情况下，为提高住院费用的使用效益，目前美国医疗保健财政部门开始探索一个基于"功能独立性测量 - 功能性相关组"（functional independence measure-function-related groups，FIM-FRG）的康复预付系统（prospective payment system，PPS）。该系统除了用增强控制支出的功效外，还希望能证明经营性的医疗对医疗保健的质量有保障。

第四节　康复评定的实施

一、康复评定场所

由于康复医学涉及的范围很广，患者的情景性因素各不相同，因此实施康复评定的场所也有相应的要求。评定场所的条件和要求是由评定的目的决定的，而评定的场所和项目又受评定种类和范围的影响。一般来说，住院康复地点一直是整个康复团队进行综合评定的最佳场所。然而，随着医疗费用的不断上涨、医疗体制的改革、医疗保险的推广，以及政府有关部门、残联和社会团体对康复领域的积极参与，人们已经越来越多地利用诊所和社区内的其他地方进行综合性的康复评定。

（一）由医院承担康复评定工作

可以在住院康复科室由康复协作组进行全面的康复评定，也可以按照康复的需求采用院外服务的方式由康复医师对患者进行康复评定。

（二）由诊所承担康复评定工作

在综合性康复诊所，可由康复协作组负责进行全面的康复评定，也可以按照康复需求由康复医师进行评定，或对特定肌肉骨骼疾病进行局限性评定；在专病诊所，由康复医师对特定的疾病进行局限性评定，如肌肉萎缩、运动损伤等；在日间康复机构，由康复协作组进行全面的康复评定；在伤病或残疾诊所，按照转介单位的要求进行相应的康复评定，如人工补偿、社会安全等。

（三）由社区承担康复评定工作

在护理院，由康复协作组进行全面的康复评定，或由康复协作组选定成员进行局限性评定，也可以由康复医师按照康复需求进行评定；在学校，由康复医师进行躯体残疾的局限性评定，或对所进行的运动作局限性评定；在宿舍，由康复协作组进行全面的康复评定，或对特殊问题进行局限性评定。

二、康复评定过程

康复评定通常是由康复协作组来完成的。实施康复评定的两大要素被认为是选择适当的评定方法和把握住适当的评定时间。

（一）康复评定手段的选择

通过交谈、观察等手段，了解患者的主诉、现病史和相关的既往史；通过实验室检查、特殊检查和功能测量，有助于对患者病情的进一步掌握和鉴别。为准确地掌握患者的功能障碍状况，必须恰当地选择评定量表和检查手段。无论选择何种量表，必须满足对评定量表可靠性、有效性、灵敏性和统一性的要求。在日常临床康复工作中，应尽量选择容易理解和使用而费时少的评定量表；对有科研需求的，应尽量选择能全面、清晰地反映所要评定的内容、灵敏度高的评定量表。在选择检查手段时，应充分考虑地点和患者的一般健康状况以及经济承受能力。在基层社区，应尽可能使用不用仪器的评定方法，避免患者支付昂贵的医疗费用。若患者的一般健康状况不容许使用耗时长的检查手段，应选择简单、费时短的方法进行评定。

（二）康复评定时间的选择

何时开始评定？间隔多长时间再次评定？何时结束评定？这是实施康复评定时需要掌握的时间因素。患者来院时，一般由康复医师召集物理治疗师、作业治疗师、言语治疗师、心理治疗师、假肢和矫形器制作师、康复护师、社会工作者等举行评定会议，根据各有关方面的评定结果，加以综合分析并作出全面的综合性评定（即初期评定），列出问题表，并据此制定相应的康复计划，再由各相关专业人员分头执行。在康复计划实施过程中，还应根据治疗和训练的进展情况，定期（一般每2周1次）进行再评定（即中期评定），检讨康复计划的执行情况和康复治疗效果，并对康复计划作必要的修订和补充。治疗过程结束时，还要进行总结性评定（即末期评定），与初期评定进行比较以判定治疗效果，提出出院总结，作为随后家庭和社会随访计划的依据。康复始于评定，止于评定。

近年来，由于医疗费用的不断上涨和其他相关要求，迫使康复患者的住院周期明显缩短，尤其在急诊医院更是如此，使得原来的"三期评定"（初期评定、中期评定、末期评定）发生了很大的变化，现多由科主任带领的团队查房制度所取代。

（三）康复评定的流程

对患者康复的过程实际上是一个解决问题的过程，可以用一个反馈环来简单地加以描述，如图 1-3。

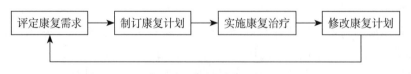

图1-3　康复工作的流程

一个对患者的全面评定应明确患者的功能障碍和残存功能，避免忽视一些重要的因素。正确的康复评定来源于详细的病史和细致的检查和功能测定。从广义上说，实施康复评定的过程应包括下列四个部分。

1. **采集病史** 康复病史不仅为评定提供了依据，作为制订康复计划的基础，还能为相关的社会问题和可能的职业康复提供线索。障碍史是康复病史的核心内容，应详细询问，要充分地了解障碍的发生和发展过程。除了解身体伤病部位及其所造成的障碍部位、障碍产生的时间、障碍的内容、性质及其所达到的程度以及障碍产生至今的演变过程和所接受的治疗情况外，还需了解障碍对患者日常生活和社会生活参与所造成的影响。功能障碍的发生时间和演变过程对于判断功能预后具有重要的意义，对患者日常生活所造成的影响是进行日常生活活动评定和制订康复计划的重要依据，其要点是了解日常生活活动的主要方面（如进食、穿衣、洗漱、如厕、入浴）的具体实施情况。

个人生活史除了解患者的性格、志趣、习惯、嗜好等内容外，还应详细了解学历、专业、特殊技能、工作经历、现时职业、地位、收入、人事关系、工作单位的规模以及是否存在另行安排工作的可能性等。这些情况既能提供有价值的医学资料，如与功能障碍发生有关的职业因素，又能提供重要的社会资料，作为随后考虑职业回归和社会回归以及预测生活能否自理的重要参考依据。

在康复病史中，对家族史的了解不仅是为了寻求与目前功能障碍可能有关的家族或遗传因素，还能为患者重返社会和重返家庭提供所需的有关资料。因而不仅要了解家庭成员的构成及其健康情况，还要了解他们的生活方式和经济情况，以及对患者的接受态度。此外，还要了解患者在家庭中所承担的责任和今后仍需承担的责任、可能的代替者及其相互协作关系等情况。当然，对于住房状况、卫生设施、周围环境、邻里关系、社区情况等亦应详尽了解。

2. **检测功能** 目的是为了对患者的伤病和障碍情况进行科学和客观的了解，其内容和手段多种多样。用于康复医学的检查和测定手段包括了一般的临床检查和测定的全部项目，但由于康复对象构成的特殊性，通常是以神经科和骨科检查最为重要。康复检查的另一特点是既要查明一般的解剖形态异常和病理情况，还需对功能状态进行充分调查。检查时应注意以下事项：①根据需要选择检查和测定项目，进行有目的的检查和测定；②要取得患者的充分信任和合作；③检查手法应准确、迅速和方便；④检查不应引起疲劳和疼痛；⑤检查应尽可能由同一位检查者连续进行；⑥检查条件（如姿势、肢位、运动基点、运动平面和轴线等）应当明确。具体的检查和测定方法则与一般的临床检查和测定无区别。

3. **记录结果** 将病史和检查测定结果以及进行综合分析的各项资料进行系统的记录是现代医学实践中的一项基本要求。各种记录应遵循准确性、一贯性、客观性和完整性四项原则。具体进行时尚应注意：①应有统一的、标准化的记录格式；②记录应简洁、明了和方便；③检查记录表（如关节活动度和肌力检查表）应备有多行空格，以便能用同一张表格记录治疗过程中反复检查的结果，从而能方便地进行比较和反映疗效；④检查和测定条件应加以说明；⑤正确地运用医学术语。

4. **分析处理** 将病史和观察所得，结合检测结果进行科学的综合、比较、分析和解释，这也是评定过程中不可忽视的重要内容。

（1）全面地掌握患者的功能障碍：通过康复评定可了解患者的功能障碍是属于躯体性、精神性、言语性、社会性、混合性中的哪一种？何者为主？何者为次？从而分清主次，有针对性地决定采取何种康复治疗措施。对于患者的功能障碍不仅应了解其种类，还应判断其程度。患者功能障碍的严重程度，常以其独立程度的受损情况为标准。一般将独立程度分为四级：①完全独立；②大部分独立（小部分依赖），需小量帮助；③大部分依赖（小部分独立），需大量帮助；④完全依赖。

（2）判断患者的代偿能力：在临床康复工作中，我们不仅应了解患者的功能障碍情况，知道其丧失了什么功能，更应该了解其代偿能力如何，还残存什么功能，能发挥多大的代偿能力，怎样利用这些残存的功能去发挥代偿作用，提高患者的生活和社会适应能力。如对截瘫患者，我们不仅应了解其下肢瘫痪情况，也应了解其上肢代偿能力情况，以便制定出训练计划，利用上肢功能去代偿下肢的功能障碍。

（3）确定康复治疗目标：对患者功能障碍的种类、严重程度和主要功能障碍有了正确全面的认识以后，治疗的重点即可明确，通过康复治疗和训练，预期可以使患者的功能障碍恢复到何种水平？

这种水平即是康复治疗需要达到的目标。最基本的指标是患者的生活自理能力的恢复水平，其次是对家庭及社会的适应能力恢复程度等。

（4）决定各种康复治疗措施：通过康复评定会议或团队查房等形式综合各专业人员的评定结果和意见，根据功能障碍的主次，制订康复计划并对康复治疗的先后顺序做出合理的安排。影响患者生活自理能力最严重的和患者感到最痛苦和最迫切希望解决的问题，应该予以优先考虑。

（5）决定承担各种治疗和功能训练任务的专业人员：根据患者功能障碍的种类和严重程度，结合康复协作组各成员的专长，将治疗和功能训练的各方面任务恰如其分地分配给能胜任的成员，充分发挥康复协作组成员各专业的特长，分工协作，共同完成恢复患者功能的任务。

（6）判断康复治疗效果、修改康复计划：康复治疗工作中，可根据需要随时对患者状况进行评定，修改康复计划，变更康复治疗措施，以期取得更好的康复治疗效果。

三、康复结果的描述

康复医学的服务对象主要是因为疾病和损伤而导致各种功能障碍的患者，如急性疾病后残留有功能障碍者、慢性病和老年病患者。康复医学的医疗目的，不是针对疾病的"治愈"，而是最大限度地恢复功能。康复的基本目标主要包括两个方面：①增加患者的独立能力（independence）；②促进患者回归社会并进行创造性生活（productive life）。

随着康复的早期介入和社会老年化后社区康复的深入，特别是对重症、疑难患者的救治，仅仅用生活能否独立、是否需要帮助、日常生活依赖的程度等来表达康复的效果已经不能满足日益发展的康复医学的需要，对于康复疗效的评定也发生了很大的变化。

（一）生命体征是否平稳

在 ICU 和其他重症病区实施康复服务后，患者常常难以在短时间内发生功能的改变，但是有利于患者生命体征的平稳，如对于肺部感染的患者康复的早期介入有利于肺部感染的治疗；心脏手术后的患者早期康复介入有利于心功能的恢复。经过康复服务，患者的生命体征，如体温、脉搏、呼吸、血压等指标的好转是康复早期介入疗效的重要体现。

（二）原发疾病和并发症是否得到控制

对于急性期脑卒中后的糖尿病患者血糖的控制、脑卒中伴高血压患者的血压控制、压疮是否治愈十分重要，若通过康复服务实现了上述目标也是康复效果的重要体现。

（三）日常生活能否独立

对于恢复期患者经过康复服务，有些患者日常生活可以自理，也有的仍然需要他人照料，即使仍然需要他人照料，可能也有程度的变化，如仅仅在某些情况下需要帮助。经过康复服务，上述指标有变化，也能反映康复效果。

（四）就业能否得以实现

当然，对于多数老人来说，已经没有就业的需求，但对于就业年龄段的成人来说，再就业是十分重要的内容，也是回归社会的重要标志。对于学龄段患者，常常用就读指标来替代就业评定。

除了使用上述概念外，还可以用康复效率来描述康复结果。康复效率的评定可用公式表达：康复效率＝（治疗后 ADL 评分 – 治疗前 ADL 评分）/ 治疗天数。数值越大，效率越高。

四、注意事项

（一）选择合适的方法

在临床康复中，目前有许多用于评定功能障碍的方法和设备，但不同的方法和设备评定的目的各有侧重，在选择使用时，应注意鉴别，如中枢性瘫痪引起的四肢运动障碍不宜选用徒手肌力检查法，小儿脑性瘫痪儿童的运动功能应重点评定神经反射发育和运动发育。

（二）掌握恰当的时间

无论是急性期患者还是恢复期患者，都应尽快地进行功能评定。为确保准确性，评定常由一个人自始至终地进行，但需注意的是，每次评定时间要尽量短，不要引起患者的疲劳。在康复过程中，应反复多次地进行康复评定，及时掌握患者的功能状态，不断地完善、修正康复计划。

（三）争取患者和家属的配合

尽管康复评定手段绝大多数是无创性的，但为了最大限度地获得患者和家属的协作和支持，评定前要向患者及其家属说明评定的目的和方法，消除他们的不安，取得积极的配合。

（四）防止意外情况的发生

康复的对象多为老年人或其他功能残疾者，常合并多种疾病。在进行评定的过程中患者可能会出现不适或其他并发症，此时应及时终止评定，积极查找原因，给予相应的处理。

小结

主要内容是了解康复评定、康复功能评定学的概念、内容及其方法，康复医师和康复治疗师在康复评定方面的分工与合作以及在临床工作中的配合。制订康复计划是本章的重点和难点，也是康复医师和康复治疗师工作的基础。康复医师要开具医嘱首先要制订康复计划，其中具体的实施方案需要康复治疗师根据自己的专业和技能进行操作，并且需要随着康复过程的进展不断地完善和改进康复计划。

思考题

1. 临床评定与功能评定的区别？
2. 康复评定的意义？
3. 信度和效度对于一个评定方法的意义？
4. 中国残疾分类与国际分类有哪些的差别？
5. 康复治疗的特征性手段有哪些？

（王玉龙）

第二章
人体形态评定

人体形态（human shape）是指身体的最直观的外部表现，包括器官系统的外形结构、体格、体型及姿势。人体形态评定是定量测量人体外部特征的主要方法。在康复评定中，它是了解生长发育异常及伤病所致的身体形态方面的变化，确定由于形态变化导致的功能障碍及其程度的重要方法。

第一节 概 述

人体形态评定可以用"测量"和"评价"来描述。"测量"是将一些可以测得的物理量、非物理量转换为数值或记号，进行资料汇集、信息收集的过程。"评价"是对所获得的信息进行加工处理、通过科学分析作出价值判断，赋予被测量事物某种意义的过程。

一、人体形态评定的发展

人体形态评定是人体测量学的一部分，最先出现于人类学。随着现代科学技术的发展，各学术领域的相互渗透，人类对健康需求和美学要求的提高，人体测量学不断与临床医学、整形外科学、人体工程学、体育保健学、心理学等相结合，成为这些学科的一部分，同时也成为康复功能评定学的重要组成内容。

人体测量的应用也是随时代的变化而不断变化的。起初通过对不同进化阶段的古人类化石进行测量与观察，从而找出人类进化的规律；后来对不同种族、不同人群进行人体测量和分析比较，找出人类的差异及变异规律。在少儿卫生学领域引入了人类学的方法，开展生长发育方面的研究，揭示人体生长发育的规律；在体育科学中，应用人体测量方法挑选运动员、指导训练；在艺术领域，运用人体测量技术指导雕塑与绘画；在颌面外科应用面部活体测量进行矫形与美容手术；在法医学中通过人体测量进行个体识别，应用颅骨测量进行容貌复原；在心理学方面，根据体型分类，了解测量对象的气质特征。在医学领域，借助人体测量学方法研究某些疾病的危险倾向，测定人体组成成分和评价健康等。

德国人类学家马丁，对人体测量学作出了卓著的贡献，由他编著的《人类学教科书》详细阐述了人体的测量方法，至今仍为各国人类学家所采用，在统一人体测量标准方面起了很大的作用。

我国国家标准局于 1985 年 12 月 5 日发布了中华人民共和国国家标准——《人体测量方法》，制定了人体测量的标准方法，保证了我国人体测量的规范实施。吴新智、席焕久等人于 2010 年编著出版了《人体测量方法》第 2 版，它是目前国内介绍人体测量方法比较全面的参考书。

二、人体形态评定的内容

人体形态评定主要是从身体姿势、体格、体型及身体组成成分等方面进行测量和评价。

（一）身体姿势评定

在人体形态评定中，通常用直立姿势作为身体姿势评定（posture assessment/ evaluation）的基本姿势。直立姿势测量法要求被测者两足跟靠拢，两臂自然下垂，挺胸收颌，两眼平视前方，使头部保持眼眶下缘与耳屏点成水平的"耳眼平面"姿势。耳眼平面是国际上通用的标准平面，已被各国人体测量工作者广为采用。采用这种方法测量的优点是，所需测量器械相对比较简单轻便，测量所需的时间也较短，适宜于大面积或流动性测量工作。但是，在直立状态下进行测量，被测者的稳定性较差，也难以根据测量的要求，对姿势做精确的矫正。此部分内容详见本章第二节。

（二）体格评定

在一般的人体形态评定中，体格评定（physical assessment/evaluation）的内容常用身高、体重、胸围、肢体长度和围度等指标来表示。此部分内容详见本章第三节。

（三）体型评定

体型（somatotype）是指人体在某个阶段由于受遗传、营养、环境及疾病等因素影响而形成的身体外形特征。通过对体型的研究，探讨体型与某些疾病的关系，了解不同体型人的性格和行为特点。

体型评定多采用定性的评定方法对人体体型进行分类，目前有几十种有关体型分类方法。

1. 谢尔顿体型分类法 美国临床心理学家谢尔顿按照个体在胚胎发育中的三个胚层，将人的体型分为三种类型（图 2-1）：

（1）内胚型（肥胖型）：这种类型的人体体型特点是身体圆胖、头大、颈短而粗、胸厚而宽，腹部隆起，腰部粗壮，四肢短粗。

（2）中胚型（健壮型）：这种类型的人体体型特点是身体魁伟高大，肌肉结实粗壮，肩宽胸厚，腰腹较小，身体有一定线条。

（3）外胚型（瘦小型）：这种类型的人体体型特点是瘦小、软弱无力，肌肉不发达，四肢细小。

同时，谢尔顿研究认为人格与体型有关。根据体型分类结果，可以了解被测量者的性格和行为特点，具体内容见表 2-1。

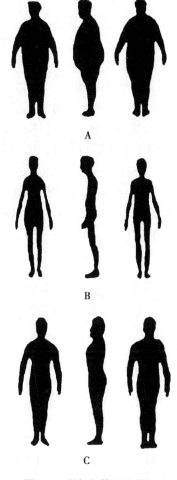

图 2-1 谢尔顿体型分类法
A. 内胚层型；B. 外胚层型；
C. 中胚层型

表 2-1 不同体型人群气质类型及行为倾向

体型	气质类型	行为倾向
内胚型	内脏紧张型	动作缓慢、善交际、感情丰富、情绪舒畅、随和、有耐心
中胚型	身体紧张型	动作粗放、精力旺盛、喜好运动、自信、富有进取心和冒险性
外胚型	头脑紧张型	动作生硬、善于思考、不爱交际、情绪表现抑制、谨慎、神经过敏

2. 国内常用分类 国内学者基于谢尔顿体型分类法，将成年人的体型分为以下三种。

（1）瘦长型（无力型）：体高肌瘦，肌肉少，颈、躯干、四肢细长，胸廓扁平，肩窄下垂，上腹角（两侧肋骨之间形成的夹角）<90°。瘦长型的人容易得内脏下垂的疾病。

（2）矮胖型（超力型）：与瘦长型相反。体格粗壮，颈、四肢粗短，肌肉发达，肩平，胸廓宽阔，上腹角 >90°。矮胖型人容易患高血压、高脂血症。

（3）均匀型（正力型）：身体各部分结构匀称适中，上腹角90°左右。一般正常人多为此体型。

此外，常用的体型评定方法还有柯里顿评分标准、体型评价表、三角形体型评价法等。相比较而言，谢尔顿体型分类法和国内临床体型分类法简单易行，便于操作。通过对比判断，可以较清楚地判断出人体所属的类型。

（四）身体成分评定

身体成分（body composition）是指皮肤、脂肪、肌肉、骨骼及内脏器官等身体的组成成分。身体成分评定主要是对人体脂肪成分进行测量与评定，包括体脂和皮脂测定。常用以下方法对人体脂肪成分作间接测定。

1. 水中称重法 又称密度测量法（densitometry）（金标准），应用阿基米德原理，将个体完全沉入水中，再测量排出的水量，身体重量与体积相除，即可得到比重。再根据比重之相对体脂百分比得出体脂率。例如，身体比重1.048即相当于25%的体脂肪的含量，而身体比重1.002，则相当于49.3%的体脂肪含量。这种方法需要在实验室条件下进行，实行难度高，不适宜临床常规使用。

临床上通常采用既有公式估算出体脂率：体脂率 $=1.2 \times BMI + 0.23 \times$ 年龄 $-5.4 - 10.8 \times$ 性别（男1，女0）。成年男女标准值：男性正常体脂率约在10%~20%，女性约在17%~30%。女性超过50岁，男性超过55岁，每5岁，体脂百分比标准值可上调2%~3%。男性体脂>25%，女性>33%是诊断为肥胖的标准，具体见表2-2。

表2-2 不同性别年龄段体脂率

性别	年龄	偏瘦	标准	微胖	肥胖
男性	30岁以下	13%以下	14%~20%	21%~25%	25%以上
	30岁以上	16%以下	17%~23%	24%~25%	25%以上
女性	30岁以下	16%以下	17%~24%	25%~30%	30%以上
	30岁以上	19%以下	20%~27%	28%~30%	30%以上

2. 生物电阻抗法（bio-impedance analysis，BIA） 临床上也常用生物抗阻分析仪来测定人体体脂的含量。其基本原理是：生物组织对外加电流场具有不同的导电作用，当在人体表面加一固定频率的低电频电流时，含水70%以上的肌肉组织是良好的导电体，而含水较少的脂肪组织近似为绝缘体，通过测出抗阻值可计算出身体成分。但对装有心脏起搏器者及孕妇不宜使用，对于老人、儿童或卧床患者特别适用。

3. 皮脂厚度的测量 由于人体大约有50%的脂肪组织位于表皮下层，因此测量皮下脂肪厚度可以推测体内脂肪贮存量值。测量的部位通常选择肱三头肌肌腹、右肩胛下角下方5cm处、右腹部脐旁3cm处等。测量时用拇指和示指捏起被测者的皮肤和皮下脂肪，然后用卡尺或皮脂厚度计来测量。通过测得的皮脂厚度推算出人体脂肪的含量，具体见表2-3。

表2-3 皮脂测定正常参考值

部位	男性	女性
肱三头肌肌腹	10.4mm	17.5mm
右肩胛下角下方5cm处	12.4~14mm	12.4~14mm
右腹部脐旁3cm处	5~15mm	12~20mm

4. 计算机断层扫描技术（computed tomography，CT）和磁共振成像（magnetic resonance imaging，MRI） CT和MRI被认为是对骨骼肌和脂肪组织进行定量测量和分布测量的最准确方

法。局部肌肉和脂肪的分布和含量，可以通过 CT 和 MRI 可靠地成像出来。MRI 和 CT 技术可用于验证其他方法，如生物电阻抗法。

其他还包括：三维光子扫描仪（极度肥胖者）和组织活检等。

第二节　身体姿势评定

身体姿势（posture）是指身体各部在空间的相对位置，它反映人体骨骼、肌肉、内脏器官、神经系统等各组织间的力学关系。正常的姿势有赖于肌肉、韧带、骨骼、关节、筋膜等组织的支持和良好的姿势习惯以及正常的平衡功能。正确的身体姿势应具备如下条件：具有能使机体处于稳定状态的力学条件；肌肉为维持正常姿势所承受的负荷不大；不妨碍内脏器官功能；表现出人体的美感和良好的精神面貌。

一、正常姿势及其评定

在临床实践中，通过观察各种身体姿势，可以帮助治疗师初步判断患者功能障碍的部位和程度。

（一）正常姿势

人体正常姿势包括静态姿势和动态姿势。静态姿势表现为站位、坐位、跪位和卧位等相对静止的姿态；动态姿势是指活动中的各种姿势，如行走姿势、运动姿势、劳动姿势和舞蹈姿势等。姿势的表现受到性别、年龄、身体状况、文化背景及性格等因素的影响，同时也受到各种病理因素的影响。理想的姿势应满足以下几点：很好的分散重力压力进而平衡肌肉功能；允许关节在中央范围运动，减少对韧带和关节面的压力；有效地进行个人的日常生活；满足个体逃避受伤的能力。

在静态姿势评定中，直立姿势是人体最基本的和最具有区别于其他动物的特定姿势，其特性是双脚着地、身体直立，上肢能够自由地进行各种粗大运动和精细动作，下肢能够站立、行走和跑步。站立的高重心和足底的小支撑面使得人体在站立时相对不稳定。这也是人类在长期的进化过程中，形成的特有的外形特征。

（二）直立姿势的评定

人体处于直立位的标准姿势时，从各个不同方向进行观察，要符合以下条件。

1. **前面观**　从前面看，双眼应平视前方，两侧耳屏上缘和眶下缘中点应处同一水平面上，左、右髂前上棘应处同一水平面上。

2. **后面观**　从后面看，头后枕部、脊柱和两足跟夹缝线都应处于一条垂直线上；与脊柱相邻的两肩和两侧髂嵴，对称地处于垂直脊柱的水平线上。

3. **侧面观**　从侧向看，耳屏、肩峰、股骨大转子、膝、踝应五点一线，位于一条垂直线上。同时可见脊柱的 4 个正常生理弯曲，即向前凸的颈曲；向后凸的胸曲；向前凸的腰曲和向后凸的骶曲。颈曲和腰曲最大，胸曲次之，骶曲最小，具体见图 2-2。

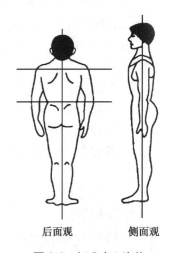

后面观　　　侧面观

图 2-2　标准直立姿势

二、常见的异常姿势及其评定

影响姿势的因素通常有过度使用、神经问题、疼痛、缺乏认识、女性弱点和不平衡等。对异常姿势的评定主要是通过对被评估者前面、后面和侧面三个方向的观察来判断是否有姿势异常。下列为常见的异常姿势。

(一)侧面观

从侧面观察，正常颈椎和腰椎的生理弯曲弧度介于3~5cm。

1. 头向前倾斜 下颈段和上胸屈曲增加，上颈段伸展增加，颈椎的体位于中心线的前面，颈部的屈肌放松，伸肌紧张，常见于颈部长期前屈姿势的职业，如电脑工作人员、银行工作人员等。

2. 胸脊柱后凸 又称驼背，是胸椎体向后凸增加的表现，重心位于椎体的前方，颈曲深度超过5cm以上。这种情况常见于脊柱结核病、长期前倾疲劳、脊柱的退行性变化、长期过度的屈肌训练等。

3. 平背 亦称直背，由脊柱胸段和腰段的生理弯曲弧度变小而造成。其特征是胸曲和腰曲小于2~3cm，从而使背部相应呈扁平状，常伴有骨盆后倾的表现。

4. 鞍背 鞍背是因脊柱腰段过度前凸造成。其特征是腰段向前凸程度明显增大，常大于5cm，使腹部向前突出。为维持身体直立平衡，鞍背者与驼背者相反，头颈或上部躯干重心，落于标准姿势的后方。产生这种情况通常与腰骶角增大、骨盆前倾和髋屈曲、椎体后部受压等因素有关，此外，还与妊娠、肥胖症、不良站立习惯有关，具体见图2-3。

5. 胸部畸形 正常胸廓呈圆锥形，上方略小，下方稍宽，横径与前后径之比为4:3。

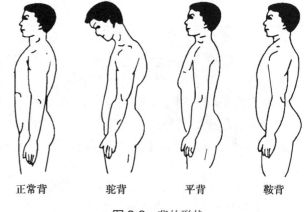

正常背　　　驼背　　　平背　　　鞍背

图2-3　背的形状

（1）扁平胸：胸部呈扁平状，前后径较小，横径明显大于前后径。

（2）圆柱胸：胸廓的前后径与横径的比例近似1:1，呈圆柱形。

（3）鸡胸：胸骨处明显隆突，胸廓前后径大于横径。

（4）漏斗胸：胸前部呈凹陷状。

（5）不对称胸：左右胸廓歪斜，大小高低不一，明显呈不对称状。此情况在脊柱侧凸重度患者中常可见到。

6. 骨盆后倾 耻骨联合位于髂前上棘之前，髂前上棘位于重心线的后方。

7. 骨盆前倾 耻骨联合位于髂前上棘之后，髂前上棘位于重心线的前方。

8. 膝过伸 踝关节常呈跖屈位，膝关节位于重心线的后方，股四头肌、腓肠肌紧张。

9. 膝屈曲 伴踝关节背屈位、髋关节屈曲，膝关节位于重心线的前方，股四头肌被拉长。

(二)后面观

1. 头部倾斜 与同侧椎体受压有关，一侧颈部屈肌紧张，对侧颈部屈肌被牵拉，头部在冠状面上向一侧倾斜。有时和长期优势上肢的运动有关，例如，有些专业的乒乓球运动员有功能性的头部倾斜现象。

2. 肩下垂 在肩下垂情况下，两肩在冠状面上不在同一水平，一侧的肩关节下垂，另一侧的肩关节可以抬高和内收、菱形肌和背阔肌紧张。

3. 肩内旋、外旋 肩内旋与肩关节屈曲、外旋受限有关，常见于长期使用腋杖的截瘫和儿麻患者，肩外旋少见。

4. 脊柱侧弯 脊柱侧弯时，脊椎的棘突在冠状面上向外偏离重心线，为了保持身体的平衡，可引起肩和骨盆的倾斜。通常还伴有脊柱的旋转和矢状面上后突或前突的增加或减少，同时还有肋骨左右高低不平等，骨盆的旋转倾斜畸形及椎旁的韧带和肌肉异常，它是一种症状或 X 线体征。功能性胸腰段侧弯可能与长期不对称姿势、优势手、下肢不等长有关，在肌肉方面可见凹侧组织紧张、凸侧组织薄弱、被牵拉。临床上曾经采用悬垂法测量脊柱侧弯程度，现在临床上对怀疑有脊柱侧弯的患者，通常作 X 线检查，拍摄直立位脊柱正侧位片，测量脊柱侧弯角度 Cobb 角。方法是在原发侧凸段中找出上顶椎和下尾椎（侧弯中向脊柱侧弯凹侧倾斜度最大的椎体），在上顶椎的椎体上缘画一横线，在下尾椎的椎体下缘画另一横线，以此两横线作标准各作一垂直线，这两条垂直线的交叉角就为 Cobb 角（Cobb's angle）。若 Cobb 角 <25°，无需治疗，每隔 4~6 个月随访一次，进行动态观察；当 25°<Cobb 角 <45° 一般需要支具治疗；当 Cobb 角 >45° 建议手术治疗，具体见图 2-4。

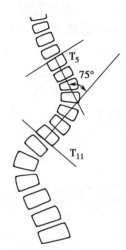

图 2-4 Cobb 角测量

5. 骨盆向侧方倾斜 骨盆侧方倾斜时，骨盆在冠状面偏向一侧。如骨盆向右侧方倾斜时，伴有左侧髋关节内收和右侧髋关节外展。在肌肉方面右侧腰方肌紧张，髋关节外展时，对侧髋内收肌紧，对侧髋外展肌力减弱。

6. 骨盆旋转 重心线落在臀裂的一侧，可见内旋肌和屈髋肌软弱，这种情况常发生于偏瘫的患者。

7. 足弓异常 足弓是由跗骨与跖骨借韧带、关节及辅助结构按一定的空间布阵排列、形成的抛物拱结构。正常足有两条纵弓和横弓。内侧纵弓由跟骨、距骨、足舟骨、3 块楔骨和内侧 3 个跖骨构成。外侧纵弓由跟骨、骰骨和第 4、5 跖骨构成，较低较短，整个外侧纵弓常接触地面，且与地面的接触面积比内侧纵弓大，为足弓的负重部分。前者活动性大，富有弹性，为足弓的主要运动部分，使足可适应不同的路面，并把来自胫骨的负荷传至足的前、中、后部。后者活动度较小，比较稳定，并支持内侧纵弓。足弓结构的损伤可破坏足弓稳定性，引起足弓异常，主要是扁平足和高弓足等，进而导致疼痛、压痛、步态异常、行走受限等。

扁平足又称平足症，是先天性或姿势性的足弓低平或消失，表现为患足外翻、站立、行走时足弓塌陷、容易出现疲乏或疼痛。扁平足者足弓缓冲作用差，行走动作比较僵硬，不适宜跑步运动。高弓足又称空凹足，可见内侧纵弓异常高，跟骨后旋，胫前、后肌短缩，腓长短肌和外侧韧带拉长。此类患者步行稳定性差，不适宜跑跳运动。临床上常用足印法辅助诊断，包括划线法、Staheli 指数、Chippaux–Smirak 指数等，具体见图 2-5。

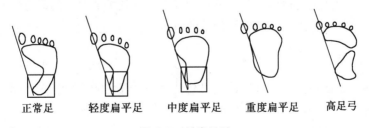

| 正常足 | 轻度扁平足 | 中度扁平足 | 重度扁平足 | 高足弓 |

图 2-5 异常足弓

（三）前面观

1. 头下颌骨不对称 可以是发育性的，也可以由外伤引起。

2. **锁骨和其他关节不对称** 一般由外伤引起。

3. **髋外旋、髋内旋** 髋内旋时髌骨转向腿内侧，髋外旋时髌骨转向腿外侧。

4. **膝外翻** 可以是单侧或双侧，其特点是，在膝外翻时，膝关节的中心在大腿和小腿中线的内侧，两腿呈 X 形。膝关节外侧的肌肉及其他软组织紧张，膝关节内侧的组织被拉长，具体见图 2-6。

5. **膝内翻** 可以是单侧或双侧，其特点是，在膝内翻时，膝关节的中心在大腿和小腿中线的外侧，两腿呈 O 形。在肌肉方面，髋内旋紧张，膝关节过伸，髋外侧旋转肌、胫后肌腘绳肌被拉长，具体见图 2-6。

6. **胫骨外旋** 髌骨向前，足趾向外，髂胫束紧张。胫骨外旋常与股骨后倾，后交叉韧带撕裂、胫骨结构畸形（骨折或发育问题）等因素有关。

7. **胫骨内旋** 髌骨向前，足趾向内，内侧腘绳肌和股薄肌紧张。胫骨内旋常与股骨前倾、前交叉韧带撕裂、胫骨结构畸形（骨折或发育问题）、足内翻和外翻等因素有关。

8. **踇外翻** 第 1 足趾的跖趾关节向外侧偏斜。这种情况一般是由于跖骨头内侧过度生长、跖趾关节脱位、踇趾滑膜囊肿引起。

9. **爪形趾** 表现为跖趾关节过伸，与近侧趾间关节屈曲、趾长伸肌紧张、缩短有关。

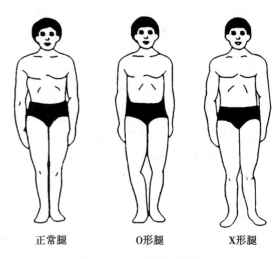

正常腿　　　　O形腿　　　　X形腿

图 2-6　下肢异常姿势

三、异常姿势的影响

人体长时间的姿势异常，必然导致身体组织结构的变化，从而影响人体的正常功能，表现出一系列的临床改变。

（一）肌肉和韧带失平衡

1. 肌肉长时间被牵拉，将变得薄弱。
2. 肌肉长时间处于收缩（痉挛或挛缩）状态，使收缩的随意性和灵活性降低。
3. 韧带长期牵拉而变得薄弱和松弛，从而支持和保护关节的功能降低。
4. 关节一侧的肌肉和韧带支持减弱，导致关节稳定度降低，甚至出现关节半脱位或脱位。

（二）关节负重增加和压力分布异常

关节长期的异常负重压力可以引起关节软骨的异常，导致关节过早的退行性变。例如，膝内翻引起内侧膝关节面异常受压，增加了下肢外侧韧带的牵拉。

（三）继发性功能障碍

直立姿势时躯体负重部位的异常可连锁地引起其他相关部位的改变。人体闭合运动链系统中任何环节的异常，将导致整个运动链各组成部分的相应代偿性改变。例如，增加腰部负荷，可以通过增加胸椎和颈椎的负荷来相应地代偿，同时也加速了胸椎和颈椎退行性变的速度；膝关节屈曲畸形，增加了股四头肌的负荷，同时增加了髌骨关节的压力。为了维持直立的姿势和重心，需要增加髋、踝关节的屈曲，这样就增加了腰部的负荷，可能会导致逐步出现腰部的退行性变。

（四）诱发疼痛

过度的压力和牵拉会引起疼痛反应，导致关节和周围组织的慢性无菌性炎症，称之为疼痛综合征，通常有以下两种情况。

1. 原发性姿势异常　在平时的生活和工作中，不正确姿势的维持可引起姿势性疼痛，如长时间过度弯腰工作、伸颈看电脑屏幕会引起腰部和颈部的疼痛，通过腰、颈部的适当活动可以减轻疼痛。

2. 继发性姿势异常　长时期不良姿势导致炎症、损伤和退行性病变后，继发性加重原有的姿势障碍和导致新的姿势障碍，并诱发或加重疼痛。

第三节　体　格　评　定

体格评定（physical assessment/evaluation）是对人体的整体的量度和各部位的长度、围度及宽度等进行测量。身高、体重、胸围、肢体长度和围度等指标是体格评定的常用指标。由于年龄、性别和发育状况的不同，人体形态各有差异，并受遗传、疾病、外伤、障碍等因素的影响而不断发生变化。为了解因身体发育、伤病所致的身体形态方面的改变，客观地表现形态障碍对于功能状态的影响程度，如截肢、肢体水肿或下肢不等长等。治疗师必须对患者进行准确、客观的测量和记录，来协助功能状态的评定，为制定康复治疗方案、观察康复效果及判断预后提供依据。

一、测量时注意事项

体格测量是为准确了解躯体和四肢的外形，局部需要暴露。但在实际工作中常常会出现女性、老人或儿童单独就诊，此时需要考虑安全，包括医务人员自身的权益。

（一）检查项目的选择要有针对性

人体形态学测量的内容较多，检查时应根据疾病、障碍的诊断对相关的内容予以详尽的记录，如与小儿发育有关的疾病应对小儿身长、身长中点、小儿坐高、头围、胸围、体重等进行测量。而对肢体水肿的患者则应重点测量肢体的周径等。

（二）测量应按规定的方法操作

测量方法不正确会直接影响测量结果的精确性。为了使评定难确、客观，必须熟悉各人体解剖的体表标志，严格按照测量的方法进行操作。

（三）向被测量者说明测量目的和方法，以获得充分配合。

（四）使用仪器测量时，每次测量前应对仪器进行校正。使用皮尺进行测量时，应选择无伸缩性的皮尺。

（五）被测量者着装以宽松、不厚重为原则，被测量部位应充分暴露。

（六）在测量肢体周径或长度时，应作双侧相同部位的对比以保证测量结果可靠。重复测量时，测量点应固定不变。

（七）评定表格设计科学，记录方法严格统一

为了防止遗漏，应对不同障碍诊断设计出不同的评定表格，如对运动功能障碍的患者进行身体重心线的测量与记录；对截肢的患者应详细填写截肢残端评定表。并且对评定表的诸项予以认真填写，以便动态观察患者指标的变化，为调整康复治疗方案提供依据。

二、 体表标志的确认

在进行体格评定时，将体表的凸起和凹陷作为标志点。标志点是人体形态评定中的客观参照标志。参照标志应具有相对固定和易于触及的特点，常用的标志点，往往选择在骨缝、骨的起止点、会合点或者皮肤体表的特征处和肌性标志。人体形态评定常用标志点，见图 2-7。

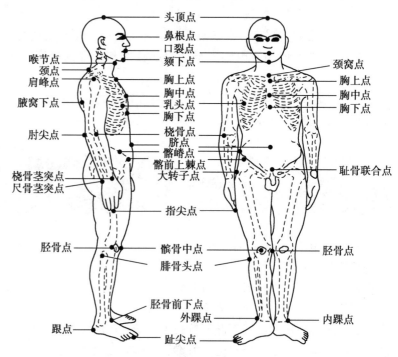

图 2-7　人体形态评定常用标志点

（一）头及躯干常用标志点

1. **头顶点**　位于头顶的最高点。

2. **颈点**　第七颈椎棘突后端的中心点。

3. **胸中点**　左右第四胸肋关节连线与胸骨中心线相交的一点。

4. **肩胛骨下角点**　肩胛骨下角最下缘点，测量胸围时，作为背面的固定点。

5. **脐点**　脐的中心点，测量腹围时以此点作为基准点。

6. **腰点**　第五腰椎棘突后端的中心点。

（二）上肢常用标志点

1. **肩峰**　肩胛冈最外侧的中心点。

2. **肱骨内上髁、外上髁**　肱骨远端两侧突起。

3. **鹰嘴**　尺骨上端膨大突起，屈肘时形成明显隆起。

4. **桡骨茎突**　桡骨远端手腕外侧最尖端点。

5. **尺骨茎突**　尺骨远端手腕内侧最尖端点。

6. **桡尺茎突中间点**　桡骨茎突与尺骨茎突连线中点。

7. **指尖点**　手指指尖顶端点。

（三）下肢常用标志点

1. **髂嵴**　髂骨最高突点。

2. **髂前上棘**　髂嵴前端圆形突起。

3. **股骨大转子**　髂嵴下一掌宽浅凹中。活动下肢可摸到其在皮下转动。

4. **股骨内上髁**　股骨远端内侧明显突起。

5. **股骨外上髁**　股骨远端外侧明显突起。

6. **膝关节外侧关节间隙**　股骨外上髁下缘膝关节线。

7. **内踝**　胫骨远端内侧隆凸。

8. **外踝** 腓骨远端外侧隆凸。

9. **趾尖** 足趾尖的顶点。

三、 身体长度测量

测量工具可选用普通软尺和钢卷尺，在测量前应将两侧肢体放置在对称的位置上，利用体表的骨性标志来测量肢体或残肢的长度，将两侧肢体测量的结果进行比较。

（一）上肢长度测量

1. **上肢长** 要点：①测量体位：坐位或站位，上肢在体侧自然下垂，肘关节伸展，前臂旋后，腕关节中立位；②测量点：从肩峰外侧端到桡骨茎突或中指尖的距离，见图2-8。

2. **上臂长** 要点：①测量体位：坐位或站位，上肢在体侧自然下垂，肘关节伸展，前臂旋后，腕关节中立位；②测量点：从肩峰外侧端到肱骨外上髁的距离，见图2-9。

3. **前臂长** 要点：①测量体位：坐位或站位，上肢在体侧自然下垂，肘关节伸展，前臂旋后，腕关节中立位。正常人前臂长等于足的长度；②测量点：从肱骨外上髁到桡骨茎突，见图2-10。

4. **手长** 要点：①测量体位：手指伸展位；②测量点：从桡骨茎突与尺骨茎突连线的中点到中指尖的距离，见图2-11。

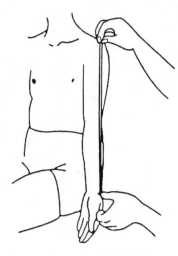

图2-8 上肢长度测量

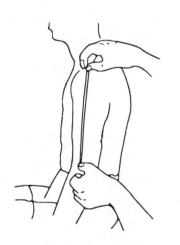

图2-9 上臂长度测量

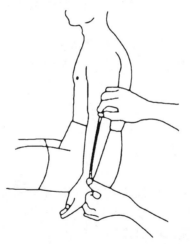

图2-10 前臂长度测量

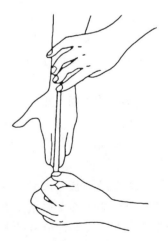

图2-11 手长度测量

（二）下肢长度测量

1. **下肢长** 要点：①测量体位：患者仰卧位，骨盆水平位，下肢伸展，髋关节中立位；②测量点：从髂前上棘到内踝的最短距离，或从股骨的大转子到外踝的距离，见图2-12。

2. **大腿长** 要点：①测量体位：患者仰卧位，骨盆水平位，下肢伸展，髋关节中立位；②测量点：从股骨大转子到膝关节外侧关节间隙距离，见图2-13。

3. **小腿长** 要点：①测量体位：患者仰卧位，骨盆水平位，下肢伸展，髋关节中立位；②测量点：从膝关节外侧关节间隙到外踝的距离，见图2-14。

4. **足长** 要点：①测量体位：踝关节呈中立位；②测量点：从足跟末端到第二趾末端的距离，见图2-15。

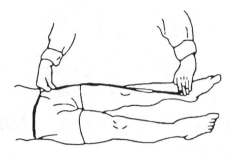
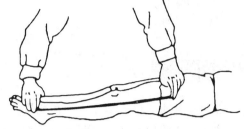

图 2-12 下肢长度测量

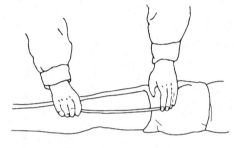
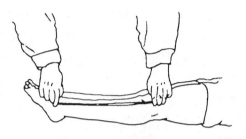

图 2-13 大腿长度测量　　　　　图 2-14 小腿长度测量

（三）截肢残端长度测量

截肢者上肢或下肢残端长度的测量是设计假肢时不可缺少的数值。其测量时采用的标志点与非截肢者的测量点不同。

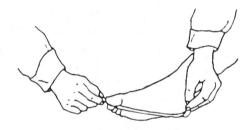

图 2-15 足长度测量

1. **上臂残端长度**　要点：①测量体位：坐位或站位，上臂残肢自然下垂；②测量点：从腋窝前缘到残肢末端的距离，见图 2-16。

2. **前臂残端长度**　要点：①测量体位：坐位或站位，上臂残肢自然下垂；②测量点：从尺骨鹰嘴沿尺骨到残肢末端的距离，见图 2-16。

3. **大腿残端长度**　要点：①测量体位：仰卧位或用双侧腋杖支撑站立，健侧下肢伸展；②测量点：从坐骨结节沿大腿后面到残肢末端的距离，见图 2-17。

4. **小腿残端长度**　要点：①测量体位：仰卧位或用双侧腋杖支撑站立，健侧下肢伸展；②测量点：从膝关节外侧关节间隙到残肢末端的距离，见图 2-17。

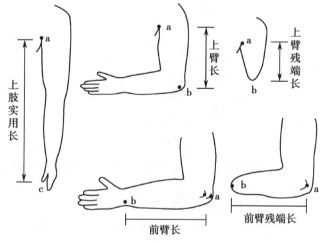

图 2-16 上肢残肢断端长度测量

四、 身体围度（周径）测量

常用软尺测量肢体围度（或周径），通过测量肢体的围度可以了解被测肢体的肌肉有无萎缩、肥大和肿胀。

注意事项：测量时被测者应充分放松被测患肢的肌肉；对比较长的肢体可以分段测量，以皮尺在皮肤上可稍移动的松紧度为宜（上下移动不超过1cm）。软尺的放置应与肢体的纵轴垂直，不可倾斜，测量点应放在肌肉最粗壮处。同时，需要用同样的方法，在肢体的同一水平测量健侧肢体的围度，对两侧的测量数值进行比较。

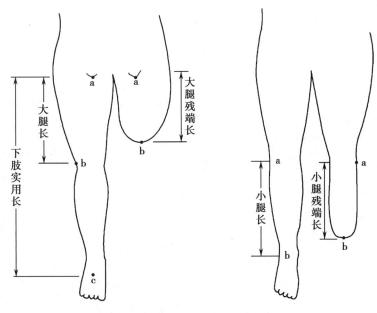

图2-17　下肢残肢断端长度测量

（一）四肢围度测量

1. 上臂围度

（1）肘伸展位　要点：①测量体位：上肢在体侧自然下垂，肘关节伸展；②测量点：在上臂的中部、肱二头肌最膨隆部测量围度，见图2-18。

（2）肘屈曲位　要点：①测量体位：上肢在体侧自然下垂，肘关节用力屈曲；②测量点：同肘伸展位，见图2-19。

2. 前臂围度

（1）前臂最大围度　要点：①测量体位：前臂在体侧自然下垂；②测量点：在前臂近端最膨隆部测量围度，见图2-20。

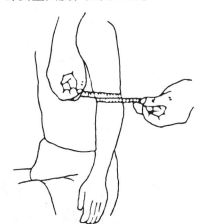

图2-18　肘伸展位上臂围度

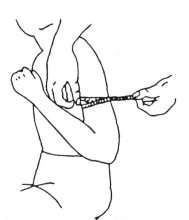

图2-19　肘屈位上臂围度

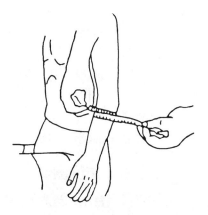

图2-20　前臂最大围度

（2）前臂最小围度　要点：①测量体位：前臂在体侧自然下垂；②测量点：在前臂远端最细部位测量围度，见图2-21。

3. 大腿围度　要点：①测量体位：下肢稍外展，膝关节伸展位；②测量点：分别从髌骨上缘起向大腿中段每隔6cm、8cm、10cm、12cm处测量围度，在记录测量结果时应注明测量的部位，见图2-22。

4. 小腿围度　可以分为最大围度和最小围度。要点：①测量体位：下肢稍外展，膝关节伸展位；②测量点：分别在小腿最粗的部位和内、外踝最细的部位测量围度，见图2-23。

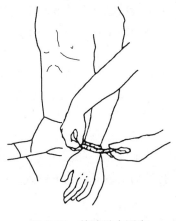

图2-21　前臂最小围度

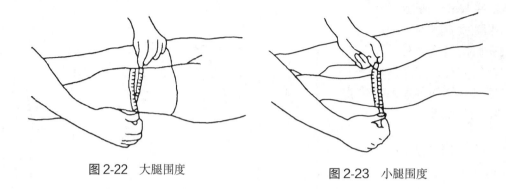

图 2-22 大腿围度   图 2-23 小腿围度

（二）截肢残端围度测量

测量截肢残端围度是为了判断残端的水肿状态和判断与义假肢接受腔的适合程度，截肢术前及术后均应在相同的标志点测量。由于接受腔的适合程度与残端周径有密切的关系，因此测量时要尽量减少误差。由于一天当中大腿周径可有 5~10mm 的变化，小腿周径可有 10~15mm 的变化，应注意记录评定时间（上午、下午）。为了提高准确性，应尽量做到每周测量一次。

1. **上臂残端围度** 从腋窝直到残端末端，每隔 2.5cm 测量一次围度，见图 2-24。

2. **前臂残端围度** 从尺骨鹰嘴直到残端末端，每隔 2.5cm 测量一次围度，见图 2-24。

3. **大腿残端围度** 从坐骨结节直到残端末端，每隔 5cm 测量一次围度，见图 2-25。

4. **小腿残端围度** 从膝关节外侧间隙起直到残端末端，每隔 5cm 测量一次围度，见图 2-25。

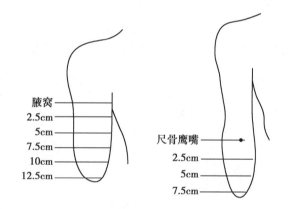

图 2-24 上肢残端围度测量

（三）躯干围度测量

1. **头围（通常小儿常测）** 要点：①测量体位：坐位或站立位或平卧位；②测量点：用软卷尺齐双眉上缘，后经枕骨结节，左右对称环绕一周。正常成人头围约为 54~58cm。胎儿头围为 32~34cm。

2. **颈围** 要点：①测量体位：坐位或站立位，上肢在体侧自然下垂；②测量点：通过喉结处测量颈部的围度，应注意软尺与地面平行。

3. **胸围** 要点：①测量体位：坐位或站立位，上肢在体侧自然下垂；②测量点：通过胸中点和肩胛骨下角点，绕胸一周。测量应分别在被测者平静呼气末和吸气末时进行，正常人胸围约等于身高的一半，见图 2-26。

4. **腹围** 要点：①测量体位：坐位或站立位，上肢在体侧自然下垂；②测量点：通过脐或第 12 肋骨的下缘和髂前上棘连线中点的水平线。测量腹围时，应考虑消化器官和膀胱内容物充盈程度对其

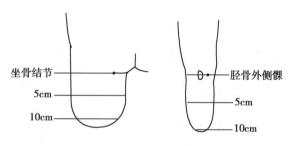

图 2-25 下肢残端围度测量

结果的影响，男性 >85cm 提示肥胖，女性 >80cm 即为肥胖。

5. **臀围** 要点：①测量体位：站立位，上肢在体侧自然下垂；②测量点：测量大转子与髂前上棘连线中间上臀部的最粗部分，见图 2-27。

6. **腰臀比** 腰臀比（west/hip ratio，WHR），即测量的腰围除以臀围的比值，正常男子为 0.85~0.90，女子为 0.75~0.80。如果腰臀比超过了上限，如"大腹便便"者，其冠心病发病率较正常人高 3~5 倍，糖尿病的发生率高 3~9 倍，胆肾结石的发病率是正常人的 4~6 倍。

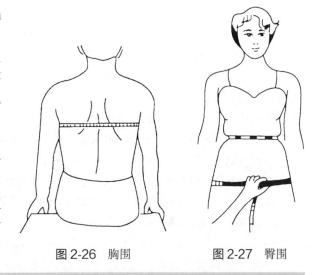

图 2-26　胸围　　　　图 2-27　臀围

五、身高和体重测量

身高和体重是衡量人体发育和营养状况的基本指标，受性别、年龄、遗传、饮食、劳动、运动状况、生活条件以及健康状况等因素的影响。

（一）身高

身高是指身体的总高度，即人体直立时，由头顶点到地面的垂直距离。它是反映人体纵向发育的重要指标，也是判断骨骼生长发育状况的重要依据。与体重、胸围等指标配合分析，可作为评定人体形态的重要内容。正常人的指距等于身高。

人体的身高同样受年龄、性别、种族、地区、生活条件、体育锻炼以及疾病等因素的影响。在人的一生中，身高也是变化最大的指标之一。在青少年生长发育时期，身高随年龄增长而逐年递增。就个体而言，在同一天中，一个人的身高也存在着规律性的变化，早晨起床时最高，傍晚时最低，一般可相差 2cm 左右，见图 2-28。

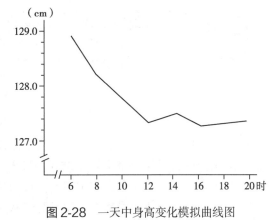

图 2-28　一天中身高变化模拟曲线图

测量方法：被测者应脱鞋赤足，背靠立柱，使足跟、骶骨正中线和两肩胛骨间三处与立柱贴紧，足尖分开成 60°，成立正姿势。并按测量者的指导，将头调整到耳眼平面，直至测量完成。测量者应站于被测者侧方，轻移滑动游标板贴紧被测者顶点，读数记录后，上推游标板，令被测者离去。操作误差不超过 0.5cm，参见图 2-29。

（二）体重

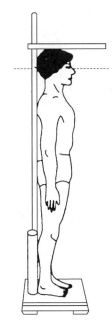

图 2-29　身高测量

体重即人体的重量，是描述人体横向发育的指标，它在很大程度上反映了人体骨骼、肌肉、皮下脂肪及内脏器官等组织的综合发育状况。

人的体重不仅受年龄、性别、季节的影响，也受生活条件、体育锻炼或疾病等因素的影响。在人的一生中，体重是变化最大的指标之一。在青少年时期，体重有随年龄增长而逐年递增的趋势。就个体而言，即使在同一天中，一个人的体重也有某些规律性的变化，见图 2-30。

测量方法：被测者应轻踏称重计的秤台中央，身体不与其他物体接触，并保持平稳，直至测量完成。测量者待指示重量的标记稳定后，读数并记录。操作误差不超过 0.1kg。

我国成人男女标准体重可参照以下公式：

体重（kg）= 身高（cm）−100（身高在 165cm 以下）

体重（kg）= 身高（cm）−105（身高在 166~175cm）

体重（kg）= 身高（cm）−110（身高在 176~186cm）

儿童和青少年的标准体重可以用以下公式来推断：

2~12 岁：标准体重（kg）= 年龄 ×2+8

13~16 岁：标准体重（kg）=［身高（cm）−100］×0.9

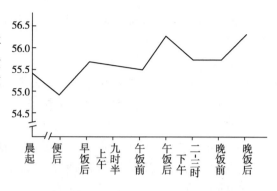

图 2-30 一天中体重变化模拟曲线图

一般理想体重在标准体重 ±10% 以内的范围。超过这一范围，就可称之为异常体重。实测体重超过标准体重，但超出部分 <20% 者称为超重；超过标准体重 20% 以上为肥胖；超过标准体重的 30%~50% 为中度肥胖；超过标准体重 50% 以上为重度肥胖。实测体重低于正常体重的 10%~20% 为消瘦，低于正常 20% 以上为明显消瘦，极度消瘦为恶病质。

（三）身体质量指数

身体质量指数（body mass index，BMI）是以体重和身高的相对关系来判断营养状况和肥胖程度的指标。

1. BMI 的计算公式 BMI= 体重（kg）/ 身高 ^{2}（m^2），相关数据参见表 2-4。

表 2-4 世界卫生组织对 BMI 的健康建议

分类	健康风险	BMI（kg/m²）	分类	健康风险	BMI（kg/m²）
体重不足	中度至高度危险	小于 18.5	体重过重	危险增加	25.0~30
标准体重	正常至低危险	18.5~24.9	肥胖	严重危险	大于 30

2. 我国临床目前常用的成人肥胖诊断指标

（1）消瘦：身体质量指数（BMI）<21kg/m²，为消瘦。

（2）正常：身体质量指数（BMI）21~24kg/m²，正常（男 22~25kg/m²，女 21~24kg/m²）。

（3）肥胖：身体质量指数（BMI）>26kg/m²，为肥胖。

小结

对于人体形态的评定在临床上应用很广，特别是关于肢体的长度、围度对于疾病或发育状况的判断十分重要。矫形鞋、矫形垫近年来使用广泛，因此对于足弓的了解也相当重要。此外，使用身体质量指数指标来判断个体是否超重、肥胖相对普遍。

思考题

1. 请简述 Cobb 角的测量方法及其临床意义。

2. 请简述腰臀比的测量方法及其临床意义。
3. 请简述大腿围度的测量方法。
4. 请简述小腿残端的测量方法。
5. 请简述身体质量指数的计算方法及其意义。

（高晓平）

第三章
神经系统反射评定

反射（reflex）是指在中枢神经系统参与下，机体对内外环境刺激所作的规律性应答。它是以反射弧作为形态学基础，是神经系统活动的基本形式。在正常的发育过程中，原始的脊髓和脑干反射逐渐被抑制，而较高水平的调整和平衡反应则变得越来越成熟，并终生保留。

一、反射发育的过程和基本特点

发育（development）是指生命体根据自身的遗传信息，适应自己所处的环境，获得已成熟的个体行动方式的过程。中枢神经系统的成熟过程是从脊髓开始向脑干、大脑发育，即从低级向高级中枢发育的过程。判断脑的发育是否成熟要从三个方面进行：①从构造上，即肉眼观察其形态，测量其重量；②在显微镜下，观察神经轴索的髓鞘化、树突的成长状态；③在功能上，通过观察统合、分化作用的姿势反应、自发运动的发育阶段来进行。

正常情况下，胎儿发育后期、婴儿出生时及出生后的两年内会陆续出现一些脊髓水平、脑干水平、中脑水平及大脑皮质水平的神经反射，称为运动发育性反射和反应。习惯上将中脑及大脑皮质水平的反射称为"反应"，一般在婴儿期（生后第4~12个月）出现且终生存在。而脊髓水平及脑干水平的反射仍称为"反射"，脊髓水平反射中枢在脊髓，如屈肌反射、伸肌反射、交叉伸展反射等，这类反射在生后即有，在生后2个月内为正常。脑干水平反射在脑干中整合，属于静态性姿势反射，可以调整全身的肌张力，包括紧张性颈反射，紧张性迷路反射联合反应及阳性支持反应等，这类反射在生后第4~6个月内出现，而后由于中脑、大脑等高级水平反射发育形成，逐渐将脊髓水平和脑干水平的反射整合或抑制。

反射是一切神经活动的基本形式，是随意运动的基础，其发育具有以下特点：①时间性：特定的反射均在一定阶段出现或消失。若原始反射在一定的发育阶段延迟出现，或超过了应该消失的时间段而持续存在，则可视为病理现象。正常的反射发育的时间性大体分为4种情况：出生即有且终生存在，如吞咽反射、牵张反射；出生即有且短期存在，如吸吮反射、抓握反射、拥抱反射；出生以后形成且短期存在，如紧张性颈反射、阳性支持反应；出生以后形成且长期存在，如翻正反应、保护性伸展反应、平衡反应。②损害发生的标志：反射发育水平的延迟或倒退常因中枢神经系统的损害而破坏。如脑性瘫痪因脑受损害，运动反射或反应出现异常导致患儿躯干和肢体运动障碍；成人的脑卒中、脑外伤后，高层次中枢神经系统对下一级神经系统的兴奋抑制作用减弱或消失，可以使早已抑制的原始反射"获释"或重现，妨碍了正常运动的执行，而出现抓握反射、紧张性颈反射，原有的随意运动、平衡反应以及保护性伸展反应也出现障碍，产生运动反射的发育向初期退化的现象等。

二、 反射产生的结构基础

反射是机体感受刺激引起的不随意运动的反应，其解剖学基础是反射弧。一个典型的反射弧包括感受器、传入神经、反射中枢、传出神经和效应器五个部分。反射的基本过程是：感受器接受刺激，经传入神经将刺激信号传递给神经中枢，由中枢进行分析处理，然后再经传出神经将指令传到效应器，产生效应。反射必须依靠完整的反射弧，其中任何一个环节受损或信号传导受阻时，反射活动就不能完成。例如：反射由刺激引起，如触觉、痛觉、突然牵引肌肉等刺激；反应可为肌肉的收缩、肌肉张力的改变、腺体分泌或内脏反应。

原始反射是正常发育中不可缺少的重要的反射，小儿可通过对这些反射的反应维持生命，如吸吮、觅食反射等，并为今后的运动发育做准备。原始反射由脊髓和脑干支配，随神经系统的成熟而逐渐消退，随之出现中脑控制的矫正反应，使小儿的竖颈、翻身等运动发育得以实现，继而出现更高层次的皮质水平的平衡反应，保证小儿的站立、步行，以及各种姿势中的运动得以协调地完成。

这些反射的发育是系统发生的过程，自然界的生物由无足动物进化至四足动物，最后成为人类两足站立。其反射的发育也适合这一进化过程：无足动物是以原始的脊髓反射和脑干反射占优势，所以说这两类反射是指处在俯卧位与仰卧位的动物发育中存在的，在人类也同样存在于3~4个月之前的小儿；四足动物是中脑的发育占优势，出现矫正反应，可以独自完成对身体姿势的矫正、翻身、爬与坐，相当于人类6~10个月左右的发育水平；两足动物是脑皮质水平的发育，平衡反应出现，可站立，可用双足步行，1岁以后的小儿可达此水平。

三、 反射的分类及评定目的

（一）反射的分类

1. **按生理功能分类**　防御反射、摄食反射、姿势反射。
2. **按感受器分类**　外感受器反射、内感受器反射。
3. **按反射的发育分类**　脊髓水平的反射、脑干水平的反射、中脑水平及大脑皮层水平的反射。
4. **按根据刺激部位分类**　浅反射、深反射。

（二）反射评定的目的

1. **判断中枢神经系统的发育状况**　反射发育异常提示中枢神经系统成熟迟滞。
2. **判断中枢神经系统的损害状况**　成年人在各种原因导致的中枢神经系统损害时，原始的反射形式又重出现，如脑卒中后偏瘫患者出现对称性或非对称性紧张性颈反射及联合反应等。脑卒中发生后，患者出现发育"倒退"，上述原始反射由于脑损伤导致脱抑制而被释放出来。
3. **为制订康复治疗方案提供依据。**

第二节　神经反射发育评定

反射发育的成熟过程经历脊髓水平、脑干水平、中脑水平和大脑水平四个阶段，从初级水平逐渐被高位中枢整合，形成了各级水平的反射模式。这些反射在某年龄限制范围内是正常的，超越了这个限制，应被看作是异常的。正常的生长和发育水平有一定的变化，因此，所谓的年龄限制只是近似的。

一、 脊髓水平

脊髓反射是脑桥下 1/3 的前庭外侧核传导的运动反射，它协调四肢在屈曲和伸展模式中的肌肉。对脊髓反射检测的阳性或阴性反应在 2 个月的正常儿童可能存在，超过 2 个月的儿童阳性反应持续存在，可能预示着中枢神经系统的发育迟缓，阴性反应是正常的。

（一）屈肌收缩反射

屈肌收缩反射（flexor withdrawal）评定要点：①检测体位：患者仰卧，头置正中，下肢伸展；②诱发刺激：刺激一侧足底；③阴性反应：受刺激的下肢维持伸展或对恼人的刺激快速地退缩；④阳性反应：受刺激的下肢失去控制而屈曲，见图 3-1，不要与挠痒相混淆；⑤临床意义：出生后 2 个月内阳性反应是正常的，在这之后仍存在可能提示反射发育迟缓。

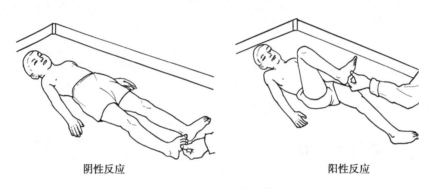

阴性反应　　　　　　　　　　　　　　　　阳性反应

图 3-1　屈肌收缩反射

（二）伸肌伸展反射

伸肌伸展反射（extensor thrust）评定要点：①检测体位：患者仰卧，头置正中，两下肢一侧伸直，一侧屈曲；②诱发刺激：刺激屈曲的一侧下肢的足底；③阴性反应：屈曲的下肢维持姿势不变；④阳性反应：屈曲的下肢失去控制而伸直，见图 3-2，不要与挠痒相混淆；⑤临床意义：出生后 2 个月内阳性反应是正常的，在此之后仍存在可能提示反射发育迟缓。

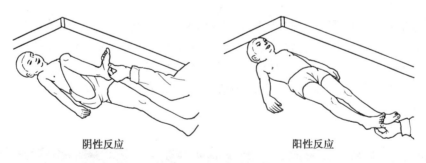

阴性反应　　　　　　　　　　　　　　　　阳性反应

图 3-2　伸肌伸展反射

（三）第一种交叉伸展反射

第一种交叉伸展反射（crossed extension）评定要点：①检测体位：患者仰卧，头置正中，一侧下肢伸直，另一侧下肢屈曲；②诱发刺激：屈曲伸直侧的下肢；③阴性反应：在伸直侧下肢屈曲时，对侧下肢仍保持屈曲；④阳性反应：在屈曲伸直侧下肢时，对侧屈曲的下肢变为伸直，见图 3-3；

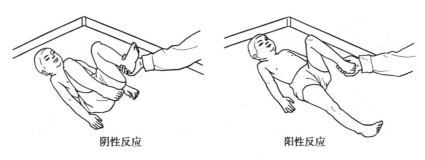

阴性反应　　　　　　　　　阳性反应

图3-3　第一种交叉伸展反射

⑤临床意义：在出生后2个月内阳性反应是正常的，在此之后仍存在可能提示反射发育迟缓。

（四）第二种交叉伸展反射

第二种交叉伸展反射（crossed extension）评定要点：①检测体位：患者仰卧，头置正中，双侧下肢伸直；②诱发刺激：连续轻拍大腿内侧；③阴性反应：双侧下肢对刺激无反应；④阳性反应：对侧下肢内收、内旋和足跖屈（呈典型的剪刀位），图3-4；⑤临床意义：出生后2个月内阳性反应是正常的，2个月后仍存在可能提示反射发育迟缓。

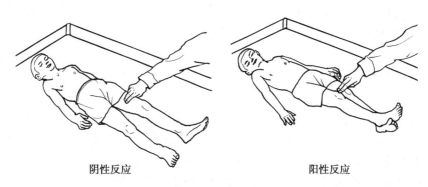

阴性反应　　　　　　　　　阳性反应

图3-4　第二种交叉伸展反射

二、脑干水平

脑干反射是通过从前庭外侧核到位于基底神经节下方的红核之间的区域传导的、静止的姿势反射，它影响全身的肌张力变化，既与头和身体在空中的位置有关，也与头同身体的位置关系有关。在出生后前4~6个月，脑干反射的阳性或阴性的存在可见于正常儿童，超过6个月的儿童仍存在阳性反射可能提示运动发育迟缓，阴性反应是正常的。

（一）不对称性紧张性颈反射

不对称性紧张性颈反射（asymmetrical tonic neck）评定要点：①检测体位：患者仰卧，头置正中，上下肢伸直；②诱发刺激：将头转向一侧；③阴性反应：两侧肢体无反应；④阳性反应：面部朝向的一侧上下肢伸展或伸肌肌张力增高；对侧上下肢屈曲或屈肌张力增高，见图3-5；⑤临床意义：出生后4~6个月阳性反应是正常的，但任何时候出现的强制性不对称性紧张性颈反射都是病理性的，出生6个月后的阳性反应可能提示反射发育迟缓。

（二）第一种对称性紧张性颈反射

第一种对称性紧张性颈反射（symmetrical tonic neck 1）评定要点：①检测体位：患者取手足着

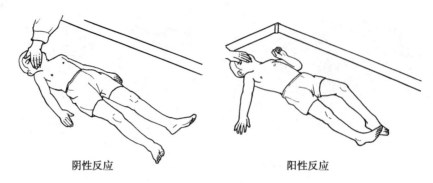

阴性反应　　　　　　　　　　阳性反应

图 3-5　不对称性紧张性颈反射

地俯卧位或趴在检查者膝上；②诱发刺激：将头向腹侧屈曲；③阴性反应：四肢肌张力无变化；④阳性反应：上肢屈曲或屈肌张力增高；下肢伸展或伸肌张力增高，图 3-6；⑤临床意义：出生后 4~6 个月阳性反应是正常的，出生 6 个月后阳性反应的存在可能提示反射发育迟缓。

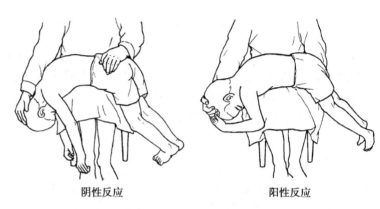

阴性反应　　　　　　　　　　阳性反应

图 3-6　第一种对称性紧张性颈反射

（三）第二种对称性紧张性颈反射

第二种对称性紧张性颈反射（symmetrical tonic neck 2）评定要点：①检测体位：患者取手足着地俯卧位或趴在检查者膝上；②诱发刺激：将头向背侧屈曲；③阴性反应：上下肢肌张力无变化；④阳性反应：上肢伸展或伸肌张力增高；下肢屈曲或屈肌张力增高，见图 3-7；⑤临床意义：出生后 4~6 个月阳性反应是正常的，6 个月后仍存在可能提示反射发育迟缓。

（四）仰卧位紧张性迷路反射

仰卧位紧张性迷路反射（tonic labyrinthine supine）评定要点：①检测体位：患者仰卧，头置正中，上下肢伸直；②诱发刺激：维持仰卧位；③阴性反应：当上下肢被动屈曲时，伸肌张力无变化；④阳性反应：当上下肢被动屈曲时，伸肌张力增高，见图 3-8；⑤临床意义：出生后 4 个月阳性反应是正常的，4 个月之后仍存在可能提示反射发育迟缓。

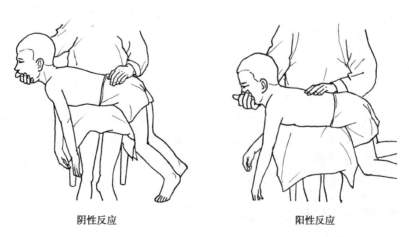

阴性反应　　　　　　　　　　阳性反应

图 3-7　第二种对称性紧张性颈反射

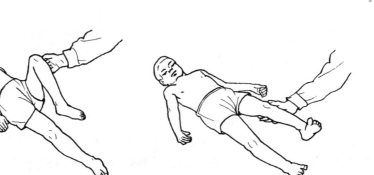

阴性反应　　　　　　　　　　　　阳性反应

图 3-8　仰卧位紧张性迷路反射

（五）俯卧位紧张性迷路反射

俯卧位紧张性迷路反射（tonic labyrinthine prone）评定要点：①检测体位：患者取俯卧，头置正中；②诱发刺激：维持俯卧位；③阴性反应：屈肌张力无变化，头、躯干、四肢伸直；④阳性反应：不能后伸头、后缩肩及伸展躯干和四肢，见图 3-9；⑤临床意义：出生后 4 个月阳性反应是正常的，4 个月后仍存在可能提示反射发育迟缓。

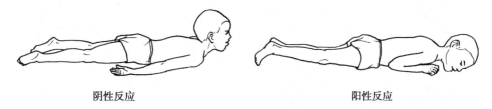

阴性反应　　　　　　　　　　　　　　　阳性反应

图 3-9　俯卧位紧张性迷路反射

（六）联合反应

联合反应（associated reaction）评定要点：①体位：患者仰卧；②诱发刺激：让患者用力抓一物体（偏瘫患者用健侧手）；③阴性反应：在身体其他部位无反应或很少的反应或很轻微的肌张力增高；④阳性反应：对侧肢体出现同样的动作和（或）身体其他部位肌张力增高，图 3-10；⑤临床意义：若阳性反应发生于伴有其他异常反射的患者，可能提示反射发育迟缓。

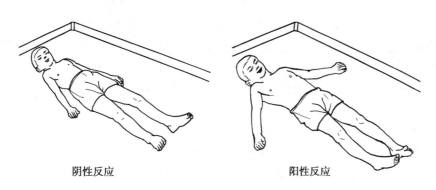

阴性反应　　　　　　　　　　　　阳性反应

图 3-10　联合反应

（七）阳性支持反应

阳性支持反应（positive supporting reaction）评定要点：①检测体位：抱患者使之维持站立；②诱发刺激：使患者用足底跳跃几次；③阴性反应：肌张力无变化（下肢维持屈曲）；④阳性反应：

下肢伸肌张力增高，足跖屈，膝反张也许发生，图 3-11；⑤临床意义：出生后 4~8 个月阳性反应是正常的，在 8 个月之后仍存在可能提示反射发育迟缓。

（八）阴性支持反应

阴性支持反应（negative supporting reaction）评定要点：①检测体位：帮助患者成站立位；②诱发刺激：使之成自我负重位；③阴性反应：由于阳性支持产生的伸肌张力缓解，允许成跖行足（即踝关节 90°）和下肢屈曲；④阳性反应：伸肌张力未缓解，阳性支持持续存在，图 3-12；⑤临床意义：正常反应是伸肌张力充分缓解，并允许屈曲；异常反应是超过 8 个月阳性支持反应仍存在。4 个月后负重下肢的过度屈曲也是异常的。

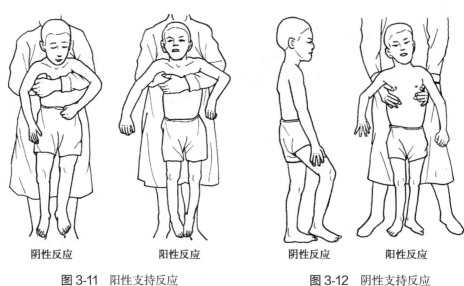

| 阴性反应 | 阳性反应 | 阴性反应 | 阳性反应 |

图 3-11　阳性支持反应　　　　　图 3-12　阴性支持反应

三、中脑水平

（一）调正反应

调正反应（righting reactions）是在红核上方的中脑整合的，不包括大脑皮质。调正反应相互作用，使头和身体在空间保持正常位置。它们是出生后第一批发育的反射，到 10~12 个月时达到最大效应。当皮质控制增加时，它们逐渐改变并受到抑制，到 5 岁末时消失。它们的组合动作使得儿童能够翻身、起坐、手膝位起立和手足支撑俯卧。

1. 颈调正反射　颈调正反射（neck righting）评定要点：①检测体位：患者仰卧，头置正中，上下肢伸直；②诱发刺激：被动地或主动地将头转向一侧；③阴性反应：身体不旋转；④阳性反应：整个身体向着与头一样的方向旋转，见图 3-13；⑤临床意义：出生后 6 个月阳性反应是正常的，超过 6 个月仍存在阳性反应可能提示反射发育迟缓。超过 1 个月的儿童阴性反应是反射发

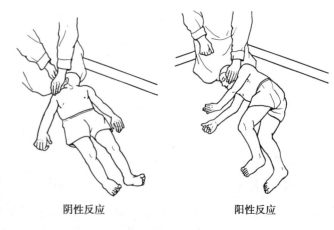

| 阴性反应 | 阳性反应 |

图 3-13　颈调正反应

育迟缓指征。

2. 身体调正反射 身体调正反射（body righting acting on the body）评定要点：①检测体位：患者仰卧，头置正中，上下肢伸直；②诱发刺激：主动地或被动地将身体转向一侧；③阴性反应：身体作为一个整体而不是分段旋转；④阳性反应：在骨盆和肩之间的躯干部分的旋转，如先是头转，然后是肩，最后是骨盆，见图 3-14；⑤临床意义：大约出生后 6 个月直到 18 个月出现阳性反应，6 个月后仍是阴性反应可能提示反射发育迟缓。

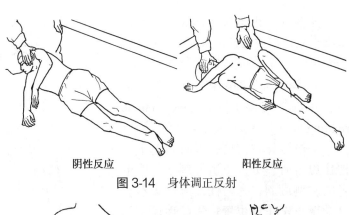

阴性反应　　　　阳性反应

图 3-14　身体调正反射

3. 第一种头部迷路调正反射 第一种头部迷路调正反射（labyrinthine righting acting on the head 1）评定要点：①检测体位：将患者遮上眼睛，置俯卧位；②诱发刺激：维持俯卧位；③阴性反应：头不能自动地抬至正常位置；④阳性反应：头抬至正常位置，面部呈垂直位，口呈水平位，图 3-15；⑤临床意义：出生后大约 1~2 个月直到终生阳性反应都是正常的，2 个月后仍阴性反应可能提示反射发育迟缓。

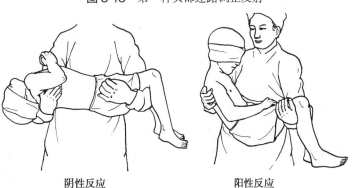

阴性反应　　　　阳性反应

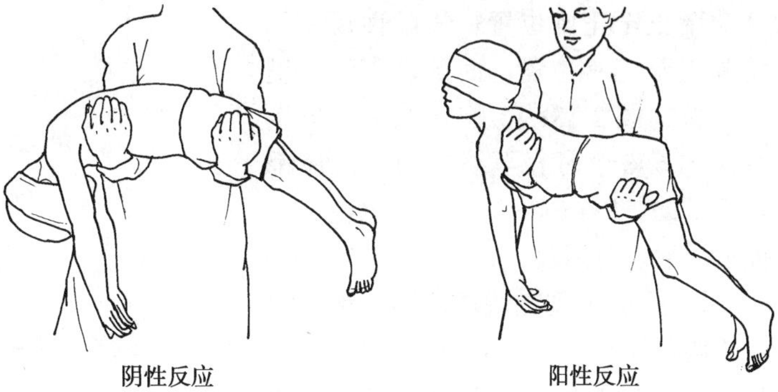

图 3-15　第一种头部迷路调正反射

4. 第二种头部迷路调正反射 第二种头部迷路调正反射（labyrinthine righting acting on the head 2）评定要点：①检测体位：将患者遮上眼睛，置仰卧位；②诱发刺激：维持仰卧位；③阴性反应：头不能自动抬起到正常位置；④阳性反应：头抬至正常位置，面部呈垂直位，口呈水平位，图 3-16；⑤临床意义：出生后 6 个月开始直至终生阳性反应都是正常的，6 个月后仍为阴性反应可能提示反射发育迟缓。

阴性反应　　　　阳性反应

图 3-16　第二种头部迷路调正反射

5. 第三种头部迷路调正反射 第三种头部迷路调正反射（labyrinthine righting acting on the head 3）评定要点：①检测体位：将患者眼睛遮上，抱住患者骨盆处；②诱发刺激：使患者向右侧倾斜；③阴性反应：头不能自动调正至正常位置；④阳性反应：头调正至正常位置，面部垂直，口呈水平位，图 3-17；

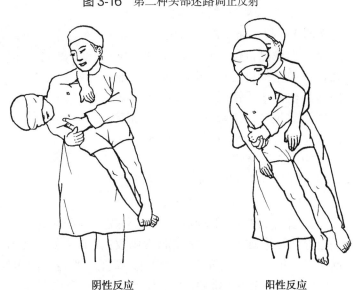

阴性反应　　　　阳性反应

图 3-17　第三种头部迷路调正反射

⑤临床意义：出生后大约6~8个月直至终生阳性反应都是正常的，8个月后仍为阴性反应可能提示反射发育迟缓。

6. 第四种头部迷路调正反射 第四种头部迷路调正反射（labyrinthine righting acting on the head 4）评定要点：①检测体位：将患者眼睛遮上，抱住患者骨盆处；②诱发刺激：使患者向左侧倾斜；③阴性反应：头不能自动调正至正常位置；④阳性反应：头调正至正常位置，面部垂直，口呈水平位，图3-18；⑤临床意义：出生后大约6~8个月直至终生阳性反应都是正常的，8个月后仍为阴性反应可能提示反射发育迟缓。

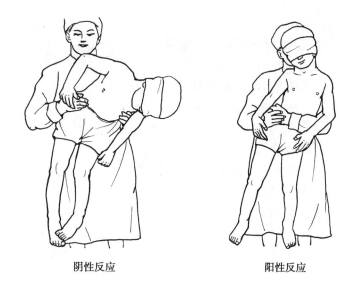

阴性反应　　　　　　阳性反应

图3-18　第四种头部迷路调正反射

7. 第一种视觉调正反射 第一种视觉调正反射（optical righting 1）评定要点：①检测体位：双手抱患者并使之在空中呈俯卧位；②诱发刺激：维持俯卧位；③阴性反应：头不能自动抬至正常位置；④阳性反应：头抬至正常位置，面部垂直，口呈水平位，图3-19；⑤临床意义：阳性反应在头部迷路调正反射出现后不久出现，直至终生（如果迷路调正反射不存在，那么视觉调正反射在各个位置上都将是无效的），在此时间之后仍为阴性反应可能提示反射发育迟缓。

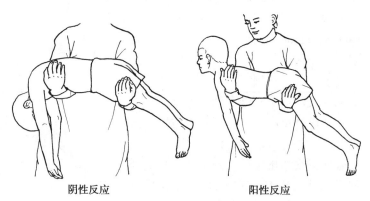

阴性反应　　　　　　阳性反应

图3-19　第一种视觉调正反射

8. 第二种视觉调正反射 第二种视觉调正反射（optical righting 2）评定要点：①检测体位：双手抱患者并使之在空中呈仰卧位；②诱发刺激：维持仰卧位；③阴性反应：头不能自动抬至正常位置；④阳性反应：头抬至正常位置，面部垂直，口呈水平位，图3-20；⑤临床意义：出生后6个月直到终生阳性反应都是正常的，6个月后仍阴性反应可能提示反射发育迟缓。

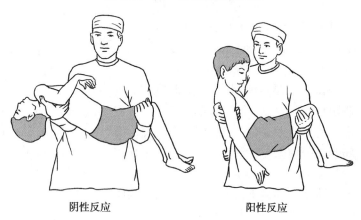

阴性反应　　　　　　阳性反应

图3-20　第二种视觉调正反射

9. 第三种视觉调正反射 第三种视觉调正反射（optical righting 3）评定要点：①检测体位：双手抱骨盆处并维持在空中；②诱发刺激：斜向右侧；③阴性反应：头不能自动抬至正常位置；④阳性反应：头抬至正常位置，面部垂直，口呈水平位，图3-21；⑤临床意义：出生后大约6~8个月直至终生阳性反应都是正常的，8个月后仍为阴性反应可能提示反射发育迟缓。

10. 第四种视觉调正反射 第四种视觉调正反射（optical righting 4）评定要点：①检测体位：双

手抱骨盆处并维持在空中；②诱发刺激：斜向左侧；③阴性反应：头不能自动抬至正常位置；④阳性反应：头抬至正常位置，面部垂直，口呈水平位，图3-22；⑤临床意义：出生后大约6~8个月直至终生阳性反应都是正常的，8个月后仍为阴性反应可能提示反射发育迟缓。

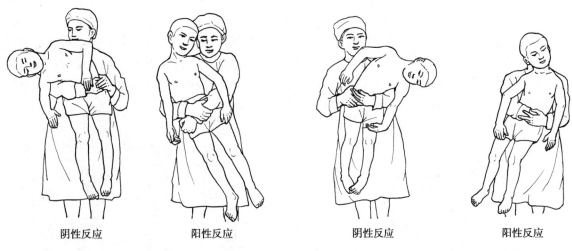

阴性反应 阳性反应 阴性反应 阳性反应

图 3-21 第三种视觉调正反射 图 3-22 第四种视觉调正反射

11. 两栖动物反应 两栖动物反应（amphibian reaction）评定要点：①检测体位：患者俯卧，头置正中，两下肢伸直、两上肢向头上伸直；②诱发刺激：将骨盆一侧抬起；③阴性反应：上肢、髋、膝不出现屈曲；④阳性反应：骨盆抬起侧的上肢、髋、膝屈曲，见图3-23；⑤临床意义：出生后6个月直至终生阳性反应都是正常的，6个月后仍为阴性反应可能提示反射发育迟缓。

（二）自动运动反应

自动运动反应（automatic movement reaction）作为一组反射可在婴幼儿身上观察到，严格地说，它不是调正反射，但这些反应是随着头部的位置变化而变化的，涉及半规管，或迷路，或颈部的本体感觉。如调正反射一样，自动运动反应出现在发育的某个阶段，它的持续存在或缺乏可见于某些疾病患者。

1. 拥抱反射 拥抱反射（Moro reflex）评定要点：①检测体位：患者取半仰卧位；②诱发刺激：突然将头伸向后下方；③阴性反应：无或轻微的惊愕反应；④阳性反应：上肢外展、伸直（或屈曲）、外旋，手指伸直和外展，见图3-24；⑤临床意义：直到出生后4个月内出现阳性反应是正常的，4个月后仍有阳性反应可能提示反射发育迟缓，4个月后阴性反应是正常的。

2. 抬躯反射 抬躯反射

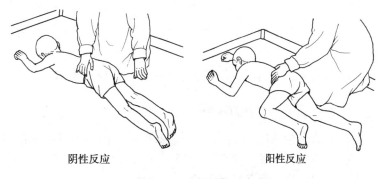

阴性反应 阳性反应

图 3-23 两栖动物反应

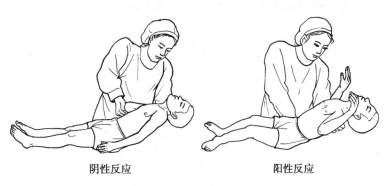

阴性反应 阳性反应

图 3-24 拥抱反射

（Landau reflex）评定要点：①检测体位：用手托住患者胸部，俯卧位置于空中；②诱发刺激：主动地或被动地抬头；③阴性反应：脊柱和下肢维持屈曲位；④阳性反应：脊柱和下肢伸直（当头向腹侧屈曲时，脊柱和下肢屈曲），见图3-25；⑤临床意义：出生后6个月到2岁或2岁半阳性反应是正常的，2岁半后仍阳性可能提示反射发育迟缓。从出生到6个月和从2岁半直至终生阴性反应都是正常的。

3. 保护性伸展反应　保护性伸展反应（parachute reaction）评定要点：①检测体位：患者俯卧位，两上肢向头的方向伸展；②诱发刺激：抓起踝或骨盆将患者悬吊在空中，然后突然将头向地板方向运动；③阴性反应：上肢不能保护头，但显示原始反射，如对称或不对称紧张性颈反射；④阳性反应：上肢立即伸展伴手指外展和伸直以保护头，见图3-26；⑤临床意义：阳性反应大约在6个月出现并持续终生，6个月后阴性反应可能提示反射发育迟缓。

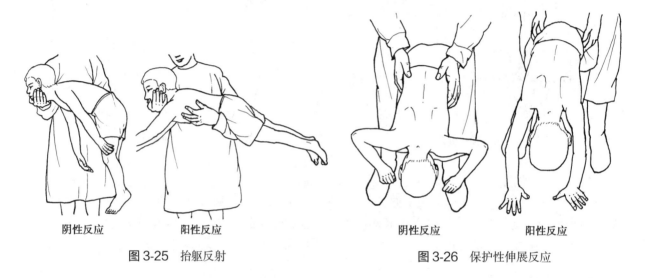

阴性反应　　　　　　　　阳性反应　　　　　　　　　　　阴性反应　　　　　　阳性反应

图3-25　抬躯反射　　　　　　　　　　　　　图3-26　保护性伸展反应

<h2>四、大脑皮质水平</h2>

这些反应是由于大脑皮质、基底神经节和小脑相互之间有效作用的结果。平衡反应的成熟标志着运动发育进入人类等两足动物阶段，它们在肌力正常时出现并提供身体对重心变化的适应，出生后6个月平衡反应开始出现。任何水平上的阳性反射都提示下一个更高级的水平出现运动活动的可能性。

<h3>（一）仰卧位平衡反应</h3>

仰卧位平衡反应（supine）评定要点：①检测体位：患者仰卧在斜板上，上下肢伸直；②诱发刺激：将斜板斜向一侧；③阴性反应：头和胸不能自我调正，无平衡或保护反应（在身体某些部位可能出现阳性反应，但其他部位不发生阳性反应）；④阳性反应：头和胸调正，抬起的一侧上下肢外展和伸直（平衡反应），斜板较低侧身体出现保护性反应，见图3-27；⑤临床意义：出生后6个月直至

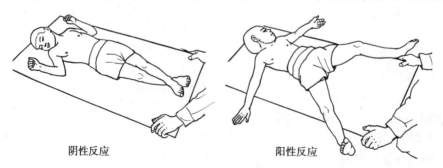

阴性反应　　　　　　　　　　　　阳性反应

图3-27　仰卧位平衡反应

终生出现阳性反应，6个月后仍出现阴性反应可能是反射发育迟缓的一个征象。

（二）俯卧位平衡反应

俯卧位平衡反应（prone）评定要点：①检测体位：患者俯卧位在斜板上，上下肢伸直；②诱发刺激：将斜板斜向一侧；③阴性反应：头和胸不能自我调正，无平衡或伸展反应（身体的某些部位可能会出现阳性反应，但其他部位不出现）；④阳性反应：头和胸调正，抬起的一侧上下肢外展、伸直（平衡反应），斜板较低的一侧肢体出现保护性反应，见图3-28；⑤临床意义：出生后大约6个月出现阳性反应，并持续终生。6个月后仍为阴性反应可能是反射发育迟缓的一个征象。

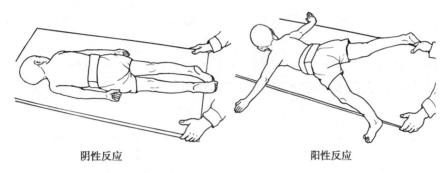

阴性反应　　　　　　　　　　阳性反应

图3-28　俯卧位平衡反应

（三）膝手四点位平衡反应

膝手四点位平衡反应（four-foot kneeling）评定要点：①检测体位：患者膝手四点位支撑；②诱发刺激：将身体向一侧倾斜；③阴性反应：头、胸不能自我调正，没有平衡或保护反应（身体的某些部位有阳性反应而其他部位没有）；④阳性反应：头、胸调正，抬起的一侧上下肢外展、伸直，较低的一侧肢体出现保护性反应，见图3-29；⑤临床意义：出生后8个月阳性反应是正常的，并持续终生。8个月后仍为阴性反应可能是反射发育迟缓的征象。

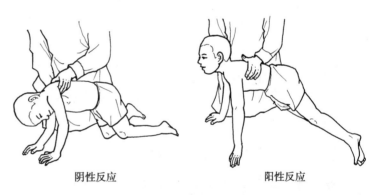

阴性反应　　　　　　　　　　阳性反应

图3-29　膝手四点平衡反应

（四）坐位平衡反应

坐位平衡反应（sitting）评定要点：①检测体位：患者坐在椅上；②诱发刺激：拉或使患者向一侧倾斜；③阴性反应：头、胸不能自我调正，无平衡或保护性反应（身体某些部位可能出现阳性反应，其他部位没有）；④阳性反应：头、胸调正，抬高一侧上下肢外展、伸直（平衡反应），较低的一侧肢体出现保护性反应，见图3-30；⑤临床意义：出生后大约10~12个月出现阳性反应，并维持终生。12个月后仍为阴性反应可能是反射发育迟缓的征象。

（五）双膝立位平衡反应

双膝立位平衡反应（kneel-standing）评定要点：①检测体位：患者呈双膝立位；②诱发刺激：拉或使患者向一侧倾斜；③阴性反应：头、胸不能自我调正，无平衡或保护性反应。（身体某些部位可能出现阳性反应，但其他部位没有）；④阳性反应：头、胸调正，抬高的一侧上下肢外展、伸直（平

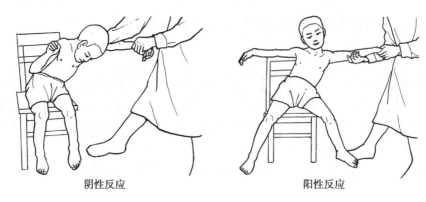

阴性反应　　　　　　　　　　阳性反应

图 3-30　坐位平衡反应

衡反应），较低的一侧出现保护性反应，见图 3-31；⑤临床意义：出生 15 个月后出现阳性反应，并维持终生。15 个月后仍为阴性反应可能是反射发育迟缓的征象。

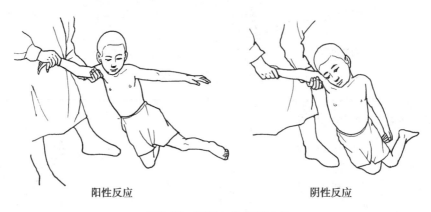

阳性反应　　　　　　　　　　阴性反应

图 3-31　双膝立位平衡反应

（六）第一种跨步及跳跃反应

第一种跨步及跳跃反应（hopping 1）评定要点：①检测体位：患者呈站立位，检测者握住患者双侧上臂；②诱发刺激：使患者向右或左侧移动；③阴性反应：头、胸不能自我调正，不能跨步维持平衡；④阳性反应：头、胸调正，向侧方跨步以维持平衡，见图 3-32；⑤临床意义：出生后大约 15~18 个月出现阳性反应，并维持终生。18 个月后仍为阴性反应可能是反射发育迟缓的象征。

（七）第二种跨步及跳跃反应

第二种跨步及跳跃反应（hopping 2）评定要点：①检测体位：患者呈站立位，检查者双手握住患者上臂；②诱发刺激：使患者向前活动；③阴性反应：头、胸不能自我调正，不能跨步维持平衡；

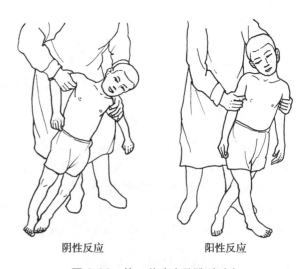

阴性反应　　　　　阳性反应

图 3-32　第一种跨步及跳跃反应

④阳性反应：头、胸调正，向前跨步以维持平衡，见图 3-33；⑤临床意义：出生后大约 15~18 个月出现阳性反应，并维持终生。18 个月后仍为阴性反应可能是反射发育迟缓的象征。

（八）第三种跨步及跳跃反应

第三种跨步及跳跃反应（hopping 3）评定要点：①检测体位：患者呈站立位，检查者双手握住患者上臂；②诱发刺激：使患者向后活动；③阴性反应：头、胸不能自我调正，不能跨步维持平衡；④阳性反应：头、胸调正，向后跨步以维持平衡，见图3-34；⑤临床意义：出生后大约15~18个月出现阳性反应，并维持终生。18个月后仍为阴性反应可能是反射发育迟缓的象征。

（九）足背屈平衡反应

足背伸平衡反应（dorsiflexion）评定要点：①检测体位：患者呈站立位，检查者两手握患者腋下；②诱发刺激：使患者向后倾斜；③阴性反应：头、胸不能自我调正，足无背屈；④阳性反应：头、胸调正，足背屈，见图3-35；⑤临床意义：出生后15~18个月出现阳性反应是正常的，并维持终生。18个月后仍为阴性反应可能是反射发育迟缓的征象。

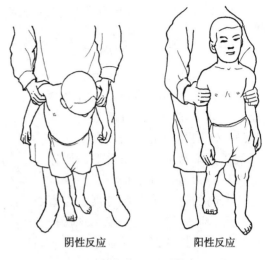

阴性反应   阳性反应

图3-33 第二种跨步及跳跃反应

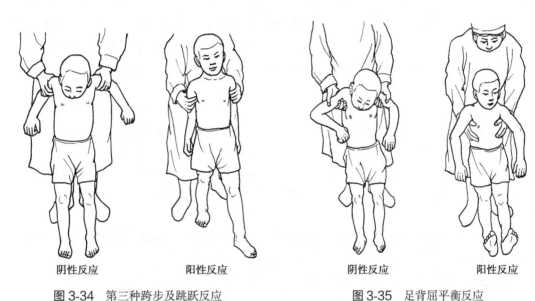

阴性反应   阳性反应   阴性反应   阳性反应

图3-34 第三种跨步及跳跃反应   图3-35 足背屈平衡反应

（十）跷跷板平衡反应

跷跷板平衡反应（see-saw）评定要点：①检测体位：（患者必须能维持站立平衡）患者站立位，检查者双手分别握住患者同侧的手、足，并屈膝、髋；②诱发刺激：轻而慢地向前外侧拉手臂；③阴性反应：头、胸不能自我调正，不能维持站立平衡；④阳性反应：头、胸调正，手握的屈曲的膝完全伸直并稍外展以维持平衡，见图3-36；⑤临床意义：出生后15个月出现阳性反应是正常的，并维持终

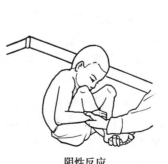
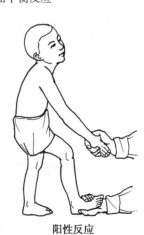

阴性反应   阳性反应

图3-36 跷跷板平衡反应

生。15 个月后仍为阴性反应可能是反射发育迟缓的征象。

（十一）猿位平衡反应

猿位平衡反应（simian position）评定要点：①检测体位：患者呈蹲坐位；②诱发刺激：将患者向一侧倾斜；③阴性反应：头、胸不能自我调正，维持原位，缺乏平衡或保护性反应；④阳性反应：头、胸调正，抬高的一侧上下肢外展、伸直（平衡反应），较低的一侧出现保护性反应，见图 3-37；⑤临床意义：出生后 15~18 个月出现阳性反应是

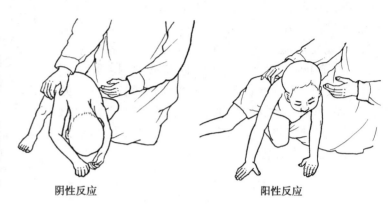

阴性反应　　　　　　　阳性反应

图 3-37　猿位平衡反应

正常的，并维持终生。18 个月后仍为阴性反应可能是反射发育迟缓的征象。

五、其他常用的神经反射

临床上常根据刺激的部位，将反射分为浅反射（皮肤反射、黏膜反射）、深反射（腱反射、骨膜反射）以及病理反射。检查反射时一定要两侧比较，对称性的反射减弱或增强，未必都是神经系统损害的表现，而反射的不对称（一侧增强、减弱或消失）是神经系统损害的强有力的指征。

（一）浅反射

浅反射（superficial reflex）是身体表面部分的感受器受到刺激而引起的肌肉急速收缩反应。各种浅反射都具有与节段装置相当的反射弧，如除了脊髓节段性的反射弧以外，还有冲动经脊髓上升达大脑皮质，而后再经锥体束下降至脊髓前角细胞。反射弧任何部分损害均可引起反射减弱或消失，即上运动神经元瘫痪或下运动神经元瘫痪均可出现浅反射减弱或消失。昏迷、麻醉、深睡、1 岁内婴儿也可消失。

常见的浅反射有角膜反射、咽反射、呕吐反应、上腹壁反射、中腹壁反射、下腹壁反射、提睾反射、跖（足底）反射、肛门反射等。

（二）深反射

深反射（deep reflexes）是肌肉受突然牵引后引起的急速收缩反应，反射弧仅由两个神经元，即感觉神经元和运动神经元直接连接而成。一般叩击肌腱引起深反射，肌肉收缩反应在被牵引的肌肉最为明显，但不限于该肌肉。

1. **深反射减弱或消失**　反射弧任何部位的中断可产生深反射减弱或消失，如周围神经、脊髓前根、后根、脊神经节、脊髓前角、后角、脊髓后索的病变。深反射的减弱或消失是下运动神经元瘫痪的一个重要体征。肌肉本身的病变也影响深反射，如周期性瘫痪、重症肌无力等。患者精神紧张或注意力集中于检查部位，可使反射受到抑制，此时可用转移注意力的方法克服，如让患者主动收缩所要检查的反射以外的其他肌肉，如检查下肢反射时，两手四指屈曲后互相牵拉。深昏迷、深麻醉、深度睡眠、大量镇静药物、脑脊髓损伤的神经性休克期也可使深反射消失或减弱。

2. **深反射增强**　锥体束在正常情况下对深反射的反射弧起抑制作用，深反射增强是一种释放症状，见于反射弧未中断而锥体束受损伤时，故为上运动神经元损害的重要体征。深反射的增强常伴反射区的扩大，即刺激肌腱以外区域也能引起腱反射的出现，如叩击胫骨前面也会引起股四头肌的收

缩。神经官能症、甲状腺功能亢进、手足搐搦症、破伤风等神经肌肉兴奋性增高的患者虽然反射可较灵敏，但并无反射区的扩大。

深反射增强的患者常可出现阵挛（clonus）、霍夫曼（Hoffmann）征、罗索利莫（Rossolimo）征等体征，以往看成是病理反射，近年来认为它们不过是深反射增强的结果。虽然在正常人亦偶可出现，但多见于锥体束损害，仍属重要的锥体束征（图 3-38、图 3-39）。

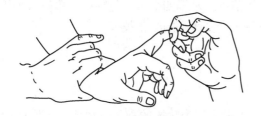

图 3-38　锥体束征

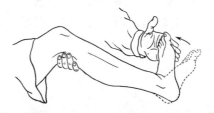

图 3-39　锥体束征

（三）病理反射

病理反射（pathologic reflex）是在正常情况下不出现，中枢神经有损害时才发生的异常反射，但在灵长类及 1 岁以下的婴儿则是正常的原始保护反射，以后随着动物的进化或锥体束的发育成熟，这些反射被锥体束抑制，当锥体束受损，抑制作用解除，这类反射即又出现。习惯上，病理反射系指巴宾斯基（Babinski）征。

巴宾斯基征是最重要的锥体束受损害的体征，检查方法同一般跖反射，但蹰趾不是跖屈而是背屈，亦称跖反射伸性反应，有时见其他各趾呈扇形外展，但这不是巴宾斯基征的必要条件。反应强烈时髋、膝部亦屈曲，或不需刺激而足趾自发地呈现本征的姿势。1 岁以下婴儿由于锥体束未发育成熟，本征阳性，昏迷、深睡、使用大剂量镇静剂后，锥体束功能受抑制，本征亦呈阳性。巴宾斯基所出现的反应可由刺激下肢不同部位产生，方法及人名名称较多，其出现率不如巴宾斯基征高，但有时巴宾斯基征虽为阴性，而刺激其他部位却能引出阳性反应，故这种方法在临床上仍有使用价值；常用的有 Chaddock 征、Oppenheim征、Gordon 征以及上述的霍夫曼征和罗索利莫征已成为常规检查项目。临床上常用的病理反射及其检查方法见图 3-40。

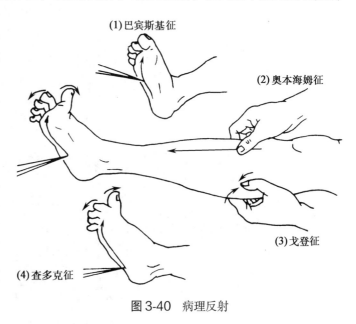

（1）巴宾斯基征
（2）奥本海姆征
（3）戈登征
（4）查多克征

图 3-40　病理反射

六、　检查注意事项

1. 患者合作，肢体放松。
2. 采用标准姿势。
3. 叩诊锤叩击力量均等适中。
4. 注意避免患者精神过度紧张或注意力过于集中在检查部位。

5. 注意神经反射是对称性的还是非对称性的。

小结

神经系统反射的评定是了解神经系统发育是否正常、发育处于何种阶段以及康复治疗后效果评定的重要手段，脊髓水平、脑干水平、中脑水平和大脑皮质水平四个阶段是临床上康复医师用于临床诊断的重要标志，特别是病理反射的评定已经成为临床康复医师的必备技能。

思考题

1. 脊髓水平、脑干水平、中脑水平和大脑皮质水平四个阶段的神经反射各自不同的成熟时间是什么？
2. 不对称性紧张性颈反射的临床意义是什么？
3. 头部迷路调正反射临床应用意义是什么？
4. 临床上常用的保护性伸展反射的临床意义是什么？
5. 锥体束受损伤最重要的体征是什么？

（谢菊英　王玉龙）

第四章
心肺功能评定

人体需要通过氧气参与代谢获取维系生命的能量，而心血管与呼吸系统主管氧气的摄取与转运工作，是人体存活的基础。心血管与呼吸系统的损伤会导致人的活动参与能力受影响，康复不当不仅可能会影响上述功能的恢复，也有可能导致心肺恶性事件的发生，因此如何评估心肺功能就显得尤为重要，本章节将重点描述心肺功能评定的内容。

第一节　概　述

一、采集病史与信息整理

通过询问病史获取与康复治疗相关信息，具体内容包括：

1. **基本信息**　患者姓名、性别、出生日期、年龄、住院号、就诊时间、主管医生、主管治疗师、临床诊断、会诊及转诊原因等。

2. **现病史**　即与患者就诊相关的病史信息。例如患者因慢性阻塞性肺疾病急性加重入院，那么应收集初次发病诊断及疾病关键进展节点的信息。

3. **既往史**　按照时间顺序由近及远，简要地记录患者既往所有的内外科疾病。

4. **药物史**　针对现病史中提及的疾病，记录其药物的名称和剂量，也可按药物作用机理归类记录。如果某些药物会影响治疗处方的制定，而没有出现在现病史中，同样需要做记录。例如患者服用了β受体阻滞剂，而我们都知道β受体阻滞剂有降低心率的作用，所以此时心率这一指标就不可靠了。

5. **家族史**　对评估具有遗传倾向疾病的患病风险很有价值，如过敏性哮喘、囊性纤维化、糖尿病、高血压、冠状动脉疾病等。

6. **社会史**　包括职业状况、生活方式与爱好、居住环境等。例如是否是久坐，是否接触过有害粉尘，有无使用呼吸防护工具，平日的活动量如何，有无运动习惯，住所是否要爬楼梯、对治疗的期望如何等。

7. **吸烟史**　吸烟仍是心肺系统疾病的首要危险因素，吸烟情况可使用吸烟指数（smoking index，SI）衡量，它等于每日吸烟支数乘以吸烟年数。例如每日吸烟20支，吸烟30年，吸烟指数即为600。吸烟指数被认为与术后呼吸道并发症（postoperative pulmonary complications，PPC）风险相关。

8. **既往治疗**　患者以往接受的治疗及疗效不仅能为当前治疗方案提供非常重要的信息，而且也有助于建立治疗师与患者之间的良好关系。

9. **其他检查**　常见的检查包括胸部影像学、肺功能测试、血气分析、痰培养以及血细胞分析等。胸部影像学可为疾病的范围及严重程度提供清晰的图像；肺功能测试详见下文；动脉血气分析的氧分压（PO_2）、二氧化碳分压（PCO_2）、pH、碳酸氢根离子浓度（HCO_3^-）等指标可判断体内酸碱代谢是否平衡，是否存在通气不足等情况；痰培养及敏感测试更准确地提供了感染信息，可协助判断预后。

二、 主观评定

心肺系统疾病最常见的症状为呼吸困难、喘息、胸痛、咳嗽咳痰。主观评定即围绕这些主观症状展开。

（一）呼吸困难

1. 呼吸困难的原因

（1）对呼吸活动的关注度增加：例如健康人在紧张状态时；慢性阻塞性肺疾病的患者常出现焦虑导致的呼吸困难，抗焦虑药物有缓解症状的效果。

（2）呼吸做功增加：例如肺纤维化导致的肺顺应性降低。

（3）肺通气的异常：例如慢性阻塞性肺疾病使气道阻力增加从而导致通气不足。

（4）呼吸附件的异常：通常包括胸廓、呼吸肌及神经等。例如脊柱侧弯、大量胸腔积液、过度肥胖、脊髓损伤等。

2. 常见的呼吸困难类型

（1）急性呼吸困难：需要对患者进行快速而全面的问诊，必要时结合其他检查，发现呼吸困难的原因。例如休息时呼吸困难可能提示严重的生理障碍，呼吸困难伴胸痛可能提示气胸或肺栓塞。

（2）劳力性呼吸困难：患者在运动或费力活动时感到呼吸困难，常与慢性肺疾病或慢性心力衰竭相关。

（3）端坐呼吸：指患者为了减轻呼吸困难被迫采取端坐位或半卧位的姿势，常与心功能不全相关。

（4）夜间阵发性呼吸困难：常发生在患者平卧休息1~2小时后，被突然发作的呼吸困难惊醒，坐起后症状缓解，常提示有慢性心力衰竭。

（5）功能性呼吸困难：常见于年轻女性主诉在休息时感到呼吸困难，费力活动时无症状，症状出现时患者会表现出深呼吸或叹气，肺功能测试结果正常，安慰及心理疏导通常有效。

3. 呼吸困难评定 呼吸困难是一种主观感受，易受患者文化水平、个体阈值等影响，常用的评价呼吸困难量表有改良的英国医学研究委员会呼吸困难评分（modified Medical Research Council dyspnea scores，mMRC），见表4-1，与自感劳力分级量表（Rating of Perceived Exertion，RPE）。mMRC可用于评价呼吸系统疾病患者的呼吸困难程度，指导患者的日常生活活动和康复治疗。RPE用于即刻症状评价，例如6分钟步行测试中应用RPE评价患者运动前后呼吸困难的程度。RPE评定可用Borg量表或改良的Borg量表，见表4-2、表4-3，前者的应用方法详见下文。

表4-1 改良的英国医学研究委员会呼吸困难量表评分

分级	表现
0级	我仅在费力运动时出现呼吸困难
1级	我平地快步行走或步行爬小坡时出现气短
2级	我由于气短，平地行走时比同龄人慢或需要停下来休息
3级	我在平地行走100米左右或数分钟后需要停下来喘气
4级	我因严重呼吸困难以致不能离开家，穿脱衣服时出现呼吸困难

表 4-2　Borg 自感劳力分级量表

评分	自我理解的用力程度
6	全无感觉
7	非常轻微
8	
9	很轻微
10	
11	轻
12	
13	普通气喘
14	
15	强烈气喘
16	
17	非常强烈气喘
18	
19	（接近顶点）
20	极度气喘（达到顶点）

表 4-3　Borg 自感劳力分级量表改良

评分	自我理解的用力程度
0	全无感觉
0.5	非常轻微
1	很轻微
2	轻微
3	普通气喘
4	很气喘
5	强烈气喘
6	
7	非常强烈气喘
8	
9	（接近顶点）
10	极度气喘（达到顶点）

（二）喘息

喘息是在气流通过狭窄的气道时发出的类似于吹口哨的声音，见于支气管痉挛、痰液阻塞等情况。

（三）胸痛

是心肺疾病常见的症状，需根据详细的病史及其他医学检查判断，作为康复治疗师需学会初步鉴别常见胸痛类型，见表 4-4。

表 4-4　常见胸痛类型

情况	描述
胸膜炎性疼痛	起源于壁层胸膜，脏层胸膜无疼痛感受器。当壁层胸膜在吸气相随着胸廓运动被牵拉时，尖锐的疼痛常出现。例如深呼吸、咳嗽等。通常触诊不能扪及疼痛
心绞痛	通常出现在费力活动后，餐后或情绪压力较大时，可通过休息或舌下服用硝酸甘油缓解。患者常描述为前胸部位一块拳头大小区域疼痛，或者患者描述为不舒适、压榨感、紧缩感，也有可能位于胸骨下或放射至手臂、颈部、下颌或背部
心包膜性疼痛	常出现在胸骨下，或者肩部、肩胛区域，咳嗽、深呼吸加重症状，右侧卧位及身体前倾可以缓解症状
食管性胸痛	因位于胸骨后压榨性或伴随上肢放射症状，常与心绞痛混淆。体位变化从仰卧位到坐位，或服用抑酸制剂可缓解症状
胸壁性疼痛	为最常见的胸痛类别，通常起源于胸廓的骨骼、肌肉、神经及关节，具有间歇性、疼痛程度多变、部位局限的特点，会受躯干活动（前屈、后伸）影响

（四）咳嗽咳痰

排痰性咳嗽有利于清除气道分泌物及外来物质，不应当抑制。干咳会造成气道的高激惹性，常见于间质性肺疾病患者。咳嗽会造成晕厥、头痛、背痛、骨折等并发症，如严重骨质疏松患者咳嗽后出现的椎体压缩性骨折。

痰是在呼吸道受感染、异物、过冷或过热空气刺激等因素影响后产生的大量分泌物，通过纤毛运动及咳嗽动作排出体外。慢性阻塞性肺疾病患者或全麻手术患者术后的咳痰能力通常会降低。咳嗽效力虽无法直接测量，但可通过累及呼吸肌及有效排痰的深度作大致判断。痰液的性质、颜色、气味和数量是判断病情是否得到控制的重要指标。

（五）咯血

咯血指痰中带血或咳出大量鲜血，可源自上下呼吸道的任何部位。咯血的评估包括时间、频率、性状和颜色。例如间歇性咯血提示可能有结核或支气管扩张，持续咯血则更倾向于支气管肿瘤，粉红色泡沫痰提示有严重肺水肿。

三、客观评定

客观评定包括意识、生命体征、体格、胸部视触叩听以及心肺运动能力的评估。

（一）意识

意识是物理治疗的首要评估，意识状态决定某些检查的必要性与可信度。意识水平的评估可以采用格拉斯哥昏迷量表（Glasgow Coma Scale，GCS），见表4-5。

表 4-5　格拉斯哥昏迷量表

项目	状态	评分
睁眼反应	自发睁眼	4
	言语刺激睁眼	3
	疼痛刺激睁眼	2
	不能睁眼	1
口头反应	回答切题	5
	言语混乱	4
	不适当的词	3
	不可理解的声音	2
	不能回答	1
运动反应	可执行指令	6
	对疼痛刺激能定位	5
	对疼痛刺激能逃避	4
	刺激后四肢屈曲	3
	刺激后四肢伸直	2
	对刺激无反应	1

最高得分为15；最低为3

（二）生命体征

生命体征是否平稳直接决定物理治疗是否能够进行。

1. **体温**　正常人的体温一般为36~37℃。体温每增加1℃，氧气消耗与二氧化碳生成比例会增加10%，从而使心血管负担增加，心率及呼吸频率也就会随之增加。

2. **心率**　可由心尖听诊获得，通常与脉搏一致，通过触诊浅表动脉（桡动脉等）的搏动频次可

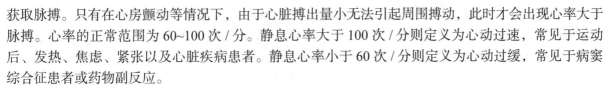

获取脉搏。只有在心房颤动等情况下，由于心脏搏出量小无法引起周围搏动，此时才会出现心率大于脉搏。心率的正常范围为 60~100 次 / 分。静息心率大于 100 次 / 分则定义为心动过速，常见于运动后、发热、焦虑、紧张以及心脏疾病患者。静息心率小于 60 次 / 分则定义为心动过缓，常见于病窦综合征患者或药物副反应。

3. **呼吸频率** 呼吸频率是指每分钟呼吸的次数。正常人静息状态下呼吸频率为 12~20 次 / 分。呼吸频率升高常见于发热、疼痛、心力衰竭等；慢性肺部疾病患者，有效潮气量不足，呼吸频率可代偿性升高；呼吸频率的降低常见于见于麻醉或镇痛过量。

4. **血氧饱和度** 抽取动脉血（桡动脉、股动脉）通过仪器分析可得到动脉血氧饱和度。血氧饱和度是指单位血红蛋白含氧百分数，正常范围在 95%~98%。脉搏血氧饱和度测量的原理是基于氧合血红蛋白与还原血红蛋白的吸收光谱不同为基础得到的，常取手指等含搏动性血液的部位测定，正常范围≥90%。

5. **血压** 血压主要是指体循环的动脉血压。正常情况下建议高血压诊断临界点值定为 140/90 mmHg。重症监护病房常可以见到经皮穿刺的直接测压，其他临床条件下最常使用袖带加压法。

6. **心电图** 心脏电活动是心脏收缩与舒张的基础。通过连接体表电极，经导联线传送到心电图机，收集与导出获得心电图。分析心电图，能判断是否存在心律失常等情况。当患者出现严重心律失常时，物理治疗应当禁止。

（三）体重及身高

体重指数（body mass index，BMI，kg/m^2）是临床上最常见的衡量患者营养状态的指标，见表 4-6。它的计算方法为体重（kg）除以身高（m）的平方。营养不良的患者往往由于免疫力低下而使感染风险增加，肥胖患者容易出现睡眠呼吸暂停等呼吸受限情况。体重还可衡量体内液体量的变化。

表 4-6 BMI 参考值

BMI（kg/m^2）		BMI（kg/m^2）	
体重不足 / 营养不良	<18.5	肥胖	
正常	18.5~24.9	I	30.0~34.9
超重	25.0~29.9	II	35.0~39.9
		III	≥40.0

（四）胸部视诊

正常胸廓两侧大致对称，前后径与左右径比值约为 1：1.5。常见胸廓异常见表 4-7。

表 4-7 常见胸廓异常

类型	描述	常见病因
桶状胸	胸廓前后径增加，等于或大于左右径；肋骨的斜度减小，正常情况下肋骨与脊柱的夹角约为 45°，桶状胸常大于 45°；肋间隙增宽且饱满	肺气肿
扁平胸	胸廓呈扁平状，前后径与左右径比值小于 1：2。	肺结核
漏斗胸	胸骨剑突处显著内陷，形似漏斗	儿童佝偻病
鸡胸	胸廓前后径略长于左右径，胸骨下端常前突，胸廓前侧壁肋骨凹陷	儿童哮喘
脊柱畸形引起胸廓变化	严重的脊柱前凸、后凸或侧凸可引起呼吸、循环功能障碍	脊柱侧弯

观察胸廓的起伏确定呼吸模式，根据主要吸气肌把呼吸运动分为胸式呼吸与腹式呼吸。正常男性与儿童以腹式呼吸为主，女性以胸式呼吸为主。正常吸呼比为 1 :（1.5~2），严重阻塞性肺病患者呼气延长，吸呼比为 1 :（3~4）。由于呼吸浅快，造成通气不足，二氧化碳潴留，常见于呼吸肌麻痹、肥胖、严重肺部疾病。呼吸深快，换气过度，常见于剧烈运动、过度紧张，此时易出现呼吸性碱中毒。缩唇呼吸见于严重气道疾病，维持气道正压可以防止气道塌陷。呼吸停止超过 10 秒钟定义为呼吸暂停，常见于睡眠呼吸暂停综合征。

（五）胸部触诊

1. **气管位置** 正常情况下气管居中，气管偏移常见于张力性气胸、肺萎陷。
2. **胸廓扩张** 即呼吸时的胸廓活动度，通常有 3~5cm 的运动范围，一侧扩张受限常见于肺不张、大量胸腔积液。
3. **反常呼吸** 指吸气时部分或全部胸壁内陷，呼气时相反，常见于连枷胸。
4. **皮下气肿** 指胸部皮下组织有气体积存，用手按压，气体会移动，出现捻发感或握雪感，常见于肺、气管或胸膜受损。
5. **语音震颤** 当患者发出语音"yi"时，声波起源于喉部，沿气管、支气管及肺泡传到胸壁所引起共鸣振动，当这种振动减弱或消失常见于肺气肿、阻塞性肺不张、大量胸腔积液；增强见于肺炎实变期、肺脓肿。

（六）胸部叩诊

最常用的间接叩诊是以治疗师手的中指第 1 和第 2 指节作为叩诊板，另一手的中指指端作为叩诊锤，以垂直的方向叩击。不同的结构叩诊音各异，正常肺部叩诊为清音，含气量较少的上肺叩诊音较下肺稍浊。据此可叩诊出肺的边界，肺下界下降常见于肺气肿，肺下界上移见于腹水、肝大等。

（七）胸部听诊

患者坐位或卧位，充分暴露听诊部位，一般从肺尖开始，从上至下分别检查前胸部、侧胸部和背部。需左右对比，必要时嘱患者做较深的呼吸。

1. **正常呼吸音** 见表 4-8。

表 4-8 正常呼吸音

特征	气管呼吸音	支气管呼吸音	支气管肺泡呼吸音	肺泡呼吸音
强度	极响亮	响亮	中等	柔和
音调	极高	高	中等	低
吸：呼	1：1	1：3	1：1	3：1
性质	粗糙	管样	沙沙声，但管样	轻柔的沙沙声
正常听诊区域	胸外气管	胸骨柄	主支气管	大部分肺野

2. **异常呼吸附加音**

（1）湿啰音：吸气时气体通过呼吸道内分泌物形成的水泡破裂声。细湿啰音提示纤维化或液体增加；粗湿啰音提示分泌物增加，痰鸣音即位于气管处的粗湿啰音。

（2）干啰音：由于气管、支气管或细支气管狭窄或部分阻塞，空气吸入或呼出时发生湍流所产生的声音。高调干啰音又称为哨笛音、哮鸣音；低调干啰音又称鼾音。双肺的干啰音常见于支气管哮喘。

（3）胸膜摩擦音：因胸膜面有炎症、纤维素渗出而变粗糙，吸气末及呼气初明显，屏气消失，可见于纤维素性胸膜炎。

（八）运动耐量与功能水平

完整的心肺系统评估，还包括脏器功能水平和心肺运动耐量。心肺运动能力测试有心电运动试验（ECG exercise testing）、心肺测试（cardiopulmonary exercise testing，CPET）和6分钟步行试验（6-minute walking test，6MWT）等，详见下文。

第二节　心功能评定

心脏是人体的重要动力器官，心功能评定对心脏疾病的诊断、了解心脏功能储备和适应能力、制定康复处方及判断预后具有重要的价值。常用的心功能评定方法包括症状性分级（如NYHA心功能分级）、超声心动图、心脏负荷试验（如心电运动试验、药物负荷试验、运动负荷核素心肌显像试验、6分钟步行测试）等。

一、心功能分级

美国纽约心脏病协会分级（New York Heart Association classification，NYHA）表4-9是由纽约心脏病协会于1928年提出的，根据诱发心力衰竭症状的活动等级对心功能分级，操作简单，临床上使用最为广泛，其中代谢当量（METs）量化的心功能将活动水平客观化，利于活动处方的指导。在随后的专科发展中，不断有新的心功能分级指标出现，以补充NYHA单一考量症状表现的缺陷，添加了更多客观指标，例如心电图、胸部影像学、心脏彩超等，生成的量表有Weber KT心功能分级，见表4-10。

表4-9　NYHA心脏功能分级及MET量化心功能

		活动情况	代谢当量（METs）
功能分级	I	患有心脏疾病，其体力活动不受限制。一般体力活动不引起疲劳、心悸、呼吸困难或心绞痛	≥7
	II	患有心脏疾病，其体力活动稍受限制，休息时感到舒适。一般体力活动时，引起疲劳、心悸、呼吸困难或心绞痛	≥5，<7
	III	患有心脏疾病，其体力活动大受限制，休息时感到舒适，较一般体力活动为轻时，即可引起疲劳、心悸、呼吸困难或心绞痛	≥2，<5
	IV	患有心脏疾病，不能从事任何体力活动，在休息时也有心功能不全或心绞痛症状，任何体力活动均可使症状加重	<2

表4-10　Weber KT心功能分级

	VO_{2max}/kg [ml/(kg·min)]	AT [ml/(kg·min)]		VO_{2max}/kg [ml/(kg·min)]	AT [ml/(kg·min)]
A级	>20	>14	C级	10~16	8~11
B级	16~20	11~14	D级	<10	<8

二、 心电运动试验

人体运动所需能量主要由糖和脂肪在细胞线粒体内发生氧化反应所产生的 ATP 所提供。在一些高强度、短时屏气和使用爆发力的情况下，因有氧代谢产生的能量已不能满足运动的能量需求，此时主要靠无氧代谢（糖酵解）来提供，其代谢所产生的乳酸最终仍需有氧氧化来消除。有氧代谢所需的氧首先要通过肺来摄取，通过肺的呼吸运动使外界的氧进入肺泡（通气），氧和二氧化碳在肺泡和肺毛细血管血液之间进行气体交换（换气），弥散入血液的氧与血红蛋白结合成氧化血红蛋白；靠心脏泵的作用使血液流动到达有氧运动的肌肉等部位；最后参与肌肉的有氧代谢过程。由此可见，有氧运动涉及肺的通气功能、换气功能、呼吸储备能力；心脏的心输出量、心脏储备能力、心肌耗氧量；血液携氧能力（血红蛋白含量）及肌组织的有氧代谢能力等。

图 4-1 心电运动试验就是通过观察受试者运动时的各种反应（呼吸、血压、心率、心电图、气体代谢、临床症状与体征等），来判断其心脏、肺、骨骼肌等的储备功能（实际负荷能力）和机体对运动的实际耐受能力。

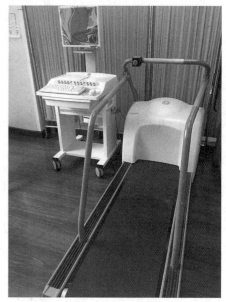

图 4-1　心电运动试验

（一）心电运动试验的目的

心电运动试验可以为疾病诊断、指导治疗和日常生活活动、判断预后及疗效提供客观依据。

1. **为制定运动处方提供依据**　心功能和体能与运动试验时可耐受的运动负荷呈正相关，因此通过了解受试者可耐受的运动负荷，可判断其心功能水平，指导日常生活活动和工作强度，并制定运动处方，以确保康复训练的有效性和安全性。

2. **冠心病的早期诊断**　以往运动试验曾是冠心病早期诊断最有效和最常用的方法，有较高的灵敏性和特异性。近年来尽管有了冠状动脉造影和心脏核素运动试验等更准确的诊断方法，但由于后者价格昂贵且有创，所以心电运动试验对冠心病的早期诊断仍然具有重要的价值。其主要通过运动增加心脏工作负荷和心肌耗氧量，据心电图 ST 段偏移情况诊断冠心病。

3. **判定冠状动脉病变的严重程度及预后**　运动中发生心肌缺血的运动负荷越低、心肌耗氧水平越低（即心率、血压越低）、ST 段下移的程度越大，冠心病的严重程度就越重，预后也越差。

4. **发现潜在的心律失常和鉴别良性及器质性心律失常**　如运动诱发或加剧的心律失常则提示为器质性心脏病，应该避免运动或调整运动量；如运动使心律失常减轻、甚至消失多提示为良性心律失常，日常生活活动和运动不必限制。

5. **确定患者进行运动的危险性**　低水平运动试验中诱发心肌缺血、心绞痛、严重心律失常、心力衰竭等症状，均提示患者进行运动的危险性大。

6. **评定运动锻炼和康复治疗的效果**　重复进行运动试验，可根据其对运动耐受程度的变化，评定运动锻炼和康复治疗的效果。

7. **其他**　可根据运动试验的反应，预测手术相关风险、判断窦房结功能等。

（二）心电运动试验的类型

运动试验所需设备包括心电、血压监测设备，通气量、呼出气中 O_2 和 CO_2 浓度的测量分析装置及运动计量设备。根据所用设备、终止试验的运动强度等的不同，运动试验可分为不同的种类。

1. 按所用设备分类

（1）平板（treadmill）运动试验：又称跑台试验，让受试者按预先设计的运动方案，在能自动调节坡度和速度的运动平板上，随着平板坡度和速度的增加进行走 - 跑的运动，心脏负荷逐渐增加，心率增快，最后达到预期运动目标。平板运动试验的运动强度以 METs 值表示，METs 值的大小取决于运动平板速度和坡度的组合。这是一种符合生理的全身运动方式，适用于任何可较正常行走者（如安装了下肢假肢的患者、步行能力接近正常的偏瘫患者），运动速度和坡度可根据需要灵活调整，容易达到预期最高心率，可在较短时间内完成运动试验。

平板运动试验已得到很好的标准化，诊断的特异性和敏感性高，因易于提高运动强度，更适于年纪较轻、身体较好的患者和运动员。缺点是设备价格昂贵，超重、神经系统疾患、下肢关节炎及疼痛者可能达不到预期运动水平。

（2）踏车（cycle ergometer）试验：坐位和卧位踏车试验为下肢试验，用于下肢运动障碍者的手摇功率计（臂功率计）试验为上肢试验。

踏车试验是让受试者如同骑自行车一样在自行车功率计上进行踏车运动，采用机械的或电动的方式逐渐增加踏车的阻力，以逐步增加受试者的运动负荷，直至达到预期的运动目标。如受试者不能取坐位，可用卧位踏车功率计进行。负荷强度以功率表示，单位为瓦特（W）或千克·米 / 分（kg·m^2/s）。1 W = 6.12kg·m/min（kg 为运动阻力单位；m/min 表示每分钟功率自行车转动距离，为每分钟的转动周数 × 每转一周的距离）。

与活动平板相比，其优点是设备较便宜、噪声小、占用空间少，由于运动中躯干及上肢相对固定而使血压测定比较容易、心电图记录不易受动作的干扰，因而伪差少、无恐惧心理。但对某些体力较好的人（如优秀运动员）往往不能达到最大心脏负荷，因下肢易疲劳等原因运动时部分受试者易因意志力差而提前终止试验，不会骑车者下肢同样易疲劳。另外，踏车运动摄氧量受体重影响，同级运动每千克体重摄氧随体重增加而减少。踏车试验在评定冠心病患者的心功能水平时与跑台试验相似。

手摇功率计（臂功率计）试验的原理与自行车功率计试验相似，只是把用力的部位由下肢改为上肢。适用于有下肢功能障碍而双上肢运动功能基本正常者。因为上肢力量明显低于下肢，故运动试验时的最高负荷及摄氧量明显低于下肢运动，但所能达到的心血管反应（心率、血压变化）却相似。最大摄氧量只有跑台运动的 70% ± 15%。功率的计算方法同自行车功率计运动试验。

（3）Master 二级梯试验：于 20 世纪 30 年代由 Master 创建，其后一直广泛应用于临床 40 多年。它是根据受试者的性别、年龄、体重计算出 90 秒内登台阶的次数，让其按节拍反复上下每级梯高 23cm 的二级梯，最后根据运动前后的心电图判定结果。因其未结合患者情况设计运动量，对部分受试者而言运动量过小，对另一部分受试者而言运动量又过大，而且测试中未监测心电图等生理指标的变化，无法及时发现受试者的不良反应，从而增加了测试危险性，故而已被平板运动试验取代。

2. 按试验目的和运动条件分类

（1）极量运动试验（maximal exercise testing）：运动强度递增直至受试者感到精疲力竭、或心率、摄氧量继续运动时不再增加为止，即达到生理极限。由于极量运动试验具有一定的危险性，更适用于运动员及健康的青年人，以测定个体最大运动能力、最大心率和最大摄氧量。

（2）亚（次）极量运动试验（submaximal exercise testing）：测试一级或多级次级量负荷下患者的心率及其他生理反应，以此来推算受试者的摄氧量以及评价受试者对运动的功能性反应。运动至心率达到亚极量心率，即按年龄预计最大心率（220- 年龄）的 85% 或最大储备心率的 70%，或不能下列终止指征时结束试验。亚极量运动试验比较安全方便，但由于预计最大心率个体变异较大，每分钟可达 12 次 / 分以上（约为预计亚极量心率的 10%），故其可靠性受到影响。另外，由于某些药物如 β 肾上腺素能受体阻滞剂以及抗高血压药物会影响安静心率和运动心率，所以这些患者不宜采用预计的亚极量心率作为终止试验的标准。此试验可用于测定非心脏病患者的心功能和身体活动能力。

（3）症状限制性运动试验（symptom-limited exercise testing）：运动进行至出现必须停止运动的指征（症状、体征、心率、血压或心电图改变等）为止，终止指征见下文。症状限制性运动试验是临床上最常用的方法，用于冠心病诊断，评定正常人和病情稳定的心脏病患者的心功能和体力活动能力，为制定运动处方提供依据。

（4）低水平运动试验（low level exercise testing）：运动至特定的、低水平的靶心率、血压和运动强度为止。即运动中最高心率达到 130~140 次 / 分，或与安静时比增加 20 次 / 分；最高血压达 160mmHg，或与安静时比增加 20~40mmHg；运动强度达 3~4METs 作为终止试验的标准。此法目的在于检测从事轻度活动及日常生活活动的耐受能力。低水平运动试验是临床上常用的方法，适用于急性心肌梗死后或心脏术后早期康复病例，以及其他病情较重者，作为出院评价、决定运动处方、预告危险及用药的参考。

3. 按试验方案分类

（1）单级运动试验：是指运动试验过程中运动强度始终保持不变的运动试验，如台阶试验。

（2）多级运动试验：是指运动试验过程中运动强度逐渐增加的运动试验，如运动平板试验、踏车试验，又称为分级运动试验、递增负荷运动试验（graded exercise testing，GXT）。

（三）运动试验的禁忌证

1. 绝对禁忌证

（1）急性心肌梗死（2 天内）。

（2）高危的不稳定型心绞痛。

（3）未控制的、伴有症状或血流动力学障碍的心律失常。

（4）有症状的严重主动脉狭窄。

（5）未控制的有症状心力衰竭。

（6）急性肺栓塞或肺梗死。

（7）急性心肌炎或心包炎。

2. 相对禁忌证

（1）左冠状动脉主干狭窄。

（2）中度狭窄的瓣膜性心脏病。

（3）电解质异常。

（4）严重的高血压［SBP>200mmHg 和（或）DBP>110mmHg］。

（5）快速性或缓慢性心律失常。

（6）肥厚型心肌病和其他形式的流出道梗阻。

（7）精神或身体异常不能运动。

（8）高度房室传导阻滞。

（四）运动试验方案

根据受试者的个体情况及试验目的不同，选择不同的方案。运动试验的起始负荷必须低于受试者的最大承受能力，方案难易适度，每级运动负荷最好持续 2~3 分钟，运动试验总时间在 8~12 分钟为宜。

1. 平板运动试验方案 根据运动负荷量的递增方式（变速变斜率、恒速变斜率、恒斜率变速等）不同设计了不同的试验方案，如 Bruce 方案、Balke 方案、Naughton 方案等。国内最常用的是 Bruce 方案。

（1）Bruce 方案：Bruce 方案，见表 4-11。应用最早，也最广泛。因为其是通过同时增加速度和坡度（变速变斜率）来增加负荷，所以每级之间耗氧量和运动负荷增量也较大（一般在 2.5~3METs），易于达到预定心率。最高级别负荷量最大，一般人均不会超过其最大级别。该方案的主要缺点是运动负荷增加不规则，起始负荷较大（4~5METs），运动增量较大，老年人和体力差者往往不能耐受第一级负荷或负荷增量，难以完成试验，因为每级之间运动负荷增量较大，不易精确确定缺血阈值。此外，该方案是一种走 - 跑试验，在试验中开始是走，以后逐渐增加负荷，并达到跑的速度。在走 - 跑速度临界时，受试者往往难以控制自己的节奏，心电图记录质量也难以得到保证。

表 4-11 Bruce 平板运动试验方案

级别	速度		坡度（%）	持续时间（min）	耗氧量 ml/（kg·min）	METs
	mph	km/h				
0	1.7	2.7	0	3	5.0	1.7
1/2	1.7	2.7	5	3	10.2	2.9
1	1.7	2.7	10	3	16.5	4.7
2	2.5	4.0	12	3	24.8	7.1
3	3.4	5.5	14	3	35.7	10.2
4	4.2	6.8	16	3	47.3	13.5
5	5.0	8.0	18	3	60.5	17.3
6	5.5	8.8	20	3	71.4	20.4
7	6.0	9.7	22	3	83.3	23.8

注：mph 表示英里 / 小时

（2）Balke 方案：Balke 方案，见表 4-12。系恒速变斜率方案，即运动速度保持不变，仅依靠增加坡度来增加运动负荷。因为运动负荷递增较均匀、缓慢，受试者比较容易适应。其速度固定在 5.47km/h（3.2mph）。本方案适用于心肌梗死后的早期、心力衰竭或体力活动能力较差的患者检查。

表 4-12 Balke 平板运动试验方案

级别	速度（mph）	坡度（%）	持续时间（min）	耗氧量 ml/（kg·min）	METs
1	3.2	2.5	2	15.1	4.3
2	3.2	5.0	2	19.0	5.4
3	3.2	7.5	2	22.4	6.4
4	3.2	10.0	2	26.0	7.4
5	3.2	12.5	2	29.7	8.5
6	3.2	15.0	2	33.3	9.5
7	3.2	17.5	2	36.7	10.5

注：mph 表示英里 / 小时

（3）Naughton 方案：Naughton 方案的主要特点是运动的起始负荷低，每级运动时间为 2 分钟，耗氧能增加 1MET。它的总做功量较小，对健康人或可疑冠心病患者显得运动量较轻，需较长时间才能达到预期心率。但重患者较易耐受，也能较精确的判定缺血阈值。

2. 踏车运动试验方案 最常用的是 WHO 推荐方案，见表 4-13。每级 3 分钟，蹬车的速度一般选择 50~60 周 / 分。

表 4-13　WHO 推荐方案

分级	运动负荷（kg·m/min）		运动时间（min）	分级	运动负荷（kg·m/min）		运动时间（min）
	男	女			男	女	
1	300	200	3	5	1500	1000	3
2	600	200	3	6	1800	1200	3
3	900	600	3	7	2100	1400	3
4	1200	800	3				

3. 手摇功率计试验方案　根据患者情况选择不变的手摇速度，一般可选择 40~70 转 / 分；运动起始负荷一般为 12.5W，每级负荷增量为 12.5W，每级持续时间为 2 分钟，直至疲劳至极。

（五）运动试验操作的具体要求

运动试验前应禁食和禁烟 3 小时，12 小时内需避免剧烈体力活动等。尽可能地在试验前停用可能影响试验结果的药物，但应注意 β 受体阻滞剂骤停后的反弹现象。

1. 试验开始前　测量基础心率和血压，并检查 12 导联心电图和 3 通道监测导联心电图。测量体位应与试验体位一致；测量血压时为了避免干扰，被测手臂应暂时离开车把或扶手；为了减少运动时的干扰、避免伪差，12 导联心电图的肢体导联均移至胸部，并避开肌肉和关节活动部位。监测导联多采用双极导联，常用的双极导联为 CM_5 和 CC_5。CM_5 导联的正极置于 V_5 位置，负极置于胸骨柄处，这一导联对检出缺血性 ST 段下降最为敏感，且记录到的 QRS 波幅最高。CC_5 导联的正极置于 V_5 位置，负极置于 V_5R 的位置（右胸相当于 V_5 的位置），其对检测体型肥胖横位心患者的心肌缺血最为恰当。放置电极之前，应用酒精擦拭局部皮肤以减少皮肤和电极界面之间的电阻，改善信噪比。应配备除颤器和必要的抢救药品，以便出现严重问题时能给予及时的处理。连接监测导联后做过度通气试验，方法是大口呼吸 30 秒或 1 分钟后立即描记监测导联心电图，出现 ST 段下移为阳性，但没有病理意义，提示运动中诱发的 ST 段改变不一定是心肌缺血的结果。

2. 试验过程中　在试验中应密切观察和详细记录心率、血压、心电图及受试者的各种症状和体征。每级运动结束前 30 秒测量并记录血压，试验过程中除用心电示波器连续监测心电图变化外，每级运动结束前 15 秒记录心电图。系统在试验过程中收集并自动分析、打印各种生理指标和气体代谢指标如通气量、呼吸频率、最大耗氧量、氧脉搏、心率、呼吸交换率、代谢当量等。如果没有终止试验的指征，在受试者同意继续增加运动强度的前提下，将负荷加大至下一级，直至到达运动终点。如出现终止试验的指征，应及时终止试验，并密切观察和处置。

3. 试验终止后　达到预定的运动终点或出现终止试验的指征时，应逐渐降低跑台或功率自行车速度，受试者继续行走或蹬车。异常情况常常会发生在运动终止后的恢复过程中，因此，终止运动后，要于坐位或卧位描记即刻（30 秒以内）、2 分钟、4 分钟、6 分钟的心电图并同时测量血压。以后每 5 分钟测定一次，直至各项指标接近试验前的水平或患者的症状或其他严重异常表现消失为止。

（六）运动试验的终止指征

极量运动试验的终点为达到生理极限；亚极量运动试验的终点为达到亚极量心率；症状限制运动试验的终点为出现必须停止运动的指征；低水平运动试验的终点为达到特定的靶心率、血压和运动强度。

1. 绝对指征

（1）试验中运动负荷增加，但收缩压较基础血压水平下降超过 10mmHg，并伴随其他心肌缺血的征象。

（2）中、重度心绞痛。

（3）增多的神经系统症状（例如共济失调、眩晕、近似晕厥状态）。

（4）低灌注表现（发绀或苍白）。

（5）由于技术上的困难无法监测心电图或收缩压。

（6）受试者要求终止。

（7）持续性室性心动过速。

（8）在无诊断意义 Q 波的导联上出现 ST 段抬高（≥1.0mm）（非 V$_1$ 或 aVR）。

2. 相对指征

（1）试验中运动负荷增加，收缩压比原基础血压下降≥10mmHg，不伴有其他心肌缺血的征象。

（2）ST 段或 QRS 波改变，例如 ST 段过度压低（水平型或下垂型 ST 段压低 >2mm）或显著的电轴偏移。

（3）除持续性室性心动过速之外的心律失常，包括多源性室性期前收缩，室性早搏三联律，室上性心动过速，心脏阻滞或心动过缓。

（4）劳累、气促、哮喘、下肢痉挛、跛行。

（5）束支传导阻滞或心室内传导阻滞与室速无法鉴别。

（6）胸痛增加。

（7）高血压反应［SBP>250mmHg 和（或）DBP>115mmHg］。

（七）运动试验的结果及其意义

1. 心电图 ST 段改变　在排除了心室肥大、药物、束支阻滞或其他器质性心脏病的情况下，ST 段下移出现在胸前导联最有意义，尤其 V$_5$ 导联是诊断冠心病的可靠导联，Ⅱ导联较易出现假阳性，诊断价值有限。不同 ST 段形态阳性诊断标准不一致，一般认为下斜型、水平型和上斜型 ST 段阳性标准分别为 J 点后 60mm 处下移≥1mm、≥1.5mm 及≥2mm。ST 段改变持续时间长，涉及导联多及伴有血压下降是反映病变严重的可靠指标。ST 段抬高的意义则依是否出现在有病理 Q 波导联而不同。运动诱发 ST 段抬高若出现于既往有心肌梗死的区域是左室室壁运动异常的标志，提示心肌无活动或室壁瘤存在，预后不佳。也有学者认为存在 Q 波的导联，若出现运动诱发的 ST 段抬高，强烈提示有存活心肌，并可能从血管重建术中获益。如果静息心电图无 Q 波，运动诱发 ST 段抬高应考虑有可能存在因冠状动脉痉挛或高度狭窄所致的透壁性心肌缺血。

2. 最大 ST 段 /HR 斜率　ST 段压低时的心率调节可提高运动试验的敏感性，ST 段 /HR 斜率≥2.4μV/bpm 为异常，若该指标≥6μV/bpm 则提示冠状动脉 3 支病变。ST/HR 斜率预测冠心病的敏感性为 88%，特异性为 86%，并且不受药物及检测影响，但由于计算繁琐，不易被临床接受。

3. 运动中发作典型心绞痛　运动中发作典型心绞痛也是运动试验阳性的标准之一。

4. 运动试验中血压未能相应升高　正常运动试验的血压反映为收缩压随运动量增加而进行性增加，舒张压改变相对较小。如运动负荷逐渐加大的过程中收缩压不升高（收缩压峰值 <120mmHg 或收缩压上升 <20mmHg），或较运动前或前一级运动时持续降低≥10mmHg，或低于静息水平提示冠状动脉多支病变。以上情况与 ST 段等其他指标同时出现时，常提示严重心肌缺血引起左室功能障碍及心脏收缩储备功能差，可以作为冠心病的重要诊断根据。出现异常低血压反应的工作负荷越低，反映病情越重。

5. 运动诱发心律失常　运动试验可出现频发、多源、连发性期前收缩或阵发性室速伴缺血型 ST 段改变者则提示有多支冠脉病变，发生猝死的危险性大，但若不伴缺血型 ST 段改变者则不能作为判断预后不良的独立指标。

6. 心脏变时功能不全　当人体运动或者受到各种生理或病理因素作用时，心率可以随着机体代谢需要的增加而适当增加的功能称为变时性功能，当心率不能随着机体代谢需要的增加而增加并达到一定程度或者不能满足机体代谢需求时称为心脏变时功能不全。运动试验是检测变时性功能的最重要方法。其判定标准为：①最大心率：当受试者极量运动时最大心率达到最大预测心率（220- 年龄）的 85% 时，则认为心脏变时性正常。若运动时的最高心率值小于最大预测心率值的 75% 时为明显的变时性功能不全。最大预测心率受年龄、静息心率及身体状况等因素影响。②变时性指数：变时性指数等于心率储备与代谢储备的比值。其中，心率储备 =（运动时最大心率 - 静息心率）/（220- 年龄 - 静息心率），代谢储备 =（运动后代谢值 -1）/（极量运动的代谢值 -1）。正常值大约为 1，正常值范围为 0.8~1.3。当变时性指数 <0.8 时为变时功能不全，当变时性指数 >1.3 时为变时性功能过度。变时性是心脏重要的功能之一，不仅与受检者可能存在的多种疾病有关，也和受检者的运动耐量、心功能密切相关。变时性不良不仅是冠心病独立的相关因素，也是其重要的预后判定指标。运动试验中变时性不全可能是诊断冠脉病变的一个独立而敏感的阳性指标。

当心率在 110~170 次 / 分时，心率与运动强度之间呈直线相关，在极限下强度运动时心率与摄氧量也呈线性相关，故心率可作为指导运动强度的指标。不过，要注意药物和疾病对心率的影响。

7. 心率收缩压乘积 是反映心肌耗氧量和运动强度的重要指标。心绞痛发病原因就是因为心肌耗氧量超过了冠状动脉的供血、供氧量，故可以用心肌耗氧量的大小来评价心脏功能。

8. 自觉用力程度分级（Rating of Perceived Exertion，RPE） 是瑞典科学家 Borg 于 1962 年提出的，故又称为 Borg 量表，见表 4-14，经过大量实验证明是科学、简易、实用的方法。它是利用运动中的自我感觉来判断运动强度，在 6~20 级中每一单数级各有不同的运动感觉特征。RPE 与心率和耗氧量具有高度相关性。各级乘以 10 常与达到该点的心率大体上一致（应用影响心率药物的除外）。一般运动锻炼的 RPE 分级在 12~15，说明运动强度是合理的，中老年人也应达到 11~13。确定合理运动强度的最好方法是靶心率和 RPE 两种方法结合。先按适宜的心率范围进行运动，然后在运动中结合 RPE 来掌握运动强度。这样，在锻炼中不用停下来测心率也能知道自己的运动强度是否合理。

表 4-14 自觉用力程度分级（RPE）

RPE	主观运动感觉特征	相应心率（次 / 分）	RPE	主观运动感觉特征	相应心率（次 / 分）
6	（安静）	60	14	费力（累）	140
7	非常轻松	70	15		150
8		80	16	很费力（很累）	160
9	很轻松	90	17		170
10		100	18	非常费力（非常累）	180
11	轻松	110	19		190
12		120	20		200
13	稍费力（稍累）	130			

第三节 肺功能评定

呼吸的生理功能是进行气体交换，从外环境中摄取氧，并排出二氧化碳。肺循环和肺泡之间的气体交换称为外呼吸，其包括肺与外环境之间进行气体交换的通气功能和肺泡内的气体与肺毛细血管之间进行气体交换的换气功能。体循环和组织细胞之间的气体交换称为内呼吸。细胞代谢所需的氧和所产生的二氧化碳靠心脏的驱动、经血管由血液携带在体循环毛细血管和肺循环毛细血管之间运输。肺功能检查对临床康复具有重要的价值。在此，仅就康复医学常用的评定项目进行简要介绍。

一、 肺容量测试

肺容量（lung volume）指肺内气体的含量，即呼吸道和肺泡的总容量，对应外呼吸，是肺通气和换气功能的基础。肺容量指标包括了 4 个基础肺容积和 4 个基础肺容量。基础肺容积即潮气容积、补吸气容积、补呼气容积和残气容积；基础肺容量即深吸气量、功能残气量、肺活量和肺总量。除残气量和肺总量需先通过标记气体分析或体积描记法等方法间接换算出来，其余指标可用肺量计直接测定。

（一）潮气容积（tidal volume，VT）

1 次平静呼吸，进出肺内的气量，正常成人约 500ml。

（二）补吸气容积（inspiratory reserve volume，IRV）

平静吸气末再尽最大努力吸气所能吸入的气体量。正常成年男性约 2160ml，女性约 1400ml。

（三）补呼气容积（expiratory reserve volume，ERV）

平静呼气末再尽最大努力用力呼气所呼出的气量。正常成年男性为 1609ml ± 492ml，女性为 1126ml ± 338ml。

（四）深吸气量

深吸气量（inspiratory capacity，IC）即潮气容积加补吸气容积。正常人深吸气量应占肺活量的 2/3 或 4/5，是肺活量的主要组成部分。正常成年男性为 2617ml ± 548ml，女性为 1970ml ± 381ml。

（五）功能残气量（functional residual capacity，FRC）与残气容积（residual volume，RV）

FRC 与 RV 分别是平静呼气后和最大深呼气后残留于肺内的气量。均不能用肺量计直接测得，而需应用标记气体分析方法等间接测算，测定气体要求不能与肺进行气体交换，一般常用氦气、氮气。FRC 在正常成年男性为 3112ml ± 611ml，女性为 2348ml ± 479ml；RV 在正常成年男性为 1615ml ± 397ml，女性为 1245ml ± 336ml。二者临床意义相同，常用残总比即残气量占肺总量的百分比判断肺气肿。正常成年的 RV/TLC 为小于或等于 35%，增加见于肺气肿，减少见于弥漫性肺间质纤维化等病，受年龄影响，健康老年人 RV/TLC 可达 50%。

（六）肺活量（vital capacity，VC）

尽最大努力吸气后完全呼出的最大气量，即潮气容积、补吸气容积和补呼气容积之和。有两种测定方法：①一期肺活量：为深吸气末尽力呼出的全部气量。正常成年男性为 4217ml ± 690ml，女性为 3105ml ± 452ml；②分期肺活量：在慢性阻塞性肺病患者，作一期肺活量测定时，常由于胸膜腔内压增高使小气道陷闭，致肺泡呼气不尽而使 ERV 减少，故欲准确测定，应测分期肺活量，即将相隔若干次平静呼吸所分别测得的深吸气量加补呼气量即是。

（七）肺总量

肺总量（total lung capacity，TLC）指尽最大努力吸气后肺内所含气体量，即肺活量加残气量。正常成年男性约为 5020ml，女性约为 3460ml。

二、肺通气功能测试

通气功能（pulmonary ventilation）是指在单位时间内随呼吸运动进出肺的气量和流速，又称动态肺容积。凡能影响呼吸频率和呼吸幅度的生理、病理因素，均可影响通气量。

（一）每分通气量（minute ventilation，VE）

每分通气量（minute ventilation，VE）指静息状态下每分钟出入肺的气量，等于潮气容积 × 呼吸频率。正常成年男性约为 6663ml ± 200m1，女性约为 4217ml ± 160m1。>10L/min 提示通气过度，可造成呼吸性碱中毒；<3L/min 提示通气不足，可造成呼吸性酸中毒。

（二）最大自主通气量（maximal voluntary ventilation，MVV）

最大自主通气量（maximal voluntary ventilation，MVV）指以最快呼吸频率和最大呼吸幅度呼吸 1 分钟的通气量。实际测定时，测定时间一般取 15 秒或 12 秒，将测得通气量乘 4 或 5 即为 MVV。正常男性约 104L ± 2.71L，女性约 82.5L ± 2.17L。MVV 是临床上常用的通气功能障碍和通气储备能力的判定指标，受呼吸肌肌力和体力强弱，以及胸廓、气道及肺组织的病变的影响。判断通气功能障碍时，MVV 实测值占预计值的百分比低于 80% 为异常。判定通气功能储备能力多以通气储量百分比表示，通气储备等于（MVV−VE）/MVV 的百分比，正常值应大于 95%，低于 86% 提示通气功能储备不佳，可用于胸部手术前肺功能评价及职业病劳动能力鉴定等。

（三）用力肺活量

用力肺活量（forced vital capacity，FVC）指深吸气后以最大用力、最快速度所能呼出的所有气量。正常成年男性为 3179ml ± 117ml，女性为 2314ml ± 48ml。正常人 3 秒内可将肺活量全部呼出，根据用力呼气肺活量描记曲线可计算出第 1、2、3 秒所呼出的气量及其各占 FVC 的百分率，即 FEV_1、FEV_2、FEV_3，其正常值分别为 83%、96%、99%。临床也常采用 1 秒率（FEV_1/FVC，即 FEV_1%）作为判定指标，其正常值应大于 80%。在阻塞性通气障碍者中，每秒呼出气量及其占 FVC 百分率减少；在限制性通气障碍者，其百分率可增加。

（四）最大呼气中段流量

最大呼气中段流量（maximal mid-expiratory flow，MMEF/MMF）指根据呼气容积流量曲线得出的用力呼出 25%~75% 的平均流量。正常成年男性为 3452 ml/s ± 1160ml/s，女性为 2836 ml/s ± 946ml/s。MMEF 降低可判断早期小气道阻塞。

（五）肺泡通气量

肺泡通气量（alveolar ventilation，VA）指单位时间每分钟进入呼吸性细支气管及肺泡的气量，只有这部分气量才能参与气体交换。正常人潮气容积为 500ml，其中在呼吸性细支气管以上气道中的气量不参与气体交换，称解剖无效腔即死腔，约 150ml。进入肺泡中气体，若无相应肺泡毛细血管血流与其进行气体交换，也会产生无效腔效应，称为肺泡无效腔，其与解剖无效腔合称生理无效腔（dead space ventilation，VD）。呼吸越浅，无效腔占潮气量的比率越大，故浅快呼吸的通气效率较深慢呼吸差。

三、 临床应用

临床上主要根据 VC 或 MVV 实测值占预计值的百分比和 $FEV_1\%$ 判断肺功能情况和通气功能障碍类型，见表 4-15 和表 4-16。

表 4-15　肺功能不全分级

	（VC 或 MVV）实 / 预 %	$FEV_1\%$		（VC 或 MVV）实 / 预 %	$FEV_1\%$
基本正常	>80	>70	严重减退	50~21	≤40
轻度减退	80~71	70~61	呼吸衰竭	≤20	
显著减退	70~51	60~41			

表 4-16　肺通气功能障碍分型

	阻塞性	限制性	混合性
$FEV_1\%$	↓↓	正常 / ↑	↓
VC	正常 / ↓	↓↓	↓
MVV	↓↓	↑ / 正常	↓

可通过支气管舒张试验来判断气道阻塞有无可逆性，以及药物使用疗效。其中通气改善率等于 FEV_1 和 $FEV_1\%$ 的（用药后测定值 – 用药前测定值）/ 用药前测定值 ×100%，改善率 >15% 为支气管舒张试验阳性。

最大呼气流速 / 呼气峰值流速（peak expiratory flow，PEF）指用力肺活量测定中，最快的呼气流速。主要反映呼吸肌力量与是否有气道阻塞。正常情况下，PEF 有 24 小时差异的情况，称为 PEF 日变异率，可用于哮喘患者病情监测，计算为（日最高 PEF– 日最低 PEF）/0.5（同日最高 PEF+ 最低 PEF）×100%，正常值 <20%，≥20% 提示病情可能有加重。

支气管激发用来测定气道反应性，使用某种刺激使支气管平滑肌收缩，然后测定肺功能，根据相关测定结果判断气道狭窄程度，从而判断其气道应性。测试中，刺激是分次给入，直至测定 FEV_1 较吸入生理盐水后 FEV_1 降低≥20% 时终止，此时所用药量组胺 <7.8μmol，醋甲胆碱 <12.8μmol，可判定为气道反应性增加。

四、 换气功能测试

换气是指通过外呼吸进入肺泡的氧气通过肺泡毛细血管进入血液循环的过程，与肺通气一起组成外呼吸。有效的肺换气与血流量、通气量、吸入气体的分布和通气 / 血流比值以及气体的弥散有密切关系。吸入气体的分布测试可发现不均匀的气流阻力和肺顺应性。通气 / 血流比值（ventilation/perfusion ratio，V/Q），正常成人静息状态 V/Q 为 0.8；V/Q>0.8 提示出现无效腔通气，例如肺血管阻塞等；V/Q<0.8 提示无效灌注，例如气道阻塞等。肺泡弥散功能以弥散量（diffusing capacity，DL）作为判断指标，因 CO 与 O_2 具有相类似特性，故临床上常使用用一氧化碳弥散量（DLCO）指标。DLCO 小于预计值的 80%，即提示弥散功能障碍，DLCO 降低常见于肺间质纤维化等，升高常见于红细胞增多症等。

五、小气道功能检查

小气道指的是吸气状态下内径≤2mm的细支气管，包括全部细支气管和终末细支气管，是慢性阻塞性肺疾病等慢性肺病最先累及的部位。使用标记气体分析方法可测定闭合容积（closing volume，CV），CV是指平静呼气至残气位时，肺下垂部位小气道开始闭合时所能继续呼出的气体量。CV/VC%正常值会随年龄的增加而增加，高于正常预计值常见于小气道阻塞性病变。

在前文提到的FVC测试中，会产生最大呼气流量-容积曲线（maximum expiratory flow volume curve，MEFV），曲线中VC50%与VC25%时的呼气流量（V_{50}和V_{25}）可作为判断小气道阻塞的指标，实测值/预计值<70%，且$V_{50}/V_{25}<2.5$则提示有小气道功能障碍，MEFV的不同形态也对应特征性气道阻塞类型。

第四节 心肺联合运动试验

心肺联合运动试验即心肺运动试验（cardiopumonary exercise testing，CPET），见图4-2，是通过呼吸气分析，推算体内气体代谢情况的一种运动试验。它可以同时检测心血管和呼吸系统行使它们主要功能（即细胞和外界环境气体交换）的能力，是一种客观评价心肺储备功能和运动耐力的无创性检测方法。CPET通过监测机体在安静及运动状态下的摄氧量（VO_2），二氧化碳排出量（VCO_2），心率（HR），分钟通气量等（VE）等来评价心肺等脏器对运动的反应。由于运动需要心、肺、肌肉等脏器密切协调的工作始能完成，因此心肺运动试验强调外呼吸和细胞呼吸耦联，即肺-心-骨骼肌群的联系，特别是对心肺功能的联合测定，是唯一将心与肺耦联，在运动中同时对他们的储备功能进行评价的科学工具。作为目前唯一的人体心肺系统代谢整体功能学的检测方法，在康复医学功能评定中应用价值很大。

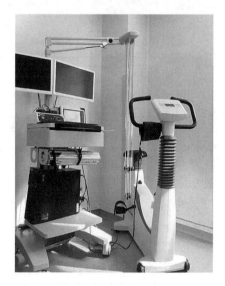

图4-2 心肺运动试验

一、适应证

1. **冠心病诊断** 试验的灵敏性为60%~80%，特异性为71%~97%。试验中发生心肌缺血的运动负荷越低、心肌耗氧水平越低、ST段下移程度越大，患冠心病的危险性就越高、诊断冠心病的可靠程度越大。

2. **诊断心功能不全** 心肺运动试验目前在国外已公认为诊断心功能不全的"金标准"。其主要指标为最大摄氧量。最大摄氧量越低，心功能不全越严重。

3. **鉴定心律失常** 运动中诱发或加剧的心律失常提示器质性心脏病，应该注意休息，避免运动，康复治疗时应暂时停止运动或调整运动量。而心律失常在运动中减轻甚至消失多属于"良性"，平时不一定要限制或停止运动。

4. **鉴定呼吸困难或胸闷的性质** 活动时呼吸困难、胸闷、心悸为心功能不全及肺功能不全共同的症状，通过CPET指标可以为诊断提供线索或明确诊断，如心率储备反映心脏储备情况，通气储备反映呼吸的储备情况。

5. **确定功能状态**　判定冠状动脉病变严重程度及预后。运动中发生心肌缺血的运动负荷越低、心肌耗氧水平越低、ST 段下移的程度越大，冠状动脉病变就越严重，预后也越差。运动试验阳性的无症状患者发生冠心病的危险性增大。

6. **判定心功能不全的严重程度**　详见表 4-10。

7. **评定体力活动能力和残疾程度**　运动能力过低如小于 5METs 可作为残疾评判依据。

8. **评定康复治疗效果**　运动试验时的心率、血压、运动时间、运动量、吸氧量以及患者的主观感受均可以作为康复治疗效果定量评判的依据。

9. **评定手术风险**　CPET 对将要进行重大手术患者的术前风险评估很有价值。如最大吸氧量在 15~20ml/（kg·min）一般能耐受手术，10~15ml/（kg·min）围术期并发症增多，小于 10ml/（kg·min）患者死亡及术后并发症的风险相当高。

10. **指导康复治疗**　是康复医师明确患者心肺功能、制定适宜的康复治疗处方的基础，是康复治疗安全的前提。

11. **确定患者运动的安全性**　运动试验中诱发的各种异常均提示患者运动危险性增大，例如低水平运动（低运动负荷或低心肌耗氧量）时出现心肌缺血、运动诱发严重心律失常、运动诱发循环不良症状或心衰症状、运动能力过低等。

12. **制定运动处方提供定量依据**　运动试验可以确定患者最大摄氧量，无氧阈等作为制定靶运动强度的依据，有助于提高运动训练效果和安全性。使患者感受实际活动能力，去除顾虑，增强参加日常活动的信心。

凡是有上述应用需求，同时病情稳定，无明显步态和骨关节异常，无感染及活动性疾病，患者精神正常以及主观上愿意接受检查，并能主动配合者均为适应证。

二、　禁忌证

请参考心电运动试验相关内容。

三、　安全性

运动试验的主要并发症为死亡、心肌梗死、心律失常、血流动力学不稳定和运动损伤。幸运的是，不良事件的发生率很低。尽管不良反应的发生依赖于受试者人群，但在大批有和无已知疾病的受试者中，严重并发症（如心肌梗死和需要住院治疗的其他疾病）发生率为每万人次测试低于 1~5 次，死亡发生率约为每万人次测试发生 0.5 次。HF-ACTION 研究对 2037 名受试者进行了 4411 次 CPX 验证 CPX 的安全性（心力衰竭：对照研究调查运动训练的成果），目前还未出现死亡，非致死性主要心血管事件的发生率为每万人次测试发生低于 0.5 次。虽然不良事件发生率低，但运动训练的并发症确实会发生。因此，运动试验的监督人员熟悉运动测试的适应证、不良事件的症状和体征对减少患者风险至关重要。

四、　气体交换系统的校准

所有 CPET 系统在每次测试前均需对气流、气体体积、O_2 和 CO_2 的分析仪进行校准。由于周围环境会影响吸入气体中 O_2 的浓度，所以在校准时应考虑温度、大气压和空气湿度的影响。校准过程包括：

1. 在湿度为 0% 时，室内空气中 O_2 浓度应为 $20.93\% \pm 0.03\%$，具体的数字应根据空气湿度作出相应的调整；使用 100% 氮气校准时 O_2 的浓度应为 0%；呼出气体中 O_2 的浓度应为 16%。应使用系统制造商提供的校准气体对系统进行校准。

2. 正常空气条件下，CO_2 分析仪的读数应为 $0.03\% \pm 0.02\%$，且在 100%N_2 或 16%O_2 时读数不变。呼出气体中，CO_2 分析仪读数为 4%。

3. 通气量的测量可以通过与呼吸调速器、质量流量传感器、皮托管流量计或涡轮卷换能器连接获得。所有的这些均可以通过确定稳定的基线（0L/min）和注入已知体积的气体（3L 或 4L）进行校准，并应以不同的流速重复测试以保证稳定性，将标准差控制在 ±3% 已知气体量。

五、 运动方式

运动测试方式最常见的为运动平板与功率自行车，受试者在运动平板上进行步行或跑步，速度和坡度可调节。优点为接近日常活动生理，可以逐步增加负荷量。各种坡度、速度时的心肺反应可以直接用于指导患者的步行锻炼。但同时也存在数据测定干扰性大、摔倒风险高等不足。

相对而言，更推荐使用功率自行车进行测试，因为可定量增加踏车阻力，调整运动负荷。运动时无噪音，运动中心电图记录较好，血压、气体测量比较容易，受检者心理负担较轻，可以在卧位进行，动态心肌氧供需不平衡的假阳性比较少，占地面积小、价格低，运动损伤少等。但对于体力较好者如运动员，往往不能达到最大心脏负荷。此外运动时受试者易因意志而中止运动，一些老年人或不会骑车者比较难以完成运动。

六、 试验类型

（一）症状限制性最大极限运动试验

临床应用最多的类型，以受试者精疲力竭为终点，达到其极限运动水平，同时参考以运动诱发呼吸或循环不良的症状和体征、心电图异常及心血管运动反应异常作为运动终点。

（二）亚极量运动试验

详情可参考前文的心功能评定。

（三）低水平运动试验

以特定的心率、血压和症状为终止指标的试验方法。适用于急性心肌梗死后或病情较重者。

七、 试验方案

如果选用运动平板试验，试验方案可参考前文。功率自行车试验可选 1 分钟阶梯式递增方案与 1 分钟斜坡式递增方案。每种方案均应包括静息（≥3 分钟），功率自行车速度保持在 60rpm 的无负荷热身运动（≥3 分钟），增负荷至最大极限运动（6~10 分钟最适宜），恢复期（≥5 分钟）。功率自行车运动试验时，若预计在 10 分钟完成递增运动试验。按照如下公式计算出递增负荷的值。

1. 预计无负荷 VO_2（ml/min）$=150+[6 \times$ 体重（kg）$]$

2. 预计峰值 VO_2（ml/min）$=[$身高（cm）$-$年龄（y）$] \times 20$（锻炼较少的男性）或 $\times 14$（锻炼较少的女性）

3. 功率递增幅度（W）=［峰值 VO_2（ml/min）– 无负荷 VO_2（ml/min）］/100

八、 检查程序

1. **电极安放** 常规十二导联心电图，导联电极全部移至躯干，相应位置是：两上肢电极分别移至锁骨下胸大肌与三角肌交界处或锁骨上，两下肢电极移至两季肋部或两髂前上棘内侧。胸导联的位置不变。监护导联：CM_5 正极位于 V_5，负极为胸骨柄；CC_5 正极位于 V_5，负极为 V_5R，即右胸相当于 V_5 的位置。

2. **皮肤处理** 贴电极前用酒精擦皮肤到微红，以尽可能降低电阻，减少干扰。

3. **测定安静血压与静态肺功能测定** 获得最大获得最大通气量（MVV）、1 秒用力呼气容积（FEV_1）等呼吸参数以及最大流速 - 容量环。

4. **按运动方案运动，** 运动试验全程及恢复期监测并记录患者心电图，血压，血氧饱和度、摄氧量、每分通气量、氧脉搏，无氧阈、代谢当量、心率储备、呼吸储备等。

5. **运动后记录** 达到运动终点或出现中止试验的指征而中止运动后，继续如监测 10 分钟，直到受试者的症状或异常表现消失为止。

6. **运动试验终点** 请参考心电运动试验相关内容。

九、 心肺运动试验的主要代表性变量及其临床意义

（一）摄氧量（oxygen uptake，VO_2）

指每分钟摄取氧气值，是反映机体能量消耗和运动强度的指标，也反映机体摄取和利用氧的能力。摄氧量为 20~30ml/kg·min 者可从事重体力劳动，15ml/kg·min 者可从事中等体力劳动，而 5~7ml/kg·min 者仅能从事轻体力劳动。

（二）最大摄氧量与峰值摄氧量（peak oxygen uptake，VO_{2peak}）

最大摄氧量（maximal oxygen uptake，VO_{2max}）又称最大有氧能力，是指运动强度达到最大时机体所摄取并供组织细胞消耗的最大氧量，是综合反映心肺功能状况和最大有氧运动能力的最好生理指标。正常人最大摄氧量取决于心输出量和动静脉氧分压差，即 VO_2= 心输出量 ×（动脉氧分压 – 静脉氧分压），受心肺功能、血管功能、血液携氧能力和肌细胞有氧代谢能力的影响，如果氧的摄入、弥散、运输和利用能力的下降则最大摄氧量降低，反之则提高。运动训练（尤其是耐力训练）可通过中心效应（心肺功能改善）和外周效应（骨骼肌代谢能力改善）提高最大摄氧量。按每公斤体重计算的最大摄氧量（相对最大摄氧量）有明显的性别和年龄差异，女性约为男性的 70%~80%，男性在 13~16 岁最高，女性在 12 岁左右最高。

最大摄氧量可通过极量运动试验直接测定，运动达到极量时呼吸气分析仪所测定的摄氧量即为最大摄氧量。分级运动中两级负荷的摄氧量差值 <150ml/min 或 <2ml/（kg·min）可提示达到最大摄氧量。极量运动试验的定义即受试者精疲力竭，也可使用呼吸商大于 1.1（成人）或 1.0（儿童）提示受试者尽全力。

由于极量运动试验有一定的危险性，不易为一般受试者所接受，有些学者试图通过亚极量运动试验下的生理指标来推测最大摄氧量。例如，Fox 1973 年提出在功率自行车上以 150W 功率踏车 5 分钟，测其亚极量心率来推测最大摄氧量，即 VO_{2max}=6300–19.26× 亚极量心率（次 / 分）。间接推算法虽然简单，但个体误差较大。不能进行极量运动试验的严重心肺疾患患者可以其运动终点时的摄氧量作为制定运动处方和评价疗效的指标。

由于心血管疾病患者及肺疾病患者在做 CPET 时，临床早期出现的无法忍受的症状限制了运动，所以当测定到峰值运动水平的 VO_2 时（VO_{2peak}），就很难获得清晰的平台期，其结果 VO_{2peak} 经常被作为 VO_{2max} 的估计值。

无经常锻炼习惯的正常人的最大摄氧量的参考值见表 4-17。最大摄氧量可作为确定运动强度的参考指标，其与其他运动强度的对应关系见表 4-18。也可根据运动时的心率推测该运动强度相当的最大摄氧量的百分比，即 $VO_{2max}\% = $（实测心率 – 安静心率）/（最大心率 – 安静心率）$\times 100\%$。

表 4-17 正常人的最大摄氧量

年龄（岁）	最大摄氧量		年龄（岁）	最大摄氧量	
	L/min（男性/女性）	ml/（kg·min）（男性/女性）		L/min（男性/女性）	ml/（kg·min）（男性/女性）
20~29	3.10~3.69/2.00~2.49	44~51/35~43	40~49	2.50~3.09/1.80~2.29	36~43/32~40
30~39	2.80~3.39/1.90~2.39	40~47/34~41	50~59	2.20~2.79/1.60~2.09	32~39/29~36

表 4-18 不同运动强度指标的对应关系

VO_{2max}（%）	最大心率（%）	RPE	强度分类	VO_{2max}（%）	最大心率（%）	RPE	强度分类
<20%	<35%	<10	很轻松	60%~84%	70%~89%	14~16	费力
20%~39%	35%~54%	10~11	轻松	>85%	>90%	17~18	很费力
40%~59%	55%~69%	12~13	稍费力	100%	100%	19	最费力

（三）代谢当量

又称梅脱值（metablic equivalent，MET），代谢当量是一种表示相对能量代谢水平和运动强度的重要指标。健康成年人坐位安静状态下耗氧量为 3.5ml/kg·min，将此定为 lMET，根据其他活动时的耗氧量/kg·min 可推算出其相应的 METs 值。尽管不同个体在从事相同的活动时其实际的耗氧量可能不同，但不同的人在从事相同的活动时其 METs 值基本相等。故 METs 值可用于表示运动强度、制订个体化运动处方、指导日常生活和职业活动、判定最大运动能力和心功能水平等。可参考表 4-19 中各种体力活动的 METs 值指导患者的各种活动和康复训练。

（四）无氧阈（anaerobic threshold，AT）

指人体在逐级递增负荷运动中，有氧代谢已不能满足运动肌肉的能量需求，开始大量动用无氧代谢供能的临界点，即尚未发生乳酸酸中毒时的最高 VO_2 值。此时，血乳酸含量、肺通气量、二氧化碳排出量急剧增加。无氧阈是测定有氧代谢能力的重要指标，无氧阈值越高，机体的有氧供能能力越强。在未经训练健康人 AT 大约为 45%~65%VO_{2max}，经过耐力训练的人会更高一些。如果主要目的是训练有氧耐力，则运动强度应在控制在 AT 以下，此时内环境稳定，循环系统负荷较轻，对中老年人及心血管疾病患者较安全；如果主要目的是训练机体的无氧耐力，则运动强度应设定在 AT 以上。无氧阈测定通常采用有创的乳酸无氧阈（乳酸阈）和无创的通气无氧阈（通气阈）测定法。AT 和 VO_{2max} 有关，是反映心肺功能、最大有氧运动能力、运动耐力的良好指标。

（五）乳酸无氧阈（lactate anaerobic threshold，LAT）

其测定就是通过测定递增负荷运动中血乳酸的变化，即在运动中每间隔一定时间取一次受试者的静脉血，将血乳酸浓度变化与运动强度或做功能力变化的关系绘制成乳酸动力学曲线。血乳酸值从平稳值转为明显增加值的拐点，即机体供能方式由有氧供能为主转为无氧供能为主的临界点，即为乳酸

表 4-19　各种身体活动的代谢当量

METs	平板运动试验	踏车运动试验	自理活动	家务活动	娱乐活动	职业活动
1~2	—	—	卧床休息，坐位，立位进餐，说话，更衣洗脸，1.7 km/h 的步行，坐位乘车，乘飞机，驱动轮椅	用手缝纫，扫地，织毛衣，擦拭家具	看电视，听广播，下棋，坐位绘画	事务性工作，修表，打字，计算机操作
2~3	2.5km/h 0%	—	稍慢的平地步行（3.2km/h），骑自行车（8km/h），床边坐马桶，立位乘车	削土豆皮，揉面团，洗小件衣服，扫床，擦玻璃，收拾庭院，机器缝纫，洗餐具	开汽车，划船（4km/h），骑马慢行，弹钢琴（弦乐器）	修车（电器，鞋），裁缝，门卫，保姆，印刷工，售货员，饭店服务员
3~4	—	25W	普通平地步行（4km/h），骑自行车（10km/h），淋浴	整理床铺，拖地，用手拧干衣服，挂衣服，做饭	广播操，钓鱼，拉风琴	出租车司机，瓦工，锁匠，焊工，拖拉机耕地，组装机器
4~5	2.5km/h 10%	50W	稍快的平地步行（5km/h），骑自行车（13km/h），下楼，洗澡	购物（轻东西），铲除草	跳舞，园艺，打乒乓球，游泳（18.3m/min）	轻衣活，贴壁纸，建筑工人（室外），木工（轻活），油漆工
5~6	3.5km/h 10%	75W	快速平地步行（5.5km/h），骑自行车（17.5km/h）	掘松土，育儿	骑快马，滑冰（14.5km/h）	农活，木工，养路工，采煤工
6~7	4.5km/h 10%	100W	慢跑（4~5km/h），骑自行车（17.5km/h）	劈柴，扫雪，压水	网球（单打），轻滑雪	修路工程，水泥工
7~8	5.5km/h 10%	125W	慢跑（8km/h），骑行车（19km/h）	用铁锹挖沟，搬运（<36kg 的重物）	登山，骑马飞奔，游泳，滑雪，打篮球	放收，刨工
8~	5.5km/h 14%	150W	连续上 10 层楼梯，慢跑（8.9km/h）	—	各种体育比赛	炉前工（用铁锹铲煤 > 16kg/min）

无氧阈（lactate anaerobic threshold）。个体乳酸无氧阈的变化范围很大，一般人的乳酸阈平均值约为 4mmol/L。乳酸法准确性较高、应用最为广泛，但因其是有创的，应用受到一定的限制。

（六）通气无氧阈（VAT）

其测定是通过测试气体代谢指标的变化来反映供能代谢的变化。在递增负荷运动过程中，随着运动负荷的增加，无氧供能比例也增加，乳酸的积累也不断增加，而乳酸的增加需要靠血液中的碱储备来缓冲，因此产生的二氧化碳大量增加，这会刺激呼吸中枢使肺通气量增多，使气体代谢指标发生变化。在运动强度未达到无氧阈时肺通气量的增加与机体的需求成比例，而到无氧阈以后，通气量不成比例增加，远远超过机体正常代谢需要，其主要作用为清除体内多余的二氧化碳和乳酸。通气无氧阈的测定需要使用气体分析仪，通常测定的气体代谢指标有：肺通气量（VE）、摄氧量（VO_2）、二氧化碳的排出量（VCO_2）、呼吸商（R）等。用通气无氧阈测试无氧阈判定标准为：逐级递增负荷运动时，二氧化碳通气当量（VE/VCO_2）出现非线性增加的拐点，或运动负荷达到一定功率后，氧通气当量（VE/VO_2）出现陡峭升高点，同时 VE/VCO_2 未见明显降低。一般人通气阈平均值约为 40L/min。用通气阈测定无氧阈，最大优点是无创，有较高的重复性，且测定结果与运动时间的长短无关。

（七）心率（heart rate，HR）及心率储备

心率储备（heart rate reserve，HRR）是指运动后心率的可增加程度，心率储备 = 最大预测心率 – 运动时测得的心率，最大预测心率 =220– 年龄（岁）。正常情况下，HRR≤15 次 / 分，在临床症状较轻的心肌缺血、心血管疾病及肺循环障碍患者，HRR 仍可表现正常，而在有外周动脉疾病和心脏传输功能不全的患者，HRR 常增大。

（八）氧脉搏（O_2 pulse）

氧摄取量和心率之比值称为氧脉搏，其代表体内氧运输效率，即每次心搏所能输送的氧量，在一定意义上反映了每搏心输出量的大小，氧脉搏减小表明心脏储备功能下降，心输出量的增加主要靠心率代偿。

（九）呼吸储备（breathing reserve，BR）

用最大通气量与最大运动通气量差（$MVV-VE_{max}$）的绝对值或差值占最大通气量的百分比表示。正常值为 93%，越低，通气功能越差；降至 70% 至 60%，通气功能严重损害。阻塞性肺疾患患者的 BR 减小。

（十）呼吸商（respiratory quotient，RQ 或 R）

为每分钟二氧化碳排出量（VCO_2）与每分钟耗氧量（VO_2）之比，其反映体内能量产生的来源（有氧供能或无氧供能）和酸碱平衡状况，有氧供能为主转为无氧供能为主时及代谢性酸中毒时 RQ 明显增高。

第五节　6分钟步行测试

6分钟步行测试（six-minute walk test，6MWT）是临床应用最广泛的亚极量运动测试，它评价了运动过程中所有系统全面完整的反应，包括肺、心血管系统、体循环、外周循环、血液、神经肌肉单元和肌肉代谢。虽然 6MWT 不能像极量运动测试那样提供关于运动中牵涉到的不同器官和系统功能的详细信息或运动受限的机制，但能最好地反映完成日常体力活动的功能代偿能力水平。

一、 适应证与禁忌证

6MWT 适用于治疗前和治疗后的比较（肺移植、肺切除、肺减容术、肺康复、COPD、肺动脉高压、心力衰竭），评价功能状态（COPD、肺囊性纤维化、心力衰竭、周围血管疾病、老年患者），预测发病率和死亡率（心力衰竭、COPD、肺动脉高压）。绝对禁忌证包括 1 月内有不稳定性心绞痛或心肌梗死。相对禁忌证包括静息状态心率超过 120 次 / 分，收缩压超过 180mmHg，舒张压超过 100mmHg。

二、 准备工作

测试场地是一条 30 米的走廊，场地布置需要准备计时器、圈数计数器、两个小锥体用以标志转身返回点、一把可以沿步行路线灵活移动的椅子、评定记录表、血压计、Borg 量表、电话、除颤器等急救设备，根据患者情况或准备便携式吸氧设备、助行器等。

三、 测试步骤

测试前告知受试者测试目的，讲解测试过程并演示，让受试者知悉如何使用 Borg 量表以及发生不良反应时可减慢速度或停下来，测试中需要尽可能远的走。人员充足的情况下，一位治疗师记录测试前、测试中每分钟末、测试后恢复期的血压、心率、血氧饱和度等数据，并记录往返次数，另一位治疗师跟随患者行走并汇报数据，每分钟末标准化指引患者（第 1 分钟过后，用平缓的语调告诉患者："您做得很好，还有 5 分钟。"当剩余 4 分钟时，告诉患者："再接再厉，您还有 4 分钟。"当剩余 3 分钟时，告诉患者："很好，已经一半了。"当剩余 2 分钟时，告诉患者："加油，您只剩 2 分钟了。"当只剩余 1 分钟时，告诉患者："您做得很好，再走 1 分钟就结束了。"）。避免使用其他鼓励性的语言或肢体语言。如果遇到患者不适，可让患者休息但不停止计时，并在评估表格中记录休息原因、时间与重新行走的时间。

四、 测试结果

6 分钟步行总距离是主要结果指标，但目前尚没有健康人群使用标准 6MWT 方法的数据结果，在临床应用与科学研究中，更多的作为治疗或干预前后的效果对比。6 分钟步行距离（six-minute walk distance，6MWD）降低不具有特异性和诊断性。当 6MWD 降低时应进行全面检查以明确原因，可考虑受试者的肺功能、心功能、踝 - 肱比值、肌力、营养状态、骨功能和认知功能。测试中其他生理反应同样可供后续的运动处方及健康管理参考。

第六节 心肺遥测系统的应用

一、 应用原理

遥测是将对象参量的近距离测量值传输至远距离的测量站来实现远距离测量的系统。遥测系统的工作原理涉及信息采集、信息传输和信息处理等方面。心肺遥测系统的基本原理与一般的心肺功能测定基本原理相同，均包括数据采集系统、传输系统、数据处理系统。两者的主要差别在传输系统，前者为远距离无线或有线传输，后者是近距离有线传输。在临床医学和运动医学领域，一般的心肺功能测定系统主要应用于被测定者位置相对固定状态下的近距离心肺功能测定，而心肺遥测系统主要应用于远距离动态下的心肺功能测定，如进行日常生活活动、体育活动、娱乐活动和职业活动时的心肺功能测定等。

二、 操作方法及技术指标的临床意义

（一）操作的方法

和一般心肺功能测定一样，被测者佩戴好便携式数据采集设备（呼吸面罩、心电导联等），进行要测试的活动，数据采集设备采集的数据信息即可被发送到数据处理系统，检测者通过数据处理系统实时监测传过来的数据信息，从而了解被测者在从事某项活动时心肺功能的状况。因遥测设备不同，同时遥测人数不同。

（二）技术指标的临床意义

心肺遥测系统所评测的心肺功能指标和一般心肺功能测定基本相同，其为了解各种活动时心肺功能的变化提供了可靠的数据，在康复医学及运动医学领域有非常重要的应用价值。

小结

心肺功能评定主要是掌握运动平板试验的原理和临床意义，心肺功能评定常用的指标及其临床意义，如何使用心肺功能评定的指标来判断心肺功能和指导康复训练。

思考题

1. 心肺功能评定包括哪几方面内容？主观评估与客观评估有哪些？
2. 心肺联合运动试验的主要指标是什么？它们的临床意义是什么？
3. 简述常用的极量运动测试与亚极量运动测试，6分钟步行测试的操作步骤。
4. 遥测技术在家庭和社区使用的优势有哪些？
5. 最大摄氧量在临床使用的意义是什么？

（高　强）

第五章
认知功能评定

认知（cognition）属于心理过程范畴，包括知觉、注意、记忆及思维等，由于大脑在认知的过程中起着最重要的作用，因此，认知功能又称为高级脑功能，认知的过程称为神经心理过程。

大脑损伤后，尤其是右侧大脑半球的损伤，易导致患者认知功能障碍，即不能对事物进行正确的理解、认识和反应，进而影响其日常生活活动，甚至影响其肢体功能的训练。由于每个人的生活经验不同，其认知方式和评价模式也有所不同，此外，随着年龄的增长，认知功能也将会有不同程度的退化。因此，掌握认知功能的正确评价，对正常人及脑损伤患者都具有重要的意义。

第一节 认知功能

一、概述

（一）概念

1. **认知** 认知的概念有狭义和广义之分，狭义的认知就是指认识，而广义的概念是个体对感觉输入信息的获取、编码、操作、提取和使用的过程，是输入和输出之间发生的心理过程。

2. **认知功能障碍（cognitive impairment）** 当各种原因引起脑部组织损伤时，导致患者记忆、语言、视空间、执行、计算和理解判断等功能中的一项或多项受损，影响个体的日常或社会活动能力，称为认知功能障碍（cognitive impairment），又称高级脑功能障碍，包括注意障碍、记忆障碍、知觉障碍和执行能力的障碍。

（二）大脑半球与认知的关系

左、右大脑半球具有各自的功能特点，右侧大脑半球主要在音乐、美术、空间、几何图形和人物面容的识别及视觉记忆功能等方面起主要作用，而左侧大脑半球在言语、逻辑思维、分析综合及计算功能等方面占优势。正常人的脑功能需要左右两个半球共同合作来完成。

1. **额叶** 与随意运动和高级精神活动有关，损伤后产生的精神症状主要为痴呆和人格的改变，表现为记忆力减退，注意力不集中，自知力、判断力和定向力下降，反应迟钝等。

2. **顶叶** 接受对侧身体的深、浅感觉信息，分辨触觉和实体觉，也是运用中枢和视觉语言中枢所在处。运用中枢主要存在于优势半球，与人体复杂动作和劳动技巧有关，而视觉语言中枢主要是理解看到的文字和符号。顶叶损伤后导致皮层感觉障碍，如实体觉、位置觉、两点辨别觉和皮肤定位觉的丧失；体像障碍（右侧顶叶损伤），如自体认识不能（患者否认对侧肢体的存在）和病觉缺失（患者否认偏瘫肢体的存在）；失用症和失认症等。

3. **颞叶** 与记忆、联想、比较等高级神经活动有关。优势半球损伤易导致失语，其中感觉性失语表现为患者有自发语言，但不能理解他人和自己说话的含义；命名性失语，又称健忘性失语，表现为患者丧失对物品命名的能力；记忆方面表现为存在记忆障碍。

4. **枕叶** 主要是接受视觉信息，损伤后易导致视觉失认、视觉变形、偏盲等，如患者绕过障碍物走路，不认识看见的物体、图像或颜色等；或对所看见的物体有变大、变小，形状歪斜不规则及颜色改变等现象。

5. **边缘叶** 参与高级神经、情绪与记忆和内脏的活动，损伤后可出现情绪及记忆障碍、行为异常、幻觉、反应迟钝等精神障碍。

（三）认知功能障碍的评定流程

1. **确认患者意识是否清楚** 采用 Glasgow（Glasgow Coma Scale，GCS）昏迷量表，判断意识障碍的程度，患者意识清楚是认知功能评定的前提条件。

2. **认知功能障碍的筛查** 在患者意识清楚的条件下，通过简易精神神经状态检查量表（MMSE），或认知能力检查量表（CCSE），筛查患者是否存在认知功能障碍，这是认知功能障碍评定的关键步骤。

3. **认知功能的特异性检查** 根据认知功能筛查的结果，初步确定患者可能存在某种认知功能障碍，并进行有针对性的认知功能评定，如记忆力评定、单侧忽略评定等。

4. **成套认知功能测验** 是对认知功能较全面的定量评定，常用 H.R 神经心理学成套测验（Halstead-Reitan neuropsychological battery，H.R.N.B）。

（四）认知功能障碍评定的注意事项

进行认知功能障碍评定时，患者必须意识清醒，能配合医务人员的指令，具有一定的言语理解和表达能力。评定环境应相对封闭，减少外界声音、行人等各种因素的影响。评定结果应考虑患者年龄及受教育程度，综合各项评定全面分析。

二、常见认知功能障碍评定方法

认知功能评定的前提条件是患者的意识处于清醒状态，目前普遍采用 Glasgow（Glasgow Coma Scale，GCS）昏迷量表，判断意识障碍的程度，如患者意识清楚，再用简易精神状态检查表（Mini-Mental State Examination，MMSE）、蒙特利尔认知评估（Montreal Cognitive Assessment，MoCA）、认知能力检查量表（Cognitive Capacity Screening Examination，CCSE）、洛文斯顿作业疗法认知评定成套量表（Loewenstein Occupational Therapy Cognitive Assessment，LOTCA）、神经行为认知状况测试（Neurobehavioral Cognitive Status examination，NCSE）、认知能力筛查量表（Cognitive Abilities Screening Instrument，CASI）等，判断患者是否存在认知障碍。

（一）意识状态评定

1. **意识状态的初步判断** 根据意识障碍轻重的程度分三种，无论患者处于任何程度的意识障碍，均不适合进行认知功能的评定。

（1）嗜睡（somnolence）：睡眠状态过度延长，当呼唤或推动患者肢体时即可唤醒，醒后能进行正确的交谈或执行指令，停止刺激后患者又入睡。

（2）昏睡（stupor）：一般的外界刺激不能使其觉醒，给予较强烈的刺激时可有短时间的意识清醒，醒后可简短回答提问，刺激减弱后又进入睡眠状态。

（3）昏迷（coma）：分浅昏迷和深昏迷两种，当患者对强烈刺激有痛苦表情及躲避反应，无自发言语和有目的的活动，反射和生命体征均存在为浅昏迷；对外界任何刺激均无反应，深、浅反射消失，生命体征发生明显变化，呼吸不规则为深昏迷。

2. 格拉斯哥昏迷量表（Glasgow Coma Scale，GCS） GCS 总分为 15 分，最低分 3 分，8 分以下为重度损伤，预后差，9~11 分中度损伤，≥12 分为轻度损伤。≤8 分提示有昏迷，≥9 分提示无昏迷，数值越低，预示病情越重。患者 GCS 总分达到 15 分时才有可能配合检查者进行认知功能评定，见表 5-1。

表 5-1　格拉斯哥昏迷量表（GCS）

项目	患者反应	评分
睁眼反应	自动睁眼	4
	听到言语命令时患者睁眼	3
	刺痛时睁眼	2
	刺痛时不睁眼	1
运动反应	能执行简单口令	6
	刺痛时能指出部位	5
	刺痛时肢体能正常回缩	4
	刺痛时患者身体出现异常屈曲（去皮质状态）（上肢屈曲、内收内旋、下肢伸直、内收内旋，踝跖屈）	3
	捏痛时患者身体出现异常伸直（去大脑强直）（上肢伸直、内收内旋、腕指屈曲，下肢伸直、内收内旋，踝跖屈）	2
	刺痛时患者毫无反应	1
言语反应	能正确回答问话	5
	言语错乱，定向障碍	4
	说话能被理解，但无意义	3
	能发声，但不能被理解	2
	不发声	1

（二）认知功能障碍的筛查

1. 简明精神状态检查（Mini-Mental State Examination，MMSE） 该项检查总分 30 分，评定时间为 5~10 分钟。根据患者的文化程度划分认知障碍的标准，一般文盲≤17 分，小学文化≤20 分，中学文化≤24 分，在标准分数线下考虑存在认知功能障碍，需进一步检查。表中包括定向力、记忆力、注意力和计算力、回忆力、命名、复述、3 级指令、阅读、书写、临摹，如答错可进行单项检测，见表 5-2。在注意力和计算力测试中，当受试者不能完成连续减 7 任务时，请受试者完成倒转讲出句子。

表 5-2　简明精神状态检查

项目		得分
定向力	现在是什么日期？（年份）、（季节）、（月份）、（几号）、（星期几）	/5
	我们现在是在哪里？（省）、（市）、（区县或乡镇）、（什么医院）、（第几层楼）	/5
记忆力	现在我会说三样东西的名称，说完之后，请你重复一次。请记住它们，因为几分钟后，我会叫你再说出来给我听。[苹果][报纸][火车] 现在请你说出这三样东西给我听。（每样东西一秒钟，一个一分，以第一次的表现进行打分；然后重复物件，直至全部三样都记住，至多重复 6 次）	/3

续表

项目		得分
注意力 和 计算力	请你用100减7，然后再减7，一路减下去，直至我叫你停为止。（减五次后便停） （口头表达困难者，可手写代替，但要求每写出一个答案，测试者须将其遮掩起来不能让受 试者看到） （　　）（　　）（　　）（　　）（　　）	/5
	现在我读几个字给你听，请你倒转讲出来。［祝出入平安］	/5
回忆力	我之前叫你记住的三样东西是什么？	/3
命名	（出示铅笔、手表）这个是什么东西？	/2
复述	请你跟我讲这句话 "非如果，还有，或但是"	/1
3级指令	我给你一张纸，请你按我说的去做，现在开始："用你的右手（若右手不能，可用左手代替） 拿起这张纸，将它对折，并放在地上。"	/3
阅读	请你看看这句话，并且按上面的意思去做。"闭上你的眼睛"	/1
书写	你给我写一个完整的句子	/1
临摹	这里有一幅图（图5-1），请你照着它一模一样地画	/1

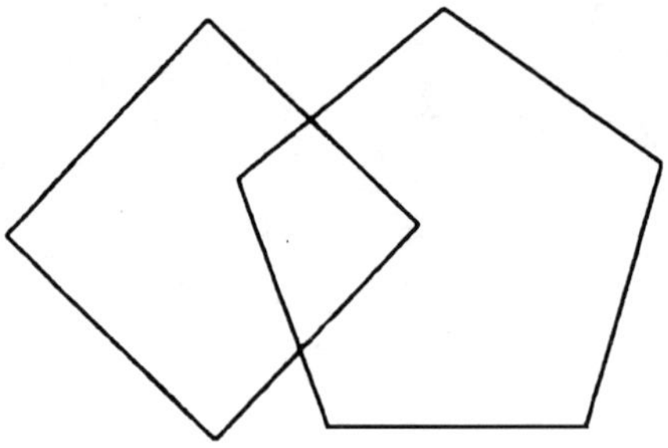

图 5-1　MMSE 看图作画

总分	30

2. 蒙特利尔认知评估（Montreal Cognitive Assessment，MoCA）福州版　蒙特利尔认知评估福州版是根据中国国情在原表的基础上修订而成，是一个用来对认知功能异常进行快速筛查的评定工具。包括了视结构技能、执行功能、记忆、语言、注意与集中、计算、抽象思维和定向力等8个认知领域。总分30分，≥26分正常，其敏感性高，覆盖重要的认知领域，测试时间短，适合临床运用。但其也受教育程度的影响，文化背景的差异、检查者使用MoCA的技巧和经验，检查的环境及被试者的情绪及精神状态等均会对分值产生影响，对于轻度认知功能障碍（MIC）蒙特利尔认知评估量表的筛查更具敏感性，见表5-3。

表5-3 蒙特利尔认知评估（MoCA）福州版

出生日期：_____ 教育水平：_____ 姓名：_____ 性别：_____ 检查日期：_____

视空间 / 执行能力	得分

MoCA 连线（图 5-2） 复制立方体（图 5-3） 画钟（11 点 10 分）（3 分） __/5

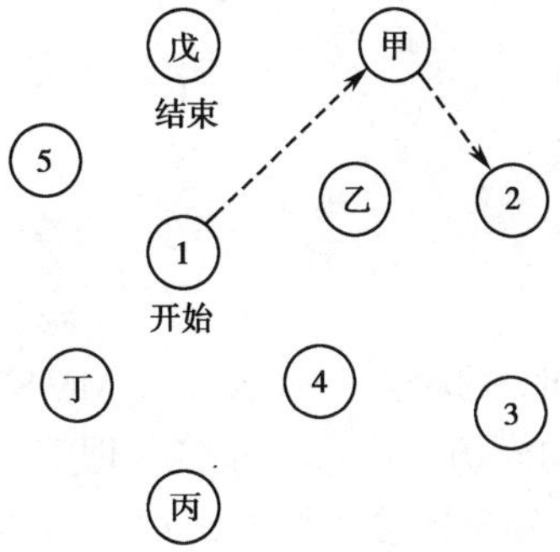

图 5-2 MoCA 连线

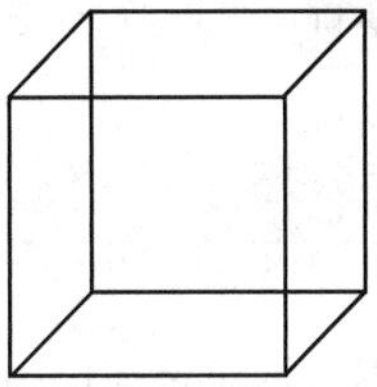

图 5-3 MoCA 立方体

[ ] [ ] [ ] [ ] [ ]
               轮廓   数字   指针

命名（图 5-4~ 图 5-6） __/3

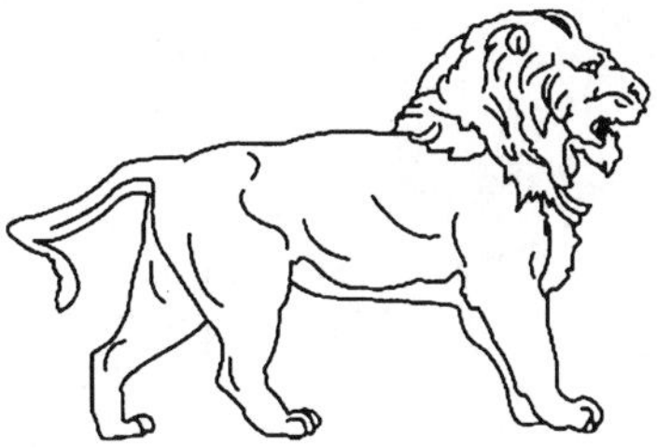

图 5-4 MoCA 命名狮子 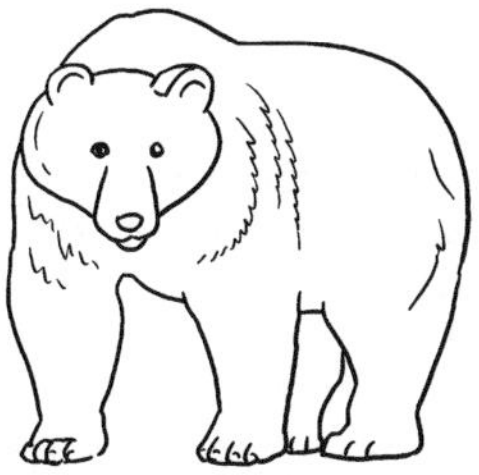 **图 5-5 MoCA 命名熊** 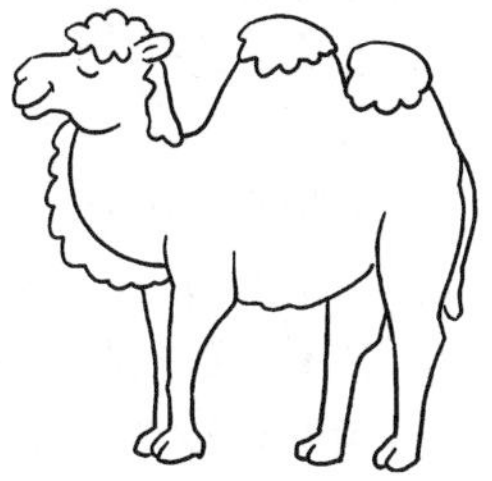 **图 5-6 MoCA 命名骆驼**
[ ]   [ ]   [ ]

记忆 朗读右侧词语，之后由受试者复述， 面孔 丝绒 寺庙 菊花 红色 不计分
不论第一次复述是否完全正确，重复朗读两 第一次
遍词语，并提醒受试者 5 分钟后回忆 第二次

注意 读出下列数字，请受试者重复（每秒 1 个） 顺背 [ ] 21854 __/2
                  倒背 [ ] 742

读出下列数字，每当数字 1 出现时，受试者必须用手敲一下桌面，错误数大于或等于 2 __/1
个不给分 [ ] 52139411806215194511141905112

100 连续减 7   [ ] 93 [ ] 86 [ ] 79 [ ] 72 [ ] 65 __/3

4~5 个正确给 3 分，2~3 个正确给 2 分，1 个正确给 1 分，全都错误为 0 分

语言 复述：我只知道今天小张来帮忙。[ ]   __/2
   狗在房间时，猫总躲在沙发下面。[ ]

流畅性：1 分钟之内尽可能多说出以 "yi" 同音的字开头的短语（2-4 个汉字）。[ ]（ ≥4 __/1
个记 1 分）

抽象 词语相似性：如香蕉—橘子 = 水果 [ ] 火车—自行车 [ ] 手表—直尺 __/2

延迟回忆 回忆时不能提示 面孔 丝绒 寺庙 菊花 红色 仅根据 __/5
         [ ] [ ] [ ] [ ] [ ] 无提示回
                    忆计分

选项 分类提示
   多选提示

定向力 [ ] 日期 [ ] 月份 [ ] 年 [ ] 星期几 [ ] 地点 [ ] 城市 __/6

                 总分 /30

教育年限≤12 年加 1 分

分类提示			多选提示	
面孔	身体的一部分	鼻子	面孔	手掌
丝绒	一种纺织品	麻布	棉布	丝绒
寺庙	一座建筑物	学校	寺庙	医院
菊花	一种花	牡丹	玫瑰	菊花
红色	一种颜色	红色	蓝色	黄色

3. 认知功能筛查量表（Cognitive Abilities Screening Instrument，CASI） CASI 与 MMSE 量表类似，检查内容包括定向、注意、心算、瞬时记忆、短时记忆、结构模仿、语言（命名、理解、书写）、概念判断等，检查时间 15~20 分钟，总分 30 分，小于或等于 20 分为异常，见表 5-4。

表 5-4 认知功能筛查量表（CASI）

序号	检查内容	评分
1	今天是星期几？	1.0
2	现在是几月份？	1.0
3	今天是几号？	1.0
4	今天是哪一年？	1.0
5	这是什么地方？	1.0
6	请说出 872 这三个数。	1.0
7	请倒数刚才说出的数字。	1.0
8	请说出 2597 这四个数字。	1.0
9	请听清 975 三个数字，然后数 1~10，再重复说出刚刚听过的数字。	1.0
10	请听清 7569 四个数字，然后数 1~10，再重复说出刚刚听过的数字。	1.0
11	从星期日倒数至星期一。	1.0
12	9+3 等于几？	1.0
13	再加 6 等于几（9+3 基础上）？	1.0
14	18 减去 5 等于几？	1.0
	请记住下面几个词，一会我会问你：帽子、汽车、大树、26。	
15	快的反义词是慢，上的反义词是什么？	1.0
16	大和硬的反义词是什么？	1.0
17	橘子和香蕉属于水果类，红和蓝属于哪一类？	1.0
18	你面前有几张纸币，你看是多少钱？	1.0
19	我刚才让你记住的词中第一个词是什么？	1.0
20	第二个词是什么？	1.0
21	第三个词是什么？	1.0
22	第四个词是什么？	1.0
23	计算：100-7	1.0
24	再减去 7 等于几？	1.0
25	再减去 7 等于几？	1.0
26	再减去 7 等于几？	1.0
27	再减去 7 等于几？	1.0
28	再减去 7 等于几？	1.0
29	再减去 7 等于几？	1.0
30	再减去 7 等于几？	1.0
总分		30.0

（三）功能检查法

功能检查法是评定认知功能障碍的最直观方法，即通过直接观察患者从事的日常生活活动情况，评定其认知功能障碍的程度，如将毛巾、牙刷、牙膏、肥皂等洗漱用品放在洗手盆上，观察患者是否能够合理使用这些洗漱用品，并且正常完成洗漱活动。

第二节　知 觉 障 碍

知觉（perception）是人类对客观事物的整体认识，人类认识客观事物始于感觉输入，感觉器官将外界的刺激信息输入到神经系统进行识别和辨认。知觉是人们认识客观事物最重要的环节，例如橙子，我们不仅仅要知道它是黄色的、酸甜味道、摸起来有点硬的感觉，还要将它与其他物品区别开，如柠檬、西红柿，这就是知觉。知觉以感觉作为基础，但不等于各种感觉信息的总和，要比感觉信息的叠加复杂。各种原因所致的局灶性或弥漫性脑损伤时，大脑对感觉刺激的解释和整合发生障碍，称知觉障碍，如躯体构图障碍、空间知觉障碍等。

一、概述

（一）概念

1. 躯体构图（body scheme）　指本体感觉、触觉、视觉、肌肉运动觉及前庭觉传入信息整合后形成的神经性姿势模型，包含人体各部分之间相互关系及人体与环境关系的认识。

2. 单侧忽略（unilateral neglect）　又称单侧不注意、单侧空间忽略、单侧空间失认，是脑损伤尤其是脑卒中后最常见的认知障碍之一。患者视野正常，但不能对正常视野内的物品组合刺激作出反应，如患者不能"看到"或不能再现脑损伤对侧的空间环境；走路只看到一侧的建筑，忽略对侧的建筑物，或忽略脑损伤对侧的肢体，或身体倾斜于健侧等。

3. 空间知觉（spatial perception）　是指物体的空间特性，是物体的形状、大小、远近、方位在大脑中的反映，包括形状知觉、大小知觉、深度知觉和方位知觉，而深度知觉又包括绝对距离知觉和相对距离知觉。空间知觉可以通过后天获得，是视觉、触觉、运动觉等多种感觉系统协同作用的结果，其中视觉最为重要。大脑具有视空间分辨能力，可以组织并解释所看到的信息，并赋予其一定意义的信息加工能力，包括图形背景分辨、形状恒常性、空间关系、视觉性闭合、视觉记忆和视觉形象化等。大脑损伤后，观察两者之间，或自己与两个或两个以上物体之间的空间位置关系上存在障碍，称视空间关系障碍（spatial relations deficits）。

4. 失认症（agnosia）　是指对视觉、听觉、触觉等感觉途径获得的信息，缺乏正确的分析和识别能力，如对物品、人、声音、形状或气味的识别能力的丧失。患者在特殊感觉正常的情况下，不能认识熟悉的事物，但可以利用其他感觉途径识别的一类症状，如患者不能通过照片辨认亲人或朋友，但可以通过脚步声识别，多由于枕叶或顶叶特定区域损伤导致。

5. 运用（praxia）　是指在外界刺激或内在神经冲动下作出有目的的动作。运用的过程包括动作产生的意念、形成、制定执行动作计划及动作执行的步骤，如口渴就会产生喝水的意念，然后将水烧开，倒入杯中，凉后端起饮用。

6. 失用症（apraxia）　是指肢体在没有运动功能障碍的情况下，不能按要求完成有目的的运动，左侧脑损伤可导致失用症。当意念或概念形成障碍，运动的构思过程被破坏而导致复杂动作的概念性组织障碍为意念性失用（ideational apraxia）；运动记忆的储存受损，导致动作计划的制订或执行障碍为意念运动性失用（ideomotor apraxia）。

（二）知觉障碍的分类及其特点

常见的知觉障碍有躯体构图障碍、视空间关系障碍、失认证和失用症四种。

1. 躯体构图障碍 与人体知觉有关的障碍，包括单侧忽略、疾病失认、手指失认、躯体失认及左右分辨困难。

（1）单侧忽略（unilateral neglect）：指患者对大脑损伤对侧身体或空间物品不能注意，或不能对其变化做出相应反应或反应迟钝。

（2）左右分辨困难：不能分辨自身或他人的左侧和右侧，不能执行含有"左"和"右"的指令。

（3）躯体失认（body agnosia）：患者不能识别自己和他人身体各个部位以及各个部位之间的关系，常见于优势半球顶叶和颞叶后部的损伤。表现为否认偏瘫肢体的存在；或承认偏瘫的肢体，但认为长在别人身上；不能完成区别身体各个部位的指令；不能模仿他人的动作；把身体的某个部位看得比实际大或小；常常述说患侧有沉重感；不能识别身体的部位，但能识别物体的结构等。

（4）手指失认（finger agnosia）：不能识别和命名自己或他人的手指，甚至不能指出触及的手指，轻者不影响手的实用性，但严重者会影响手指的功能活动，如系纽扣、系鞋带、打字等，见左侧大脑半球顶叶的角回损伤。

（5）疾病失认（anosognosia）：患者否认或忽视瘫痪肢体的存在，见大脑非优势半球顶叶缘上回的损伤，是脑卒中后的短暂性表现，康复期较少见。

2. 视空间关系障碍 视空间关系障碍与日常生活活动能力的关系密切，因此，视空间关系障碍的分类主要是根据其特征进行分类。

（1）图形背景分辨障碍（difficulty in figure–ground identification）：图形背景知觉是指从背景中分辨物体不同的形状，选择必要的对象及忽略无关的视觉刺激的能力。图形背景分辨困难指不能从视野范围内发现自己所需要的对象，注意广度缩短，注意力分散等，如不能在抽屉中找到想要的剪刀，不能找到轮椅中的手闸等。

（2）空间定位障碍（difficulty in space identification）：空间定位知觉又称方位觉，指物体的方位，如上下、前后、左右、内外、东、南、西、北等。不能判断物体与物体之间的关系，如患者不能按指令完成"请将桌子上的书拿起来"这样的动作。

（3）空间关系障碍（difficulty in spatial relation）：患者不能认识两个或两个以上的物体之间，以及物体与人体之间的位置、距离及角度等关系，主要表现为穿衣、梳妆、转移障碍，不能计算，结构性失用等日常生活活动异常。如患者不能区别衣服的前与后，里与外，常常将衣服穿反、找不到袖子、纽扣、两条腿同时穿进一条裤腿中，不能列竖式进行算术运算等。

（4）地形定向障碍（topographical disorientation）：地形定向觉是指判断两地之间关系的能力，如从一个地点到另一个地点，需要准确判断目的地的方向、线路周围的环境特征等，最终完成两地之间的移动。当地形定向存在障碍时，患者表现为不能描述以往熟悉环境或线路的特征，不能记住新的线路，不能识别路标，在熟悉的环境中迷路等。

（5）形态恒常性识别障碍（form constancy identification disorder）：形态恒常性指识别两个相似，但大小和位置不同的物体性质的能力。有形态恒常性识别障碍者不能观察或注意到物体的结构和形状上的细微差别，如患者不能区别"b"和"d"、"田"和"由"、"手表"和"手链"等外观或结构略有差别的字或物体。形态恒常性识别障碍与失认证不同，前者是不能区别相似的物品，而后者是不能识别单一的物品。

（6）距离知觉障碍（distance perception disorder）：不能准确判断物体之间的距离，如不能准确够到眼前的物品、上下楼梯感觉不安全、往杯子倒水时，水倒在杯子外边，或水满后不知道停止、不能准确地将饭菜送到口中等。

3. 失认症（agnosia） 根据其表现特点分为视觉失认、触觉失认和听觉失认三种。

（1）视觉失认（visual agnosia）：患者在没有视觉障碍的前提下，不知道视觉范围内客观实体的名称、形状、作用等，但通过视觉以外的感觉系统（听觉、味觉、嗅觉）可以理解实体的特征。视觉失认又分为物体失认、面容失认、颜色失认和同时失认。

1）物体失认（object agnosia）：是失认证中最常见的一种类型，表现为患者视力和视野正常，却不能识别常用物品，但通过其他感觉可以识别，如拿一双筷子，问患者是什么？患者不认识，但用手触摸后知道是筷子。

2）面容失认（prosopagnosia）：不能识别以往熟悉的面孔，即便是自己最亲近的人，但可以通过说话、脚步声、发型、服装等识别。

3）同时性失认（simultaneous agnosia）：不能同时完整地识别一个图像，患者只能识别一幅画中微小的细节，即只能理解或识别画中的一个方面或一部分，却不能获得整体感，因而不能说出一幅画的主题。

4）颜色失认（color agnosia）：又称色彩失认，患者不能说出和命名熟悉物品的颜色，当医生说出某种物品的颜色，让患者在图片上找出相对应的物品时，不能完成匹配任务，但当两种不同颜色的物品放在一起时，患者知道两种物品颜色不同，色盲表检查表现正常。

（2）触觉失认（tactile agnosia）：指不能通过触觉来识别物品。患者的触觉、温度觉、本体感觉和注意力正常，但不能通过触摸识别熟悉的物品。

（3）听觉失认（acoustic agnosia）：患者听觉正常，但不能识别所听到声音的意义。听觉失认分非言语性声音失认和言语性声音失认，前者指患者不能将一种物体和它所发出的声音联系在一起，如患者能听到汽车鸣笛声、钟表声、门铃声等，但却不能将声音与汽车、钟表、门铃等联系到一起；后者仅仅表现为不能识别言语声音的意义，而言语声音以外的所有听觉认识正常保留，如听理解破坏，但阅读理解、书写及自发言语均正常。

4. 失用症（apraxia） 传统的失用症包括意念性失用、意念运动性失用和肢体运动性失用，根据失用症的表现特征又增加了结构性失用、穿衣失用、口 - 颜面失用等类型。

（1）意念性失用（ideational apraxia）：动作意念的形成包括对物品功能、动作及动作顺序的理解，意念性失用患者表现为工具的选择和使用障碍，患者不能自动或根据指令完成有目的的动作，尤其是多步骤的动作，患者能正确完成复杂动作中的每一个分解动作，但不能按顺序完成，也不能正确地选择和使用工具。如用餐时，餐桌上摆有碗、筷子、勺子、米饭、菜、热汤，患者可用筷子去喝汤，并且不能合理进食饭菜。

（2）意念运动性失用（ideomotor apraxia）：患者不能执行运动的口头指令，也不能模仿他人的动作，但对过去学会的运动仍有记忆，可无意识地、自动地进行过去学会的动作，当发出指令要求其完成某种动作时，却表现出障碍。如让患者徒手完成刷牙的动作，患者表示茫然，但递给牙刷时，会完成用牙刷刷牙的动作。

（3）肢体运动性失用：在排除肢体运动功能障碍疾病的情况下，患者肢体精细动作笨拙，如患者不能完成系纽扣、系鞋带、穿针引线等。

（4）口腔 - 面部失用（facial-oral apraxia）：患者不能按照指令完成面部唇、舌、咽、喉、下颌等部位的复杂动作，如舔嘴唇、噘嘴、吹口哨、皱眉、鼓腮、咳嗽、眨眼、龇牙等动作，或表现为动作不协调、不正确或持续动作。

（5）结构性失用（constructional apraxia）：指组合或构成活动障碍。正常情况下，人们在进行组合性的活动中，能清楚地观察每一个细节，理解各个部分之间的关系，并能将各个部分组合起来，构成完整的组合性活动，如复制、根据指令画图、组装二维或三维的模型或结构等。结构性失用的患者，在结构性活动中表现出困难，如不能根据指令完成画图、积木组装等，严重者不能完成穿衣、摆放餐具、组装家具等，常见于大脑半球顶叶后部病变导致运用技巧障碍的患者。

（6）穿衣失用（dressing apraxia）：表现为不能辨认衣服的上下、前后、里外，自己不能穿衣服，找不到袖口及扣眼，常常错位系扣、两条腿穿入一条腿中，常见于大脑右侧半球顶叶的损伤。

二、 知觉障碍的评定方法

（一）躯体构图障碍的评定

1. 单侧忽略评定方法

（1）Schenkenberg 二等分线段测验法：在一张 26cm × 20cm 的白纸上画三组平行线段，每组 6 条，其长度分别为 10cm、12cm、14cm、16cm、18cm，在最上边及下边各画一条 15cm 长的线段作为示范，见图 5-7。嘱咐患者用笔在每条线段的中点做一标记（每条线段只能画一个标记），其中最上端和最下端各一条线段用来做示范，不统计在内。

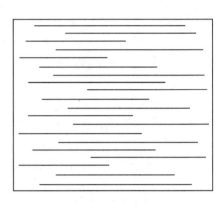

图 5-7 Schenkenberg 二等分线段测验

被检者画完后，通过粗略目测即可发现所画"中点"是否均偏向一侧，或漏掉标注线段中点。还可通过较精细地测量和计算来判断所画"中点"普遍偏向哪侧，偏离程度如何。测量和计算方法如下：测量一条线段的全长，算出其中点位置，测量被检者所画"中点"距离线段一侧的距离，较真正中点偏左 Xcm 记为 –Xcm，偏右 Xcm 记为 +Xcm。对所有线段进行测量后，计算总和的偏离百分数。计算方法如下所示：

$$偏离百分数 = \frac{各线段标记"中点"与真正中点间的距离之和}{所有线段全长之和} \times 100\%$$

切分点偏移距离超出全长的 10% 或与正常组对照而偏移大于 3 个标准差者为异常。

（2）Albert 线段划消测验：在一张 26cm × 20cm 的白纸上画有 40 条线段，每条线段长 2.5cm，分为 7 个纵行，中间一行为 4 条线段，其他 6 行有 6 条线段，见图 5-8。要求患者划消每一个线段，最后分析遗漏的线段数及偏向。也可以划消字母、数字、相同的汉字或符号等。

（3）画图测验：检查者将画好的表盘或房子等大致左右对称的画出示给患者，让患者临摹，也可以要求受检者在画好的圆圈内填写表盘上的数字和指针，要求指向固定的时间。如果患者只画一半，或明显偏向一侧，提示存在单侧忽略，见图 5-9。

（4）双侧同时刺激检查：首先给患者进行单侧感觉检查，如视觉、听觉、触觉刺激，然后对双侧同时刺激，观察患者的反应。严重的单侧忽略患者，即使只刺激一侧，对来自其忽略侧的刺激也毫无反应，而轻型患者可表现为反应迟钝，或只有刺激双侧时，才忽略一侧。

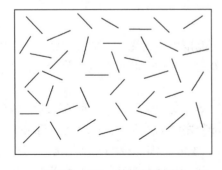

图 5-8 Albert 线段划消测验

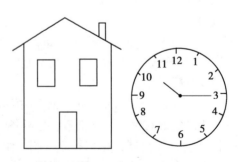

图 5-9 绘图测验标准图形

（5）功能检查：将实物放在患者视野中线内，让患者按指令去做，"将牙刷放在刷牙缸中""用毛巾擦擦嘴"等。

（6）BIT 量表：BIT 量表（the behavioural inattention test，BIT）是评估有无单侧忽略及其程度的标准化筛查成套工具。该量表分为 2 个部分：传统纸笔测验（BIT-C）和行为测试（BIT-B）。BIT-C 和 BIT-B 分别由 6 项常用的纸笔试验（划线测验、字母删除、星形删除、临摹图形、线段二等分和自由绘图）和 9 项行为学测试（浏览图片、打电话、读菜单、读文章、读取和设定时间、硬币分类、强调和复制句子、地图导航、卡片分类）组成。治疗师根据患者在每项测试中的表现评分，得分越低，表明单侧忽略越严重。BIT-C 和 BIT-B 可单独用于单侧忽略功能障碍和能力受限的评定。BIT 可用于脑卒中后单侧忽略评估，但不仅限于脑卒中使用，全套测试耗时 30~40 分钟，目前 BIT 有英文版和中文版供临床使用。目前 Pearson 相关性研究证实 BIT 具有非常好的重复测试信度和测试者间信度，与作业治疗检测清单、Barthel 指数以及 Rivermead 日常生活活动密切相关，其中 BIT-C 能很好地鉴别患者有无视觉忽略。脑卒中后 10 天时 BIT-B 分值是脑卒中后 3 个月、6 个月和 12 个月预后不良的重要预测指标。

Stone 等于 1987 年建立了 BIT 的简化版，将测试时间减少到了 10~15 分钟，该版本包括了 3 项传统测试（划线测试、星形删除、临摹图形）和 5 项行为学测试（浏览图片、读菜单、吃饭、读文章、硬币分类）。并已证明其具有良好的信度和效度；虽然 BIT 评定需要其他技能如书写、阅读、识字、视觉记忆和识别、视知觉等，限制其早期临床应用，但对于即将从急性期出院的患者则是很有效的测试工具。

（7）凯瑟林 - 波哥量表（Catherine Bergego Scale，CBS）：CBS 要求患者完成 10 项具体的日常生活活动，根据其完成情况来评估忽视。10 项日常生活活动分别是：清理左脸（刮胡子）、穿左袖或左边鞋、吃盘子左边的食物、吃饭后清洁左边口腔、自发向左侧注视、注意左侧躯体、注意左侧听觉刺激、碰撞左侧物体、在熟悉的地方向左侧行走及定位左侧熟悉的物品。评分标准为：0 分：不能完成；1 分：部分完成；2 分：中等程度的完成；3 分：摹本完成。总分为 0~30 分。CBS 比传统的"纸和笔"测试更加敏感，信度和效度均满意。CBS 量表的优点在于其包括了自身忽视、近身忽视和个远空间忽视的项目，而且可同时通过对比患者自己完成评估量表得分情况，评估患者"病觉缺失（anosognosia）"情况。

2. 左右分辨障碍

（1）指令完成能力检查：检查者发出指令，被检者完成。如"伸出你的右手，去摸你的左耳"，见表 5-5。

表 5-5　Benton 左右定向检查表

序号	检查项目	评分	序号	检查项目	评分
1	伸出你的左手	1.0	12	用你的右手触摸你的左眼	1.0
2	指你的右眼	1.0	13	指我的左眼	1.0
3	触摸我的左耳	1.0	14	指我的左腿	1.0
4	伸出你的右手	1.0	15	指我的左耳	1.0
5	用你的左手触摸你的左耳	1.0	16	指我的右手	1.0
6	用你的左手触摸你的右眼	1.0	17	用你的右手摸我的左耳	1.0
7	用你的右手触摸你的右膝	1.0	18	用你的左手摸我的左眼	1.0
8	用你的左手触摸你的左眼	1.0	19	把你的左手放在我的右肩上	1.0
9	用你的左手触摸你的右耳	1.0	20	用你的右手摸我的右眼	1.0
10	用你的右手触摸你的左膝	1.0	总分		20.0
11	用你的右手触摸你的右耳	1.0			

17~20 分为正常，<17 分为异常。

（2）动作模仿能力检查：检查者做一个动作，要求患者模仿。如检查者将左手放在右侧大腿前面，观察患者是否存在镜像模仿。

3. 躯体失认（body agnosia）

（1）观察：观察患者如何摆放偏瘫的肢体，是否认识到自己偏瘫肢体的功能丧失。

（2）指令完成情况：要求在合理的时间内准确说出身体部位的名称，如"指出你的鼻子"，不要用"左"或"右"这样的字，以区别左右分辨障碍。需要指出的是躯体失认的患者可以表现为左右分辨障碍，而左右分辨障碍的患者可以辨别身体部位。

（3）模仿动作：能够模仿他人的动作，如果为镜像动作，也属于正常。

（4）回答问题：在合理的时间内能够回答与身体部位有关的一些问题，如"你的眼睛在鼻子上面吗？"见表5-6。

表5-6 与身体部位有关的问题

序号	问题	序号	问题
1	你的眼睛在鼻子上面吗？	5	你的手指在肘和腕之间吗？
2	你的腿在胃下面吗？	6	舌头是在嘴的外边还是里边？
3	嘴和心脏，哪一个离你的鼻子近？	7	腰背部是在前面还是后面？
4	头顶上长的是头发还是眼睛？		

（5）画人体部位图：准备好纸和笔，让患者画一张人体结构图，包括10个部位，头、躯干、双臂、双手、双腿和双脚，每个部位1分，共10分。10分为正常，6~9分为轻度障碍，不足5分为重度障碍。

4. 手指失认（finger agnosia）

（1）手指图辨认：向被检者出示一张手指图，嘱被检者手掌向下放在桌子上，检查者触及其某一手指，让被检者在图中指出被触及的手指，睁眼和闭眼情况下分别指5次。

（2）命名手指：检查者说出手指的名称，要求被检者从自己、检查者及手指图上分别指认，共10次。

（3）动作模仿：检查者做指关节弯曲和对指动作，要求被检者模仿。

（4）绘图：令被检者画一张手指图，观察各手指排列及分布。

（二）视空间关系障碍的评定

1. 图形背景分辨困难的评定

（1）图片测试法：向被检者出示三种物品重叠到一起的图片，要求在一分钟之内说出所见物品的名称。

（2）功能检测法：在卧室的床上铺上白色床单，要求被检者挑选出床上摆放的白色浴巾或毛巾；或要求被检者从没有分类的柜橱中找出勺子，不能完成者为有图形背景分辨障碍。

2. 空间定位障碍的评定

（1）图片测试法：将一张画有正方形的纸放在受试者面前，令其在正方形纸的上方或下方画圆圈；或将几张内容相同的图片放在被检者面前，每一张图片都画有铅笔和铅笔盒，但铅笔的位置不同，要求被检者描述铅笔与铅笔盒的位置。

（2）功能检测法：将生活中常用的物品摆放在被检者面前，要求被检者按照指令完成相应的动作，如"将牙刷放在牙缸中""将勺子放在碗里"等，不能完成指令者为存在空间定位障碍。

3. 空间关系障碍的评定

（1）点式图连接测试：将一张画有左右相同的点式图纸出示给被检者，左边通过各点的连接形成一个图案，要求被检者按照左侧图的形状，将右侧的点连接成与左侧一样的图案。

（2）十字标测试：在示范卡片的不同位置画上十字标，要求被检者按照示范卡的样子，将十字标准确无误地画在另一个卡片上，如果被检者不理解指令，检查者给予示范。

（3）ADL 测试：让被检者根据检查者的指令进行穿衣、梳洗、转移、进食等日常生活活动，观察其使用物品、摆放物品、处理物品之间位置关系的能力。

（4）结构性运用测试：准备好盘子、碗、筷子、汤勺等餐具，令被检者将餐具摆放在餐桌的合适位置上，观察其是否能够合理摆放；也可以准备画笔、纸、绘有表盘的简笔画，令被检者按简笔画进行模仿绘图，观察其绘画中时针与分针的位置关系。

4. 地形定向障碍的评定

（1）了解病史：询问被检者家属患者是否日常生活中有迷路的情况，并让被检者描述其非常熟悉的环境的特征，或画出线路图，测试其是否理解和记住两地之间的关系。

（2）地图理解测试：给被检者一张其居住城市的地图，令被检者指出其所在的位置，并按地图所指到达指定地点，观察是否能准确到达目的地。不能根据地图确定目的地的线路，也不能描述或画出过去熟悉环境的线路图，为存在地形定向障碍。

5. 形态恒常性识别障碍的评定

（1）检查所需要的物品：图片（相似的字或物体）及生活中常用的物品（手表、手链、牙刷、铅笔、吸管、钥匙等）。

（2）方法：将图片和物品毫无规律地混放在一起，每一个物品从不同的角度呈现给被检者（物品上下、正反颠倒），让其辨认，不能正确识别相似物品者为存在形态恒常性识别障碍。

6. 距离知觉障碍的评定　可以通过以下方式测试。

（1）将一物体抛向空中，让被检者接取（正常时可以接到）。

（2）将物品摆放在桌子上，让被检者抓取（正常时可以准确抓取到）。

（3）让被检者上下阶梯（正常时无不安全感）。

不能按指令完成上述动作者为存在距离知觉障碍。

（三）失认证的评定

1. 视觉失认的评定

（1）物体失认的评定

1）视物辨认：将生活中常见的物品实物或照片放在被检查者面前，如电视、牙膏、牙刷、鸡蛋、碗、筷子等，要求被检者说出物品的名称，或检查者说出某种物品的名称，被检者指出相应的物品。

2）触物辨认：被检者闭上眼睛，触摸常用的生活物品，并说出它的名字。

3）描述实物特征：要求被检者根据实物或照片上物体的特征进行描述，如物体的形状、颜色、用途等。

4）模仿画图：出示常用生活物品的简单线条画，要求被检者模仿绘制。被检者不能说出所看物体的名称，或不能指出检查者说出的物品，或通过触觉不能说出该物品的名称，或不能按图画完整画出，均可判定存在物体失认。

（2）面容失认：出示被检者本人、亲人、朋友或著名人物的照片，要求被检者说出人物的名字和面部特征；也可以将相同的照片混杂在诸多照片中，要求其挑选出相同的；还可以根据声音、步态和服装等特征辨认，不能完成者判定存在面容失认。

（3）色彩失认：将不同颜色的物品或卡片放在被检者面前，检查者说出某种颜色，要求被检者指出来；或出示常见的水果或植物线条画，让被检者用彩笔涂上相应的颜色，如西红柿、香蕉、苹果、橘子等，不能完成者可判定存在色彩失认。

（4）同时性失认：出示一张整版印有印刷符号的作业纸，如星号，要求被检者查数星号数，观察其是否只注意作业纸中的某一部分；或出示一幅画，令被检者描述其主要内容；或要求被检者照图画画，看是否能完整画出，不能完成者可判定为存在同时失认。

2. 触觉失认的评定 确认患者不存在深、浅感觉、复合感觉功能障碍及命名性失语后，在桌子上摆放生活中常用的物品，如碗、勺子、盘子、球、玻璃杯、书、铅笔等，被检者闭上眼睛触摸其中一件物品，识别后放回原处，然后睁开眼睛，挑出该物品。

3. 听觉失认的评定

（1）听力检查：判断被检者听力是否正常。

（2）非言语性听觉测试：检查者在被检者背后发出不同声音，如咳嗽、拍手、敲桌子等，询问被检者是什么声音。

（3）言语性听觉测试：检查者说一段话，或放录音，让被检查者复述，或写下听到的内容，如不能复述和完成听写功能，可判定存在言语听觉障碍，或言语性声音失认。

（四）失用症的评定

无论是意念性失用，还是意念动作性失用，患者均表现为不能正确执行口令，因此，判断有无失用症主要采用动作检查法，即要求被检者使用某种工具完成特定的动作，观察其动作表现。

1. 意念性失用的评定 通过完成事物目的性及规划性进行测试。准备系列日常生活常用物品，要求被检者完成系列的日常生活活动。意念性失用的患者由于对完成某种事情的目的性和规划性缺乏正确地认识和理解，而不能正确完成系列活动过程，如将牙杯、牙刷、牙膏准备好，让患者完成刷牙的过程，患者不知道刷牙的程序，但患者可以按指令完成每一个分解动作，如刷牙的正常程序是先将牙杯接水—漱口—将牙膏挤在牙刷上—刷牙—漱口，但患者不能按照正常的程序刷牙，可能会先用牙刷刷牙，而不知道将牙膏挤在牙刷上，也不知道先漱口。

2. 意念运动性失用的评定 通过执行动作口令能力进行测试。令患者表演使用某种工具的动作，或检查者做出使用某种工具的动作，要求被检者模仿。意念运动性失用的患者不能执行运动口令，也不能准确模仿他人的动作或手势，但将某种工具交给患者时，患者可自动完成使用工具的动作。如让患者演示擦脸的动作，患者会表情茫然，但将其脸上滴上水滴，再将毛巾交给他时，患者会自动完成擦脸的动作。

3. 肢体运动性失用的评定 可采用精细运动进行测试。患者在没有运动功能障碍的条件下，对其上肢精细运动功能进行测试，如表现动作笨拙、缓慢等为存在肢体运动性失用，可以通过以下测试验证：

（1）手指或足尖敲击试验：令被检者用一只手的手指快速连续敲击桌面，或用一只脚的脚尖快速连续敲击地面。

（2）手指模仿试验：检查者用手演示日常生活常用的动作，如拧瓶盖、洗手等，要求被检者模仿。

（3）手指轮替试验：被检者快速地进行前臂的旋前旋后动作。

（4）手指屈曲试验：被检者快速进行示指屈曲动作。

（5）集团屈伸速度测试：被检者快速进行手指的屈曲和伸展抓握运动。

4. 结构性失用的评定

（1）复制几何图形：要求受试者复制二维的平面几何图形，如相互交叉的五边形，或三维几何图形，如立方体等。

（2）复制图画：要求受试者按照给出的图画进行模仿绘画，内容包括表盘、菊花、大象、空心十字、立方体和房子，评分标准见表5-7。

表5-7 绘画评分标准

绘画内容	指令	得分	评分标准（每一项1分）
表盘	画一个有数字和指针的表盘	满分3分	表盘轮廓大致为圆形 数字定位对称 数字正确
菊花	画一枝菊花	满分2分	能画出大体形状 花瓣分布对称
象	画一头大象	满分2分	能画出大体形状 比例基本对称
画空心十字	一笔画出空心十字	满分2分	能画出基本结构 所有的直角角度适宜
立方体	画一个能看到顶部和两个侧面的正方体	满分2分	能画出大体形状 基本有立体感
房子	画一个能看见房顶和两面墙的房子	满分2分	房子大体特征正确 有立体感

（3）功能活动：令被检者进行实物组装及部分日常生活活动，如组装家具、穿衣、做饭等，观察其功能活动是否受到影响。

（4）拼图：出示拼图图案，图案不宜过于复杂。

5. 穿衣失用的评定 通过穿衣的过程，观察被检者是否能够分清衣服上下、里外的关系，是否与身体的相应部位对应。

第三节 注意障碍

注意（attention）是心理活动指向一个符合当前活动需要的特定刺激，同时忽略或抑制无关刺激的能力，是一切意识活动的基础，具有指向性和集中性两个特点。当个体集中于某种事物时，必须排除外界刺激的干扰，当患者不能处理进行活动所必需的各种信息时，为存在注意障碍。存在注意障碍的患者，不能集中于某种康复训练，不能高质量完成治疗师的指令，在作业康复训练中表现尤为突出。

一、概述

（一）注意的特征

1. 注意的广度 即注意的范围，指在同一时间内一个人所能清楚地把握注意对象的数量。正常成年人可以同时注意8~9个黑色圆点；4~6个毫无关系的字母；3~4个几何图形。通过训练可以提高人的注意范围，提高学习和工作效率，提高康复质量。

2. 注意的强度 又称注意的紧张度，指心理活动对一定对象的高度集中程度，与人对注意对象的兴趣和爱好、良好的身体和精神状况有密切的关系。

3. **注意的持久性** 指对某一对象注意保持的时间长短，随着注意对象复杂程度的增加会提高。但注意的对象过于复杂，易导致注意疲劳和注意分散，因此，康复训练需要趣味化。

4. **注意的转移性** 指根据新任务的要求，主动、及时地将注意从一个对象转移到另一个对象的能力。对原来活动的注意紧张度越高，注意转移就越困难，转移速度就越慢；对于新活动对象越有兴趣，转移就越容易，速度越快。

5. **注意的分配性** 指在进行两种或两种以上活动时，能同时注意不同的对象，但需要具备以下的条件：一是一种活动程度足够熟练，不需要太多的注意就能进行；二是同时进行的几种活动之间有一定的关联。

（二）注意的分类

1. **重点注意（major attention）** 对特殊感觉（视觉、听觉、触觉）信息的反应能力，如观察某人时，注意其特殊的面部特征、言谈举止的细节等。

2. **持续注意（sustained attention）** 持续一段时间注意某项活动或刺激的能力，又称之为集中与警觉有关，它取决于紧张性觉醒的维持水平。这也是信息处理的底线，如在公路上开车、看电视、在功能训练中观察患者等都需要此类注意。

3. **选择性注意（selective attention）** 选择有关活动任务而忽略无关刺激（如外界的噪音、内在的担心等）的能力，如在客厅里别人看电视，你却在看报纸或做作业，这与有意向选择某项活动有关。

4. **交替注意（alternate attention）** 两项活动之间灵活转移注意重点的能力，如正在做某项工作时，电话铃响了，你会暂停工作去接电话，然后再恢复工作。

5. **分别注意（respective attention）** 对多项活动同时反应的能力，也称之为精神追踪，同时注意如驾车时，边开车边与旁边的乘客说话。

（三）注意障碍的分类及临床表现

1. **觉醒状态低下** 患者对痛觉、触觉、视觉、听觉及言语等刺激反应不能迅速、正确地作出反应，表现为反应时间延迟。

2. **注意范围缩小** 患者的主动注意减弱，一般易唤起注意的事物并不能引起患者的注意，注意范围显著缩小。

3. **保持注意障碍** 指患者注意的持久性和稳定性下降。患者在进行持续性和重复性的活动时，缺乏持久性，注意力不集中，易受到干扰。

4. **选择注意障碍** 患者难以进行有目的的选择需要的信息，剔除无关信息的能力差，容易受到自身或外部环境的影响，注意力不集中。

5. **转移注意障碍** 患者不能根据需要及时地从当前的注意对象中脱离出来，将注意及时转移到新的对象中，因而不能跟踪事件发展。

6. **分配注意障碍** 患者缺乏在同一时间内利用多种信息的能力。

二、 注意障碍的评定方法

大脑只有在觉醒状态下才能接受和处理信息，因此要从多方面评定注意的功能，如不能完成以下的测试为存在注意障碍。

（一）反应时间评定

指刺激作用于机体到机体做出明显反应所需的时间。一般采用视觉或听觉中的一项进行测试，并告知被测试者要接受的刺激及刺激后作出相应的反应，记录从刺激到反应的时间。如检查者在被测试者身后呼其姓名，当听到名字后转过头，记录从呼名到转头的时间。

（二）注意广度的评定

数字距是检查注意广度的常用方法。方法是检查者说出一串数字，让被检者正向和逆向复述，能正确复述出的数字串最高位数为该被检者的复述数字距。测验从 2 位数开始，检查者以 1 位数 / 秒的速度说出一组数字，每一水平最多允许 2 次检测（2 次数字不同），通过一次即可晋级下一水平测试，两次测试均没通过，即结束测试。如 3-7，患者复述 3-7，正确后，晋级 3 位数，7-4-9，患者复述 7-4-9。正常人正数数字距为 7±2，倒数数字距为 6±2，数字距为 3 时，提示患者为临界状态，数字距为 2 时，可确诊为异常。数字距缩小是注意障碍的一个特征，数字距往往与患者的年龄和文化水平有关，见表 5-8。

表 5-8　注意广度检查表

正向复述	数字距	逆向复述	数字距
4-9	2	6-2	2
4-1	2	1-9	2
4-8-1	3	2-8-3	3
6-3-2	3	4-1-5	3
6-4-3-9	4	3-2-7-9	4
7-2-8-6	4	4-9-6-8	4
4-2-7-3-1	5	1-5-2-8-6	5
7-5-8-3-6	5	6-1-8-4-3	5
6-1-9-4-7-3	6	5-3-9-4-1-8	6
3-9-2-4-8-7	6	7-2-4-8-5-6	6
5-9-1-7-4-2-3	7	8-1-2-9-3-6-5	7
4-1-7-9-3-8-6	7	4-7-3-9-1-2-8	7
5-8-1-9-2-6-4-7	8	3-5-8-1-2-9-4-6	8
3-8-2-9-5-1-7-4	8	8-1-4-9-2-3-6-5	8
2-6-1-9-7-3-5-4-8	9		
7-2-8-3-5-1-6-9-4	9		
得分：		得分：	

（三）注意持久性的评定

1. **划消实验**　给被检者出示一段文字（也可以是数字或字母），让其划去相同的字（或数字、字母），计算正确的划消数、错误的划消数和划消时间。

2. **持续作业测验（continuous performance test，CPT）**　CPT 是对注意维持及警觉高度敏感的测验，最常用于脑损伤后持续性注意障碍的检查。具体操作是由计算机播放一组数字，当受试者听到数字"3"后面出现"7"的时候，就尽快地按鼠标键，每个数字间隔为 1 秒，测试时间为 8 分钟，目标数总共为 12 个。计算机记录正确数及平均反应时。

3. **连续减 7（或其他数）或倒背时间**　让被检者连续计算 100 减去 7，递减 5 次，或倒数一年的十二个月，或倒数一周的每一天。

（四）注意选择性的评定

经典的 Stroop 字色干扰任务（stroop word color interference test，SWCT） 计算机屏幕中央为随机呈现红蓝色块和红、蓝两个汉字，每个汉字均有红蓝两种颜色。要求受试者看到红色汉字或红色色块尽快按鼠标左键，看到蓝色汉字或蓝色色块时尽快按右键。每一刺激呈现 0.5 秒，间隔 1 秒，测试时间为 4 分钟，共 120 个刺激，字色相反、字色一致、色块各 40 个。计算机记录正确数及平均反应时间。

（五）注意转移的评定

1. **连线测验（trail making test，TMT）** 一张纸上印有 25 个小圆圈，其中 13 个标上 1~13 的数字，另外 12 个标上 A~L 的英文字母，要求受试者把数字及字母间隔开连线，并保持它们各自的正常顺序，同时记录完成的时间，单位为秒。

2. **符号 - 数字测验（symbol digit modalities test，SDMT）** SDMT 与 WAIS 的数字符号分测验相似，可用来评测成人和儿童的脑损伤后注意的转移，也可用来进行分别性注意的评估。

（六）注意分配的评定

分配性注意目前多同时应用视听觉双任务或双耳分听任务来评测，亦可将记忆与计算任务相混合，在复合视觉刺激的各个元素间进行注意分配。其中同步听觉序列加法测验（PASAT）多被采用，该测验要求被试者连续听 61 个随机排列的 1~9 的数字，同时计算出相邻 2 个数字之和，它以数字间隔时间的不同，被设计成不同版本。多用于脑损伤后认知障碍的评定，尤其是注意障碍的评定。该测验不仅包括注意分配问题，它也涉及注意、计算、记忆及信息加工速度因素。具体操作是要求受试者认真听录音中播放的一组数字，并将听到的相邻两个数字的和尽快地说出来，每两个数字的时间间隔为 1.2 秒或 1.6 秒或 2.0 秒或 2.5 秒，1~9 的数字随机排列。每回答正确 1 次得 1 分，最高分为 60 分。

第四节 记 忆 障 碍

记忆（memory）是对所输入信息进行编码、存储及提取的过程。根据其提取内容的时间长短分为瞬时记忆、短时记忆、长时记忆。没有记忆，我们将无法学习新的知识和掌握新的技能，也不会对过去所经历的事情进行总结和概括。但记忆会随着信息输入量的减少和年龄的增长而逐渐减退，当某些原因导致与记忆有关的中枢神经系统损伤后，将出现永久性的记忆障碍。

一、 概述

（一）记忆的特点

1. **瞬时记忆（immediate memory）** 又称感觉记忆，信息保留时间极短，最长 1~2 秒。与感觉刺激关系密切，尤其是特殊感觉刺激，当刺激结束后，大脑仍能保持瞬间印象，是记忆的第一阶段。人类只有少量的感觉记忆信息被保留进入到短时记忆中，大部分未被注意的信息很快消失。如许多与我们擦肩而过的人，我们见过，但在头脑中却没留下任何记忆。

2. 短时记忆（short-term memory） 又称工作记忆，信息保留时间在 1 分钟以内；感觉记忆信息被注意转入到短时记忆中，是记忆的第二阶段，但短时记忆的容量是有限的，即不是所有的感觉记忆都能转变成短时记忆，它只是将其中必要的感觉信息重新编码和复述后转为长时记忆储存下来，如对某种信息一遍又一遍的复述，使记忆内容得以储存和巩固。

3. 长时记忆（long-term memory） 指信息保留时间在 1 分钟以上，甚至数日、数年、终生。长时记忆又分为近期记忆和远期记忆，近期记忆指信息保留时间在数小时、数日、数月之内，而远期记忆指信息保留超过 1 年以上。经过短时记忆阶段重现编码后的信息转入长时记忆中，是记忆的第三阶段，是回忆的基础，并且不受容量限制，没有止境。

（二）记忆的基本过程

记忆是一个过程，首先通过视觉看到并识别某种物质，然后筛选保留在大脑中。记忆的基本过程包括识记、保持和回忆三个环节。

1. 识记（memorizing） 是识别并记住事物的过程，是记忆的第一个环节。识记的效果与输入信息的先后顺序、数量、感觉的特征（如视、听、嗅、味）及人的情绪状态关系密切。

2. 保持（retention） 是识记的事物在大脑中存储和巩固的过程，与识记时间的长短、复习识记内容的次数有关，是记忆的第二个环节。

3. 回忆（recall） 是对大脑所保留事物的提取（retrieve）过程，是记忆的最后一个环节。回忆分再现和再认两种表现方式，再现是当识记过的事物不在时能够在头脑中重现，如自我介绍、考试答题等；而再认是识记过的事物再度出现时，能够把它识别出来。

二、 记忆障碍的评定

（一）瞬时记忆的评定

1. 数字广度测试 见数字距测试方法，一次重复的数字长度（正数字距）为 7±2 为正常，低于 5 为瞬时记忆缺陷。

2. 词语复述测试 检查者说出 4 个不相关的词，如排球、菊花、桌子、汽车等，速度为 1 个词 / 秒，要求被检者立即复述。正常时能复述 3~4 个词，复述 5 遍仍未正确者，为存在瞬时记忆障碍。

3. 视觉图形记忆测试 出示 4 个图形卡片（简单图形），令被检者注视 2 秒后，将卡片收起或遮盖，要求被检者根据记忆临摹画出图形，如绘出图形不完整或位置错误为异常。

（二）短时记忆的评定

检测内容同瞬时记忆法，但时间要求是注视 30 秒后，要求被检者回忆瞬时记忆检测的内容。

（三）长时记忆的评定

长时记忆的评定分别从情节记忆、语义记忆和程序性记忆等不同侧面进行。

1. 情节记忆（episodic memory）测试 要求被检者回忆其亲身经历的事件或重大公众事件，包括事件的时间、地点、内容，包括顺行性情节记忆和逆行性情节记忆。

（1）顺行性记忆（anterograde memory）评定：是对识记新信息能力的检测，分言语和非言语检查，见表 5-9。

表5-9 顺行性记忆评定

测试内容
言语测验
1. 回忆复杂的言语信息 给被检者读一段故事，故事包括15~30个内容，要求被检者复述故事的情节
2. 词汇表学习 准备2张分别列有15个词的表，检查者以1个词/秒的速度高声读第一张卡，要求被检者复述，重复5遍后，检查者再念第二张卡，要求被检者复述1遍第二张卡的内容后，立即复述第一张卡的内容
3. 词汇再认 测验由20~50个测验词和20~50个干扰词组成，并制成卡片，每个卡片只有1个词，每个词呈现3秒，然后将干扰词与测验词放在一起，让受检者挑出刚才出现过的词
非言语测验
1. 视觉再现 用Rey-Osterrieth复杂图形记忆测验（Rey-Osterrieth Complex Figure，ROCF），首先让受试者临摹图形，10~30分钟后，再根据记忆将图案重新画出来，见图5-10
2. 新面容再认 测验由20~50个测验照片和20~50个干扰照片组成，每个照片呈现3秒，然后将干扰照片与测验照片放在一起，让被检者挑出刚才出现过的照片

（2）逆行性记忆（retrograde memory）测试：是对以往信息记忆的测试，包括个人经历记忆、社会事件记忆和著名人物记忆等，可采用问卷式提问。

个人经历记忆主要是对被检者成长的不同时期直至发病前的个人经历过的事件进行提问，其准确性需要被检者的亲属或知情者证实；社会事件记忆是根据受检者的年龄和文化水平，对重大社会事件发生的时间、地点及事件的主要内容提问；著名人物记忆是请被检者通过照片辨认著名人物，包括姓名、身份及相关的历史年代。

2. 语义记忆（semantic memory）测试 是指有关常识、概念及语言信息的记忆，包括常识测验、词汇测验、分类测验、物品命名及指物测验等，如提问患者"一年有几个月？""肮脏是什么意思？"或让被检者对物品进行分类、指认物品等。

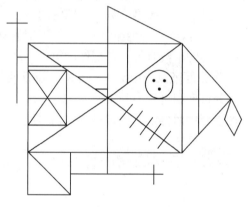

图5-10 复杂图形记忆测验

3. 程序性记忆（procedural memory）测试 程序性记忆，即在潜意识水平学习有关行为技能、认知技能及运算法则的能力。程序性记忆有时难以用语言描述，如骑自行车、打羽毛球等。存在程序性记忆障碍的患者，可以从基础学习这些技能，但患者往往凭借以往的记忆进行操作，因此，很难做到自动地、毫不费力地完成任务。此项测试只要求被检者完成指定操作，如开启罐头、订书、按照给出的图画填充颜色等。

（四）标准化的成套记忆测验

1. Rivermead行为记忆测验法 Rivermead行为记忆测验法（the Rivermead Behavioral Memory Test，RBMT），RBMT是英国牛津Rivermead康复中心于1987年编制的一套行为记忆测验法，RBMT包括11个分项目。RBMT评定内容与日常生活关系密切，旨在发现日常记忆功能障碍。尤景春等人证实RBMT具有良好的信度及效度，能够真实、全面地反映患者在日常生活中的记忆功能。

行为记忆测验法（RBMT）

（1）记住姓和名：让患者看一张人像照片，并告知他照片上人的姓和名。延迟一段时间后让他回答照片上人的姓和名，延迟期间让他看一些其他东西。评分：姓和名均答对，2分；仅答出姓或名1分；否则0分。

（2）记住藏起的物品：向患者借一些属于他个人的梳子、铅笔、手帕、治疗时间表等不贵重的物品，当着他的面藏在抽屉或柜橱内，然后让他进行一些与此无关的活动，结束前问患者上述物品放于何处。评分：正确指出所藏的地点，1分；否则0分。

（3）记住预约的申请：告诉患者，医生将闹钟定于20分钟后闹响，让他20分钟后听到闹钟响时提出一次预约的申请，如向医生问"您能告诉我什么时候再来就诊吗"？评分：钟响当时能提出正确问题，1分；否则0分。

（4）记住一段短的路线：让患者看着医生手拿一信封在屋内走一条分5段的路线：椅子→门→窗前→书桌，并在书桌上放下信封→椅子→从书桌上拿信封放到患者前面。让患者照样做。评分：5段全记住，1分；否则0分。

（5）延迟后记住一段短路线：方法同4，但不立刻让患者重复，而是延迟一段时间再让他重复，延迟期间和他谈一些其他事。评分：全记住，1分；否则0分。

（6）记住一项任务：即观察4中放信封的地点是否对。评分：立即和延迟后都对，1分；否则0分。

（7）学一种新技能：找一个可设定时间、月、日的计算器或大一些的电子表，让患者学习确定月、日、时和分（操作顺序可依所用工具的要求而定）：①按下设定钮（set）；②输入月份，如为3月，输入3；③输入日，如为16，输入16；④接仪器上的日期（date）钮，通知仪器这是日期；⑤输入时间，如为1时54分，输入1-5-4；按下时刻（time）钮，告诉仪器这是时刻。然后按复位钮，消除一切输入，让患者尝试3次。评分：3次内成功，1分；否则0分。

（8）定向：问患者下列问题：①今年是哪一年？②本月是哪个月？③今日是星期几？④今日是本月的几号？⑤现在我们在哪里？⑥现在我们在哪个城市？⑦您多大年纪？⑧您何年出生？⑨现在总理的名字是什么？⑩谁是现届的国家主席？评分：①②③④⑤⑥⑦全对，1分；否则0分。

（9）日期：问（8）中的第④题时记下错、对。评分：正确给1分，否则0分。

（10）辨认面孔：让患者细看一些面部照片，每张看5秒，一共看5张。然后逐张问他这是男的还是女的？是不到40岁，还是大于40岁？然后给他10张面部照片，其中有5张是刚看过的，让他挑出来。评分：全对1分；否则0分。

（11）认识图画：让患者看10张用线条图绘的物体画，每次一张，每张看5秒，让他叫出每图中的物体的名字。在延迟后让患者从20张图画中找出刚看过的10张。评分：全对1分；否则0分。

以上11题除第一题最高2分外，余各最高为1分，满分为12分。正常：原始分总分9~12分；有认知功能缺陷：原始分总分小于9分。

2. 韦氏记忆测验 韦氏记忆量表在我国目前应用较多的是龚耀先的修订本（WMS-RC），1983年龚耀先等以WMS为蓝本增加和修订了测验内容，改变了记分系统编制成WMS-RC。WMS-RC适用于7岁以上儿童及成年人，仍分为甲、乙两式平行本，便于进行前后比较。测试内容包括经历、定向、数字顺序、再认、图片回忆、视觉提取、联想学习、触觉记忆、逻辑记忆和背诵数目，共10项。WMS-RC是目前国内最重要的成套记忆测验之一，其结构和内容与WMS-R与WMS-III均有不少吻合之处，以记忆商数（memory quotient，MQ）作为整体记忆能力的衡量指标。

3. 临床记忆测验 可选用简易精神状态检查量表和认知功能筛查量表进行测试。是由许淑莲于1985年编制，分甲、乙两套。评定内容包括指向记忆、联想记忆、图像自由回忆、无意义图形再认、人像特点回忆等5个分测验，各分测验都是检查持续数分钟的一次性记忆或学习能力。该量表为国内第一种自行设计编制的成套记忆测验，获得临床广泛使用，性能较好。

第五节　执行能力障碍

执行能力是人类智力水平的高度概括，涉及注意力、记忆力和运动技能的多方面内容，是综合能力的体现，是正确运用知识达到目的的能力，与日常生活关系极为密切。如对即将要进行的某项任务进行策划，制定出符合实际的目标，估算完成任务的时间，完成任务的关键因素，预计可能出现的问题，解决问题的办法等。

一、概述

（一）概念

执行功能（executive function）指人独立完成有目的、控制自我行为的能力，包括制定任务计划、判断任务实施的准确性、分析决策的可行性、控制自我行为和独立解决问题的能力等内容，是一种综合的运用能力。

执行功能障碍指脑损伤或脑功能减退（如阿尔茨海默病）后，运用知识达到某种目的的能力减退，对待事物的反应缺乏主动性，见于大脑额叶损伤的患者，常伴有注意及记忆功能障碍。

（二）执行功能障碍的特点

执行功能障碍以解决问题能力的下降或丧失为其重要的特征，即不能认识存在的问题、不能计划和实施所选择的解决方法、不能检验所解决问题的方法是否满意，大体可概括为三个方面：启动、终止和自身调节障碍。

1. **启动障碍**　指不能在需要时开始某种动作，对事物缺乏兴趣和耐心，行为被动，反应迟钝。
2. **终止障碍**　表现为持续某一言语或动作而不能停止。
3. **自身调节障碍**　表现为不能根据周围环境的变化而做出相应的反应，不能改变其不适的行为，常常以自我为中心。

二、执行能力障碍的评定

执行能力是更高一级的脑功能，是注意力、记忆力和运动技能统和的结果，往往通过对其他能力的综合检查才能反映出来。

（一）启动能力的评定

要求被检查者在一分钟之内说出以"大"为开头的词或短语，正常人一分钟之内可以说出8~9个（单词或短语）。如大家、大地、大方、大小、大全、大力支持、大权在握、大鸣大放、大大咧咧等。若为失语症患者，可提供设计好的图片让其挑选。

（二）变换能力的评定

1. 检查者出示1个手指时，被检查者出示2个手指，检查者出示2个手指时，被检查者出示1个手指，共完成10遍。
2. 检查者敲击桌子底面1下（避免视觉提示），被检查者出示1个手指，检查者敲击2下，被检查者不动，共完成10遍。

上述两种检查如患者只是模仿检查者的动作，或反复重复某一个动作均为异常。

3. **交替变化检查**　检查者出示一个由方波和三角波交替并连续组成的图形，被检查者照图画出图形。表现一直重复一个图形而不是交替变化（也称持续状态）者为异常，见图5-11。

4. **交替运动检查**　检查者示范动作要求，即一手握拳，另一手同时五指伸开，然后左右手动作颠倒过来，要求被检查者按要求完成。

5. 动作连续性检查　Luria 三步连续动作检查，要求被检查者连续做三个不同的动作，如握拳，将手的尺侧缘放在桌子上，手掌朝下平放在桌子上。

6. ADL 检查（无运动功能障碍者）　要求被检查者实际演示日常生活中常见的动作，如洗脸、刷牙、吃饭等，观察其是否存在反复进行片段动作，持续状态和不能完成者为异常。

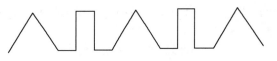

图 5-11　交替变换测验

（三）解决问题能力的评定

主要针对抽象思维概括能力的检查。

1. 成语及谚语的解释　选择与被检查者受教育水平和背景相应的成语或谚语，解释其引申含义。如"滴水之恩，当涌泉相报""条条大路通罗马""近朱者赤，近墨者黑""过河拆桥"等。如只是做字面解释为 0 分；能用通俗的话反映较为深刻道理的为 1 分；能正确解释其寓意为 2 分，0 分说明被检查者的抽象概括能力存在障碍。

2. 类比测验　分相似性测验和差异性测验两种，前者是要求被检者说出一对事物或物品的相同之处，后者是指出不同之处，见表 5-10。

表 5-10　类比测验表

分类	测验内容	答案
相似性测验	西红柿 - 白菜	都属于蔬菜
	诗歌 - 小说	都属于文学作品
	手表 - 皮尺	都是计量工具
差异性测验	床 - 椅子	床可以平卧，椅子只能坐
	狼 - 狗	外形上狼的耳朵竖立，狗的耳朵下垂
	河 - 运河	河是自然水道，运河是人工水道

3. 推理测验　通过推理寻找规律，并加以验证。

（1）言语推理：例如李娟比王红高，王红比刘丽高，张菲比李娟高。请问下面哪项回答是正确的？①刘丽比李娟高；②张菲比王红高；③刘丽比张菲高；④王红比张菲高。

（2）非言语推理：可以用数字推理、字母推理和图形推理。

例 1. 数字推理：在横线上填上正确的数字 1，4，7，10，<u>13</u>。

例 2. 图形推理：威斯康星卡片分类测验（Wisconsin Card Sort Test，WCST）或瑞文推理测验（Raven's Progressive Matrices，RPM）。

威斯康星卡片分类测验是一种较为常用的客观的神经心理学检测，广泛应用于检测大脑的执行功能，主要评定受试者的抽象概括、工作记忆、认知转移等方面的能力，适用于各种职业、文化阶层及年龄段的正常或各种身心疾病者。但该测验难度较高、耗时较长，一般用于精神分裂症、抑郁症等成年患者的检测，很少用于老年人认知受损的评估。

瑞文推理测验由英国心理学家瑞文于 1938 年创制，用以测验一个人的观察力及清晰思维的能力。是一种纯粹的非文字智力测验，属于渐进性矩阵图。RPM 按逐步增加难度的顺序分成 A、B、C、D、E 五组，A：反映知觉辨别能力（共 12 题）；B：反映同类比较能力（共 12 题）；C：反映比较推理能力（共 12 题）；D：反映系列关系能力（共 12 题）；E：反映抽象推理能力（共 12 题）。

（四）ADL 检查法

要求被检者演示一些日常生活活动动作，如喝水、写字、穿衣等，观察受试者是否存在反复进行片段动作的情况，处于持续状态和不能完成序列动作均为异常反应。

（五）成套智力评定方法

成套智力评定通常采用修订韦氏成人智力量表（WAIS-RC），适用于 16 岁以上成人，测试内容包括语言量表和操作量表两部分，共有 11 个分测验，见表 5-11。

表 5-11　WAIS-RC 成人智力量表

量表组成	测验内容	评分标准	最高分	测试能力
言语量表	1. 知识　包括历史、地理、天文、文学、自然等知识	共 29 题，每题 1 分	29	知识的广度、学习及接受能力、记忆能力、日常事物认识能力
	2. 领悟　包括社会风俗、价值观、成语等	共 14 题，每题 2 分（可分 2、1、0 分）	28	一般知识、判断能力、运用知识解决问题能力、抽象思维能力
	3. 算术（心算）主要测试计时问题	共 14 题，每题 1 分，后 4 题提前完成可加分	18	数学计算的推理能力、注意能力
	4. 相似性　对词，念给受试者听，要求说出每对词的相似性	共 13 题，说出每对词的相似性（每题可记 2、1、0 分）	26	逻辑思维能力、抽象思维能力、概括能力
	5. 数字广度　念给受试者一组数字，要求顺背 3~12 位数，倒背 2~10 位数	共 19 项，顺背 10 个数字串（最高分 12 分），倒背 9 个数字串（最高分 10 分）	22	注意力、记忆力
	6. 词汇　40 个词汇念给受试者听，要求其在词汇表上指出并说明其含义	每题按 2、1、0 得分	80	言语理解能力、抽象思维概括能力、知识范围、文化背景
操作量表	7. 数字符号　给 1~9 数字配上符号，要求受试者在 90 个无顺序的数字上填上相应的符号	90 秒内完成，每一正确符号记 1 分，符号倒转记 0.5 分	90	一般学习能力、知觉辨别能力及灵活性
	8. 图画填充　21 张图画都缺失重要部分，要求指出缺失部位	每图限时 20 秒，正确回答一题记 1 分	21	视觉辨别及记忆能力、视觉理解能力
	9. 木块图　要求受试者用 9 块红白两色的立方体木块按照木块测验图卡组合成图案	10 个图案，限时内完成一个记 4 分，提前完成另加分	48	空间关系辨认能力、视觉结构分析和综合能力、视觉运动协调能力
	10. 图片排列　把说明一个故事的一组图片打乱顺序，让受试者摆出正确的顺序	8 组图片，限时内完成一组记 2 分，后面 3 组提前完成另加分	38	分析综合能力、观察能力、计划性
	11. 图形拼凑　把人体、头像等图形的碎片呈现给受试者，要求拼成完整的图形	4 套图形限时内完成按每个图形标准记分，提前完成另加分	44	局部与整体关系处理能力、思维概括能力、知觉

第六节　抑郁和焦虑

　　心理也属于大脑的高级功能，是个体与环境相互作用的精神活动。一个健全发育的神经系统是各种心理现象发生和发展的基础，人的心理现象表现为一定的过程，如认知过程、情感过程、技能形成过程等，而抑郁和焦虑是康复医学中常见的心理症状，属于情感过程，我们在本节中重点介绍。

　　双侧大脑半球对情绪的控制和调节存在一定的差异，研究发现，在积极情绪时，左半球出现较多的电位活动；而在消极的情绪时，右半球出现较多的电位活动。大脑中枢神经系统疾病常常出现各种情绪、情感障碍，如焦虑、抑郁及疲劳倦怠等心理症状，其长期存在将严重影响患者的康复效果，因此，掌握康复医学中常见心理症状抑郁和焦虑的评定方法，对于指导临床康复具有重要的意义。

一、概述

（一）概念

　　1. 心理健康（mental health）　即心理卫生，指以积极有益的教育和措施，维护和改进人们的心理状态以适应当前和发展的社会环境。心理健康的目标就是提高人类对社会生活的适应与改造能力，正确评价人的心理状态，有助于预防心理疾病的发生。当个体的心理过程和心理特征发生异常改变时，称异常的心理现象，如焦虑、抑郁。

　　2. 情绪（emotion）　是以个体的愿望和需要为中介的一种心理活动，包括喜、怒、哀、乐、忧、憎、愤等。当客观事物或情景符合主体的需要和愿望时，就能引起积极的、肯定的情绪，如喜悦、兴奋等；不符合时就会产生消极、否定的情绪，如焦虑、抑郁等。无论是积极的，还是消极的情绪反应，如果只是暂时存在，属于人体正常的情绪反应，如持续或长期存在，对机体产生不利影响，则为异常的情绪反应。

　　3. 焦虑（anxiety）　是因受到不能达到目的或不能克服障碍的威胁，使个体的自尊心与自信心受挫，或失败感和内疚感增加，预感到不详和担心而形成的一种紧张不安及带有恐惧和不愉快的情绪。

　　4. 抑郁（depression）　是指显著而持久的情绪低落，包括忧郁、悲观、缺少主动语言、自责、食欲减退、甚至有自杀念头或行为等。

（二）焦虑和抑郁的主要表现

　　1. 焦虑　自觉无能力面对威胁，感到危险马上发生，内心处于警觉状态，或怀疑自己应对行为的有效性。患者表述的症状通常是与处境不相符合的痛苦情绪体验，如担忧、紧张、着急、烦躁、害怕、不安、恐惧、不祥预感等情绪反应。

　　2. 抑郁　表现为心情不好，感到自己无助或绝望，认为生活毫无价值；或感到自己的疾病无法好转，对治疗和康复失去信心；认为自己给别人带来的只是麻烦，连累了家人；对以前的各种业余爱好和文体活动缺乏兴趣，或不愿意见人，不愿意讲话，甚至厌世、不愿活下去、产生自杀念头等。

二、焦虑和抑郁的评定方法

　　焦虑和抑郁既是一种客观存在的心理问题，又是个人对自身状态的主观感受，因此，评定方法可采用量表法进行评定，常用的量表有汉密尔顿抑郁量表（Hamilton Depression Scale，HAMD）、汉密尔顿焦虑量表（Hamilton Anxiety Scale，HAMA）、抑郁自评量表（Self-rating Depression Scale，SDS）及焦虑自评量表法（Self-rating Anxiety Scale，SAS）。

（一）焦虑自评量表法（SAS）

SAS 自评量表由 Zung 于 1971 年编制，用于评定焦虑者的主观感受，见表 5-12。

1. 评分标准 SAS 包括 20 个项目，评定的依据主要根据所定义症状出现的频率，其轻重程度分 4 级，包括正向评分和负向评分（＊为负向评分），评分标准：

1 分：没有或很少时间；

2 分：少部分时间；

3 分：相当多时间；

4 分：绝大部分或全部时间。

正向评分题（15 项）依次评为 1、2、3、4 分；反向评分题（5 项）则为 4、3、2、1 分。评定结束后，将 20 个项目中的各项分数相加，得到总分（X）乘以 1.25 后取整数部分，得到标准分（Y）。

2. 焦虑程度分级 按照中国常模结果，SAS 标准分的分界值为 50 分，其中 50~59 分为轻度焦虑；60~69 分为中度焦虑；69 分以上为重度焦虑。

3. 评定注意事项

（1）表格由评定对象自行填写，要求自评者在评定前，清楚量表的填写方法及每条问题的含义。

（2）对于文化程度低、不能理解或看不懂 SAS 的内容者，工作人员逐条宣读解释，让评定者独自做出评定。

（3）评定的时间范围为过去的一周。

（4）评定者在一个项目中只能打一个钩，不可以漏项。

表 5-12 Zung 焦虑自评量表（SAS）

评定项目	很少有	有时有	大部分时间有	绝大部分时间有
1. 我感到比往常更加神经过敏和焦虑	☐	☐	☐	☐
2. 我无缘无故感到担心	☐	☐	☐	☐
3. 我容易心烦意乱和恐惧	☐	☐	☐	☐
4. 我觉得我可能将要发疯	☐	☐	☐	☐
*5. 我感到事事都很顺利，不会有倒霉的事情发生	☐	☐	☐	☐
6. 我的四肢抖动和震颤	☐	☐	☐	☐
7. 我因头痛、颈痛和背痛而烦恼	☐	☐	☐	☐
8. 我感到无力或疲劳	☐	☐	☐	☐
*9. 我感到很平静，能安静坐下来	☐	☐	☐	☐
10. 我感到我的心跳较快	☐	☐	☐	☐
11. 我因阵阵的眩晕而不舒服	☐	☐	☐	☐
12. 我有阵阵要昏倒的感觉	☐	☐	☐	☐
*13. 我呼气和吸气都不费力	☐	☐	☐	☐
14. 我的手指和脚趾感到麻木和刺痛	☐	☐	☐	☐
15. 我因胃痛和消化不良而苦恼	☐	☐	☐	☐
16. 我时常要小便	☐	☐	☐	☐
*17. 我的手总是温暖而干燥	☐	☐	☐	☐
18. 我觉得脸发烧发红	☐	☐	☐	☐
*19. 我容易入睡，晚上休息很好	☐	☐	☐	☐
20. 我做噩梦	☐	☐	☐	☐

（二）汉密尔顿焦虑量表（HAMA）

汉密尔顿焦虑量表（Hamilton Anxiety Scale，HAMA）由 Hamilton 于 1959 年编制。最早是精神科临床中常用的量表之一，包括 14 个项目。《CCMD-3 中国精神疾病诊断标准》将其列为焦虑症的重要诊断工具，临床上常将其用于焦虑症的诊断及程度划分的依据，见表 5-13。

表 5-13　汉密尔顿焦虑量表（HAMA）

	项目	0）为无症状	1）轻	2）中等	3）重	4）极重
1	焦虑心境					
2	紧张					
3	害怕					
4	失眠					
5	认知功能					
6	抑郁心境					
7	肌肉系统症状					
8	感觉系统症状					
9	心血管系统症状					
10	呼吸系统症状					
11	胃肠道症状					
12	生殖泌尿系统症状					
13	植物神经系统症状					
14	会谈时行为表现	0	1	2	3	

1. 评分标准　HAMA 所有项目采用 0~4 分的 5 级评分法，各级的标准为：0 分：无症状；1 分：轻；2 分：中等；3 分：重；4 分：极重。

（1）焦虑心境：担心、担忧，感到有最坏的事情将要发生，容易被激惹。

（2）紧张：紧张感、易疲劳、不能放松，情绪反应，易哭、颤抖、感到不安。

（3）害怕：害怕黑暗、陌生人、一人独处、动物、乘车或旅行及人多的场合。

（4）失眠：难以入睡、易醒、睡得不深、多梦、梦魇、夜惊、睡醒后感到疲倦。

（5）认知功能：或称记忆力、注意力障碍。注意力不能集中，记忆力差。

（6）抑郁心境：丧失兴趣、对以往爱好的事务缺乏快感、忧郁、早醒、昼重夜轻。

（7）躯体性焦虑（肌肉系统症状）：肌肉酸痛、活动不灵活、肌肉经常抽动、肢体抽动、牙齿打颤、声音发抖。

（8）感觉系统症状：视物模糊、发冷发热、软弱无力感、浑身刺痛。

（9）心血管系统症状：心动过速、心悸、胸痛、血管跳动感、昏倒感、心搏脱漏。

（10）呼吸系统症状：时常感到胸闷、窒息感、叹息、呼吸困难。

（11）胃肠消化道症状：吞咽困难、嗳气、食欲不佳、消化不良（进食后腹痛、胃部烧灼痛、腹胀、恶心、胃部饱胀感）、肠鸣、腹泻、体重减轻、便秘。

（12）生殖、泌尿系统症状：尿意频繁、尿急、停经、性冷淡、过早射精、勃起不能、阳痿。

（13）植物神经系统症状：口干、潮红、苍白、易出汗、易起"鸡皮疙瘩"、紧张性头痛、毛发竖起。

（14）与人谈话时的行为表现

一般表现：紧张、不能松弛、忐忑不安、咬手指、紧握拳、摸弄手帕、面肌抽动、不停顿足、手发抖、皱眉、表情僵硬、肌张力高、叹息样呼吸、面色苍白。

生理表现：吞咽、频繁呃逆、安静时心率快、呼吸加快（20次/分钟以上）、腱反射亢进、震颤、瞳孔放大、眼睑跳动、易出汗、眼球突出。

2. 焦虑程度分级 HAMA 总分能较好地反映焦虑症状的严重程度。总分可以用来评价焦虑和抑郁障碍患者焦虑症状的严重程度和对各种药物、心理干预效果的评估。按照我国量表协作组提供的资料：总分≥29分，可能为严重焦虑；≥21分，肯定有明显焦虑；≥14分，肯定有焦虑；超过7分，可能有焦虑；如小于7分，便没有焦虑症状。

（三）Zung 抑郁自评量表（SDS）

评分标准与评分方法同焦虑的评分，但其按照中国常模结果，SDS 标准分的分界值为53分，其中53~62分为轻度抑郁；63~72分为中度抑郁；72分以上为重度抑郁，见表5-14。

表5-14 Zung 抑郁自评量表（SDS）

评定项目	很少有	有时有	大部分时间有	绝大部分时间有
1. 我觉得闷闷不乐，情绪低沉	□	□	□	□
2. 我觉得一天之中早晨最好	□	□	□	□
3. 我一阵阵哭出来或想哭	□	□	□	□
4. 我晚上睡眠不好	□	□	□	□
5. 我吃的和平时一样多	□	□	□	□
6. 我和异性接触时和往常一样感到愉快	□	□	□	□
7. 我发觉我的体重在下降	□	□	□	□
8. 我有便秘的苦恼	□	□	□	□
9. 我心跳比平时快	□	□	□	□
10. 我无缘无故感到疲乏	□	□	□	□
11. 我的头脑和平时一样清楚	□	□	□	□
12. 我觉得经常做的事情并没有困难	□	□	□	□
13. 我觉得不安而安静不下来	□	□	□	□
14. 我对将来抱有希望	□	□	□	□
15. 我比平常容易激动	□	□	□	□
16. 我觉得做出决定是容易的	□	□	□	□
17. 我觉得自己是个有用的人，有人需要我	□	□	□	□
18. 我的生活很有意思	□	□	□	□
19. 我以为如果我死了别人会生活的更好些	□	□	□	□
20. 平时感兴趣的事我仍然照样感兴趣	□	□	□	□

（四）汉密尔顿抑郁量表（HAMD）

汉密顿抑郁量表（Hamilton Depression Scale，HAMD）由 Hamilton 于 1960 年编制，是临床上评定抑郁状态时应用得最为普遍的量表。本量表有 17 项、21 项和 24 项等 3 种版本。这项量表由经过培训的两名评定者对患者进行 HAMD 联合检查，一般采用交谈与观察的方式，检查结束后，两名评定者分别独立评分；在治疗前后进行评分，可以评价病情的严重程度及治疗效果，见表 5-15。

表 5-15 汉密尔顿抑郁量表（HAMD）

	项目	评分标准	无	轻度	中度	重度	极重度
1	抑郁情绪	0. 未出现 1. 只在问到时才诉述； 2. 在访谈中自发地描述 3. 不用言语也可以从表情，姿势，声音或欲哭中流露出这种情绪 4. 病人的自发言语和非语言表达（表情，动作）几乎完全表现为这种情绪	0	1	2	3	4
2	有罪感	0. 未出现 1. 责备自己，感到自己已连累他人 2. 认为自己犯了罪，或反复思考以往的过失和错误 3. 认为疾病是对自己错误的惩罚，或有罪恶妄想 4. 罪恶妄想伴有指责或威胁性幻想	0	1	2	3	4
3	自杀	0. 未出现 1. 觉得活着没有意义 2. 希望自己已经死去，或常想与死亡有关的事 3. 消极观念（自杀念头） 4. 有严重自杀行为	0	1	2	3	4
4	入睡困难	0. 入睡无困难 1. 主诉入睡困难，上床半小时后仍不能入睡（要注意平时病人入睡的时间） 2. 主诉每晚均有入睡困难	0	1	2		
5	睡眠不深	0. 未出现 1. 睡眠浅多噩梦 2. 半夜（晚 12 点钟以前）曾醒来（不包括上厕所）	0	1	2		
6	早醒	0. 未出现 1. 有早醒，比平时早醒 1 小时，但能重新入睡 2. 早醒后无法重新入睡	0	1	2		
7	工作和兴趣	0. 未出现 1. 提问时才诉说 2. 自发地直接或间接表达对活动、工作或学习失去兴趣，如感到没精打采，犹豫不决，不能坚持或需强迫自己去工作或劳动 3. 病室劳动或娱乐不满 3 小时 4. 因疾病而停止工作，住院病者不参加任何活动或者没有他人帮助便不能完成病室日常事务	0	1	2	3	4
8	迟缓	0. 思维和语言正常 1. 精神检查中发现轻度迟缓 2. 精神检查中发现明显迟缓 3. 精神检查进行困难 4. 完全不能回答问题（木僵）	0	1	2	3	4

续表

	项目	评分标准	无	轻度	中度	重度	极重度
9	激越	0. 未出现异常 1. 检查时有些心神不定 2. 明显心神不定或小动作多 3. 不能静坐，检查中曾起立 4. 搓手、咬手指、头发、咬嘴唇	0	1	2	3	4
10	精神焦虑	0. 无异常 1. 问及时诉说 2. 自发地表达 3. 表情和言谈流露出明显忧虑 4. 明显惊恐	0	1	2	3	4
11	躯体性 焦虑	指焦虑的生理症状，包括口干、腹胀、腹泻、呃逆、腹部绞痛、心悸、头痛、过度换气和叹息以及尿频和出汗等。 0. 未出现 1. 轻度 2. 中度，有肯定的上述症状 3. 重度，上述症状严重，影响生活或需要处理 4. 严重影响生活和活动	0	1	2	3	4
12	胃肠道 症状	0. 未出现 1. 食欲减退，但不需他人鼓励便自行进食 2. 进食需他人催促或请求和需要应用泻药或助消化药	0	1	2		
13	全身症状	0. 未出现 1. 四肢，背部或颈部沉重感，背痛、头痛、肌肉疼痛、全身乏力或疲倦 2. 症状明显	0	1	2		
14	性症状	指性欲减退、月经紊乱等。 0. 无异常 1. 轻度 2. 重度 不能肯定，或该项对被评者不适合（不计入总分）	0	1	2		
15	疑病	0. 未出现 1. 对身体过分关注： 2. 反复考虑健康问题； 3. 有疑病妄想，并常因疑病而去就诊 4. 伴幻觉的疑病妄想。	0	1	2	3	4
16	体重减轻	按 A 或 B 评定 A. 按病史评定； 0. 不减轻 1. 患者述可能有体重减轻 2. 肯定体重减轻 B. 按体重记录评定： 0. 一周内体重减轻 1 斤以内 1. 一周内体重减轻超过 0.5kg 2. 一周内体重减轻超过 1kg	0	1	2		

续表

	项目	评分标准	无	轻度	中度	重度	极重度
17	自知力	0. 知道自己有病，表现为忧郁	0	1	2	3	4
		1. 知道自己有病，但归咎伙食太差、环境问题、工作过忙、病毒感染或需要休息					
		2. 完全否认有病					
	总分						

评分标准：总分 <7 分：正常；总分在 7~17 分：可能有抑郁症；总分在 18~24 分：肯定有抑郁症；总分 >24 分：严重抑郁症。

总之，焦虑和抑郁是康复医学中最常出现的心理症状，即不良情绪，康复治疗师通过对患者情绪方面的评估，能够准确掌握其心理症状的严重程度，帮助患者采取积极应对措施，挖掘其最大的康复潜能，从而达到最佳康复的目的。

小结

认知功能是一切功能的基础，本章要掌握认知功能的内容、认知功能障碍的筛查、认知功能障碍的类型、认知功能障碍的严重程度，认知功能障碍的评定流程。

思考题

1. 试述认知功能障碍的评定流程。
2. 认知功能障碍的筛查量表有哪些？
3. 简述单侧忽略常用的评定方法。
4. 注意力障碍的评估包括哪些方面？
5. 简述记忆障碍的评定方法有哪些？

（欧海宁）

第六章
言语-语言功能评定

第一节　概　述

言语（speech）是口语交流的机械部分，通常指口语；而语言（language）是建立在条件反射基础上的复杂的高级信号活动过程，包括文字、视觉信号、书面、表情、手势等。语言信号是通过视觉器官与听觉器官感知后输入中枢，在中枢语言处理分析器处理分析、储存后再经神经传出支配语言运动器官咽、喉、舌而进行语言的口头表达。

一、　言语与语言

言语及语言的发展离不开听觉器官、发音器官和大脑功能的完善，任何一项功能的异常均可出现不同程度的言语及语言功能障碍。区别言语与语言目的是为了更好地了解患者交流障碍的程度，并制订出最佳的治疗方案。

（一）言语

言语是指说话及表达的能力，是人类交流最基本的部分，其形成主要是由肺部喷出气体，经气管进入声道，通过呼吸、发声、共振、构音及韵律产生声音，实现交流的运动活动和实际过程，其中声道对声音的产生起着重要的作用，包括唇、舌、硬腭、软腭、咽、喉和声带。

言语障碍是指言语发音困难，嗓音产生困难，气流中断或者言语韵律出现困难。典型的言语障碍有构音障碍、口吃等。康复医学科常见的构音障碍多为脑卒中、脑外伤等疾病所致的运动性构音障碍。

（二）语言

语言是人类最重要的沟通工具，与个人的文化程度及认知功能关系密切，是口语、书面语、肢体语言等交流符号的集合系统，是一个自然发展起来的语音、词法、句法、语义及语用的规则体系。语言活动包括四种形式，即口语表达、口语理解、阅读理解和书写表达。

语言障碍是指语言的理解、表达以及交流过程中出现的障碍，常见的有语言发育迟缓、失语症等。

二、　言语产生的基础

言语必须通过复杂的神经传导及肌肉的运动、身体需要协调及整合不同的系统和部位，才能清晰地说出一个语音，一个音节或是一句话，参见图6-1。

（一）神经系统支配

言语的产生有赖于中枢神经系统的正常支配，大脑半球的额叶、颞叶等部位对言语运动的产生至关重要，尤其是左侧大脑半球为语言功能的优势半球，负责管理言语的运动，使与语言产生有关的肌肉协调工作。

（二）呼吸系统

呼吸是人体重要的生命活动之一。吸气运动时胸腔容积增大，膈肌收缩，腹部突出，肺组织被牵拉，气体进入体内；呼气运动时，膈肌舒张，腹部回缩，胸腔容积减小，肺组织被压缩，气体排出。通过呼吸使气流通过声门（声带间的通道），其压力的大小决定声音的强弱。

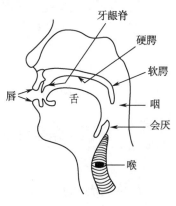

图 6-1 主要发声器官

（三）发声系统

呼吸器官呼出足够的气流使发音器官（即声带）颤动，从而发出声音，声带的长短和颤动影响音调的高低。

（四）构音与共鸣系统

言语产生在喉部，形成于声道，并经过口腔、鼻腔和咽腔的共鸣从而发出的言语声。构音系统是由下颌、唇、舌、软腭、悬雍垂以及咽腔等器官组成。口部的唇、牙、舌和软腭的灵活协调运动，改变气流状况，即产生了语音的区别；咽部起着共鸣腔的作用；口腔和鼻腔共同产生语音。

（五）听觉系统

听觉功能是指人对接收到的声音进行综合分析、理解、记忆的能力。听觉系统将个体发生的语音转换成神经传导信号，因此言语者可以监控自己所说出来的话。声音可以凭借听觉进行判断，儿童语言的习得就是通过对声音觉察感知、辨识、理解从而获得语言能力。聋儿或者成年听力障碍患者由于听力不同程度的减退，其语言表达能力也随之减退。

三、 言语 - 语言功能障碍的原因

言语语言功能障碍的原因可分为先天性和后天性，大致可分为以下三类。

1. 中枢神经系统损伤　当左侧大脑半球损伤后，引起言语的感知辨识、理解接收以及组织运用语言的能力发生障碍，导致言语交流能力的丧失或减弱，如脑梗死、脑出血、颅脑外伤时，导致大脑半球损伤，从而引起的言语功能障碍。

2. 心理和精神异常造成的言语障碍　属于非器质性损伤引起的，包括以下几种情况：

（1）癔症性失音和失语：通常由于生活事件、内心冲突或强烈的情绪体验、暗示或自我暗示等作用于易感个体引起；

（2）应激性语言障碍：当遭受急剧、严重的精神打击后，如车祸、亲人去世等，大脑作为应激源的"靶器官"，产生神经递质、受体、信号传导的变化，进而导致语言的障碍；

（3）精神病的言语异常：是由于生物、心理、社会（文化）因素相互作用，导致大脑的结构、化学和神经活动发生变化的结果；

（4）口吃：常与焦虑、紧张、应激、遗传、模仿和暗示等因素有关；

（5）发病时的言语混乱：发烧昏迷时，患者与外界缺乏交互活动，思维记忆失调，表现为语言不符合实情，逻辑混乱。

3. 言语语言功能单元损伤引起的言语障碍

（1）声带、共鸣器官、构音器官、口部言语运动肌肉、手部肌肉、或支配言语运动肌肉的运动神经受损，引起口语交流障碍。

（2）听觉障碍时，外界的言语信息输入受阻，对口语交际也会产生影响。

（3）手部运动肌肉和神经的变性，影响书写而造成肢体语言及书面语言的表达障碍。

四、 言语 - 语言障碍常见类型

（一）失语症

失语症（aphasia）是言语获得后的障碍，是指意识清楚的情况下，由于优势半球的语言中枢病变导致的语言表达或理解障碍，常表现为发音和构音正常但不能言语，肢体运动功能正常但不能书写，视力正常但不能阅读，听力正常但不能理解言语，即听、说、读、写、计算等方面的障碍。临床常见于脑梗死、脑出血、颅脑损伤等疾病，尤其是左侧大脑半球的损伤。

（二）构音障碍

构音障碍（dysarthria）分运动性构音障碍、器质性构音障碍、功能性构音障碍。

运动性构音障碍是指神经肌肉病变引起构音器官的运动障碍，出现发声和构音不清等症状。常见于脑血管疾病、颅脑损伤、脑瘫、多发性硬化等疾病中。而器质性构音障碍指构音器官异常导致的构音障碍，如腭裂。功能性构音障碍（functional dysarthria）指在不存在任何运动障碍、听觉障碍和形态异常的情况下，部分发音不清晰。多见于学龄前儿童及癔症的患者。

（三）语言发育迟缓

语言发育迟缓（language retardation）指儿童在发育过程中其言语发育落后于实际年龄的状态。常见于大脑功能不全发育、自闭症及脑瘫的患者。

（四）口吃

口吃（stutter）是指言语的流畅性受到障碍，儿童在言语发育过程中的口吃由遗传、周围语言环境的影响及心理障碍等因素导致。

（五）听力障碍所致的言语障碍

听力障碍（deafness）指听觉系统中的传音和感音以及对声音的综合分析的各级神经中枢发生器质或功能性异常而导致听力出现不同程度的减退。听力障碍会影响语言的获得和表达，听力学对于听力的轻度减退称为重听，对于重度听力障碍称为聋。

第二节 言语 - 语言功能障碍的评定

一、 言语功能障碍筛查

言语 - 语言障碍可表现在发音、言语连接、言语流畅及言语速度以及词义表达、口语和非口语的交流等方面，其筛查（screening test）多采用量表法进行。

（一）言语 - 语言障碍的评定程序

在进行言语 - 语言障碍评定时，首先应该判断患者是否有语言障碍（筛查）、语言障碍的性质和程度、语言障碍的类型等问题，然后选择什么样的方法进行语言功能障碍的评定。

1. 询问病史 康复医生应详细询问患者的发病过程，如果患者不能很好地表达，应由家人或他人代述，包括现病史、既往史、个人生活史和家族史，从而为言语功能障碍的评定提供基础的资料。

2. 言语 - 语言行为的评估 让患者用"是"或"否"来回答一些简单的问题，并结合读、写等内容，对患者的语言行为进行初步的评定。

3. 言语 - 语言障碍的判定 利用病史所收集的资料，结合临床观察辨别和言语行为的评定，对患者的病情、目前状况，以及与病情有关的内容进行详细的分析，判定是否有言语 - 语言障碍。

（二）常用的言语 - 语言障碍筛查方法

一般将检查项编成"筛查测试表"，以提问 - 回答的方式进行；或由医生或治疗师指出图中的某一图形，模拟某种状况，让患者说出词、短语、语句或短文的形式进行。有时让患者讲一个故事或叙述一件事，医生或治疗师对其反应（说话、讲述）作出判断，记录出错误的次数和错误类型。不同的言语语言障碍有不同的筛查与诊断量表及其评分标准。初步检查内容如下：

1. 活动观察 呼吸是否规则而不费力？能否主动发声？音量是否够大？有无鼻音过重现象？进食固体食物时有无食物外漏及流口水现象？说话时舌头、双唇、下颌动作是否灵活、协调？能复读 pa-ta-ka 三次等。

2. 语言理解观察 能正确反映声源；能正确指认常见物品及身体部位；能正确做物品分类；了解空间概念（上、下、前后、里外）；能跟随两个指令等。

3. 口语表达观察 能模仿声音或语音；能说出物品名称；能复读短句；能用短句回答问题或表达需求；能看图片说故事（内容是否适当，句型是否完整）等。

4. 阅读观察 能辨认自己的姓名；能认识拼音符号；能读出短句；能读出短文及阅读测验等。

5. 书写观察 能写自己的名字；能正确听写数字；能抄写短句；能正确听写及叙述性书写等。

通过对患者听、说、看、写等方面的测试，判定其言语 - 语言障碍的类型、性质、程度，为制定最佳的康复治疗方案提供有利的证据。

二、失语症

失语症（aphasia）是由于大脑局部神经受损导致患者后天语言习得能力受损或丧失的一种言语获得性语言综合障碍。

（一）失语症的主要症状

1. 口语表达障碍 指患者很难用准确的语言表达自己的意思，或者语速很慢，甚至完全说不出。表达障碍还可以表现为语量较多、滔滔不绝，或重复同样的单词或短语，可以理解别人的话，但不能表达。

（1）发音障碍（articulatory disorders）：又称皮质性构音障碍或言语失用，表现为咬字不清、说话含糊或发单音有困难，模仿语言发音不如自发语言，通常指的是运动性失语，与构音障碍有本质区别，见表 6-1。

表6-1 言语失用与构音障碍的鉴别

	构音障碍	言语失用
发声、构音肌麻痹	+	−
构音错误的种类：歪曲	+	+
省略	+	−
置换	−	+
添加	−	+
构音错误的稳定性	+	−
启动困难、延迟、反复	−	+
发音摸索动作	−	+
共鸣障碍	+	−
部位	两侧皮质下损伤均可	多为优势半球 Broca 区周围

注："+"表示有障碍，"−"表示无障碍

（2）说话费力（laborious speech）：表现为说话不流畅、缓慢，并伴有全身用力、叹气及附加表情或手势，能理解别人的语言。

（3）错语（paraphasia）：包括语音错语、词意错语和新语。语音错语是音素之间的置换，如将电视（电视 shi）说成念诗。词义错语是词与词之间的置换，如将"桌子"说成"椅子"。新语则是用无意义的词或新创造的词代替说不出的词，如将"铅笔"说成"乌里"。在表达时，大量错语混有新词，称为杂乱语（jargon）。

（4）语法错误（grammar mistake）：表达时名词和动词罗列，缺乏语法结构，类似电报文体，故称电报式言语；或句子中有实意词和虚词，但用词错误、结构及关系紊乱。

（5）找词困难（word finding problem）：指找不到恰当的词表达自己的意思，多见于名词、形容词和动词，表现为谈话出现停顿，或重复结尾词、介词及其他功能词，如想说头痛却指着头说不出来，或重复说这个、这个……如果找不到恰当的词，而以描述说明等方式进行表达，则称为迂回现象。

（6）刻板语言（verbal stereotype）：只能说出几个固定的词或短语，如"八""发""我""妈妈"等，有时会发出无意义的声音。

（7）模仿语言（echolalia）：是一种不自主复述他人的话，如问"你叫什么名字"，回答也是"你叫什么名字"。有模仿语言的患者常有语言的补充完成现象（completion phenomenon），即患者对于系列词、熟悉的诗歌不能自动叙述，但若他人说出前面部分，他即可接着完成其余部分。如主试者说"1、2、3"，他可以接着说"4、5、6"。

（8）持续症（perseveration）：是在正确反应后，当刺激已改变时仍以原来的反应来回答。如命名；"杯子"换成铅笔后问患者"这是什么"，他仍答"杯子"。

（9）复述（repetition）困难：指不能正确复述别人说的词或句子。

（10）流畅度（fluency）：以每分钟说出多少词表示，每分钟说出的词在 100 个以上称为流畅型口语，在 50 个以下称非流畅型口语。

2. 听觉理解障碍 指患者理解能力降低或丧失，表现为听不懂，但可以流利地说话；或患者能正确朗读或书写，却不能理解文字或手势的意思。如果患者症状轻微，可能只对某些单词或短语不能理解；或能回答问题，但不一定完全准确；严重者表现为所答非所问。

（1）语音辨认障碍：患者能像正常人一样听到声音，但不能辨认，典型者为纯词聋。

（2）语义理解障碍：患者能正确辨认语音，部分或全部不能理解词义，根据病情轻重不同表现为：①对常用物品名称或简单的问候语不能理解；②对常用的名词能理解，对不常用的名词或动词不能理解；③对长句、内容和结构复杂的句子不能完全理解。

3. 阅读障碍　指阅读能力受损，称为失读症（dyslexia），表现为不能正确朗读和理解文字，或者能够朗读但不能理解朗读的内容。

4. 书写障碍

（1）书写不能：完全性书写障碍，可以简单画1~2划，构不成字，也不能抄写。

（2）构字障碍：所写出的字笔画错误。

（3）象形书写：不能写字，可以用图表示。

（4）镜像书写：笔画正确，而方向相反，见于右侧偏瘫而用左手写字患者。

（5）惰性书写：写出一个字词后再让写其他词时，仍不停地重复写前面的字词。

（6）书写过多：书写中混杂一些无关的字词或造字。

（7）语法错误：书写句子时出现语法错误。

（二）失语症的分类

根据患者的表达、理解、复述及书写等方面的特点，可将失语症分为以下几类：

1. Broca失语　又称运动性失语，以口语表达障碍较为突出，自发语言呈非流利性，话少，复述及阅读困难，语言呈电报文样，甚至无言状态，病灶部位在优势半球的额下回后部。

2. Wernicke失语　又称感觉性失语，患者无构音障碍，自发言语呈流利性，但不知说什么，有时表现所答非所问，话多，有较多的错语或不易于被别人理解的新语，理解、命名、阅读及书写均较困难，病变部位在优势半球的颞上回后部。

3. 命名性失语　又称健忘性失语。语言流畅，忘记熟悉人的名字，或对物品的命名有障碍，但可以通过描述的方式表达，病变部位在优势半球的颞中回后部或颞顶枕结合处。

4. 完全性失语　是一种严重的获得性全部语言功能的损害，主要表现为自发言语极少，命名、复述、读写不能。

5. 传导性失语　自发言语表现为流利，找词困难，谈话中断，错语等表现突出，复述不成比例的受损。

6. 分水岭区失语综合征　主要包括经皮质运动性失语、经皮质感觉性失语和经皮质混合型失语。其表现区别于运动性失语和感觉性失语的是复述相对保留。

【附】与语言有关的中枢神经系统

人们在日常生活中，常习惯用一只手来进行一些日常的活动，我们称之为"利手"。世上大约有90%的人是用右手执行高度技巧性劳动操作，称之为"右利手"，而研究发现右利手人中绝大部分的语言优势半球是在左侧。

额叶：额下回后部（Broca区）管理语言运动，其损伤会导致口语表达障碍，即患者能理解语言的意义，但不能用言语表达或表达不完整，又称运动性失语；当额中回后部（书写中枢）损伤时，患者不能书写，即失写症。

颞叶：颞上回的后部（Wernicke区）损伤时，患者能听到说话的声音，能自言自语，但不能理解他人和自己说话的含义，称感觉性失语；当颞中回和颞下回后部损害时，患者丧失对物品命名的能力，对于一个物品只能说出它的用途，说不出它的名称，称命名性失语。

顶叶：角回为理解看到的文字和符号的皮质中枢，即视觉语言中枢，其损伤可导致患者不能阅读。患者无失明，但不能辨识书面文字，不能理解文字意义。轻者能够朗读文字材料，但常出现语义错误，如将"桌子"念成"椅子"，将"上"念成"下"等，重者将口头念的文字与书写的文字匹配能力丧失。

延髓：延髓支配咽、喉、舌肌的运动，并对维持机体正常呼吸、循环等基本生命活动起着极其重要的作用，其损伤可导致病灶侧软腭、咽喉肌瘫痪，表现为吞咽困难、构音障碍。

（三）失语症的评定方法

1. 国际上常用检查方法

（1）Halstead-Wepman 失语症筛选测验：是一种判断有无失语障碍的快速筛选测验方法。项目的设计除包括对言语理解接收表述过程中各功能环节的评价（如呼名、听指、拼读、书写）外，同时包括对失认症、口吃和言语错乱的检查，可用于各种智力水平、多种不同文化程度和经济状况的受试者。

（2）标记测验（Token Test）：用于检查言语理解能力，主要对失语障碍表现轻微或完全没有的患者，能敏感地反映出语言功能的损害。Token 测验也设计言语次序的短时记忆广度和句法能力，它还能鉴别那些由于其他的能力低下而掩盖了伴随着的语言功能障碍的脑损伤患者，或那些在符号处理过程中仅存在轻微的不易被察觉出问题的脑损伤患者。

（3）波士顿诊断性失语检查：1972 年编制发表的，目前英语国家普遍采用的标准失语症检查方法。该检查包括了语言和非语言功能的检查，语言交流及特征的定量与定性分析，确定语言障碍程度及失语症分类。缺点是检查所需时间长，评分较为困难。

（4）西方失语成套测验（the Western Aphasia Battery，WAB）：WAB 是较短的波士顿失语症检查版本，克服了其冗长的缺点。该测验提供一个总分，称失语商，可以分辨出是否为正常语言。WAB 还可以测出操作商（PQ）和皮质商（CQ），前者可了解大脑的阅读、书写、运用、结构、计算和推理等功能；后者可了解大脑认知功能。WAB 是目前西方国家比较流行的一种失语症检查方法，很少受民族文化背景的影响。

2. 国内常用的检查方法

（1）汉语标准失语症检查（China rehabilitation research center aphasia examination，CRRCAE）：由中国康复研究中心 1990 年编制的，此检查法是以日本的标准失语检查（SLTA）为基础，同时借鉴了国外有影响的失语症量表的优点，按照汉语的语言特点和中国人的文化习惯编制的。该测验包括了两部分内容：第一部分是通过患者回答 12 个问题了解其语言的一般情况；第二部分由 30 个分测验组成，分为 9 个大项目，包括听理解、复述、说、出声读、阅读理解、抄写、描写、听写、计算。此检查不包括身体部位辨别、空间结构等高级皮质功能检查，适用于成人失语症患者。

（2）汉语失语成套测验（Aphasia Battery of Chinese，ABC）：由北京医科大学附属一院神经心理研究室于 1988 年编制的，主要参考西方失语成套测验，结合中国国情及临床经验修订的。该检查可区别语言正常和失语症，对脑血管病语言正常者，也可检测出某些语言功能的轻度缺陷。通过测试可作出失语症分类诊断，且受文化差异影响较小。

3. 标准化失语测验的一般内容　具体参见表 6-2。

表 6-2　语言评估的一般内容

项目	内容	项目	内容
听觉理解	单词辨认	口语表达	自发言语
	是非或个人问题问答		复述（单词/句子）
	执行口头指令（不同长度和复杂度）		命名
	句子的保持（听语记忆广度）和理解		口语流利度
			形式和内容的分析
阅读理解	字母（笔画）匹配的能力	书写	文字结构组合能力
	单词辨认		抄写/听写（字母、数字）
	句子的保持（视语记忆广度）和理解		抄写/听写（单词/句子水平）
	语篇的阅读理解		自发书写（填写、描述等）
	朗读		

4. 常用的失语症测验方法 以具代表性的 WAB 为例，包括自发言语、理解、复述及命名四个方面，满分 420 分。

（1）自发言语（spontaneous speech）：分信息量和流畅度两个方面，满分为 20 分。

1）信息量的检查：检查内容和方法如下。

用品：准备一幅图画（内容要求与日常生活关系密切，简单容易回答），复读机一台，记录的纸张和笔，问题 7 个。

问题：如"你今天好吗？""你以前来过这里吗？""你叫什么名字？""你住在哪里？""你做什么工作？""你为什么到这里？""你在画中看见些什么？"等，评分标准如下：

0 分：完全无反应；

1 分：只有不完全的反应，如仅说出姓或名等；

2 分：前 6 题中，仅有 1 题回答正确；

3 分：前 6 题中，仅有 2 题回答正确；

4 分：前 6 题中，有 3 题回答正确；

5 分：前 6 题中，有 3 题回答正确，并对画有一定的反应；

6 分：前 6 题中，有 4 题回答正确，并对画有一定的反应；

7 分：前 6 题中，有 4 题回答正确，对画至少有 6 项；

8 分：前 6 题中，有 5 题回答正确，对画有不够完整的描述；

9 分：前 6 题中，全部题回答正确，对画几乎能完全地描述，即至少能命名出人、物、或动作共 10 项，可能有迂回说法；

10 分：前 6 题回答完全正确，有正常长度和复杂性的描述图画的句子，对画有合情合理的完整描述。

2）流畅度：用品和问题同上，评分标准如下：

0 分：不能言语或仅有短而无意义的言语；

1 分：以不同的音调反复说刻板的言语，有一些意义；

2 分：说出一些单个的词，常有错语、费力和迟疑；

3 分：流畅、反复的话或嘟哝，有极少量奇特语；

4 分：犹豫、电报式言语，多数为一些单个词，常有错语，偶有动词和介词短语；

5 分：电报式的、有一定语法结构而较为流畅的言语，错语仍很明显，有少数陈述性句子；

6 分：有较完整的陈述句，可出现正常的句型，仍有错语；

7 分：流畅，可能滔滔不绝，在 6 分的基础上可有因素奇特语，伴有不同的音素错语、奇特语和新词症；

8 分：流畅，句子常较完整，但可能与主题无关，有明显的找词困难和迂回说法，有语意错语和语义奇特语；

9 分：大多数是完整的与主题有关的句子，偶有犹豫和错语，找词有些困难，可有一些发音错误；

10 分：句子有正常的长度和复杂性，语速及发音正常，无错语。

（2）理解的检查（auditory verbal comprehension）

1）回答是非：方法是提出 20 个与日常生活关系密切的问题，用"是"或"否"回答问题，不能回答者，可用手势或闭眼表示"是"或"否"，答对 1 题给 3 分（经自我修正后正确亦 3 分），如"你用勺子夹菜吗？"；如果回答模糊，可再问一次，如仍不能准确回答，给 0 分，60 分为满分。

2）听词辨认：将实物随机地放在患者的视野之内，向患者出示绘有物体、物体形状、字母、数字、颜色、家具、身体部分、手指、身体的左右部分等 10 项卡片，每项包含 6 个内容，共 60 项，让他指出相应的物体，可重复出示一次。如患者每次指出一项以上的物体，给 0 分，每项正确（包括自我修正后正确者）给1分，共60分，见表6-3。

表6-3 听词辨认

实物	绘出的物体	绘出的形状	汉语拼音字母	数字
筷子	水果刀	正方形	J	5
打火机	花	三角形	F	67
铅笔	牙刷	圆形	B	125
花	打火机	箭头	K	897
牙刷	筷子	十字	M	46
水果刀	铅笔	圆柱体	D	3500
绘出的颜色	**家具**	**身体**	**手指**	**身体左右部分**
蓝	沙发	耳朵	拇指	右肩
紫	椅子	鼻子	环指	左膝
红	桌子	眼睛	示指	左踝
绿	衣柜	胸部	小指	右腕
黄	床	颈部	中指	右颊
黑	吊灯	颏		右耳

3）相继指令：在患者前方桌上按一定顺序放上笔、梳子和书，并让患者完成治疗师的指令，根据指令的复杂程度可给2分、4分或5分，如向患者说"看看这支笔、这把梳子和这本书，按我说的去做"，如果患者表现出迷惑，可将整个句子重复一次，共80分，见表6-4。

表6-4 相继指令

指令	评分
举起你的手	2
闭上你的眼睛	2
指向椅子	2
先指窗户（2），然后指门（2）	4
指向笔（2）和书（2）	4
用笔（4）指书（4）	8
用书（4）指笔（4）	8
用笔（4）指梳子（4）	8
用书（4）指梳子（4）	8
将笔（4）放在书的上面（6），然后给我（4）	14
将梳子（5）放在笔的另一侧（5），并将书（5）翻过来（5）	20

（3）复述（repetition）检查：让患者复述检查者说出的词或句子，若患者没听清楚可重复一次；每一个简单的词为2分、2位的数字给4分、带小数点的数字为8分，如果是句子，句子中每个字为2分；句子细小的发音错误不扣分；词序每错一次或每出现一个语义或音素错语均各扣1分，满分为100分，见表6-5。

表6-5 复述检查表

内容	评分	内容	评分
1. 床	2	9. 32.5	8
2. 鼻子	2	10. 电话铃响	10
3. 电脑	2	11. 她还没回来	10
4. 香蕉	2	12. 农民朋友们	10
5. 窗户	2	13. 电影片子	8
6. 45	4	14. 但是，仍然行	10
7. 雪人	4	15. 屋子里装满了废旧物品	20
8. 95%	6		

（4）命名的检查

1）物体命名：按顺序向患者出示 20 个物体让他命名，若无正确反应可让他用手摸一下物体，若仍无正确反应，可给予词的偏旁、部首或首词提示，每项检查不得超过 20 秒。答对一项给 3 分，有可能认出的音素错语给 2 分，若同时需触觉和音素提示给 1 分，满分 60 分。

2）自发命名：让患者在 1 分钟内尽可能多地说出动物的名称，若有迟疑时，可用"请想想马等家畜或老虎等野生动物"的方式给予帮助，在 30 秒时可对他进行催促。说对一种动物给 1 分，即使有语义错语也给 1 分，最高 20 分。

3）完成句子：根据患者的文化程度特点，让患者完成检查者说出的 5 个不完整句子。每句正确 2 分，有音素错语给 1 分，合情合理的替换词按正确计，满分为 10 分。如，"草是_____，"由患者回答是绿色的。

4）反应性命名：让患者用物品等名字回答问题，共 5 个问题，每题正确给 2 分，有音素错语给 1 分，满分为 10 分。如"你用什么喝水"，正确答案是杯子。

（四）失语症的诊断

根据失语症的测验得分及表现特征，参考患者的头颅 CT 检查，即可对失语症进行诊断。

1. 首先确定有无失语 根据失语症测验得分结果，计算失语商（aphasia quotient，AQ），见表 6-6。

表6-6 失语商的求法和意义

项目	折算	评分
1. 自发言语		
（1）信息量		10
（2）流畅度、文法完整性和错语		10
2. 理解		
（1）是否题	60	
（2）听词辨认	60	
（3）相继指令	80	
	200÷20=	10
3. 复述	100÷10=	10

续表

项目	折算	评分
4. 命名		
（1）物体命名	60	
（2）自发命名	20	
（3）完成句子	10	
（4）反应性命名	10	
	$100 \div 10=$	10
		共50

AQ 的计算：AQ= 右项评分之和 ×2=50×2=100

AQ 的意义：AQ 值在 98.4~99.6 正常

　　　　　　AQ 值在 93.8~98.4，可能为弥漫性脑损伤、皮质下损伤

　　　　　　AQ<93.8 可评为失语

2. 确定失语症的类型　根据语言的流畅度、理解能力、复述及命名评分特点，将失语归属相应的类型，见表 6-7。

表 6-7　失语症类型的评分特点

失语类型	流畅	理解	复述	命名
Broca 性	0~4	4~10	0~7.9	0~8
Wernicke 性	5~10	0~6.9	0~7.9	0~9
传导性	5~10	7~10	0~6.9	0~9
完全性	0~4	0~3.9	0~4.9	0~6
经皮质运动性	0~4	4~10	8~10	0~8
经皮质感觉性	5~10	0~6.9	8~10	0~9
经皮质混合性	0~4	0~3.9	5~10	0~6
命名性	5~10	7~10	7~0	0~9

（五）专项语言功能测验

1. 口语理解障碍评定方法　如果患者不能完成下面任一项，或者完成很困难，那么就判断患者有理解障碍。

（1）放一些物体在桌上，如笔、帽子、杯子、汤匙、梳子等，要求患者给您某件物体（不要给他指出来），限时 10 秒，如果不能完成，可以再延长 10 秒。

（2）如果患者仍然不能做到，显示所要求的物体，并告知患者这是什么。

（3）换一种方式问，如"给我您写字的东西"。

（4）给患者其中一物体，要求患者对这件物体做出相应的动作，如问"您如何用它"，或者"梳梳头""把帽子戴上"等。

2. 表达障碍评定方法

（1）问 4~5 个常见而简单的问题，如"您的老家在什么地方""您喜欢吃什么？""今天天气怎么样？"等。

（2）如果患者不能说，要求他们指出或描述正确答案。

（3）如果患者可以正确地回答，让他尽量写出答案。说明他能理解，但是表达很困难或不能说。如果患者发音、言语不清，患者可能有构音障碍，是由于肌肉麻痹、肌力减弱或运动不协调所引

起的言语障碍。

（六）语言功能检测的注意事项

1. 首先应向患者和家属讲明检测的目的和要求；

2. 测验应从易到难，检测者要态度和蔼、耐心，不可对患者指责、埋怨；

3. 测验得分时，当患者很明显不能进一步得分时，应停止测验；

4. 当患者不能作出答案时，检测者可做一示范，但不能记分，只有在无任何帮助的情况下回答正确，才能得分；

5. 与患者言语一致的发音笨拙不扣分，但不能有言语错乱，在每个项目中测验三次失败后可中断测验；

6. 测验中最好录音，有利于检测者判断其失语的程度和性质；

7. 检测在 1~1.5 小时内完成，如失语症患者感觉疲劳，可分几次完成检查，最好选择患者头脑较为清醒时检测。

（七）失语症与其他言语障碍的鉴别诊断

1. 运动性构音障碍 临床上最常见的是假性延髓麻痹引起的，患者理解、阅读、书写正常，发声粗糙、费力、明显鼻音以及构音器官的运动障碍。（详见三、构音障碍）

2. 言语失用 言语失用是不能执行自主运动进行发音和活动。自发语言优于模仿语言，患者在原因顺序模仿时出现困难，并常出现探索现象。

三、 构音障碍

构音障碍（dysarthria）是指由于神经系统损害导致与言语有关肌肉的麻痹或运动不协调而引起的言语障碍。患者通常听觉理解正常并能正确选择词汇，而表现为发音和言语不清，重者甚至不能闭合嘴唇、完全不能讲话或丧失发声能力。

构音障碍患者言语损伤程度与神经肌肉受损程度是一致的。言语肌群的运动速度、力量、范围、方向和协调性影响着言语清晰度。构音障碍评估主要包括客观评估和主观评估两个方面。构音障碍常用言语主观的评定方法有 Frenchay 评定法和中国康复研究中心构音障碍评定法。

（一）Frenchay 评定法

改良后的 Frenchay 评定法每项按损伤严重程度分级从 a 至 e 五级，a 为正常，e 为严重损伤，包括 8 个方面 28 个小项目的内容，具体见表 6-8。

表 6-8 Frenchay 评定表

功能		损伤严重程度				
		a 正常←		→严重损伤 e		
		a	b	c	d	e
反射	咳嗽					
	吞咽					
	流涎					
呼吸	静止状态					
	言语时					

续表

功能		损伤严重程度 a 正常← →严重损伤 e					
		a	b	c	d	e	
唇	静止状态						
	唇角外展						
	闭唇鼓腮						
	交替发音						
	言语时						
颌	静止状态						
	言语时						
软腭	进流质食物						
	软腭抬高						
	言语时						
喉	发音时间						
	音调						
	音量						
	言语时						
舌	静止状态						
	伸舌						
	上下运动						
	两侧运动						
	交替发音						
	言语时						
言语	读字						
	读句子						
	会话						
	速度						

具体评定指导语如下：

1. **反射** 询问患者、亲属或其他有关人员，患者的咳嗽反射、吞咽动作是否有困难和困难程度；患者有无不能控制的流涎。

（1）咳嗽：询问患者"当你吃饭或喝水时，你咳嗽或呛吗？""你清嗓子有困难吗？"。

1）没有困难；

2）偶尔有困难，呛咳；

3）每日呛1~2次，清痰可能有困难；

4）患者在吃饭或喝水时频繁呛咳，偶尔在咽唾液时呛咳；

5）没有咳嗽反射，患者用鼻饲管进食或在吃饭、喝水、咽唾液时连续咳呛。

（2）吞咽：可以让患者尽快地喝140ml的凉开水和吃两块饼干；并询问患者吞咽时是否有困难、有关进食的速度及饮食情况。正常时间为4~15秒，平均8秒，超过15秒为异常。

1）没有困难；

2）有一些困难，吃饭或喝水缓慢。喝水时停顿比通常次数多；

3）进食明显缓慢，主动避免一些食物或流质饮食；

4）患者仅能吞咽一些特殊的饮食，例如单一的或咬碎的食物；

5）患者不能吞咽，须用鼻饲管。

（3）流涎：会话期间留心观察患者是否流涎。

1）没有流涎；

2）嘴角偶有潮湿，患者可能叙述在夜间枕头是湿的（在以前没有这种现象），当喝水时轻微流涎；

3）当倾身向前或精力不集中时流涎，有一定的控制能力；

4）静止状态下流涎非常明显，但不连续；

5）连续不断地流涎，不能控制。

2. 呼吸

（1）静止状态：在患者静坐不说话的情况下进行评价。当评价有困难时，可让患者用嘴深吸气且听到指令时尽可能地缓慢呼出，然后记下所需的时间。正常平稳的呼出平均只需要 5 秒时间。

1）没有困难；

2）吸气或呼气不平稳或缓慢；

3）有明显的吸气或呼气中断，或深吸气时有困难；

4）吸气或呼气的速度不能控制，可能显出呼吸短促；

5）患者不能控制呼气和吸气的动作。

（2）言语：同患者谈话并观察呼吸，询问其在说话或其他场合下是否有气短。也可用下面的方法辅助评价：让患者尽可能快地一口气从 1 数到 20（10 秒内），观察其所需呼吸的次数，正常人一口气能完成。

1）没有异常；

2）呼吸控制较差，流畅性可能被破坏，患者可能停下来做一次深呼吸来完成；

3）因呼吸控制较差，患者必须说得很快，可能需要 4 次呼吸才能完成；

4）患者用吸气和呼气说话，或呼吸非常表浅，只能运用几个词，不协调，且有明显的可变性，可能需要 7 次呼吸才能完成；

5）整个呼吸缺乏控制，言语受到严重阻碍，可能 1 次呼吸只能说一个词。

3. 唇　观察下面 5 种情况下唇的位置。

（1）静止状态

1）没有异常；

2）唇角轻微下垂或不对称；

3）唇角下垂，患者偶尔试图复位，位置可变；

4）唇角不对称或变形明显；

5）唇角严重不对称或两侧严重病变，位置几乎不变化。

（2）唇角外展：让患者尽量大笑，尽量抬高唇角，观察双唇的抬高和收缩运动。

1）没有异常；

2）轻微不对称；

3）严重变形，显出只有一侧唇角抬高；

4）患者试图做这一动作，但外展和抬高两项均在最小范围；

5）患者不能抬高唇角，没有唇的外展。

（3）闭唇鼓腮：让患者进行下面一项或两项动作，以便闭唇鼓腮：①吹气鼓起两颊，并坚持 15

秒，示范并记下所有的秒数（注意是否有气从唇边漏出，如果有鼻漏气，可捏住鼻子）；②清脆地发出"P"音10次，示范并鼓励患者强化这一爆破音，记下所用的时间并观察"P"爆破音的闭唇连贯性。

1）很好，能保持15秒，或用连贯的唇闭合来重复"P"音；

2）偶尔漏唇闭合气，每次发爆破音时唇闭合不一致；

3）能保持唇闭合7~10秒，发音时有唇闭合，但声音微弱；

4）唇闭合很差，难以坚持，听不到声音。

5）患者不能保持唇闭合，看不见也听不到发音。

（4）交替发音：让患者重复发"u""i"10次，要求在10秒内完成，要求夸张运动但不必发出声音（每秒钟做1次），记下所用的时间。

1）患者在10秒内能很好地做唇收拢和外展动作；

2）患者能在15秒内连续做唇收拢和外展两个动作，但可能出现有节奏的颤抖或改变；

3）患者试图做唇收拢和外展动作，但很费力，一个动作可能正常完成，而另一个动作严重变形；

4）可辨别出唇形有所不同，或一个唇形的形成需3次努力；

5）患者不能使唇做任何动作。

（5）言语时

1）唇运动在正常范围内；

2）唇运动有些减弱或过度，偶尔有漏音；

3）唇运动较差，声音微弱或出现不应有的爆破音，唇形状异常；

4）有一些唇运动，但听不到发音；

5）观察不到唇的运动，甚至试图说话时也没有。

4. 颌　主要观察患者在静止状态和说话时颌的位置。

（1）静止状态

1）颌位置正常；

2）颌偶尔下垂，或偶尔过度闭合；

3）颌松弛下垂，口张开，但偶然试图闭合或频繁试图使颌复位；

4）大部分时间颌均松弛下垂，且有缓慢不随意的运动；

5）颌下垂张开很大，不能复位，或非常紧地闭住。

（2）言语时

1）无异常；

2）疲劳时轻微的偏离；

3）颌没有固定位置或颌明显痉挛，但患者在有意识地控制；

4）明显存在一些有意识的控制，但仍然严重异常；

5）试图说话时颌仍然没有明显的运动。

5. 软腭

（1）进流质饮食：观察并询问患者吃饭或喝水时是否进入鼻腔。

1）食物没有进入鼻腔；

2）偶尔有食物进入鼻腔；

3）吃饭及饮水有一定的困难，1星期内发生几次食物进入鼻腔；

4）每次进餐时至少有一次食物进入鼻腔；

5）进食时接连发生困难。

（2）抬高：示范让患者发"啊"音5次，"啊"之间有停顿，观察软腭的运动。

1）软腭能充分保持对称性运动；

2）运动时轻微不对称；

3）发音时腭不能抬高，或严重不对称；

4）软腭仅有一次最小限度的运动；

5）软腭没有扩张或抬高。

（3）言语时：在会话中注意鼻音和鼻漏音。可用下面的方法辅助评价，如让患者说"妹（mei）、配（pei）""内（nei）、贝（bei）"，注意听其音质的变化。

1）共鸣正常，没有鼻漏音；

2）轻微鼻音过重和不平衡的鼻共鸣，或偶然有轻微的鼻漏音；

3）中度鼻音过重或缺乏鼻共鸣，有鼻漏音；

4）重度鼻音过重或缺乏鼻共鸣，有明显的鼻漏音；

5）严重的鼻音或鼻漏音。

6. 喉

（1）发音时间：与患者一起尽可能长地说"啊"，记下所用的时间（注意每次发音的清晰度）。

1）能持续 15 秒；

2）能持续 10 秒；

3）能持续 5~10 秒，但有断续、沙哑或发音中断；

4）能持续 3~5 秒；或虽然能发"啊"5~10 秒，但有明显的沙哑；

5）持续时间不足 3 秒。

（2）音调：示范让患者唱音阶（至少 6 个音符），并作出评价。

1）无异常；

2）好，但有一些困难，嘶哑或吃力；

3）患者能表达 4 个清楚的音符变化，上升不均匀；

4）音调变化小，高、低音间有差异；

5）音调无变化。

（3）音量：让患者从 1 数到 5，每数一个数增大一次音量。低音开始，高音结束。

1）患者能控制音量；

2）数数有时声音相似；

3）音量有变化，但不均匀；

4）音量只有轻微的变化，很难控制；

5）音量无变化，或过大或过小。

（4）言语：注意患者在会话中发音的清晰度、音量和音调的变化。

1）无异常；

2）声音轻微沙哑，或偶尔有轻微的不恰当地运用音量或音调；

3）段落长时音质发生变化，音量和音调有明显的异常；

4）发音连续出现变化，在持续清晰地发音，或运用适宜的音量和音调方面都有困难；

5）声音严重异常，可显示出连续的沙哑、连续不恰当地运用音调和音量等。

7. 舌

（1）静止状态：让患者张开嘴，在静止状态观察舌 1 分钟。舌可能在张嘴之后不能马上完全静止，这段时间应不计在内。如果患者张嘴有困难，就用压舌板协助。

1）无异常；

2）偶尔有不随意运动，或轻度偏歪；

3）舌明显偏向一侧，或有明显的不随意运动；

4）舌的一侧明显皱缩，或成束状；

5）舌严重异常，即舌体小、皱缩或过度肥大。

（2）伸舌：让患者完全伸出舌并收回5次，要求4秒内完成。

1）正常；

2）活动慢（4~6秒）；

3）活动不规则或伴随面部怪相；或有明显的震颤；或在6~8秒内完成；

4）只能把舌伸出唇外，或运动不超过两次，时间超过8秒；

5）患者不能将舌伸出。

（3）上下运动：让患者把舌伸出做指鼻和指下颌的运动，连续做5次。做时鼓励患者保持张嘴，要求6秒内完成。

1）无异常；

2）活动好，但慢（8秒）；

3）两个方向都能运动，但吃力或不完全；

4）只能向一个方向运动，或运动迟钝；

5）不能完成这一要求，舌不能抬高或下降。

（4）两侧运动：让患者伸舌，从一边到另一边运动5次，要求在4秒内完成。

1）无异常；

2）运动好但慢，需5~6秒完成；

3）能向两侧运动，但吃力或不完全；可在6~8秒完成；

4）只能向一侧运动，或不能保持，在8~10秒完成；

5）患者不能做任何运动，或超过10秒才能完成。

（5）交替发音：让患者以最快的速度说一个词，如"喀（ka）拉（la）"10次，记下时间。

1）无困难；

2）有一些困难，轻微的不协调，稍慢；完成需要5~7秒；

3）发音时一个较好，另一个较差，需10秒才能完成；

4）舌的位置有变化，有声音，但不清晰；

5）舌无位置的改变。

（6）言语时：记下舌在会话中的运动。

1）无异常；

2）舌的运动轻微异常，偶有发错的音；

3）说话时需经常纠正发音，运动缓慢，言语吃力，个别辅音省略；

4）运动严重变形，发音固定在一个位置上，舌位严重偏离正常，元音变形，辅音频繁遗漏；

5）舌无明显的运动。

8. 言语

（1）读字：将下面的每一个字分别写在卡片上。

我们生活在大自然中总有一些奇怪的事情让我们瞠目结舌

方法：将卡片有字的一面朝下，随意挑选12张给患者，逐张揭开卡片，让患者读字，记下正确的读字。12个卡片中的前两个为练习卡，其余10个为测验卡，评分方法如下：

1）10个字均正确，言语容易理解；

2）10个字均正确，但必须仔细听才能理解；

3）7~9个字正确；

4）5个字正确；

5）2个字正确。

（2）读句子：将下列句子清楚地写在卡片上，让患者一一读出，评定方法与分级同（1）。

这是苹果	那是馒头	他是演员	我是司机
你几岁了	他在吃饭	你长大了	蓝色天空
冬天下雪	路上结冰	草莓很酸	大路很直

（3）会话：鼓励患者会话，大约持续5分钟，询问有关工作、业余爱好、亲属等。

1）无异常；

2）言语异常但可理解，患者偶尔会重复；

3）言语严重障碍，其中能明白一半，经常重复；

4）偶尔能听懂；

5）完全听不懂患者的言语。

（4）速度：用复读机录下患者的说话内容，计算每分钟所说字的数量（即言语速度），填在图表中适当的范围内，正常言语速度为每秒2~4个字，每分钟约100~200个字，每一级每分钟相差12个字。

1）每分钟108个字以上；

2）每分钟84~95个字；

3）每分钟60~71个字；

4）每分钟36~47个字；

5）每分钟不足23个字。

（二）中国康复研究中心评定法

该评定法主要评定有无构音障碍、构音障碍的种类和程度，推断原发疾病及其损伤程度，包括构音器官及构音检查两部分。

1. 构音器官检查

（1）检查目的：通过对构音器官的形态及粗大运动的观察，推断构音器官是否存在器质性异常和运动障碍。

（2）检查范围：呼吸情况、喉、面部、口部肌肉、硬腭、腭咽机制、舌、下颌和反射等。

（3）用具：压舌板、手电筒、长棉棒、指套、秒表、叩诊锤、鼻镜等。

（4）方法：首先观察安静状态下构音器官的状态，然后由检查者发出指令或者示范运动，让患者来模仿，注意观察以下内容：

1）部位：构音器官的哪一部位存在运动障碍；

2）形态：构音器官的形态是否异常及有无异常运动；

3）构音障碍的程度：判断异常程度；

4）性质：是中枢性、周围性，还是失调性等；

5）运动速度：确认速度与节律的变化；

6）运动范围：确认运动范围是否受限；

7）运动的力：确定肌力是否正常；

8）运动的精巧性、准确性和圆滑性，通过运动的协调性和连续运动能力来判断。

2. 构音检查
此项检查主要用于汉语的患者，以普通话语音为标准音，结合构音类似运动，对患者的各个言语水平及其异常进行系统的评定以发现异常构音，此项检查对指导训练、训练后的再评定及制定下一步的康复方案具有重要意义。

（1）房间及设施要求：房间内应安静，避免摆放分散患者注意力的物品及人（包括亲属和陪护在内，儿童除外），光线要充足，通风良好，室内备有两把无扶手椅和一张训练台。检查者与患者隔着训练台相对而坐，也可以让患者坐在台子的正面，检查者在侧面，椅子的高度应与检查者与患者视线处于同一水平。

（2）检查用具：检查单词用的图卡50张（内容为生活中常见的单词或词组）、记录表、压舌板、卫生纸、消毒纱布、吸管、录音机。

（3）检查范围和方法

1）会话：通过询问患者的姓名、年龄、职业和发病情况等观察其是否可以发声、讲话，其清晰度、音量和音调变化如何，有无气息音、鼻音化、震颤等，一般需要5分钟（需要录音）。

2）词汇检查：检查时首先向患者出示图片，让患者根据图片意思命名，不能自述者可采用复述引出，50个词汇边检查边将检查结果记录在词汇表上，对于正确、置换、省略、歪曲等的标记符号和记录方法如表6-9所示。

表6-9　构音检查记录方法

表达方式	判断类型	标记	国际音标	汉语拼音	汉字
自述，无构音错误	正确	○			
自述，无歪曲但由其他音替代	置换	–			
自述，省略，漏掉音	省略	/			
自述与目的音相似	歪曲	△			
歪曲严重，很难判定是哪些音歪曲	无法判断	×			
复述引出		（　）			

3）音节复述检查：按照普通话发音方法设计常用的音节，观察其异常的构音运动，发现其构音特点和规律。方法是检查者说一个音节后让患者复述（标记方法同单词检查），将异常的构音运动记入构音操作栏，确定构音错误的发生机制以便制定康复训练计划。

4）文章水平检查：通过在限定的、连续的言语活动中，如阅读简单句子等，观察患者的音调、音量、韵律、呼吸运用等方面，患者有阅读能力则自己朗读，否则由主检查者复述引出，记录方法同前。检查用的句子如"他是一名教师""天空中飘着淡淡的白云"。

5）构音类似运动：依据普通话的特点选用代表性15个音的构音类似运动：[f]（f）、[p]（b）、[p']（p）、[m]（m）、[s]（s）、[x]（x）、[s]（sh）、[r]（r）、[t]（d）、[t']（t）、[n]（n）、[1]（1）、[k]（g）、[k']（k）、[x]（h）。

方法：检查者示范，患者模仿，观察患者是否可以做出，在结果栏的"能"与"不能"项标出。此检查可发现患者构音异常的运动基础，例如一个不能发[p]的患者，在此检查时发现其不能做鼓腮、叩腮吐气的运动，标出异常对今后训练具有指导意义。

（4）结果分析：将单词、音节、文章、构音运动检查发现的异常分别记录，并加以分析，下面对上述主要栏目加以说明。

1）错音：指发音时出现错误，如发"布鞋"的[b]，错发为[p]，或发"大蒜"的[d]时，错发[t]音。

2）错音条件：是指在什么条件下发成错音，如在首音节以外或与某些音结合时等。

3）错误方式：所发成的异常音或方式。

4）一贯性：包括发声方法和错法，患者的发音错误为一贯性的，就在发音错误栏内以"+"表示，比如在所检查的词语中把所有的[p]均发错就标记"+"，反之，有时错误，有时又是正确，就标记"–"。

5）错法：指错时的性质是否恒定，如把所有的[k]均发成[t]表示恒定，以"+"表示；反之，如有时错发为[t]，另一些时候又错发为别的音，就用"–"表示。

6）刺激性：在单词水平出现错误时，如用音节或音素提示能纠正，是为有刺激性，以"+"表示；反之则为无被刺激性，以"-"表示。

7）构音类似运动：可以完成规定音的构音类似运动，以"+"表示，不能完成以"-"表示。

8）错误类型：根据临床上发现的构音异常总结出常见错误类型14种，即省略、置换、歪曲、口唇化、齿背化、硬腭化、齿龈化、送气音化、不送气化、边音化、鼻音化、无声音化、摩擦不充分和软腭化等。

（三）客观评估

客观评估是精密的仪器设备对构音器官和构音功能进行评估和检查，可以更精确地分析出构音器官的生理和病理状态，如，喉肌电图、电声门图、电子腭位图、气体动力学和声学评估、语音分析图等。

四、 语言发育迟缓

语言发育迟缓是指儿童语言发育落后于实际年龄水平。大脑功能发育不全、脑瘫、自闭症等儿童，由于言语信息的输入、理解及与语言产生密切相关的认知水平低下等原因，而使儿童的语言获得和发展困难。对于语言发育迟缓的儿童，应首先检查有无听力障碍，或发音器官是否存在器质性损害。

人类大脑发育的语言功能分区是在2岁以后开始，12岁左右基本确定，如果12岁以前出现大脑优势半球损害，可由非优势半球进行功能代偿，是语言功能再度活化而重建语言功能，相反，12岁以后优势半球损害引起的语言功能丧失则很难达到恢复。因此，恰当的评定并及早进行康复训练对提高儿童的语言发展水平具有重要的意义。

（一）正常儿童语言发育

正常儿童语言发育大体分三个阶段：

1. **语言准备期**（1岁以下） 为儿童言语前的阶段，此阶段婴儿发音到模仿成人咿呀学语，先是对听声音有反应，而不是对词的内容发生反应，只要词的声音接近，都可能引起相同的反应，此后，词的声音与含义的联系逐渐被储存在记忆之中，成为儿童以后随时应用的词汇，直到听懂人说话，最后能自己说出词。

2. **语言理解期**（1~1.5岁） 此期的儿童开始在理解基础上学说话，如认识"鱼"这种动物，逐渐学会说"鱼"；在表达意思时往往用动作来辅助要说的词，如要喝水，就会拉着大人指着杯子，说"水"、或说"喝"等。此期的儿童语言的发育有了质的飞跃，从简单的名词过渡到动词，能理解成人的语言，并说出被成人理解的语言。

3. **语言表达期**（1.5~3岁） 此期儿童的语言发育迅速，能主动模仿成人说话，大约能说1000个词左右，学会说代词"我""你""她"等，从简单句向复合句过渡，喜欢与成人进行语言交流，富有好奇心，喜欢问问题等。

（二）语言发育迟缓的原因及表现

从出生前到语言功能建立期间，各种原因导致言语的中枢神经系统、言语的感觉、处理以及与语言的表达有关的结构损害，或环境中语言刺激不够等都可引起言语发育延迟。

1. **精神发育迟缓** 精神发育迟缓是指在发育期间整体智能较正常平均水平显著降低，并伴有适应行为障碍，又称智力低下。是言语发育迟缓中最常见的原因，轻度者表现说话延迟，中度者词汇量少而单调，句法结构简单，语言的理解与表达能力均降低，重度者完全失去发展语言的能力。

2. 脑性瘫痪　小儿出生前后1个月内因各种原因导致非进行性脑损伤时（脑性瘫痪），造成中枢神经系统损伤，进而导致言语障碍，包括言语发育迟缓和构音障碍。

3. 听力障碍　在语言发育未完成以前发生听力损害均可引起语言或言语的发育异常。轻者表现为对声音的反应减弱，听阈增高，对高频声音没有反应，说话时声音失控，无抑扬顿挫变化，发高频的摩擦音（如 s、f 等）有困难；重者对声音完全没有反应，形成聋哑症。

4. 构音器官疾病　喉、舌、唇、腭是产生言语的器官，舌系带过短、唇裂、腭裂、舌肥大等构音器官的先天性异常，导致发音时上述结构活动的协调困难，或发声时气流走向异常，影响发声，进而影响言语的发育，表现为吐字不清、发唇音、舌音、颚音等困难，但对言语的理解正常。

5. 自闭症　此类儿童除有语言基础方面的障碍外，主要是语言的交流异常。表现为说话延迟，言语的节律、语调及发音异常，对语言的理解差，说话语音单调、平坦、重音不对，缺乏意义及感情变化。句法结构错误，错用代词，语言交流及其相应的行为异常，同时有语言前的发音异常，还有姿势性语言的障碍，可有刻板、模仿言语与持续言语。

（三）常用评估方法

可利用下列提供的相关评定工具了解语言发育迟缓的程度。

1. 智力评估　常用的评估有 Gesell 智能发育检查、皮博迪词汇测验（PPVT）、韦氏儿童智力量表中国修订版等。测验内容如图形、空间概念、机械推理等都在平均数值以上，而言语、理解与表达等得分偏低，表示某一方面有障碍。

2. 成就测验　可评定语言相关领域，例如阅读理解、表达能力测验等。

3. 利用计算机语言评定软件等语言评定工具。

4. 医学检查　可做听力检查、构音器官检查、语音听辨检查、声带检查等。

5. 语言发育迟缓检查法（Sign-Significance，S-S 法）　S-S 法是由日本音声语言医学会审定，中国康复研究中心修复订成中国版 S-S 检查法，现已用于临床。

（1）S-S 评定法：适用于 1.5~6.5 岁的语言发育迟缓儿童。S-S 评定法包括促进学习有关的基础性过程、符号与指示内容的关系、交流态度 3 个方面。其中以语言符号与指示内容的关系检查为核心，比较标准分为 5 个阶段，见表 6-10 所示。

表 6-10　符号形式与指示内容关系的阶段

阶段	内容	正常范围
第一阶段	对事物、事态理解困难	
第二阶段	事物的基础概念	
2-1	功能性操作	
2-2	匹配	
2-3	选择	
第三阶段	事物性符号	
3-1	手势符号（相关符号）	
3-2	言语符号	1.5 岁 ~
	幼儿语（相关符号）	
	成人语（任意性符号）	
第四阶段	词句，主要句子成分	
4-1	两词句	2 岁 ~
4-2	三词句	2.5 岁 ~

续表

阶段	内容	正常范围
第五阶段	词句、语法规则	
5-1	语序	3.5 岁 ~
5-2	被动语态	5~6.5 岁

（2）语言发育迟缓的诊断：与实际年龄语言水平阶段比较，如果接受者 S-S 法结果低于相应阶段，则可诊断为语言发育迟缓。

五、 口吃的评定

（一）概念

口吃（stutter）的定义目前尚不统一，作为诊断性术语，主要指以异常的和持续的言语不流利为特征的并伴有特有的情感表达、行为和认知的特征的临床综合征。有些学者建议用言语不流利、言语流畅障碍和言语流畅疾病这些术语代替口吃。口吃具有的共同点是说话重复、拖延、停顿等流畅性障碍的一种语言现象。正常人在情绪紧张、吃惊、窘迫、恐惧、急于表达、在某种束缚下或陌生的环境下说话、找不到恰当的词汇时，会出现说话中断或重复，不属于口吃的范畴。

（二）口吃的形成和表现特点

1. 口吃的形成 言语学习过程的特点就是模仿所听到的言语的速度、节奏、次序和韵律，要想说得正确就难免会出现犹豫、迟疑等言语不流畅现象。口吃形成的年龄多在儿童语言发育阶段，一般是 3~5 岁，由于语言的形成首先从听开始，通过听觉传到大脑，大脑中枢对构音器官发出指令，形成口语。儿童在语言发育阶段，对第一次听到的字、词或句子，都是陌生的，需要大脑的反复记忆才能流畅地说出来，因此必须经过非流畅性语言形成过程，如果此期间经常听到非流畅性语言，或对儿童语言要求过高，儿童对自己的语言不能肯定，就容易形成口吃。

2. 口吃的特点 口吃包括四个方面的特点：

（1）异常的言语行为：口语重复、拖长、甚至中断，发音用力过强，表现为只有发音动作而发不出声，用残留的呼气说话、伴有表情及肢体动作等。

（2）回避现象：有意掩饰自己的语言流畅性障碍，插入一些无意义的词语。

（3）情绪的变化：过度紧张、说错话并自我修正。

（4）处世态度和方式的改变。

（三）口吃的评定

口吃的轻重受多方面因素的影响，如说话的方式、说话的内容、说话的速度、身心状态、情绪等，因此，在评定时应将上述因素考虑在内，并且评定不能只限于一次完成。Curlee 将 Van Riper 对口吃的诊断依据加以补充修改，见表 6-11。

表 6-11 口吃的诊断表

评定内容	评定目的
1. 语言重复数量	说话的词中有 2% 以上的词有"词的一部分重复"，每次重复两次或多次
2. 语速	说话的词中有 2% 延长 1 秒钟以上，突然终止延长并提高音调

续表

评定内容	评定目的
3. 言语间断时间	言语中不自主地间断或迟疑2秒钟以上
4. 言语伴随动作	言语不流利伴有身体活动、眨眼、唇及下颌颤抖及使劲的姿势
5. 情绪变化及回避现象	说话时伴有情绪反应和回避的举止
6. 心理反应	用言语作为成绩不好的理由（儿童）
7. 口吃与环境的关系	说话场合不同时，言语不流利的频率和严重程度会有所改变

当确定被检者具有口吃语言障碍后，应对其口吃的程度及表现特点进行评定，评定方法如表6-12所示。

表6-12　口吃评定

评定内容	评定目的
1. 自由会话能力	了解儿童在日常生活中说话的状态
2. 图片单词命名	选30个单词，了解其命名开始时口吃的情况
3. 句子描述	选8张情景图画片，了解其不同句子长度及不同句型中口吃的状况
4. 复句描述	选2张情景图画，了解其在描述总结式讲话中口吃的状况
5. 复述	了解其复述及相伴复述时口吃改善的情况
6. 回答问题	了解其是否有回避现象及说话的流畅度
7. 模仿母子间谈话	了解母子间交流时口吃的情况

六、 听力障碍

口语的形成过程离不开听觉功能的完善，声波的机械振动不能正常传入大脑，就无法获得口语的输入信息，即便是发音器官正常，也无法形成流畅的口语。因此，评定听力障碍的程度，并及时纠正，对于口语的形成和完善具有重要的意义。

（一）概念

听力障碍（deafness）指不同程度的听力减退，是听觉系统的传音、感音功能异常所致听觉障碍或听力减退，轻者称为"重听"，能听到对方提高的讲话声，重者称为耳聋，听不清或听不到外界声音。

用于表示声音音量大小的单位是分贝（dB），正常人所听到25dB以内的声音，声波振动的频率在16Hz~20kHz，但能听懂谈话内容的频率是在300~3000Hz，频率低于16Hz的声波为次声，高于20kHz的为超声，频率在16Hz以下和20kHz以上的声音超出了人体听力的范围。

（二）耳聋的分级

耳聋一般分为5级，正常听力是能够清晰地分辨25dB以下的声音。

1. **轻度**　听力检查听阈在26~40dB，近距离一般谈话听力没有困难，对细小的声音难以分辨，如树林风吹声。

2. **中度**　听阈在41~55dB，近距离听话感到困难，与人交谈感到模糊不清，开始需要借助助听器的帮助。

3. **中重度** 听阈在 56~70dB，近距离听大声说话困难。

4. **重度** 听阈在 71~90dB，在耳边需大声呼喊才能听到，对于较大的谈话声如汽车声仍感模糊，助听器帮助较大。

5. **全聋** 听阈在 90dB 以上，通常极难感觉声音的存在，需要靠助听器的辅助，才能感受到声音的振动。

（三）听力障碍的评定

1. **行为测听法** 此法适用于 1 岁以下的儿童，即在孩子睡眠时，用频率为 3000 Hz，90dB 以上的小型振荡器发出声音，儿童会突然睁开眼睛寻找声源，此种方法可以早期发现听力异常。

2. **条件探索听力反应检查法** 适用于 5 个月以上儿童头部可以向左右转动寻找声音时，方法是检查者用扬声器发出声音，孩子头转向声源，检查者再用彩色的灯或闪烁的灯，同时发出声音，吸引孩子的注意力，反复数次建立条件反射，采用下降法，测出听力值，测出的结果与正常耳的测试结果比较。此法不适合于注意力很差的儿童。

3. **脑干听觉诱发电位检查**（见神经电生理检查部分）。

4. **听力计检查法** 适用于 3 岁半以上的儿童，即使用单一频率的声音通过气导耳机与骨导耳机给声，通过判断各个频率所听到最小的声音，了解各频率听力损失状况绘出听力图，根据听力图了解耳聋的程度与性质。听力计设计的频率范围为 125Hz、250Hz、500Hz、1kHz、2kHz、4kHz、6kH、8kHz 等，听力级（HL）为 –10、–5、0、5、10、20、40、60、80、100、120dB，右耳气导为 O 表示，骨导 <，左耳气导为 X，骨导为 >，其升降时间 15~25 毫秒，减 10 加 5 的原则给声，每次约 1~2 秒，儿童约 2~3 秒，一般全过程在 20 分钟内，常从 1kHz 40dB HL 声开始，然后从低频向高频顺序测试。

（四）听力障碍患者的言语评估

1. **言语测听** 言语测听法是将标准词汇录入磁带或唱片上，通过耳机和自由声场对受试者进行测试。主要包括言语接受阈和言语识别率。正常受试者能够听懂 50% 以上的词汇。

2. **口声言语听觉评估法** 评估法以图画为表现形式，主要内容包括：自然声响识别、声调识别、单音节词识别、双音节词识别、短句识别、语音识别、数字识别、选择性听取 9 项，可以通过自然口声或听觉言语计算机导航评估系统进行评估。

3. **其他言语评估** 构音障碍评估，语言发育迟缓评估，语言清晰度检测。

小结

言语功能评定主要阐述了言语功能评定的程序、言语功能障碍的筛查、失语症及其评定方法、构音障碍及其评定方法。了解言语发育迟缓和听力障碍对言语功能评定的影响。

思考题

1. 通常言语功能障碍的评定程序有哪些？
2. 言语功能障碍的筛查流程是什么？
3. 言语功能障碍主要的形式有哪些？
4. 判断言语功能障碍严重程度的指标有哪些？
5. 评定言语功能障碍的量表主要有哪些？

（谢菊英）

第七章
感觉功能评定

第一节 概 述

感觉（sensation）是指人脑对直接作用于感受器官的客观事物的个别属性的反应，个别属性有大小、形状、颜色、坚实度、湿度、味道、气味、声音等。感觉分为躯体感觉和内脏感觉两大类，其中躯体感觉是康复评定中最重要的部分。躯体感觉由脊髓神经及某些颅神经的皮肤、肌肉分支所传导的浅层感觉和深部感觉，根据感受器对于刺激的反应或感受器所在的部位不同，躯体感觉又分为浅感觉、深感觉和复合感觉。

一、感觉分类

（一）浅感觉

浅感觉（superficial sensation）包括皮肤及黏膜的触觉、痛觉、温度觉和压觉。此类感觉是受外在环境的理化刺激而产生。浅感觉的感受器大多表浅，位于皮肤内。浅感觉的感受器种类较多，其中最大的是柏氏小体，最小的是游离神经末梢，分别对压触、振动、温度和有害刺激发生反应。躯干及四肢的浅感觉传导通路，具体见图7-1。

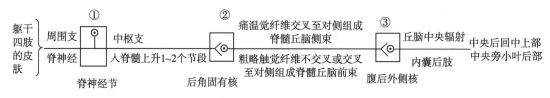

图7-1 浅感觉传导通路

（二）深感觉

深感觉（deep sensation）是深部组织的感觉，包括运动觉、震动觉、位置觉，又名本体感觉。此类感觉是由于体内肌肉收缩，刺激了肌、腱、关节和骨膜等处的神经末梢，即本体感受器（肌梭、腱梭等）而产生的感觉。躯干及四肢的深感觉传导通路，具体见图7-2。

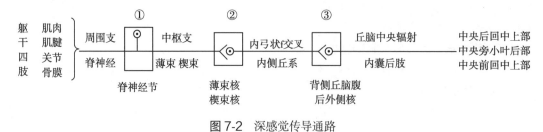

图7-2 深感觉传导通路

（三）复合感觉

复合感觉包括皮肤定位感觉、两点辨别感觉、体表图形感觉、实体辨别觉。这些感觉是大脑综合分析、判断的结果，故也称皮质感觉。

二、感觉障碍分类

感觉障碍依其病变性质可分为刺激性症状和抑制性症状两类。

（一）刺激性症状

感觉径路刺激性病变可引起感觉过敏（量变），也可引起感觉障碍如感觉倒错、感觉过度、感觉异常及疼痛等（质变）。

1. **感觉过敏** 感觉过敏（hyperesthesia）是感觉敏感度增高，神经兴奋阈值下降，轻微刺激引起强烈感觉，大多由于外界的刺激（如检查时的刺激）和病理过程的刺激相加所导致。如痛觉过敏即对痛的感觉增强，一个轻微的痛刺激可引起较强的疼痛感。

2. **感觉倒错** 感觉倒错（noseresthesia）是指对刺激的认识完全倒错，如非疼痛性刺激（如触觉）却诱发疼痛感觉，将冷觉刺激误为热觉刺激等。

3. **感觉过度** 感觉过度（hyperpathia）一般发生在感觉障碍的基础上，感觉刺激阈增高，不立即产生疼痛（潜伏期可长达30秒），达到阈值时可产生一种定位不明确的强烈不适感，持续一段时间才消失（后作用），单点刺激往往感受为多点刺激，见于丘脑和周围神经损害。

4. **感觉异常** 感觉异常（paresthesia）是在无外界刺激情况下出现异常自发性感觉，如烧灼感、麻木感、肿胀感、痒感、蚁走感、针刺感、电击感、束带感和冷热感等，通常与神经分布的方向有关，也具有定位价值。

5. **感觉错位** 感觉错位（alloesthesia）指刺激一侧肢体时，产生对侧肢体相应部位刺激感受，本侧刺激部位无感觉，常见于右侧壳核及颈髓前外侧索损害，因该侧脊髓丘脑束未交叉到对侧所致。

6. **疼痛** 疼痛（pain）是一种不愉快的感觉和对实际或潜在的组织损伤刺激所引起的情绪反应。从感受器到中枢的整个感觉传导通路的任何病灶刺激都可引发疼痛。没有外界刺激而感觉到疼痛者，称为自发性疼痛。

（二）抑制性症状

感觉通路受破坏时出现的感觉减退或缺失。

1. **感觉缺失** 感觉缺失（anesthesia）是患者在意识清楚情况下对刺激不能感知。根据感受器种类的不同又分为痛觉丧失、触觉丧失、温度觉丧失和深感觉丧失等。同一部位各种感觉均缺失称为完全性感觉缺失；同一个部位仅某种感觉缺失而其他感觉保存称为分离性感觉障碍。

2. **感觉减退** 感觉减退（hypesthesia）是神经兴奋阈值高，对较强刺激才能感知，感受到刺激的性质不变。

三、感觉障碍分型及特点

根据病变部位不同可分为周围神经型感觉障碍、脊髓型感觉障碍、脑干型感觉障碍、丘脑型感觉障碍、内囊型感觉障碍、皮质型感觉障碍。

（一）周围神经型感觉障碍

可表现某一周围神经支配区感觉障碍，如尺神经损伤累及前臂尺侧及 4、5 指；如一肢体多束周围神经各种感觉障碍，为神经干或神经丛损伤。

1. **末梢型** 为周围神经末梢受损害所致，出现对称性四肢远端的感觉障碍，越向远端越重，呈手套、袜筒型，伴相应区运动及自主神经功能障碍，见于多发性神经病。

2. **神经干型** 周围神经某一神经干受损害时，其支配区域的感觉呈条、块状障碍，常见的有臀上皮神经炎、股外侧皮神经炎、腓骨颈骨折引起的腓总神经损害、肱骨中段骨折引起的桡神经损害。

3. **后根型** 某一脊神经后根或后根神经节受害时，在其支配的节段范围皮肤出现带状分布的感觉减退或消失，并常伴有放射性疼痛，即神经根痛。如颈椎间盘突出或腰椎间盘突出所致的神经根受压，髓外肿瘤压迫脊神经根等。

（二）脊髓型感觉障碍

脊髓不同部位及不同程度的损害可产生不同的感觉障碍。

1. **脊髓横贯性损害** 因损害了上行的脊髓丘脑束和后索传导束，产生受损节段平面以下的感觉缺失或减退。如横贯性脊髓外伤、急性脊髓炎、脊髓压迫症后期。

2. **脊髓半切综合征** 脊髓半切综合征（Brown-Sequard syndrome）是指脊髓半侧损害时，受损平面以下同侧深感觉障碍，对侧痛、温度觉障碍，如髓外肿瘤早期、脊髓外伤。

3. **后角型** 后角损害时可出现分离性感觉障碍，即节段性分布的痛觉、温度觉障碍，深感觉和触觉存在，如脊髓空洞症。

（三）脑干型感觉障碍

属传导束型感觉障碍，发生的症状依据受损部位而异。

1. **分离性感觉障碍** 脊髓丘脑束在延髓内位于接近边缘的外侧部，内侧丘系则近中线。因此延髓旁正中部病变损伤内侧丘系，发生对侧肢体的深感觉障碍和感觉性共济失调，而无痛觉、温度觉感觉障碍。

2. **交叉性感觉障碍** 延髓外侧部病变，损害脊髓丘脑束及三叉神经脊束核，发生病变对侧肢体的痛觉、温度觉障碍和病灶同侧的面部感觉障碍。

3. **偏身感觉障碍** 脑桥和中脑的内侧丘系、脊髓丘脑束和颅神经的感觉纤维已合并在一起，故损害时产生对侧偏身和面部的感觉缺失。但是一般都有病变同侧颅神经运动障碍，可与其他部位病变导致的偏身感觉缺失相鉴别。

（四）丘脑型感觉障碍

丘脑是各种感觉的汇合之处，受损时出现以下表现。

1. **偏身感觉障碍** 血管病变累及腹后外侧核（VPL）和腹后内侧核（VPM），导致对侧偏身所有感觉的减退或缺失。以肢体重于躯干，上肢重于下肢，肢体远端重于近端，深感觉受累重于浅感觉为特征。

2. **丘脑痛** 在感觉障碍的部分恢复过程中，出现对侧偏身自发的、难以忍受的剧痛，以定位不准、性质难以形容为特征。通常疼痛阈值提高，较强的疼痛刺激方可引出痛觉。

3. 感觉过敏或倒错。

4. **非感觉症状** 丘脑病变时，常累及其邻近结构而发生其他症状：侵及外侧膝状体或视放射时，可产生对侧同向偏盲；累及内囊后肢时，出现对侧不完全性偏瘫；丘脑至纹状体及苍白球纤维受损可发生偏身不自主运动等。

（五）内囊型感觉障碍

丘脑皮质束通过内囊后肢后 1/3，损伤时出现对侧偏身感觉障碍，特点为肢体重于躯干、肢体远端重于近端、深感觉受累重于痛、温觉。另外，常合并运动、视觉的受累，表现为"三偏"，即偏瘫、偏身感觉障碍和偏盲。

（六）皮质型感觉障碍

皮质型感觉障碍的特点是精细的、复杂的感觉损害严重，而痛觉、温度觉、触觉等浅感觉障碍较轻或保持不变。深感觉、定位觉、两点辨别觉和实体觉则发生明显障碍，其中后三者是大脑皮质所特有的复合感觉，但是这种复合感觉的产生必须在浅感觉保持完整的基础上，因此只有浅感觉正常而出现复合感觉障碍时，方能表示有大脑皮质感觉区的病变。

1. **局限性感觉性癫痫**　大脑皮层中央后回感觉中枢的刺激性病变所致，表现为病灶对侧皮肤的相应部位发生阵发性感觉异常，并可向邻近区域扩散，也可扩散至皮质运动区而引起运动性癫痫发作。

2. **偏身感觉障碍**　大脑皮质感觉中枢的破坏性病变，产生对侧偏身感觉障碍。由于皮质感觉区分布较为广泛，所以感觉障碍往往只累及对侧身体的某一部分，称为单肢感觉障碍。该型感觉障碍上肢比下肢重，远端重于近端部位，上肢的尺侧和下肢的外侧常较明显。

3. **感觉忽略**　两侧肢体对称部位给予触觉或痛觉刺激，患者只能感知健侧肢体的刺激；或者，同时触觉刺激患侧面部和手（足），患者只能感知面部的刺激。

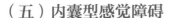

第二节　感觉功能评定

通过感觉检查，可以了解感觉缺失的程度，评估感觉恢复的情况，辅助临床诊断以确定损伤和功能受限的方面和程度，为制订康复治疗方案提供客观依据和方向；在康复治疗过程中，通过随时检查感觉恢复情况以决定开始感觉再教育的时间以及在作业活动中是否需要给予预防受伤训练。

感觉检查包括：浅感觉检查、深感觉检查和复合感觉（皮质感觉）检查。对感觉的检查，通常患者的反应有：①正常：患者反应灵敏而准确；②减低或减退：迟钝的反应，回答的结果与所受的刺激不相符合；③消失：无反应。

一、适应证及禁忌证

（一）感觉评定的设备

通常包括以下物件：①大头针若干个（一端尖、一端钝）；②两支测试管及试管架；③一些棉花、纸巾或软刷；④4~5件常见物：钥匙、钱币、铅笔、汤勺等；⑤感觉丧失测量器，纸夹和尺子；⑥一套形状、大小、重量相同的物件；⑦几块不同质地的布；⑧定量感觉测试仪。

（二）感觉评定的适应证和禁忌证

1. 适应证

（1）中枢神经系统病变：如脑血管病变、脊髓损伤或病变等。

（2）周围神经病变：如臂丛神经麻痹、坐骨神经损害等。

（3）外伤：如切割伤、撕裂伤、烧伤等。

（4）缺血或营养代谢障碍：糖尿病、雷诺现象（雷诺病）、多发性神经炎等。

2. 禁忌证 意识丧失者、严重认知功能障碍不能配合检查者。

二、 评定方法

不论是检查浅感觉、深感觉，还是皮质感觉，都应弄清以下几个方面情况：①受影响的感觉类型；②所涉及的躯体部位；③感觉受损的范围；④所受影响的程度。

（一）浅感觉检查

脊髓节段性感觉支配及其体表检查部位，具体见表 7-1。

表 7-1 脊髓节段性感觉支配及其体表检查部位

节段性感觉支配	检查部位	节段性感觉支配	检查部位
C_2	枕外隆凸	T_8	第 8 肋间
C_3	锁骨上窝	T_9	第 9 肋间
C_4	肩锁关节的顶部	T_{10}	第 10 肋间（脐水平）
C_5	肘前窝的桡侧面	T_{11}	第 11 肋间
C_6	拇指	T_{12}	腹股沟韧带中部
C_7	中指	L_1	T_{12} 与 L_2 之间上 1/3 处
C_8	小指	L_2	大腿前中部
T_1	肘前窝的尺侧面	L_3	股骨内上髁
T_2	腋窝	L_4	内踝
T_3	第 3 肋间	L_5	足背第 3 跖趾关节
T_4	第 4 肋间（乳头线）	S_1	足跟外侧
T_5	第 5 肋间	S_2	腘窝中点
T_6	第 6 肋间（剑突水平）	S_3	坐骨结节
T_7	第 7 肋间	$S_{4~5}$	肛门周围

1. 触觉 嘱患者闭目，评定者用棉签或软毛笔轻触患者的皮肤，让患者回答有无一种轻痒的感觉或让患者数所触次数。每次给予的刺激强度应一致，但刺激的速度不能有一定规律，以免患者未受刺激而顺口回答。检查四肢时，刺激的走向应与长轴平行；检查胸腹部时刺激的走向应与肋骨平行。检查顺序为面部、颈部、上肢、躯干、下肢。

2. 痛觉 嘱患者闭目，评定者先用大头针针尖在患者正常皮肤区域用针尖刺激数下，让患者感受正常刺激的感觉。然后再进行正式的检查，以均匀的力量用针尖轻刺患者需要检查部位的皮肤，嘱患者回答："痛"、"不痛"，同时与健侧比较，并让患者指出受刺激部位。对痛觉麻木的患者检查要从障碍部位向正常部位逐渐移行，而对痛觉过敏的患者要从正常部位向障碍部位逐渐移行。为避免患者主观的不正确回答，间或可用大头针针冒钝端触之，或将针尖提起而用手指尖触之，以判断患者回答是否正确。痛觉障碍有痛觉缺失、痛觉减退和痛觉过敏等。

3. 温度觉 包括温觉及冷觉。嘱患者闭目，用分别盛有冷水或热水的试管两支，交替、随意地接触皮肤，试管与皮肤的接触时间为 2~3 秒，嘱患者说出"冷"或"热"的感觉。选用的试管直径要小，管底面积与皮肤接触面不要过大，测定冷觉的试管温度在 5~10℃，测定温觉的试管温度在 40~45℃，如低于 5℃或高于 50℃，则在刺激时引起痛觉反应。

4. **压觉** 嘱患者闭眼。检查者用大拇指用劲地去挤压肌肉或肌腱，请患者指出感觉。对瘫痪的患者压觉检查常从有障碍的部位开始直到正常的部位。

（二）深感觉检查

1. **运动觉** 嘱患者闭目，检查者轻轻握住患者手指或足趾的两侧，上下移动 5°左右，让患者辨别移动的方向，如感觉不明确可加大运动幅度或测试较大关节，以了解其减退的程度。

2. **位置觉** 嘱患者闭目，将其肢体放到一定的位置，然后让患者说出所放的位置；或嘱患者用其正常肢体放在与患侧肢体相同的位置上，正常人能正确说出或做出正确位置。测定共济运动的指鼻试验、跟膝胫试验、站立、行走步态等，如在闭眼后进行，亦为测定位置觉的方法。

3. **震动觉** 嘱患者闭眼，检查者将每秒震动 256 次的音叉放置患者身体的骨骼突出部位，如手指、尺骨茎突、鹰嘴、桡骨小头、内外踝、髂嵴、棘突、锁骨等，询问患者有无振动感和持续时间。也可利用音叉的开和关，来测试患者感觉到震动与否。检查时应注意身体上、下、左、右对比。振动觉可随年老而进行性丧失，在较年老者可完全丧失。振动觉和运动觉、位置觉的障碍可不一致。

（三）复合感觉（皮质感觉）检查

1. **皮肤定位觉** 检查时嘱患者闭目，一般常用棉签、手指等轻触患者皮肤后，由患者用手指指出刺激的部位。正常误差手部 <3.5mm，躯干部 <1cm。

2. **两点辨别觉** 区别一点还是两点刺激的感觉称为两点辨别觉。嘱患者闭眼，检查时用两脚规、叩诊锤的两尖端或针尖同时轻触皮肤，距离由大到小，测定能区别两点的最小距离。两点需同时刺激，用力相等。正常人以舌尖的距离最小，为 1mm，指尖为 3~5mm，指背为 4~6mm，手掌为 8~15mm，手背为 20~30mm，前胸 40mm，背部为 40~50mm，上臂及大腿部的距离最大约 75mm。

3. **实体觉** 用手抚摸物体后确定该物体名称的能力称为实体觉。检查时嘱患者闭目，将一熟悉的物件（如笔、钥匙、火柴盒、硬币等）放于患者手中，嘱其抚摸以后，说出该物的属性与名称。先试患侧，再试健侧。

4. **图形觉** 图形觉是指辨认写于皮肤上的字或图形的能力。检查时患者闭目，用手指或其他东西（如笔杆）在患者皮肤上划一几何图形（三角形、圆圈或正方形）或数字（1~9），由患者说出所写的图形或数字。

5. **其他大脑皮质感觉** 通常大脑皮质感觉检查还包括重量识别觉（识别重量的能力）以及对某些质地（如软和硬，光滑和粗糙）的感觉。

三、 定量感觉测定

定量感觉测定（quantitative sensory testing，QST）是一种对感觉进行定量判断的心理物理学技术，采用物理方法，如冷、热、振动、压力刺激皮肤感受器，并通过 Aβ、Aδ 和 C 类纤维传导到中枢，完成较精确的感觉测定，全面评价躯体感觉系统；并通过测定引起某种特定感觉所需的刺激强度，对感觉障碍的程度进行定量评价。定量感觉测试主要包括温度觉、触觉、痛觉以及振动感觉等，可独立使用，也可合并使用。

此方法也称感觉阈值测量，即通过定量感觉检查设备刺激特定皮肤感受器来测量多种感觉阈值。

（一）定量感觉测定常用方法

QST 通常采用极限法和水平法。极限法中刺激强度逐渐递增或者递减，受试者对渐强的刺激一旦被感觉到或者渐弱的刺激不再被感觉到的时候就停止刺激并自动记录刺激强度及反应时间。水平法中刺激的强度是预先设定的，检测什么强度水平的刺激会被感觉到。水平法的检查结果与反应时间无关，测得的阈值更精确，但通常需要更多时间，会因被检查者的注意力下降而产生误差。

1. **温度觉**　测试的起始温度设为 32℃，温度改变率设为增加或减少 0.5~5.0℃/s，中断温度设为 0℃ 及 50℃。取几平方厘米的皮肤作为被测试区域，使探头与皮肤接触，测定温度阈值。直至受试者产生冷或热的感觉时，按下停止按钮。

2. **机械觉或针刺觉**　包括机械感觉阈值和机械疼痛阈值，测量方法基本相同。测试时，通常使用 Von Frey 纤维刺激被测试区域的皮肤，每次持续 2~5 秒，刺激强度由低逐渐增加，直至受试者感觉到针刺感时的测定值为机械感觉阈值；刺痛时的测定值为机械疼痛阈值。

3. **震动觉**　较为简单及常用的工具是分级音叉。将其置于被测试区域的骨性突起部位，直至受试者感到振动觉完全消失为止。也有专门的振动觉分析仪以及合并有温度觉的综合定量感觉测试仪。

（二）定量感觉测定的优越性

1. 实现定量测评小纤维功能的临床检查。
2. 定量的阈值诊断方法、避免患者、医技人员的主观误差。
3. 早期发现小神经纤维病变。
4. 区分受累的感觉神经纤维种类（选择性诊断 Aβ、Aδ 和 C 纤维病变）。
5. 良好的准确性和重复性。
6. 检查无创伤、无疼痛。

四、评定注意事项

感觉检查主要依靠患者的主观感受和表达，实质是患者的主观感觉而缺乏客观的控制手段，检查常受语言交流、认知功能、意识状态、情绪及精神心理等多种因素的影响，不同个体对同等程序的刺激，个体感受的差异较大，所以感觉检查和评定时需耐心、细致、谨慎。

1. 检查感觉功能时，患者必须意识清醒。如患者意识欠佳又必须检查时，则只粗略地观察患者对刺激引起的反应，以估计患者感觉功能的状态，如呻吟、面部出现痛苦表情或回缩受刺激的肢体。
2. 检查前要向患者说明目的和检查方法以充分取得患者合作。
3. 检查时注意两侧对称部位进行比较。先检查正常的一侧，使患者知道什么是"正常"。然后请患者闭上眼，或用东西遮上，再检查患侧。
4. 避免暗示，不用引导性语气提问，必要时反复多次进行。
5. 先检查浅感觉，然后检查深感觉和复合感觉，一旦浅感觉受到影响，那么深感觉和皮质感觉也会受到影响。
6. 根据感觉神经和它们所支配和分布的皮区去检查。
7. 先检查整个部位，如果一旦找到感觉障碍的部位，就要仔细找出那个部位的范围。
8. 如有感觉障碍，应注意感觉障碍的类型。
9. 一次检查时间不宜过长，必要时反复多次检查，以取得正确的结果。

小结

感觉功能评定是临床评定工作的重要内容之一，本章主要阐述感觉功能的分类、检测内容以及感觉功能评定的流程。

思考题

1. 感觉功能常常包括哪些内容?
2. 浅感觉检测包括哪些内容?
3. 深感觉检测包括哪些内容?
4. 复合感觉检测包括哪些内容?
5. 感觉功能评定常用的流程应包括哪些内容?

（吴　文）

第八章
肌张力评定

第一节 概 述

肌张力（muscle tone）是指肌肉组织在静息状态下的一种不随意的、持续的、微小的收缩，是被动活动肢体或按压肌肉时所感觉到的阻力。正常肌张力有赖于完整的外周神经和中枢神经系统调节机制以及肌肉本身的特性（如收缩能力、弹性、延伸性等），肌张力是维持身体各种姿势和正常活动的基础，是维持肢体位置，支撑体重所必需的，也是保证肢体运动控制能力、空间位置、进行各种复杂运动所必需的条件。临床上所谓的肌张力，是指医务人员对被检查者的肢体进行被动运动时所感觉到的阻力。肌张力的本质是紧张性牵张反射，正常人体的骨骼肌处于轻度的持续收缩状态，产生一定的肌张力。外周和中枢神经系统调节机制以及肌肉本身的收缩能力、弹性、延展性等，都可引起肌张力的变化。

正常肌张力产生的原因主要有两方面：①正常人体骨骼肌受重力的作用，发生牵拉，刺激其梭内肌的螺旋感受器反射性地引起梭外肌轻度收缩，形成一定的肌张力；②γ运动神经元在高位中枢的影响下，有少量的冲动传到梭内肌，梭内肌收缩，刺激螺旋感受器，把冲动传到脊髓，通过α神经元及传出纤维使梭外肌收缩，产生一定肌张力。

一、肌张力分类

（一）正常肌张力

1. 正常肌张力分类　肌张力是维持身体各种姿势和正常活动的基础，根据身体所处的不同状态，正常肌张力可分为静止性肌张力、姿势性肌张力和运动性肌张力。

（1）静止性肌张力：是指肌肉处于不活动状态下肌肉具有的张力。

（2）姿势性肌张力：是指人体变换各种姿势（如协调的翻身、由坐到站等）时肌肉所产生的张力，常通过感受肌肉阻力和观察肌肉调整状态来判断。

（3）运动性肌张力：是指肌肉在运动过程中产生的张力。

2. 正常肌张力的特征　正常肌张力有赖于完整的外周神经系统机制和中枢神经系统机制以及肌肉收缩能力、弹性、延展性等因素，具体有以下特征：关节近端的肌肉可以进行有效的同步运动；具有完全抵抗肢体重力和外来阻力的运动能力；将肢体被动地置于空间某一位置时，具有保持该姿势不变的能力；能够维持原动肌和拮抗肌之间的平衡；具有随意使肢体由固定到运动和在运动过程中转换为固定姿势的能力；需要时，具有选择性地完成某一肌群协同运动或某一肌肉单独运动的能力；被动运动时，具有一定的弹性和轻度的抵抗感。

（二）异常肌张力

根据患者肌张力与正常肌张力水平的比较，可将肌张力异常分为三种情况：肌张力低下、肌张力增高、肌张力障碍。

1. 肌张力低下

（1）定义：肌张力表现为降低或缺乏、被动运动时的阻力降低或消失、牵张反射减弱、肢体处于关节频繁地过度伸展而易于移位等现象，又称为肌张力弛缓。肌张力弛缓时，运动功能受损，且伴有肢体肌力减弱、麻痹或瘫痪。

（2）原因：小脑或锥体束的上运动神经元损害，可为暂时性状态，如脊髓损伤的脊髓休克阶段或颅脑损伤、脑卒中早期，其发生由中枢神经系统损伤的部位所决定；外周神经系统的下运动神经元损害，此时除了低张力表现外，还可伴有肌力弱、瘫痪、低反射性和肌肉萎缩等表现；原发性肌病如重症肌无力。

（3）特征：由于对感觉刺激和神经系统传出指令的低应答性所导致的肌张力降低，临床上肌肉可表现为柔软、弛缓和松弛，加之邻近关节周围肌肉共同收缩能力的减弱，导致被动关节活动范围扩大，腱反射消失或缺乏。

2. 肌张力增高

（1）痉挛

1）定义：痉挛是肌张力增高的一种形式，是一种由牵张反射高兴奋性所致的、速度依赖的紧张性牵张反射增强伴腱反射异常为特征的运动障碍。痉挛的速度和痉挛肌的阻力（痉挛的程度）随着肌肉牵伸速度的增加而增加。

2）原因：上运动神经元损伤所致，肌痉挛是指由于锥体束下行性控制丧失，脊髓牵张反射亢进，肌肉张力增高。常见于脊髓损伤、脱髓鞘疾病、脑卒中、脑外伤、去皮层强直和去大脑强直、脑瘫等。

3）特征

I. 轻度痉挛的特征：通过被动运动可以诱发轻度的牵张反射，需借助被动活动才能完成全关节活动范围的运动；拮抗肌与主动肌肌张力的均衡遭到破坏；做被动牵张运动时，在全关节活动范围的后1/4处才出现抵抗和阻力，检查者可以较容易地完成被检查部位的全关节范围的运动；粗大运动尚可以正常协调地进行；选择性动作能力低下，精细动作不灵活或不能完成。

II. 中度痉挛的特征：被动运动肢体时，出现中等强度的牵张反射；主动肌和拮抗肌的张力显著不均衡；做被动牵张运动时，在全关节活动范围的1/2处即出现抵抗和阻力，检查者必须克服一定的阻力才能完成全关节活动范围的运动；完成某些粗大运动缓慢、费力，并且伴随有不协调动作。

III. 重度痉挛的特征：被动活动时，往往从运动的开始就被诱发出很强的牵张反射；做被动牵张运动时，在全关节活动范围的前1/4处就出现抵抗和阻力，由于严重的痉挛，检查者不能完成全关节活动范围的被动运动；由于严重的痉挛，不能进行关节活动度的训练而使关节挛缩，对缓解痉挛的训练手法无反应；可动范围明显减少，完全丧失了主动运动。

4）痉挛的特殊表现

I. 巴宾斯基反射（Babinski reflex）：为痉挛性张力过强的特征性伴随表现，巴宾斯基反射阳性时足大趾背屈。

II. 折刀样反射（clasp-knife reflex）：当被动牵伸痉挛肌时，初始产生的较高阻力随之被突然的抑制发动而中断，造成痉挛肢体的阻力突然下降，产生类似折刀样的现象。

III. 阵挛（clonus）：在持续牵伸痉挛肌时可发生，特点为以固定频率发生的拮抗肌周期性痉挛亢进。常发生于踝部，也可发生于身体的其他部位。

IV. 去大脑强直（decerebrate rigidity）和去皮层强直（decorticate rigidity）：去大脑强直表现为持续的收缩，躯体和四肢处于完全伸展的姿势；去皮层强直表现为持续的收缩，躯干和下肢处于伸展姿势，上肢处于屈曲姿势。两者均由于牵张反射弧的改变所致。

5）痉挛与肌张力过高的区别：肌张力过高时的阻力包括动态成分和静态成分，动态成分为肌肉被动拉伸时神经性（反射性的）因素和非神经性（生物力学的）因素所致的阻力，静态成分则是肌肉从拉长状态回复到正常静息状态的势能，为非神经性因素。神经性因素表现为肌肉运动单位的活动由于牵张反射高兴奋性而增加，中枢神经系统损伤后的痉挛、折刀样反射和阵挛皆属此类；非神经性因素则表现为结缔组织的弹性成分和肌肉的黏弹性成分的改变，尤其是肌肉处于拉伸或缩短位制动时。在中枢神经系统损伤后，可因神经因素造成肢体处于异常位置，并由此导致非神经因素的继发性改变。因此中枢神经系统损伤后的肌张力过强是神经性因素和非神经因素共同作用的结果，痉挛与肌张力过强并非等同。

（2）僵硬

1）定义：是主动肌和拮抗肌张力同时增加，关节各个方向被动活动阻力均增加的现象。表现为：①齿轮样僵硬（cogwheel phenomenon）：是一种对被动运动的反应，特征为运动时交替地释放和阻力增加而产生均匀的顿挫感；②铅管样强直（lead pipe rigidity）：是一种持续的僵硬。

2）原因：常为锥体外系的损害所致，帕金森病是僵硬最常见的病因。

3）特征：任何方向的关节被动运动，整个关节活动范围阻力都增加；相对持续，且不依赖牵张刺激的速度；齿轮样僵硬的特征是在僵硬的基础上存在震颤，从而导致在整个关节活动范围中收缩、放松交替出现；铅管样强直的特征是在关节活动范围内存在持续的僵硬，无收缩、放松交替现象出现；僵硬和痉挛可在某一肌群同时存在。

3. 肌张力障碍

（1）定义：是一种以张力损害、持续同时伴有扭曲的不自主运动为特征的肌肉运动功能亢进性障碍。

（2）原因：中枢神经系统病变如脑血管疾病；遗传因素如原发性、特发性肌张力障碍；神经退行性疾患如肝豆状核变性；代谢性疾患如氨基酸或脂质代谢障碍；其他如张力性肌肉奇怪变形（musculorum deformans）或痉挛性斜颈。

（3）特征：肌肉收缩可快或慢，且表现为重复、扭曲；肌张力以不可预料的形式由低到高变动，其中张力障碍性姿态（dystonia posturing）为持续扭曲畸形，可持续数分钟或更久。

二、 影响肌张力的因素

1. **体位的影响** 不良的姿势和肢体放置位置可使肌张力增高，例如，脑卒中后痉挛期的患者，仰卧位时患侧下肢伸肌肌张力可增加。

2. **疾病的影响** 如骨折、脱位、异位骨化、便秘等可使肌张力增高。

3. **并发症的影响** 有尿路结石、感染、压疮、静脉血栓、疼痛、关节挛缩等并发症时，肌张力可增高。

4. **药物的影响** 如烟碱能明显增加脊髓损伤患者的痉挛程度；巴氯芬则有抑制脊髓损伤患者痉挛发生和降低频率、强度的作用。

5. **精神因素的影响** 紧张和焦虑情绪以及不良的心理状态都可以使肌张力增高。

6. **神经状态的影响** 中枢抑制系统和中枢易化系统的失衡，可使肌张力发生变化。

7. **局部压力变化的影响** 局部肢体受压可使肌张力增高，如：穿紧而挤的衣服和鞋子。

8. **外界环境的影响** 当气温发生剧烈变化时，肌张力可增高。

9. **主观因素的影响** 患者对运动的主观控制作用，肌张力可发生变化。

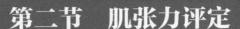

第二节　肌张力评定

　　肌张力的评定对于康复医师和康复治疗师了解患者病变部位、病变性质和病情严重程度，制订康复治疗计划，选择治疗方法具有重要作用。

　　1. 依据评定结果确定病变部位，预测康复结局。通过对肌张力的评定可鉴别是中枢神经系统还是周围神经系统的病变以及肌张力异常的分布，并依此预测康复结局。

　　2. 根据肌张力的表现特点制订康复治疗计划。不同疾病或同一疾病的不同时期，其肌张力表现各异。例如脑卒中患者急性期肌张力弛缓、恢复期肌张力增高，痉挛型、手足徐动型、共济失调型小儿脑瘫肌张力表现各不相同，康复治疗师可根据各自临床表现选择合适的康复方法。

　　3. 及时康复治疗，降低并发症的发生率。部分颅脑损伤的患者可有肌张力持续增高的表现，若未及时康复训练可造成关节僵硬，引起失用和误用综合征等。

一、评价标准

（一）正常肌张力评价标准

1. 肌肉外观具有特定的形态。
2. 肌肉应具有中等硬度和一定的弹性。
3. 近端关节可以进行有效的主动肌与拮抗肌的同时收缩使关节固定。
4. 具有完成抗肢体重力及外界阻力的运动能力。
5. 将肢体被动地放在空间某一位置上，突然松手时，肢体有保持肢位不变的能力。
6. 可以维持主动肌与拮抗肌的平衡。
7. 具有随意使肢体由固定到运动和在运动过程中变为固定姿势的能力。
8. 在需要的情况下，具有可以完成某肌群的协同动作，也可以完成某块肌肉的独立的运动动能的能力。
9. 被动运动时具有一定的弹性和轻度的抵抗。

（二）异常肌张力评价标准

1. 弛缓性肌张力评价标准　肌张力弛缓的评定相对较为简单，可参考本书中被动运动评定的有关内容，也可将其严重程度分为轻度、中到重度两级评定，具体见表 8-1。

表 8-1　弛缓性肌张力的分级

级别	评定标准
轻度	肌张力降低；肌力下降；将肢体置于可下垂的位置上并放开时，肢体只能保持短暂的抗重力，旋即落下；仍存在一些功能活动
中到重度	肌张力显著降低或消失；肌力 0 级或 1 级（徒手肌力检查）；把肢体放在抗重力肢位，肢体迅速落下，不能维持规定肢位。不能完成功能性动作

　　2. 痉挛的评价标准　手法检查是按被动运动某一关节时所感受的阻力来分级评定的。常用的分级方法有神经科分级和改良 Ashworth 分级，具体见表 8-2。其他方法还有按自发性肌痉挛发作频度分

级的 Penn 分级法和按踝阵挛持续时间分级的 Clonus（阵挛）分级法，但不常用。

表8-2 改良 Ashworth 痉挛评定标准

级别	评定标准
0 级	无肌张力的增加
I 级	肌张力轻微增加，受累部分被动屈伸时，在 ROM 之末时出现突然卡住然后呈现最小的阻力或释放
I⁺ 级	肌张力轻度增加，表现为被动屈伸时，在 ROM 后 50% 范围内出现突然卡住，然后均呈现最小的阻力
II 级	肌张力较明显的增加，通过 ROM 的大部分时肌张力均较明显的增加，但受累部分仍能较容易的被移动
III 级	肌张力严重增高，进行 PROM 检查有困难
IV 级	僵直：受累部分被动屈伸时呈现僵直状态，不能活动

3. 评定注意事项

（1）适当的评定时间：应避免在运动后或疲劳、情绪激动时进行肌张力评定。评价康复效果时，最好在同一个时间段进行治疗前、后肌张力的评定，保证可比性。

（2）适宜的评定环境：肌张力与环境温度有密切关系，检查室的室温应保持在 22~25℃。

（3）患者的配合程度：检查前应向患者说明检查目的、步骤、方法以及感受，使患者了解评定的过程，消除紧张情绪，配合检查。

（4）正确的检查方法：评定时，患者处于舒适体位，充分暴露检查部位，完全放松受检肢体。在进行被动运动时，评定人员用力适当，注意保护患者以免发生意外。对于难以放松的患者，可通过改变被动运动速度的方法帮助作出正确判断。检查时应先检查健侧同名肌，再检查患侧，并对双侧进行对比。

（5）综合分析评定结果：由于肌张力受多种因素的影响，因此在进行分析时应全面考虑。如发热、感染、膀胱充盈、静脉血栓、压疮、疼痛、局部肢体受压及挛缩等，可使肌张力增高，紧张和焦虑等心理因素、不良的心理状态也可使肌张力增高。

二、评定方法

肌张力评定是检查肌肉功能的重要内容之一，对指导临床康复具有重要意义。肌张力的评定可从病史、视诊、触诊、临床分级、反射检查、被动运动与主动运动、功能评定等多个方面了解肌张力情况。

（一）肌张力临床检查

1. 采集病史 病史在一定程度上可反映痉挛对患者身体功能的影响，需要了解的问题包括痉挛发生的频度受累的肌肉及数目；痉挛的利弊情况；引发痉挛的原因；目前痉挛发作或严重程度及与以往的比较。痉挛的频度或程度增加可能是膀胱感染、尿路结石、急腹症或其他有害传入导致的。

2. 视诊检查 作为最初的临床检查项目，评定者应特别注意患者肢体或躯干异常的姿态。刻板样动作模式常提示存在肌张力异常，不自主的波动化运动变化表明肌张力障碍，自发性运动的完全缺失则表明肌张力弛缓，主动运动的减弱或完全丧失则表明患者有肌张力低下。

3. 触诊检查 在患者相关肢体完全静止、放松的情况下，通过触摸受检肌群或观察肢体的运动状况来判断肌张力情况。肌张力降低时检查者拉伸患者肌群时几乎感受不到阻力；当肢体运动时可感到柔软、沉重感；当肢体下落时，肢体即向重力方向下落，无法保持原有的姿势肌张力。肌张力增高时肌腹丰满、硬度增高，触之较硬或坚硬。检查者以不同的速度对患者的关节做被动运动时，感觉有明显阻力，甚至无法进行；被动运动检查者松开手时，肢体被拉向肌张力增高侧长时间的肌张力增高，可能会引起局部肌肉、肌腱的挛缩，影响肢体的运动，痉挛肢体的腱反射常表现为亢进。

4. 反射检查 检查中应特别注意患者是否存在腱反射亢进等现象。检查方法是直接用指尖或标准的反射叩诊锤轻叩检查腱反射导致的肌肉收缩情况，可予以 0~4 级评分。其中 0 级为无反应；1^+ 级为反射减退；2^+ 级为正常反射；3^+ 级为痉挛性张力过强、反射逾常；4^+ 级为阵挛。临床上常用的反射检查如下：

（1）肱二头肌反射

1）操作方法：患者前臂屈曲 90°，检查者以左拇指置于患者肘部肱二头肌肌腱上，然后右手持叩诊锤叩左拇指指甲。

2）正常反应：可使肱二头肌收缩，引出屈肘动作。

3）结果解释：反射中枢为颈髓 5~6 节。

4）注意事项：①患者要合作，肢体应放松；②检查者叩击力量要均等。

（2）肱三头肌反射

1）操作方法：患者外展上臂，半屈肘关节，检查者用左手托住其上臂，右手用叩诊锤直接叩击鹰嘴上方肱三头肌肌腱。

2）正常反应：可引起肱三头肌收缩，引起前臂伸展。

3）结果解释：反射中枢为颈髓 7~8 节。

4）注意事项：同"肱二头肌反射"。

（3）桡骨膜反射

1）操作方法：患者前臂置于半屈半旋前位，检查者以左手托住其腕部，并使腕关节自然下垂，随即以叩诊锤叩击桡骨茎突。

2）正常反应：可引起肱桡肌收缩，发生屈肘和前臂旋前动作。

3）结果解释：反射中枢为颈髓 5~6 节。

4）注意事项：同"肱二头肌反射"。

（4）膝反射

1）操作方法：坐位检查时，患者小腿完全松弛下垂；卧位检查时，患者仰卧位，检查者以左手托起其膝关节使之屈曲约 120°，用右手持叩诊锤叩击膝盖髌骨下方的髌腱。

2）正常反应：可引起小腿伸展。

3）结果解释：反射中枢为腰髓 2~3 节。

4）注意事项：同"肱二头肌反射"。

（5）踝反射（跟腱反射）

1）操作方法：患者仰卧位，髋及膝关节稍屈曲，下肢取外旋外展位。检查者左手将患者足部背屈成直角，以叩诊锤叩击跟腱。

2）正常反应：腓肠肌收缩，足向跖面屈曲。

3）结果解释：反射中枢为骶髓 1~2 节。

4）注意事项：同"肱二头肌反射"。

（二）肌张力的手法评定

1. 被动运动评定 被动运动检查可发现肌肉对牵张刺激的反应，以发现是否存在肌张力过强、肌张力过强是否为速度依赖、是否伴有阵挛，并与挛缩进行比较和鉴别。评分标准可按神经科分级方法，也可以采用其他的等级评分法。

（1）分级

1）神经科分级：具体见表 8-3。

表8-3 肌张力的神经科分级

分级	表现	分级	表现
0级	肌张力降低	3级	肌肉僵硬，肢体被动活动困难或不能
1级	肌张力正常	4级	肌肉僵硬，肢体被动活动困难或不能
2级	肌张力稍高，但肢体活动未受限		

2）其他的等级评分法：如反射检查评定。

3）改良 Ashworth 评分法：也属于被动运动评定，见表8-2。

（2）被动运动评定具体注意事项

1）由于被动运动检查常处于缺乏自主控制的条件下，因此应要求患者尽量放松，由评定者支持和移动肢体。

2）所有的运动均应予以评定，且特别要注意在初始视诊时被确定为有问题的部位。

3）在评定过程中，评定者应保持固定形式和持续的徒手接触，并以恒定的速度移动患者肢体。肌张力正常时，肢体极易被动移动，评定者可很好地改变运动方向和速度，而不感到异常阻力，肢体的反应和感觉较轻。肌张力高时，评定者总的感觉为僵硬，运动时有抵抗。肌张力弛缓时，评定者可感到肢体沉重感，且无反应。有时老年人可能难以放松，由此可被误诊为痉挛，此时，可借助改变运动速度的方法加以判断，快速的运动往往可加剧痉挛的反应并使阻力增加，快速的牵张刺激可用于评定痉挛。

4）若欲与挛缩鉴别，可加用拮抗肌的肌电图检查。

5）在评定过程中，评定者应熟悉正常反应的范围，以便建立异常反应的恰当参考。

6）在局部或单侧功能障碍（如偏瘫）时，注意不宜将非受累侧作为"正常"肢体进行比较，将脑损害同侧肢体作为"正常"肢体比较推测异常可能是不正确的。

（3）被动运动评定具体操作方法

1）腕关节掌屈、背屈：具体见图8-1。要点：①体位：肘屈曲位放置体侧；②检查法：检查者一手固定前臂，另一只手握住手掌，做腕关节的掌屈、背屈。

2）前臂旋前、旋后：具体见图8-2。要点：①体位：肘屈曲位，上肢放于体例；②检查法：检查者一手固定肘部，另一手握住腕关节，做前臂旋前、旋后。

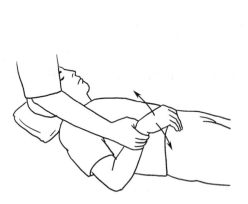 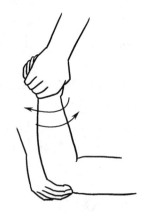

图8-1 腕关节掌屈、背屈　　图8-2 前臂旋前、旋后

3）肘关节屈伸：具体见图8-3。要点：①体位：上肢伸展放置于体侧；②检查法：检查者一手固定上臂，另一手握住前臂，做肘关节屈伸。

4）肩关节外展：具体见图8-4。要点：①体位：肘关节伸直，上肢置于体侧；②检查法：检查者把持患者手腕和肘关节，做外展。

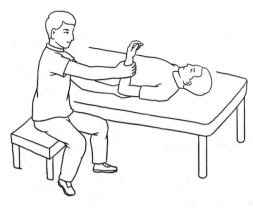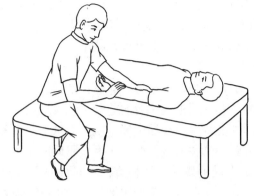

图 8-3 肘关节屈伸

5）髋、膝关节屈伸：具体见图 8-5。要点：①体位：仰卧位，下肢取伸展位；②检查法：检查者一手控制踝关节，另一手放在被检查者小腿后上部，做髋、膝关节屈伸。

6）髋关节内收外展：具体见图 8-6。要点：①体位：仰卧位，下肢伸展；②检查法：检查者一手把持踝关节，另一手放在被检查者的膝部，做髋关节内收、外展。

7）踝关节背屈、跖屈：具体见图 8-7。要点：①体位：仰卧位，髋膝关节屈曲；②检查法：检查者一手置于踝关节近端附近，另一手置于脚掌部，做背屈、跖屈动作。

8）颈屈伸、侧屈、旋转：具体见图 8-8、图 8-9。要点：①体位：患者取仰卧位，取出枕头，使颈部探出床边；②检查法：检查者双手把持头部，做颈部的屈伸，左、右侧屈，旋转。

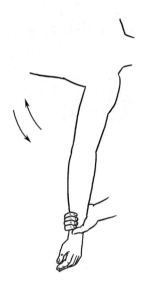

图 8-4 肩关节外展

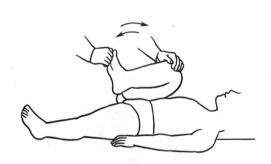

图 8-5 髋、膝关节屈伸

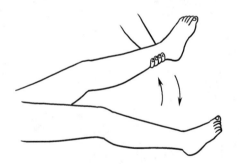

图 8-6 髋关节内收外展

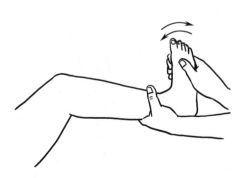

图 8-7 踝关节背屈、跖屈

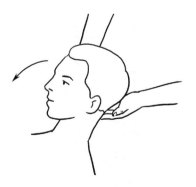

图 8-8 颈屈伸

2. 摆动检查 是以一个关节为中心，主动肌和拮抗肌交互快速收缩，快速摆动，观察其摆动振幅的大小。肌张力低下时，摆动振幅增大；肌张力增高时，摆动振幅减小。

（1）手的摆动运动检查法：具体见图 8-10。要点：①体位：患者取立位，肘屈曲，上肢置于体侧；②检查法：检查者一手固定在患侧的上臂，另一手把持患者的前臂，急速地摆动前臂，在摆动前臂同时腕和手指相应地出现屈、伸。肌张力低下时腕和手指屈、伸过度、肌张力亢进时腕关节振幅变小，手指屈伸度变小。

（2）上肢的摆动运动检查法：具体见图 8-11。要点：①体位：患者取立位，上肢自然垂于体例；②检查法：检查者双手分别置于患者双肩，让躯干左、右交替旋转，与此对应上肢前、后摆动，肌张力低下时上肢处于摇摆的状态，肌张力亢进时摆动减少。

（3）下肢的摆动运动检查法：具体见图 8-12。要点：①体位：坐在位置较高的地方，使足离开地面；②检查法：检查者握住患者的足抬起，然后放下，使足摆动。观察下肢摆动至停止的过程。肌张力低下时，摆动持续延长，肌张力亢进时快速停止。

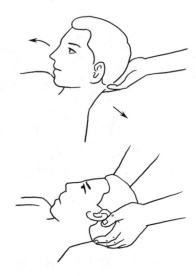

图 8-9　颈侧屈和颈旋转

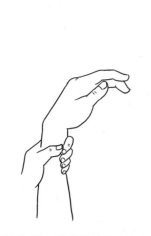

图 8-10　手的摆动运动检查

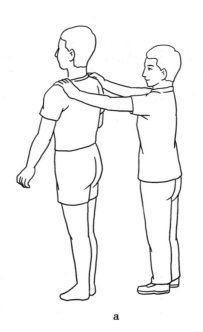

图 8-11　上肢摆动运动检查

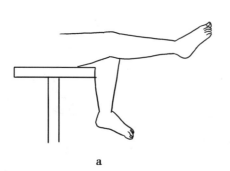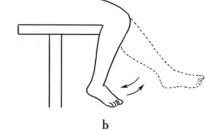

图 8-12　下肢的摆动运动检查

肌张力评定 | 第八章 08

3. 肌肉僵硬检查 头的下落试验,具体见图 8-13。要点:①体位:患者取仰卧位,去掉枕头,检查者手支撑头部,另一手放置在下方;②检查法:支撑头部的手突然撤走,头部落下。正常者落下速度快,检查者下方的手有冲击的感觉。僵硬时落下缓慢,手的冲击感轻,重度僵硬时头不能落下。

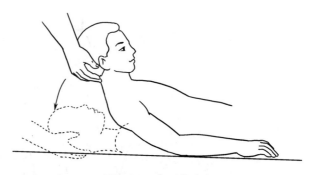

图 8-13 头下落试验

4. 肌肉伸展性检查 伸展性是指让肌肉缓慢伸展时,能达到的最大伸展度。检查时将一侧与另一侧比较,如果一侧肢体伸展与另一侧相同部位伸展相比出现过伸展,提示肌张力下降。

(1)腕关节掌背屈:具体见图 8-14。要点:①体位:仰卧位,肘屈曲,前臂立起;②检查法:令腕关节和手指同时屈、伸。

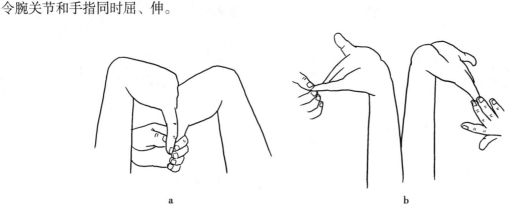

a   b

图 8-14 腕关节掌背屈

(2)肘的屈伸:具体见图 8-15。要点:①体位:仰卧位,上肢置于体侧;②检查法:做肘关节的屈伸。

(3)手腕靠近肩:具体见图 8-16。要点:①体位:取坐位;②检查法:让肘关节屈曲,腕关节掌屈,向肩关节靠近。

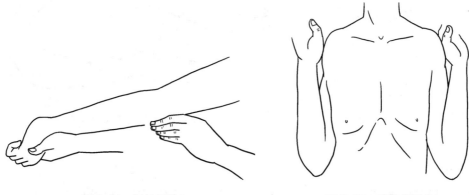

图 8-15 肘的屈伸   图 8-16 手腕靠近肩

(4)双肘靠近背后脊柱:具体见图 8-17。要点:①体位:取坐位;②检查法:肘屈曲,左右肘靠近后背脊柱。

(5)上肢绕颈:具体见图 8-18。要点:①体位:取坐位;②检查法:上肢内收,前臂绕颈部。

(6)踝关节背屈、跖屈:具体见图 8-19。要点:①体位:仰卧位,下肢伸展;②检查法:令踝关节强力背屈、跖屈。

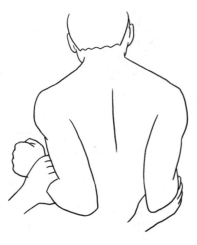

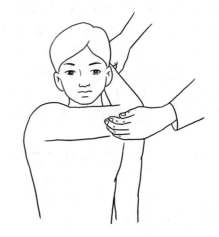

图 8-17　双肘靠近背后脊柱　　　　　　图 8-18　上肢绕颈

（7）膝关节屈曲：具体见图 8-20。要点：①体位：取俯卧位；②检查法：令被检查者用力屈曲膝关节，同时足跖屈。

（8）髋、膝关节同时屈曲：具体见图 8-21。要点：①体位：取俯卧位；②检查法：髋、膝同时屈曲，足跟接近臀部。

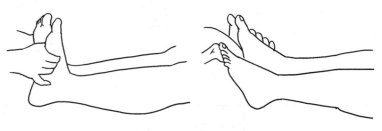

图 8-19　踝关节背屈、跖屈

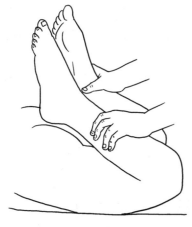

图 8-20　膝关节屈曲

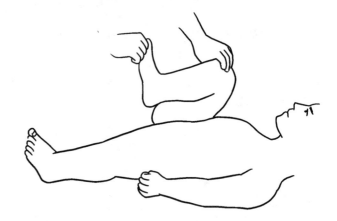

图 8-21　髋、膝关节同时屈曲

（三）功能评定

功能评定可以对痉挛或肌张力异常是否干扰坐、站立及移行等功能以及日常生活活动能力进行评定，具体包括是否有床上活动、转移、行走和生活自理能力的损害及其程度等。注意，此时的失能可能是由于痉挛或肌张力过强所致，也可能是由于肌力弱或挛缩所致。

功能评定时必须结合病史和神经肌肉的功能检查，以确定造成失能的原因，并分析与肌张力相关的失能情况。Brunnstrom 评定法、Fugl-Meyer 评定量表、功能独立性量表（FIM）等量化评定系统是间接提供痉挛和其他肌张力异常改变的评定方法。Barthel 指数等日常生活活动能力的评定方法可能对评定与痉挛和肌张力过强相关的功能状态改变有价值。

（四）生物力学评定

痉挛肢体在外力驱动关节运动时阻力异常，这一阻力可随偏差角度和肢体运动速度的增大而增大。痉挛的生物力学评定方法试图量化痉挛患者肢体的位相性牵张反射和紧张性牵张反射。

生物力学评定方法的观察指标包括：①力矩（肢体活动通过某一特定范围所获得的力量大小）；②阈值（力矩或肌电图活动开始显著增加的特殊角度）；③肌电信号（靠近体表肌群的肌电信号分析等）。

1. 钟摆试验 钟摆试验（pendulum test）是一种在肢体自抬高位沿重力方向下落运动中，观察肢体摆动然后停止的过程，通过分析痉挛妨碍自由摆动的状态来进行评定的方法。痉挛越重，摆动受限越明显。钟摆试验常用于下肢痉挛评定，尤其是股四头肌和腘绳肌。

（1）评定方法：患者坐位或仰卧位，膝关节于检查床缘屈曲，小腿在床外下垂（尽可能使检查床只支持大腿的远端）；然后将患者膝关节抬高至充分伸展位，当小腿自膝关节充分伸展位自由落下时，通过电子量角器（或肌电图）记录小腿钟摆样的摆动情况。

正常人的摆动角度运动呈典型的正弦曲线模式，而存在痉挛的肢体则摆动运动受限，并很快地回到起始位。

（2）评定指标：包括放松指数（relaxation index，RI）等。放松指数 $=A_1/1.6 \times A_0$ ［其中 A_1 是多次关节摆动中第一次摆动的振幅（cm），A_0 是开始时角度与静止时角度之差（cm）］。一般情况下，$A_0 \geq 1.6A_1$，故 RI 应 ≥ 1.0。

（3）特点：①优点：重测信度较高；与 Ashworth 分级法相关性好；可在普通的装置上进行；可区分偏瘫痉挛和帕金森强直。②缺点：必须进行多次检查，并计算其平均值。

2. 屈曲维持试验 屈曲维持试验（ramp and hold）用于上肢痉挛的评定。

评定方法：患者舒适坐位，患侧肩屈曲 20°~30°，外展 60°~70°，肘关节位于支架上，前臂旋前固定，采用被动活动装置，使肘关节在水平面上活动，并用电位计、转速计记录肘关节位置角度和速度。这些信号作为反馈传入控制器以产生位置调节促动（装置具有无论负荷存在与否的条件下应用特定角度偏差的能力），同时可用力矩计记录力矩，用表面电图记录肱二头肌、肱桡肌、肱三头肌外侧的肌电活动。

3. 便携式测力计方法 采用便携式测力计可对肌肉在被动牵张时所表现的阻力增高现象进行相对精确的评定，由此进行痉挛的定量评定。

（1）评定方法：采用仪器一般为 Penny 和 Giles 便携式测力计，其具有一传感器和一液晶显示器，最大读数为 300N。应用一可塑性装置将传感器的远端固定在肢体远端，以使便携式测力计在被动运动过程中保持与固定点的接触。通过不同速度时的被动运动，记录达到被动运动终点时便携式测力计的读数。

（2）评定指标：一般在踝跖屈痉挛评定时采用低速（10°~12°/s）、高速（20°~100°/s）的测试速度进行 3 次连续被动踝背屈，低速时 3 秒内完成，高速时 0.5 秒内完成。

（3）特点：①与肌电活动及等速装置的共同研究表明其测试信度较高；②可通过低速和高速测试区分痉挛时阻力矩（抵抗性肌紧张）中的反射成分和非反射成分，尤其适用于长期痉挛患者。长期痉挛患者被动运动时的阻力增加部分是由于肌肉和结缔组织力学特征的变化，即非收缩成分，缓慢的被动运动不会引起被牵伸肌肉的反射性收缩，因此，根据痉挛速度依赖的特点，可用不同的速度区分源于反射或非反射的阻力。低速被动运动测试不诱发牵张反射，测得的阻力矩代表非反射成分；高速被动运动测试可诱发牵张反射，测得的阻力矩包括了反射和非反射成分。

4. 等速装置评定方法 利用等速装置对痉挛客观量化评定的研究是近 10 余年来的一项具有开拓性的工作。

（1）评定方法：等速装置对痉挛客观量化评定的方法主要有等速摆动试验和等速被动测试两种

方法。

1）等速摆动试验：1985 年由 Bohannon 等率先应用，具体方法是在 Cybex 等速装置上描记患者小腿在重力作用下自然摆动的摆动曲线。

2）等速被动测试：1993 年由 Firoozbakhsh 等率先开展，具体方法被认为是一种在等速装置上完成类似 Ashworth 评定的量化评定方法。

（2）评定指标

1）等速摆动试验：它选用的指标较好地反映了痉挛主要表现在摆动刚开始时的特点，具体包括：最大可能膝屈角度（即相对转换角度）；第一摆动膝关节屈曲角度（第一个摆动波的上升幅度）；摆动次数；摆动时间；放松指数；幅度比（第一摆动膝关节屈曲角度和其与第一摆动膝关节伸展角度差值之间的比值）。

2）等速被动测试：它选用的指标包括：最大阻力力矩；阻力力矩之和；力矩—速度曲线上升斜率；重复次数的平均阻力力矩。其中最大阻力力矩是与以往研究相一致的指标，但在临床上重复次数的平均阻力力矩更为实用；阻力力矩之和和力矩 - 速度曲线上升斜率是较为敏感的评定指标。

（3）信度和效度

1）等速摆动试验：它重复测试的变差无显著差异，测试间相关系数较高；内容效度、效标关联效度也较高。

2）等速被动测试：该方法也具有较好的重测信度、内容效度和实证效度。

（4）优缺点

1）优点：等速装置量化评定痉挛的方法具有其他方法所不能比拟的优点。例如：等速被动测试方法在控制角速度的情况下产生被动牵伸，模拟了 Ashworth 评定过程，而且阻力力矩随角速度增加的结果较好地体现了痉挛速度依赖的特征；且重复性较好。

2）缺点：由于等速装置的费用问题，其使用的广泛性受到一定制约；评定过程中的温度、体位等问题仍没有很好的解决；等速装置本身的因素（如测试速度等）也不容忽视。

（5）注意事项

1）滞后或肌肉触变性生理现象：研究表明，等速被动测试中第一次阻力力矩往往较后几次大，这可能与存在滞后或肌肉触变性生理现象有关，并表明肌肉已向僵硬方向发展。此外，麻痹导致的肌肉黏弹性特征的改变或运动控制失调也可造成阻力力矩的减幅振动。

2）肌张力过强可能包括反射成分和非反射成分：肌张力过强一部分可由牵张反射的高兴奋性造成，一部分可为由上运动神经元损伤后形成的肌肉痉挛、纤维化等肌肉组织、结缔组织生物力学特征变化导致的非反射性和紧张性肌张力增加。前者为反射成分，后者为非反射成分。等速装置测试时要注意结果中可能包含了这两种成分。

（五）电生理评定

电生理评定方法也可用于评定痉挛和张力过强。这类量化方法与生物力学评定方法一样，可作为痉挛临床评定的补充方法和科研手段。

1. 表面电极肌电图 利用多通道表面电极肌电图是电生理评定方法中较为可取的一种方法。表面电极贴敷于所选择肌肉的相应体表，在痉挛患者进行主动或被动运动过程中，或者在接受皮肤刺激过程中记录相应的肌电活动，以更好地反映痉挛患者的功能障碍情况。

表面电极肌电图常可用于鉴别挛缩和拮抗肌痉挛。在被动关节活动度和主动关节活动度均明显受限的情况下，应用表面电极肌电图记录拮抗肌及拮抗肌被阻滞后的肌电活动，可以区分挛缩和拮抗肌痉挛。

表面电极肌电图也可用于帮助选择治疗方法和随访治疗效果，例如，表面肌电图可以鉴别脑外伤患者肱二头肌痉挛和臂痛、臂部放射痛造成的肌张力增高，以决定是选择阻滞方法还是外科松解方法。

此外，在步态分析过程中同时应用表面电极肌电图可较好地评定这一过程中的痉挛情况，其中主要采用痉挛指数（即所测肌肉在步态离地期的肌电活动／步态着地期的肌电活动的比值）或股四头肌与腘绳肌拮抗肌收缩指数作为正常人和痉挛患者的判断指标。

2. H 反射

（1）测定原理：1918 年，Hoffman 通过一系列试验发现，以低电压（10~20V）刺激胫神经时，可在 30~40 毫秒后在腓肠肌上记录到一个复合的肌肉动作电位。这一迟发的与踝、膝腱反射有关的复合肌肉动作电位被称为 H 反射。H 反射并非为肌肉对其相应运动神经刺激的直接反射，而是与肌肉牵张反射相似的一种单突触反射，与牵张反射不同的是，H 反射绕过了肌梭。当电刺激作用于混合神经，产生的神经活动电位也同时向脊髓传入，然后通过优势单突触反射弧，下传至效应运动轴突。显然，这一通路相对较长。而较强的刺激可兴奋 α 传出纤维，引起沿运动纤维正常传导方向的放电。因此，这一直接的肌反应 -M 反应的潜伏期较短。如此，H 波常出现在 M 波后面。

正常情况下，刺激电流强度较低时，出现 H 波，波幅随电流增高；一旦出现 M 后，H 波波幅反而降低；当刺激电流强度再增高时，M 波波幅增高而 H 波消失。H 反射的出现表明脊髓功能完好，而在上运动神经元损伤时，H 波则发生改变，例如脊髓损伤休克期，H 波不被引出，偏瘫、脊髓损伤痉挛者可出现 H 反射增大的反应。

H 反射也可用于评定源自 Golgi 腱器官的 Ib 纤维，显著痉挛患者可能存在 Ib 型抑制的损害。

（2）评定指标

1）H_{max}/M_{max} 比值：通过确定与比较运动神经元直接激活和通过 H 反射的运动神经元激活的百分比，即运动神经元募集中能为 H 反射所能引发的运动单位的比例，可作为 α- 运动神经元兴奋性的定量评定标准。当运动神经元池的兴奋性增加，即痉挛时，H 反射的幅度增大，H 反射最大幅度与 M 反应最大幅度的比值（H_{max}/M_{max}）也相应增大，因此可用作痉挛评定指标。有研究表明，正常情况下，H_{max}/M_{max}= 0.06~0.38，而脊髓损伤痉挛期，H_{max}/M_{max}= 0.15~0.94。

2）H 反射兴奋性曲线：H 反射兴奋性曲线可通过对腘窝处胫神经的双刺激获得，其间的 H 反射表明了低兴奋性或高兴奋性各相的情况，因此可以反映中枢神经功能障碍患者的改变。

3）其他：H 波恢复曲线、H 波频率抑制曲线等。

（3）缺点

1）操作困难：虽然 H 反射等为标准的电生理试验，但在具体操作时可能会存在许多方法学困难。例如：记录电极不精确的位置可造成周边肌肉活动对所测肌肉活动的"污染"现象。

2）影响结果的因素多：如刺激频率的改变、患者放松的程度、肢体的摆位或头颈部的摆位等均可影响结果。

3）相关性差：H_{max}/M_{max} 比值与临床痉挛严重程度的相关性较差。

4）可重复性低：H 反射兴奋性曲线的可重复性低，与临床痉挛确切的相关性也存在疑问。

3. F 波反应

在 H 波研究工作的基础上，进一步发现，当超强刺激作用于神经干时，其所支配肌上尚可记录到一迟发电位，这一电位即为 F 波。超强刺激引发的神经冲动可沿神经干向中或离中传导（神经的双向传，导性）。

离中传导，经神经 - 肌肉接头引出肌肉的激发电位，即 M 波；向中的传导沿该神经轴索逆向传至运动神经细胞体，兴奋该神经细胞，神经细胞兴奋后所引发出的冲动复经轴索离中地经前根传至外周，再经神经 - 肌肉接头引出肌肉的激发电位，即 F 波。这一通路也较长，故潜伏期也长。因而也在 M 波出现后出现，然后与 M 波并存，但其幅度小于 M 波。

F 波提供了利定运动神经元池整体兴奋性的窗口。H 反射用亚极量刺激引发，而 F 波则由超强量刺激所引发，F 波不为反射，而是反映经过运动神经元池逆向或顺向传导的情况。在较重的慢性痉挛患者中，F 波的持续时间和幅度可增加，F 波最大幅度与 M 反应最大幅度的比值也增加。

4. 紧张性振动反射 紧张性振动反射（tonic vibration reflex）是应用电动振动器刺激时所产生的肌电持续性收缩反应。紧张性振动优先刺激I_a（和II组）传入神经纤维。正常人在受到振动刺激时普遍导致反射的抑制，而痉挛患者则非如此，痉挛患者的紧张性振动反射减弱。因此，应用紧张性振动反射可作为评定突触前抑制的方法。痉挛患者中，有振动的 H 反射最大幅度与无振动的 H 反射最大幅度比值 H_{max}（vib）/H_{max} 增加。但是，这一指标也未显示与痉挛临床严重程度的良好相关性，而且振动延长可导致对这一反射的抑制。

5. 屈肌反射 屈肌反射可以在刺激屈肌反射或足底后，通过估价胫前肌肌电活动而记录，其反映中间神经元活动的整体情况。典型的可产生双折叠反应，第一反应出现在 50~60 毫秒，而后一反应出现在 110~400 毫秒。第一反应表达的是足的回撤，第二反应表达的是下肢对有害刺激时较慢回撤的保持。在中枢神经功能障碍者，刺激可以以一较长的潜伏期激发持续的肌电活动。对于屈肌反射也同样存在疑问。

6. 腰骶激发电位 刺激胫神经可激发腰骶反应，并认为其可反映脊髓后角的突触前抑制。在 T_{12} 棘突处可很容易测量到这一激发反应。激发反应常规有三个峰顶：一个无规则的正向偏转波（P1）；一个负向偏转波（S）和第二个较大幅度的正向派扭转波（P2）。P2 偏转波可反映突触前抑制，接受巴氯芬治疗的脊髓损伤患者 P2 值降低。此外，研究表明，大正向偏转波（P2）面积与负向偏转波（S）面积的比值（P2/S）与痉挛强度有较好的相关性，痉挛患者 P2/S 的降低反映突触前抑制的缺失。

7. 中枢传导 经颅电刺激和更有价值的经磁刺激可用于评定痉挛的运动控制，并已建立了人类产生运动皮质图的程序。在一些痉挛状况下，可存在中枢运动传导时间的异常。

小结

本章主要内容是了解肌张力的概念、内容及其评定的方法。正确评定患者肌张力是本章的重点和难点，也是指导康复医师和康复治疗师临床工作的基础。改良 Ashworth 痉挛评定标准是临床目前较常用的方法。

思考题

1. 导致异常肌张力发生的病因有哪些？
2. 痉挛的特征有哪些？
3. 痉挛与肌张力过高的区别是什么？
4. 改良 Ashworth 痉挛评定标准具体内容是什么？
5. 钟摆试验如何操作？

（朱路文）

第九章
肌力评定

肌肉功能检查和评价是康复医学中一项最基本、最重要的内容之一。通过对肌肉功能的检查有助于了解患者肌肉和神经的损害程度和范围，康复治疗前的检查和治疗后的定期复查可作为评定康复治疗效果、评价康复治疗方案有效性和判断预后的指标。

第一节 概 述

肌肉的能力一般可分为三类：肌力（muscle strength）、肌肉爆发力（muscle power）和肌肉耐力（endurance）。肌力（muscle strength）是指肌肉收缩产生最大的力量，又称绝对肌力。肌肉爆发力（muscle power）是指在一定短的时间内肌肉收缩产生的最大的力。肌肉爆发力强者完成相同重量负荷的动作所花费的时间短。例如，两个体重同为 50kg 能够正常行走的人，其下肢所承受的重量负荷相同，但肌肉爆发力强的人走得快或跑得快。肌肉持续地维持一定强度的等长收缩或作多次一定强度的等张（速）收缩的能力称为肌肉耐力（endurance）。耐力可分持续耐力和重复耐力，其大小可以利用从开始收缩直到出现疲劳时已完成的收缩总次数或所经历的时间来衡量。肌肉的能力还与肌纤维类型、代谢特点等因素有关。随着年龄增长，肌肉爆发力衰减最早也最明显，继而是肌力下降，最后才是肌肉质量的减少。

一、肌肉分类

肌肉依据结构不同可分为平滑肌、心肌和骨骼肌，这里主要讨论骨骼肌。骨骼肌受躯体神经支配，直接受人的意志控制，故也称为随意肌，它是运动系统的动力部分。骨骼肌具有收缩功能，它通过肌腱将拉伸力量传导至骨结构，并在韧带和关节囊的配合下，产生预期的关节活动和肢体运动。

（一）骨骼肌的生物学特性

1. 肌肉的构造 肌肉是由众多肌束组成。肌束粗约 0.1 mm，是长数厘米到数十厘米的肌纤维的集合体。肌纤维是由肌原纤维与充满其间的肌浆所构成。每条肌纤维内都含有上千条沿细胞长轴走行的肌原纤维。肌原纤维含有粗肌丝与细肌丝两种纤维成分，每条肌原纤维沿长轴呈现规律的明、暗交替。粗肌丝是由许多肌球蛋白分子聚集构成。肌球蛋白分子形如豆芽，杆部细长聚合构成粗肌丝的主干。杆部的头端有如两个豆瓣状的头部，头与杆连接处可以扭动。头部朝向两端并伸出于粗肌丝主干的外侧称为横桥，横桥可与细肌丝结合。而细肌丝由肌动蛋白，原肌球蛋白和肌钙蛋白三种蛋白质构成。神经冲动由运动神经末梢传给肌膜，肌膜的神经冲动经横管传向终池，进而影响肌浆网，使整个纵管膜系统对 Ca^{2+} 通透性增高，Ca^{2+} 大量进入肌浆内。当 Ca^{2+} 与肌钙蛋白结合而发生构型变化时，牵动原肌球蛋白发生位移，暴露出横桥结合点，横桥与结合点结合，使得横桥的 ATP 酶活性增加，分解 ATP，释放能量，横桥获能发生摆动，将拉动细肌丝向粗肌丝的 M 线滑行，肌节缩短，产生肌纤维的收缩。

2. 肌纤维的分类 肌纤维可根据其形态和代谢特点分为Ⅰ型和Ⅱ型两种类型，Ⅱ型肌纤维进一步分为Ⅱa、Ⅱb 和Ⅱc 三个亚型。Ⅰ型肌纤维又称为慢肌纤维或慢收缩氧化型纤维，它含肌原纤维较少，含线粒体和肌红蛋白较多，支配它的运动神经元较小，周围毛细血管丰富，氧化酶活性较高，糖酵解酶活性较低，所以它主要依靠有氧代谢供能，其收缩较慢，产生的张力较低，但持续时间长，不易疲劳，是做低强度运动及休息时维持姿势的主要动力。Ⅱ型肌纤维又称为快肌纤维，Ⅱb 型纤维又称快收缩酵解型纤维，含肌原纤维较多，含线粒体和肌红蛋白较少，支配它的运动神经元较大，周围毛细血管较少，氧化酶活性低，糖酵解酶活性高，依靠 ATP 分解及糖无氧酵解供能，其收缩快，产生张力高，易疲劳，是做高强度运动时的主要动力；而Ⅱa 型（又称快收缩氧化酵解型纤维）则介于两者之间，兼有两者的一些特点；Ⅱc 型纤维被认为是一种含量极少且未分化的肌纤维。各型肌纤维在不同肌肉分布也不同，影响肌肉的功能，如比目鱼肌以Ⅰ型纤维为主，腓肠肌则以Ⅱ型纤维为主。各型纤维比例有一定的个体差异，因而影响个体的运动素质。

（二）骨骼肌的力学作用

精确、协调的关节运动需要依靠关节周围肌肉的紧密合作来完成。肌肉在关节周围配布的方式和多少与关节运动的轴有关。单轴关节（如肘关节）通常配备屈、伸两组肌肉，双轴关节（如桡腕关节和拇指掌指关节）通常有屈、伸、内收和外展四组肌肉，三轴关节（如肩关节和髋关节）常配备屈、伸、内收、外展、旋内（前）和旋外（后）等六组肌肉。肢体的每一动作都需要多组肌肉协调合作才能完成。根据肌肉在某一动作中起到的具体作用，分别命名如下：

1. 原动肌 产生原动力，直接完成动作的肌群称原动肌（agonist）。其中起主要作用者称主动肌，协助完成动作或仅在动作的某一阶段起作用者称副动肌。例如，参与屈肘动作的肌肉有肱二头肌、肱肌、肱桡肌、桡侧腕屈肌和旋前圆肌。其中起主要作用的是肱二头肌和肱肌，称主动肌，其余称副动肌。

2. 拮抗肌 每一关节至少配布两组运动方向完全相反的肌肉，这些在作用上相互对抗的肌肉称为拮抗肌（antagonist）。在完成某一动作时，与原动肌作用相反的肌群即为拮抗肌。当原动肌收缩时，拮抗肌应协调地放松或作适当的离心收缩，以保持关节活动的稳定性以及增加动作的精确性，并能够防止关节损伤。例如在屈肘动作中，肱三头肌和肘肌即是肱二头肌和肱肌的拮抗肌。

3. 固定肌 固定肌肉相对固定的一端（定点）所附着的骨骼，以防止产生不必要的动作，协同原动肌发挥对肢体运动的动力作用。参加这种固定作用的肌群，通称为固定肌（fixator）。例如，在上臂体侧下垂的屈肘位作腕关节屈伸负重活动时，必须固定肩、肘关节，这时起固定肩、肘关节的肌群均称固定肌。

4. 中和肌 其作用为抵消原动肌收缩时所产生的一部分不需要的动作，例如，做扩胸运动时，斜方肌和菱形肌都为原动肌，斜方肌收缩使肩胛骨下角外旋，菱形肌收缩则使肩胛骨下角内旋。两者互相抵消，因此又互为中和肌（neutralizer）。

副动肌、固定肌和中和肌通常统称为协同肌（synergist）。肌肉的协作关系随着动作的改变而变化，例如作用于腕关节的桡侧腕伸肌、尺侧腕伸肌、桡侧腕屈肌和尺侧腕屈肌。在做伸腕动作时，桡侧腕伸肌和尺侧腕伸肌为原动肌，而桡侧腕屈肌和尺侧腕屈肌为拮抗肌。桡侧腕伸肌和尺侧腕伸肌同时收缩，使腕向桡侧及尺侧屈曲的作用互相抵消，因此又互为中和肌。在向桡侧屈曲腕关节时，桡侧腕伸肌和桡侧腕屈肌同为原动肌，而尺侧腕伸肌和尺侧腕屈肌则为拮抗肌。桡侧腕伸肌和桡侧腕屈肌使腕伸和屈的作用互相抵消，因而又互为中和肌。

二、 肌肉收缩类型及影响因素

（一）肌肉的收缩形式

肌纤维在 ATP 和 Ca^{2+} 的激动下，使肌球蛋白与肌动蛋白产生耦联结合，从而产生肌肉收缩。由于骨骼肌两端均附着于骨骼，随着肌纤维的缩短、延长或不变，以关节为枢纽，产生多方位的功能活动。骨骼肌在收缩做功时主要有三类不同的收缩形式，即等张、等长和等速收缩。

1. 等张收缩　又称动力性收缩。肌肉收缩时肌纤维张力基本保持不变，而肌纤维的长度发生改变，从而产生关节活动的肌肉收缩方式称为等张收缩（isotonic contraction）。人类大部分日常肢体活动均属于等张收缩。等张收缩又根据肌肉收缩时肌纤维长度的不同改变分为两类：

（1）等张向心性收缩（isotonic concentric contraction）：即肌肉收缩时，肌纤维长度变短，肌肉起止点相互接近，如肱二头肌的向心性收缩可使肘关节屈曲。

（2）等张离心性收缩（isotonic eccentric contraction）：即肌肉收缩时肌纤维长度变长，肌肉起止端相互远离，此时肌肉收缩主要在于控制肢体坠落速度。

例如：肘关节屈曲是由肱二头肌向心性收缩所致。如在肘屈曲状态下放松肱二头肌，前臂无需肱三头肌收缩，仅依靠自身重力而自由坠落。为了控制前臂坠落的速度，此时即要求肱二头肌收缩以保持一定的张力，而其肌纤维却逐渐延伸，此时肱二头肌的收缩即为离心性收缩。以上两种均为日常生活中极为常见的收缩形式。

2. 等长收缩　又称静力性收缩，指肌肉收缩时，肌纤维的长度没有改变，也不产生关节活动，肌纤维收缩的做功表现为肌张力增高。这种肌肉等长收缩（isometric contraction）在作对抗较重阻力活动中常见，如半蹲位时的股四头肌收缩、单足站立时下肢肌肉的收缩、身体悬吊时上肢肌肉的收缩或外固定情况被固定关节周围肌肉的收缩。

3. 等速收缩　指肌肉收缩时，产生的肌张力变化，而带动的关节运动的速度是由仪器设定不变的。等速收缩（isokinetic contraction）也有向心性与离心性两种不同的收缩，等速收缩产生的运动称为等速运动。在一般生理活动状态很难产生等速收缩，只有在特定的仪器上才能进行等速运动。

（二）影响肌力的因素

1. 肌肉的生理横断面　指肌肉内各纤维束的横断面之和。在纤维呈平行排列的肌肉如缝匠肌，即为肌腹的横断面，此类肌肉生理横断面较小，肌纤维较长，其肌力较小，但收缩幅度较大。在肌纤维呈立体的半羽状或羽状排列的肌肉，其生理横断面大于肌腹的横断面，但肌纤维相对较短，此类肌肉肌力大但收缩幅度较小。

2. 肌肉的初长度　即收缩前的长度。因肌肉是弹性物质，故在生理限度内肌肉在收缩前被牵拉至适宜的长度，则收缩时肌力较大。当肌肉被牵拉至静息长度的 1.2 倍时，肌力最大。

3. 肌肉的募集　同时投入收缩的运动单位数量越大，肌力也越大，称为肌肉的募集（recruitment）。一个运动神经元连同所支配的肌纤维，称为一个运动单位（motor unit）。一个运动神经元的轴突末梢分支支配数量不等的肌纤维，最少如眼肌为 5 条肌纤维，最多如腓肠肌可达 3 千余条。骨骼肌肌纤维虽有I型和II型之分，但每个运动单位所含的肌纤维都属同一类型，同步收缩及松弛。肌肉募集受中枢神经系统功能状态的影响，当运动神经发出的冲动强度大时，动员的运动单位就多；当运动神经冲动的频率高时，激活的运动单位也多。

4. 肌纤维走向与肌腱长轴的关系　一般肌纤维走向与肌腱长轴相一致，但也有不一致的。如在一些较大的肌肉中，部分肌纤维与肌腱形成一定的角度而呈羽状连接。这种羽状连接的肌纤维越多，成角也较大，肌肉较粗，产生的肌力也较大，如腓肠肌或其他快肌，具有较强的收缩力。而比目鱼肌等慢肌，肌纤维与肌腱的连接很少成角，故具有较高的持续等长收缩能力。

5. 杠杆效率　肌肉收缩产生的实际力矩输出，受运动节段杠杆效率的影响。有学者报道髌骨切除后股四头肌力臂缩短，使伸膝力矩减小约 30%。

6. 中枢神经系统调节功能的协调性　中枢神经系统调节功能的协调性可以通过三种方式对肌力产生影响：使参加工作的运动单位尽可能多的做到同步收缩；调节更多的原动肌参与收缩工作；调节拮抗肌适当的放松。

第二节　评定工具与方法

肌力测定是肢体运动功能检查的最基本内容之一。肌力测定的方法很多，有传统的手法测试，也有使用各种器械和仪器进行的等长测试、等张测试和等速测试。

一、肌力检查方法

（一）肌力或绝对肌力测试

1. 手法肌力测定　手法肌力测定（manual muscle testing，MMT）于 1916 年由 Lovett 提出，以后有所改进。检查时要求受试者在特定的体位下，分别在减重力、抗重力和抗阻力的条件下完成标准动作。测试者同时通过触摸肌腹、观察肌肉的运动情况和关节的活动范围以及克服阻力的能力，来确定肌力的大小。更细的评级如 medical research council 分级（MRC 分级）及各级肌力占正常肌力的百分比值（Kendall 分级）（表 9-1）。

表 9-1　肌力分级标准

测试结果	Lovett 分级	MRC 分级	Kendall 分级
能抗重力及正常阻力运动至测试姿位或维持此姿位	正常（Normal，N）	5	100
	正常$^-$（Normal$^-$，N$^-$）	5$^-$	95
能抗重力及正常阻力运动至测试姿位或维持此姿位，但仅能抗中等阻力	良$^+$（Good$^+$，G$^+$）	4$^+$	90
	良（Good，G）	4	80
能抗重力及正常阻力运动至测试姿位或维持此姿位，但仅能抗小阻力	良$^-$（Good$^-$，G$^-$）	4$^-$	70
	好$^+$（Fair$^+$，F$^+$）	3$^+$	60
能抗肢体重力运动至测试姿位或维持此姿位	好（Fair，F）	3	50
抗肢体重力运动至接近测试姿位，消除重力时运动至测试姿位	好$^-$（Fair$^-$，F$^-$）	3$^-$	40
在消除重力姿位做中等幅度运动	差$^+$（Poor$^+$，P$^+$）	2$^+$	30
在消除重力姿位做小幅度运动	差（Poor，P）	2	20
无关节活动，可扪到肌收缩	差$^-$（Poor$^-$，P$^-$）	2$^-$	10
	微（Trace，T）	1	5
无可测知的肌收缩	零（Zero，Z）	0	0

2. 应用仪器的肌力评定　低于 3 级的肌力一般很难用仪器检测，主要依靠手法肌力测试。当肌力超过 3 级时可采用专用的器械和设备进行定量测试。虽然器械肌力评定只能用于人体少数部位，且

只能做肌群的肌力评定，但它较手法测试的分级半量化指标更客观、更具有可比性，因此在临床实践和体育运动中得到广泛应用。具体测试方法见本章第四节。

（二）肌肉耐力测试

肌肉耐力测试分两种：绝对耐力测试和相对耐力测试。

如前所述，耐力可分持续耐力和重复耐力。在绝对耐力测试中，让受试者在某个固定的负荷下，进行重复性运动，记录能够完成的最大重复次数；或是让受试者在某个固定的负荷下维持某种姿势，记录能够维持的最长时间。前者为动态性测试，后者为静态性测试。绝对耐力测试中，受试者均是在某种负荷下进行测试的。相对受试者自身来说，较强壮的人，用力较少；而较瘦弱的人，付出的努力则较大。这就使得较强壮的人在绝对耐力测试中的表现更好，因此，绝对耐力测试结果受体型影响，存在一定的缺陷。

相对耐力测试也是一种相似的测试方法，但可降低体型和肌肉体积等因素的影响。用于测试的负荷是基于受试者最大力量的百分比而定的，如采用50%的最大力量作为负荷。相对耐力测试要求受试者在某个百分比的负荷下，重复尽可能多次的运动，或维持尽可能长的时间。这种测试方法可降低体型和肌肉大小等干扰因素，有利于不同人群间的肌耐力比较。

目前，等速测试设备也可用于测试肌耐力，如通过记录力矩或做功量的改变和耐力比等。该部分将在本章第四节中详细阐述。

（三）肌肉爆发力测试

目前尚无法徒手或用简易工具进行肌肉爆发力的测试，爆发力测试必须借助仪器，如等速肌力测试仪或专用的爆发力测试系统。具体将在本章第四节中详细阐述。

二、注意事项

在评估肌力时，应考虑到受试者是否存在疼痛、关节水肿，是否用了特殊药物，还要考虑到进行测试的时间和环境等因素，这些看起来不起眼的因素可能会对评估结果造成很大影响。其中，每次进行测试的时间、环境、测试方法、测试用设备应尽量保持一致，并且必须严格按照测试的规范操作要求，以确保每次的测量结果具有较高的可靠性和可比性。肌力测试需要受试者积极主动参与和配合，不论测试最大肌力还是测试耐力，在肌力测试前检查者都必须做好适当的动员，避免受试者主观上努力程度的变化，影响测试结果的可靠性。不宜在疲劳、饱餐或受试者易被干扰的环境内进行肌力测试。肌力测试（尤其是等长肌力测试）中肌肉最大用力可引起心血管系统特异反应，年老体弱与心血管系统疾病患者慎用。

如受试者存在关节不稳、骨折愈合不良、急性渗出性滑膜炎、严重疼痛、关节活动范围极度受限、急性扭伤、骨关节肿瘤等情况时，不宜进行肌力检查。

另外，如果受试者在肌力减退的同时伴有关节活动受限，在记录肌力测试结果时应标注出关节活动范围，表明肌力是在该关节活动范围内的测试结果，如膝关节活动范围受限时，活动范围为0°~90°，在此活动范围内测试出的屈、伸膝肌力为4级，则纪录为0°~90°/4级。如果受试者存在肌肉痉挛时，应在测试结果后加括号用"S"标明。

还应该注意的是，手法肌力检查主要适用于肌肉本身、运动终板和下运动神经元伤病引起的肌肉力量变化的检测，检测结果可以帮助判断神经、肌肉病变或损伤情况，评价肌肉残存功能状态。如果是上运动神经元伤病，应使用专门的评定方法评估其运动功能，伤病引起的肌力变化由于联合反应、共同运动、异常姿势反射、肌肉痉挛等因素影响很难精确评测，故不宜使用MMT来评定肌肉力量。但是，如果受试者是处于弛缓性瘫痪阶段或神经功能恢复到出现自主随意收缩（分离运动）时，可以采用 MMT 判断肌肉功能状态。

一、 上肢主要肌肉的手法检查

上肢主要肌肉的手法测试方法（表 9-2）和图解（图 9-1~图 9-22）。

表 9-2 上肢肌肉的手法测试

关节	运动	主动肌	神经支配	测试方法图解	评定
肩胸	内收	斜方肌 菱形大、小肌	副神经 C_{3-4} 肩胛背神经 C_{4-5}	图 9-1	5、4 级 俯卧位，两臂后伸做肩胛骨内收动作，阻力将肩胛骨向外推 *
					3 级 坐位，两臂后伸可做全范围肩胛骨内收动作 +
					2、1 级 坐位，可见肩胛骨运动或可触及肌肉收缩
	内收下压	斜方肌下部	副神经 C_{2-4}	图 9-2	5、4 级 俯卧位，两臂前伸位做下拉动作，阻力将肩胛下角向上外推
					3 级 体位同上，两臂前伸位可做全范围下拉动作
					2、1 级 同上，可见肩胛骨运动或触及肌肉收缩
	耸肩	斜方肌上部肩胛提肌	副神经 C_{2-4} 肩胛背神经 C_{3-5}	图 9-3	5、4 级 坐位，做耸肩动作，阻力在肩锁关节上方向下压
					3 级 体位同上，可做全范围耸肩动作
					2、1 级 俯卧位，能耸肩或触及肌肉收缩
	外展外旋	前锯肌	胸长神经 C_{5-7}	图 9-4	5、4 级 坐位，上臂前平举，肘关节屈曲，上臂做向前移动动作，阻力将肘部后推
					3 级 体位同上，上臂可做全范围向前移动作
					2、1 级 体位同上，托住上臂可见肩胛骨活动或触及肌肉收缩

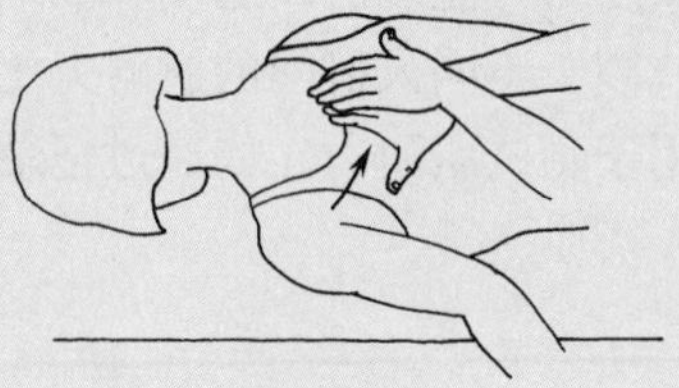

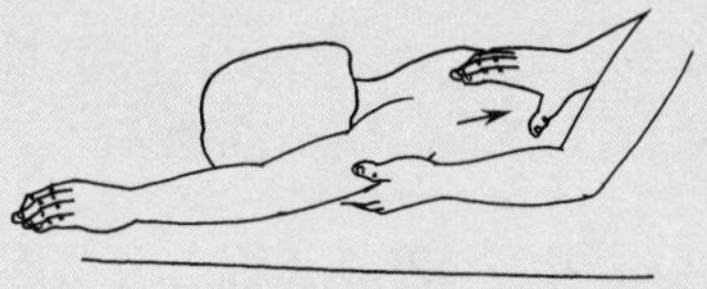

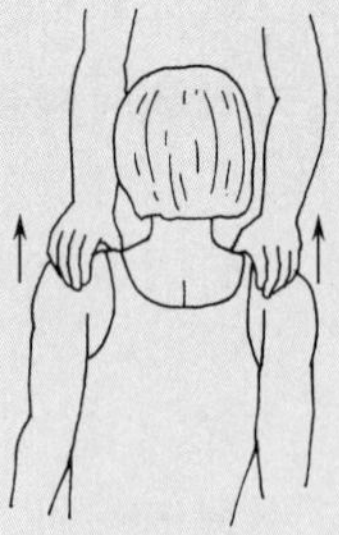

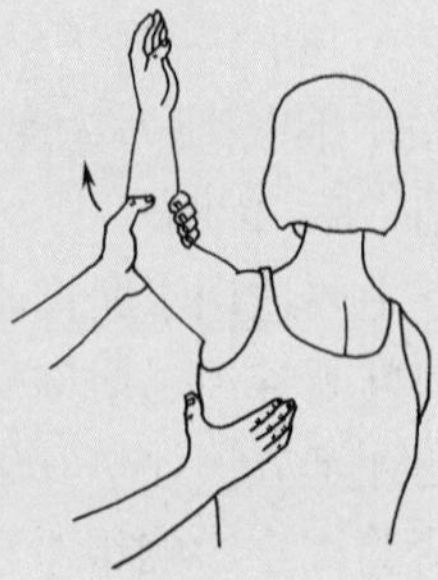

续表

关节	运动	主动肌	神经支配	测试方法图解	评定
肩肱	前屈	三角肌前部 喙肱肌	腋神经 C_{5-6} 肌皮神经 C_7	图9-5	5、4级　坐位，上肢做前平屈动作，阻力加于上臂远端向下压 3级　坐位，上肢能抗重力前平屈 2、1级　对侧卧位，悬挂起上肢可主动前屈或扪到触及三角肌前部收缩
	后伸	背阔肌 大圆肌 三角肌后部	胸背神经 C_{6-8} 肩胛下神经 C_6 腋神经 C_5	图9-6	5、4级　俯卧位，上肢做后伸动作，阻力加于上臂远端向下压 3级　俯卧位，上肢能抗重力后伸 2、1级　对侧卧位，悬起上肢可主动后伸或触及肌肉收缩
	外展	三角肌中部 冈上肌	腋神经 C_5 肩胛上神经 C_5	图9-7	5、4级　坐位，肘关节屈曲，上臂做外展动作，阻力加于上臂远端向下压 3级　体位同上，上臂能抗重力外展 2、1级　仰卧位，悬起上肢能主动外展或触及肌肉收缩
	后平伸	三角肌后部	腋神经 C_5	图9-8	5、4级　俯卧位，肩关节外展，肘关节屈曲，上臂做后平伸动作，阻力于肘后向下施压 3级　体位同上，上臂能抗重力后平伸 2、1级　坐位，悬起上肢能后平伸或触及肌肉收缩
	前平屈	胸大肌	胸内、外侧神经 C_{5-7}	图9-9	5、4级　仰卧位，上臂做前平屈动作，阻力加于上臂远端向外拉 3级　仰卧位，上臂能抗重力前平屈 2、1级　坐位，悬起上肢能主动前平屈或触及肌肉收缩
	外旋	冈下肌 小圆肌	肩胛上神经 C_5 腋神经 C_5	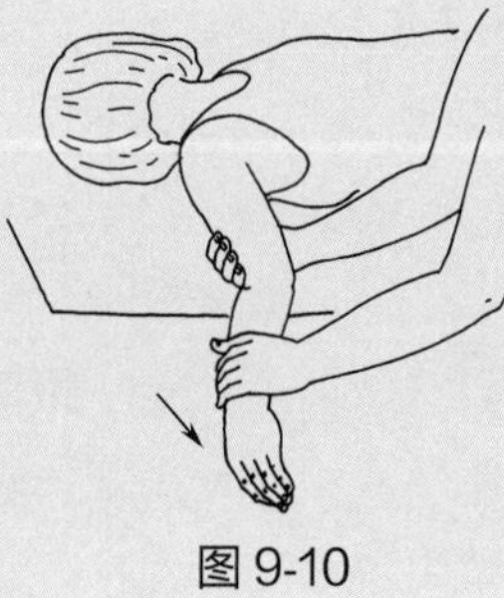 图9-10	5、4级　俯卧位，肩关节外展，前臂下垂于桌外，做肩内、外旋动作，阻力加于前臂远端
	内旋	肩胛下肌 胸大肌 背阔肌 大圆肌	肩胛下神经 C_{5-6} 胸内、外侧神经 $C_5 \sim T_1$ 胸背神经 C_{6-8} 肩胛下神经 C_6		3级　同上，无外加阻力时肩可做全范围的内、外旋动作 2、1级　同上，肩可做部分范围的内、外旋动作或触及肩胛外缘肌收缩

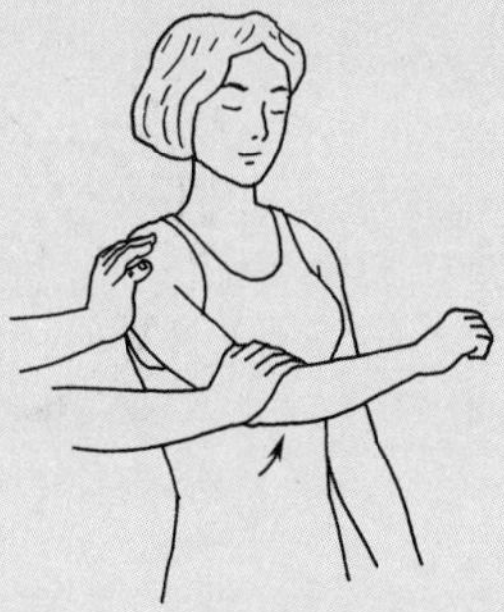

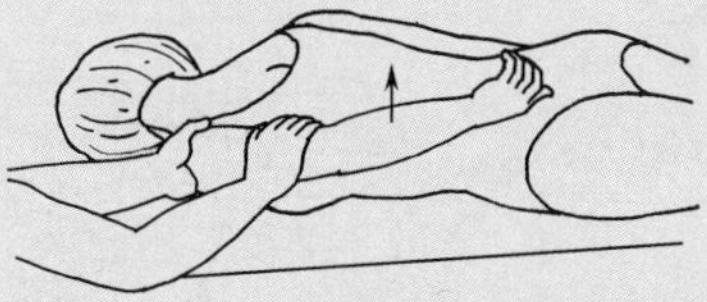

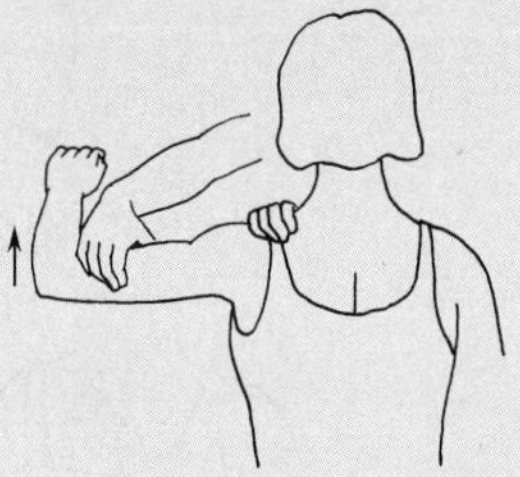

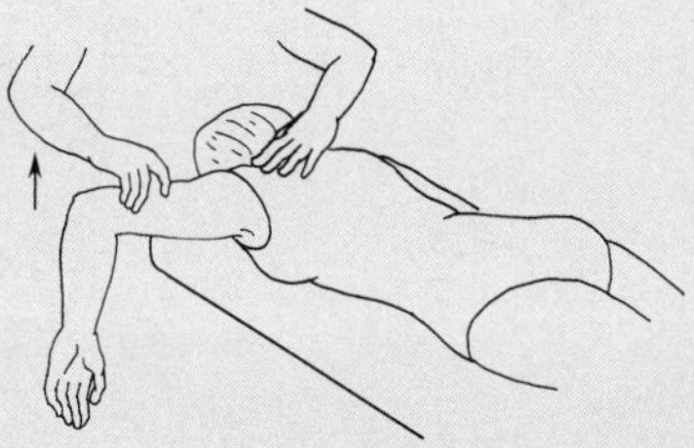

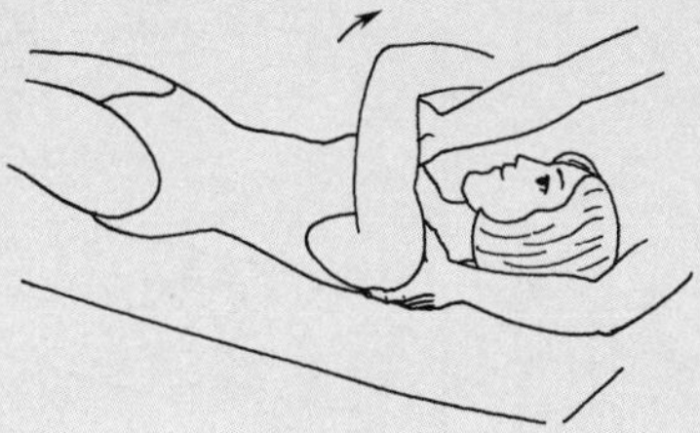

关节	运动	主动肌	神经支配	测试方法图解	评定
肘	屈	肱二头肌 肱肌 肱桡肌	肌皮神经 C_{5-6} 肌皮神经 C_{5-6} 桡神经 C_{5-6}	图 9-11	5、4级 坐位，测肱二头肌时前臂旋后，测肱桡肌时前臂旋前，做屈肘动作，阻力加于前臂远端 3级 坐位，上臂下垂，前臂可抗重力屈肘 2、1级 坐位，肩关节外展悬起前臂时可屈肘或触及肌肉收缩
	伸	肱三头肌 肘肌	桡神经 C_{6-8} 桡神经 C_{7-8}	图 9-12	5、4级 俯卧位，肩关节外展，前臂下垂于桌外，做伸肘动作，阻力加于前臂远端 3级 体位同上，可抗重力伸直肘关节 2、1级 坐位，肩关节外展，悬起前臂时可伸肘或触及肌肉收缩
前臂	旋后	肱二头肌 旋后肌	肌皮神经 C_{5-6} 桡神经 C_6	图 9-13	5、4级 坐位，肘关节屈曲90°，做前臂旋后、旋前动作，握住腕部施加相反方向阻力 3级 体位同上，无外加阻力时前臂可做全范围旋后、旋前动作 2、1级 体位同上，可做部分范围的旋转动作或触及肌肉收缩
	旋前	旋前圆肌 旋前方肌	正中神经 C_6 正中神经 C_8、T_1		
腕	掌屈	尺侧腕屈肌 桡侧腕屈肌	尺神经 C_8 正中神经 C_6	图 9-14	5、4级 坐位，前臂旋后，手放松，固定前臂做屈腕动作，阻力加于手掌侧 3级 体位同上，无外加阻力时能做全范围的屈腕动作 2、1级 坐位，前臂中立位，固定前臂，能做全范围的屈腕动作或可触及肌肉收缩
	背伸	尺侧腕伸肌 桡侧腕伸肌	桡神经 C_7 桡神经 C_{6-7}		5、4级 坐位，前臂旋前，手放松，固定前臂做伸腕动作，阻力加于手背侧 3级 体位同上，无外加阻力时能做全范围的伸腕动作 2、1级 坐位，前臂中立位，固定前臂，能做全范围的伸腕动作或可触及肌肉收缩

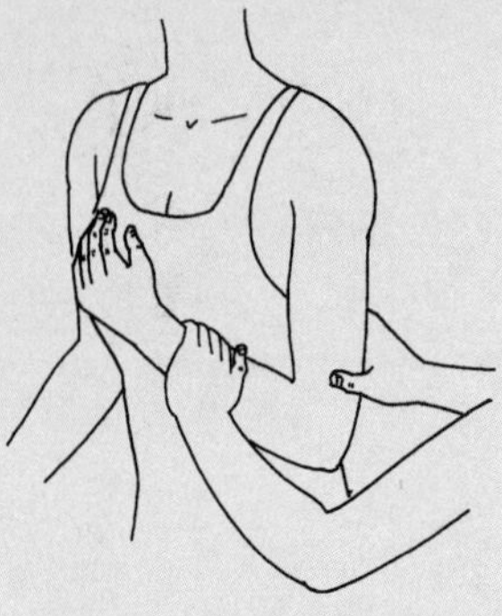

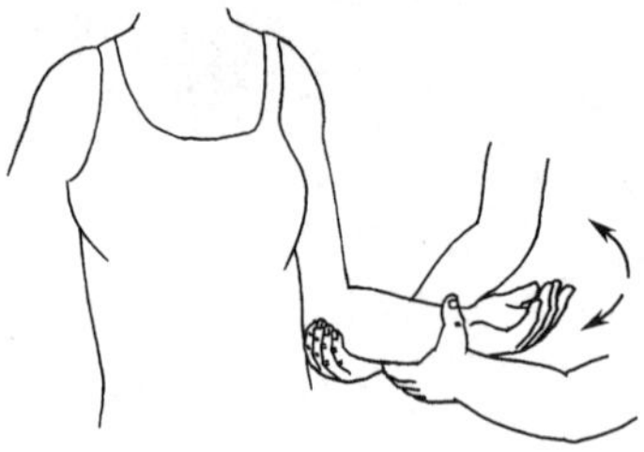

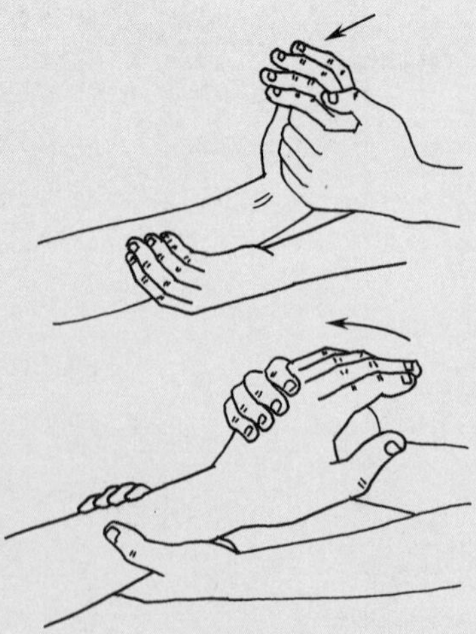

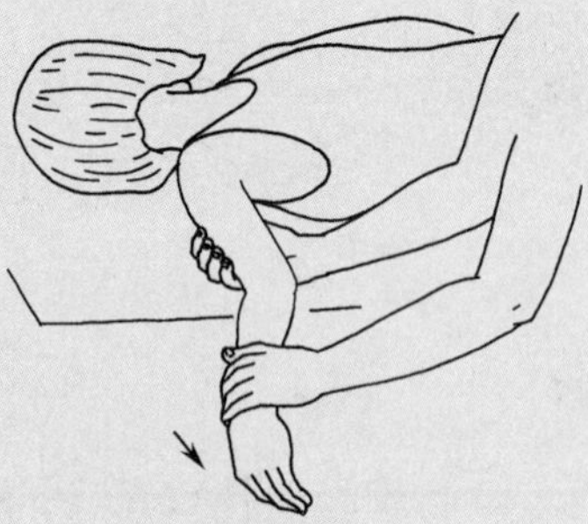

续表

关节	运动	主动肌	神经支配	测试方法图解	评定
掌指	屈	蚓状肌 骨间掌侧、背侧肌	正中神经 $C_{7\sim8}$、T_1 尺神经 C_8	图9-15	5、4级 做屈掌指关节动作，同时指间关节伸直，阻力加于近节指腹
					3级 无外加阻力时能做全范围掌指关节屈曲动作
					2、1级 仅能做部分范围的掌指关节屈曲动作或触及掌心肌肉收缩
	伸	指总伸肌 示指伸肌 小指伸肌	桡神经 $C_{6\sim8}$ 桡神经 $C_{6\sim8}$ 桡神经 $C_{6\sim8}$	图9-16	5、4级 做伸掌指关节动作，同时维持指间关节屈曲，阻力加于近节指背
					3级 无外加阻力时能做全范围掌指关节伸直动作
					2、1级 仅能做部分范围的掌指关节伸直动作或触及掌背肌腱活动
	内收	骨间掌侧肌	尺神经 C_8、T_1	图9-17	5、4级 做指内收动作，阻力加于第2、4、5指内侧
					3级 无外加阻力时能做全范围的指内收动作
					2、1级 稍有内收运动或在指基部触及肌腱活动
	外展	骨间背侧肌 小指外展肌	尺神经 C_8 尺神经 C_8、T_1	图9-18	5、4级 做指外展动作，阻力加于手指外侧
					3级 无外加阻力时能做全范围的指外展动作
					2、1级 稍有外展运动或在指基部触及肌腱活动
近侧指间	屈	指浅屈肌	正中神经 $C_{7\sim8}$、T_1	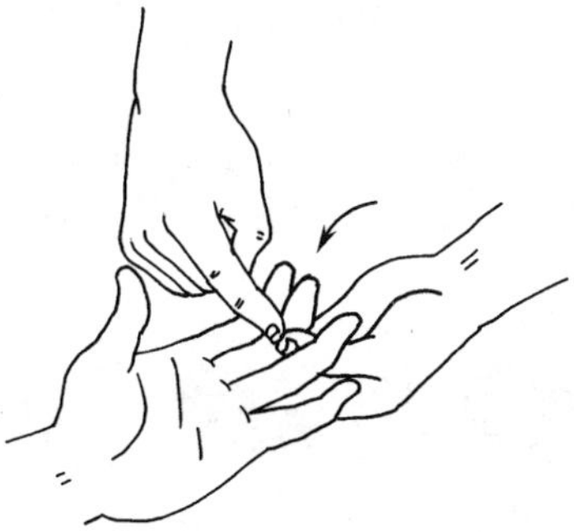 图9-19	5、4级 固定关节近端，做屈指动作，阻力加于远端
远侧指间	屈	指深屈肌	尺、正中神经 $C_{7\sim8}$、T_1		3级 无外加阻力时能做全范围的屈指动作
					2、1级 有一定屈指运动或触及肌腱活动

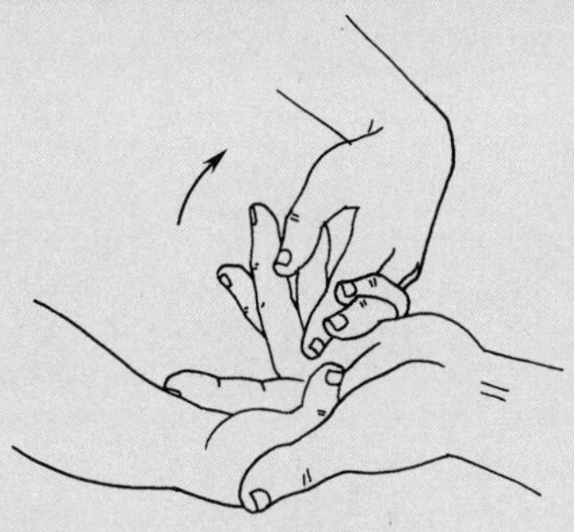

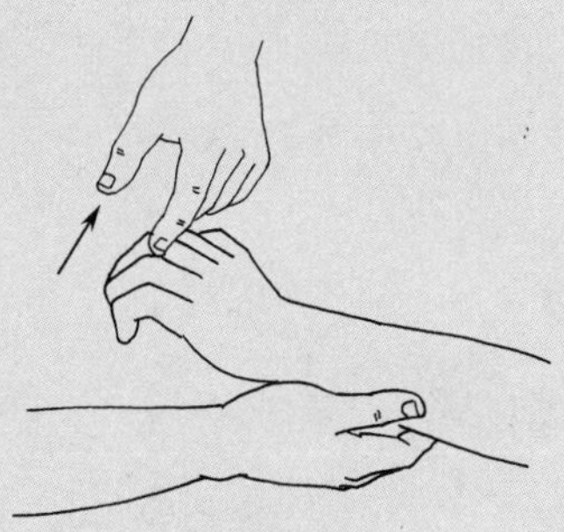

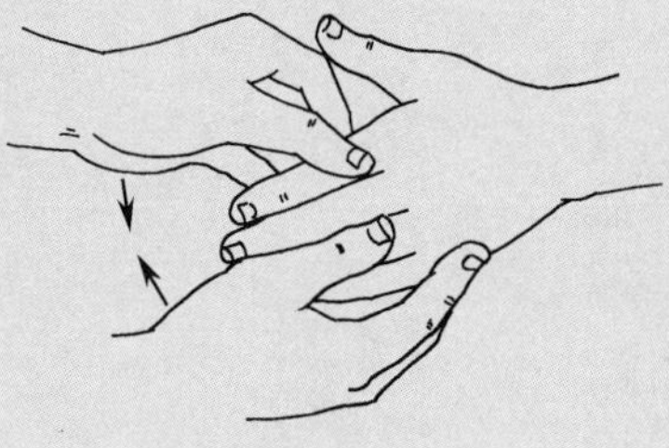

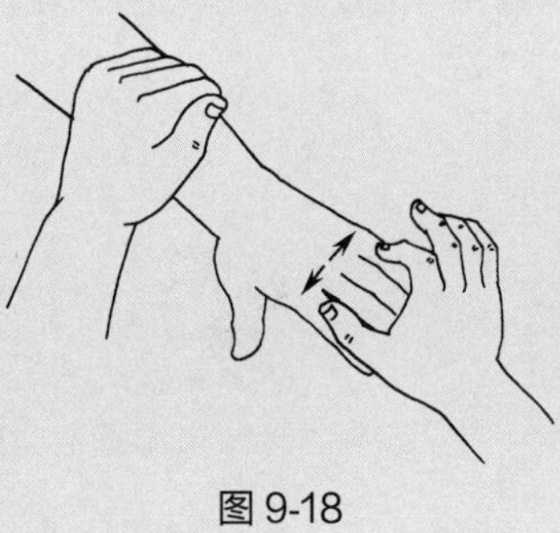

续表

关节	运动	主动肌	神经支配	测试方法图解	评定
拇指腕掌	内收	拇内收肌	尺神经 C_8		5、4级　拇伸直位做内收动作，阻力加于拇指尺侧
					3级　无外加阻力时能做全范围的拇内收动作
					2、1级　有一定内收动作或触及肌肉收缩
	外展	拇长、短展肌	桡神经 C_7	图9-20	5、4级　拇伸直位做外展动作，阻力加于拇指桡侧
					3级　无外加阻力时能做全范围的拇外
					2、1级　有一定外展动作或触及肌肉收缩展动作
	对掌	拇对掌肌 小指对掌肌	正中神经 $C_{6\sim8}$、T_1 尺神经 C_8、T_1	图9-21	5、4级　做拇与小指对指动作，阻力加于拇与小指掌骨头掌面
					3级　无外加阻力时能做全范围的对掌动作
					2、1级　有一定对掌运动或触及肌肉收缩
拇指掌指指间	屈	拇短屈肌 拇长屈肌	正中神经 $C_{6\sim7}$ 正中神经 $C_{7\sim8}$		5、4级　做屈拇动作，阻力加于拇指近节或远节掌侧面
					3级　无外加阻力时能做全范围的屈拇动作
					2、1级　有一定屈拇运动或触及肌腱活动
	伸	拇短伸肌 拇长伸肌	桡神经，C_7 桡神经，C_7	图9-22	5、4级　做伸拇动作，阻力加于拇指近节或远节背侧面
					3级　无外加阻力时能做全范围的伸拇动作
					2、1级　有一定伸指运动或触及肌腱活动

*能克服充分阻力评为5级，能克服部分阻力评为4级；+能克服重力评为3级；下同

二、　下肢主要肌肉的手法检查

下肢主要肌肉的手法测试方法（表9-3）和图解（图9-23~图9-34）。

表 9-3　下肢肌肉的手法测试

关节	运动	主动肌	神经支配	测试方法图解	评定
髋	屈	髂腰肌	腰丛神经 L$_{2-3}$	图 9-23	5、4 级　仰卧位，小腿置于桌缘外，做屈髋动作，阻力加于膝上 3 级　体位同上，可抗重力做屈髋动作 2、1 级　同侧卧位，可主动屈髋或于腹股沟上缘触及肌肉活动。为防止检查过程中腘绳肌收缩，患者膝关节应屈曲约 80°
	伸	臀大肌 腘绳肌	臀下、坐骨神经 L$_5$、S$_{1-2}$	图 9-24	5、4 级　俯卧位，测臀大肌时屈膝，测腘绳肌时伸膝，做伸髋动作，阻力加于股骨远端 3 级　体位同上，可抗重力做伸髋动作 2、1 级　同侧卧位，可伸髋或触及肌肉收缩
	内收	内收肌群 股薄肌 耻骨肌	闭孔、股神经 L$_{2-5}$ 闭孔神经 L$_{2-4}$ 闭孔神经 L$_{2-3}$	图 9-25	5、4 级　同侧卧位，托起对侧下肢，做髋内收动作，阻力加于股下端 3 级　体位同上，可抗重力做髋内收动作 2、1 级　仰卧位，可在滑板上作髋内收或触及肌肉收缩
	外展	臀中、小肌 阔筋膜张肌	臀上神经 L$_{4-5}$	图 9-26	5、4 级　对侧卧位，做髋关节外展动作，阻力加于股下段外侧 3 级　体位同上，可抗重力做髋外展动作 2、1 级　仰卧位，可在滑板上作髋外展或触及肌肉收缩
	外旋	股方肌 梨状肌 臀大肌 上、下孖肌 闭孔内、外肌	骶丛神经 L$_5$~S$_1$ 臀下神经 L$_5$、S$_{1-2}$ 骶丛神经 L$_5$，S$_1$ 闭孔神经 L$_{3-4}$ 骶丛神经 S$_{1-2}$	图 9-27	5、4 级　仰卧位，小腿下垂于桌外，做髋外、内旋动作使小腿向内、向外摆，阻力加于小腿下端 3 级　体位同上，可做全范围髋外、内旋动作
	内旋	臀小肌 阔筋膜张肌	臀上神经 L$_{4-5}$、S$_1$		2、1 级　仰卧位，伸腿，髋可做部分范围向外或内旋，或触及大转子上方肌肉收缩

续表

关节	运动	主动肌	神经支配	测试方法图解	评定
膝	屈	股二头肌 半腱肌 半膜肌	坐骨神经 $L_5\sim S_2$ 胫神经 L_5、S_{1-2}	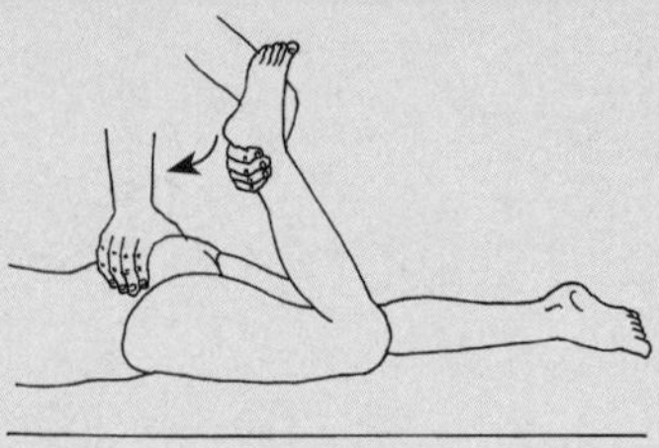 图 9-28	5、4级 俯卧位，做屈膝动作，阻力加于小腿下端
					3级 俯卧位，可抗重力做屈膝动作
					2、1级 同侧卧位，可屈膝或触及肌肉收缩
	伸	股四头肌	股神经 L_{3-4}	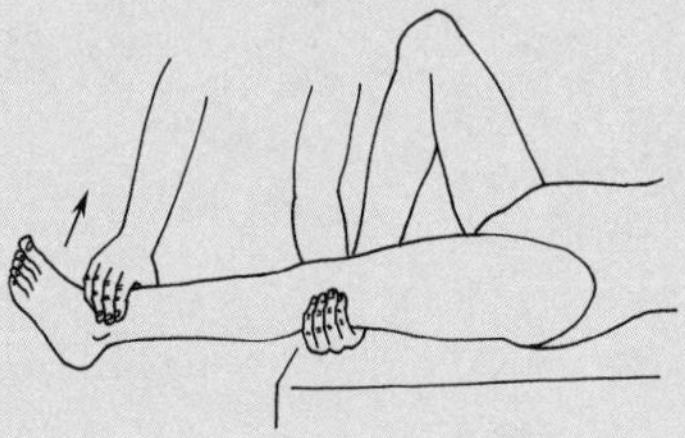 图 9-29	5、4级 仰卧，小腿下垂于桌外，做伸膝动作，阻力加于小腿下端
					3级 体位同上，可抗重力做伸膝动作
					2、1级 同侧位卧，能伸膝或触及肌肉收缩
踝	跖屈	腓肠肌 比目鱼肌	胫神经 S_{1-2}	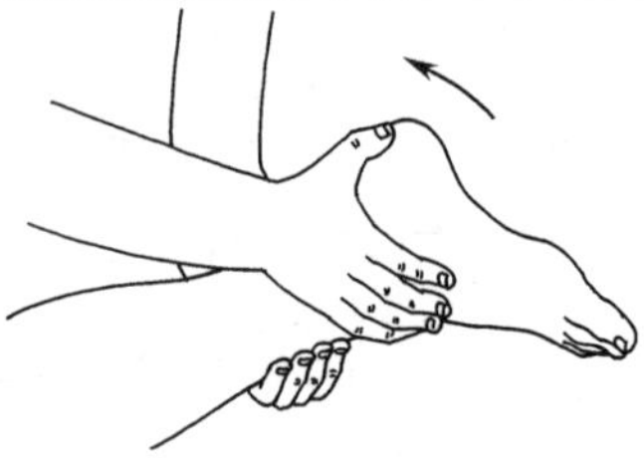 图 9-30	5、4级 俯卧，测腓肠肌时膝伸，测比目鱼肌时膝屈，做踝跖屈动作，阻力加于足掌
					3级 体位同上，可抗重力做踝跖屈动作
					2、1级 同侧卧位，可跖屈或触及跟腱活动
	内翻 背伸	胫骨前肌	腓深神经 L_{4-5}	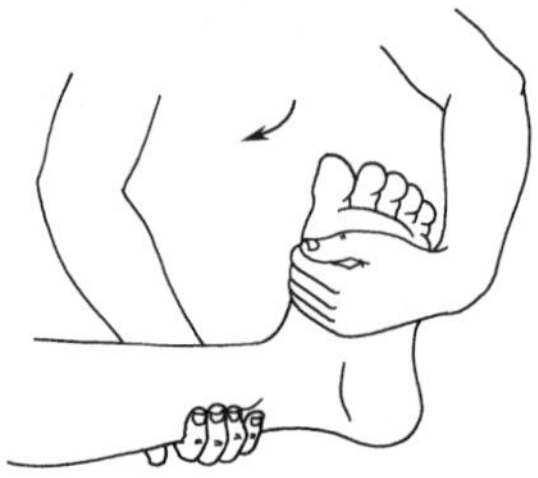 图 9-31	5、4级 坐位，小腿下垂，做足内翻踝背伸动作，阻力加于足背内缘向下、外方推
					3级 体位同上，可抗重力做足内翻踝背伸动作
					2、1级 同侧卧位，可作踝内翻背伸或触及胫前肌收缩
	内翻 跖屈	胫骨后肌	胫神经 L_5、S_1	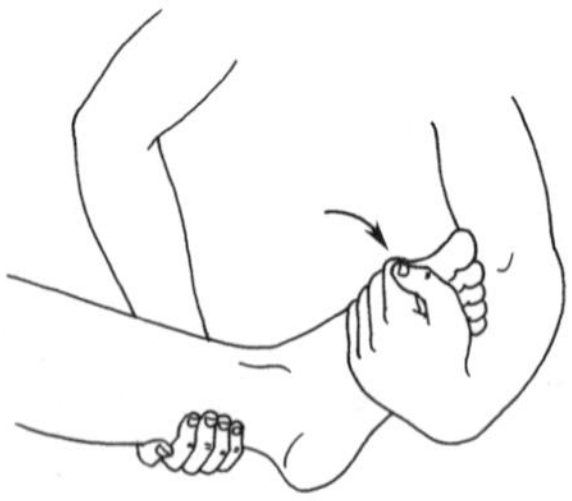 图 9-32	5、4级 同侧卧位，做足内翻跖屈动作，阻力加于足内缘向外上方推
					3级 体位同上，可抗重力做足内翻跖屈动作
					2、1级 仰卧位，可作踝内翻跖屈或触及内踝后肌腱活动
	外翻 跖屈	腓骨长、短肌	腓浅神经 L_5、S_1	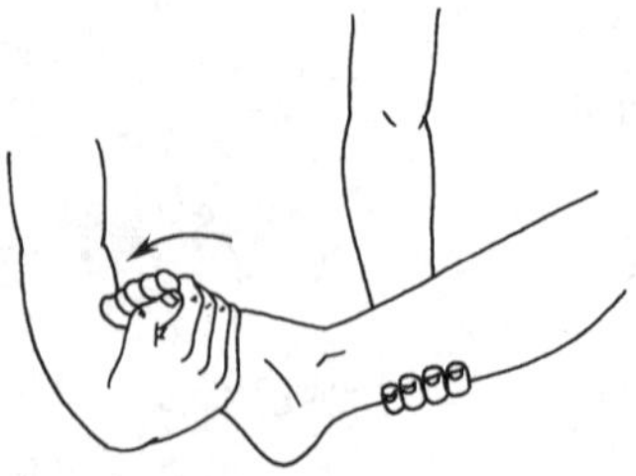 图 9-33	5、4级 对侧卧位，做足跖屈外翻动作、阻力在足外缘向内上方推
					3级 体位同上，可抗重力做足跖屈外翻动作
					2、1级 仰卧位，可作踝外翻跖屈，或触及外踝后肌腱活动

关节	运动	主动肌	神经支配	测试方法图解	评定
跖趾	屈	蚓状肌踇短屈肌	足底内外侧神经 足底内侧神经 L_5、S_{1-3}		5、4级　做屈或伸趾动作，阻力加于趾近节跖侧或背侧
	伸	趾长、短伸肌 踇长、短伸肌	腓深神经 L_5、S_1 腓深神经 S_{1-2}		3级　能做全范围屈或伸趾动作
					2、1级　能做部分范围屈或伸趾活动或触及肌腱活动
趾间	屈	趾长、短屈肌	胫神经 S_{1-3} 足底内侧神经 L_5、S_1	图 9-34	5、4级　做屈或伸趾动作，阻力加于趾远节跖侧或背侧
					3级　能做全范围屈或伸趾动作
					2、1级　能做部分范围屈或伸趾活动或触及肌腱活动

三、躯干主要肌肉的手法检查

躯干主要肌肉的手法测试方法（表9-4）和图解（图9-35~图9-40）。

表9-4　躯干肌肉的手法测试

运动	主动肌	神经支配	测试方法图解	评定
颈屈	斜角肌 颈长肌 头长肌 胸锁乳突肌	颈丛神经 C_{3-8} 　　　　C_{2-6} 　　　　C_{1-3} 副神经 C_{2-3}	 图 9-35	5级　仰卧位，做抬头动作，能抗较大阻力
				4级　体位同上，能抗中等阻力
				3级　体位同上，能抬头，不能抗阻力
				2级　侧卧位，托住头部可屈颈
				1级　体位同上，可触及肌肉活动
颈伸	斜方肌 颈部骶棘肌	副神经 C_{2-4} 胸神经 C_8~T_4	 图 9-36	5级　俯卧位，做抬头动作，能抗较大阻力
				4级　体位同上，能抗中等阻力
				3级　体位同上，能抬头，不能抗阻
				2级　侧卧位，托住头部可仰头
				1级　同上，可触及肌肉活动
躯干屈	腹直肌	肋间神经 T_{5-12}	 图 9-37	5级　仰卧位，髋及膝屈曲，双手抱头后能坐起
				4级　体位同上，双手前平举能坐起
				3级　体位同上，能抬起头及肩胛部
				2级　体位同上，能抬起头部
				1级　体位同上，能触及上腹部肌肉活动

续表

运动	主动肌	神经支配	测试方法图解	评定
躯干伸	骶棘肌 腰方肌	脊神经后支 C_2~L_5 肋间神经 T_{12}~L_3	图9-38	5级 俯卧位，胸以上在桌缘外，固定下肢，抬起上身时能抗较大阻力 4级 体位同上，能抗中等阻力 3级 体位同上，能抬起上身不能抗阻 2级 俯卧位，能做头后仰动作 1级 体位同上，能触及背肌收缩
躯干旋转	腹内斜肌 腹外斜肌	肋间神经 T_{7-12} 髂腹股沟及生殖股 T_{12}~L_1 肋间神经 T_{5-11}	图9-39	5级 仰卧位，下肢屈曲固定，抱头能坐起并向一侧转体 4级 体位同上，双手前平举坐起及转体 3级 仰卧位，能旋转上体使一肩离床 2级 坐位，能大幅度转体 1级 体位同上，能触及腹外斜肌肉收缩
骨盆侧向倾斜	腰方肌	脊神经 T_{12}~L_3	图9-40	5级 仰卧位，向头侧提拉一腿能抗较大阻力 4级 体位同上，能抗中等阻力 3级 体位同上，能抗较小阻力 2级 体位同上，能拉动一腿不能抗阻 1级 腰部触及腰方肌收缩

四、面部主要肌肉的手法检查

面部肌肉多为扁薄的皮肌，位置一般都比较表浅，大多起自颅骨的不同部位，止于面部皮肤，主要分布于面部口、眼、鼻等孔裂周围，具有闭合或开大上述孔裂的作用，运动时能牵动面部的皮肤显露喜、怒、哀、乐等各种表情。检查面部肌群时，体位无关紧要。

（一）分级标准

与一般 MMT 使用的测试标准不同，面部肌肉力量测试采用如下分级标准：

5级：正常（完成运动既随意又容易）

4级：良（能完成运动，但与健侧相比略有不对称）

3级：中（基本能完成运动，但活动幅度约有正常的 50%）

2级：差（有收缩现象，但完成运动比较困难，活动幅度只有正常的 25% 左右）

1级：微（略有收缩痕迹）

0级：无（无收缩）

（二）面部肌群检查的方法及内容

1. 眼肌

（1）眼轮匝肌：分为眶部、睑部和泪囊部。睑部产生眨眼动作，睑部和眶部共同收缩可使眼裂闭合，泪囊部则参与泪液引流。

（2）上睑提肌：收缩时上提眼睑，开大眼裂。

（3）右上直肌和右下斜肌：收缩时眼球向右上方运动。

（4）右上斜肌和左下直肌：收缩时眼球向左下方运动。

（5）内直肌、外直肌：收缩时眼球水平内外移动。一侧眼的外直肌和另一侧眼的内直肌共同作用，产生侧视动作；两眼内直肌同时收缩时两眼聚视中线。

2. 前额和鼻部肌肉

（1）额肌：即枕额肌之额腹，止于眉部皮肤，收缩时可使眉毛抬起，在前额部形成水平皱纹。

（2）鼻肌：为几块扁薄的小肌肉，具有开大或缩小鼻孔的作用。

（3）皱眉肌：让患者皱眉头，眉毛被拉向中央及下方，两眉间形成纵行皱纹。

3. 口肌

（1）口轮匝肌：环口裂周围，收缩时紧缩口唇。

（2）提口角肌、提上唇肌和颧肌：起于上唇上方的骨面，止于口角和唇的皮肤等，收缩时提口角与上唇。

（3）降口角肌和降下唇肌：起于下唇下方下颌骨前面，止于口角和唇的皮肤等，收缩时降口角与下唇。

（4）笑肌：收缩时可做出自鸣得意的表情，并拢口唇后向外牵拉口角。

（5）颊肌：起于面颊深层，收缩时使唇颊贴紧牙齿，帮助咀嚼和吸吮、牵口角向外；与口轮匝肌共同作用，可做吹口哨动作。

4. 咀嚼肌

（1）颞肌、咬肌与翼内肌：做咬牙动作，紧紧闭合上下颌。

（2）翼外肌和二腹肌：做张口动作，下拉下颌骨。

第四节 应用仪器评定肌力

一、常用评定设备和方法

（一）等长肌力测试

等长肌力测试（isometric muscle testing，IMMT）即在标准姿位下用特制测力器测定一块或一组肌肉的等长收缩所能产生的最大张力。肌肉收缩产生张力但不产生明显的关节运动，称为肌肉的等长收缩。

1. **握力** 用握力计测定，测试时上肢在体侧下垂，握力计表面向外，将把手握至适当宽度，测2~3次，取最大的数值，正常值一般为体重的50%（图9-41）。

2. **捏力** 用拇指与其他手指相对，捏压捏力器的指板，其值约为握力的30%（图9-42）。

3. **背拉力** 测试时两膝伸直，将拉力计把手调节到膝盖高度，然后做伸腰动作上提把手（图9-43）。正常值男性为体重的1.5~2倍，女性为体重的1~1.5倍。

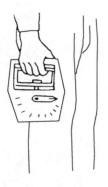
图 9-41　握力测试

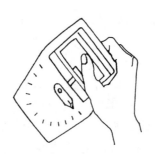
图 9-42　捏力测试

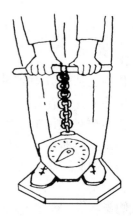
图 9-43　背拉力测试

4. 腹、背肌等长耐力检查

（1）俯卧位：两手抱头后，脐以上身体在桌缘外，固定两下肢，伸直脊柱使上体凌空或水平位，如能维持此姿势的时间超过60秒，腰背肌肌力为正常（图9-44）。

（2）仰卧位：两下肢伸直并拢，抬高45°，如能维持此姿势的时间超过60秒，腹肌肌力为正常（图9-45）。

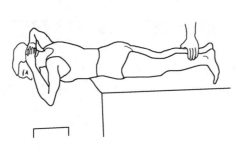
图 9-44　背肌等长耐力测试

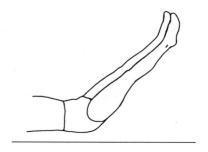
图 9-45　腹肌等长耐力测试

5. 四肢等长肌力测试台

等长肌力测试台使用经钢丝绳和滑轮拉动固定的测力计（弹簧秤）组成的综合测力器，主要测试四肢关节各组肌肉的肌力（图9-46）。随着等速肌力测试与训练系统的问世，因其不仅能测试等速肌力，还能评价等长和等张肌力，等长肌力测试台有逐渐被取代的趋势，但在缺乏等速肌力测试设备的机构，等长肌力测试台不失为一种简便可行的肌力评价手段。

（二）等张肌力测试

等张收缩时，肌肉克服阻力做功收缩，牵动相应关节做全幅度运动时，所克服的阻力值基本不变。测出完成1次关节全幅运动所能对抗的最大阻力值称为该被测者此关节屈或伸的1RM量（1 repeatic maximum）；测出完成10次规范的关节全幅运动所能对抗的最大阻力值称为10RM量。

（三）等速肌力测试

等速肌力测试仪器按照使用目的不同可分为两大类：一类以等速肌力测试为主，通常都配有计算机系统，除可进行等速肌力测试外，还能进行等速肌力训练。这类器械价格比较昂贵，目前常用的包

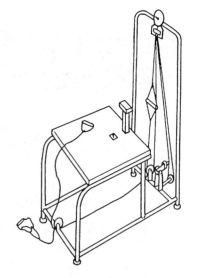
图 9-46　等长肌力测试台

括：Cybex、Kin-com、Biodex 和 Lido 等。另一类主要以等速肌力训练为主，不带有计算机系统，仅用于肌力训练。这类器械价格相对较低，但不能获得客观的肌力测试数据资料。常用的包括：Orthotron 和 Hydrafitness 等。由于新型的等速肌力测试系统不仅能测试等速肌力，同时还能评定等长和等张肌力，所以等速肌力测试系统有取代其他传统器械测试方法的趋势。

（四）等长、等张和等速肌力测试的比较

由于等长肌力测试仅反映关节处于某一角度时的肌力大小，而无法反映关节处于其他角度时的肌力情况，具有一定局限性；在等张运动中，关节运动至不同角度时肌肉的力矩值不同，等张测试时所用阻力不能大于其中最小的力矩值，不然运动就会中断而无法完成，故等张测试实际上是测定这一最小力矩值，其结果必然偏低。由此可见，这两种肌力测试法都存在一定缺陷。而等速肌力测试在等速仪器提供的恒定速度和顺应性阻力条件下，除可测试关节运动中最大力矩值外，还可测试关节运动中任何一点的肌肉输出的力矩值，从而弥补了上述两种肌力测试的不足；同时等速肌力测试还可获得肌肉作功能力、爆发力及耐力等数据，并且一次测试可同时测得主动肌和拮抗肌两组肌力，了解拮抗肌群间的平衡情况。因此，等速肌力测试要优于传统的等长肌力和等张肌力测试方法。表 9-5 为三种肌力测试方法的比较。

表 9-5 等长、等张和等速肌力测试的比较

项目	等长测试	等张测试	等速测试
速度	固定不动（0°/s）	变化，不易控制	可任意选定（1°/s~ 500°/s），选定后运动速度恒定
阻力	可变，顺应性阻力	受杠杆作用影响	可变，为顺应性阻力，与运动速度有关
运动幅度	无	全幅或半幅	全幅或半幅
测试意义	反映设定角度时的力矩值	反映关节运动中最弱一点的力矩值	可反映关节运动中任何一点的力矩值

二、 等速运动测定

等速肌力测试和训练技术（isokinetic muscle testing and training）（简称等速技术）是一项新的肌肉功能评价和训练技术，其发展始于 20 世纪 60 年代后期，首先由 Hislop 和 Perrine 提出等速运动的概念，当时被认为是肌力测试和训练的一项革命。20 世纪 70 年代初美国 Cybex 公司制造出第一台等速仪器，此后世界上许多国家开始了等速技术的应用和研究。早期等速技术主要应用于体育运动方面，对提高竞技运动水平起到一定作用，以后逐渐应用于许多医学学科的临床和科研工作中，其中应用较广泛的是在康复医学领域中，对各种神经系统和运动系统伤病后肌力的评价和训练起到重要作用。

国内于 20 世纪 80 年代初开始引进等速技术仪器，最初主要应用于体育运动领域中，而后逐渐应用于临床方面，尤其在康复医学领域中得到较快的发展。大量研究表明，等速肌力测试具有较好的精确性和可重复性；等速肌力训练对临床上各种运动系统伤病的康复训练都有重要意义，是增强肌力、改善肢体运动功能的一种有效训练方法。因此，等速技术在康复医学的临床实践和科学研究中有广泛的应用前景。

（一）等速技术的基本概念

1. 等速运动的概念 指运动过程中肌纤维收缩导致肌肉张力增加但运动速度（角速度）恒定的运动方式。运动中的速度预先在等速仪器上设定，一旦速度设定，不管受试者用多大的力量，肢体运

动的速度都不会超过预先设定的速度，受试者的主观用力只能使肌肉张力增高，力矩输出增加。仪器产生顺应性阻力，即受试者主观用力大，仪器产生阻力随之增大，而不能产生加速度（运动开始和结束的瞬时加速度和减速度除外）。

进行等速运动时，肌纤维长度可缩短或拉长，引起明显的关节活动，是一种动力性收缩，类似肌肉等张收缩。但运动中，等速仪器所提供的是一种顺应性阻力，阻力大小随肌肉收缩张力的大小而变化，类似肌肉等长收缩。因此，等速肌肉收缩兼有等张收缩和等长收缩的某些特点或优点，是一种特殊的肌肉收缩形式。

2. **等速肌力测试**　测试过程中，仪器将等速运动中肌肉收缩的各种参数记录下来，经计算机处理，得到力矩、做功、加速能、耐力比等多项反映肌肉功能的数据，作为评定肌肉运动功能的指标，这种测试方法称为等速肌力测试。

测试中，等速仪器所提供的阻力矩在任意时间点都与肌肉收缩的实际力矩输出大小相等，方向相反，为一种顺应性阻力。这种顺应性阻力使肌肉在整个关节活动中每一瞬间或每一角度都能承受相应的最大阻力，产生最大张力和力矩输出，有利于肌肉发挥最大收缩能力。但在等速肌力测试中，所测得的关节运动力量，如肩关节的内旋/外旋肌力，往往是一组肌群的肌力之和，而不是某一块肌肉的肌力。近年来，随着表面肌电图技术的不断发展和应用，肌电图仪在肌力测试的同时记录特定几块肌肉活动的肌电活动情况，综合分析肌肉的力学和电生理学参数，可以了解运动中某块肌肉的活动和功能情况。

3. **等速肌力测试与徒手肌力检查的比较**　目前临床医师在进行肌肉功能评价方面常采用 MMT 的方法，这种徒手肌力检查法比较简单方便，应用广泛。但这种检查方法的最大缺点是分级较粗，只能提供半定量的分级参数，不能对肌肉功能进行精确量化，同时测试者带有一定的主观性。而等速肌力测试的最大优点是不仅能提供受试者肌肉功能的定量指标，还可对肌肉等长和等张收缩进行测试，使测试结果更具可比性。在肌力接近正常或两侧肌力相差较小，手法肌力测试很难发现其间差异时，等速肌力测试具有较明显的优势。但对于肌力在 3 级或 3 级以下者无法进行等速肌力测试，还需采用徒手肌力检查的方法。

（二）等速肌力测试的方法

1. 等速肌力测试的禁忌证

（1）相对禁忌证：受试者存在急性肌肉关节损伤、风湿性关节炎急性发作、渗出性滑膜炎、明显疼痛等情况时，应推迟测试时间，待病情好转后再测试。

（2）绝对禁忌证：受试者存在关节不稳、骨折愈合不良、被测关节周围有严重骨质疏松、急性关节或软组织肿胀、严重疼痛、活动范围极度受限、急性扭伤、骨或关节的肿瘤、手术后即刻等情况时，禁止进行等速肌力测试。

测试前还应全面了解受试者全身情况，评估受试者能否耐受测试的运动强度和负荷。除受试者一般情况外，还应询问和检查受试者是否存在重要内脏器官功能障碍，如心、脑、肝、肾、肺等严重功能障碍、严重心律失常和心肌缺血、血压控制不良等，必要时应对受试者做相应检查后再确定是否进行肌力测试。如存在上述内科问题，应先进行积极内科治疗，待病情好转，再评估是否进行等速肌力测试。

2. **测试的时机**　由于等速肌力测试时进行的是抗阻运动，受试者必须具有 MMT4 级或 5 级的肌力，才能完成肌力测试。当肌力只有 3 级或 3 级以下时，仅能在去除重力条件下进行测试，如在 CPM 程序下进行测试，但这方面的工作仅有初步研究，还没有规范化的测试方法。

3. **等速肌力测试的步骤**　要得到精确、客观、重复性好的等速肌力测试结果，不仅有赖于精确、规范化的操作，还要做好受试者的动员，以减少误差。

（1）测试前准备：测试前应使受试者了解等速肌力测试的基本方法和要领，及如何快速启动并达到最大用力。测试前受试者可先做一些简单准备活动，以活动关节，牵伸肌肉，最好先让受试者在等速测试仪器上以较小负荷体会测试过程。

（2）开机校正：系统在每次开机时均需进行校正，这对于减少测试误差，提供精确、客观的测试结果必不可少。

（3）测试的次序：对健康者应先测优势侧肢体，对患者先测健侧肢体，再测患侧肢体，便于患者熟悉测试的整个过程，体验测试时的感觉，消除对测试的顾虑。

（4）体位和关节轴心：安置体位时应按照测试操作说明的要求进行，注意正确记录各种体位参数，如坐椅靠背的倾斜角度、椅座相对于动力头的位置等，这对复查时保持前后测试条件的一致是十分重要的。由于等速肌力测试主要测试肌肉的力矩输出，力臂的大小直接影响测试结果的精确性，因此使被测试关节运动轴心放置于正确位置十分重要。操作时应尽量使关节运动轴心与仪器动力头轴心处于同一轴线，以使仪器显示的力矩与肌肉力矩输出保持一致。对运动中关节运动轴心位置变化较小的关节，如膝关节、肘关节等比较容易；而对于多轴向活动关节，如肩关节、踝关节等，由于有多个运动轴，活动时关节运动轴心变化较大，安置体位时更应注意关节活动轴心与仪器轴心相一致，以免力矩传导发生偏差。测试体位的选择应考虑关节损伤后的愈合情况，避免因测试而影响损伤部位的愈合。例如，肩关节半脱位或脱位复位后，早期进行肩关节内旋／外旋肌力测试时，应使肩关节固定在外展位，这种体位可避免肩关节重新脱位。

（5）固定：测试时，良好的固定将确保被测肌群充分独立运动，减少协同肌的影响，同时避免替代运动。固定时，除被测关节的近端需要较好固定外，腰部和胸部也需很好固定。如进行膝关节测试时大腿部和胸腰部需较好固定，手臂应交叉放于胸前，或紧握座椅两侧的把手；测试上肢时，双下肢应处于半屈状态，胸腰部同样应较好地固定。固定时还应保证各种固定带松紧适度。

（6）动力臂的长度：由于等速肌力测试是测试肌肉的力矩输出，测试仪动力臂的长短直接影响测试结果。有研究表明，膝关节肌力测试时，当动力臂长度增加25%，力矩值明显增大；当动力臂缩短，则力矩值减小。因此，为了比较两侧肌力的差异或康复训练前后的肌力变化，应保证测试时的动力臂长度一致。上肢肌力测试时都用手握住力臂远端的把手，只要对准运动轴心即可，而下肢髋、膝关节测试时则应按照操作说明的要求，将力臂远端正确固定膝关节（髋关节测试时）上方或踝关节（膝关节测试时）上方。踝关节测试因有专门放置足的附件，只要确定正确的运动轴心即可。

（7）肢体称重：测试在垂直面上运动的肌力时，由于部分运动是在重力位或抗重力位上完成的，因此，应考虑重力的影响。如测试坐位膝关节屈／伸肌力时，除对抗阻力外，伸膝力量还要克服部分体重，即克服小腿重量。而屈膝力量则借助了重力，即增加了小腿自由下落力量。这些重力因素将影响测试结果，尤其是评价拮抗肌群的比率时影响更大。因此，应在测试前进行肢体称重，在计算结果时相应的补加或减去肢体重量的影响，以保证测试结果的可靠性。大部分等速仪器都设置有肢体称重程序，可按照程序进行操作。肢体称重时应尽量使受试者放松肢体，一些肢体痉挛或肌张力增高的患者完全放松肢体有一定困难，应重复称重几次。

（8）测试方案：等速肌力测试方案，包括肌力测试方式、测试速度和测试次数等几个要素，在选择时应考虑伤病的类型、程度和愈合情况而决定。制定测试方案时要考虑以下几个因素。

肌力测试的方式：根据测试中肌肉收缩长度的变化将肌力测试分为以下几种方式：①等速向心肌力测试：测试时，等速仪器提供一种顺应性阻力，阻力的大小与实际肌力大小相匹配，肌肉收缩使肌纤维长度缩短，肌肉起止点向中心点靠近，是一种向心收缩。等速向心肌力测试是临床上最常用的一种肌力测试方式，选择时常采用主动肌／拮抗肌的向心收缩／向心收缩方式，这样一次测试可同时测试两组肌群。②等速离心肌力测试：测试时，等速仪器杠杆由仪器带动，其力矩大于肌肉收缩产生的力矩，而使肌肉在收缩中被仪器的杠杆被动拉长，肌肉的起止点远离中心点，称为离心收缩。可选择向心收缩／离心收缩与离心收缩／离心收缩两种测试方式。前者主要是测试一组肌群的向心收缩和离心收缩肌力，后者主要测试主动肌／拮抗肌两组肌群的离心收缩肌力。由于日常活动中和运动训练中肌群的向心收缩和离心收缩常同时发生，目前认为这种同一肌群的向心收缩/离心收缩的测试方式比两组肌群同时离心收缩的测试更能反映运动肌群在活动状态下的实际功能。因此，这种肌肉收缩方式的测试正逐渐被临床应用。③等长肌力测试：在等速仪器上设定运动速度为0°/s时，可以进行等长肌力测试。利用等速仪器可连续测试一组肌群在关节活动范围内多个角度的最大等长肌力，从而可弥补单个角度等长肌力测试的不足，这种测试方法称为多角度等长肌力测试。④等张肌力测试：等速测试仪器提供等张测试模式，测试过程中负荷（阻力）是恒定的，速度设置可参照等速向心测试方案。

测试速度：为了反映肌群的运动功能，可选择几种不同运动速度进行测试。通常将≤60°/s称为慢速测试，主要用于肌力的测试；≥180°/s为快速测试，主要用于肌肉耐力的测试；60°/s~180°/s的为中速测试，同样用于肌力测试。如果将运动速度设为0°/s，即为等长肌力测试。为了避免测试中肌肉疲劳，通常先测肌肉的力量，再测肌肉的耐力。在选择测试速度时，可根据受试对象不同，选择不同测试速度，如受试者为运动员测试速度可快一些，而患者的测试速度相对要慢。等速离心收缩的测试速度要比等速向心收缩的测试速度慢，这是因为离心收缩速度过快易损伤肌肉韧带组织。

复旦大学（原上海医科大学）附属华山医院根据多年的实践经验总结了一套不同关节和肌群的等速向心肌力测试的测试速度设定方法，比较适用于临床患者的肌力测试（表9-6）。

表9-6 常用等速向心肌力测试的测试速度（°/s）

关节	肌群	慢速测试	中速测试	快速测试
膝关节	屈/伸	60	120	180
肩关节	屈/伸	60	120	180
	外展/内收			
	外旋/内旋			
肘关节	屈/伸	60	120	180
前臂	旋前/旋后	30~60	120	120
腕关节	屈/伸	30~60	90	120
	桡偏/尺偏			
髋关节	屈/伸	60	120	180
	外展/内收			
	外旋/内旋			
踝关节	跖屈/背屈	60	120	180
	内翻/外翻			
躯干	屈/伸	30	90	120

如果有些患者达不到上述建议的快速测试速度，可适当减低测试速度，在几种速度下先让患者试做几次，以便找到适宜的最高速度进行测试。

测试次数：测试肌力时可选择慢速或中速测试，重复次数为5次，主要用于判断最大肌力和分析力矩曲线的形态。测试肌肉耐力时，可选择快速测试，重复次数为20~25次，运动员可达到30次，主要观察肌肉耐力指数和肌肉疲劳曲线。

间歇时间：可在测试前预先设置每次测试或每组测试后的休息时间。测试中每种测试速度之间通常间歇60秒，以使肌肉有短暂休息。耐力测试后需要间歇90秒以上。两侧肢体的测试应间歇3~5分钟。为避免过度疲劳，不应在同一天进行两组上肢或下肢的测试，如：膝关节和踝关节不应在同一天测试。如果必须同一天测试，两组肌群测试之间应有1小时以上的间歇时间。

测试频率：测试频率应根据伤病情况以及训练的效果决定。一般在康复训练中，为了评价康复治疗的疗效，宜每月测试 1 次。

预测试：在正式测试前，应先让患者进行几次预测试，以使患者熟悉测试方法和要领。有研究表明，正式测试前进行 3 次亚极量用力运动作为预测试，可增加测试结果的准确性。

（三）等速肌力测试的结果分析

对于等速肌力测试的结果可通过测试中获得的各项参数以及力矩和做功曲线的形态进行分析，再结合临床的检查，做出一个综合评价，作为康复训练的参考依据。

1. 等速肌力测试的指标及意义

（1）峰力矩：肌肉收缩产生的最大力矩输出，即力矩曲线上最高点处的力矩值称为峰力矩（peak torque，PT），代表了肌肉收缩产生的最大肌力（图 9-47）。单位为牛顿·米（N·m）。

在等速肌力测试中，PT 值具有较高的准确性和可重复性，被视为等速肌力测试的黄金指标和参照值。在等速向心肌力测试中，PT 值随测试速度的增加而降低，这种关系可用曲线表示，称为力矩 - 速度曲线。在等速离心肌力测试中，PT 值与运动速度无关，或随运动速度增加，PT 值略增大（图 9-48）。

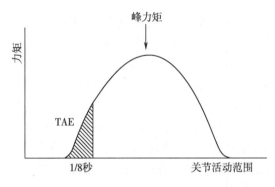

图 9-47　等速肌力测试的力矩曲线

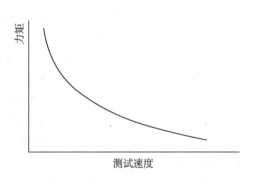

图 9-48　向心肌力测试力矩 - 速度曲线

PT 差异是由于在肌肉收缩过程中肌纤维的募集率不同所致。肌肉慢速向心收缩时，Ⅰ型肌纤维和Ⅱ型肌纤维都能被募集，产生最大程度的收缩，故 PT 值较高。随着运动速度增加，被募集的肌纤维减少，肌肉力矩输出下降，故 PT 相对较低。对于肌肉离心收缩产生的力矩 - 速度曲线特征的机制目前还不完全清楚，可能与离心收缩时神经 - 肌肉系统产生的保护性机制以及肌肉内非收缩的弹性纤维参与有关。

（2）峰力矩体重比：单位体重的峰力矩值称为峰力矩体重比（peak torque to body weight ratio，PT/BW），代表肌肉收缩的相对肌力，可用于不同体重的个体或人群之间的肌力比较。

（3）峰力矩角度：力矩曲线中，峰力矩所对应的角度称为峰力矩角度（angle of peak torque，AOPT），代表肌肉收缩的最佳用力角度。

（4）指定角度的峰力矩值（peak torque at additional angles）：测试后，等速仪器可自动计算出关节活动中任意角度所对应的力矩值，一般可事先根据测试目的和要求指定两个角度，目的在于比较两侧指定角度的力矩值。

（5）总做功和单次最大做功：做功为力矩乘以距离，即力矩曲线下的总面积。总做功（set total work，STW）表示肌肉数次收缩做功量之和；单次最大做功（total work，TW）表示肌肉重复收缩中最大一次做功量。单位为焦耳（J）。

正常状态下肌肉收缩做功量与峰力矩值具有较好的一致性，即峰力矩值越大，做功量也越大。但肌肉做功量还与关节活动范围有关。因此，为了比较两侧肌肉做功量的大小，应保证关节活动范围相同。

（6）平均功率：单位时间内肌肉的做功量称为平均功率（average power，AP），反映了肌肉做功的效率。单位为瓦（W）。等速肌力测试中，AP值与测试速度有关，即在一定范围内测试速度越快，AP值越大。说明测试中测试速度越快，肌肉做功的效率越高。

（7）力矩加速能：肌肉在收缩最初1/8秒的做功量称为力矩加速能（torque acceleration energy，TAE），即前1/8秒力矩曲线下的面积。单位为焦耳（J）。TAE反映了肌肉最初收缩产生力矩的速率和做功能力，可代表肌肉收缩的爆发能力。

（8）耐力比：反映肌肉重复收缩时的耐疲劳能力。一般做一组20~25次最大重复运动后，最后5次肌肉做功量与最前5次肌肉做功量之比称为耐力比（endurance ratio，ER）。耐力比的单位常用百分比表示。

（9）主动肌与拮抗肌峰力矩比：等速肌力测试中，主动肌与拮抗肌两组肌群峰力矩的比值称为主动肌与拮抗肌峰力矩比（peak torque ratio）。这个比值可在不同运动速度下计算，但以慢速运动较为准确。它反映了关节活动中拮抗肌群之间的肌力平衡情况，对判断关节稳定性有一定意义。

不同关节的拮抗肌群峰力矩比值不相同。目前研究较多的是膝关节的屈肌与伸肌峰力矩比值，简称H/Q比值。正常人慢速运动（60°/s）时，H/Q比值为60%~70%，随运动速度增快，H/Q比值略增大。

（10）平均关节活动范围（average range of motion，AROM）：在等速肌力测试报告中常记录关节活动范围，目的是判断是否存在关节活动障碍的情况，同时帮助判断两侧肌群做功量差异的原因。

2. 测试结果的判断　对于等速肌力测试的各项测试指标，可从以下几方面进行结果判断：

（1）患者两侧肌力的自身比较：这是临床上最常用的评价方法。这种评价方法是建立在两侧肢体的肌肉功能是基本对称的基础上，因为对同一机体而言，两侧肌力的差异是较小的。除了从事职业运动的运动员，如网球运动、羽毛球运动、跳高、跳远等项目的运动员，应考虑优势侧的影响以外，对于其他人群而言，两侧肌力的差异是较小的。目前对测试结果的判断方法为，两侧肢体测试指标相差在10%以内为正常；相差>20%为异常；11%~20%为可疑异常。在各种测试指标中PT较为准确，TW、AP和TAE中等，而ER可信度较低，判断时应注意。

（2）峰力矩体重比：如果患者两侧肌力均有改变，可计算峰力矩体重比，用相对峰力矩值与正常人群基础值进行比较后判断。

三、其他测试技术

（一）肌肉爆发力测试

除了上述等速肌力测试仪中的"力矩加速能"可以反映肌肉爆发力之外，还有其他方法也可测试肌肉的爆发力。肌肉伸展-收缩循环（stretch-shortening cycle，SSC）是由同一组肌肉连续的离心性收缩和向心性收缩构成（其间可有短暂的停留），即重复离心-向心收缩的肌肉活动。例如，让人连续做两次垂直跳跃。第一次垂直跳跃时，弯曲膝关节和髋关节（离心收缩），将半蹲的姿势保持3~5秒（静止期），然后垂直跳起（向心收缩），跳得越高越好。第二次跳跃时，令膝关节和髋关节弯曲的角度相同后，迅速跳起，第二次跳跃的高度将会超过第一次。这样的肌肉收缩方式可以使肌肉被充分牵拉伸长以储存弹性势能，从而使下一次向心收缩产生更大的力和更快的运动速度。基于这一原理，采用这种方式对运动员进行的训练也叫做"超等长训练"。SSC目前主要用于运动员爆发力训练，但也可用于爆发力测试。测试过程中，测试用的垫子或测试平台与电脑相连，以记录人垂直起跳后在空中的停留时间和弹跳高度，最后由计算机分析、计算受试者的肌肉爆发力。

（二）肌肉耐力测试新技术

目前，一些新的技术，例如应用表面肌电信号频谱分析技术、磁共振、近红外光谱分析技术和微透析技术可用于测试肌肉耐力和疲劳程度，然而，在实际应用中的信度和效度仍有待研究，故在此仅作简要介绍。

1. **表面肌电信号频谱分析技术**　表面肌电信号频谱分析技术（spectral analysis of the surface electromyographic signal）是基于在肌肉等长收缩时，肌电信号中位频率衰减与肌力下降相一致而提出的。有研究者认为其可作为肌肉疲劳的一个间接指征。

2. **核磁共振波谱技术**　磁共振波谱技术（nuclear magnetic resonance spectroscopy，NMRS/MRS）是目前唯一能无创伤地探测活体组织化学特性的方法。在肌耐力测试中，它可以用于监测肌肉代谢变化，包括细胞内 pH、无机磷酸盐浓度、磷酸肌酸（PCr）浓度、ADP/ATP 变化等。它的优势在于可以实时监测休息时、运动时、运动后肌肉疲劳以及疲劳后恢复期的肌肉代谢变化。但磁共振检测价格较高。

3. **近红外光谱分析技术**　近红外光谱分析技术（near infrared spectroscopy，NIRS）可测定运动过程中肌肉内氧气（O_2）含量变化，也可用于定量测定血流变化。近红外光透射深度可达 10cm，是一种较新的、非侵入性的研究方法。

4. **微透析技术**　微透析技术（microdialysis）是一种侵入性技术。它通过将微透析导管（相当于人造血管）置入组织来监测肌肉内糖类、脂类代谢、骨骼肌间隙离子浓度变化和血流变化等。许多肌肉生物代谢过程得以在体实时监测。

小结

肌力评定是康复功能评定学的基本内容之一，对于等长收缩、等张收缩以及向心性收缩和离心性收缩的理解是本章的难点，肌力的手法评定的具体操作是本章的重点内容。

思考题

1. 等长收缩和等张收缩的区别是什么？
2. 向心性收缩和离心性收缩的区别是什么？
3. 影响肌力评定的因素有哪些？应如何避免？
4. 股四头肌肌力的手法评定方法是如何操作的？
5. 肱三头肌肌力的手法评定方法是如何操作的？

（白玉龙）

第十章
关节活动度评定

第一节 概 述

关节是指两块或两块以上骨之间的连接部分，关节处的运动是由关节表面的形状决定的。关节活动度（range of motion，ROM）是指一个关节从起始端至终末端的运动范围（即运动弧）。主动活动度（active range of motion，AROM）的测定由患者主动收缩肌肉，在无辅助下完成。被动活动度（passive range of motion，PROM）的测定通过外力如检查者辅助被动完成。关节活动度评定是针对一些引起关节活动受限的身体功能障碍性疾病的首要评定过程，如关节炎、骨折、烧伤以及手外伤等。

一、关节分类、结构及特性

（一）关节的分类

根据骨之间连接的方式通常将两骨之间为纤维结缔组织连接者称为纤维性关节，如颅骨之间的缝，小腿胫、腓骨之间的骨间膜；将两骨之间由软骨组织连接者称为软骨性关节，如椎体之间的椎间盘；将两骨之间由充满滑液的腔连接者称为滑膜性关节，如膝关节。

根据关节的功能又可将关节分为不动关节，如颅盖骨之间的连接、胸肋关节；微动关节如胫腓关节、尺桡关节；动关节如肩关节、髋关节。动关节因两骨之间的关节面被位于关节腔内的滑液和滑膜分开，此类关节也称为滑膜关节。

关节活动度的测定一般指滑膜关节的测定。

（二）滑膜关节的结构

典型的滑膜关节应具备关节面、关节腔、关节囊、周围的韧带和肌肉以及具有分泌滑液以营养和散热的组织——滑膜，见图 10-1。

1. **关节面** 相邻两骨的关节面可有不同形状，关节面多覆以光滑的透明软骨，沿着骨表面的轮廓排列，可减少摩擦。关节软骨内不含血管，亦无淋巴管及神经，其营养主要靠滑液和关节囊滑膜层的动脉分支供应。关节软骨富有弹性，可以减轻运动时两关节面之间的撞击和震动。

2. **关节囊** 是指包裹住关节的结缔组织囊。关节囊横跨关节的两骨并与骨膜相连续。关节囊可分为两层——外层纤维层和内层滑膜层（滑膜）。纤维层由致密的结缔组织组成，含有丰富的血管和神经，具有足够的柔韧性来

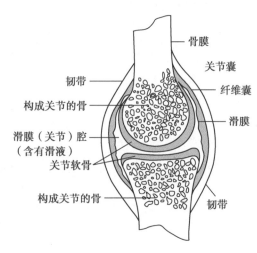

图 10-1 典型的滑膜关节

防止骨错位。滑膜层形成一个封闭的关节腔或滑膜腔，内层含有鳞状细胞，可产生滑液进入关节腔，减少运动时关节面的摩擦；最内层为结缔组织网，含有血管和神经；有些关节还含有脂肪组织（脂肪垫）。关节腔内的滑液成分类似于组织间液，因含有滑膜内的成纤维细胞分泌的蛋白聚糖而使滑液黏稠。滑膜关节腔内大约有 3ml 的液体。滑液的主要作用有：①润滑关节：滑液减小关节面之间的摩擦。②提供营养并带走代谢产物：关节软骨没有直接的血液供应，大部分的营养来源于滑液并将代谢产物排入其中；滑液是随着关节的运动不断循环的，并且通过与营养关节的毛细血管内的血流物质交换来维持其成分，同时关节的运动促进滑液的产生。③吸收震荡：当关节运动时，关节面受到挤压，滑液促使压力均匀地分布于关节面而缓冲震荡。④保护：滑液内含有少量白细胞能吞噬碎片并阻止细菌的侵入。

3. 关节内软骨　位于关节腔内，有两种形状，一种是半月形，叫半月板，位于膝关节内；另一种呈三角形，叫关节盘，位于桡腕关节内。关节内软骨除了保证关节面彼此相适应外，还有减轻局部冲撞和震荡的作用。

4. 脂肪垫　在运动时保护关节并填充关节腔的空隙，类似于填料。

5. 韧带　分为关节囊内韧带（膝关节前后交叉韧带）和关节囊外韧带（膝关节内外侧副韧带）。主要作用是稳定关节，限制关节的运动范围，减少运动性伤害。

6. 肌腱　将肌肉连于骨的致密结缔组织。主要起帮助稳定和支撑关节的作用，及限制其跨过的关节的运动范围。

7. 滑膜囊　位于肌腱、关节囊、韧带、肌肉或皮肤附近。主要有减震器的作用，并减少关节周围可移动结构之间的摩擦。

关节内软骨（椎间盘/半月板）、脂肪（垫）、韧带、肌腱和滑膜囊等可以进一步加强关节的稳定性。所有关节都有神经末梢分布来控制关节周围的骨骼肌。分布于关节的感受器（位于关节囊和韧带）对拉力、痛觉和运动程度等作出反应并将信息传递到中枢神经系统从而产生相应的应答。

（三）滑膜关节的分类

1. 根据运动轴的数目　可分为单轴关节（沿一条轴运动）、双轴关节（沿两条轴运动）和多轴关节（沿三条或更多条轴且方向位于这些轴之间运动）。运动轴有：①额轴：沿额状面（左右方向的平面）而设的横轴，如指关节屈、伸的轴；②矢状轴：沿矢状面（前后方向的平面）而设的轴，如桡腕关节内收、外展运动的轴；③垂直轴：与身体纵轴平行，如寰椎在枢椎齿突上左、右回旋的运动轴。

2. 根据关节面的形状　可分为滑车关节、圆柱关节、椭圆关节、鞍状关节、球窝关节和平面关节，见图 10-2。

球窝关节：关节头呈球状，较大，关节窝浅，不及球面的 1/3。三个运动轴在球形关节头的中心相交，事实上从球形中心穿过的轴数是无限的，故关节可作多个方向的运动（屈、伸、内收、外展、内旋、外旋及环转），如髋关节（图 10-2A）。

滑车关节/屈戌关节：关节头是圆柱面的

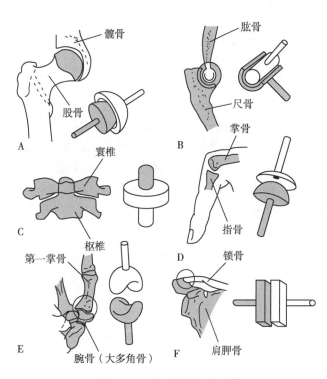

图 10-2　滑膜关节的分类
（A. 球窝关节；B. 屈戌关节；C. 车轴关节；D. 椭圆关节；E. 鞍状关节；F. 平面关节）

一部分，关节窝稍微弯曲与之相适应，使其在额状轴（单轴）上作屈伸运动，如肘关节、膝关节、踝关节、指间关节（图 10-2B）。

车轴关节 / 圆柱关节：关节头是圆柱的一段，关节窝是与之相适应的环形，关节头绕本身的垂直轴（单轴）在环内运动，如桡尺近端关节（图 10-2C）。

椭圆关节：关节头为椭圆形，关节窝为椭圆形的凹面，能在两个轴上（双轴）作屈、伸、内收、外展运动，如掌指关节（图 10-2D）。

鞍状关节：关节面近似马鞍，一个面凹陷，另一个面凸起，互成十字交叉接合。这种关节可在两个轴上做屈伸、收展、环转和对掌运动，不能旋转，如第一腕掌关节（图 10-2E）。

平面关节：两关节面扁平或轻度弯曲，大小相互一致，关节囊紧张而牢固，运动范围极小，只能做微小的旋转和滑动。此类关节也是多轴的，如肩锁关节、骶髂关节（图 10-2F）。

3. 根据组成关节骨的数目　可分为单一关节和复合关节。

单一关节：由两骨构成的关节，如指间关节。

复合关节：由两块以上的骨构成的关节包在一个囊里，但其中每一个骨都可单独活动，如肘关节。

（四）滑膜关节的运动方向

1. 角运动

（1）屈和伸：关节在矢状面绕着额状轴运动。如果关节的远端向近端接近，关节之间的夹角变小为屈，如肘关节屈曲。特例：拇指向掌面靠近为屈，足背向小腿前面靠近为踝关节背屈。反之，离开近端，夹角变大则为伸，如膝关节伸展。特例：足底向小腿后面靠近为踝关节跖屈。关节过伸是指超过正常关节伸展位置的运动，如肘关节和膝关节均有一定度数的过伸。

（2）内收和外展：关节在额状面内绕着矢状轴运动。如果关节的远端接近身体的中线或身体部分中线为内收，离开身体中线或身体部分中线则为外展，如肩关节的内收和外展。特例：肩胛骨的外展 / 内收称为肩胛骨前伸 / 后缩，指肩胛骨脊柱缘沿着胸廓向外前方 / 后内方滑动；拇指的外展指拇指在垂直掌面的平面上向前运动，拇指的内收指拇指从外展位回到解剖位；腕关节外展 / 内收称为腕桡偏 / 尺偏；足外翻不是单纯的外展，包括外展和旋前；足内翻不是单纯内收，包括内收和旋后。

2. 旋转运动

（1）内旋和外旋：关节在水平面内绕着垂直轴 / 长轴转动。向内或向前转动称内旋或旋前，向外或向后转动称外旋或旋后，如肩关节和髋关节的内旋和外旋，前臂的旋前和旋后。

（2）颈和躯干的旋转：绕着垂直轴向左或向右。

（3）肩胛骨的旋转：根据肩胛骨下角或肩胛骨关节盂的运动方向进行描述。肩胛骨内旋，指肩胛骨下角向中线运动和关节盂向下或向尾部的运动。肩胛骨外旋，指肩胛骨下角远离中线和关节盂向上或向颅部的运动。

（4）环转：屈曲、伸展、外展和内收的运动的组合。

（5）拇指和小指对掌：拇指和小指的尖端聚在一起。

（6）水平外展和内收：发生在肩关节外展或屈曲 90°，髋关节屈曲 90° 时。水平外展：手臂或大腿分别沿远离身体中线或向后的方向移动；水平内收：手臂和大腿分别沿靠近身体中线或向前的方向移动。

（7）倾斜：描述肩胛骨和骨盆的运动。

（五）关节的运动

所有的关节表面都有不同程度的凹或者凸。关节面间的基本运动主要有三种：滚动、滑动和旋转。滑动是一个关节面上的一个点接触到相对关节面上的一个新点时的平移运动，相当于汽车刹车时轮胎在冰面上滑过。滚动是一个关节面上的一个新点接合到相对关节面上的等距点时的运动，类似于在地面上滚动的汽车轮胎。滑动和滚动在凸凹关节面间的运动遵循一个基本原则"凹凸定律"：当凸面相对固定时，凹面的关节面运动表现为滚动方向与滑动方向相同；当凹面相对固定时，凸面的关节面运动表现为滚动方向与滑动方向相反。旋转是一种基本运动，是指某骨的一点在与其构成的关节的另一骨上做围绕自身纵轴的环旋运动。例如前臂旋前时桡骨小头与肱骨间进行旋转。

（六）关节的稳定性和灵活性

通常稳定性大的关节灵活性较差；灵活性大的关节则稳定性较差。影响关节的稳定性和灵活性的因素主要有以下几个方面。

1. **两关节的面积差** 面积差大者，关节灵活性大；面积差小者，关节灵活性小。
2. **关节囊** 关节囊厚而紧张，关节灵活性小，稳定性大；关节囊薄而松弛，关节灵活性大，稳定性小。
3. **关节韧带** 韧带多或强，关节稳定性大，灵活性小；韧带少或弱，关节稳定性小，灵活性大。
4. **肌肉** 关节周围的肌肉多而强，关节的稳定性大；关节周围的肌肉少而弱或肌肉有良好的伸展性和弹性，关节的灵活性就大。

二、 禁忌证和影响因素

（一）禁忌证

1. 关节运动会造成进一步伤害，或者在刚受伤后。
2. 怀疑半脱位，脱位或骨折。
3. 怀疑发生骨质疏松或异位骨化时，需要经专科医师确定可以进行评估。

（二）关节活动度的影响因素

1. **关节内及其周围因素的影响**

（1）关节的解剖与生理特性：如关节面的面积大小的差别、关节囊的厚薄及松紧度、关节韧带的多少与强弱、关节周围肌肉或软组织的伸展性和弹性状况等。

（2）关节及周围软组织的疼痛：疼痛会导致主动和被动活动度均减少，如骨折、关节炎症、手术后。

（3）肌肉痉挛：中枢神经系统病变引起的痉挛，早期常为主动活动度减少，被动活动度基本正常，或被动大于主动活动度。后期可因挛缩等被动活动度也减少。

（4）软组织挛缩：关节周围的肌肉、韧带、关节囊等软组织挛缩时，主动和被动活动度均减少。如烧伤、肌腱移植术后、长期制动等。

（5）肌肉无力：不论是中枢神经系统病变引起的瘫痪，还是周围神经损伤，或肌肉、肌腱断裂，早期通常都是主动活动度减少、被动活动度正常，而且被动大于主动。

（6）关节内异常：关节内渗出或有游离体时，主动和被动活动度均减少。

（7）关节僵硬：主动和被动活动度均丧失，如关节骨性强直、关节融合术后。

2. **其他因素的影响**

年龄、性别、职业对关节的活动范围也有影响，如儿童和少年比成人关节活动范围大，女性比男性的关节活动范围大，运动员比一般人的活动范围大。即使是在病变的情况下，运动员髋关节的直腿抬高试验也可能比一般人抬得高。

第二节　主要关节活动度评定方法

关节活动度的评定方法除常使用量角器和皮尺测量外，还可以利用特定的仪器和设备来准确地评定关节活动度的变化。但后者因为使用不方便、耗时及价格昂贵等原因，所以临床应用并不广泛。关节活动度的评定包括 AROM 测定和 PROM 测定。

一、评定原则

（一）关节活动度评定的目的

1. 确定功能受限或引起不适的程度。
2. 寻找和确定关节活动受限的原因或因素。
3. 确定恢复功能或减少不适所需的角度。
4. 记录功能的恢复情况。
5. 从客观上判断疗效。
6. 制定适当的康复目标。
7. 选择适当的治疗技术、摆放技术和其他减少受限的方法。
8. 确定是否需要夹板等辅助器具。

（二）关节活动度评定的工具及评定原则

1. 测量工具　用于关节测量的工具包括量角器、带刻度的尺子、电子测角器等。其中量角器为测量 ROM 的常用工具，见图 10-3。它们由金属或塑料制成，规格不等。量角器由一个带有半圆形（0°~180°）或圆形（0°~360°）角度计的固定臂（近端臂）及一个移动臂（远端臂）组成。移动臂通过铆钉固定在角度计上并随着远端肢体的运动在角度计上读出关节活动度数。

2. 量角器的信度

（1）量角器比视觉估计更可靠。

（2）信度随关节和运动的不同而不同。

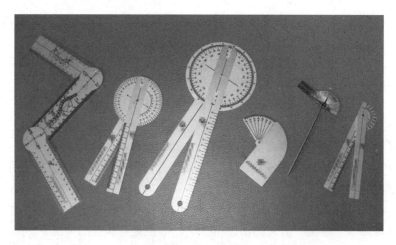

图 10-3　各型量角器

（3）测试者内部可靠性比外部可靠性高，故同一位检查者应尽可能完成所有的评估。

（4）在同一部位选用不同尺寸的量角器不影响信度。

（5）重复测量取平均的可靠性不确定。

（6）在有痉挛状态下测量的可靠性不确定。

3. 检查者的体位 通常需要保持头部和躯干直立，双脚与肩同宽，膝关节微屈。一脚在前，保持较宽的支撑面来维持平衡。

（1）运动方向与检查台或长凳（以下称为基座）长轴平行时，检查者外侧的脚在前。

（2）运动方向与基座长轴垂直时，检查者面向基座，一只脚在另一只脚在正前方。

（3）运动方向与基座长轴成对角线时，检查者一只脚在另一只脚在正前方，站姿与运动方向一致。

在测量过程中，注意保护自己的腰部。保护的方法：尽可能靠近患者，通过移动双脚避免身体旋转，调节基座的高度以减少弯腰，避免疲劳。

4. 测量步骤

（1）患者处于舒适的位置（卧位或坐位或站位），关节处于解剖位。

（2）向患者简洁、易懂地解释测量过程和测量的原因以取得患者的配合，并鼓励患者随时提出问题。在测量过程中症状可能会暂时性加重，但会在短时间内消失。

（3）暴露将要测量的关节。视诊，观察患者的面部表情、身体姿势、功能活动、皮肤状态等。

（4）触诊骨骼和软组织，注意畸形或异常，确定测量关节的骨性标志。

（5）借助于被测者的体位、体重以及测量者所施加的外力，稳定测量关节的近端关节。

（6）被动活动该关节以了解可能的活动范围和有无抵抗感。

（7）使关节处于起始位。

（8）量角器的轴心对准关节轴，固定臂与构成关节的近端骨平行，活动臂与构成关节的远端骨平行，避免采用使角度针偏离角度计的运动方向。

（9）测量 AROM，主动运动过程中如出现 ROM 受限，检查者继续被动运动该关节，如果被动运动时较容易达到该关节正常运动范围终点，提示 AROM 受限，注意分析原因。如果患者能够完成全关节活动范围的运动且无疼痛不适等症状，一般来说无需测量 PROM。

（10）测量 PROM，在运动末时体会运动终末感的性质，如被动运动不能达到该关节正常运动范围的终点，提示 PROM 受限，判断受限原因。

（11）记录关节起始位的角度后移走量角器。不要尝试在关节运动过程中固定量角器。

（12）移走量角器让患者的肢体处于休息位。

（13）记录 ROM。

5. 测量结果的记录 记录 ROM 测量的结果应包括以下几个项目：关节的名称与左右；关节强硬、强直或挛缩的位置；AROM 和 PROM；测量时的体位；测量过程中运动的方向以及有无误差。

检查者在记录 ROM 的起始位和运动所能达到的最大角度的终末位的度数时，一般从 0° 开始逐渐增加至 180°。如果起始位不是 0°，说明存在有某种受限的因素。例如：①肘关节正常 ROM 记录为 0°~140°，伸展受限：15°~140°，屈曲受限：0°~110°；②异常肘关节过伸，在记录之前应标出过伸的度数并标上负号。如正常：0°~140°，异常过伸：−20°~140°。

记录 ROM 的方法有多种，常用关节正常的关节活动度，见表 10-1；常用 ROM 测量结果的记录表，见表 10-2。

表 10-1　正常关节活动度

关节	活动度	关节	活动度
颈椎		腕	
屈曲	0°~45°	桡偏	0°~20°
伸展	0°~45°	掌屈	0°~80°
侧屈	0°~45°	背伸	0°~70°
旋转	0°~60°	尺偏	0°~30°
		旋转	0°~45°
胸腰椎		髋	
屈曲	0°~80°	屈曲	0°~120°
伸展	0°~30°	伸展	0°~30°/15°
侧屈	0°~40°	外展	0°~45°
旋转	0°~45°	内收	0°~35°
肩		内旋	0°~35°
屈曲	0°~170°	外旋	0°~45°
后伸	0°~60°	膝	
外展	0°~170°	屈曲	0°~135°
水平外展	0°~40°	踝	
水平内收	0°~130°	背屈	0°~15°
内旋	0°~70°	跖屈	0°~50°
外旋	0°~90°	内翻	0°~35°
肘和前臂		外翻	0°~20°
屈曲	0°~135°/150°		
旋后	0°~80°/90°		
旋前	0°~80°/90°		

表 10-2　关节活动度功能评估表／记录表

姓名_____年龄_____性别_____　住院号_____

记录时间_____A/PROM_____　检查者_____

诊断_____

功能障碍表现_____

左			脊柱		右		
3	2	1			1	2	3
			颈椎				
			屈曲	0°~45°			
			伸展	0°~45°			
			侧屈	0°~45°			
			旋转	0°~60°			
			胸腰椎				
			屈曲	0°~80°			
			伸展	0°~30°			
			侧屈	0°~40°			

续表

3	2	1	脊柱		1	2	3
			旋转	0°~45°			
			肩				
			屈曲	0°~170°			
			后伸	0°~60°			
			外展	0°~170°			
			水平外展	0°~40°			
			水平内收	0°~130°			
			内旋	0°~70°			
			外旋	0°~90°			
			肘和前臂				
			屈曲	0°~135°/150°			
			旋后	0°~80°/90°			
			旋前	0°~80°/90°			
			腕				
			掌屈	0°~80°			
			背伸	0°~70°			
			尺偏	0°~30°			
			桡偏	0°~20°			
			手指				
			掌指关节（MP）屈曲	0°~90°			
			掌指关节过伸	0°~15°/45°			
			近端指间关节屈曲	0°~110°			
			远端指间关节屈曲	0°~80°			
			外展	0°~25°			
			拇指				
			掌指关节屈曲	0°~50°			
			指间关节屈曲	0°~80°/90°			
			外展	0°~50°			
			髋				
			屈曲	0°~120°			
			伸展	0°~30°			
			外展	0°~40°			
			内收	0°~35°			
			内旋	0°~45°			
			外旋	0°~45°			
			膝				
			屈曲	0°~135°			
			踝				
			背屈	0°~15°			
			跖屈	0°~50°			
			内翻	0°~35°			
			外翻	0°~20°			

(表头左侧为"左"，右侧为"右"）

6. 评定的原则

（1）检查者应掌握正常人 ROM 的平均值、关节的运动方向以及测量时肢体的摆放位置。如果测量的关节所需肌肉的肌力达到 3 级或以上，在测量之前检查者应首先了解患者主动运动所能达到的最大角度。测量时检查者应注意观察关节是如何运动的。

（2）关节的测量方式并不适合于所有的患者。当患者因关节活动受限或残疾而不能摆放在正确测量的体位时，可以用视觉来观察患者的主动 ROM 和被动 ROM。

（3）正常的 ROM 因人而异。年龄、性别、身体状况、肥胖和遗传等因素均可影响正常的 ROM。检查者可以通过测量患者的健侧关节来确定正常 ROM 的大小，也可参考相关资料的正常 ROM 的平均值。

（4）检查者应注意检查和回顾患者的既往史，确定患者是否有其他引起关节受限的疾病。在测量时，如患者出现关节抵抗，检查者切忌使用暴力。

7. 评定的注意事项

（1）确定 ROM 测量的起始位置。通常以解剖位作为零起始点。测量旋转度时，选取正常旋转范围的中点作为零起始点。

（2）同一患者应由专人测量，每次测量应取相同位置，两侧对比。

（3）关节的 AROM 与 PROM 不一致时，提示有关节外的肌肉瘫痪、肌腱挛缩或粘连等问题存在，应以关节被动活动的范围为准，或同时记录主动及被动时的 ROM。

（4）测量 AROM 时应考虑患者不愿意移动、无法听从指令、关节灵活性受限、肌肉无力、疼痛等因素的影响。

（5）若对 AROM 与 PROM 进行比较，则二者的起始部位、量角器的类型、量角器的放置方法等均应相同。

（6）关节测量之后，检查者应对数据进行分析。确定引起 ROM 受限可能的原因，根据 ROM 受限的程度、病因和预后制定 ROM 受限的治疗方法（被动或主动牵张、抗阻运动、拮抗肌群肌力训练、主动运动、夹板以及肢体的正确摆放、温热物理治疗、推拿）以及寻找代偿其丧失的 ROM 的方法（梳子、牙刷、带有长柄的鞋拔以及辅助穿袜设备等辅助性器具）。

（7）注意排除相邻关节的互相影响或互相代偿，并提醒患者注意，在测量过程中使患者处于合适的体位，充分稳定近端关节。如髋关节运动受限时，可由腰部各关节代偿；膝关节屈曲挛缩时，可继发髋关节屈曲挛缩。另外，也应注意排除疼痛、瘢痕、衣服过紧等其他因素的影响。

二、 主要关节活动度评定方法

（一）脊柱

1. 颈椎关节活动度

（1）颈前屈（0°~45°），见图 10-4。

体位：端坐或直立位。

关节角度尺摆放：

固定臂：与地面垂直。

移动臂：外耳道与鼻尖的连线。

轴心：两臂连线终点。

运动测量：要求患者屈颈使下颌贴近胸部，检查者测量运动起始位与终末位之间的角度或从下颌至胸骨角的距离。

可能出现并应避免的代偿运动：胸腰椎屈曲。

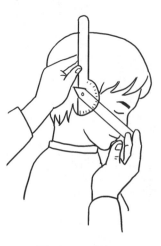

图 10-4　颈前屈

（2）颈后伸（0°~45°），见图10-5。

体位和关节角度尺摆放与颈前屈的测量相同。

运动测量：要求患者仰望天花板使头的背侧靠近胸椎，检查者测量运动起始位与终末位之间的角度或从下颌至胸骨角的距离。

可能出现并应避免的代偿运动：胸腰椎伸展。

（3）颈侧屈（0°~45°），见图10-6。

体位：端坐或直立位。

关节角度尺摆放：

固定臂：沿胸椎棘突与地面垂直。

移动臂：对准患者的枕后隆突。

轴心：第七颈椎的棘突。

运动测量：要求患者向侧方屈颈使耳朵向肩部移动，用量角器测出它的运动角度或者用刻度尺量出从耳朵至肩部的距离。

可能出现并应避免的代偿运动：胸腰椎侧屈。

（4）颈旋转（0°~60°），见图10-7。

体位：仰卧或坐位。

关节角度尺摆放：

固定臂：与地面平行或与测量一侧的肩峰平行。

移动臂：对准鼻尖。

轴心：头顶中心点。

运动测量：要求患者头部处于中立位然后从右往左进行旋转。

可能出现并应避免的代偿运动：躯干旋转。

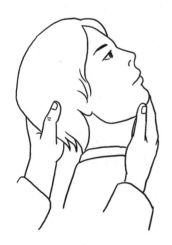

图10-5 颈后伸

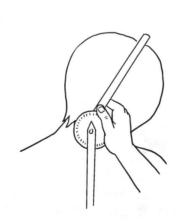

图10-6 颈侧屈

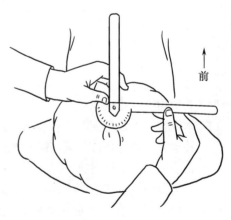

图10-7 颈旋转

2. 胸、腰椎关节活动度

（1）脊柱前屈（0°~80°或约10cm），见图10-8。

体位：直立位。

四种测量方法：测量躯干相对纵轴向前屈曲的角度，检查者固定住患者骨盆并观察任何脊柱前屈过程中的变化；测量患者向前弯腰指尖所能触碰到的腿的位置；测量患者弯腰后指尖与地面的距离；测量患者直立和弯腰后的第七颈椎至第一骶椎的脊柱长度，该方法可能是该运动最精确的测量方法。一个正常成年人脊柱前屈后所增加的平均长度为1.6cm，但是如果患者直背弯腰的话，在长度方面将不会有任何变化。

（2）脊柱侧屈（0°~40°），见图10-9。

体位：<u>直立位</u>。

关节角度尺摆放：

固定臂：骶髂连线中点的垂直线。

移动臂：第七颈椎棘突与第五腰椎棘突连线。

轴心：第五腰椎棘突。

运动测量：测量躯干侧屈有几种方法供选择。用卷尺来测量躯干相对垂直位时所倾斜的程度。其他方法还包括：①评定第七颈椎棘突相对骨盆的位置；②测量侧屈时指尖与膝关节的距离；③使用长臂量角器，将其轴心置于第一骶椎，固定臂与地面垂直，移动臂对准第七颈椎棘突。

可能出现并应避免的代偿运动：骨盆倾斜。

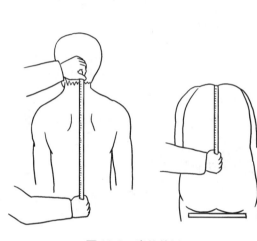

图10-8 脊柱前屈

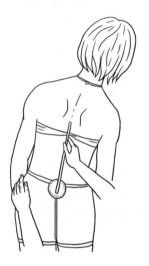

图10-9 脊柱侧屈

（3）脊柱后伸（0°~30°），见图10-10。

体位：<u>直立位</u>。

关节角度尺摆放：

固定臂：通过第五腰椎棘突的垂直线。

移动臂：第七颈椎棘突与第五腰椎棘突连线。

轴心：第五腰椎棘突。

运动测量：要求患者在固定骨盆的同时向后伸展脊柱。当患者处于<u>直立位</u>运动时，检查者可在前面提供必要的辅助并测量脊柱<u>直立位</u>时伸展的角度。测量时，移动臂对准第七颈椎棘突。

可能出现并应避免的代偿运动：骨盆后倾。

（4）脊柱旋转（0°~45°），见图10-11。

体位：<u>仰卧或直立位</u>。

关节角度尺摆放：

固定臂：双侧髂嵴上缘连线的平行线。

移动臂：双侧肩峰连线的平行线。

轴心：头顶部中点。

运动测量：要求患者在维持骨盆中立位的同时旋转上躯干，<u>直立位</u>时尤其要注意固定骨盆。运动

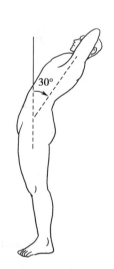

图10-10 脊柱后伸

范围以角度为单位来记录，以头顶心为旋转轴并通过肩的旋转来测量运动弧。

可能出现并应避免的代偿运动：骨盆旋转。

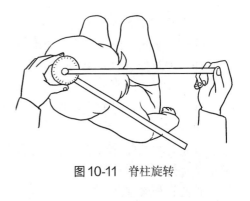

图 10-11 脊柱旋转

（二）上肢关节

1. 肩关节活动度

（1）肩关节屈（0°~170°），见图 10-12。

体位：坐位或仰卧位（肱骨处于中立位）。

量角器摆放：

固定臂：与躯干（腋中线）平行。

移动臂：与肱骨平行。

轴心：肱骨侧面的肩峰。

运动测量：沿冠状轴在矢状面上肢向前上方运动，值得注意的是在患者屈肩的同时，轴心逐渐移向肩的后部，因此当测量终末位的角度时，轴心应置于三角肌群所形成的皱折末端。

可能出现并应避免代偿的运动：躯干伸展和肩关节外展。

（2）肩关节伸（0°~60°），见图 10-13。

体位和量角器摆放与肩关节屈曲测量方式相同。

运动测量：在矢状面上肢向后上方运动，注意患者肩后伸时轴心的位置不变；运动时伴随有肩胛骨的轻微向上倾斜，避免肩胛骨的过度运动。

（3）肩关节外展（0°~180°），见图 10-14。

体位：坐位或俯卧位（肱骨处于外旋位），肩关节屈曲、伸展均为 0°位。

量角器摆放：

固定臂：与躯干（脊柱）平行。

移动臂：与肱骨平行。

轴心：肩峰的后部。

运动测量：沿矢状轴运动。

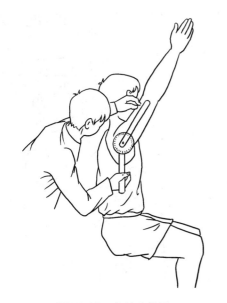

图 10-12　肩关节前屈

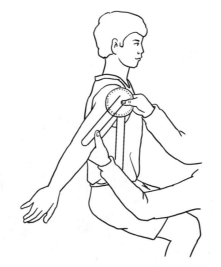

图 10-13　肩关节后伸

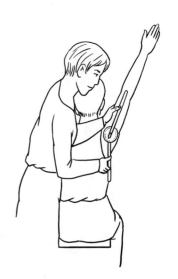

图 10-14　肩关节外展

（4）肩关节内收（0°）

体位、量角器摆放和运动测量与肩关节外展测量方式相同。

如肩关节处于20°~45°屈曲位时，肩关节可从前方向内做内收运动，参考值0°~45°。

（5）肩关节水平外展（0°~90°），见图10-15。

体位：坐位，肩关节屈曲90°、内旋。

量角器摆放：

固定臂：与肱骨长轴平行并与躯干垂直（呈水平位）。

移动臂：肱骨长轴。

轴心：肩峰顶部。

运动测量：肱骨沿垂直轴在水平面上向后移动。

可能出现并应避免代偿的运动：躯干旋转或屈曲。

（6）肩关节水平内收（0°~135°），见图10-16。

体位：坐位，肩外展90°、内旋。

量角器摆放：

固定臂：与肱骨长轴平行并与躯干垂直（呈水平位）。

移动臂：肱骨长轴。

轴心：肩峰顶部。

运动测量：上肢沿垂直轴在水平面上做跨中线运动。

可能出现并应避免代偿的运动：躯干旋转。

（7）肩关节内旋（0°~70°），见图10-17。

体位：坐位（肱骨紧靠躯干，肘关节屈曲90°，前臂中立位并与身体的冠状面垂直），仰卧位或俯卧位均可。

量角器摆放：

固定臂：通过肘关节，与冠状面垂直的线。

移动臂：尺骨。

轴心：尺骨鹰嘴。

运动测量：前臂在矢状面上向下肢的方向运动。

可能出现并应避免代偿的运动：躯干屈曲，肘关节伸展，肩胛骨上抬、外展。

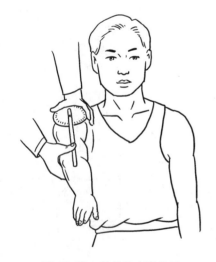 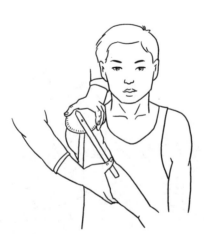 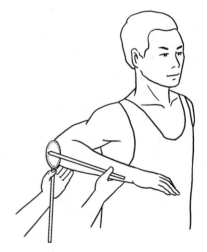

图10-15　肩关节水平外展　　　图10-16　肩关节水平内收　　　图10-17　肩关节内旋

（8）肩关节外旋（0°~90°），见图10-18。

体位、量角器摆放和运动测量与肩关节外展测量方式相同。

运动测量：前臂在矢状面沿冠状轴向头部方向运动。

可能出现并应避免代偿的运动：躯干屈曲，肘关节伸展，肩胛骨下撤、内收。

2. 肘关节活动度

肘关节伸展 - 屈曲（0°~135°/150°），见图10-19。

体位：站位、坐位或仰卧位（肱骨紧靠躯干，肩关节外旋，前臂旋后）。

量角器摆放：

固定臂：与肱骨干中线平行。

移动臂：与桡骨平行。

轴心：肱骨外上髁即肘关节皱褶的末端。

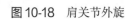

运动测量：前臂在矢状面沿冠状轴运动。在运动结束之后，由于肌肉组织的活动，与肱骨外上髁有关的肘关节皱褶的位置将产生变化，因此，量角器的轴心在终末位时需重新放置。

图10-18　肩关节外旋

可能出现并应避免代偿的运动：肩关节屈曲。

3. 前臂活动度

（1）前臂旋后（0°~80°/90°），见图10-20。

体位：坐位或站位（肱骨紧靠躯干，肘关节屈曲90°，前臂处于中立位并与身体的冠状面垂直）。

量角器摆放：

固定臂：则与地面垂直。

移动臂：与腕关节掌侧横纹平行。

轴心：腕关节掌侧横纹与尺骨远端的交点即尺骨茎突。

运动测量：在水平面上，拇指向外侧，手掌向上的运动，上臂靠紧躯干，避免肩关节代偿。在前臂旋后完成后，量角器需重新放置以确保移动臂通过前臂远端的中心。

可能出现并应避免代偿的运动：肩关节内收和外旋。

（2）前臂旋前（0°~80°/90°），见图10-21。

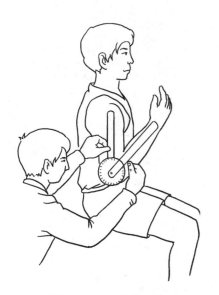

图10-19　肘关节屈曲

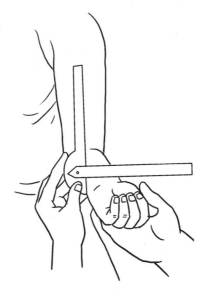

图10-20　前臂旋后

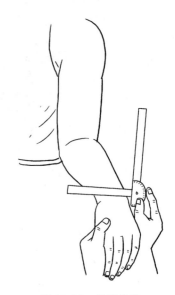

图10-21　前臂旋前

体位：坐位或站位（肱骨紧靠躯干，肘关节屈曲90°，前臂处于中立位并与身体的冠状面垂直）。

量角器摆放：

固定臂：与地面垂直。

移动臂：与腕关节背侧横纹平行。

轴心：腕关节背侧横纹与尺骨远端的交点即尺骨茎突。

运动测量：在水平面上，拇指向内侧，手掌向下的运动，上臂靠紧躯干，避免肩关节代偿。在前臂旋前完成后，量角器需重新放置以确保移动臂通过前臂远端背侧的中心。

可能出现并应避免代偿的运动：肩关节外展和内旋。

4. 腕关节活动度

（1）腕关节掌屈（0°~80°），见图10-22。

体位：坐位（前臂中立位，前臂和手的尺侧面置于桌面上）。

量角器摆放：

固定臂：与桡骨平行。

移动臂：与示指掌骨平行。

轴心：腕关节桡侧的桡骨茎突。

运动测量：手掌在矢状面沿冠状轴运动向前臂屈侧靠近。

可能出现并应避免代偿的运动：腕关节尺偏或桡偏。

（2）腕关节背伸（0°~70°），见图10-23。

体位、量角器摆放和运动测量与肩关节外展测量方式相同。

运动测量：手背在矢状面沿冠状轴运动向前臂伸侧靠近。

可能出现并应避免代偿的运动：腕关节尺偏或桡偏。

（3）腕关节尺偏（0°~30°），见图10-24。

体位：坐位（前臂旋前，掌心朝下置于桌面上）。

量角器摆放：

固定臂：前臂背侧中线。

移动臂：第三掌骨背侧纵轴线。

轴心：腕关节背侧第三掌骨的根部。

运动测量：冠状面运动。

可能出现并应避免代偿的运动：腕关节伸展。

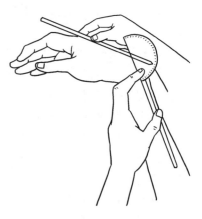

图10-22 腕关节掌屈

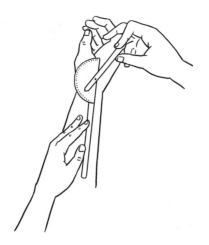

图10-23 腕关节背伸

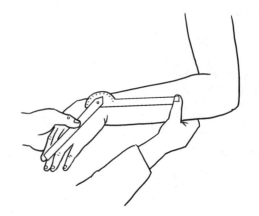

图10-24 腕关节尺偏

（4）腕关节桡偏（0°~20°），见图 10-25。

体位和量角器摆放同尺偏。

5. 手指关节活动度

（1）掌指关节（metacarpophalangeal，MCP）屈曲（0°~90°），见图 10-26。

体位：坐位（前臂中立位，腕关节 0°位，前臂和手的尺侧置于桌面上）。

量角器摆放：

固定臂：与掌骨平行。

移动臂：与近端指骨平行。

轴心：掌指关节顶端中心。

运动测量：在矢状面上运动。

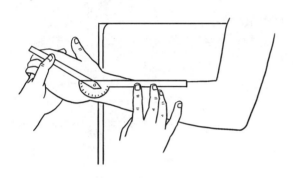

图 10-25　腕关节桡偏

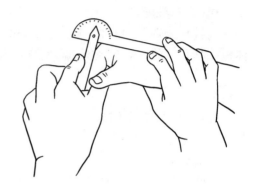

图 10-26　掌指关节屈曲

（2）掌指关节（MCP）过伸（0°~15°/45°），同掌指关节（MCP）屈曲，见图 10-27。

（3）掌指关节（MCP）外展（0°~25°）。

体位：坐位（前臂旋前，手心向下置于桌面上，手指伸直）。

量角器摆放：

固定臂：与掌骨平行。

移动臂：与近端指骨平行。

轴心：掌指关节中心。

运动测量：示指、无名指和小指在冠状面上做离开中指的运动。

（4）近端指间关节（proximal interphalangeal，PIP）屈曲（0°~110°），见图 10-28。

体位：坐位（前臂中立位，腕关节 0°位，前臂和手的尺侧置于桌面上）。

量角器摆放：

固定臂：近节指骨背侧中线。

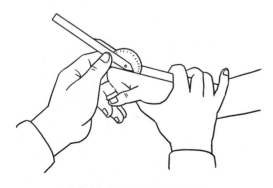

图 10-27　掌指关节过伸

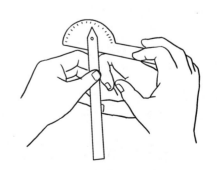

图 10-28　近端指间关节屈曲

移动臂：中节指骨背侧中线。

轴心：近端指间关节的背侧中心。

运动测试：矢状面运动。

（5）远端指间关节（distal interphalangeal，DIP）屈曲（0°~80°）

体位：坐位（前臂中立位，腕关节0°位，前臂和手的尺侧置于桌面上）。

量角器摆放：

固定臂：中节指骨背侧中线。

移动臂：远节指骨背侧中线。

轴心：远端指间关节背侧。

运动测试：矢状面运动。

6. 拇指关节活动度

（1）拇指掌指关节（MCP）屈曲（0°~50°），见图10-29。

体位：坐位（前臂旋后45°，腕关节0°位，前臂和手置于桌面上）。

量角器摆放：

固定臂：与拇指掌骨平行。

移动臂：与近端指骨平行。

轴心：掌指关节背侧。

运动测试：拇指在冠状面划过掌心的运动。

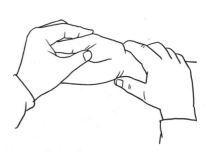

图10-29　拇指掌指关节屈曲

（2）拇指指间关节（interphalangeal，IP）屈曲（0°~80°/90°），见图10-30。

体位：坐位（前臂中立位，腕关节0°位，前臂和手的尺侧置于桌面上）。

量角器摆放：

固定臂：与近端指骨平行。

移动臂：与远端指骨平行。

轴心：指间关节背侧。

运动测试：冠状面运动。

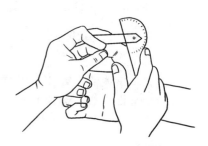

图10-30　拇指指间关节屈曲

（3）拇指桡侧外展（0°~50°），见图10-31。

体位：坐位（前臂旋前，手掌朝下置于桌面上）。

量角器摆放：

固定臂：与桡骨平行。

移动臂：与拇指掌骨平行。

轴心：拇指掌骨根部。

运动测试：矢状面运动。

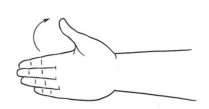

图10-31　拇指桡侧外展

（4）拇指掌侧外展（0°~50°），见图10-32。

体位：坐位（前臂中立位，腕关节0°位，前臂和手的尺侧置于桌面上，拇指旋转至手的掌侧面）。

量角器摆放：

固定臂：与桡骨平行。

移动臂：与拇指掌骨平行。

轴心：拇指掌骨根部。

运动测试：矢状面运动。

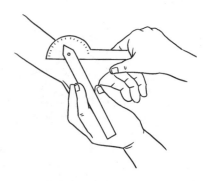

图10-32　拇指掌侧外展

（5）拇指对指，见图 10-33。

通过使用刻度尺测量拇指指腹至小指指腹的距离来评估。

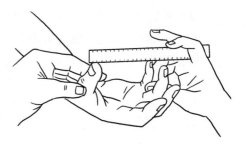

图 10-33　拇指对指

（三）下肢关节

1. 髋关节活动度

（1）髋关节屈曲（0°~120°），见图 10-34。

体位：仰卧位（髋关节、膝关节伸展）。

量角器摆放：

固定臂：指向骨盆侧面。

移动臂：与股骨长轴平行。

轴心：股骨大转子侧面。

运动测试：矢状面运动，在测量过程中膝关节屈曲。

可能出现并应避免代偿的运动：腰椎屈曲。

（2）髋关节伸展（0°~15°/30°），见图 10-35。

体位：俯卧位（髋膝中立位）/侧卧位/仰卧位。

量角器摆放：

固定臂：指向骨盆侧面。

移动臂：与股骨长轴平行。

轴心：股骨大转子侧面。

运动测试：矢状面运动，在测量过程中膝关节屈曲。

可能出现并应避免代偿的运动：腰椎屈曲。

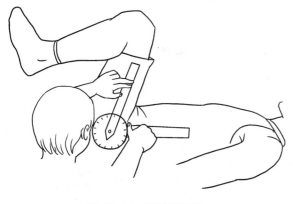

图 10-34　髋关节屈曲

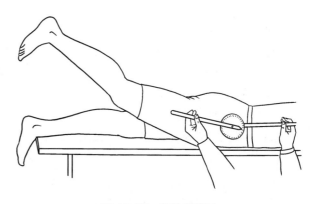

图 10-35　髋关节伸展

（3）髋关节外展（0°~45°），见图 10-36。

体位：仰卧位。

量角器摆放：

固定臂：两髂前上棘的连线上。

移动臂：与股骨长轴平行。

轴心：髂前上棘。

运动测试：沿矢状轴做冠状面运动。注意：测量起始位时，固定臂与移动臂的夹角为90°，故测量后需再减去90°以获得正确的 ROM。

可能出现并应避免代偿的运动：髋关节外旋。

（4）髋关节内收（0°~35°），见图 10-37。

体位：仰卧位（髋、膝关节伸展于 0° 中立位）。

量角器摆放：与髋外展的放置方法相同。

运动测试：冠状面运动。注意：未测下肢应外展、屈膝置于检查台边；测量起始位时，固定臂与移动臂的夹角为 90°，故测量后需再减去 90° 以获得正确的 ROM。

可能出现并应避免代偿的运动：髋关节内旋。

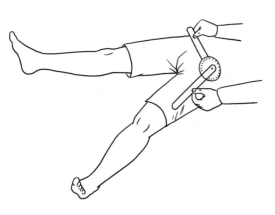

图 10-36　髋关节外展

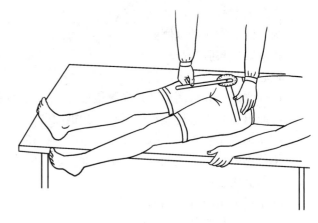

图 10-37　髋关节内收

（5）髋关节内旋（0°~35°），见图 10-38。

体位：坐位或仰卧位（髋、膝屈曲于 90°）。

量角器摆放：

轴心：胫骨平台的中点。

固定臂：与胫骨长轴平行。当髋关节内旋时固定臂仍保留于原来的位置与地面垂直。

移动臂：与胫骨长轴平行。当髋关节内旋时移动臂则跟随胫骨移动。

运动测试：水平面运动。

可能出现并应避免代偿的运动：髋关节内收。

（6）髋关节外旋（0°~45°），见图 10-39。

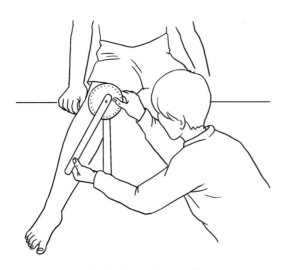

图 10-38　髋关节内旋

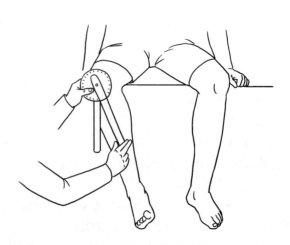

图 10-39　髋关节外旋

体位：坐位或仰卧位（髋、膝屈曲于90°）。

量角器摆放：与髋内旋的放置方法相同。注意：未测量下肢应屈膝使下肢靠在台下或屈髋屈膝使脚置于台上休息，同时，躯干保持于直立位。另外，测量角度应减去90°。

运动测试：水平面运动。

可能出现并应避免代偿的运动：髋关节外展。

2. 膝关节活动度

膝关节伸展-屈曲（0°~135°），见图10-40。

体位：俯卧（髋、膝关节伸展）。

量角器摆放：

固定臂：与股骨长轴平行。

移动臂：与腓骨长轴平行。

轴心：膝关节的腓骨小头。

运动测试：矢状面运动。

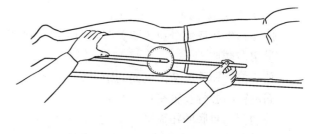

图10-40 膝关节伸展-屈曲

可能出现并应避免代偿的运动：髋关节旋转、屈曲、外展。

3. 踝关节活动度

（1）踝关节背屈（0°~20°），见图10-41。

体位：仰卧位或坐位（坐位时膝关节屈曲90°），踝关节处于中立位。

量角器摆放：

固定臂：与腓骨长轴平行。

移动臂：与第5跖骨平行。

轴心：踝中点下约2.5cm。

运动测定：沿冠状轴在矢状面上完成足尖从中立位向靠近小腿的方向的运动。注意：测量起始位时，固定臂与移动臂的夹角为90°，故测量后需再减去90°以获得正确的ROM。

（2）踝关节跖屈（0°~45°/50°），见图10-42。

体位：仰卧位或坐位（坐位时膝关节屈曲90°），踝关节处于中立位。

量角器摆放：与踝背屈的放置方法相同。

运动测定：在矢状面上完成向足底方向的运动。

（3）踝关节内翻（0°~35°），见图10-43。

体位：坐位或仰卧位（膝关节屈曲，踝关节于中立位）。

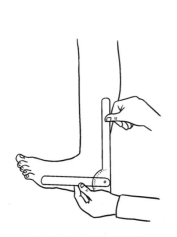

图10-41 踝关节背屈

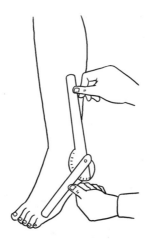

图10-42 踝关节跖屈

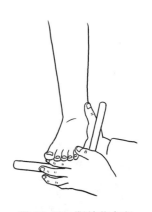

图10-43 踝关节内翻

量角器摆放：

固定臂：与胫骨长轴平行。

移动臂：与足跟的跖面平行。

轴心：临近跟骨的外侧面。

运动测定：冠状面运动。注意：测量起始位时，固定臂与移动臂的夹角为90°，故测量后需再减去90°以获得正确ROM。

（4）踝关节外翻（0°~35°）

体位：坐位或仰卧位（膝关节屈曲，踝关节于中立位）。

量角器摆放：

轴心位于跖趾关节内侧面的中点。

固定臂与胫骨长轴平行。

移动臂与足底的跖面平行。

运动测定：内旋、外展、背屈的组合运动。注意：测量起始位时，固定臂与移动臂的夹角为90°，故测量后需再减去90°以获得正确ROM。

小结

关节活动度评定与肌力评定一样，是康复功能评定学的基础内容之一。本章要了解关节活动度测量的基本原则，重点掌握四肢大关节关节活动度的测量方法。

思考题

1. "凹凸定律"是指什么？如何考虑其对关节活动和运动的影响？
2. 关节活动度的影响因素有哪些？对评定结果判断时如何考虑这些因素？
3. 关节活动度评定的注意事项有哪些？
4. 进行关节活动度评定时，体位、量角器摆放、运动测定等操作有什么规律可循？
5. 膝关节活动度的测量方法？

（高　强）

第十一章
协调与平衡功能评定

第一节　协调功能评定

协调（coordination）是指人体产生平滑、准确、有控制的运动能力。正常的随意运动需要有若干肌肉的共同协调作用，当主动肌收缩时，必有拮抗肌的松弛、固定肌的支持固定和协同肌的协同收缩，才能准确地完成一个动作，肌肉之间这种配合称为协同运动。协同运动主要表现为产生平滑、准确、有控制的运动，同时伴有适当的速度、距离、方向、节奏和肌力，当然，肌肉的协调关系不是固定不变的，它们是随着动作的改变而变化的。

一、概述

（一）协调障碍的概念

人体在进行随意运动时必须保持稳定的姿势，而协调运动的产生需要功能完整的深感觉以及前庭系统、小脑和锥体外系的参与，协调障碍是指以笨拙的、不平衡的和不准确的运动为特点的异常运动。协调功能障碍又称共济失调（dystaxia）。

（二）协调障碍产生的因素

协调性运动障碍是由于中枢神经系统不同部位（小脑、基底节、脊髓后索）的病变所致。其中小脑对协调运动起着重要的作用，每当大脑皮层发出随意运动的命令时，小脑便产生了制动作用。当大脑和小脑发生病变时，四肢协调动作和行走时的身体平衡发生障碍，前庭迷路系统、本体感觉与视觉的异常也可造成协调运动障碍；协调性运动障碍还包括不随意运动以及由于肌肉的痉挛、肌肉肌腱挛缩造成的运动异常。

（三）协调障碍常见类型

根据中枢神经系统的不同病变部位，共济失调分为小脑共济失调、基底节共济失调、脊髓后索共济失调3种。

1. **小脑共济失调**　小脑是人体重要的运动调节中枢，其主要功能是维持身体的平衡、调节肌张力和调节随意运动，因此，小脑的病变除了平衡功能障碍外，还可出现共济失调。小脑病变部位的不同可出现不同类型的小脑共济失调。小脑蚓部病变引起的共济失调以躯干为主，表现为步行、站立不稳，四肢的共济失调不明显。小脑半球病变导致同侧肢体的共济失调，肌张力低，轮替运动障碍。患者由于对运动速度、力量和距离的控制障碍而产生辨距不良和意向震颤，上肢较重，动作愈接近目标震颤愈明显，并有快复及轮替运动异常，字愈写愈大（大写征）；在下肢则表现为行走时的酩酊步态。

2. 基底节共济失调 此类病变的受试者主要是肌张力发生改变和随意运动功能障碍，表现为震颤、肌张力过高或低下、随意运动减少或不自主运动增多。其病变引起的共济失调较小脑病变的症状轻。

（1）震颤：是一种最明显易见的过度运动症，出现四肢、头部、颚、嘴唇等部位以各种振幅和周期进行振动的现象，这在小脑病受试者和震颤麻痹综合征中可以看到。另外，还有尚未明确原因的原发性震颤和正常人在紧张和疲劳时引起的生理性震颤等。

（2）舞蹈病：是在短时间内引起的急速而无目的的、不规则的运动。

（3）手足徐动症：是一种四肢末端缓慢的、不规则的、弯曲的、扭转似的运动。

（4）抽搐：是一种躯干和接近躯干的四肢肌肉急骤的大幅度运动，可见到激烈振臂的运动，很多情况发生在一侧。

（5）肌张力障碍症：是一种躯干和接近躯干的四肢部分肌肉不断痉挛的状态，是一种畸形肌异常紧张症。

3. 脊髓后索共济失调 脊髓后索病变造成深感觉障碍，此类受试者不能辨别肢体的位置和运动方向，行走时动作粗大，迈步不知远近，落地不知深浅，踩棉花感，并需要视觉补偿，常目视地面行走，在黑暗处则难以行走。检查时会发现震动觉、关节位置缺失，闭目难立征（Romberg's sign）阳性。

（1）深感觉障碍：深感觉的传导是由周围神经脊神经后根、脊髓后索、内侧丘系、丘脑至大脑顶叶皮质。这一通路上任何部位的病变均可造成深感觉障碍，可出现共济失调。其共济失调特点是在视觉的辅助下，共济失调不明显，此种深感觉障碍性共济失调在脊髓后索病变时最突出。患者夜间走路困难，位置觉与振动觉等减低或丧失。

（2）步态异常：早期即可出现走路不稳，在黑暗处尤为明显，跨步大小不一，下肢过分提高，踩地较为用力，患者走路时有踩棉花感，在病情极轻的情况下可进行试验，如在行走时急速转弯时容易倾倒，单足站立时身体明显摇晃，即提示有早期共济失调。病情明显者每迈出一步均出现摇晃，失去平衡，不能自行控制。

（3）Romberg's sign：深感觉障碍时闭目难立征的特点是睁眼时身体摇晃不明显，闭眼时身体立即出现摇晃，而且是前后左右各个方向摇晃，范围较大，甚至倾倒。

（4）四肢的共济失调

1）运动性共济失调：上肢有共济失调时，患者穿衣、持物出现动作不稳，复杂动作困难，写字大小及字间距离不等，上肢共济失调闭目时加剧，通过指鼻试验可以证实。下肢的共济失调更为明显，跟膝胫试验闭眼时明显不稳。

2）静止性共济失调：患者的肢体不能保持一定的姿势，静止性障碍也很明显。如在患者仰卧时，嘱患者抬高两腿，两腿分开保持不动，则出现摇晃不稳，闭目时更明显。

（5）躯干的共济失调：躯干共济失调时，患者独自坐着，躯干即出现明显的摇晃，闭目时明显加重，躯干向各方向倾倒。

（四）常见的表现

1. 协同不良 是在运动中主动肌、协同肌、拮抗肌的协同不佳而导致失去了对躯干、四肢和言语肌的正常控制。

2. 辨距不良 是由于小脑丧失将来自周围的运动信息和来自大脑的运动命令相比较并发出修正信号的能力引起，由于难于判断运动的距离、速度、力量和范围，结果不是越过靶目标就是达不到它。

3. 眼震 多属小脑病变继发脑干损害，影响到前庭神经核所致。

4. 意向震颤 中脑结合臂病变使主动肌和拮抗肌不能协调地完成有目的的动作。手和手指的精细动作受累，在随意运动中当接近靶目标时颤动更明显。

5. **失平衡** 小脑、前庭、迷路损害均可引起。平衡反应延迟、加剧或不恰当，影响坐、站和走路。

二、 评定的目的、分级与内容

协调评定是评定肌肉或肌群共同完成一种作业或功能活动的能力。

（一）协调评定的目的

明确有无协调功能障碍，评估肌肉或肌群共同完成一种作业或功能活动时的能力；帮助了解协调障碍的程度、类型及引起协调障碍的原因；为康复计划的制订与实施提供客观依据；对康复治疗的效果进行评估，动态地观察协调功能障碍的发展变化、趋势、预后和结局；开发新的更有效的康复治疗手段；协助研制协调评定与训练的新设备。

（二）协调功能分级

根据协调活动的完成情况，可将协调功能分为5级：Ⅰ级：正常完成；Ⅱ级：轻度残损，能完成活动，但较正常速度和技巧稍有差异；Ⅲ级：中度残损，能完成活动，但动作慢、笨拙、明显不稳定；Ⅳ级：重度残损：仅能启动动作，不能完成；Ⅴ级：不能完成活动。

（三）协调评定的内容

协调功能评定时，应依次检测以下内容：①在完成指定的动作中有无异常；②完成动作的时间是否正常；③睁、闭眼时动作有无差别；④动作完成过程中有无辨距不良、震颤、僵硬；⑤加快速度是否影响运动质量；⑥动作完成是否精确、直接、容易反向做；⑦进行活动时有无身体无关的运动；⑧不看自己运动是否影响运动的质量；⑨受试者共济失调是一侧性或双侧性，什么部位（头、躯干、上肢、下肢）最明显；⑩受试者是否很快感到疲劳。

三、 评定方法

（一）观察法

1. **协调功能正常的依据** 正常协调运动的人群应该具有以下特征：运动方式的多样性；具有良好的平衡反应能力；当固定身体的某一部位时，具有能使身体的其他部位完成平滑、顺畅运动的能力；观察被测试对象在各种体位和姿势下的启动和停止动作是否准确、运动是否平滑、顺畅，有无震颤。如让受试者从俯卧位翻身至仰卧位，或从俯卧位起身至侧坐位，然后进展至四点跪位、双膝跪位、单膝跪位、立位等。

2. **观察要点** 观察受试者的姿势、步行和日常生活活动，并通过与健康人比较，判断受试者是否存在协调功能障碍。

（二）协调试验

协调试验分平衡性与非平衡性协调试验两类。

1. **平衡性协调试验** 是评估身体在直立位时的姿势、平衡以及静和动的成分。

（1）试验方法

1）双足站立：正常舒适位。

2）双足站立：两足并拢站立。

3）双足站立：一足在另一足前方。

4）单足站立。

5）站立位，上肢交替地放在身旁、头上方或腰部。

6）在保护下，出其不意地让受试者失去平衡。

7）弯腰，返回直立位。

8）身体侧弯。

9）直线走，一足跟在另一足尖之前。

10）侧方走和倒退走。

11）正步走。

12）变换速度走。

13）突然停止后再走。

14）环形走和变换方向走。

15）足跟或足尖着地走。

16）站立位睁眼和闭眼。

（2）评分标准：4分：能完成活动；3分：能完成活动，需要较少帮助；2分：能完成活动，需要较大帮助；1分：不能完成活动。

2. 非平衡性协调试验　是评估身体不在直立位时静止和运动的成分。

（1）评定方法

1）指鼻试验：受试者肩关节外展90°，肘关节伸直，然后用示指头触及自己鼻尖。

2）指-他人指试验：评测者将示指举在受试者面前，受试者用示指触及评测者示指头；评测者改变示指距离、方向，受试者再用示指触及。

3）指指试验：让受试者双肩外展90°，肘伸直，然后双手靠近，用一手示指触及另一手示指头。

4）指鼻和指-他人指试验：受试者用示指交替地触及自己鼻尖和评测者示指头，后者可改变方向和距离。

5）对指试验：让受试者用拇指头依次触及其他手指头，并逐步增加对指速度。

6）抓握试验：用力握拳、释放，并充分伸展各指，速度逐步增加。

7）前臂旋转试验：上臂靠近躯干，肘屈90°，掌心交替地向上和向下，速度逐步增加。

8）反跳试验：受试者屈肘，检查者被动伸其肘，让受试者保持屈肘姿势，检查者突然释手，正常肱二头肌将控制前臂使之不向受试者头部冲击。

9）轻叩手：屈肘，前臂旋前，在膝上轻叩手。

10）轻叩足：受试者取坐位，足触地，用跖球（足趾球）轻叩地板，膝不能抬起，足跟不能离地。

11）指示准确：受试者与测评者面对面站或坐，测评者屈肩90°，伸肘、伸出示指，让受试者示指头与测评者示指头相触及；受试者充分屈肩，上肢指向天花板，然后返回原位与测评者示指相触及。

12）交替地跟-膝、跟-趾试验：受试者仰卧位，用对侧下肢足跟交替地触及同侧膝和踇趾。

13）趾-他人指试验：受试者仰卧，然后用趾触及测评者手指，后者可改变方向和距离。

14）跟-胫试验：受试者仰卧，一侧足跟在另一侧的胫前方上下滑动。

15）画圆或横"8"字试验：受试者用上肢或下肢在空气中绘一圆或横"8"字。测评下肢时取仰卧位。

16）肢体保持试验：将上肢保持在前上方水平位；将下肢膝关节保持在伸直位。

（2）评分标准：每个试验分别进行评分。5分：正常；4分：轻度障碍，能完成指定的活动，但速度和熟练程度比正常稍差；3分：中度障碍，能完成指定的活动，但协调缺陷极明显，动作慢、笨拙和不稳定；2分：重度障碍，只能发起运动而不能完成；1分：不能活动。

（三）协调试验的选择

可根据运动缺陷，选择相应的协调试验方法（表 11-1）。

表 11-1 不同运动缺陷时的协调试验方法

运动缺陷	评定方法
I. 轮替运动障碍	指鼻试验
	交替指鼻和指指试验
	前臂旋转试验
	膝关节屈伸试验
	变速走
II. 辨距不良	指示准确
	画圆或横"8"字试验
	跟膝胫试验
	走标记物
III. 动作分解	指鼻试验
	指 - 他人指试验
	交替地跟 - 膝、跟 - 趾试验
	趾 - 他人指试验
IV. 意向震颤	在功能活动中观察，接近靶目标时缺陷加重
	交替指鼻和指指试验
	对指试验
	指 - 他人指试验
	趾 - 他人指试验
V. 静止震颤	在静止时观察受试者
	在活动时观察受试者，活动时缺陷减轻或消失
VI. 姿势性震颤	观察正常的站立姿势
VII. 运动徐缓	走路中观察手的摆动
	变换速度和方向行走
	突然停止后再走
	观察受试者功能活动
VIII. 姿势紊乱	上、下肢固定或保持在某一位置
	在坐或站位上出其不意地使之脱离平衡
	改变站姿（双足正常站位变换为一足在另一足前方）
	单足站
IX. 步态紊乱	直线走
	侧方走、倒退走
	正步走
	变速走
	环形走

（四）东京大学康复部的平衡试验

适用于上肢协调功能障碍者。

图11-1-Ⅰ：圆的外径约6cm，让受试者用铅笔在离开纸面上方10cm对准中心画点，肘悬空，每秒一点，画50点，左（L）、右（R）各一次。记下准确的点数和偏离圆心落在1~5圈内的点数。

图11-1-Ⅱ：大小为8cm×20cm左右，要求受试者用笔从左至右通过垂直线的断开处画连续的曲线，肘不要摆动，越快越好，且不应碰及垂直线。上栏为右手用，正常应在11~16秒内完成，错仅0~2处；下栏为左手用，正常应在14~21秒完成，错0~2处。

图11-1-Ⅲ：大小为10cm×20cm左右，要求受试者用铅笔尖从左至右地在圈内点点，肘不要动，越快越准越好。上栏供右手用，正常每完成一条需3~5秒，画点5~10个，约错1个；下栏供左手用，完成一条需3~5秒，完成2~8个，错1个左右。右方斜线的左方记错误数，右方记画点数，如1/5-10表示画了5~10个点，错1个。

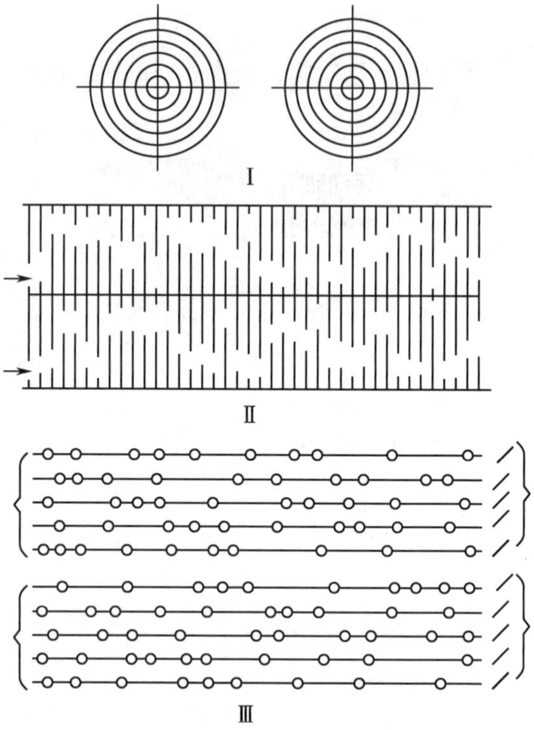

图11-1　东京大学康复部的协调试验

（五）上下肢协调性试验

1. 记录一定时间内连续完成某一单纯动作的次数，或完成一定次数所需时间。

（1）上肢：A.按动计数器，计30秒内所按动的次数，或计按动20次所需时间；B.1分钟内能抓取盒中玻璃球数或抓取10个所需时间；C.1分钟内在穿孔板上能竖起小棒或抓取10个所需时间。

（2）下肢：A.闭眼，足尖靠拢站立的时间；B.睁眼，单足站立的时间；C.睁眼，步行10m的时间（前进、后退、横行）；D.闭眼，步行5m的时间（前进、后退、横行）。

2. 观察进行复杂动作时的误次数或完成动作的方法。

（1）上肢：A.在复杂的图形上用铅笔在其空隙中画线；B.反复做对受试者来说是复杂的动作，观察其正确度；C.高高叠起积木。

（2）下肢：A.以50~100cm距离立起瓶子，令绕瓶子步行，计算被碰倒的瓶数；B.在宽为20cm的步行线内，睁眼步行，计算足出线的次数。

（六）上田氏协调试验

适用于躯干下肢协调功能障碍者（表11-2）。

表11-2　上田氏协调试验

评定项目	1分（分数）	只供参考不判分
翻身	能	能或不能抓住某固定物
坐起	能	能或不能抓住某固定物
保持坐位	稳定	不能或一推即不稳
保持手膝位	稳定	一推即不稳
手膝位	做以下动作	不能
举起患侧手	3秒以上能	不能或3秒以下能

续表

评定项目	1分（分数）	只供参考不判分
抬起患侧足	3秒以上能	不能或3秒以下能
举起健侧手	3秒以上能	不能或3秒以下能
抬起健侧足	3秒以上能	不能或3秒以下能
抬起患侧手及患侧足	3秒以上能	不能或3秒以下能
抬起患侧手及健侧足	3秒以上能	不能或3秒以下能
抬起健侧手及患侧足	3秒以上能	不能或3秒以下能
抬起健侧手及健侧足	3秒以上能	不能或3秒以下能
由椅坐位起立	能	能或不能抓住某固定物
取跪立位	能	能或不能抓住某固定物
保持跪立位	稳定	不能或一推即不稳
膝行	能	能或不能抓住某固定物
跪立位，将一侧膝抬起	患肢能	患肢能或不能抓住某固定物
保持一侧跪位	患肢稳定	患肢不能或一推即不稳
由一侧跪位起立	患肢能	患肢不可
保持立位	能	不可
单腿站立	患侧可（秒）	患侧不可
单腿跳	健侧可	健侧不可
共计		

注：以总分数评定

　　测评时主要观察动作的完成是否直接、精确，时间是否正常，在动作的完成过程中有无辨距不良、震颤或僵硬，增加速度或闭眼时有无异常。测评时还需要注意共济失调是一侧性或双侧性，什么部位最明显（头、躯干、上肢、下肢），睁眼、闭眼有无差别等。

第二节　平衡功能的评定

　　平衡（balance，equilibrium）是人体保持稳定（stability）的能力或保持重心（center of gravity，COG）落在支撑面（base of support，BOS）内的能力。临床上，平衡是人体不论出于何种姿势（postural），当人体运动（motion）或受到外力作用时，能够自动调整并维持姿势的能力。在生活中，平衡是人体完成运动、起居、步行等日常生活动作的基本保证，要使这些活动中的身体保持平衡、准确，就必须有良好的平衡和协调功能。平衡与协调功能关系密切，相互联系，相互影响，共同维持人体正常活动。

一、概述

（一）平衡的定义

人体平衡（balance，equilibrium）是指身体重心偏离稳定位置时，通过自发的、无意识的或反射性的活动，以恢复质心稳定的能力。支撑面（base of support，BOS）是指人体在各种体位（或姿势）下（卧、坐、站立、行走）所依靠的接触面。人体站立时的支撑面为两足及两足之间的面积。当身体的重心落在支撑面内，人体就能维持平衡；当身体的重心落在支撑面以外时，人体就失去平衡。支撑面的大小与人体平衡维持能力密切相关，支撑面越大，体位稳定性就越好，越容易维持平衡。反之，则越不稳，见图 11-2。

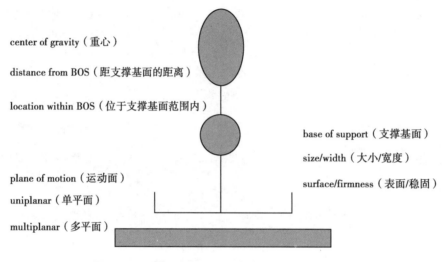

图 11-2　人体平衡与重心、支撑面、运动面的关系

（二）人体平衡的维持机制

目前认为，人体平衡的维持需要三个环节的参与：感觉输入、中枢整合和运动控制。而前庭系统（vestibular systems）、视觉调节系统（visual regulation systems）、身体本体感觉系统（proprioceptive systems）、大脑平衡反射调节系统、小脑共济协调系统以及肌群的力量在维持人体平衡方面亦起着重要作用。

1. **感觉输入**　正常情况下，人体站立时，身体所处位置与地球引力及周围环境的关系通过视觉、躯体感觉、前庭觉的传入而被感知。因此，适当的感觉输入，特别是躯体、前庭和视觉信息对平衡的维持和调节具有前馈（feed-forward）和反馈（feedback）的作用。

（1）视觉系统：由视网膜收集视通路传入视神经中枢，提供周围环境、身体运动和方向的信息。在环境静止的情况下，视觉系统能够准确地判断环境中物体的运动以及眼和头部的视空间定位。当身体的平衡因躯体感觉受到干扰或破坏时，视觉系统通过颈部肌肉收缩使头部保持向上直立位和保持水平视线来使身体保持或恢复到原来的直立位，从而获得新的平衡。如果去除或阻断视觉输入（如闭眼或戴眼罩），人体的稳定性较睁眼时明显下降。这也是视觉障碍和老年人平衡能力下降的原因之一。

（2）躯体感觉：平衡的躯体感觉包括皮肤感觉（触、压觉）和本体感觉。在维持身体平衡和姿势的过程中，与支撑面相接触的皮肤触、压觉感受器向大脑皮质传递有关体重的分布情况和身体质心的位置；分布于肌肉、关节及肌腱等处的本体感受器（螺旋状感觉神经末梢）收集随支撑面变化的信息，经深感觉传导通路向上传递。正常人站立在固定的支撑面上时，足底皮肤的触、压觉和踝关节的本体感觉输入起主导作用，当足底皮肤和下肢本体感觉输入完全消失时，人体失去感受支撑面情况的能力，姿势的稳定性立刻受到严重影响，此时，闭目站立时身体倾斜、摇晃，甚至摔倒。

（3）前庭系统：包括三个半规管。感知人体角加速度运动和椭圆囊、球囊（耳石器）感知的瞬时直线加速运动及与直线重力加速有关的头部位置改变的信息，经第四对脑神经进脑干。头部的旋转刺激了前庭系统中两个感受器，其一为半规管内的壶腹嵴（运动位置感受器），能感受头部在三维空间中的运动角加（减）速度的变化引起的刺激。在躯体感觉和视觉系统正常的情况下，前庭冲动在控制人体质心位置上的作用很小。当躯体感觉和视觉信息输入均不存在（被阻断）或输入不准确而发生冲突时，前庭系统的感觉输入在维持人体平衡方面就变得非常重要。

2. 中枢整合 三种感觉信息在包括脊髓、前庭核、内侧纵束、脑干网状结构、小脑及大脑皮层等多级平衡觉神经中枢中进行整合加工，并形成运动的方案。当体位或姿势变化时，为了判断人体质心的准确位置和支撑面情况，中枢神经系统将三种感觉信息进行整合，迅速判断何种感觉所提供的信息是有用的，何种感觉所提供的信息是相互冲突的，从中选择出提供准确定位信息的感觉输入，放弃错误的感觉输入。

3. 运动控制 中枢神经系统在对多种感觉信息进行分析整合后下达运动指令，运动系统以不同的协同运动模式控制姿势变化，将身体质心调整到原来的范围内或重新建立新的平衡。当平衡发生变化时，人体通过三种调节机制或姿势性协同运动模式来应变，包括踝调节机制、髋调节机制及跨步调节机制，见图11-3。

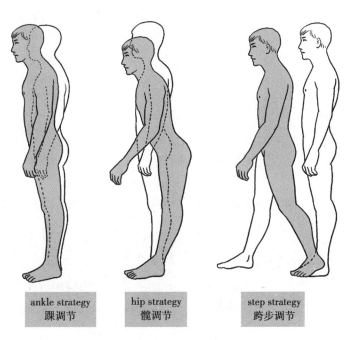

图 11-3　人体平衡策略

（1）踝调节（ankle strategy）机制：是指人体站在一个比较坚固和较大的支撑面上，受到一个较小的外界干扰（如较小的推力）时，身体质心以踝关节为轴进行前后转动或摆动（类似钟摆运动），以调整质心，保持身体的稳定性。

（2）髋调节（hip strategy）机制：正常人站立在较小的支撑面上（小于双足面积），受到一个较大的外界干扰时，稳定性明显降低，身体前后摆动幅度增大。为了减少身体摆动，使身体质心重新回到双足范围内，人体通过髋关节的屈伸活动来调整身体质心和保持平衡。

（3）跨步调节（stepping strategy）机制：当外力干扰过大，使身体的摇动进一步增加，质心超出其稳定极限，髋调节机制不能应答平衡的变化时，人体启动跨步调节机制，自动地向用力方向快速跨出或跳跃一步，来重新建立身体质心支撑点，使身体重新确定能实现稳定站立的支撑面，避免摔倒。

此外，前庭神经系统经内侧纵束向头部投射影响眼肌运动，经前庭脊髓通路向尾端投射维持躯干和下肢肌肉兴奋性，经γ运动纤维传出的冲动调整梭内肌纤维的紧张性；而经运动纤维发放的冲动调整骨骼肌的收缩，使骨骼肌保持适当的肌张力，能支撑身体并能抗重力运动，但又不会阻碍运动。交互神经支配或抑制可以使人体能保持身体某些部位的稳定，同时有选择性地运动身体的其他部位，产生适宜的运动，完成大脑所制定的运动方案，其中静态平衡需要肌肉的等长运动，动态平衡需要肌肉的等张运动。上面几方面的共同作用结果，使得人体保持平衡或使自己处于一种稳定的状态。

二、 平衡反应及其表现方式

（一）平衡反应

平衡反应是指平衡状态改变时，人体恢复原有平衡或建立新平衡的过程，包括反应时间和运动时间。反应时间是指从平衡状态的改变到出现可见运动的时间；运动时间是指从出现可见运动到动作完成、重新建立新平衡的时间。

平衡反应使人体不论卧位、坐位、站立位均能保持稳定的状态或姿势，是一种自主反应，受大脑皮层控制，属于高级水平的发育性反应。人体可以根据需要进行有意识的训练，以提高或改善平衡能力，例如体操、技巧等项目运动员、舞蹈、杂技演员的平衡能力就明显高于普通人群。当某种原因导致人体平衡能力受损时，通过积极的治疗和平衡训练，可以使平衡功能得到改善或恢复。

（二）特殊平衡反应

1. **保护性伸展反应** 当身体受到外力作用而偏离支撑点时所发生的一种平衡反应，表现为上肢和（或）下肢的伸展。其作用在于支持身体，防止摔倒。

2. **跨步及跳跃反应** 当外力使身体偏离支撑点或在意外情况下，为了避免摔倒或受到损伤，身体顺着外力的方向快速跨出一步，以改变支撑点，建立新平衡的过程。其作用是通过重新获取新的平衡，来保护自己避免受到伤害。

（三）平衡反应形的形成规律

平衡反应的形成具有一定的规律。通常人体在出生6个月时形成俯卧位平衡反应，7~8个月形成仰卧位和坐位平衡反应，9~12个月形成蹲起反应，12~21个月形成站立平衡反应。

平衡反应的表现常见的四种方式。

1. **第一种方式** 坐位或站立位，当身体的支撑点发生变化时，出现躯干向外力作用的方向弯曲，同时肢体向外伸展。

2. **第二种方式** 坐位或站立位，当身体的支撑点发生倾斜或质心移位时，出现躯干向倾斜上方弯曲，同侧肢体向外伸展，对侧肢体保护性伸展。

3. **第三种方式** 体位同上，从前向后推受试者，先后出现足趾背屈、屈髋、躯干屈曲、上肢向前平抬，最后头、肩向前倾斜。

4. **第四种方式** 体位同上，从后向前推受试者，先后出现足趾屈曲、足跟抬起、伸髋、躯干后伸、上肢向后摆，最后肩后伸、头后仰。

三、 评定的目的、分级与适应证

平衡评定是评定受试者感受、控制或调节平衡的能力。

（一）评定的目的

1. 确定评定对象是否有平衡障碍。
2. 了解平衡障碍的程度、类型，分析引起平衡障碍的原因。
3. 预测患者发生跌倒的危险性。
4. 确定是否需要进行康复训练。
5. 依据评定结果，协助康复计划的制订与实施，对平衡障碍治疗效果进行评估。
6. 帮助研制平衡障碍评定与训练的新设备。

（二）平衡功能分级

根据平衡活动的完成情况，可将平衡功能分为 4 级。
Ⅰ级：能正确地完成活动。
Ⅱ级：能完成活动，仅需要较小的帮助来维持平衡。
Ⅲ级：能完成活动，但需要较大的帮助来维持平衡。
Ⅳ级：不能完成活动。

（三）平衡功能障碍评定适应证

凡任何引起平衡功能障碍或下降的疾患都有必要进行平衡功能的评定。主要疾病为：

1. **中枢神经系统损害**　如脑外伤、脑血管意外、帕金森病、多发性硬化、小脑疾患、脑肿瘤、脑瘫、脊髓损伤等。

2. **耳鼻喉科疾患**　如各种眩晕症（vertigo）、前庭综合征（vestibular syndrome）、眼球震颤综合征（nystagmus syndrome）。

3. **骨关节疾患与损伤**　如骨折及骨关节疾患、截肢、关节置换、影响姿势与姿势控制的颈部与背部损伤以及各种运动损伤、肌肉疾患及周围神经损伤受试者等。

4. **其他人群**　如老年人、运动员、飞行员及宇航员等。

四、 评定的内容与指标

（一）评定的内容

平衡能力的评定是运动功能评定的重要组成部分。人体平衡功能可以在坐位、跪位、双腿站立位、单腿站立位下进行测定。

1. **静止状态**　在不同体位时均能保持平衡，睁、闭眼时能维持姿势稳定，在一定时间内能对外界变化作出必要的姿势调整反应。

2. **运动状态**　能精确地完成运动，并能完成不同速度的运动（包括加速度和减速度），运动后能回到初始位置，或保持新的体位平衡。如在不同体位下伸手取物。

3. **动态支撑面**　当支撑面发生移动时能保持平衡。

4. **姿势反射**　当身体处在不同体位时，由于受到外力（推力或拉力）作用而发生移动，人体建立新平衡的反应时间和运动时间。

（二）评定指标

1. **稳定性**　指维持身体姿势在最小的摆动范围，摆动范围越小，稳定性越好。

2. **对称性**　指身体的质量平均分布，在站立位，身体质量平均分布在两下肢，坐位下平均分布在两臀。

3. **动态稳定性**　指维持身体在运动中的稳定性。

五、 平衡种类与评定方法

（一）平衡种类

人体平衡可分为静态和动态平衡两类或三个平衡等级。

1. **静态平衡**　又称一级平衡，指人体在无外力作用下，在睁眼和闭眼时维持某姿势稳定的过程，例如坐位和站位时平衡。

2. **自我动态平衡**　又称二级平衡，指在无外力作用下从一种姿势调整到另外一种姿势的过程，在整个过程中保持平衡状态，例如行走过程中的平衡。

3. **他人动态平衡**　又称三级平衡，指人体在外力的作用下（包括加速度和减速度），当身体质心发生改变时，迅速调整质心和姿势，保持身体平衡的过程。例如在行驶的汽车中行走。

（二）平衡评定方法

平衡评定分主观评定和客观评定两个方面。主观评定以观察法和量表法为主，客观评定主要需要借助设备如平衡测试仪等进行测评。

1. **观察法**　此法虽然过于粗略和主观，而且缺乏量化，因而对平衡功能反应性差。但由于其易于掌握，应用简便，可以对具有平衡功能障碍的患者进行粗略筛查，具有一定的敏感性和判断价值，至今仍在临床上广为应用，常用的方法如下。

（1）在静止状态下能否保持平衡。例如：睁、闭眼坐，睁、闭眼站立（即 Romberg 征），双足靠拢站，足跟对足尖站，单足交替站等。

（2）在运动状态下能否保持平衡。例如：坐、站立时移动身体，在不同条件下行走，包括脚跟脚尖走、足尖着地走、直线走、走标记物。

（3）侧方走，倒退走，环行走等。

2. **量表法**　此方法属于主观评定后的记录方法。优点是不需要专门的设备，结果量化，评分简单，应用方便，故临床普遍使用。信度和效度较好的量表有 Fugl-Meyer 平衡反应测试、Lindmark 平衡反应测试、Berg 平衡量表（BBS）测试、MAS 平衡测试和 Semans 平衡障碍分级、Tinnetti 活动能力量表（Tinnetti's Performance-Oriented Assessment of Mobility）、"站起 - 走" 计时测试（the timed "Up & Go" test）等。其中 Berg 平衡量表和 Tinnetti 量表既可评定被测试对象在静态和动态的平衡功能，也可以用来测试正常情况下摔倒的可能性。而 "站起 - 走" 计时测试不仅是一种快速定量评定功能性步行能力的方法，也可评定被测试者在行走中的动态平衡情况。

3. **平衡仪测试法**　平衡测试仪是近年来国际上发展较快的定量评定平衡能力的一种测试方法。包括 Balance Performance Monitor（BPM）、Balance Master、Smart Balance、Equitest 等。这一类仪器采用高精度的压力传感器和电子计算机技术，整个系统由受力平台（force plate）即压力传感器、显示器、电子计算机及专用应用软件构成。压力传感器可以记录到身体的摇摆情况并将记录到的信号转化成数据输入计算机，计算机在应用软件的支持下，通过系统控制和分离各种感觉信息的输入，对接收到的数据进行分析，实时描计压力中心在平板上的投影与时间的关系曲线，其结果以数据及视图的形式显示，故也有称平衡测试仪为计算机动态姿势图（computerized dynamic posturography，CDP）。最终来评定躯体感受、视觉、前庭系统对于平衡及姿势控制的作用与影响。

姿势图能精确地测量人体重心的位置、移动的面积和形态，可以评定平衡功能障碍或病变的部位和程度，评价康复治疗的效果，同时，平衡测试仪本身也可以用作平衡训练。其主要性能包括以下几个方面。

（1）静态平衡测试：在睁眼、闭眼、外界视动光的刺激下，测定人体质心平衡状态，主要参数包括：重心位置，重心移动路径总长度和平均移动速度，左右向（x轴向）和前后向（y轴向）质心位移平均速度，质心摆动功率谱，睁眼、闭眼质心参数比值等。

（2）动态平衡测试：被测试者以躯体运动反应跟踪计算机荧光屏上的视觉目标，保持质心平衡；或者在被测试者无意识的状态下，支撑面突然发生移动（如前后水平方向，前上、后上倾斜），了解机体感觉和运动器官对外界环境变化的反应以及大脑感知觉的综合能力。

六、 临床常用平衡评定方法

（一）Fugl-Meyer 平衡反应测试

瑞典医生 Fugl-Meyer 等人在 Brunnstrom 评定基础下发展而来，常用于测试上运动神经元损伤的偏瘫受试者。评定内容及标准见表 11-3。

表 11-3 Fugl-Meyer 平衡反应测试

评定内容		评定标准
支持坐位	0分	不能保持平衡
	1分	能保持平衡，但时间短，不超过5分钟
	2分	能保持平衡，超过5分钟
健侧展翅反应	0分	被推动时，无肩外展及伸肘
	1分	健肢有不完全反应
	2分	健肢有正常反应
患侧展翅反应	0分	被推动时，患肢无外展及伸肘
	1分	患肢有不完全反应
	2分	患肢有正常反应
支持站立	0分	不能站立
	1分	完全在他人帮助下站立
	2分	1人帮助站立1分钟
无支持站立	0分	不能站立
	1分	站立少于1分钟或身体摇摆
	2分	站立平衡多于1分钟
健肢站立	0分	维持平衡少于1~2秒
	1分	维持平衡4~9秒
	2分	维持平衡多于9秒
患肢站立	0分	维持平衡少于1~2秒
	1分	维持平衡4~9秒
	2分	维持平衡多于9秒

说明：Fugl-Meyer 平衡量表主要适用于偏瘫患者的平衡功能评定。此法对偏瘫患者进行七个项目的检查，每个检查项目都分为 0~2 分三个级别进行记分，最高分 14 分，最低分 0 分，少于 14 分，说明平衡功能有障碍，评分越低，表示平衡功能障碍越严重（无支撑坐位时双足应着地。检查健侧"展翅"反应时，检查者从患侧向健侧轻推患者至接近失衡点，观察患者有无外展健侧上肢 90° 以伸手扶持支撑面的"展翅"反应）

（二）Lindmark 平衡反应测试

由瑞典学者 Birgitta Lindmark 在 Fugl-Meyer 方法上修订而成，1998 年发表，方法更为适用。评定内容及标准见表 11-4。

表 11-4　Lindmark 平衡反应测试

评定内容	评定标准
自己坐	0 分：不能坐 1 分：稍许帮助（如一只手）即可坐 2 分：独自坐超过 10 秒 3 分：独自坐超过 5 秒
保护性反应—患者闭上眼睛，从左侧向右侧推；再从右侧向左侧推	0 分：无反应 1 分：反应很小 2 分：反应缓慢，动作笨拙 3 分：正常反应
在帮助下站立	0 分：不能站立 1 分：在 2 个人中度帮助下才能站立 2 分：在 1 个人中度帮助下能够站立 3 分：稍许帮助（如一只手）即可站立
独立站立	0 分：不能站立 1 分：能站立 10 秒，或质心明显偏向一侧下肢 2 分：能站立 1 分钟，或站立时稍不对称 3 分：能站立 1 分钟以上，上肢能在肩水平以上活动
单腿站立（左腿、右腿）	0 分：不能站立 1 分：能站立，不超过 5 秒 2 分：能站立，超过 5 秒 3 分：能站立，超过 10 秒
	可能最高得分：15

（三）Berg 平衡量表（BBS）

由 Katherine Berg 于 1989 年首先报道，包括站起、坐下、独立站立、闭眼站立、上臂前伸、转身一周、双足交替踏台阶、单腿站立等 14 个项目，测试一般可在 20 分钟内完成。

1. **测评说明**　测评者按照以下说明示范每个项目和（或）给予受试者以指导。如果某个项目测试双侧或测试 1 次不成功需要再次测试，则记分时记录此项目的最低得分（表 11-5）。

在大多数项目中，受试者在要求的位置上需保持一定时间。如果不能达到所要求的时间或距离，或受试者的活动需要监护，或受试者需要外界支持或测评者的帮助，则按照评定标准给予相应的分数。受试者要意识到完成每项任务时必须保持平衡，至于用哪条腿站立或前伸多远则取决于受试者。如果测评者对评定标准不明确则影响评定结果。

2. **测评工具**　秒表或带有秒针的手表 1 块、直尺或带有 5cm、12cm、25cm 刻度的测量尺 1 把。测试所需的椅子要高度适中。在进行第 12 项任务时要用到一个台阶或一只高度与台阶相当的小凳子。

表 11-5　Berg 平衡量表测评记录表

姓名：　　性别：　　年龄：　　测评员：　　　　诊断：

测评项目	评分标准	第一次评定得分 年　月　日	第二次评定得分 年　月　日	第三次评定得分 年　月　日
1. 从坐到站	4分　不用手扶能够独立地站起并保持稳定 3分　用手扶着能够独立地站起 2分　几次尝试后自己用手扶着站起 1分　需要他人小量的帮助才能站起或保持稳定 0分　需要他人中等或大量的帮助才能站起或保持稳定			
2. 独立站立	4分　能够安全站立2分钟 3分　在监视下能够站立2分钟 2分　在无支持的条件下能够站立30秒 1分　需要若干次尝试才能无支持地站立达30秒 0分　无帮助时不能站立30秒			
3. 独立坐	4分　能够安全地保持坐位2分钟 3分　在监视下能够保持坐位2分钟 2分　能坐30秒 1分　能坐10秒 0分　没有靠背支持不能坐10秒			
4. 从站立到坐	4分　最小量用手帮助安全地坐下 3分　借助于双手能够控制身体的下降 2分　用小腿的后部顶住椅子来控制身体的下降 1分　独立地坐，但不能控制身体下降 0分　需要他人帮助坐下			
5. 床-椅转移	4分　稍用手扶就能够安全地转移 3分　绝对需要用手扶着才能够安全地转移 2分　需要口头提示或监视才能够转移 1分　需要一个人的帮助 0分　为了安全，需要两个人的帮助或监视			

6. 闭目站立	4分　能够安全地站 10 秒
	3分　监视下能够安全地站 10 秒
	2分　能站 3 秒
	1分　闭眼不能达 3 秒钟，但站立稳定
	0分　为了不摔倒而需要两个人的帮助
7. 双脚并拢站立	4分　能够独立地将双脚并拢并安全站立 1 分钟
	3分　能够独立地将双脚并拢并在监视下站立 1 分钟
	2分　能够独立地将双脚并拢，但不能保持 30 秒
	1分　需要别人帮助将双脚并拢，但能双脚并拢站 15 秒
	0分　需要别人帮助将双脚并拢，双脚并拢站立不能保持 15 秒
8. 站立位上肢向前伸	4分　能够向前伸出 >25cm
	3分　能够安全地向前伸出 >12cm
	2分　能够安全地向前伸出 >5cm
	1分　上肢可以向前伸出，但需要监视
	0分　在向前伸展时失去平衡或需要外部支持
9. 站立位时从地上拾物	4分　能够轻易地且安全地将鞋捡起
	3分　能够将鞋捡起，但需要监视
	2分　伸手向下达 2~5cm 且独立地保持平衡但不能将鞋捡起
	1分　试着做伸手向下捡鞋动作时需要监视，但仍不能将鞋捡起
	0分　不能试着做伸手向下捡鞋的动作，或需要帮助免于失去平衡摔倒
10. 站立位转身向后看	4分　从左右侧向后看，体重转移良好
	3分　仅从一侧向后看，另一侧体重转移较差
	2分　仅能转向侧面，但身体的平衡可以维持
	1分　转身时需要监视
	0分　需要帮助以防失去平衡或摔倒

11. 转身一周	4分 在≤4秒时间内安全地转身360°	
	3分 在≤4秒内仅能从一个方向安全地转身360°	
	2分 能够安全地转身360°，但动作缓慢	
	1分 需要密切监视或口头提示	
	0分 转身时需要帮助	
12. 双足交替踏台阶	4分 能够安全且独立地站立，在20秒内完成8次	
	3分 能够独立站立，完成8次的时间>20秒	
	2分 无需辅助具在监视下能够完成4次	
	1分 需要少量帮助能够完成>2次	
	0分 需要帮助以防止摔倒或完全不能做	
13. 双足前后站立	4分 能独立将双脚一前一后地排列（无间距）并保持30秒	
	3分 能独立将一只脚放在另一只脚前方（有间距）并保持30秒	
	2分 能够独立地迈一小步并保持30秒	
	1分 向前迈步需要帮助，但能够保持15秒	
	0分 迈步或站立时失去平衡	
14. 单足站立	4分 能够独立抬腿并保持时间>10秒	
	3分 能够独立抬腿并保持时间5~10秒	
	2分 能够独立抬腿并保持时间≥3秒	
	1分 试图抬腿，不能保持3秒，但可维持独立站立	
	0分 不能抬腿或需要帮助以防摔倒	

总分

说明：共14个项目，每个项目最低分为0分，最高分为4分，总分56分。根据所代表的活动状态，将评分结果分为三组。

0~20分：平衡能力差，只能坐轮椅。

21~40分：平衡能力可，能辅助步行。

41~56分：平衡能力好，能独立行走。

<40分：预示有跌倒的危险。

（四）MAS 平衡功能评测

运动功能评测法（motor assessment scale，MAS）是由澳大利亚学者 Carr 和 Shepherd 提出的运动功能检测方法，总评分 48 分。其中有关平衡功能测定 12 分，具体方法介绍如下：

1. 坐位平衡

0 分：完全不能完成。

1 分：在支撑下保持坐位平衡（治疗者给予患者帮助）。

2 分：无支撑下保持坐位平衡 10 秒钟（患者不抓握任何物体，膝足并拢，端坐位双足平放在地上）。

3 分：无支撑下保持坐位平衡，身体前倾，体重均匀分布（头部直立、挺胸、重心在髋关节前，体重分布在双侧下肢）。

4 分：无支撑下保持坐位平衡，并能向后转动头部及躯干（双足并拢平放在地上，手放在膝上，不接触身体）。

5 分：无支撑下保持坐位平衡，并能身体向前，手摸地面，然后回到坐位平衡（双足平放在地上，手不抓任何物体，保持下肢不动，必要时可支撑患侧上肢，手接触至少足前 10cm 的地面）。

6 分：无支撑坐在椅上，向侧方弯腰，手摸地面，然后回到坐位平衡（双足平放在地上，不抓握任何物体，保持下肢不动，必要时可支撑患侧上肢）。

2. 坐位到站立位

0 分：完全不能完成。

1 分：在治疗者帮助下站起来。

2 分：借助辅助具站起来，但体重分布不均，需要用手来支撑。

3 分：自己站起来，体重分布均匀，不需要用手支撑。

4 分：自己站起来，体重分布均匀，并能保持髋、膝伸直 5 秒。

5 分：自己站起来，体重分布均匀，髋、膝完全伸直，然后再坐下。

6 分：10 秒钟内，不需任何帮助，自己站起来，坐下 3 次，自己站起来，体重分布均匀。

（五）Semans 平衡障碍分级法

Semans 平衡障碍分级法适用于脑卒中后偏瘫和小儿脑瘫受试者。关于其平衡障碍严重程度的分级，还可参考 Semans 标准进行评定，其平衡障碍分级与评定标准见表 11-6。

表 11-6　Semans 平衡障碍分级法

平衡障碍分级	评定标准
V	能单腿站立
IV	能单膝跪立
III	双足前后交叉站立时，身体质心能从后足移向前足
II-3	能双足站立
II-2	能双膝跪立
II-1	能手膝位跪立
I	能在伸直下肢的情况下坐稳
0	伸直下肢时不能坐

（六）日本东京大学康复部的平衡评定

由日本学者报道的一种平衡测试方法，见表11-7。

表11-7　日本东京大学康复部的平衡评定

序号	项目	1分	0.5±	0分
I	翻身	能	有把持时能	不能
II	坐起	能	同上	不能
III	保持坐位	稳定	稍推即不稳	不能
IV	保持手膝位	稳定	同上	不能
V	在手膝位上作以下动作			
V-i	举起患手	持续3秒以上	持续3秒以下	不能
V-ii	抬起患足	持续3秒以上	持续3秒以下	不能
V-iii	举起健手	持续3秒以上	持续3秒以下	不能
V-iv	抬起健足	持续3秒以上	持续3秒以下	不能
V-v	抬起患手及患足	持续3秒以上	持续3秒以下	不能
V-vi	抬起患手及健足	持续3秒以上	持续3秒以下	不能
V-vii	抬起健手及患足	持续3秒以上	持续3秒以下	不能
V-viii	抬起健手及健足	持续3秒以上	持续3秒以下	不能
VI	从椅坐位站起	能	有把持时能	不能
VII	取跪立位	能	有把持时能	不能
VIII	保持跪立位	稳定	稍推即不稳	不能
IX	用膝行走	能	有把持时能，但稍推即不稳	不能
X	在跪立位上将一膝立起	能	有把持时能	不能
XI	保持一侧跪位	稳定	稍推即不稳	不能
XII	由一侧跪位站起	能		不能
XIII	保持站位	能		不能
XIV	单腿站立	能		不能
XV	单腿跳	能		不能

说明：表中X、XI、XII、XIII、XIV、XV项需左、右侧均试。各项总分相加后，分数越低表示平衡障碍越严重。

（七）脊髓损伤受试者的平衡测试

适合于能采取坐位的脊髓损伤受试者。平衡障碍等级与评定标准见表11-8。

表11-8　脊髓损伤受试者的平衡测试

平衡障碍等级		评定标准
V	正常	能对抗各个方向的用力推，并保持平衡
IV	优	轻推能保持平衡，用力推则不能保持平衡
III	良	两上肢向前上方举时能保持平衡，轻推则不能保持平衡
II	尚可	能采取坐位，但手不能上举，不能抗推
I	差	能在极短时间内采取坐位，但不能维持
0	不能	根本不能采取坐位

（八）平衡仪测试评定

1. 静态平衡测试仪

（1）工作原理：静态平衡测试仪（图11-4）采用高精度传感器，利用计算机测量技术，将人体重心的微小移动的距离、沿水平平面内 X、Y 轴移动速度等指标实时地以图形的形式显示，根据测量结果计算出 X、Y 轴上的速度动差、移动的总距离和 X、Y 轴上平均速度，并采用自动优化的计算方法，给出测试者平衡能力的评价。

（2）适宜人群：适用于大众体质状况检测、专业射击射箭运动员状态和临床医疗、康复监控和检测。

（3）报告内容：根据测试结果可以做出三种类型的报告，即综合稳定度报告、前瞻性评价报告和对比性测试报告，从现状、预后和训练效果等不同的角度对评定对象做出全面的评估。

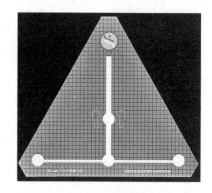

图 11-4　静态平衡仪测试平台外观

静态平衡测试软件计算稳定性数值，并用图形和数字结果表示四种稳定状况：正常稳定状态-睁眼（NS-EO），正常稳定状态-闭眼（NS-EC），混乱稳定状态-睁眼（PS-EO）和混乱稳定状态-闭眼（PS-EC）。在每轮测试中，每个椭圆形包含压力中心点（CoP）95% 的分布区域。椭圆形的面积越小，所得出的稳定性结果越好，见图11-5。

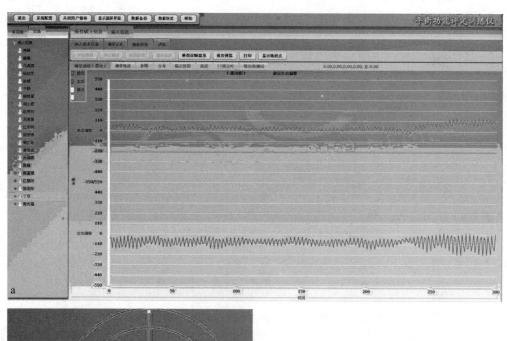

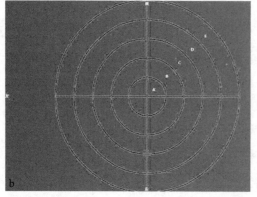

图 11-5　静态平衡仪测试软件界面
a. 主屏幕；b. 副屏幕

稳定极限（LoS）测试评价受试者在不丧失平衡的情况下，舒适的向四个方向（前、后、左、右）倾斜身体所得到的最大偏移程度。测试结果用图形和数字显示，LoS 数值越高，在某方向上的稳定性越好。

受试者的 LoS 数值也可与正常稳定状态 - 睁眼（NS-EO）测试中的摇摆状态做比较，用来显示在正常稳定状态 - 睁眼（NS-EO）测试中的稳定极限是多少。LoS 数值越高越好。

2. 动态平衡测试仪

（1）工作原理和构造：动态平衡测试仪模拟不同的情况，用来测定受试者的肌肉神经维持运动或静止的平衡能力，并可对某些方面的平衡问题进行针对性训练，用以提高受试者在不同情况下的平衡能力。动态平衡仪由测试训练平台、一个能进行高精度运算、模拟多种情况、自动控制平台得的中央处理器、一个便于临床医生使用的高清晰的显示屏和一台打印机构成。它能快速准确地得出测试结果，以帮助临床医生进行病情诊断，还可以帮助治疗师对患者进行针对性的康复训练。动态平衡仪（图 11-6）的测试平台可以进行向前或向后、两侧或向中央的 360° 运动，用来开展各种训练和测试。平台的最大倾斜角度为 20°，保证对关节机械感受器的刺激，即时的生物反馈提供又能使患者更接近和重新恢复特定的运动模式。

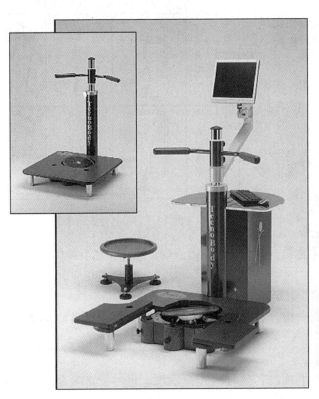
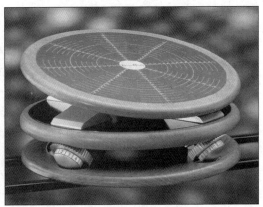

图 11-6 动态平衡仪

（2）应用功能

1）平衡测试功能（睁眼与闭眼，单腿与双腿，两侧对比）：①动态平衡测试 1~8 级；②动态稳定度测试 1~3 级。适用于鉴定有潜在跌倒危险的患者；评定踝关节和膝关节的状态；评定稳定能力。

2）平衡训练功能（睁眼与闭眼，单腿与双腿，两侧对比）：①动态平衡训练 1~8 级；②动态稳定度训练 1~3 级。适用于本体感觉和稳定性训练；关节活动范围训练；质心转换训练。

（3）临床应用

1）平衡和运动的临床应用：①测试目的：鉴定有潜在跌倒危险的患者；②测试种类 - 预测值：测试结果和不同年龄段的测试值进行比较，分数比预测值高即表示力量、本体感觉、前庭或视觉有损伤；③训练能力：本体感觉和稳定练习；关节活动度练习；质心转换练习。

2）骨科和运动医学的临床应用：①测试目的：建立早期锻炼基准/了解全膝关节置换、前十字韧带（ACL）损伤、踝关节扭伤、骨折和截肢者损伤后的恢复；②测试种类-比较值：把一侧肢的动态平衡能力测试结果和另一侧进行比较，有差异即表示力量和本体感觉的缺损；③训练能力：包括本体感觉和平衡能力练习、关节活动度练习、质心转换练习。

（4）报告内容：包括：①综合稳定度报告；②前瞻性评价报告；③对比性测试报告。

（5）仪器参数：包括：①综合稳定指数；②前/后方位稳定指数；③内/外方位稳定指数；④质心在不同指定区域内的停留时间比率；⑤综合平均值与标准偏差；⑥前/后方位平均值与标准偏差；⑦内/外方位平均值与标准偏差。

（6）图标：包括：①生物反馈式坐标图；②前/后、内/外、综合方位质心动摇轨迹图。

（九）动态姿势描记图

1. **原理**　平衡调节主要依赖躯体感觉、视觉和前庭觉三种感觉，采取如下方法可评估平衡控制中感觉的作用，参见图 11-7。

（1）改变受试者的支持状态、视觉状态，干扰受试者的躯体感觉、视觉，使机体仅依靠前庭觉来调节平衡。

（2）增加参照背景的同步运动，即参照摆动，使参照背景与支撑状态同时改变，进一步干扰受试者的视觉。

通过测评不同状态下受试者的平衡调节能力（记录摔倒次数以及在 30 秒试验时增加摆动），区分引起平衡障碍的感觉因素。

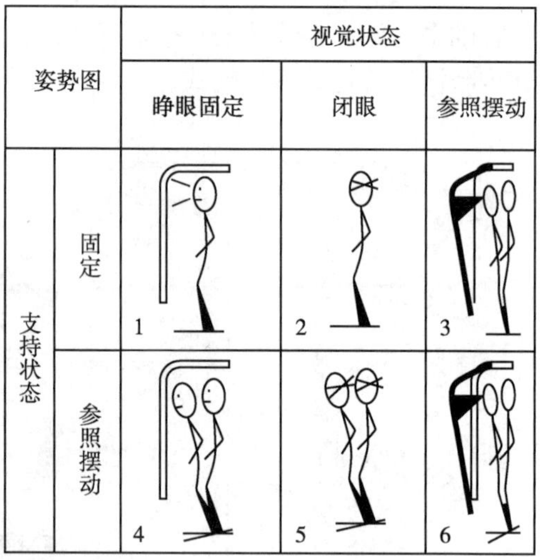

姿势图		视觉状态		
		睁眼固定	闭眼	参照摆动
支持状态	固定	1	2	3
	参照摆动	4	5	6

图 11-7　动态姿势记录图

2. **测试条件与结果分析**

（1）条件 1：睁眼，支持面稳定，视野稳定。

结果分析：受试者调节平衡依靠视觉和躯体感觉，若此时有失衡表现，提示受试者躯体感觉、视觉有障碍。

（2）条件 2：闭眼，支撑面稳定（Rhomberg 测试）。

结果分析：受试者只能利用躯体感觉调节平衡，若此时有失衡表现，提示受试者躯体感觉有障碍。

（3）条件 3：睁眼，支撑面稳定，视野摆动。

结果分析：受试者主要依靠躯体感觉调节平衡，若此时有失衡表现，提示受试者躯体感觉有障碍。

（4）条件 4：睁眼，支撑面摆动，视野稳定。

结果分析：受试者只能依靠视觉调节平衡，若此时有失衡表现，提示受试者视觉有障碍。

（5）条件 5：闭眼，支撑面摆动。

结果分析：受试者只能依靠前庭觉调节平衡，若此时有失衡表现，提示受试者前庭觉有障碍。

（6）条件 6：睁眼，支撑面摆动，视野摆动。

结果分析：受试者接受了来自躯体和视感觉的不准确信息，主要依靠前庭觉维持平衡，若此时有失衡表现，提示前庭功能有障碍。

3. **常见表现模式**

（1）正常：任何位置均没有问题。

（2）前庭功能障碍：条件 5 和条件 6 时有问题。

（3）视觉前庭功能障碍，依赖支撑面模式：条件 4、5、6 时有问题。

（4）视觉优先：条件 3 和条件 4 时有问题。

（5）体感 - 前庭功能障碍，视觉依赖模式：条件 2、3、5、6 时有问题。

（6）重度：有合并问题。

（7）不一致：如表现为条件 1 比其他条件出现的问题严重，条件 2 比条件 5 出现的问题严重，条件 3 比条件 6 出现的问题严重，条件 4 比条件 5、6 出现的问题严重。

小结

小脑共济失调、基底节共济失调和脊髓后索共济失调是协调功能障碍常见的三种机制，Berg 平衡量表常用于康复科研活动，临床上常用静态平衡仪和动态平衡仪测试患者的平衡功能。

思考题

1. 小脑共济失调的表现形式有哪些？
2. 基底节共济失调的表现形式有哪些？
3. 简述临床上常用的协调功能评定流程。
4. 临床上常用的平衡功能评定手段有哪些？
5. 简述临床上常用的平衡功能评定流程。

（莫天才）

第十二章
步态分析

步态分析（gait analysis，GA）是利用力学原理和人体解剖学、生理学知识对人类行走状态进行对比分析的一种研究方法，包括定性分析和定量分析。其中步态（gait）是指人体步行时的姿势，包括步行（walking）和跑（running）两种状态。在临床工作中，对患有神经系统或骨骼肌肉系统疾病而可能影响行走能力的患者需要进行步态分析，以评定患者是否存在异常步态以及步态异常的性质和程度，为分析异常步态的原因和矫正异常步态、制定康复治疗方案提供必要的依据，并评定步态矫治的效果。

第一节　正　常　步　态

在进行步态分析之前，应了解正常步态及其相关知识，只有这样才有可能对正常和异常步态模式进行比较和分析。正常步态是人体在中枢神经系统控制下通过骨盆、髋、膝、踝和足趾的一系列活动完成的，此时躯干则基本保持在两足之间的支撑面上。正常步态具有稳定性、周期性、方向性、协调性以及个体差异性，当疾病发生时，以上的步态特征可有明显的改变。步态是经过学习而获得的，因此，它具有个体特性。正常步态必须完成三个过程：支持体重，单腿支撑，摆动腿迈步。

一、正常步态的基本构成

（一）基本参数

步态分析中常用的基本参数包括步长、步幅、步频、步速、步行周期、步行时相等，其中步长、步频和步速是步态分析中最常用的三大要素，其内涵是有关行走的生物力学分析所涉及的最基本知识，进行步态分析者应当熟练掌握。

1. **步长（step length）**　行走时一侧足跟着地到紧接着的对侧足跟着地所行进的距离称为步长，又称单步长，如图 12-1 示 I，通常用 cm 表示。健全人平地行走时，一般步长约为 50~80cm。步长的个体差异主要与腿长有关，腿长，步长也大。

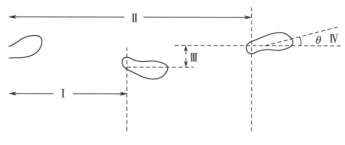

图 12-1　步态的基本参数

2. **步幅（stride length）** 行走时，由一侧足跟着地到该侧足跟再次着地所进行的距离称为步幅，又称复步长或跨步长，如图 12-1 示Ⅱ，用厘米（cm）表示，通常是步长的两倍。

3. **步宽（stride width）** 在行走中左、右两足间的距离称为步宽，通常以足跟中点为测量参考点，如图 12-1 示Ⅲ，通常用厘米（cm）表示，健全人约为 8cm ± 3.5cm。

4. **足角（foot angle）** 在行走中人体前进的方向与足的长轴所形成的夹角称为足角，如图 11-1Ⅳ示，通常用°表示，健全人约为 6.75°。

5. **步频（cadence）** 行走中每分钟迈出的步数称为步频，又称步调，通常用 steps/min 表示。健全人通常步频是 95~125 steps/min，东方男性的步频平均约为（112.2 ± 8.9）steps/min，女性平均为（123.4 ± 8.0）steps/min。双人并肩行走时，一般是短腿者步频大于长腿者。

6. **步速（walking velocity）** 行走时单位时间内在行进的方向上整体移动的直线距离称为步速，即行走速度，通常用 m/min 表示。一般健全人通常行走的速度约为（65~95）m/min。

7. **步行周期（gait cycle）** 在行走时一侧足跟着地到该侧足跟再次着地的过程被称为一个步行周期，通常用时间单位秒（s）表示。一般成人的步行周期为 1~1.32 秒。

8. **步行时相（gait phase/period）** 行走中每个步行周期都包含着一系列典型姿位的转移。人们通常把这种典型姿位变化划分出一系列时段，称之为步态时相（gait phase）。一个步行周期可分为支撑相（stance phase）和摆动相（swing phase）。一般用该时相所占步行周期的百分数（cycle%）作为单位来表达，有时也用秒（s）表示。

（二）步行周期

步行周期（gait cycle）是行走步态的基本功能单元，承担着支撑相的承重（包括双腿支撑和单腿支撑）和摆动相下肢的向前挪动的功能。正常的步行周期及各时相发生过程一般描述如下。

1. **支撑相** 支撑相是指在步行中足与地面始终有接触的阶段，支撑相包括单支撑相和双支撑相。

（1）单支撑相：通常指一侧下肢足跟着地到同侧足尖离地的过程，单位为秒，一般占一个步行周期的 40%。为了进行步态分析、矫正和训练的方便，相对于偏瘫患者，提出以下动作要点：

1）足跟着地：若下肢伸肌张力增高，或伴有足下垂、内翻的患者难以完成。

2）全足底着地：自步行周期的 7.6% 开始，全足底在地面放平。伴有足内翻、足下垂的患者难以完成。

3）重心转移到同侧：由于单侧下肢支撑身体重量，偏瘫、关节疼痛、平衡能力低下的患者往往此过程时间缩短。

4）足跟离地：自步行周期的 41.5% 开始，出现向下蹬踏的起始动作，偏瘫患者往往完成不充分。

5）膝关节屈曲增大：自步行周期的 54.1% 开始，偏瘫患者由于下肢伸肌占优势，膝关节屈曲活动受限，完成困难。

6）足尖离地：自步行周期的 60% 开始，身体的重心转移到踝关节前方，足趾用力着地，通过下肢的蹬踏动作，产生向前的推进力。偏瘫患者由于下肢痉挛，足下垂、内翻，下肢分离运动不充分，所以不能较好地完成此动作，是步态异常的重要原因之一。

（2）双支撑相：双足支撑是步行的最大特点。在一个步行周期中，当一侧下肢完成足跟抬起到足尖向下蹬踏离开地面的时期内，另一侧下肢同时进行足跟着地和全足底着地动作，所以产生了双足同时着地的阶段。一般占一个步行周期的 20%，此阶段的长短与步行速度有关，速度越快，双支撑相就越短，当由走变为跑时，双支撑相变为零。双支撑相的消失，是走和跑的转折点，故成为竞走比赛时判断是否犯规的标准。

2. **摆动相** 摆动相是指在步行中始终与地无接触的阶段，通常指从一侧下肢的足尖离地，到同侧足跟着地的阶段，单位为秒，一般占一个步行周期的 40%。此阶段的动作要点是：

（1）足上提：从一个步行周期的 63.6% 开始，是足尖离地、下肢向前摆动的加速期。

（2）膝关节最大屈曲：是从一个步行周期的 67.9% 开始的，摆出的下肢刚刚通过身体的正下方。

（3）髋关节最大屈曲：自步行周期的 84.6% 开始。此阶段已完成下肢向前摆出的动作，开始减速，直至足跟着地。

（4）足跟着地：完成步行周期的 100%。

二、正常步态的运动学变化

（一）身体主要部位及关节的活动

人在步行时为了减少能量的消耗，身体各部位要尽量维持正常活动范围的运动，从而减少身体重心的移位。下肢各关节在步行周期中的变化见表 12-1、表 12-2。

表 12-1　支撑相下肢各关节的变化

部位	支撑前期	支撑初期	支撑中期	支撑末期
骨盆旋转	向前 4°~5°	向前 4°~5°	中间位	向后 4°~5°
髋关节	屈 30°	屈 30°	屈 30°~0°	过伸 10°
膝关节	完全伸直	屈 15°	屈 15°~0°	完全伸直
踝关节	中间位	跖屈 15°	背屈 10°	中间位

表 12-2　摆动相下肢各关节的变化

部位	摆动前期	摆动初期	摆动中期	摆动末期
骨盆旋转	向后 4°~5°	向后 4°~5°	中间位	向前 4°~5°
髋关节	中间位	屈 20°	屈 20°~30°	屈 30°
膝关节	屈 35°	屈 60°	屈 60°~30°	屈 30°~0°
踝关节	跖屈 20°	跖屈 10°	中间位	中间位

1. 骨盆　骨盆移动可以被认为是重心的移动。正常成人在站立时身体重心的位置在骨盆的正中线上，从下方起男性约为身高的 55%，女性约为 50% 的高度。步行时重心的上下移动为正弦曲线，在一个步行周期中出现两次，其振幅约 4.5cm，最高点是支撑中期，最低点是足跟着地，即支撑前期；骨盆的侧方移动也是正弦曲线，在一个步行周期内左、右各出现一次，其振幅约 3cm，最大移动度是在左、右足处支撑中期时出现的，在双足支撑期重心位于左、右中间。

骨盆在水平面内沿垂直轴旋转角度单侧约为 4°，双侧约为 8°。这种旋转可以减少骨盆的上下移动，最大内旋位发生在足跟着地后期，最大外旋位发生在摆动早期。骨盆在矢状面内沿冠状轴的倾斜运动范围约 5°，双足支撑相骨盆几乎成水平，支撑中期时处于摆动相的骨盆倾斜角度最大，它可以减少重心的上下移动。在一个步行周期中左、右各倾斜一次。

2. 髋关节　正常步行时在髋关节屈伸运动中最大屈曲约 30°（摆动相中期），最大伸展约 20°（足跟离地），共约 50° 范围，如图 12-2，其运动为正弦曲线；内收、外展运动中最大外展约 6°（足跟离地）、最大内收约 4°（足底着地），共约 10° 范围，其运动几乎是直线性变化；内、外旋运动中外旋 4°（足趾离地到足跟着地的摆动相）、内旋 4°（从足跟着地到足跟离地的摆动相），共约 8° 范围，其运动呈曲轴状，从支撑相到摆动相、摆动相到支撑相过渡时产生急剧的变化。

3. **膝关节** 正常步行时在膝关节屈伸运动中最大屈曲约为65°（摆动中期）、最大伸展为0°（足跟着地），共约65°范围。在屈伸运动中，可见轻度屈伸与大范围屈伸两次（双重膝作用）。支撑相中足跟着地与足跟离地时膝关节几乎是伸展状态，支撑相的中期可见约15°的屈伸。

除屈伸运动外，膝关节还有旋转运动，足跟离地时为最大外旋，约4°，摆动中期为最大内旋，约12°，共16°范围，其顺序为从足跟着地（内旋）到足底着地（内旋），以后外旋直到足跟离地。

4. **踝关节** 正常步行时踝关节的跖屈、背屈运动中最大背伸发生在足跟离地，约15°，足跟离地时为最大跖屈，约20°，共35°。一个步行周期中有2次跖屈和背屈，尤其在支撑相的驱动期踝关节从跖屈位急剧变为背屈位。

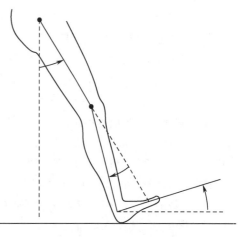

图12-2 下肢关节角度的测量

除屈伸运动外，踝关节还有旋转、内外翻运动。踝关节外旋8°、内旋2°，共约10°范围；外翻3°、内翻12°，共约15°范围。

5. **上肢** 为保持身体平衡，正常行走时双上肢交替前后摆动，其方向与同侧下肢的摆动方向和骨盆的旋转方向正好相反，如当左下肢与左侧骨盆向前摆动和旋转时，左上肢向后摆动，右上肢向前摆动。此时，上肢的关节运动主要发生在肩关节，足跟着地时为最大伸展，约为21.1°，足跟离地时为最大屈曲，约为17.4°，共约40°范围。肘关节屈伸是在双足同时支撑时改变运动方向，最大屈曲约为38.9°，最大伸展约为-0.4°，共约40°范围。

6. **头颈部** 头的上下移动与重心的上下移动几乎一致，上下振幅约5~6cm，左右移动振幅约5~6cm。在头上下、前后移动的同时，颈部也作着相应的移位。

（二）参与的主要肌肉活动

步行的动力主要来源于下肢及躯干的肌肉作用，在一个步行周期中，肌肉活动具有保持平衡、吸收震荡、加速、减速和推动肢体运动的功能。

1. **竖脊肌（erector spinae）** 为背部深层肌，纵列于脊柱两侧，下起骶骨、髂骨，上止于椎骨、肋骨、枕骨，作用为使脊柱后伸、头后仰和维持人体于直立姿势。在步行周期支撑相初期和末期，竖脊肌活动达到高峰，以确保行走时躯干保持正直。

2. **臀大肌（gluteus maximus）** 为髋关节伸肌，收缩活动始于摆动相末期，并于支撑相中期即足底全面与地面接触时达到高峰。在摆动相后期臀大肌收缩，其目的在于使向前摆动的大腿减速，约在步行周期的85%，大腿的运动方向改变为向后，成为下一个步行周期的准备。在支撑相，臀大肌起稳定骨盆、控制躯干向前维持髋关节于伸展位的作用。

3. **髂腰肌（iliopsoas）** 为髋关节屈肌，髋关节于足跟离地至足趾离地期间伸展角度达到峰值（10°~15°）。为对抗髋关节伸展，从支持相中期开始至足趾离地前，髂腰肌呈离心性收缩，最终使髋关节从支撑相末期由伸展转为屈曲。髂腰肌第二次收缩活动始于摆动相初期，使髋关节屈曲，以保证下肢向前摆动。

4. **股四头肌（quadriceps femoris）** 为全身最大的肌，其中股直肌起于髂前下棘，股内侧肌、外侧肌分别起自股骨粗线内、外侧唇，股中间肌起自股骨体的前面；四个头向下形成一腱，包绕髌骨的前面和两侧，往下续为髌韧带，止于胫骨粗隆。为膝关节强有力的伸肌，股直肌还可屈髋关节。股四头肌收缩活动始于摆动相末期，至支撑相负重期达最大值。此时作为膝关节伸肌，产生离心性收缩以控制膝关节屈曲度，从而使支撑相中期免于出现因膝关节过度屈曲而跪倒的情况。在步行周期中，股四头肌的第二个较小的收缩活动见于足跟离地后，足趾离地后达峰值，此时它具有双重作用：其一，作为髋关节屈肌，提拉起下肢进入摆动相；其二，作为膝关节伸肌，通过离心性收缩来限制和控制小腿在摆动相初、中期向后的摆动，从而使下肢向前摆动成为可能。

5. 缝匠肌（sartorius） 是全身最长的肌，起于髂前上棘，经大腿的前面，斜向下内，止于胫骨上端的内侧面，作用为屈髋和屈膝关节，并使已屈的膝关节旋内。在支撑相末期和摆动相初期，作用为屈膝、屈髋，在摆动相末期和支撑相初期，使膝关节旋内。

6. 腘绳肌（hamstring） 包括股二头肌、半腱肌、半膜肌，均起于坐骨结节，跨越髋、膝两个关节，分别止于腓骨头和胫骨粗隆内下方、胫骨内侧髁，作用为伸髋屈膝。主要收缩活动始于摆动相末期，足跟着地时达到活动高峰并持续到支撑相。在摆动相末期，作为屈膝肌，腘绳肌离心性收缩使小腿向前的摆动减速，以配合臀大肌收缩活动（使大腿向前摆动减速），为足跟着地做准备。足跟着地时及着地后，腘绳肌又作为伸髋肌，协助臀大肌伸髋，同时通过稳定骨盆，防止躯干前倾。

7. 胫前肌（tibialis anterior） 起自胫骨外侧面，止于内侧楔骨内侧面和第1跖骨底，作用为伸踝关节（背屈）、使足内翻。足跟着地时，胫前肌离心性收缩以控制踝关节跖屈度，防止在足放平时出现足前部拍击地面的情况。足趾离地时，胫前肌收缩，再次控制或减少此时踝关节的跖屈度，保证足趾在摆动相能够离开地面，使足离地动作顺利完成。

8. 小腿三头肌（triceps surae） 包括腓肠肌和比目鱼肌，起于股骨的内、外侧髁，以跟腱止于跟结节，作用为屈踝关节和屈膝关节。腓肠肌在行走、跑、跳中提供推动力，而比目鱼肌富含慢性、抗疲劳的红肌纤维，主要与站立时小腿与足之间的稳定有关。在支撑相，能固定踝关节和膝关节，以防止身体向前倾斜。

三、正常步态的动力学变化

正常步态的动力学是描述运动或使关节和肢体运动的力的分析。尽管可以通过运动学原理分析下肢在行走过程中的力的变化，但客观和定量的信息只能通过仪器的测量和分析获得。

（一）步行中的动力学改变

人体在行走过程中承受着来自地面的地反应力（ground reaction force，GRF）和力矩（torque）。地反应力分为垂直分力、前后分力和侧向分力，此外还有扭矩。

一个步行周期中的垂直分力变化在支撑相的变化有两个高峰值和一个低谷值。由于足跟着地有一个冲量，增加了垂直力，所以进入支撑相中期后，使单足支撑力迅速达到体重的110%~125%，这个第一高峰值位于步行周期的12%左右，即对侧足离地瞬间使体重迅速转到支撑足，且重心升高，有向上的加速度，才出现第一高峰值。步速越快，冲量越大，峰值越高。随着身体前移，膝关节伸直使身体重心提到最高点且通过支撑腿，但此时向上的加速度为零，则地面反应力等于体重。然后重心开始降低，有向下的加速度，使地面反应力降低。到最低点即低谷时的地面反应力约为体重的75%，其位置大约是步行周期的30%左右，在足跟离地前。然后重心虽然继续降低，但向下的加速度没有了，所以垂直力开始增加。随着身体前移，支撑腿的足跟离地及前足蹬地，使重心提高，出现向上的加速度造成第二高峰值。蹬地力越大峰值越高，其位置接近对侧腿的足跟着地（步行周期的50%）之前。然后垂直力迅速降低到足趾离地的零，此时位置在步行周期的62%左右。

前后分力在步行周期中也有着显著的变化，如当足跟着地的一瞬间，足的向前运动被地面的摩擦力阻止，产生了向后的分力。但迅速转为向前的分力，这是由于对侧腿的足跟离地及蹬地使身体前移，而此时虽然支撑腿不动，但由于重心是在支撑腿的后方向前移动，必然使支撑腿被动地受到向前的摩擦力而产生向前的剪切力。其峰值在步行周期的位置和垂直力的第一峰值位置相近，即对侧足的足趾离地（12%左右）。随着体重转到支撑足并继续前移，该分力逐渐减少直至支撑腿的足跟离地瞬间（34%），分力为零。此时支撑腿开始蹬地，变被动腿为主动腿，使向后的摩擦力产生向后的分力。当支撑腿蹬地到出现垂直力的第二高峰值时，其向后的分力也达到最大值（步行周期的50%左右）。然后逐渐减少到足趾离地的零。

正如前后分力一样，侧向分力在一个步行周期中也发生着明显的变化。当足跟外侧着地瞬间后立即足外翻，则受到向内的摩擦力产生的向内分力，当前足着地后（步行周期的7%），由于对侧腿的蹬地使重心向前和向外移动，而支撑腿不动，致使支撑腿受到向前和向外的摩擦力，产生了向前和向外的分力，一直到支撑腿离地。

一个步行周期中的扭矩变化也是显而易见的，当足跟外侧着地瞬间后立即足外翻且胫骨内旋，峰值为前足着地（步行周期的7%），直到足跟离地（步行周期的34%），身体重心超过支撑腿后，胫骨外旋以保持身体能直线前进。

（二）正常行走状态的动力学区别

静态站立时，地面反应力（F）等于体重（G）。走路时人的重心在不断地上下移动，双支撑相时重心最低，相当于以双腿为边步长为底的等腰三角形的高。而摆动相中期的重心最高，相当于腿长（实际上还要加一个常量）。根据牛顿第二定律$F=ma$，此时的地面反应力就等于体重再加上或减去人的质量与上下运动的加速度的乘积。所以走路时地面的最大反应力相当于体重的110%~125%，即走路时$F=1.1~1.25G$。该加速度的产生是靠后足蹬地实现的，走得越快加速度越大，蹬地力也越大。体重75kg的田径运动员从事不同项目比赛时，在最后一瞬间发力时，脚上承受的重量如图12-3所示。中长跑时最大蹬地力约4G，短跑是5G，跳远是6G，跳高是8G。可见足部承受的重量是远远大于体重。

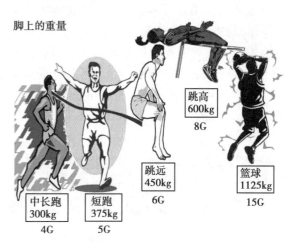

图12-3 从事不同项目的运动员足部承受的重量

脚上的重量

跳高 600kg 8G

跳远 450kg 6G

篮球 1125kg 15G

中长跑 300kg 4G

短跑 375kg 5G

四、 步行中的能量消耗

（一）影响步行能量消耗的决定因素

人体正常的步行是消耗能量最小的节律性、平滑的移动。这种高效的转移是通过最大限度地控制身体重心的改变来实现的。正常人的身体重心位于解剖位的第二骶椎前面。随着步行进程的发展，重心沿着一条正弦曲线做规律性的上下、左右移动，重心上下移动所消耗的能量要大于克服水平移动所需要的能量，移动幅度越大，消耗的能量就越多。

人体在行走过程中，通过水平面上的骨盆旋转、冠状面上的骨盆倾斜和移动以及髋、膝、踝等关节的屈伸和旋转变化，从而达到控制身体重心的变化。在双支撑相，骨盆在水平面的旋转，可以减少负重下肢迈步时所需要的重心的上抬；在单支撑相，非负重侧的骨盆下降，使得支撑相中期身体重心的最高位置有所降低；在摆动相，通过身体重心向承重腿转移和股骨与胫骨自然的内翻，使两足在前进中靠拢，结果减少骨盆的侧向移位。另外，髋、膝、踝等关节的屈伸和旋转运动使重心垂直移动进一步减少，如在单支撑相，踝关节从足跟着地时的背屈到全足负重时有控制的跖屈以及膝关节的少量屈曲可以有效地减少重心上升的幅度；在双支撑相，通过加大踝关节跖屈的角度和伸展髋关节，能有效地使重心最低点上升。

如果没有身体各个部分的有机协调和配合，人体行走过程中重心转移的幅度将会大大增加，甚至于达到正常值的两倍，能量的消耗也就大大增加。

（二）步行的能量消耗

实际上，步行过程中的能量消耗除与身体重心的转移幅度有关外，还与心肺功能、患者的心情和温度、气候等因素有关。通常步行中能量的消耗用每分钟消耗的千焦耳表示，最直接的计算方法是测量步行过程中的耗氧量。由于步行的同时进行气体分析较麻烦，加上在次极量运动水平上氧耗与心率有线性关系，而测心率远较进行气体分析简单、方便，因此 Burdett 等建议用生理能耗指数（physiological cost index，PCI）为指标来估计能耗。生理能耗指数等于步行时心率减去静息时心率，然后除以步行速度（m/min）。PCI 越大，表明步行能耗越大。步行效率的高低常用每千克体重每行走1m 所耗的焦耳数，即 J/（m·kg）来表示。据测定，正常舒适地行走时，此值在 3.347J/（m·kg）左右，如数值高于此值，则表明步行效率明显降低。

测 PCI 的具体方法：先让患者取坐位休息 10 分钟，测出基础心率，然后让患者沿每圈长 25m 的8 字形路线走 10 圈，测定完成每圈所需的时间（min）和每圈之末时的心率（beat，b），走完后仍坐下休息，测心率直至返回基础心率，如不能返回则测在 10 分钟时的心率，并以后两者中的最低者为静息时的心率；将每圈距离除以走完每圈所需时间即得出每圈的速度，求出 10 圈的平均速度即为步行速度；求出 10 圈末心率的平均值即为步行时心率，这样就可计算出 PCI 了。正常成人 PCI 平均为0.35b/m，范围为 0.2~0.55b/m；青少年为 0.35（0.15~0.65b/m）。

第二节 步态分析方法

定量步态分析系统包括运动学、动力学以及动态肌电图三个部分，运动学观测人体运动时的空间位置变化，动力学通过受力板或压力感受器测量行走时地板应力变化，动态肌电图测试分析肌电信号。通过对这三部分数据的收集及处理，结合运算公式可以观测到人体在行走中的步态，关节角度以及肌肉的收缩活动。尽管已有越来越多的单位应用表面肌电图和步态分析仪，但临床定性分析仍然是目前最常用的评定手段。

一、临床定性分析

步态的定性分析是由康复医师或治疗师用肉眼观察患者的行走过程，然后根据所得印象或按照一定的观察项目逐项评定的结果对步态作出结论。

（一）评定内容

步态分析是在详细了解患者病史和全面体格检查的基础上进行的。因为很难同时观察身体的多部位和多关节运动，所以以录像带可能是定性分析中使用最有效的手段。它能在患者不同的体位观察，而且可以反复观察不至于引起患者的疲劳。

1. **病史** 详细的了解病史是正确地进行步态分析的前提，也是获得与步态相关信息不可替代的手段。通过现病史的采集，可以了解与步态相关的症状，如行走时有无伴随疼痛、持续的时间；通过询问既往史，可以了解既往有无影响步态的疾病，如骨折、肌肉或神经疾病、肿瘤等。

2. **体检** 既要全面地检查身体状况，如心肺功能、脊柱是否有侧弯、头颈的活动度等，又要重点地检查与行走有关部位的关节活动度、肌力、肌张力、肢体长度和周径（围度）以及身体的协调性和平衡能力等，对怀疑有神经疾病的患者应评定其关节位置觉。体检有助于诊断和鉴别诊断，分析步态异常的原因。

导致步态异常的常见原因有：

（1）神经系统疾患

1）中枢性神经疾患：如脑卒中、脑外伤、多发性硬化、血管畸形、帕金森病，后颅窝肿瘤、遗传性小脑变性病、代谢性疾病、脊髓损伤等。

2）周围性神经疾患：周围神经炎、周围神经损伤及代谢性疾病等。

（2）骨骼肌肉疾患

1）肌肉疾患：局部损伤引起的肌无力、遗传因素导致的肌营养不良等。

2）骨及关节疾患：两侧肢体不等长、下肢关节炎、骨关节损伤、脊柱侧弯、截肢等。

（3）老年步态：随着年龄的增长和身体多脏器功能的退化，老年人行走时呈现出特有的步态。

3. 观察 在没有任何电子设备的帮助下观察步态并进行描述。要实现优质的观察，需对观察的场地、内容和程序有一定的要求。

（1）场地：测试场地内光线要充足，面积至少为 6m×8m，让被检查者尽可能地少穿衣服，以便能够清晰地观察。

（2）内容：异常步态模式的评定应首先评定以下四个方面的内容：①能量消耗：主要是重心的上下、左右的移动幅度；②安全性：主要指行走过程中出现跌倒的风险，即在摆动相应付失代偿的能力；③生物力学损伤：常见的有髋关节屈曲挛缩、股四头肌无力、马蹄足内翻等；④外观：最后，异常步态模式的评定应考虑美容，对美观的评价，患者自己的感觉远比临床专家的感觉重要。

详细地观察患者在行走时身体各个部分的变化，如头是否抬起；颈是否居中；患侧肩带是否下压、肩胛骨是否后缩或前伸；躯干是否痉挛，向患侧扭曲或向健侧倾斜；患侧骨盆是否上提、后突、向前或向后旋转；髋、膝、踝线性排列是否正常；患侧下肢负重及重心转移的情况；下肢伸肌、外展肌肌张力增高及屈髋、屈膝、踝背屈的程度；双臂摆动的幅度；步长、步宽、对称性及步速；膝关节的控制能力；足的内翻和外翻；整体运动的对称性和协调性；疼痛、疲劳以及患者所着鞋的情况等。

（3）程序：嘱患者以自然、习惯的姿势和速度在测试场地来回步行数次，检查者从前方、后方和侧方反复观察，分别观察支撑相和摆动相步态模式的特征，并注意进行两侧的对比。

（二）常用的方法

1. 四期分析法 在步态分析中最常用的是步行时相四期分析法，即两个双支撑相、一个单支撑相、一个摆动相。健全人平地行走时的理想状态是左右对称的，两个双支撑相大致相等，约各占步行周期 12% 时间；单支撑相约占步行周期 60%~62%（包括双支撑相）时间，摆动相约占步行周期 38%~40% 时间。各时相的长短与步行速度直接有关。行走快时，双支撑相减小，跑时双支撑相消失，为"0"。当一侧下肢有疾患时，由于患肢往往不能负重，倾向于健侧负重，故患侧支撑相所占时间相对减少，健侧支撑相所占的时间会相对增加。

2. RLA 八分法 这是由美国加州 Rancho Los Amigos 康复医院的步态分析实验室提出的。它在传统步态时相分期的基础上，利用步态分析棍图处理技术（如图 12-4），全面、系统地阐述了视觉观察分析技术，如在一个步行周期中求出八个典型动作姿位点，即支撑前期（initial contact）、支撑初期（loading response）、支撑中期（midstance）、支撑末期（terminal stance）、摆动前期（preswing）、摆动初期（initial swing）、摆动中期（midswing）、摆动末期（terminal swing），如图 12-5。

（1）支撑前期：足跟着地，髋关节屈曲约 30°，膝关节完全伸直，踝关节处于中立位；地面反应力位于髋的前面，为维持平衡和髋稳定，臀大肌和腘绳肌收缩，踝关节因受地面反应力的影响而增加伸肌运动，此时因为腘绳肌的拮抗而使踝关节呈现中立位。

（2）支撑初期：由足跟着地逐渐过渡到全足着地，此时地面反应力在髋关节前方，髋关节必须

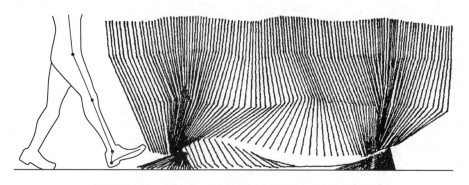

图 12-4　髋、膝、踝、足跟和足尖带光标时形成的棍图

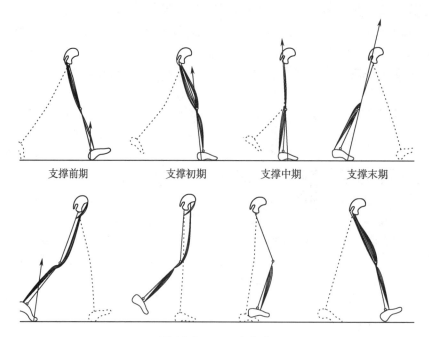

支撑前期　　　　　支撑初期　　　　　支撑中期　　　　　支撑末期

图 12-5　RLA 八分法

进行向心性收缩以克服屈髋；随着膝关节的地面反应力由前方转变为后方，产生了一个外在的屈膝力矩，诱发股四头肌进行离心性收缩，出现屈膝 20° 的情况；踝关节由于地面反应力在其后方，外在的屈力矩诱发踝背屈的离心性收缩，使踝关节呈现跖屈约 10°。

（3）支撑中期：髋关节逐渐由屈曲过渡到伸直，此时地面反应力通过髋关节以消除髋伸肌的收缩；膝关节由屈曲逐渐伸展，其地面反应力由后方转移至前方，股四头肌由被动的离心性收缩变为主动的向心性收缩；踝关节的地面反应力在其前方，踝跖屈肌离心性收缩以对抗外在的踝背屈力矩。

（4）支撑末期：躯干由中立位变为前倾位，髋关节的地面反应力在其后方，被动性的产生伸髋，约 10°；膝关节的地面反应力稍微后移，被动的产生屈膝；当足跟离地时，踝前方的地面反应力产生的踝背屈力矩诱发踝跖屈，此时踝跖肌肉的活动已从离心性收缩转为向心性收缩。

（5）摆动前期：此时为向前摆动下肢做准备，地面反应力在髋关节和膝关节后方，髂腰肌、臀中肌和股直肌（髋部）呈向心性收缩，股直肌在膝关节处呈离心性收缩；踝的地面反应力在其前方，使踝跖屈肌肉持续向心性收缩，呈约 20°。

（6）摆动初期：肢体向前摆动，此时地面反应力位于髋、膝后方，屈髋肌的持续向心性收缩使屈髋角度加大，腘绳肌收缩使膝屈曲约 65°；踝的地面反应力位其前方，踝背屈肌向心性收缩使踝背屈。

（7）摆动中期：下肢因惯性力的推动得以继续向前摆动，使髋被动地屈曲，肢体的重力诱发膝关节被动地伸展，踝背屈肌持续地运动使踝关节保持于中立位。

（8）摆动末期：下肢由摆动转向足跟着地，此时要求屈髋速度下降、伸膝以及踝由跖屈过渡到中立位，因此，股四头肌强力的离心性收缩以控制屈髋速度并伸膝，踝背屈肌收缩以保证踝关节处于中立位。

与传统的步态分析方法相比，RLA 八分法具有以下特点：①观察内容：包括了 47 种常见的异常步态的临床表现，检查者可以根据每一个关节或部位在步行周期中的表现对照表中提示的内容逐一分析，发现患者在步行中存在何种表现以及出现异常的时相；②观察顺序：由远端到近端，即从足、踝关节观察开始，依次评定膝关节、髋关节、骨盆及躯干；先观察矢状面，再从冠状面观察患者的行走特征；在观察一个具体关节或部位时，应将首次着地作为评定的起点，按照步行周期发生的顺序进行仔细的观察。

（三）行走能力的评定

1. 描述行走能力的概念

（1）功能性行走：有功能的行走应符合以下标准：①安全：独立行走时稳定，没有跌倒的忧虑，不需要他人的帮助；②质量：行走姿势基本正常，站立时双手能游离作其他活动，不用步行框架等笨重的助行器；③心血管功能：心脏有足够的能力，表现为步行效率即步行速度（m/min）/ 步行 3 分钟后的心率大于 30%，即步行速度 / 步行 3 分钟后的心率 ×100%>30%；④速度和耐力：有一定的速度和耐力，即能连续走 5 分钟，并走过 575m 左右。

根据患者行走的具体情况，功能性行走又可以分为社区性行走和家庭性行走，前者主要表现为有能力在家庭周围地区采购、散步、上公园、到附近医疗机构就诊等，具体标准为：①终日穿戴支具并能耐受；②能一口气走 900m 左右；③能上、下楼梯；④能独立地进行日常生活活动。若除②外均能达到者，可列为家庭功能性行走，即速度和耐力达不到要求，但可以在家中步行，并能完成一定的活动。

（2）治疗性行走：行走安全和质量均不符合功能性行走的要求，但有支具或辅助器具的帮助能短暂步行者，称为治疗性行走。治疗性行走虽然没有实用性，但有明显的治疗价值：①给患者能站能走的感觉，形成巨大的心理支持；②减少对坐骨结节等处的压力，减少压疮发生的机会；③肢体负重可以防止或减轻骨质疏松；④下肢活动改善血液淋巴循环；⑤减缓肌肉萎缩；⑥促进尿、大便的排出；⑦减少对他人的依赖。因此，我们对没有功能性行走能力的患者应尽可能创造条件，鼓励和帮助患者实现治疗性行走。

2. 评定行走能力的方法

（1）Hoffer 步行能力分级：它是一种客观的分级方法，通过分析可以了解患者是否可以步行以及确定是哪一种行走的形式，具体内容为：①不能行走者；②非功能性步行者：训练时用膝 - 踝 - 足矫形器、拐等，能在治疗室内行走，能耗大、速度慢、距离短、无功能价值，但有预防压疮、血液循环障碍、骨质疏松的治疗意义，又称治疗性步行；③家庭性步行者：用踝 - 足矫形器、手杖等可以在家行走自如，但不能在室外长久进行；④社区性步行者：用踝 - 足矫形器、手杖或甚至不用，可以在室外和所在社区内行走，但时间不能长，否则仍需要轮椅。

（2）Nelson 步行功能评定：它通过对患者静态负重能力、动态重量转移和基本的步行效率三个方面进行分析，判断患者的步行能力，是一种半定量性质的评定方法，适用于轻度至中度步行功能障碍的患者。

1）静态负重能力：为安全起见，一般在平行杠内进行：①双足站：先看在平行杠内能否正常地站立，再看能否维持 30 秒（这是稳定所必需的时间），如有必要，可让患者扶杠，但扶杠只能用来保持稳定而不能用来负重，而且扶杠要在记录中注明；②健足站：记录单足站立的时间，因为步行需要至少能站 6 秒，时间更长对步行不一定必要，但表明下肢有等长收缩的耐力；③患足站：与上面一样记录单足站立的时间。

2）动态重量转移：检查患者能否迅速地将体重从一侧肢体转移到另一侧肢体。检查者先在平行杠内示范，如迅速地走8步，完成4个完整的双侧往返的体重转移，然后让患者尽可能快地照着做，用秒表测第一次提足到第八次提足的时间。为证明提足充分，提足时事先放于足下的纸应能自由地抽出。一般不能扶杠，如扶了要在记录中注明。

3）基本的步行效率：先让患者在平行杠内尽快地行走6m，记录时间和步数。来回各一次，取平均值，如有必要，可扶杠，但要注明。然后让患者在杠外用或不用手杖走6m。来回各一次，记录两次的总时间取平均值，步数也是这样。

（3）功能独立性测量（functional independence measurement，FIM）：以患者行走独立的程度、对辅助器具的需求以及他人给予帮助的量为依据，根据行走的距离和辅助量两个方面按照7分制的原则进行评分。

7分：完全独立，即不用辅助设备或用具，在合理的时间内至少能安全地步行50m。

6分：有条件的独立，即步行者可独立步行50m，但需要使用辅助器具，如下肢矫形器、假肢、特殊改制的鞋、手杖、步行器等，行走时需要比正常时间长并考虑安全因素。若不能步行，应能独立操作手动或电动轮椅前进50m，能转弯，能驱动轮椅到餐桌、床边或厕所；可上行30°的斜坡，能在地毯上操作轮椅，能通过门槛。

5分：监护、规劝或准备，即可以步行50m，但需要他人的监护、提示及做行走前的准备工作。患者不能独立步行50m，但在没有他人帮助的情况下，不管是否使用辅助器具，均能步行17m到达室内生活功能区。

4分：最小量帮助，即步行时需要他人轻轻地用手接触或偶尔帮助，患者至少独立完成行走距离37.5m。

3分：中等量帮助，即步行时需要他人轻轻地上提患者身体，患者至少独立完成行走距离应在25~39m。

2分：最大量帮助，即患者至少独立完成步行距离12.5~24.5m，仅需要1人帮助。

1分：完全帮助，即患者仅完成不足12.5m的步行距离，需要2人的帮助。

（4）步行能力恢复的预测：

1）偏瘫患者：一般用美国加州Rancho Los Amigos康复医院的直立控制试验（upright control test，UCT）来评定。它通过对患者屈髋、伸髋和伸踝能力的检查，预测患者将来的行走能力的恢复情况，若三个项目均达不到强级，则将来难以有良好的步行能力。

A.屈髋：助手站在患者健侧，在股骨大转子处扶住患者。检查者让患者站直，尽可能快地将患膝屈向胸部，越快越好：①强：屈髋大于60°，且10秒内能完成3次；②中：屈髋在30°~60°，10秒内能做3次；③弱：屈髋在30°以下，10秒内能做3次。

B.伸髋：助手蹲在患者的患肢后方，一手握住患股前方，另一手握住患胫前方，使患膝保持在中立位，并稳定踝关节。检查者站在患者患侧，用手扶住患者上肢或手，先让患者用双腿站直，然后提起健肢，仅用患肢站立：①强：能使躯干在髋上伸直或使躯干在髋的最大伸展范围上伸直；②中：不能完全伸直，但能控制躯干不再前倾，或躯干虽前后摆动，但不倾倒，或在髋上过伸躯干；③弱：躯干在髋上发生不受控制地屈曲或不能维持站立。

C.伸踝：助手站在患者健侧，支持躯干伸直。检查者蹲在患腿后方，保持患膝于中立位，让患者用双腿站立。然后让他提起健肢，让患肢单足站立，进而让他足跟离地，用足前部支撑全身：①强：患肢能单足站，并能按命令使足跟离地，用足前部支撑全身；②弱：不能。

2）截瘫患者：脊髓损伤后截瘫的步行功能预测可以用步行运动指数（ambulatory motor index，AMI），内容包括：①方法和标准：评测髋屈肌、髋伸肌、髋外展肌、膝伸肌、膝屈肌5组肌群的肌力，评分要求为0分：无；1分：差；2分：尚可；3分：良；4分：正常；即AMI最高分为20分。

②预后判断：AMI6 分，有可能步行；6 分 <AMI<8 分，需在 KAFO 支具及双拐帮助下行走；AMI ≥12 分，社区内行走。

3）脑瘫患者：脑瘫是脑性瘫痪（cerebral palsy，CP）简称，该病主要表现为中枢性运动异常及姿势障碍，常伴有精神发育迟滞、癫痫及言语障碍等。由于脑瘫病因复杂，病损部位、范围、程度、伴随症状的不同，加之病情有不同程度的自发恢复倾向，预后的判断有一定的困难，以下内容对步行能力的预测有一定的参考价值。

A. 4~6 岁时：4 岁时若仍不能独坐或 6 岁时仍不能独立跪立行走，是将来不能独立步行的指征。

B. 1 岁时：1 岁或 1 岁以后为了预测步行能力可做以下 7 项检查：①非对称性紧张性颈反射；②颈反正反射；③拥抱反射；④对称性紧张性颈反射；⑤伸肌挺伸；⑥紧张性迷路反射；⑦足放置反应。上述 7 项，每一项有反应记 1 分。总分 0 分，预后良好；1 分，慎重考虑预后；≥2 分，预后不良。

二、 定量分析

步态的定量分析是通过器械或专门的设备获得的客观数据对步态进行分析的方法。所用的器械或设备可以非常简单，如卷尺、秒表、量角器等测量工具以及能留下足印的设备；也可以是较为复杂，如利用电子角度计、肌电图、录像、高速摄影，甚至步态分析仪等设备，通过获得的运动学参数、动力学参数、肌电活动参数和能量参数分析步态特征。

（一）评价步态参数

常见的步态参数可以在实验室外通过检测患者的行走来测量，如用秒表在设定的场地内让患者行走测量步行速度。同样，通过在特定的场地上撒上石灰粉，让患者在其上行走，可测得步长、步幅、步宽和足角等数据。上述资料通过处理，也可以对步态模式进行定量分析，但其全面性和准确性受到一定的限制。

1. 足印分析法 它是一种简便、定量、客观而实用的临床研究方法。

（1）所需设施和器械：绘画颜料、1100cm×45cm 硬纸或地板胶、秒表、剪刀、直尺、量角器。

（2）步态采集：选用走廊、操场等可留下足印的地面作为步道，宽45cm，长1100cm，在距离两端各250cm 处划一横线，中间600cm 作为测量正式步态用。被检查者赤脚，让足底粘上颜料。先在步道旁试走 2~3 次，然后两眼平视前方，以自然行走方式走过准备好的步道。当被检查者走过起始端横线处时按动秒表，直到走到终端的横线外停止秒表，记录走过的步道中间 600cm 所需的时间。要求在上述 600cm 的步道中至少包括连续 6 个步印，供测量使用。

（3）记录：画出每一足印的中轴线 AJ 线，即足底最凸点（J）与第 2~3 足趾之间（A）的连线。把每一足印分成三等分，画出足印后 1/3 的水平线 CD，CD 线与 AJ 线垂直相交，交点为 F；其他足印也用相同的方式画出上述线。连接同侧连续两个足印的 F 点，即成 FF 线，这是患者行走时的前进线；FF 线与 AJ 线的夹角即为足角；两条平行的 FF 线之间的垂直距离即为步宽（BS）。根据有关定义，可测算左右步幅（SD）、步长（ST）、步速（600cm/ 所需时间）及步频（600cm 内所走步数 / 所用秒数 ×60），参见图 12-6。

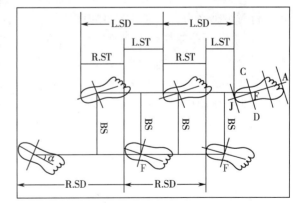

图 12-6　足印分析法的测量

注：R.SD 表示右步幅，L.SD 表示左步幅，R.ST 表示右步长，L.ST 表示左步长，BS 表示步宽，α 表示足角

2. **吸水纸法** 该方法可以穿鞋测试，不会引起患者不愉快的触觉，依从性强。可以很容易地得到一个准确、永久的步行记录。具体操作方法为，在步道上铺三层纸，下层为具有防水能力的褐色，中层为含水的潮湿纸，如餐巾纸，上层为能吸水的纸巾。被检查者体重的压力使中层纸的水分被上层干纸吸收，形成清晰的湿足印，再用记号笔描出留在上层吸水纸上的足印，晾干后进行测量并记录。其测量参数与足印分析法相同。

3. **鞋跟绑缚标记笔法** 用尼龙搭扣将两支水性记号笔分别绑缚在鞋跟处，调整记号笔使足跟着地时能准确定位。测量方法与足印分析法相似，用此法可以获得患者的步幅、步长、步宽、步速及步频，从而记录治疗前后的行走能力。

（二）步态分析系统

通常由以下四部分组成：①摄像系统：在同一空间、分布在不同位置的一组带有红外线发射源的红外摄像机，以及能粘贴在待测部位（一般为关节部位）的红外反光标记点；②测力台：用以测量行走时地面支撑反应力；③肌电遥测系统：用以观察动态肌电图；④计算机处理系统：调控以上三组装置同步运行并对观察结果进行分析处理的计算机及其外围设备。这种三维步态分析系统可以提供多方面的参数和图形，进行深入细致的分析，作出全面的结论，特别适用于科研工作，但因价格高昂，目前难以普及应用。

1. **运动学参数** 运动学参数是指运动的形态、速度和方向等参数，包括跨步特征（步长、支撑相、摆动相、步频、步速等）、分节棍图、关节角度曲线、角度—角度图等，但不包括引起运动的力的参数。上述参数的录取是通过将光标贴在患者髋、膝、踝等部位，让患者在指定的实验通道上行走，安排在两侧的多个摄像机上的频闪观测系统发出红外线照射在光标上，此时红外线被反射回来而被摄像机录下。光标被摄取和记录下的运动轨迹即形成分节棍图；走路时的关节运动角度可通过分节棍图测出，绘成动态曲线即得出关节角度曲线；将某一关节的伸屈角度用"+"字坐标的纵坐标来表示，将另一关节的伸屈角度用"+"字坐标的横坐标来表示，然后将同一时间上两关节的活动角度在坐标上定出相应的点，并将各时间的点相连即得出角度-角度图。在仪器分析中，其数据由电脑处理后在屏幕上显示或打印出来。

2. **动力学参数** 动力学参数是指专门引起运动的力的参数。常用的主要是地反应力的测定。地反应力是指人在站立、行走及奔跑过程中足底触及地面产生作用于地面的力量时，地面同时产生的一个大小相等、方向相反的力。人体借助于地反应力推动自身前进。地反应力分为垂直分力、前后分力和侧向分力。垂直分力反映行走过程中支撑下肢的负重和离地能力，前后分力反映支撑腿的驱动与制动能力，侧向分力则反映侧方负重能力与稳定性。测定时在实验通道上设有测力台（简称力台），患者步行时足踏在力台上即可将力的垂直分力、前后分力、侧向分力等指标测出，并可绘成曲线。

3. **肌电活动参数** 为观察步行中下肢各肌肉的电活动，在相应的肌肉表面涂上电极胶后再固定皮表肌电图电极，引线通向挂在患者腰背部的小型肌电发射器上。在固定在室内的肌电图机旁设有专门从发射器接受电波的天线和前置放大系统，将接受到的肌电讯号送入肌电图机进行放大和记录，通过反映步行中肌肉活动的模式、肌肉活动的开始与终止、肌肉在行走过程中的作用、肌肉收缩的类型以及和体位相关的肌肉反应水平，分析与行走有关的各肌肉的活动。

（三）足底压力系统

足底压力步态分析仪是计算机化测量人站立或行走中足底接触面压力分布的系统。它以直观、形象的二维、三维彩色图像实时显示压力分布的轮廓和各种数据。与以往传统的测量方法相比，它是一种经济、高效、精确、快速、直观、方便的足底压力分布测量工具。

足底压力步态分析仪由硬件和软件组成，如图 12-7。硬件包括 PC 接口板、压力转换器、线缆、尼龙护套和平板式传感器；软件为基于 MS Windows（95/98/2000/XP，NT）的压力显示和分析软件。

如美国生产的 F-scan 系统的标准功能包括实时动态显示、连续帧回放、中心压力检测、接触面积计算、二维轮廓显示、三维压力显示、峰值压力描绘、压力和时间积分计算、图形分析。该系统所附带的时间分析模块（timing analysis module，TAM）可进行足的压力中心运动轨迹和足底相关区域峰值压力测量；重心分析（center of mass analysis，COM）模块可进行人体重心（center of gravity，COG）的分析。

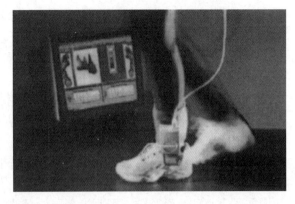

图 12-7　F-Scan 足底压力步态分析仪

足底压力步态分析仪除可进行步态分析外，还可用于：①神经系统疾病的诊断与康复评定；②高危足病的诊断与预防；③足踝矫形器疗效的监测；④手术效果的评定。

（四）动态肌电图

通过贴在皮肤上的表面电极测量肌肉的活动。表面肌电图使用可处理的胶粘电极记录来自表面电极或针电极的放大前的 EMG 信号，由电缆或无线遥控器传送到与计算机系统相连的接收器上。通过显示的信号可以鉴别和分析步态的相关因素。

它可以提供对步态分析有用的信息，如有关肌肉与活动是否恰当，非相位活动怎样影响步态，尤其是对痉挛性瘫痪的患者。

（五）超声定位步态分析仪

由清华大学研制的三维测力台系统，对站立或行走时足底与支承面之间的压力（冠状面、矢状面和水平面三个方向的力）进行测量和分析，包括对足底压力曲线、矢量图、功率谱、拟合曲线等参数分析，获得反映人体下肢的结构、功能乃至全身协调性等方面的信息。

（六）电子测角器

它是装有电子计算机的简单测角装置，临床上通常用于测量关节活动度。主要的缺点是准确性不高。

第三节　常见异常步态模式评定

任何神经、肌肉及骨关节疾病均有可能导致步行功能障碍，因此，对异常步态的分析和评定，首先应采集病史和进行体格检查，在此基础上，进一步区分是上运动神经元疾病、下运动神经元疾病、小脑或基底神经节的紊乱，还是骨骼肌肉疾病或心理疾病等，继而分析异常步态模式的特征，制定适宜的康复治疗计划。

一、中枢神经受损所致的异常步态

（一）偏瘫步态

偏瘫步态是指患者在行走时，由于骨盆后缩、膝关节屈曲不充分，患侧产生提髋，下肢外旋、外展"划圈",同时伴有足内翻、跖屈,使患侧下肢不能正常负重,这种状况持续下去,使下肢伸肌痉挛进一步加重,患者走路时费时、费力且不易保持平衡,如图12-8所示。偏瘫步态根据其不同的特征又可进一步分为如下类型。

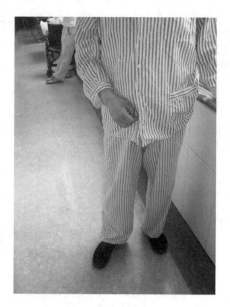

图12-8 偏瘫步态

1. 提髋型 在摆动前期或早期,由于患侧股四头肌不恰当的运动,使患侧下肢呈现伸肌痉挛模式占优势,再加上屈髋肌无力、腘绳肌收缩和不充分的跖屈肌活动,使得摆动相不能屈膝、踝背屈,患者通过躯干向健侧倾斜、提髋来代偿性地提起下肢,完成下肢的摆动。这样既加大了骨盆左右移动的幅度,又增加了重心的垂直移位,因而提高了能量的消耗。膝关节过伸、躯干向健侧的倾斜使身体的稳定性降低,摆动相屈膝的丧失和踝关节的持续跖屈所造成的拖地使患者有跌倒的危险。

2. 膝过伸型 由于股四头肌无力或痉挛,踝跖屈肌无力或痉挛、踝背屈肌无力和跟腱挛缩,或者行走时股四头肌与股二头肌收缩不协调,使患者的膝关节在支撑相出现过度伸展、髋后突。上述过程增加了重心向患侧移位和下降的幅度,使能耗加大。膝过伸产生的外在伸肌力矩穿过膝关节,久而久之,使膝后关节囊和韧带受到损伤,出现疼痛、韧带松弛或骨畸形,加之髋关节稳定性差,使其安全性受到影响。

3. 瘸拐型 由于股四头肌痉挛,或腘绳肌痉挛,加上踝关节跖屈肌的持续收缩,出现行走时摆动相不能选择性地屈、伸膝关节,摆动患肢,如摆动相开始时,患肢髋关节即屈曲,同时由于屈肌共同运动模式未打破,膝关节屈曲,足呈内翻状,在摆动相结束时,膝关节需伸展,此时又诱发了伸肌共同运动模式,患足跖屈,踝关节不能背屈,因而足跟不能着地,患肢在支撑相时不能负重,步态不稳或呈瘸拐状。上述过程重心上下移位明显增加,能量消耗加大;足跟不能着地,使行走的正常节律发生改变,稳定性和安全性均下降。

4. 划圈型 由于患侧下肢屈髋肌、屈膝肌和髋内收肌收缩能力下降,或伴有股四头肌痉挛,出现行走时摆动相患肢髋内收、屈髋、屈膝及踝背屈动作困难,为了抬起患肢,只得将骨盆上提,向后旋转,髋关节外旋、外展,呈环行运动和跨栏步态,此时身体重心上下移位加大;支撑相患足落地时,不是足跟先着地,而是足尖或者整个足掌"蹬"地,又加重了患腿伸肌痉挛模式,造成踝内翻、足趾跖屈,使得患侧支撑相持重差,在身体重心转移时左右摆动幅度加大。除能量消耗增加外,行走时稳定性下降,对行走的地面平整度要求增高。

(二)脑瘫步态

1. 马蹄内翻足 常见于脑瘫患者,其足部畸形特点是:①马蹄样足下垂;②足内翻;③足前部内收、跖屈;④学龄期后患者多伴有胫骨内旋;⑤通常足下垂合并有跟腱挛缩,而足前部跖屈,且常合并有跖筋膜挛缩和高弓足畸形。随着年龄的增长,骨骼负重和长期在畸形位置,畸形会进一步加重。畸形越严重,治疗越困难。行走时比目鱼肌、腓肠肌或胫骨后肌的不协调运动,使摆动相出现踝过度跖屈;因为跟腱挛缩或踝背屈肌无力,表现为支撑相多用足尖或足外侧缘着地,甚至用足背外侧着地行走。负重处出现胼胝和滑囊。步态稳定性差,能量消耗高。

2. 蹲位步态 最常见于脑瘫患者。由于腘绳肌痉挛,或髋屈肌痉挛、跖屈肌无力、跟腱痉挛等原因,使得患者支撑相髋内收和内旋,膝关节过度屈曲,同时足呈马蹄形,足趾外展;在摆动相中期屈膝减少、末期缺乏伸膝。能量消耗明显加大,稳定性差。

3. 剪刀步态 脑瘫患者由于髋内收肌张力过高,双膝内侧常呈并拢状,行走时,双足尖(相对或分开)点地,交叉前行,呈剪刀状。摆动相缺乏屈膝、屈髋动作,支撑相足尖着地,支撑面小,行走时能量消耗大，稳定性差。

4. 舞蹈步态 为双下肢大关节的快速、无目的、不对称的运动，多见于四肢肌张力均增高的脑瘫患者，支撑相足内翻，踝缺乏背屈，足尖着地，身体不能保持平衡。摆动相双侧髋关节、膝关节屈曲困难。行走时，双上肢屈曲，不协调抖动，双下肢跳跃，呈舞蹈状。行走时能量消耗大，稳定性差。

（三）截瘫步态

脊髓损伤的患者，因损伤节段不同，治疗及时与否，方法是否得当，其步行能力有很大差异，如图 12-9。截瘫患者早期借助下肢支具在平行杠内步行，能力进一步提高后用臂杖、腋杖或手杖以摆至步、摆过步或四点步的模式完成行走过程。腋杖可以承担身体重量的 80%，臂杖可以承担身体重量的 40%~50%，手杖约能承担 20%~25% 的体重。

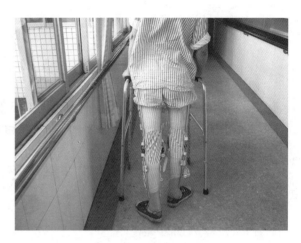

图 12-9　截瘫步态

1. 平行杠内行走步态

（1）四点行走步态：左手出前方、腹内、外斜肌和腰大肌收缩提起右腰部，右下肢摆出着地，然后右手、左下肢分别着地，如此反复。在行走过程中，除下肢有支撑相、摆动相活动外，还有双上肢的支撑和摆动，因此，稳定性好，但速度缓慢。下肢在摆动相无膝、踝关节的运动，重心在水平面和垂直面上移位均明显增加，能量消耗大。

（2）二点行走步态：用左手、右足承重、躯干向右前方倾斜，右手与左足同时出向前方。在摆动相并非一侧下肢的单独运动，而是与对侧上肢和躯干一起上抬、旋转，整个过程缺乏膝、踝关节的运动，重心在水平面和垂直面上移位均明显增加，能量消耗大。

（3）拖地行走步态：经常保持骨盆后倾，髋关节伸展，身体前倾，双手移向前方，然后双下肢在地面上拖动向前方移动。行走过程中无单支撑相，即双下肢同时摆动，整个过程需要上肢的支撑。重心在垂直方向移位加大，能量消耗大。

（4）摆至步行走步态：体重加在前方的双手上，抬起身体，双下肢离开地面向前摆，在双手位置附近落地。行走过程中无单支撑相，动力主要来自于腹肌和肱三头肌的收缩，重心在垂直方向移位加大，能量消耗大。

（5）摆过步行走步态：体重加在前方的双手上，努力抬起身体，双下肢离地，摆至手稍前方的位置，髋关节与躯干伸展而落地。行走过程中无单支撑相，动力主要来自于腹肌和肱三头肌的收缩，重心在垂直方向移位加大，能量消耗大。这种步态对 $T_{3~8}$ 损伤的患者不如摆至步安全，只有 $T_{9~12}$ 损伤的患者才可试用这种步法。

2. 臂杖、腋杖、手杖或助行架行走步态 在下肢支具的帮助下使用臂杖、腋杖或手杖行走，较固定在平行杠内步行难度更大。它依靠臂杖、腋杖或手杖提供最大的基底宽和稳定性，获得平衡来支撑体重并瞬间不断交替进行的动作，因此必须在平行杠内站位、平衡、步行训练相当充分后才能进行。行走步态有四点行走、二点行走、摆至步、摆过步等模式。

（1）手杖步态：常用的有两点支持步态和两点一点交替支持步态。

1）两点支持步态：常用于不完全性脊髓损伤患者，步行顺序为手杖→患肢→健肢。手杖一般放在健侧，先伸手杖，后迈患肢，最后迈健肢。这种步态由于总是有两点接触地面，稳定性较好，但步行速度较慢。

2）两点一点交替步态：尽管也用于不完全性脊髓损伤患者，但对肌力和平衡能力的要求要高于两点支持步态。步行顺序为手杖和患肢先同时迈出，然后迈健肢。这种步态的特点是手杖和患肢始终共同支撑体重，减轻了患肢负重，且步行速度比较快。

（2）臂杖步态：动作的方法和使用对象与手杖相同。

（3）腋杖步态：动作的方法与平行杠内的步行相同。

（4）助行架行走步态：适合于上肢功能较好，下肢功能损害较轻或下肢有支具帮助的脊髓损伤的患者，也常用于脊髓损伤患者的早期步态训练。步态模式常有两点支持步态、摆至步和摆过步，动作的方法同上。

（四）其他神经疾病

1. 蹒跚步态 小脑病变者，由于共济失调，行走时，步宽加大，步幅长短不一，速度快慢不等，东倒西歪，呈"鸭子"状或蹒跚状。行走时，重心上下、左右移动幅度大，稳定性差，能量消耗大。

2. 前冲步态 帕金森病患者，行走时，躯干前倾，双上肢缺乏摆动，步幅短小，越走越快，呈前冲或慌张步态。行走时，重心上下、左右移动幅度大，稳定性差，能量消耗大。

二、 周围神经受损所致的异常步态

（一）臀大肌步态

臀下神经损伤时，导致臀大肌无力，髋关节伸和外旋受限。行走时，由于臀大肌无力，表现为挺胸、凸腹，躯干后仰，过度伸髋，膝绷直或微屈，重力线落在髋后。整个行走过程重心在水平面前后方向的移位要大于在垂直面内的移位。行走速度和稳定性都受到影响。

（二）臀中肌步态

臀上神经损伤或髋关节骨性关节炎时，髋关节外展、内旋（前部肌束）和外旋（后部肌束）均受限，又称为 Trendelenburg 步态。行走时，由于臀中肌无力，使骨盆控制能力下降，支撑相受累侧的躯干和骨盆过度倾斜，摆动相身体向两侧摇摆。整个行走过程重心在水平面左右方向的移位要大于在垂直面内的移位。行走速度和稳定性都受到影响。

（三）股四头肌步态

股神经损伤时，屈髋关节、伸膝关节受限。行走时，由于股四头肌无力，不能维持膝关节的稳定性，膝将倾向于"屈服"，支撑相膝后伸，躯干前倾，重力线落在膝前。如果伸膝过度，有发生膝后关节囊和韧带损伤的危险。整个行走过程重心在垂直位移动的幅度较大。

（四）胫前肌步态

腓深神经损伤时，足背屈、内翻受限，其特征性的临床表现是早期足跟着地之后不久"拍地"，它是由于在正常足跟着地之后，踝背屈肌不能进行有效的离心性收缩控制踝跖屈的速率。行走时，由于胫前肌无力使足下垂，摆动相足不能背屈，以过度屈髋、屈膝，提起患肢，完成摆动。整个行走过程身体左右摆动、骨盆侧位移动幅度增大。因为足下垂拖地，跌倒的危险增加。

（五）腓肠肌步态

胫神经损伤时，屈膝关节、足跖屈受限。行走时，由于腓肠肌无力，支撑相足跟着地后，身体稍向患侧倾斜，患侧髋关节下垂，蹬地无力。整个行走过程重心在水平面左右方向的移位要大于在垂直面内的移位。行走速度和稳定性都受到影响。

三、 骨关节疾患所致异常步态

（一）疼痛步态

常用于描述下肢疼痛的患者步态。在此模式中，患者通过改变步态减少疼痛下肢的负重，未受累的下肢快速向前摆动以缩短患肢的支撑相。根据患者的行走时的形态又可以分为：

1. 直腰步态 脊柱疾患（脊柱结核、肿瘤等）者行走时，为避免脊柱振动，压迫神经，引起疼痛，常挺直腰板，小步慢走，步幅均等。

2. 侧弯步态 腰椎间盘突出，压迫神经，导致一侧腿痛的患者，行走时，为减轻疼痛，躯干向健侧倾斜，脊柱侧弯，足跟着地后，患腿支撑相缩短。

3. 蹑脚步态 各种原因引起一侧下肢负重疼痛者，行走时，患侧支撑相缩短，健侧摆动相提前并加快，以减少患肢负重，防止疼痛，呈蹑脚步态。

4. 足尖步态 髋关节疼痛者，行走时，支撑相，以足尖着地为主，躯干向患侧倾斜，减少髋关节负重。膝关节疼痛者，行走时，支撑相足尖着地，膝不敢伸直，健侧摆动加快。

（二）关节挛缩或强直步态

1. 髋关节 髋关节屈曲挛缩者，行走时，骨盆前倾，腰椎过伸，足尖点地，步幅短小；髋关节伸直挛缩者，行走时骨盆上提，过度屈膝，躯干旋转，完成摆动。整个行走过程重心左右、上下移位均明显增加。

2. 膝关节 膝关节屈曲挛缩20°以上者，可出现斜肩步态；膝关节伸直挛缩者，行走时摆动相躯干向健侧倾斜，患侧骨盆上提，髋外展，以提起患腿，完成摆动。整个行走过程重心左右、上下移位均明显增加。

3. 踝关节 踝跖屈曲挛缩15°以上者，行走时，支撑相足跟不能着地；摆动相过度屈髋、屈膝、足尖点地，呈跨栏步态。踝背屈曲挛缩15°以上者，行走时足尖不能着地，患侧支撑相缩短，健侧摆动加快，亦呈蹑脚步态。整个行走过程重心左右、上下移位均明显增加。

（三）短腿步态

患肢缩短达2.5cm以上者，该腿着地时同侧骨盆下降，导致同侧肩倾斜下沉，对侧摆动腿、髋膝过度屈曲与踝背屈加大，出现斜肩步。如缩短超过4cm，则步态特点可改变为患肢用足尖着地以代偿。整个行走过程重心上下、左右移位均加大，能量消耗增加。

（四）假肢步态

截肢穿戴假肢后的步态取决于多种因素，如残端长度、截肢平面、假肢安装调整的合适程度、行走训练是否恰当、假肢结构和性能的好坏等，其中截肢平面是影响患者步态的关键。步行实验的结果显示，膝下假肢步行能力最好，膝关节离断假肢较好，膝上假肢尚可，而髋关节离断假肢及一侧膝上另一侧膝下假肢为差，双侧膝上假肢的步行能力最差。

1. 膝上假肢 单侧膝上假肢使用者异常步态的主要表现是假肢侧支撑相短、摆动相长，而健侧支撑相长、摆动相短，由于假肢在支撑相不能屈膝，造成患者在假肢侧肌肉摆动相人体重心上下起伏，垂直面上移位较大，行走过程中能量消耗大，因此，在假肢装配中应考虑假肢能够提供的可控制膝力矩，以保证足够的助伸力，缩短摆动相，减少冲击力。

2. 膝下假肢 膝下假肢有较好的步行能力，具有以下特征：①支撑相全足底着地时间延长，而支撑相整个时间缩短；②支撑相膝关节屈曲角度下降；③足跟、足趾提前离地；④摆动相膝关节屈曲角度下降。

（五）平足

又称扁平足，如图 12-10 所示，可见内侧纵弓变低，距骨向前、内和下方移位，跟骨向下和旋前，舟骨粗隆凹陷，腓骨长、短肌和伸趾肌短缩，胫后肌和趾长屈肌拉长。平足又分僵硬性平足和可屈性平足两类，僵硬性平足是结构畸形，内侧纵弓在非负重体位、足趾站立和正常负重情况下均不存在；可屈性平足是内侧纵弓在负重时缺如，而在足趾站立或非负重情况下出现。它与牵拉足底跟舟韧带，第 2~4 跖骨头负重增加，并可能有跖骨头胼胝形成，行走时足蹬地动作差等因素有关。

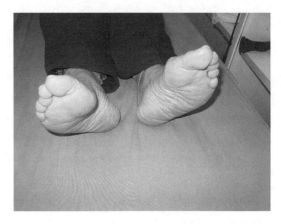

图 12-10　平足

（六）老年步态

老年人的生理功能如视觉、位置觉、心肺功能、运动功能、平衡功能和步行能力随年龄增长逐渐退化。正常老年人的步行能力与认知功能、感觉功能、运动功能、平衡功能和肌肉力量密切相关。

1. **步行速度**　多数学者的研究认为随年龄增长步行速度减慢。有人对 60~72 岁年龄组的研究发现，其步态特点为步行速度减慢，关节活动范围减少及步幅缩短。

2. **运动学分析**　Murray 对 20~87 岁男性和 20~70 岁的女性在步行速度，步长、步幅、摆动相和支撑相的比例，髋关节活动角度等进行研究，发现 65 岁以上者上述指标全部下降，而步行周期及支撑相的持续时间均长，75 岁以上者步宽增加，80 岁以上在支撑相末期足跟离地及足趾离地时的推进力均下降，妇女 50 岁以后步幅缩短。

3. **能量消耗的分析**　通过普通摄像及地反应力的研究方法可以获得每个关节活动时产生力的一瞬间及其能量的吸收和分解的详细数据；能量的产生和吸收与关节旋转和水平运动时的力相关。通过 EMG 的描记对老年人步态分析发现，摆动相需要的能量增多，准备足跟落地时所需能量减少，支撑相末期踝关节跖屈及足趾离地的推进力下降因而能量的产生减少，支撑相末期及摆动相早期股四头肌对能量的吸收也减少，导致以上能量产生和吸收减少的原因与步幅缩短有关，膝、髋关节的力和能量的变化在老年人也呈低下状态。

小结

步态是人体行走的形态，是人们认识正常人行走规律、帮助患者实现行走功能或改善行走能力的重要内容，掌握支撑相和摆动相的运动学规律和动力学规律是本章的主要内容。此外，了解不同疾病的步态病理特点，为临床康复治疗提供有效的参考。

思考题

1. 哪些是步态的基本参数？
2. 简述支撑相膝关节、髋关节和踝关节的运动轨迹。
3. 简述摆动相膝关节、髋关节和踝关节的运动轨迹。
4. 评定行走能力的常用方法有哪些？
5. 膝过伸型偏瘫步态的产生原因是什么？

（王玉龙）

第十三章
神经电生理检查

神经电生理检查是神经系统检查的延伸，范围包含周围神经和中枢神经的检查，其方法包括肌电图（electromyography，EMG）、神经传导测定、特殊检查、诱发电位（evoked potential，EP）检查，还包括低频电诊断（low frequency electrodiagnosis）：即直流-感应电诊断（galvanic-faradic electrodiagnosis）和强度-时间曲线（intensity-time curve）检查等。神经电生理检查在诊断及评估神经和肌肉病变时，起着非常关键的作用，同时也是康复评定的重要内容和手段之一。

第一节 概　述

从神经电生理的角度来看人体内各种信息传递都是通过动作电位传导来实现的。对于运动神经来说，动作电位的产生是由于刺激了运动神经纤维，冲动又通过神经肌肉接头到达肌肉，从而产生肌肉复合动作电位；对于感觉神经来说，电位是通过刺激感觉神经产生，并且沿着神经干传导；而肌电图分析的是静息状态或随意收缩时骨骼肌的电特征。

一、神经肌肉电生理特性

（一）静息跨膜电位

细胞膜将细胞外液和细胞内液隔离开，细胞内液钾离子浓度远远高于氯离子和钠离子浓度，所以胞内液较胞外液含有更多的负电荷，造成膜内外存在一定的电位差，而且细胞内相对细胞外更负，这种电位差即为静息跨膜电位（resting membrane potential）。人类骨骼肌的静息跨膜电位是 -90mV。在正常情况下，离子流入和流出量基本相等，维持一种电平衡，而这种平衡的维持，需要有钠钾泵存在，所以静息电位，又称为钾离子的电-化学平衡电位。

（二）动作电位

神经系统的各种信息是通过动作电位传导。在静息期，钾离子可以自由通过细胞膜，而钠离子则不能。当细胞受到刺激时，细胞膜就进行一次去极化，此时，钠离子通道打开，通透性明显提高，钠离子大量流入细胞内使细胞进一步去极化，当钠离子去极化达到临界水平即阈值时，就会产生一个动作电位（action potential，AP）。随后，钾离子通透性增加，而钠离子通透性则逐渐降低，使动作电位突然下降到静息水平，使膜超极化，随后再缓慢回到静息电位水平，完成一个复极化周期，这就形成了动作电位产生的生理基础。轴索处产生的动作电位，沿着轴索向两端扩散，在有髓神经纤维上，动作电位只在郎飞结之间跳跃式传播，而在无髓神经纤维上，则是持续缓慢向外扩散。

（三）容积传导

不论神经传导或针电极肌电图，其记录电极所记录到的电位都是细胞内电位经过细胞外体液和周围组织传导而来的，这种传导方式叫容积传导（volume conduction），容积传导又根据其电位发生源和记录电极之间的距离远近分为近场电位（near-field potential）和远场电位（far-field potential），神经传导和肌电图记录的都是近场电位，诱发电位记录的是远场电位。在神经电生理检查中，凡是向上的波均被称为负相波；向下的波均被称为正相波。当容积传导的这种近场电位接近，通过并且离开记录电极下时，就会产生一个典型的三相波（图13-1A），多数感觉神经或混合神经电位都具有这种典型三相波；当容积传导的这种近场电位位于记录电极下面时，就会出现一个典型的双相波，负相在先，正相在后，这也是常规运动神经传导中记录到的典型波形（图13-1B）。

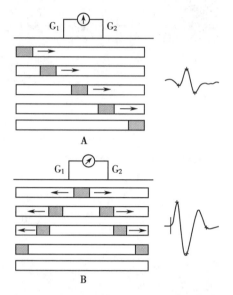

图 13-1　容积传导波形图

二、　仪器与设备

肌电图诱发电位检查仪的主要组成部分包括电极、放大器、显示器、扬声器、记录器、刺激器以及存储各种数据的部件。肌电图电极是收集电信号的部分，分为针电极和表面电极两类。针电极是传统的常规电极，有同心圆针电极、双极同心圆针电极、单极针电极或单纤维针电极。临床上最常用的是同心圆针电极，它主要记录电极周围有限范围内的运动单位电位的总和；表面电极记录到电极下较大范围内电活动的总和，常用于神经传导测定、诱发电位的检查、表面肌电图等。放大器是一台仪器最关键部分，前置放大器应当噪声低，阻抗高，共模抑制比高。噪声低则易于检出纤颤电位和诱发电位，阻抗高则波形失真小，共模抑制比高则抗干扰能力强，放大器要求频带宽（20~5000Hz），高低截止频率均可调。显示器中阴极射线管是很重要的组成部分，由于它可以无限制地反映频率的变化，以便分析运动单位时限、波幅和波形。肌肉动作电位的音调有特异性，因此在进行肌电图测定时，应用扬声器辨别各种自发电位和肌电活动的声音特点，对分析诊断很有帮助。

三、　电生理检查的基本要求

通常在进行检查以前，肌电图医生必须充分了解患者病史，进行有针对性的神经系统体格检查，以便对患者诊断有一个大概估计。然后计划出对患者应做哪些项目的检查，查哪些神经和肌肉，在检查时，要注重根据患者具体情况，调整检查内容，而不能对所有的患者都遵循某一特定模式，也就是说对患者检查一定要个体化，以期达到最后的目的。电生理检查是一项实践性很强、技术要求很严格、并且和临床结合非常紧密的检查，其结果的准确性将直接影响到最后的诊断，而要保证结果准确的首要前提就是要有严格、规范化的操作。

神经电生理检查实验室里要求噪声低，光线柔和，安静舒适，不要让患者产生恐惧感。房间要远离电源，肌电图机器电源插头最好用单一的，不要和其他机器插在一起。检查之前要向患者解释该检查的过程、目的，有无疼痛，需要患者做哪些配合。检查时，要求患者要充分放松，舒适体位，充分暴露所要查的肢体。另外，检查室的室温最好保持在28~30℃，而患者的肢体温度最好保持在32℃以上，这是检查结果准确的一个首要前提。

第二节　神经肌电图检查

神经肌电图简称肌电图（electromyography，EMG），它是对肌细胞在各种功能状态下的生物电活动进行检测分析，评估脊髓前角细胞、轴索、神经肌肉接头、肌纤维的功能，同时还可以结合躯体的运动神经、感觉神经诱发电位的检查分析，了解运动和感觉神经纤维通路及病变部位，对神经肌肉作出定性、定位的诊断和功能评定。

一、肌电图检查

肌电图是将针电极插入肌肉记录电位变化的一种电生理检查。通过观察肌肉的电活动了解下运动神经元，即脊髓前角细胞、周围神经（根、丛、干、支）、神经肌肉接头和肌肉本身的功能状态。肌肉放松时，针电极所记录到的电位叫自发电位（spontaneous activity）。插入或移动针极时所记录到的电位叫插入电位（insertional activity）。当肌肉随意收缩时所记录到的电位叫运动单位电位（motor unit action potentials，MUAPs）。运动单位是由一个运动神经元与所支配的全部肌纤维共同组成的，是肌肉随意收缩时的最小功能单位。正常肌肉放松时不能检测到电活动，但在随意收缩时就会出现运动单位电位。在运动单位受累时，静息的肌肉可出现多种电活动，运动单位电位可出现异常波形和电活动模式，我们可根据这些肌电图的表现推测病变的性质、部位和程度，但肌电图检查毕竟是临床辅助检查，应将肌电图结果和神经传导速度以及病史和其他检查结果结合起来共同分析。在进行针电极肌电图检查时，检查者对每块所检查肌肉的体表定位、激活方式和神经支配都要了如指掌。为此，这里先介绍一些常用肌肉解剖定位和进针部位。

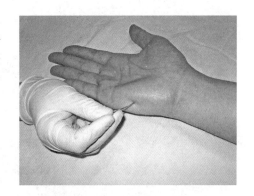

图 13-2　小指展肌进针部位

（一）常用肌肉解剖定位和进针部位

1. 小指展肌（图 13-2）

（1）神经支配：尺神经，内侧束，下干和 $C_8 \sim T_1$ 神经根。

（2）进针部位：在小指掌指关节尺侧和腕横纹的中点进针。

（3）激活方式：外展小指。

（4）注意事项：进针过深可能进入小指对掌肌或蚓状肌。

（5）临床意义：在尺神经运动传导检测中，常以该肌作为记录肌肉。尺神经在腕部、肘部及 $C_8 \sim T_1$ 神经根有损害时，可出现此肌肉异常。

2. 拇短展肌（图 13-3）

（1）神经支配：正中神经（内侧头），内侧束，下干和 $C_8 \sim T_1$ 神经根。

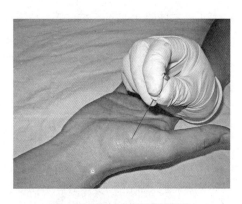

图 13-3　拇短展肌进针部位

（2）进针部位：掌心向上，第一掌指关节掌侧和腕掌关节之间连线的中点进针。

（3）激活方式：拇指外展。

（4）注意事项：进针过深可能进入拇对掌肌，过于偏内侧会进入拇短屈肌。

（5）临床意义：在正中神经运动传导检测中，常以该肌作为记录肌肉。在腕管综合征、臂丛内侧束、下干及 C_8~T_1 神经根损害时，此肌可出现异常。

3. 指总伸肌（图 13-4）

（1）神经支配：后骨间神经，桡神经，后束，中干，下干和 C_7、C_8 神经根。

（2）进针部位：掌心向下，前臂背侧中、上 1/3 处，尺、桡骨之间进针。

（3）激活方式：背伸掌指关节。

（4）注意事项：进针太靠桡侧可能进入桡侧腕伸肌，太靠尺侧可能进入尺侧腕伸肌。

（5）临床意义：在桡神经运动传导检测时，常于该肌记录。在桡神经任何部位损害如腋部、桡神经沟处和后骨间神经处，均可出现此肌肉异常。

4. 肱二头肌（图 13-5）

（1）神经支配：肌皮神经，外侧束，上干和 C_5~C_6 神经根。

（2）进针部位：上臂中 1/2 处肌肉最丰满处进针。

（3）激活方式：前臂旋后时屈曲肘关节。

（4）注意事项：进针太靠远端可能扎到肱肌。

（5）临床意义：C_6 神经根代表肌，在肌皮神经、外侧束和 C_5~C_6 神经根损害时，此肌肉可有异常。

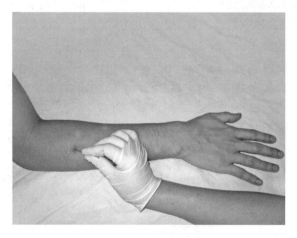

图 13-4 指总伸肌进针部位

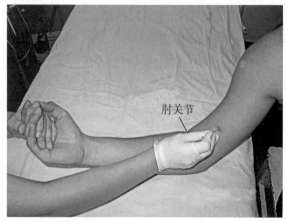

图 13-5 肱二头肌进针部分

5. 三角肌（图 13-6）

（1）神经支配：腋神经，臂丛后束，上干和 C_5~C_6 神经根。

（2）进针部位：肩峰与三角肌粗隆连线中点处进针。

（3）激活方式：上臂外展。

（4）注意事项：进针太靠远端可能扎到肱肌。

（5）临床意义：腋神经及 C_5~C_6 神经根损害时，此肌肉可有异常。

6. 胫前肌（图 13-7）

（1）神经支配：腓深神经，腓总神经，坐骨神经，骶丛和 L_4、L_5 神经根。

（2）进针部位：胫骨结节下四横指，胫骨嵴外侧一指宽处进针。

（3）激活方式：踝背伸。

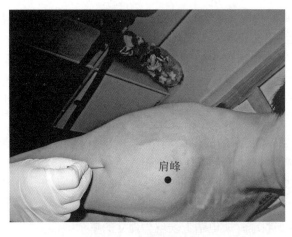

图 13-6 三角肌进针部分

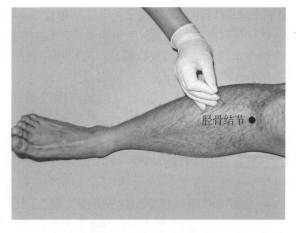

图 13-7 胫前肌进针部分

（4）注意事项：此肌肉表浅，进针太深会扎到趾长伸肌。

（5）临床意义：在腓深神经、腓总神经、坐骨神经、骶丛和 L_4、L_5 神经根损害时，此肌肉出现异常。

7. 腓肠肌内侧头（图 13-8）

（1）神经支配：胫神经，坐骨神经，骶丛和 S_1、S_2 神经根。

（2）进针部位：在小腿内侧，腘窝皱褶下约一手宽处进针。

（3）激活方式：踝跖屈。

（4）注意事项：进针太深会扎到趾长屈肌或比目鱼肌。

（5）临床意义：胫神经、坐骨神经、骶丛和 S_1、S_2 神经根损害时，此肌肉出现异常。

（二）正常肌电图

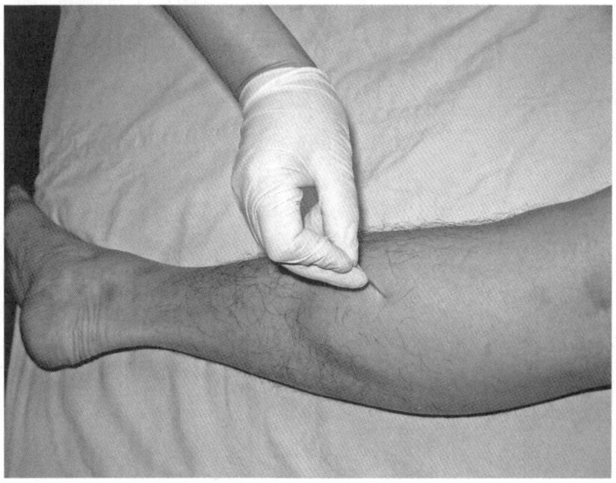

图 13-8 腓肠肌内侧头进针部分

做针极肌电图检查时，对于每一块需要检查的肌肉，通常分四个步骤来观察：①插入电活动：将记录针插入肌肉时所引起的电位变化；②放松时：观察肌肉在完全放松时是否有异常自发电活动；③轻收缩时：观察运动单位电位时限、波幅、位相和发放频率。④大力收缩时：观察运动单位电位募集类型。

1. 插入电活动

（1）插入电位：在针电极插入肌肉或在肌肉内移动时，因针的机械刺激，导致的肌纤维去极化，而产生的短促电活动，即为插入电位。正常的插入电位持续短暂，多在针停止移动后持续时间不超过 300 毫秒。

（2）终板噪声：针极插到肌肉运动终板附近时，可出现不规则电位，波幅 10~40μV，发放频率为每秒 20~40Hz，并听到海啸样声音，为终极噪声，患者诉说进针处疼痛，将针稍退出疼痛即消失。

2. 电静息
肌肉完全放松时，不出现肌电活动，显示器上呈一条平线。

3. 轻收缩时肌电图
肌肉轻收缩时可记录到运动单位电位。由于运动单位本身结构、空间排列和兴奋程度不同，可记录到不同形状、时限、及不同波幅的电位。运动单位的分析主要有 3 个参数：时限、波幅、位相，此外还有稳定性和发放频率。

（1）运动单位电位时限测量：指运动单位变化的总时间，即自第一个相偏离基线开始，至最后一个相回归基线止。它反映了一个运动单位里不同肌纤维同步兴奋的程度。不同部位肌肉和不同年龄的运动单位时限差别很大，一般为4~13毫秒，不超过15毫秒（图13-9A）。

（2）运动单位电位波幅测量：波幅代表肌纤维兴奋时所产生的动作电位幅度的总和。一般取峰-峰电压值计算波幅，即最大负峰和最大正峰之间的电位差，单位为mV。运动单位电位的波幅变异甚大，主要取决于电极与运动单位的距离及活动纤维的密度，正常情况下，一般不超过4mV（图13-9B）。

（3）运动单位电位位相测量：是检测运动单位不同肌纤维放电的同步性，测量运动单位的位相时，一般是由电位跨越基线次数再加1而得到。正常的运动单位电位为双相或三相，4相及以上称多相电位，正常约占5%~10%，但不同的肌肉差异较大（图13-9C）。

4. **运动单位电位募集和发放类型**（图13-10）

（1）单纯相：轻度用力时，只有几个运动单位参加收缩，肌电图上表现为孤立的单个电位。

（2）混合相：中度用力收缩时，募集的运动单位增多，有些运动单位电位互相密集不可区分，有些区域仍可见到单个运动单位电位。

（3）干扰相：最大用力收缩时，肌纤维募集更多，放电频率增高，致使运动单位电位重叠在一起无法分辨单个电位。

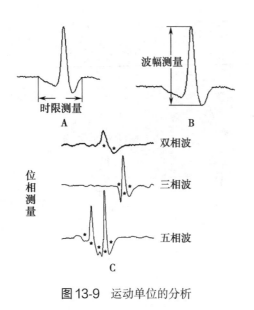

图13-9 运动单位的分析

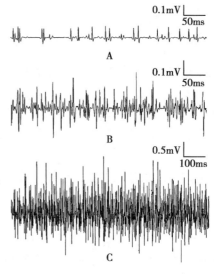

图13-10 正常人肌肉不同程度用力时运动单位募集现象图

（三）异常肌电图

肌电图异常包括插入电位延长或消失；静息时肌肉出现的自发电活动如纤颤电位、正锐波、复杂重复放电等；主动轻度收缩时运动单位电位的时限、波幅、位相和发放频率有异常；大力收缩时运动单位电位有异常的募集。

1. **插入电位改变** 常见的有插入电位延长，即针电极插入时电活动持续时间超过300毫秒，则为插入延长。插入电位延长多见于神经源性疾病，在多发性肌炎也可见到。但肌肉纤维化后，插入电位可减少或消失。

2. **纤颤电位** 纤颤电位（fibrillation potentials）为肌肉放松时肌纤维自发收缩产生的电位，是一种起始为正相波而后为负相波的双相波，时程为1~5毫秒，波幅为20~200μV，发放频率比较规则，多为每秒0.5~10Hz，有时高达30Hz（图13-11A）。在肌电图检查时，除了在显示器上可以看到起始为正相而后负相的双相波外，还可以同时听到像雨点落到屋顶瓦片上的声音。一块肌肉上出现两处以上的纤颤电位，就应该考虑是病理性的。出现纤颤电位通常多代表是神经源性损害，但也可见于肌炎、肌纤维破坏、低钾或高钾血症等。

3. **正锐波（正尖波）** 正锐波（正尖波）（positive sharp waves）正锐波是一个起始部为正相，继之伴随出现一个时限较宽、波幅较低的负相波。其波幅变化范围较大，从10~100μV，有时可达3mV，它的发放频率比较规则，介于每秒0.5~10Hz，有时达30Hz（图13-11B）。在肌电图检查时，可发出比较钝的爆米花声。正锐波出现的意义与纤颤电位相同。

4. **复杂重复放电** 复杂重复放电（complex repetitive discharges，CRD）又叫肌强直样放电或怪样电位，是一组失神经肌纤维的循环放电，在肌电图检查时，它表现为突发突止，频率为20~150Hz，波幅为50~500μV，规律出现，每次发放的形态基本一致（图13-11C），并且会出现持续的像机关枪样的声音。它可以在神经源性损害或肌源性损害中出现，但通常它的出现多提示病变进入慢性过程。

5. **轻度收缩时的异常肌电图**

（1）运动单位的时限和波幅改变：①时限延长、波幅增高又称巨大电位，见于前角细胞病变和陈旧性周围神经损伤，提示神经再生时新生轴突分枝增加致所支配的肌纤维增多（图13-12A）；②时限缩短、波幅降低又称小电位，见于肌源性损害的病变（图13-12B）。

（2）多相电位数量增多：按波形特点可分：①短棘波多相电位，时限短（<3毫秒），波幅不等（<300~500μV），见于肌源性损害的病变及神经再生早期，又称新生电位（图13-12C）；②群多相，位相多，波幅高，时限可达30毫秒，又称复合电位，意义与巨大电位相同（图13-12D）。

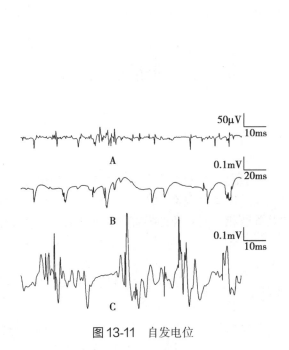

图13-11 自发电位

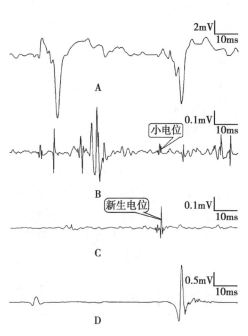

图13-12 轻度收缩时的异常肌电图

6. **大力收缩时的异常肌电图**

（1）募集减少：在大力收缩时，可以很清楚地看到每个单个运动单位电位，即募集相减少或称单纯相（图13-13A），这是由于发放电位的运动单位数量减少，而仅有很少一部分具有功能的运动单位参与发放电位，多见于神经源性损害的病变。

（2）早期募集现象：轻收缩即可出现由短时限、低波幅运动单位电位组成的相互重叠的募集现象叫早期募集现象或病理干扰相（图 13-13B）。这是由于运动单位肌纤维数量减少，参与放电的运动单位数量增多所致，多见于肌源性损害的病变。

（四）常见病变异常肌电图类型

在肌电图检查时，我们可以根据自发电位出现的情况、运动单位电位形态、发放频率和募集形式来判断病变性质、程度和预后，以下是一些常见病变异常肌电图类型。

1. 周围神经病变及损伤

（1）急性轴索损害：2~3 周后，插入电位延长，肌肉放松时，可见大量正尖纤颤电位，轻收缩时，可见运动单位电位形态保持正常，当大力收缩时，出现运动单位电位募集相减少。当损害后 1 周内做肌电图检查，未见自发电位，仅出现正常运动单位电位募集相减少，所以急性周围神经病变时，过早做肌电图检查，意义不大。

（2）慢性轴索损害：插入电位延长，正尖纤颤电位明显减少或消失，有的患者出现复杂重复放电，主动轻用力时出现时限增宽、波幅高的运动单位电位，即大电位，重用力时募集相减少。一旦出现复杂重复放电或大电位，就标志着病程已经几个月或几年，进入慢性期。

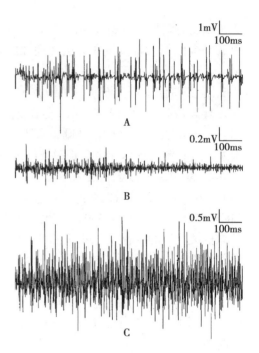

图 13-13 大力收缩时的各种不同的募集现象图

（3）以脱髓鞘为主的周围神经病变：插入电位不延长，无自发电位，运动单位形态正常，但募集相减少。主要靠神经传导检查来确定。

2. 脊髓前角细胞病变 可有插入电位延长，有正尖纤颤电位电位，常见束颤电位，轻收缩时，可见运动单位电位时限增宽，波幅高，常有巨大电位，多相波多，大力收缩时，运动单位数量减少，呈高频发放的单纯相。

3. 肌源性损害病变

（1）急性肌源性损害：可有自发电位，轻收缩时运动单位电位时限缩短，波幅减小，多相电位增多，大力收缩时，可出现早期募集现象。

（2）慢性肌源性损害：可有小的纤颤电位，有长时限、高波幅多相运动单位电位与短时限、低波幅多相运动单位电位同时存在，大力收缩时，可出现早期募集现象。

总之，神经源性损害的肌电图表现为宽大电位及单纯相，而肌源性损害的肌电图表现为矮小电位及早期募集现象。

二、 神经传导测定

神经传导测定是一种客观的定量检查。神经受电刺激后能产生兴奋性及传导性，而这种传导具有一定的方向性，运动神经纤维将兴奋冲动传向远端肌肉，即离心传导；感觉神经纤维将冲动传向中枢，即向心传导。利用此特征我们应用脉冲电流刺激运动或感觉神经，来测定神经传导速度，判定神经传导功能，借以协助诊断周围神经病变的存在及发生部位。

（一）运动神经传导

运动神经传导研究的是运动单位的功能和整合性。通过对运动传导的研究可以评估运动神经轴索、神经和肌肉接头以及肌肉的功能状态，并为进一步作针电极肌电图检查提供准确的信息。

1. 测定和计算方法　通过对神经干上远、近两点超强刺激后，在该神经所支配的远端肌肉上可以记录到诱发出的混合肌肉动作电位（compound muscle action potential，CMAP），又通过对此动作电位波幅、潜伏时和时限分析，来判断运动神经的传导功能。运动神经传导速度（m/s）= 两刺激点间距离（mm）÷ 该段神经传导时间（ms）。

以正中神经为例：记录电极为拇短展肌，在正中神经腕部刺激，CMAP潜伏时为3.5毫秒，肘部刺激，CMAP潜伏时为7.6毫秒，测出两刺激点距离为230mm，则正中神经腕-肘的运动神经传导速度为230/（7.6-3.5）=56.1（m/s）（图13-14）。

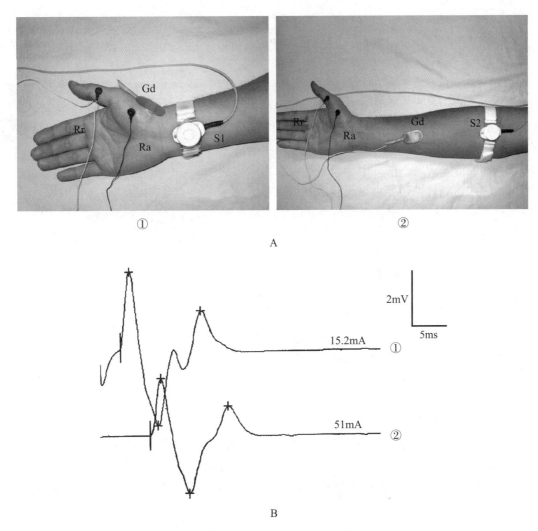

图13-14　正中神经运动传导的测定

2. 技术要求

（1）刺激电流强度：刺激电流强度随测定神经的部位、病损程度而异。一般均需超强刺激。但有神经病变时，应注意电流增强时有无容积传导及神经侧支生长致神经异常支配的可能。

（2）刺激电极：使用双极表面电极，两极间距2~3cm。刺激神经时，应将两极置于神经干上并使阴极朝向记录电极。

（3）记录电极：一般使用表面电极放在肌腹上记录，能获取电极下较大范围的电活动，对于肌肉萎缩严重者，要使用针电极记录。

（4）记录技术：肌电图仪放大器上的电压放大要合适，电压放大倍数过高，波形常不完整，过低则将起始的低电压部分消除，人为地延长了潜伏时。

（5）刺激伪迹：刺激电极和记录电极距离过近或记录电极和参考电极之间距离过大，都会造成刺激伪迹过大；皮肤表面有汗或不干净可导致阻抗过大，产生比较大的刺激伪迹，所以，参考电极一般放在离记录电极 3~4cm 处；在放电极以前，应该用酒精或电极膏擦干净刺激部位的皮肤。

（6）距离测量：不同刺激点间距离测量的正确程度对传导速度的影响较大。因此在检查时应避免牵拉皮肤，保持肢体位置前后的一致。

（7）温度：检查室的室温要恒定，最好保持在 28~30℃，肢体温度保持在 30~32℃。

（二）感觉神经传导

感觉神经传导是反映冲动在神经干上的传导过程，它研究的是后根神经节和其后周围神经的功能状态。

1. 测定和计算方法　对于感觉神经来说，电位是通过刺激一端感觉神经，冲动经神经干传导，在感觉神经的另一端记录这种冲动，此种形式产生的电位叫做感觉神经电位（sensory nerve action potential，SNAP）。通常用环状电极来测定。同运动神经传导速度不同，由于没有神经肌肉接头的影响，所以，感觉神经传导速度可以直接由刺激点到记录点之间的距离和潜伏时来计算。感觉神经传导速度（m/s）= 刺激与记录点间的距离（mm）÷ 诱发电位的潜伏时（ms）。

以正中神经为例：示指刺激，腕部正中神经记录的 SNAP 潜伏时为 2.6 毫秒，测量刺激点与记录点间的距离为 130mm，则正中神经示指—腕的感觉神经传导速度为 130/2.6=50（m/s）（图 13-15）。

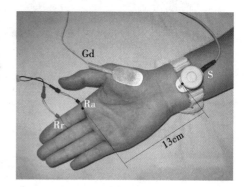

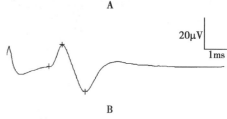

图 13-15　正中神经感觉传导的测定

感觉神经传导的测定方法有两种，即顺向法及逆向法。顺向法是在神经远端刺激，在近端记录神经的感觉电位；逆向法是在近端刺激神经干，在远端记录神经的感觉电位。逆向法记录的波形大而清晰，临床上比较常用。

2. 技术要求

（1）感觉神经检查很敏感，患者不能完全放松或局部皮肤不干净，都可导致基线不稳，很难测到波形，所以患者要放松四肢肌肉，并用细砂纸轻擦皮肤，使阻抗减少到最低程度。记录电极和参电极应放在神经干的走行上，两点间距离为 2~3cm，记录电极靠近刺激器，地线放在记录电极和刺激电极之间。

（2）感觉电位一般很小，所以要求仪器有较高增益及较低噪声性能，并采用平均叠加技术，通常灵敏度应为 10~20μV/ 每格。

（3）通常刺激量不要太大，以防止出现肌肉收缩，从而产生肌电干扰。

（三）影响神经传导测定因素

1. 技术因素　影响神经传导测定的技术因素，如肌电图仪的放大倍数、扫描速度的选择、刺激电极的极性位置、测量距离的准确性等均对其有影响。

2. 温度　温度对传导速度有明显的影响，皮肤温度降低时，传导速度减慢、潜伏时延长。一般认为，温度下降 1℃，运动传导速度减慢 2~2.4m/s，感觉传导速度减慢 2m/s。故测定前需测量皮肤温度，低于 30~32℃时，应采用室内调温设备或热水袋提高皮肤温度，但须防止皮肤烫伤。

3. 年龄　新生儿的传导速度仅为成人的一半。2~5 岁期间有明显增快，接近于成人值，而超过

60岁传导速度又呈快速下降、波幅降低，尤其是感觉神经更为显著。此外，不同神经及同一神经不同部位的传导速度不同。上肢神经的运动神经传导速度比下肢快，近端神经传导速度比远端快、感觉神经传导速度比运动神经快，这与神经纤维直径及神经类型有关。

（四）常见神经传导检查

1. 正中神经　正中神经比较表浅，运动神经传导测定时，多在肘部和腕部刺激，在拇短展肌记录，腕部刺激点阴极距记录电极约5cm，地线置于腕背上（见图13-14）。逆向法感觉神经传导测定时，将环状电极作为记录电极放在中指或示指上，刺激电极在腕部正中神经上距离记录电极约13cm，阴极朝向记录电极（见图13-15）。

2. 尺神经　尺神经干也比较表浅，尤其肘段明显，一般在尺神经运动传导测定时，肘关节应屈曲90°检查较准确。常用的刺激点有肘上、肘下和腕部，在小指展肌记录，腕部刺激点阴极距记录电极约5cm，地线置于腕背上（图13-16）。逆向法感觉神经传导测定时，将环状电极作为记录电极放在小指上，刺激电极在腕部尺神经上距离记录电极约11cm，阴极朝向记录电极（图13-17）。

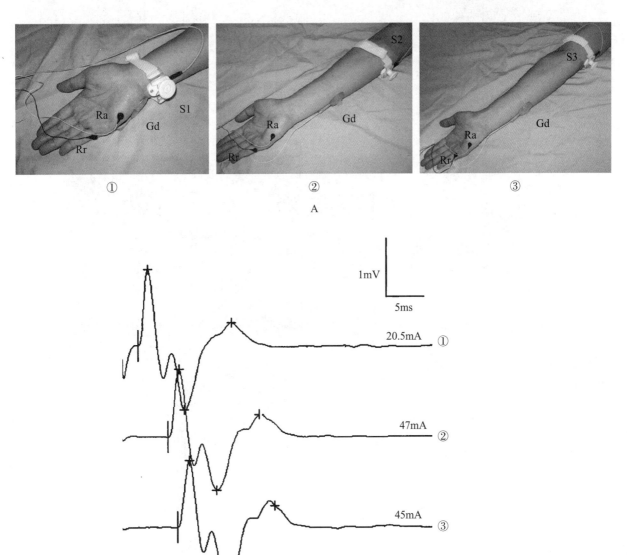

图 13-16　尺神经运动传导的测定

3. 桡神经　由于桡神经的解剖特点所致，桡神经不像正中神经及尺神经容易刺激。常用的刺激点有 Erb 点、桡神经沟处及肘部，通常在指总伸肌或示指固有伸肌记录（图 13-18）。逆向法感觉神经传导测定时，记录电极放在手背拇指和示指形成的 V 形底部上，刺激电极在手背距离记录电极约10cm，阴极朝向记录电极（图 13-19）。

4. 腓总神经　常用的刺激点在腓总神经腓骨小头下及踝背，在趾短伸肌记录，踝背刺激点阴极通常距离记录点约 7cm（图 13-20）。

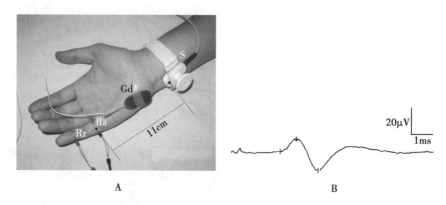

图 13-17　尺神经感觉传导的测定

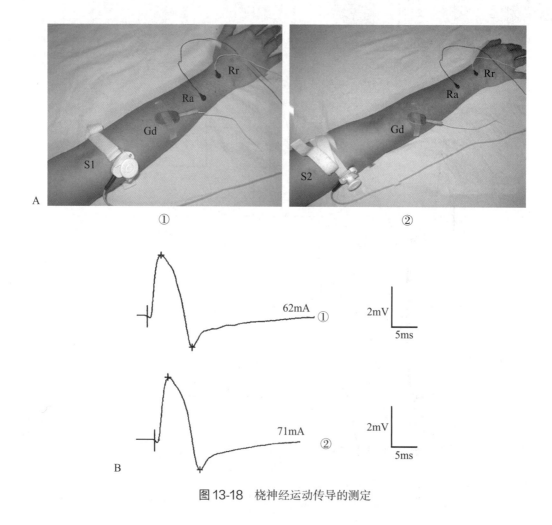

图 13-18　桡神经运动传导的测定

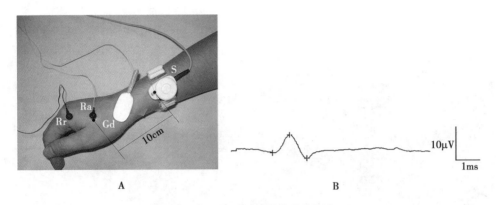

图 13-19 桡神经感觉传导的测定

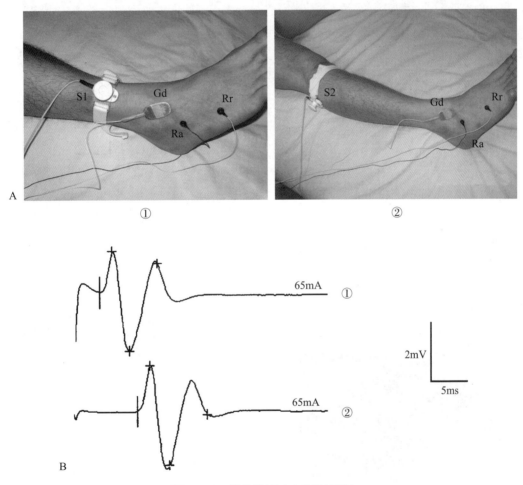

图 13-20 腓总神经运动传导的测定

  5. 胫神经 刺激点在腘窝和内踝，在踇短展肌记录，内踝刺激点阴极通常距离记录点约9cm（图 13-21），腘窝处刺激强度要大。

  6. 腓肠神经 腓肠神经属于感觉神经，逆向法检查时记录点在外踝下方稍后，刺激点在小腿后，距离记录电极15cm处，阴极朝向记录电极（图 13-22）。

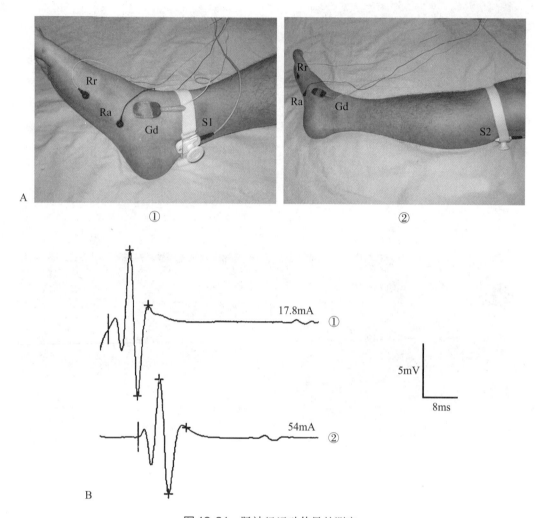

图 13-21　胫神经运动传导的测定

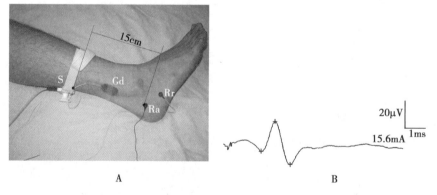

图 13-22　腓肠神经感觉传导的测定

（五）神经传导测定的正常值范围

神经传导测定时观察的成分有混合肌肉动作电位的潜伏时、传导速度、波幅、时程、面积，其中潜伏时、传导速度、波幅是最主要的。由于神经传导受许多因素的影响，所以各实验室应该建立自己的正常值范围，下面是海南省人民医院肌电图室部分神经传导测定的正常值范围，供参考。

海南省人民医院肌电图室部分神经传导测定正常值范围见表 13-1、表 13-2。

1. 运动神经传导正常值（成人）　见表 13-1。

表 13-1　运动神经传导正常值（成人）

神经	记录部位	末端潜伏时（ms）	传导速度（m/s）	波幅 mV
正中神经	拇短展肌	≤4.0	>50	>4.5
尺神经	小指展肌	≤3.0	>50	>4.0
桡神经	示指固有伸肌	≤2.2	>50	>2.5
腓总神经	趾短伸肌	≤4.5	>40	>2.0
胫神经	𧿹短展肌	≤5.0	>40	>4.5

2. 感觉神经传导正常值（成人）　见表 13-2。

表 13-2　感觉神经传导正常值（成人）

神经	记录部位	潜伏时（ms）	传导速度（m/s）	波幅 mV
正中神经	示指	≤3.0	>50	>15
尺神经	小指	≤2.5	>50	>10
桡浅神经	手背桡侧	≤2.5	>50	>10
腓肠神经	外踝下	≤4.5	>45	>5

（六）常见的异常神经传导类型

1. **轴索损害**　混合肌肉动作电位波幅明显下降，神经传导速度和末端潜伏时正常或轻度异常。

2. **髓鞘脱失**　神经传导速度减慢，波形离散或传导阻滞，末端潜伏时明显延长，但混合肌肉动作电位波幅下降不明显。

3. **传导阻滞**　运动神经近端刺激时引出的混合肌肉动作电位波幅和面积较远端下降大于 50% 时，并且近端刺激出现波形离散，此种现象被称为传导阻滞。

三、特殊检查

由于常规的神经传导主要是研究相对远端的神经节段，对于神经近端的功能，需要特殊的检查。特殊检查包括 F 波、H 反射（又叫迟发反应，late response）、瞬目反射（blink reflex）等，主要研究的是近端神经节段，它们对于了解周围神经近端神经的功能状态具有重要的价值，同时也弥补了远端运动传导测定的不足，目前已成为各种周围神经病中广泛应用并且被认为是较有价值的测定方法。

（一）F 波

F 波是神经干在超强刺激下，在肌肉动作电位 M 波后出现的一个小的动作电位，它是经过运动纤维近端的传导又由前角细胞兴奋后返回的电位。当刺激点向近端移动时，M 波的潜伏时逐渐延长，而 F 波的潜伏时却逐渐缩短，这就提示了 F 波的兴奋是先离开肌肉记录电极而朝向脊髓，然后再由前角细胞回返到远端记录电极（图 13-23A）。F 波几乎可以在所有的运动神经上引出。

1. 检查方法 刺激电极置于神经某一端点，阴极朝向记录电极，用表面电极在相应支配肌肉处记录，超强刺激 10~20 次。

2. F 波的测定及计算方法 测定 F 波，通常观察最短潜伏时、平均潜伏时、波幅及出现率和传导速度（图 13-23B），正常情况 F 波出现率平均为 79%，波幅为 M 波的 5%~10%，近端神经传导速度的测量公式为：
F-wCV=2D/（F-M-1）

D 为刺激点到棘突的距离，F 为 F 波潜伏时，M 为 M 波潜伏时，1 毫秒是冲动在脊髓前角细胞传导的时间。

3. F 波的临床应用 ①测定 F 波的潜伏时及传导速度可了解该神经近髓段神经传导状况，对于神经根或神经丛病变有一定的诊断价值；②观察 F 波的波幅及出现率，可以了解神经元池的兴奋性，用于评估痉挛程度。

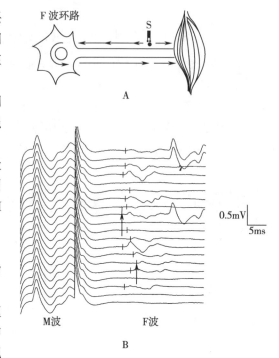

图 13-23 F 波的测定

（二）H 反射

H 反射是用电刺激胫神经，由Ia类感觉神经传入，经过突触，再由胫神经运动纤维传出，从而导致它所支配的腓肠肌收缩，它是一个真正的反射。H 反射在成人仅能在胫神经上引出，和 F 波一样，它也是反映周围神经近髓段的功能状态。

1. 检查方法 让患者俯卧位，两腿伸直，使小腿充分放松，记录电极放在腓肠肌内侧头和外侧头之间，参考电极放在距记录电极远端 3~4cm，地线放在记录电极和刺激电极之间。在腘窝处刺激胫神经，阴极朝向近端，从较小的刺激强度开始，逐渐增加刺激量（图 13-24A）。

2. H 反射的观察 在一定刺激强度时 H 反射能恒定引出，随着刺激强度的增加，H 反射波幅开始渐增而后渐减，最强或超强刺激时 H 反射反而消失，而 M 波波幅不断增高以至最大（图 13-24B）。其实，H 反射最佳刺激强度是既最大限度兴奋了Ia类感觉传入纤维，又不同时兴奋运动纤维。H 反射的正常值和身高有关，但潜伏时一般不超过 35 毫秒，通常要两侧对比，而且两侧刺激点到记录点的距离要相等，如果两侧潜伏时差超过 1.5 毫秒即为异常；波幅在 2.4mV 左右，但波动较大，H/M 比值在 64% 以下，两侧之间的波幅差 <50%。

3. H 反射的临床应用 ①在近端胫神经病、坐骨神经病、腰骶神经丛病、骶₁神经根病变时，都可以

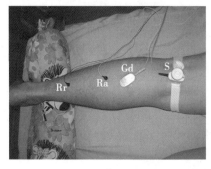

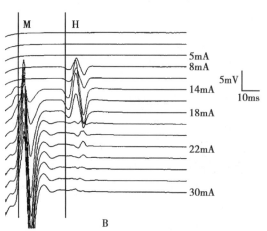

图 13-24 H 反射的测定

出现 H 反射潜伏时延长或消失；②观察 H/M 比值，可以了解神经元池兴奋性，用于评估痉挛程度；③感觉神经有损害时，H 反射消失，可用于评估早期周围神经病变，特别是糖尿病周围神经病。

四、表面肌电图

表面肌电图（surface electromyography，sEMG）也称动态肌电图或运动肌电图，是用表面电极采集肌肉活动产生的生物电信号。或者说是，肌肉兴奋时所产生的电变化，利用表面电极加以引导、放大、记录后所得到的图形，经计算机处理为具有对肌肉功能状态特异和敏感的客观量化指标，用于评价神经肌肉功能。它的特点是将电极置于皮肤表面，使用方便，可用于测试较大范围内的肌电信号，并很好地反映运动过程中肌肉生理、生化等方面的改变；同时，它不需刺入皮肤就可以获得肌肉活动的电信息，提供了安全、简便、无创、无痛的客观量化指标；它不仅可以在静止状态下测定肌肉活动，而且可以在运动过程中持续观察肌肉活动的变化；并且 sEMG 可以多靶点针对被检肌肉进行非损伤性采样，能够精确地反映不同肌肉在活动时序、活动强度、疲劳状态等方面的信息，它是一种对运动功能有用的诊断方法，同时也是一种较好的生物反馈治疗技术。

（一）sEMG 仪及肌电测量

sEMG 信号形成于众多运动单位的生物电活动在时间和空间上的总和，主要是浅层肌肉的肌电信号和神经干上电活动的综合效应，需经计算机处理才能用来定量分析。表面肌电图仪由表面电极、传输导线、放大器、数据记忆卡、2~16 通道肌电信号处理器、电脑及专门的分析软件等组成。sEMG 系统中具有先进的肌电信号分析处理软件，可对采集的肌电信号进行自动分析。肌电测量有两种方式，即联机的即时测量方式和采用记忆卡的无线遥控的脱机方式。前者肌电信号采集与信号处理及屏幕显示同步进行、便于调节肌肉收缩强度、运动方式及标记等；后者可在各种姿势、体位及运动中测量，不受环境限制，先用肌电测试仪采集肌电信号储存到记忆卡中后，再转移到计算机进行肌电信号的处理加工。

（二）影响 sEMG 测量的因素

影响 sEMG 信号测试的因素较多，主要包括以下几类。

1. **技术水平** 环境条件（温度、湿度、电磁场）和设备的技术规范（电极、电极 - 皮肤的界面特性、放大器、滤波器、数据采集卡）。

2. **试验水平** 测量程序（皮肤准备、电极配置、电极定位和方向）和收缩条件（所用测力计、收缩类型、肌肉长度、收缩水平、运动持续时间）。

3. **描述水平** 信号处理（数字化、信号特征、所选参数、所用参数估计），统计学数据分析。

4. **生理水平** 神经肌肉系统的生理学特性，包括结构的（皮肤及皮下脂肪的厚薄、肌纤维的直径、运动单位中肌纤维的结构和组织的滤波特性等）和功能的（肌肉类型、运动单位募集、疲劳、肌肉协调性等）特性。

（三）sEMG 的分析及有关指标

sEMG 的肌电信号有四种表现形式：原始 sEMG、处理过的 sEMG、频率谱分析和概率波幅直方图。表面肌电图常用的分析指标有时域分析及频域分析。

1. **时域分析** 是将肌电信号看作时间的函数，用来刻画时间序列信号的振幅特征，主要指标有：肌电图积分值（IEMG）、肌电图波幅均方根值（RMS）、肌电图波幅平均值（AEMG）等。积分肌电是指所得肌电信号经整流滤波后单位时间内曲线下面积的总和，它可反映肌电信号随时间进行的强弱变化，用于分析肌肉在单位时间内的收缩特性；均方根值（RMS）和 IEMG 一样也可在时间维度上反映 sEMG 信号振幅的变化特征，它直接与 EMG 信号的电功率相关，具有更加直接的物理意义，肌电图波幅平均值（AEMG）反映肌肉电信号的强度及参与的运动单位数目。应用时域分析可间接推断肌肉力量的大小。有关 EMG 和肌肉力量间的关系研究显示，两者之间有直接关系，但它们之间的关系可能是线性的，也可能是非线性的。因此，sEMG 可间接反映肌力的大小，但应考虑肌肉的长度、收缩的形式等因素。

2. 频域分析　是对 sEMG 信号进行快速傅立叶转换（FFT），获得 sEMG 信号的频谱或功率谱，反映 sEMG 信号在不同频率分量的变化，较好地在频率维度上反映 sEMG 的变化。目前常用以下两种指标进行分析，即平均功率频率（mean power frequency，MPF）和中位频率（median frequency，MF）。MPF 是频率的平均值，MF 是将功率谱面积等分的那点对应的频率。目前主要是应用于募集和疲劳研究。

（四）表面肌电图的临床应用

在运动医学方面用于观察不同肌肉收缩时的生理变化、间接评定肌力、客观的评定肌肉的疲劳程度；在康复医学方面用于康复评定如肌力、肌张力、平衡、步态等，同时也用于指导或评价康复训练。

1. 神经肌肉功能评估及指导康复训练　因表面电极测定的肌电图积分值与肌力及肌张力呈正相关，故检测肌电图积分值已成为研究神经肌肉功能的理想指标。所以通过测定肌电图积分值的改变，了解颈肩腰腿痛等患者的肌肉功能障碍、疼痛的严重程度；观察中枢性损伤（脑瘫、脑卒中、脑外伤）患者肢体的运动模式，了解其肌力、肌张力增高或减退的情况。由此可以减少测试者主观评价的误差，同时用于评估治疗患者受损神经肌肉功能的变化状况及与健侧的差异，观察治疗前后患侧神经肌肉功能的进步情况并据此制定和调整下一步的治疗方案。

2. 肌电生物反馈治疗　sEMG 测试系统可用于康复治疗，将肌电信号引出放大，可采用显示器及喇叭分别将图像信号及声音信号反馈给受试者，实现双信号的反馈治疗，增强训练效果，可用于肌肉松弛性反馈训练，治疗偏头痛、失眠症、肌痉挛等；也可用于肌肉兴奋性反馈训练，对于提高肌力有很大帮助，治疗各种肌肉萎缩和瘫痪等；也可用特殊电极，检测训练盆底肌肉，用于预防和治疗尿失禁、子宫脱垂及痔疮等。

3. 疲劳的评定　肌肉疲劳的测定无论在康复医学还是体育科研都有重要意义，MF 斜率已经被用作一个在维持等长收缩过程中的疲劳度指数。在肌肉疲劳过程中可出现以下生理现象：如运动单位的同步性、慢 / 快肌纤维的募集顺序改变、代谢方面的改变（包括能量产生形式的改变、缺氧、H^+ 浓度增加、细胞膜传导性降低），EMG 信号的频率趋向于低频率的转变。

4. sEMG 可用于步态分析及平衡功能的评定　sEMG 与其他先进的康复测试和训练仪器结合可用于步态分析及平衡功能的评定如与视频图像结合可较好地对某些日常活动功能的动作进行分析；与步态分析系统结合，分析异常步态的肌电活动情况；与同步摄像系统结合对照研究，有助于分析并纠正各种异常步态；与平衡测试训练仪和等速测试系统配合使诊断更为明确。

（五）表面肌电图的优缺点

sEMG 的优点是记录大面积范围的肌电信号，无痛，不侵入皮肤，为临床提供了一种安全、简单、无创的肌肉功能状态的检查手段。它可以对所查肌肉进行工作情况、工作效率的量化，指导患者进行神经、肌肉功能训练；缺点是不能够记录 10~12mm 以下的深部肌肉的电活动，不能够保证所记录的仅仅是电极下肌肉的电活动，不能观察单个运动单位电位，故对形态较小的肌肉无法准确分析，同时 sEMG 测定的并不是肌肉的肌力，而是运动过程中肌肉的电活动，也就是说 sEMG 无法直接量化肌肉收缩所长生的力量大小。

第三节 诱发电位

诱发电位指中枢神经系统在感受内在或外部刺激过程中产生的生物电活动。诱发电位的出现与刺激之间有确定的和严格的时间和位相关系，即所谓"锁时"特性，具体表现为有较固定的潜伏时。20世纪50年代初随着叠加平均技术和电子计算机的应用，使幅度很小的诱发电位在头皮外记录成为可能。临床上常用的诱发电位有躯体感觉诱发电位、脑干听觉诱发电位和视觉诱发电位、运动诱发电位。各种诱发电位都有特定的神经解剖传输通路，并有一定的反应形式。

一、躯体感觉诱发电位

躯体感觉诱发电位也称为体感诱发电位（somatosensory evoked potentials，SEP），临床上最常用的是短潜伏时体感诱发电位，简称 SLSEP，特点是波形稳定、无适应性和不受睡眠和麻醉药的影响。

1. **检查方法** 将表面电极置于周围神经干，在感觉传入通路的不同水平及头皮相应的投射部位记录其诱发电反应。常用的刺激部位是上肢正中神经及下肢的胫后神经等。上肢记录部位是 Erb点、C_7 棘突及头部相应的感觉区（图 13-25A）；下肢的记录部位是腘窝点、T_{12}、及头部相应的感觉区（图 13-25B）。刺激量以拇指或小趾肌初见收缩为宜，通常为感觉阈值的 3~4 倍，刺激频率 1~5Hz，叠加次数 50~200 次，直至波形稳定光滑为止。每侧测定 2 次，观察重复性及可信性。波形命名为极性 + 潜伏时（波峰向下为 P，向上为 N）。

2. **波形及正常值** 上肢正中神经刺激，诱发 SLSEP，记录的主要电位有 N9、N13、N20（图 13-26A）；下肢胫神经刺激，记录的主要电位有 N17、N21、P40（图 13-26B）。正常值范围通常在均值 +2.5~3SD 以内。异常的判断标准为波形消失或低平、各波潜伏时和峰间期延长、两侧潜伏时差明显增大等。

3. **电位起源** SLSEP 解剖神经通路是后索 - 内侧丘系通路，传入神经属直径粗大、有髓鞘的 Ia 类感觉纤维，进入脊髓后主要由后索（楔束或薄束）上传，在延髓后索换神经元，途经脑干的内

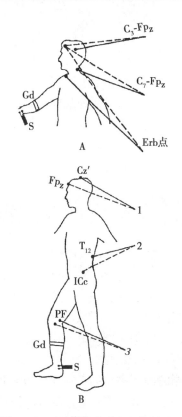

图 13-25 四肢体感诱发电位导联图

侧丘系和丘脑腹后核到达大脑皮质主感觉区。上肢 Erb 点的电位是 N9，是臂丛神经动作电位，C_7 棘突记录的是下颈段脊髓后角电位，上肢头部感觉区记录的 N20-P25 复合波是感觉传入冲动到达大脑主感觉皮质后的最早原发反应（S1PR），较少受意识水平和睡眠的影响。下肢腘窝点的电位是 N7，是胫后神经动作电位，作为周围"监护"电位，用以了解周围神经传导功能，T_{12} 处记录的 N21 电位是腰脊髓后角节段性电位，下肢头部感觉区记录到的较稳定的波为 P40，也是属于大脑主感觉皮质的最早原发反应（S1PR）。

4. **SLSEP 的临床应用**

（1）周围神经病：①臂丛神经损伤的鉴别诊断，协助判断损伤部位是在节前或节后；②协助颈或腰骶神经根病的诊断；③间接测算病损周围神经的感觉传导速度。

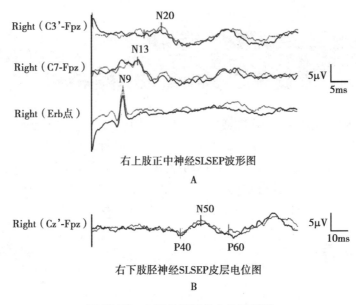

右上肢正中神经SLSEP波形图

A

右下肢胫神经SLSEP皮层电位图

B

图 13-26　四肢体感诱发电位波形图

（2）脊髓病变：对脊髓外伤有辅助诊断意义，可判断损伤程度、范围和预后。

（3）脑干、丘脑和大脑半球病变：取决于病损部位及是否累及 SLSEP 通路。

（4）中枢脱髓鞘病：SLSEP 的异常率为 71.7%，下肢体感通路异常率较上肢的高。

（5）昏迷预后的评估及脑死亡诊断。

（6）脊柱和脊髓部位手术中监护、颅后窝手术监护。

二、 脑干听觉诱发电位

脑干听觉诱发电位（brain-stem auditory evoked potentials，BAEP）是利用短声刺激双耳，在头颅表面记录到听神经至脑干的电活动。

1. **检查方法**　通常采用短声（click）刺激，刺激强度为短声阈上 50~60dBSL（分贝，感觉级），刺激频率 10~15Hz，单侧耳给声，对侧耳白噪声（30~40dB）掩盖，双耳分别测试，分析时间 10 毫秒，叠加 1000~2000 次。记录电极通常置于颅顶的 Cz，参考电极置于耳垂或乳突，接地电极置于 FPz。一般使用盘形表面电极，电极间阻抗 <5k，每侧重复测试 2 次，检验重复性和可靠性，两次所测的峰间潜伏时差应小于 0.1~0.2 毫秒。BAEP 不易受麻醉剂、镇静剂、意识状态及睡眠等影响，但要求受试者要安静，全身放松，儿童或不能合作者，检查前可口服适量的 10% 水合氯醛。

2. **波形及正常值**　正常的 BAEP 通常由 5~7 个波组成，依次以罗马数字命名为Ⅰ、Ⅱ、Ⅲ、Ⅳ、Ⅴ、Ⅵ、Ⅶ（图 13-27），前 5 个波潜伏时稳定，波形清晰，在脑干听觉系统中有特定的神经发生源，因此有肯定的临床意义，特别是Ⅰ波、Ⅲ波和Ⅴ波是最稳定可靠的三个主要反应波，出现率为 100%，价值更大，Ⅱ波、Ⅵ波和Ⅶ波有时可缺如，因此用途不大。各波潜伏时的正常范围在均值 +3SD 以内，Ⅴ波波幅最高，Ⅴ/Ⅰ波波幅比值不能 <0.5。BAEP 异常的判断标准主要依据各波分化程度及重复性、各波绝对潜伏时（PL）、峰间潜伏时（IPL）、双耳各波潜伏时差（IDL）及波幅等。BAEP 的主要异常表现是：①波形异常：Ⅰ波、Ⅲ波和Ⅴ波缺失或波形分化差难以辨认；②PL 及 IPL 超过正常均值 +3SD；③两耳潜伏时之差（PL 和 IPL）即侧间差（ILD）超过 0.4 毫秒；④波幅Ⅴ/Ⅰ值 <0.5。

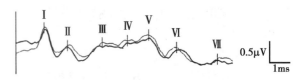

图 13-27　正常人脑干诱发电位波形图

3. **BAEP 各波的起源** Ⅰ波为听神经颅外段的电位活动；Ⅱ波的一部分起源于听神经颅内段，另一部分起源于耳蜗核；Ⅲ波起源于脑桥下部的上橄榄核；Ⅳ波可能起源于脑桥上部的外侧丘系及其核团；Ⅴ波的发生源部分与Ⅳ波的起源重叠，主要位于外侧丘系上方或下丘脑的中央核团区（脑桥上段或中脑下段）；Ⅵ和Ⅶ波可能起源于内侧膝状体和皮层听辐射。

4. **BAEP 的临床应用**

（1）脑桥小脑角肿瘤：特别是听神经瘤的 BAEP 异常率可高达 75%~92%，是除 CT 及 MRI 神经影像技术之外诊断该病最重要的辅助手段，脑干内肿瘤 BAEP 的异常率可达 90%。肿瘤较小时 BAEP 的早期表现为Ⅰ-Ⅲ峰间期延长；当肿瘤较大时，推移脑干，肿瘤对侧的电位亦有异常改变，表现为对侧Ⅲ-Ⅴ峰间期延长，或Ⅲ、Ⅳ及Ⅴ波消失，伴同侧Ⅴ波的波幅明显下降。

（2）中枢脱髓鞘病：BAEP 有助于多发性硬化的早期诊断，特别是亚临床病灶的检出率可达 40% 以上。

（3）脑干血管病：BAEP 可动态观察脑干受累情况，有助于判断疗效及预后。

（4）BAEP 作为客观电反应测听方法，应用于临床听力学，客观评价听觉检查不合作者、婴幼儿和癔症患者的听觉功能的检查。

（5）颅脑外伤时 BAEP 的动态观察有助于预后的推断，BAEP 对判断意识障碍患者的转归、对脑死亡的诊断都有重要意义，BAEP 还可用于颅后窝手术的监护。

三、视觉诱发电位

视觉诱发电位（visual evoked potentials，VEP）也称皮质视觉诱发电位，是视觉刺激在头皮枕部记录的视觉冲动，经外侧膝状体投射到枕叶距状裂后部与枕后极的电活动。根据刺激方式不同，临床上常用的 VEP 有棋盘格模式翻转 VEP（PRVEP）及闪光刺激 VEP（FVEP）。PRVEP 波形简单，阳性率高和重复性好，易于分析，视力在 0.3 以上者常用；FVEP 波形及潜伏时变化大且阳性率低，但适用于视力较差者或婴幼儿、昏迷患者及其他不能合作者。这里仅介绍 PRVEP。

1. **检查方法** 通常在光线较暗的条件下检测，刺激形式为黑白棋盘格模式翻转刺激，刺激要求受检者眼与屏幕距离 70~100cm，一只眼用眼罩严密遮盖，另一眼注视屏幕中心标记，两眼分别测试，每侧重复测定 2 次。刺激模式采用全视野、半视野、1/4 视野黑白棋盘格翻转，刺激频率为 2Hz，分析时间 300 毫秒，叠加 200 次。记录电极置于枕骨粗隆上 5cm 的中线 OZ 和此点向左右旁开 5cm 分别为 O1、O2，参考电极置于前额 Fz。

2. **波形分析和测量** PRVEP 主要波形成分有 N75、P100 和 N145，简称 NPN 复合波，正常情况下部分 N75 难以辨认，N145 潜伏时及波幅变异大，P100 潜伏时最稳定而且波幅最高，是 PRVEP 唯一可靠的成分。所以重点测量 P100 波（图 13-28），测量项目有峰潜伏时，左、右眼侧间差值和波幅。P100 潜伏时的正常值范围通常为均值 +3SD 以内。异常的判断标准为 P100 潜伏时延长 > 均值 +3SD，两眼潜伏时侧间差 >10 毫秒以上，波幅 <3μV 或波形消失等。

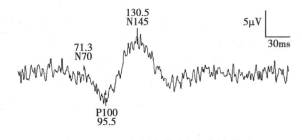

图 13-28　正常人视觉诱发电位波形图

3. **VEP 的临床应用** VEP 最有价值之处是发现视神经的潜在病灶，视神经病变常见于视神经盘炎和球后视神经炎，PRVEP 异常率可达 89%；VEP 对多发性硬化的诊断也很有意义。

四、运动诱发电位

运动诱发电位（motor evoked potentials，MEP）主要用于检查运动系统，特别是中枢运动神经通路 - 锥体束的功能，是诊断中枢运动功能障碍性疾病的一种直接和敏感的方法。常用的刺激有电刺激及磁刺激，因为磁刺激比较安全、无疼痛、可重复性，而且操作简单，近年来被广泛应用于临床。

磁刺激运动诱发电位是经颅磁刺激大脑皮质运动细胞、脊髓及周围神经运动通路时，在相应的肌肉上记录的混合肌肉动作电位。

1. 检查方法 上肢磁刺激部位通常是大脑皮质相应运动区、C_7 棘突、Erb 点，常用的记录部位为拇短展肌；下肢磁刺激部位为大脑皮质运动区及 L_4，常用的记录部位为胫前肌。采用磁刺激器为圆形刺激线圈，外径 14cm，中心磁场 2.5Tesla。皮质刺激强度为最大输出的 80%~90%，神经根刺激强度为 70%~80%。一般在肌肉放松状态下记录，靶肌轻微随意收缩可促使电位易化，表现刺激阈值降低，电位波幅增大，潜伏时缩短。某些患者松弛状态下引不出电位，可采用随意收缩激发出电位来检查。对癫痫及脑出血患者应慎用磁刺激。

2. 波形分析和测量 混合肌肉动作电位的起始潜伏时和波幅是两项主要测量指标（图 13-29）。刺激颈或腰部的电位潜伏时粗略反映上、下肢运动神经的周围传导功能。将刺激大脑皮质的反应潜伏时减去刺激颈或腰部的反应潜伏时，差值称为中枢运动传导时（简称 CMCT），代表上、下肢皮质脊髓束（锥体束）的传导时间，这是运动诱发电位检查的一个重要诊断参数。各段潜伏时及中枢运动传导时的正常值范围是均值 +2.5SD。混合肌肉动作电

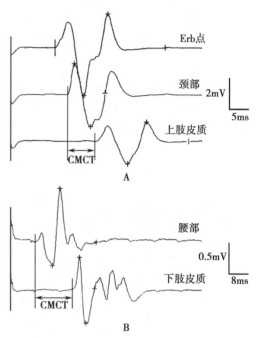

图 13-29　正常人磁刺激运动诱发电位波形图

位的波幅变异较大，临床意义远不如潜伏时，通常进行双侧波幅比较。MEP 异常主要表现为：①反应波缺失，或反应阈值增高，如肌肉在安静状态下不能记录到动作电位、易化后才有反应；②各波潜伏时明显延长，伴有或不伴有波形离散；③中枢运动传导时（CMCT）延长；④双侧潜伏时侧间差延长；⑤双侧波幅比值有明显差异。

3. MEP 的临床应用 利用 MEP 主要是测量近端段神经传导，特别是测量锥体束的传导功能，所以临床常用于：

（1）脑损伤后运动功能的评估及预后的判断。

（2）协助诊断多发性硬化及运动神经元病。

（3）可客观评价脊髓型颈椎病的运动功能和锥体束损害程度。

第四节　低频电诊断

用低频电流刺激神经肌肉组织，根据肌肉对电流的反应特点来判断神经或肌肉的功能状态，以诊断疾病的方法称低频电诊断（low frequency electrodiagnosis）。低频电诊断的方法很多，本节所述主要是直流 - 感应电诊断（galvanic-faradic electrodiagnosis）和强度 - 时间曲线（intensity-time curve）检

查。低频电诊断有下列优点：①设备简单，价格低廉，易普及；②操作简单，易学习掌握；③环境要求不高；④定量诊断意义优于肌电图，虽然灵敏度欠佳，但更能反映肌肉的整体功能。缺点是定性诊断价值差，灵敏度低，不能发现早期的轻微病变。

一、 直流 - 感应电诊断

使用直流电和感应电刺激神经和肌肉，根据肌肉反应量和质以判定神经肌肉功能称为直流 - 感应电诊断（galvanic-faradic electrodiagnosis）。

1. **设备要求** 直流 - 感应电诊断使用两种电流，一种是方波断续直流电，波宽为 100~1000 毫秒均可；另一种是感应电，波宽约 1 毫秒，方波或三角波均可。需要两个电极，一个为刺激电极或称主电极，直径 1cm 较为适宜，以盐水纱布包裹，另一个为参考电极或称辅助电极，面积 100cm^2。

2. **准备工作** 询问病史及必要的体格检查，了解申请者的检查目的，确定需要检查的神经及肌肉。患者取舒适体位，充分暴露待检肢体。

3. **实施检查**

（1）将参考电极置于躯干或待检肢体的无肌肉处。

（2）将刺激电极置于待查的神经干的表浅处。

（3）先用感应电刺激，电流强度由小到大，出现运动反应后，左右及上下移动刺激点，寻找最大反应点，即运动点。

（4）在运动点上降低刺激电流强度，直至引起刚刚可见的运动反应，此时的电流强度即为阈电流强度，予以记录。

（5）在运动点上，改用断续直流电流电刺激，测出阈电流，并记录。一般先用阴极电刺激，再转换阳极刺激。

（6）对于该神经支配的可疑有异常的肌肉，将刺激电极置于肌肉的运动点上，重复（3）~（5）步骤的检查。

总之，直流 - 感应电诊断检查的规律是：先检查健侧后检查患侧；先检查神经后检查肌肉；先检查感应电流后检查直流电流。

4. **观察指标** 直流 - 感应电检查的观察指标有四点：①兴奋阈的变化：神经肌肉部分变性时阈值上升，完全变性时阈值消失，完全丧失兴奋性。感应电刺激阈的上升总是早于直流电刺激阈的上升。神经的阈值上升早于肌肉。阈值变化的标准是与健侧比较的，阈值高于健侧 50%~100% 时为增高。两侧均为患侧时则与经验值对照。局部有瘢痕、水肿、神经移位等可导致阈值升高。②极性法则的变化：以一定量的直流电刺激正常神经或肌肉时，阴极通电刺激产生的收缩反应大于阳极通电产生的反应，又大于阳极断电反应，再大于阴极断电反应，表示为 CCC>ACC>AOC>COC。在神经肌肉变性时极反应倒转的几率明显增多。③肌肉收缩的性质：正常肌肉为闪电样快速收缩，变性肌肉表现为收缩缓慢，甚者是蠕动样收缩。④运动点的位置：神经损伤时，运动点远移，是神经损伤的明确标志。

5. **结果判定** 直流 - 感应电诊断检查的结果分为绝对变性反应、完全变性反应、部分变性反应和无变性反应（正常）四类，它们的判断标准和临床意义见表 13-3。

（1）绝对变性反应：肌肉对直流电刺激无反应，神经也无反应。病理基础是神经完全变性、肌肉已完全纤维化。

（2）完全变性反应：神经对直流电刺激无反应，对感应电刺激也无反应。神经支配某一肌肉的全部轴索完全变性、断离，或严重受压。

（3）部分变性反应：神经对感应电刺激无反应或兴奋阈增高；但对直流电刺激有反应，不论其阈值高低。其病理基础是支配该肌的神经轴索受损，此多见于神经病变时；也可能是神经干的某一束

表13-3 直流 - 感应电检查结果判断

结果分类	神经		肌肉		肌肉收缩速度
	感应电兴奋阈	直流电兴奋阈	感应电兴奋阈	直流电兴奋阈	
绝对变性反应	消失	消失	消失	消失	无
完全变性反应	消失	消失	消失	升高	慢
部分变性反应	消失	升高	升高	升高或正常	慢
	升高	正常	升高	降低	正常
无变性反应	正常	正常	正常	正常	正常

注表：评定要点如下：①肌肉对直流电刺激无反应为绝对变性；②神经对直流电刺激无反应为完全变性反应；③神经对感应电刺激阈值升高为部分变性反应；④不具备以上任何一条件者为正常反应或无变性反应。

支完全受损，这时对于神经干来说是部分变性反应，对于该束支来说是完全变性反应，此种情况常见于神经外伤，对于手术的选择有重要意义。

（4）无变性反应：诊断要点是神经肌肉对感应电和直流电刺激的反应正常而兴奋阈略有变化，但临床表现为瘫痪，这可能为：①没有周围神经损害；②周围神经损害很轻或及早期；③上运动神经元损害；④有肌源性损害或神经肌肉接头异常；⑤有癔症或诈病。

6. 直流 - 感应电检查在临床中的应用价值

（1）损害程度的判定：直流 - 感应电诊断法用肉眼判定结果，灵敏度较差。在支配该肌的50%以上的神经纤维受损时，或者临床检查肌力在3级以下时，才有异常反应，故早期检出神经异常的灵敏度不如肌电图检查。

（2）神经恢复程度的判断：直流 - 感应电诊断反映神经恢复的时间较临床观察为早，而且对于判定整条肌肉的神经支配恢复的比率比较准确，有定量判断的价值。

（3）损害部位的判断：在下运动神经元的传导途径上任何部位的损害，均可造成其远端的变性反应。根据出现与不出现变性反应的肌肉分布，可以推测损害的节段。上运动神经元损害和肌肉损害时，此项检查均无变性反应。

（4）预后的判断：①绝对变性反应没有恢复的可能，只能以手术或康复工程解决功能问题；②某些神经疾病致完全变性反应者可能得到满意的恢复，具体情况取决于病因和治疗。外伤所致完全变性反应者自发恢复的可能性很小，恢复程度也有限，故外伤、瘢痕压迫、肿瘤所致完全变性反应者一般宜行手术治疗；③部分变性反应者的预后原则上同完全变性反应，但自发恢复的可能性大些，恢复的程度好些，故仅在必要时施行手术治疗，一切由具体病因、病程、病况而定；④神经失用者一般可以自行恢复。

二、 强度 - 时间曲线检查

以不同强度的电流刺激组织，求取引起阈反应所必需的最短时间，将对应的强度和时间标记在直角坐标纸上，并将各点连成曲线，即为强度 - 时间曲线（intensity-time curve）。临床诊断只检查肌肉的强度 - 时间曲线。

1. 检查仪器　强度 - 时间曲线检查仪应能输出频率0.5~1Hz，波宽0.01~1000毫秒的方波与三角波脉冲，以1、2、5或1、3的间隔分成10~15档脉冲宽度；恒压或恒流输出强度连续可调；强度峰值读出可靠。刺激电极直径约10mm，参考电极100cm² 左右。也可用相距20mm的两个直径10mm的电极，称为双极电极。

2. 准备工作　强度 - 时间曲线检查的准备工作同直流 - 感应电检查，不同的是强度 - 时间曲线检

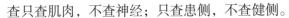

查只查肌肉，不查神经；只查患侧，不查健侧。

3. 实施检查

（1）将刺激电极置于待查的肌肉估计的运动点上。

（2）用最小的波宽档逐渐增强刺激电流，直至产生可见的肌肉收缩反应。

（3）电流强度调到最大时仍未引出收缩反应时，则增加一档波宽再试。

（4）出现肌肉收缩反应后，在左右上下微调刺激点，寻找运动点。

（5）在运动点上依次用不同的波宽刺激，分别求取阈电流。

（6）将每个波宽刺激的阈电流强度记录在特定表格上，并把每点连成曲线即强度 - 时间曲线。

4. 观察指标

（1）弯折：正常的曲线为自左上至右下坡度逐渐降低的平滑曲线，当某点出现弯折时，表示部分失神经支配，弯折点所在的波宽位置也是神经恢复的指标之一，弯折偏右，表示神经反应参与曲线的成分很少。弯折左移，表示神经支配的成分增加。

（2）时值：在强度 - 时间曲线中，不论刺激波宽多长，阈强度不再继续下降，此最低强度称为基强度。以二倍基强度刺激，引起肌肉最弱收缩所必需的最短时间称为时值。在强度 - 时间曲线中，以 2 倍基强度在曲线上截取的点所对应的波宽，即为该肌运动时值。

（3）最短反应时：仪器输出最大，正常的神经肌肉对波宽 0.01（或 0.03）毫秒的刺激能够反应。但有神经肌肉变性时，曲线右移，右移曲线最左端对应的时间称为最短反应时。

5. 结果判定

强度 - 时间曲线检查的结果分为完全失神经曲线、部分失神经曲线、正常曲线（图 13-30）。判定标准如下：

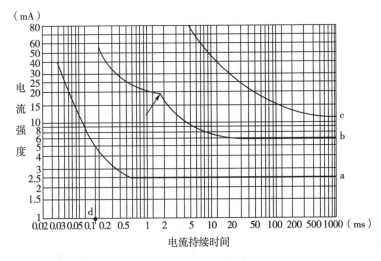

图 13-30 强度 - 时间曲线

（1）正常曲线：是一平滑曲线，无弯折，最短反应时正常，时值小于 1 毫秒。

（2）部分失神经曲线：曲线最大的特征是有弯折，最短反应时有延长，时值可能不正常，但不超过 10 毫秒。

（3）完全失神经曲线：也是平滑曲线，无弯折，但最短反应时及时值明显延长，至少在 1 毫秒以上，时值甚至可最高达 30~50 毫秒。

6. 在临床中的应用价值

（1）损伤程度的判定：能够判定肌肉是否失神经支配，即支配该肌的神经是否变性。而且能够判定失神经是否完全。强度 - 时间曲线检查较直流 - 感应电检查敏感，在损伤后 7~10 天即可出现异常反应，在支配肌肉的神经纤维有 10%~30% 变性时也可检出异常。

（2）恢复程度的判断：神经恢复时，由无弯折变为有弯折或原有弯折的位置左移；最短反应时左移，是判断神经恢复最可靠而灵敏的指标。

（3）指导治疗：根据强度-时间曲线检查结果，可以初步决定患者需要手术治疗或保守治疗。定期重复此项检查，可以观察疗效并及时修改治疗方案。预后判断同直流-感应电检查。

第五节　脑电图检查

脑电图（electroencephalography，EEG）是通过脑电图描记仪将脑自身微弱的生物电放大记录成为一种曲线图，以帮助诊断疾病的一种电生理检查方法，它对被检查者没有任何创伤。20世纪20年代末德国学者Hans Burger在前人动物实验的基础上首次在人的头皮上放置电极描记到电位变化。这个技术的出现具有划时代的意义。到目前为止脑电图仍然是唯一可以实时、连续监测脑功能变化的方法。

一、脑电图的基本内容

脑电图是脑生物电活动的检查技术，通过测定自发的有节律的生物电活动以了解脑功能状态，是癫痫诊断和分类的最客观的手段。

（一）脑电图电极的安放及脑电图的描记

1. 电极的安放方法　目前国际脑电图学会建议使用的电极安放方法是采用国际10-20系统电极放置法，其特点是电极的排列与头颅大小及形状成比例，电极名称与脑解剖分区相符。放置方法：以顶点为圆心，分别向颞侧的各等分点（分10等份）引直线，然后以矢状线各等分点为半径作同心圆，按相交点确定电极放置位置。参考电极通常置于双耳垂或乳突。共放置21个电极（图13-31），可根据需要增减电极。

2. 脑电图的描记　在安静、闭目、觉醒或睡眠状态下进行记录，房间温度不宜过高或过低。常采用诱发实验提高脑电图的阳性率。常用的诱发方法有：①睁闭眼诱发实验；②过度换气；③闪光刺激；④睡眠诱发实验；⑤其他。

（二）正常 EEG

正常成人 EEG 在清醒、安静和闭眼放松状

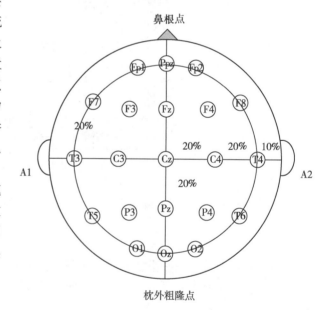

图 13-31　脑电图电极的安放

态下，脑电的基本节律为 8~13Hz 的 α 节律，波幅为 20~100μV，主要分布在枕部和顶部；β 活动的频率为 14~25Hz，波幅为 5~20μV，主要分布在额叶和颞叶；部分正常人在大脑半球前部可见少量 4~7Hz 的 θ 波；频率在 4Hz 以下的称为 δ 波，清醒状态下的正常人几乎没有该节律波，但入睡可出现，而且由浅入深逐渐增多。频率为 8Hz 以下的脑电波称为慢波。

（三）常见的异常 EEG

1. 弥漫性慢波　背景活动为弥漫性慢波，是常见的异常表现，无特异性。见于各种原因所致的弥漫性脑损害、缺氧性脑病、脑膜炎、中枢神经系统变性病、脱髓鞘性脑病等。

2. 局灶性慢波　是局部脑实质功能障碍所致，见于局灶性癫痫、单纯疱疹脑炎、脑脓肿、局灶性硬膜下或硬膜外血肿等。

3. 三相波　通常为中至高波幅、频率为 1.3~2.6Hz 的负 - 正 - 负或正 - 负 - 正波。主要见于皮质纹状体脊髓变性、肝性脑病和其他原因所致的中毒代谢性脑病。

4. 癫痫样放电　常见的波形有棘波、尖波、棘慢波综合波、多棘波、尖慢复合波、多棘慢复合波等。50% 以上患者在癫痫发作的间期记录到癫痫样放电，放电的不同类项则通常提示不同的癫痫综合征。

（1）发作间期脑电图：可以记录到单个的癫痫样波或短程爆发。常规脑电图的出现率为 40% 左右，长程脑电图可达 85%。

（2）发作时脑电图：癫痫发作时脑电图均有不同于背景的变化，包括节律性癫痫样发放、节律性慢波、节律性快波、低电压脑电图、电静息及癫痫募集节律（10Hz）。

二、 脑电图的临床应用

脑电图检查主要用于癫痫的诊断、分类和病灶的定位；对颅内器质性病变如脑炎、颅脑外伤、脑血管疾病及颅内占位性病变等的诊断有辅助诊断价值，对意识障碍的评估有一定意义，随着康复医学的发展，脑电图也用于生物反馈的治疗。其临床应用有：

（一）对癫痫的诊断

脑电图对癫痫的诊断价值最大，可以帮助确定诊断和分型，判断预后和分析疗效。癫痫发作类型与脑电图的关系：

1. 单纯部分性发作　发作间期为与症状相关区的局灶性癫痫样波；发作期与发作间期相似，涉及范围扩大，持续时间长。

2. 复杂部分性发作　发作期间为局灶性癫痫样波，在颞叶内侧癫痫常为双侧前颞非同步性棘波；发作期为双侧额颞叶或两侧半球癫痫样发放。

3. 部分性发作继发全身性发作　发作期间与部分性发作相同；发作期癫痫样波始于某一限局区域，迅速扩散到两半球。

4. 全面性发作　发作期间及发作期为两侧半球同步对称癫痫发放，后者持续时间长。

（二）对意识障碍（嗜睡、昏迷等）程度的评估

脑电图可以早期（比临床症状早）发现昏迷程度的变化；对昏迷患者进行动态脑电图监测，可了解脑波的强弱变化，从而了解病情变化，同时也可以通过刺激患者产生的脑波变化来判断昏迷的深浅程度及有无苏醒的可能，意识障碍的程度越深，对刺激的反应也越差，预后也越差。

（三）脑电图对判断脑死亡的意义

1968 年美国哈佛大学首次提出脑死亡的四条诊断标准：①各种感觉完全丧失，对外界刺激毫无反应；②无自主呼吸；③一切反射均消失；④脑电图平直（没有 >2.5μV 的电位）。所以脑电图是诊断脑死亡的必要条件。

（四）对诊断脑外伤、脑肿瘤、脑炎等有一定的诊断价值

普通检查难以确定的轻微损伤脑电图可能发现异常；评估颅脑术中、术后脑功能的状态；对诊断脑肿瘤或损伤有一定帮助；判断脑部是否有器质性病变，特别对判断是精神病还是脑炎等其他疾病造成的精神症状很有价值，还能区别癔症、诈病或者是真正有脑部疾病。

（五）用于脑电生物反馈治疗

采用脑电图频谱作为生物反馈信息，常用的有 α 波和 θ 波，α 波是正常人处于安静状态下的主要脑电波，情绪紧张、焦虑 α 波消失，而 β 波增多。θ 波在人体欲睡时增大，在焦虑、失望时也有发生。治疗时用声、光等反馈信息诱发 α 波，让患者认识信号特征，并努力增加 α 波的成分。θ 波脑电生物反馈，是把增加 θ 波的成分作为训练目标。脑电生物反馈常用于顽固性失眠、神经衰弱、抑郁症、强迫症等的治疗。

小结

神经电生理是康复医学科评定的重要手段，可以用于协助诊断、评定治疗的效度，在临床上使用十分广泛，其中肌电图、诱发电位和脑电图已经成为康复医学科必备的评定手段。

思考题

1. 什么是肌电图？如何观察正常的肌电图及异常的肌电图？
2. 肌源性损害及神经源性损害肌电图的特点有哪些？
3. 神经传导速度如何测定、影响因素有哪些？
4. F 波及 H 反射检查的临床意义有哪些？
5. 体感诱发电位、脑干诱发电位、视觉诱发电位检查的临床意义有哪些？
6. 表面肌电图在康复医学的应用有哪些？

（吴小丽）

第十四章
日常生活活动能力评定

日常生活活动能力（activities of daily living，ADL）是指在个体发育成长过程中，为了维持生存，适应环境，在每天反复进行的、最基本的、最有共性的身体活动中经过反复实践逐步形成的能力，是人们从事其他活动的基础。

一、概念

日常生活活动（activities of daily living，简称 ADL）是指人们每天在家居环境和户外环境里自我照料时的活动。日常生活活动能力是指人们为了维持生存和适应生存环境，每天必须反复进行的如衣、食、住、行，保持个人卫生整洁和进行独立的社区活动所必需的一系列的基本活动。不仅包括个体在家庭、工作机构、社区里的自我管理能力，同时还包括与他人交往的能力，以及在经济上、社会上和职业上合理安排自己生活方式的能力。

美国作业治疗协会作业治疗范畴及定义统一术语（AOTA，2008）中 ADL 的内容包括：洗澡、二便管理、穿衣、进食、功能性移动、个人用具管理、洗漱、性活动、如厕、照顾他人、照顾宠物、养育小孩、交流、社区活动、管理经济、自我健康管理、家居管理、备餐、宗教信仰、处理突发状况能力、购物等。

ADL 能力对于健全人来说，毫无任何困难，而对于病、伤、残患者来说，简单的穿衣、如厕、刷牙、洗脸、起床等活动都可能有不同程度的困难。如一位脊髓损伤患者，若疾病导致四肢瘫痪，他就会遇到上述一系列的问题。患者要完成任何 ADL 都需要艰苦反复训练，通过逐步提高自身功能、使用辅助用具或代偿环境和功能而实现 ADL 功能活动。实现 ADL 最大程度自理，不仅是康复工作最重要的目标之一，也是重拾患者生活信心的最佳方式之一。患者在最大限度地实现 ADL 功能自理后，有助于重新找回在家庭或社会中的角色与地位，获得更多的成就感和尊重。

二、分类

按照 ADL 的层次及对能力的要求，通常将 ADL 分为躯体 ADL 或基本 ADL（physical or basic ADL，PADL or BADL）和工具性 ADL（instrumental ADL，IADL）。

躯体 ADL 或基本 ADL 是指患者在家中或医院里每日所需的基本运动和自理活动，如坐、站、行走、穿衣、进食、保持个人卫生等活动。其评定结果反映的是个体较粗大运动功能，适用于较重的残疾患者日常生活能力评估，一般在医疗机构内使用。

工具性 ADL 是指人们在社区中独立生活所需的高级技能，如交流和家务劳动等。常需使用各种工具协助评估，故称之为工具性 ADL。评估结果反映了精细运动功能，适用于较轻的残疾，常运用于社区老年人和残疾人。

第二节　日常生活活动能力评定方法

日常生活活动能力评定的内容大致包括运动、自理、交流、家务活动和娱乐活动五个方面。不同的评定对象和量表，其具体内容也略有不同。

一、评定目的

ADL 能力评定是评估个体水平对能力障碍。其目的是：①确定个体在 ADL 方面的独立程度；②根据评定结果，结合患者及其家属的康复需求，拟定合适的治疗目标，制定适当的治疗方案；③在适当间隔时间内进行再评定，以评价治疗效果，调整治疗方案；④判断患者的功能预后；⑤通过评定结果反馈，增强患者和治疗师的信心；⑥进行投资 - 效益的分析。

二、评定方法

（一）直接观察法

检查者通过直接观察患者的实际操作能力进行评定。该方法的优点是能够比较客观地反映患者的实际功能情况，缺点是费时费力，有时患者不配合。

（二）间接评定法

通过询问的方式进行评定。询问的对象可以是患者本人，也可以是家人或照顾者。此方法简单、快捷，但信度较差。所以，在日常评定中，通常把两种方法结合起来应用。

（三）ADL 能力测试

使用专门的评定量表（如 Barthel 指数量表等）或操作课题进行 ADL 能力测试，此方法可以将评估结果量化。

（四）问卷调查

使用特定的评估量表，如功能活动问卷（FAQ）或自评量表进行评定，也可使用邮寄版本量表由患者自行打分。

ADL 能力评价的内容分为以下四类：①ADL 能力（ADL ability）。在标准化的环境或控制性环境下进行的评估，如在医疗机构进行的评估。这种方法利于对结果进行评价。②ADL 潜能（ADL capacity）。评估在自身生活环境下用自己的潜能完成活动的能力，这种能力评定方式考虑了个人生活环境因素对个人功能发挥的影响。③自我感觉困难程度（perceived difficulty）。从患者的个人报告中获得他在日常生活活动的困难程度，可帮助医护人员了解患者在日常生活活动中的困难。④真实表现（actual performance）。通过观察患者在真实生活环境下生活能力的评估，可评价真实生活中依赖或困难程度。

无论采用哪种评定方法，特别是在选择量表评定时，一定要注意以下几个基本要素：①全面性：评定内容应包括所有的日常生活活动；②可信性：评定标准明确，结果能可靠地体现患者现有的功能水平；③敏感性：能敏感地反映患者的功能变化，增加患者和治疗师的信心；④适应性：能适应患者不同病情的需要，适用于各种类型的患者；⑤统一性：有相对统一的标准，以利于功能状况的交流。

三、 常用的评定量表

（一）常用的 BADL 标准化量表

目前常用的 BADL 标准化量表有：改良 PULSES 评定量表、Barthel 指数、改良 Barthel 指数、Katz 指数评定、改良 Rankin 量表和功能独立性评定等。

1. 改良 PULSES 评定量表 该量表产生于 1957 年，由 Moskowitz 和 Mccann 参考美国和加拿大征兵体检方法修订而成，是一种用于评估总体的功能的评定量表。1975 年 Granger 对原评定表进行改良和修订，该评定表共 6 项 4 级评分，主要按照患者的依赖程度作为评分标准。常和其他评定方法一起评定患者的康复潜能、治疗过程以及帮助修订和制订康复治疗计划。评定的内容包括：①躯体状况（physical condition，P）；②上肢功能（upper limb functions，U）；③下肢功能（lower limb functions，L）；④感官功能（sensory components，S）；⑤排泄功能（excretory functions，E）；⑥精神和情感状况（mental and emotional status，S），简称为 PULSES。

每一项分为四个功能等级：1 级为无功能障碍，计 1 分；2 级为轻度功能障碍，计 2 分；3 级为中度功能障碍，计 3 分；4 级为重度功能障碍，计 4 分。总分 6 分者为功能良好；>12 分表示独立自理生活严重受限；>16 分表示有严重残疾；24 分者为功能最差。其评定表和评分标准见表 14-1。

表 14-1 PULSES 评定表

P 躯体情况：包括内科疾病如心血管、呼吸、消化、泌尿、内分泌和神经系统疾患
1 分 内科情况稳定，只需每隔 3 个月复查一次
2 分 内科情况尚属稳定，每隔 2~10 星期复查一次
3 分 内科情况不大稳定，最低限度每星期需复查一次
4 分 内科情况不稳定，每日要严密进行医疗监护
U 上肢功能及日常生活自理情况：指进食、穿衣、穿戴假肢或矫形器、梳洗等
1 分 生活自理，上肢无残损
2 分 生活自理，但上肢有一定残损
3 分 生活不能自理，需别人扶助或指导，上肢有残损或无残损
4 分 生活完全不能自理，上肢有明显残损
L 下肢功能及行动：指步行，上楼梯，使用轮椅，身体从床移动至椅，或从椅转移至床，如厕的情况
1 分 独自步行移动，下肢无残损
2 分 基本上能独自行动，下肢有一定残损，需使用步行辅助器、矫形器或假肢，或利用轮椅能在无台阶的地方充分行动
3 分 在扶助或指导下才能行动，下肢有残损或无残损，利用轮椅能作部分活动
4 分 完全不能独自行动，下肢有严重残损
S 感官与语言交流功能
1 分 能独自作语言交流，视力无残损
2 分 基本上能进行语言交流，视力基本无碍，但感官及语言交流功能有一定缺陷，例如轻度构音障碍，轻度失语，要戴眼镜或助听器，或经常要用药物治疗
3 分 在别人帮助或指导下能进行语言交流，视力严重障碍
4 分 聋、盲、哑，不能进行语言交流，无有用视力

续表

E 排泄功能，指大小便自理和控制程度
1 分　大小便完全自控
2 分　基本上能控制膀胱括约肌及肛门括约肌。虽然有尿急或急于解便，但尚能控制，因此可参加社交活动或工作；虽然需插导尿管，但能自理
3 分　在别人帮助下能处理好大小便排泄问题，偶有尿床或溢粪
4 分　大小便失禁，常有尿床或溢粪
S 整体情况（智能与情绪情况）
1 分　能完成日常任务，并能尽家庭及社会职责
2 分　基本上适应，但需在环境上、工作性质和要求上稍作调整和改变
3 分　适应程度差，需在别人指导、帮助和鼓励下才稍能适应家庭和社会环境，进行极小量力所能及的家务或工作
4 分　完全不适应家庭和社会环境，需长期住院治疗或休养

2. Barthel 指数　Barthel 指数（Barthel Index，BI）是由美国 Florence Mahoney 和 Dorothy Barthel 等人开发的，是美国康复医疗机构常用的评定方法。该量表评定简单、可信度高、灵敏度好，是目前临床应用最广、研究最多的一种 ADL 能力评定方法。当然 Barthel 指数也有其使用上的缺陷，如"天花板效应"，即 BI 量表的最高分值可以存在于许多残疾患者中，因此，BI 量表不能对更高功能性水平的患者进行残疾的评价。

BI 的评定内容包括进食、床椅转移、个人卫生、如厕、洗澡、步行、上下楼梯、穿衣、大便控制、小便控制 10 项内容，总分 100 分，其评定表和评分标准见表 14-2。

Barthel 指数分级标准：0~20 分 = 极严重功能缺陷；25~45 分 = 严重功能缺陷；50~70 分 = 中度功能缺陷；75~95 分 = 轻度功能缺陷；100 分 =ADL 完全自理

表 14-2　Barthel 指数评定表

项目	评分标准	月	日
1. 大便	0= 失禁或昏迷		
	5= 偶尔失禁（每周 <1 次）		
	10= 能控制		
2. 小便	0= 失禁或昏迷或需由他人导尿		
	5= 偶尔失禁（每 24 小时 <1 次，每周 >1 次）		
	10= 能控制		
3. 修饰	0= 需帮助		
	5= 独立洗脸、梳头、刷牙、剃须		
4. 如厕	0= 依赖别人		
	5= 需部分帮助		
	10= 自理		
5. 进食	0= 依赖别人		
	5= 需部分帮助（夹饭、盛饭、切面包）		
	10= 全面自理		
6. 转移（床←→椅）	0= 完全依赖别人，不能坐		
	5= 需大量帮助（2 人），能坐		
	10= 需少量帮助（1 人）或指导		
	15= 自理		

续表

项目	评分标准	月	日
7. 活动（步行） （在病房及其周围，不包括走远路）	0= 不能动 5= 在轮椅上独立行动 10= 需 1 人帮助步行（体力或语言指导） 15= 独立步行（可用辅助器）		
8. 穿衣	0= 依赖 5= 需一半帮助 10= 自理（系开纽扣、关、开拉锁和穿鞋）		
9. 上楼梯（上下一段楼梯，用手杖也算独立）	0= 不能 5= 需帮助（体力或语言指导） 10= 自理		
10. 洗澡	0= 依赖 5= 自理		
总分			
评定者			

注：Barthel 指数的详细评分标准

各类中凡完全不能完成者评为 0 分，其余则按照以下评分。

I. 进餐

10 分：食物放在盘子或桌上，在正常时间内能独立完成进餐。

5 分：需要帮助或较长时间才能完成。

II. 床 - 轮椅转移

15 分：独立完成床—轮椅转移的全过程。

10 分：需要提醒、监督或给予一定的帮助才能安全完成整个过程。

5 分：能在床上坐起，但转移到轮椅或在使用轮椅时要较多的帮助。

III. 修饰

5 分：独立完成各项。

IV. 如厕（包括擦干净、整理衣裤、冲水）

10 分：独立进出厕所，脱、穿裤子，使用卫生纸，如用便盆，用后能自己倒掉并清洗。

5 分：在下列情况下需要帮助：脱、穿裤子，保持平衡，便后清洁。

V. 洗澡（在浴池、盆池或用淋浴）

5 分：独立完成所有步骤。

VI. 平地行走

15 分：独立走至少 50m；可以穿戴假肢或用矫形器、腋杖、手杖，但不能用带轮的助行器；如用矫形器，在站立或坐下时能锁住或打开。

10 分：在较少帮助下走至少 50m，或在监督或帮助下完成上述活动。

5 分：只能使用轮椅，但必须能向各个方向移动以及进出厕所。

VII. 上、下楼梯

10 分：独立上、下一层楼，可握扶手或用手杖、腋杖。

5 分：在帮助或监督下上、下一层楼。

VIII. 穿、脱衣服（包括穿脱衣服、系皮带及鞋带）

10分：独自穿、脱所有衣服、系鞋带。当戴矫形器或围腰时，能独自穿、脱。

5分：需要帮助，但能在正常时间内独自完成至少一半的过程。

Ⅸ. 大便控制

10分：能控制，没有失禁或能自己使用开塞露。

5分：需要在帮助下用栓剂或灌肠，偶有大便失禁（每月 <1 次）。

Ⅹ. 小便控制

10分：能控制，脊髓损伤患者能自行导尿，使用尿袋或其他用具时应能使用并清洗。

5分：偶有尿失禁（每周 <1 次）。

3. 改良 Barthel 指数评定 改良 Barthel 指数评定（Modified Barthel Index，MBI）是在 BI 内容的基础上将每一项得分都分为了 5 个等级。改良后的版本也被证实具有良好的信度和效度，且具有更高的敏感度，能较好地反映等级间变化和需要帮助的程度。其评定表和评分标准见表 14-3。

改良 Barthel 指数分级标准：0~20 分 = 极严重功能缺陷；21~45 分 = 严重功能缺陷；46~70 分 = 中度功能缺陷；71~99 分 = 轻度功能缺陷；100 分 =ADL 完全自理。

表 14-3 改良 Barthel 指数评定内容及记分法

ADL 项目	自理	监督提示	稍依赖	尝试但不安全	不能完成	计分
进食	10	8	5	2	0	
洗澡	5	4	3	1	0	
修饰	5	4	3	1	0	
更衣	10	8	5	2	0	
控制大便	10	8	5	2	0	
控制小便	10	8	5	2	0	
如厕	10	8	5	2	0	
床椅转移	15	12	8	3	0	
行走	15	12	8	3	0	
上下楼梯	10	8	5	2	0	

基本的评级标准：

每个活动的评级可分为 5 级，不同的级别代表了不同程度的独立能力，最低的是 1 级，最高的是 5 级，级别越高，代表独立能力越高。

1级：完全依赖别人完成整项活动。2级：某种程度上能参与，但在整个活动过程需要别人提供协助才能完成（注："整个活动过程"是指有超过一半的活动过程）。

3级：能参与大部分的活动，但在某些过程中仍需要别人提供协助才能完成（注："某些过程"是指一半或以下的工作）。

4级：除了在准备或收拾时需要协助，患者可以独立完成整项活动，或进行活动时需要别人从旁监督或提示，以策安全（注："准备或收拾"是指一些可在测试前后去处理的非紧急活动过程）。

5级：可以独立完成整项活动而不需别人在旁监督、提示或协助。

每一项活动的评分标准：

Ⅰ. 进食

定义：进食是指用合适的餐具将食物由容器送到口中，包括咀嚼和吞咽。

先决条件：患者有合适的座椅或有靠背支撑，食物准备好后放置于患者能伸手可及的桌子上。

进食方式：经口进食或使用胃管进食。准备或收拾活动，如戴上及取下进食辅助器具、抽取好要注入胃管的食物。

考虑因素：患者进食中如有吞咽困难、呛咳，则应被降级；不需考虑患者在进食时身体时能否保持平衡，但如安全受到影响，则应被降级；胃管进食的过程不需考虑插入及取出胃管。

评级标准：

0分：患者完全依赖别人协助进食，仅能咀嚼和吞咽，其余过程均需依赖别人协助进食；或经胃管进食者需最大帮助，包括插入、取出以及清洁胃管。

2分：某种程度上能运用餐具，通常是勺子或筷子。但在进食的整个过程中需要别人提供协助。

5分：能使用餐具，通常是勺子或筷子。但在进食的某些过程仍需要别人提供协助。

8分：除了在准备或收拾时需要协助，如食物的改良，患者可以自行进食；或进食过程中需有人从旁监督或提示，以策安全；或进食的时间超出可接受范围；或使用辅助器具时需他人协助戴上或取下；或可以自主将事物送入口中，但有吞咽困难或呛咳。

10分：可自行进食，而无需别人在场监督、提示或协助；或胃管进食者能自主完成全过程。

Ⅱ. 修饰

定义：修饰是指在床边，洗漱盆旁或洗手间内进行洗脸、洗手、梳头、保持口腔清洁（包括义齿）、剃须（适用于男性）及化妆（适用于有需要的女性）。

先决条件：患者在设备齐全的环境下进行测试，所有用具都须伸手可及，如电动剃刀已通电，并插好刀片。

活动场所：床边，洗漱盆旁边或洗手间内。

准备或收拾活动：例如事前将一盆水放在床边或过程中更换清水；事先用轮椅将患者推到洗漱盆旁边；准备或清理洗漱的地方；戴上或取下辅助器具。

考虑因素：不需考虑进出洗手间的步行表现；化妆只适用于平日需要化妆的女士；梳洗不包括设计发型及编结发辫。

评级标准：

0分：完全依赖别人处理个人卫生。

1分：某种程度上能参与，但在整个活动的过程中需要别人提供协助才能完成。

3分：能参与大部分的活动，但在某些过程中仍需要别人提供协助才能完成整项活动。

4分：除了在准备或收拾时需要协助，如事前将一盆水放在床边或过程中更换清水、事先用轮椅将患者推到洗漱盆旁边、准备或清理洗漱的地方，患者可以自行处理个人卫生；或过程中需别人从旁监督或提示，以策安全；或使用辅助器具时需他人协助戴上或取下。

5分：患者可自行处理个人卫生，不需别人在场监督、提示或协助。男性患者可自行剃须，而女性患者可自行化妆及整理头发，但不包括设计发型及编结发辫。

Ⅲ. 穿衣

定义：指包括穿上、脱下及扣好衣物，有需要时也包括佩戴腰围、假肢及矫形器。衣物的种类包括衣、胸罩、裤、鞋、袜，可接受改良过的衣服，如鞋带换上魔术贴。

前提条件：所有衣物必须放在伸手可及的范围内。

衣物的种类：衣、裤、鞋、袜及有需要时包括腰围、假肢及矫形器；可接受改良过的衣服，如鞋带换上魔术贴；不包括穿脱帽子、胸围、皮带、领带及手套。

准备或收拾活动：例如：穿衣后将纽扣扣上或拉链拉上，穿鞋后把鞋带系好。

考虑因素：到衣柜或抽屉拿取衣物将不作评级考虑之列。

评级标准：

0分：完全依赖别人协助穿衣；协助过程中出现以下情况也属一级：患者不能维持平衡；或需借助外物维持平衡；或仅能参与极少量活动，如只能穿一侧衣袖。

2分：某种程度上能参与，但在整个活动的过程中需要别人提供协助才能完成。

5分：能参与大部分的活动，但在某些过程中仍需要别人提供协助才能完成整项活动。

8分：除了在准备或收拾时需要协助，如穿衣后将纽扣扣上或拉链拉上，穿鞋后把鞋带系好，患者可以自行穿衣；或过程中需有人从旁监督或提示，以策安全；或穿衣的时间超出可接受范围；或使用辅助器具时需他人协助戴上或取下。

10分：自行穿衣而无需别人监督、提示或协助。

Ⅳ. 洗澡

定义：洗澡包括清洁、冲洗及擦干由颈至脚的部位。

先决条件：患者在洗澡的地方内进行测试，所有用具都须放于洗澡地方的范围内。

洗澡方法：盆浴（浴缸）、淋浴（花洒）、抹身、用桶或盆、冲凉椅或浴床。

准备或收拾活动：例如在洗澡前后准备或更换清水，开启或关闭热水器。

考虑因素：包括在浴室内的体位转移或步行表现，但不需考虑进出浴室的步行表现，不包括洗头、携带衣物和应用物品进出浴室及洗澡前后穿脱衣物。

评级标准：

0分：完全依赖别人协助洗澡。

1分：某种程度上能参与，但在整个活动的过程中需要别人提供协助才能完成。

3分：能参与大部分的活动，但在某些过程中仍需要别人提供协助才能完成整项活动。

4分：除了在准备或收拾时需要协助，患者可以自行洗澡；或过程中需别人从旁监督或提示，以策安全。

5分：患者可用任何适当的方法自行洗澡，而无需别人在场监督、提示或协助。

Ⅴ. 如厕

定义：如厕是指采用合适的如厕设备完成转移或行走，脱下及穿上裤子，使用厕纸、清洁会阴部和手，用后冲厕，并防止弄脏衣物及附近环境。如厕设备包括尿壶、便盆、便椅、尿管、尿片、痰盂、坐厕或蹲厕。

先决条件：患者在设备齐全的厕所内进行测试，厕纸需伸手可及。如厕设备：尿壶、便盆、便椅、尿管、尿片、痰盂、坐厕或蹲厕。

准备或收拾活动：例如如厕前后准备、清理或清洗如厕设备。

考虑因素：包括在厕所内的体位转移或步行表现，但不需考虑进出厕所的步行表现。可接受使用辅助器具，例如助行器及扶手。不需考虑患者是否能表达如厕需要，但如果患者把洗脸盆、漱口盆误作如厕的设备，其表现应被降级。

评级标准：

0分：完全依赖别人协助如厕。

2分：某种程度上能参与，但在整个活动的过程中需要别人提供协助才能完成。

5分：能参与大部分的活动，但在某些过程中仍需要别人提供协助才能完成整项活动。

8分：除了在准备或收拾时需要协助，例如如厕前后准备、清理或清洗如厕设备，患者可以自行如厕；或过程中需有人从旁监督或提示，以策安全；或使用辅助器具时需他人协助戴上或取下。如有需要，患者亦可在夜间使用便盆、便椅或尿壶，但不包括将排泄物倒出并把器皿清洗干净。

10分：患者可用任何适当的方法自行如厕，而无需别人在场监督、提示或协助。如有需要，患者亦可在夜间使用便盆、便椅或尿壶，但需包括将排泄物倒出并把器皿清洗干净。如厕过程中可接受使用助行器及扶手。

Ⅵ. 肛门控制（大便控制）

定义：肛门（大便）控制是指能完全地控制肛门或有意识地防止大便失禁。

其他方法：肛门造瘘口或使用纸尿片。

考虑因素："经常大便失禁"是指有每个月中有超过一半的时间出现失禁，"间中大便失禁"是指每个月中有一半或以下的时间出现失禁，"偶尔大便失禁"是指有每月有不多于一次的大便失禁。评级包括保持身体清洁及有需要时能使用栓剂或灌肠器，把衣服和附近环境弄脏将不作评级考虑之，若患者长期便秘而需要别人定时帮助放便，其情况应视作大便失禁。患者如能自行处理造瘘口或使用纸尿片，应视作完全没有大便失禁。若造瘘口或尿片发出异味而患者未能及时替换，其表现应被降级。

评级标准：

0 分：完全大便失禁。

2 分：在摆放适当旳姿势和诱发大肠活动的技巧方面需要协助，并经常出现大便失禁。

5 分：患者能采取适当的姿势，但不能运用诱发大肠活动的技巧；或在清洁身体及更换纸尿片方面需要协助，并间中出现大便失禁。

8 分：偶尔出现大便失禁，患者在使用栓剂或灌肠器时需要监督；或需要定时有人从旁提示，以防失禁。

10 分：没有大便失禁，在需要时患者可自行使用栓剂或灌肠器。

Ⅶ. 膀胱控制（小便控制）

定义：膀胱（小便）控制是指能完全地控制膀胱或有意识地防止小便失禁。

其他方法：内置尿管、尿套或使用纸尿片。

评级标准：

0 分：完全小便失禁。

2 分：患者是经常小便失禁。

5 分：患者通常在日间能保持干爽但晚上小便失禁，并在使用内用或外用辅助器具时需要协助。

8 分：患者通常能整天保持干爽但间中出现失禁；或在使用内用或外用辅助器具时需要监督；或需要定时有人从旁提示，以防失禁。

10 分：没有小便失禁，在需要时患者亦可自行使用内用或外用辅助工具。

Ⅷ. 床椅转移

定义：床椅转移是指患者将轮椅移至床边，刹车并拉起脚踏板，然后将身体转移到床上并躺下，再坐回床边，并将身体转移坐回轮椅上。有需要时还包括轮椅及转移板的位置摆放。包括椅椅转移、便椅到床的转移等。

其他转移方法：由便椅转移到床上，由坐椅转移到床上。

准备或收拾活动：例如测试前将椅子的位置移好至某个角度。

考虑因素：包括移动椅子到适当的位置，可利用辅助器具，例如床栏，椅背而不被降级。

评级标准：

0 分：完全依赖或需要两人从旁协助或要使用机械装置来帮助转移。

3 分：某种程度上能参与，但在整个活动的过程中需要别人提供协助才能完成。

8 分：能参与大部分的活动，但在某些过程中仍需要别人提供协助才能完成整项活动。

12 分：除了在准备或收拾时需要协助，如轮椅及转移板的位置摆放、刹车及脚踏板的拉起和放下，患者可以自行转移；或过程中需有人从旁监督或提示，以策安全；或转移的时间超出可接受范围。

15 分：自行转移来回于床椅之间，并无需别人从旁监督、提示或协助。转移过程中可接受使用特殊座椅、扶手及床栏。

Ⅸ. 行走

定义：平地步行：行走从患者站立开始，在平地步行五十米。可接受戴着矫形器或假肢及使用合适的助行器。患者在有需要时可戴上及除下矫形器或假肢，并能适当地使用助行器。

考虑因素：需要时可用助行器而不被降级，评级包括要摆放助行器在适当的位置。

评级标准：

0 分：完全不能步行；或试图行走时，需要两人从旁协助。

3 分：某种程度上能参与，但在整个活动的过程中需要别人提供协助才能完成。

8 分：能参与大部分的活动，但在某些过程中仍需要别人提供协助才能完成整项活动。使用助行器时需要他人协助够及和（或）操作助行器。

12 分：可自行步行一段距离，但不能完成五十米；过程中需有人从旁监督或提示，以策安全；或步行的时间超出可接受范围。

15 分：可自行步行五十米，并无需其他人从旁监督、提示或协助。

Ⅸ（a）. 轮椅操作（代替步行）

定义：轮椅操控包括在平地上推动轮椅、转弯及操控轮椅至桌边、床边或洗手间等。患者需操控轮椅并移动至少五十米。

先决条件：此项目只适用于在第 9 项中被评为"完全不能步行"的患者，而此类患者必须曾接受轮椅操控训练。

准备或收拾活动：例如在狭窄的转角处移走障碍物。

评级标准：

0 分：完全不能操控轮椅。

1 分：可在平地上自行推动轮椅并移动短距离，但在整个活动的过程中需要别人提供协助才能完成。

3 分：能参与大部分的轮椅活动，但在某些过程中仍需要别人提供协助才能完成整项活动。

4 分：可驱动轮椅前进、后退、转弯及移至桌边、床边或洗手间等，但在准备及收拾时仍需协助，如在狭窄的转角处移走障碍物；或过程中需有人从旁监督或提示，以策安全。

5 分：可完全自行操控轮椅并移动至少五十米，并无需其他人从旁监督、提示或协助。

Ⅹ. 上下楼梯

定义：上下楼梯是指可安全地在两段分别有八级的楼梯来回上下行走。

先决条件：患者可步行。

准备或收拾活动：例如：将助行器摆放在适当的位置。

考虑因素：可接受使用扶手和助行器而无需被降级。

评级标准：

0 分：完全依赖别人协助上下楼梯。

2 分：某种程度上能参与，但在整个活动的过程中需要别人提供协助才能完成。

5 分：能参与大部分的活动，但在某些过程中仍需要别人提供协助才能完成整项活动。

8 分：患者基本上不需别人协助，但在准备及收拾时仍需协助；或过程中需有人从旁监督或提示，以策安全。

10 分：患者可在没有监督、提示或协助下，安全地在两段楼梯上下。有需要时，可使用扶手或（及）助器。

4. 功能独立评定量表（Functional Independence Measure，FIM） 是由美国医疗康复系统（Uniform Data System，UDS）为照护机构、二级医疗机构、长期照护医院、退伍军人照顾单位、国际康复医院和其他相关机构研制的一个结局管理系统。为医疗服务人员提供患者残疾程度和医疗康复记录，是常用的比较康复结局的测量量表。量表推出后被广泛应用于美国和世界多个国家。

FIM 系统的核心就是功能独立性测量的应用工具，是一个有效的、公认的等级评分量表。它评估的是患者的实际残疾程度，不是器官和系统障碍程度，也不是评估患者按生理功能而论应能做什么，或按条件/环境而言应能做什么，而是评估患者现在实际上能做什么。量表共 18 个条目，包括 13 项身体方面的条目，5 项认知方面的条目，见表 14-4。身体方面的条目是基于 Barthel 指数制订的，每个条目计分是从 1 到 7 分。量表可由医生、护士、治疗师或其他评估人员评定，但需要经过规范化培训。FIM 总分的范围在 18~126 分，得分越高说明独立性越强。培训一位计分人员学会使用 FIM 需要 1 小时，评估一位患者需要 30 分钟。量表评估内容见表 14-4。

评估程序及注意事项如下：①入院资料必须在住院后 72 小时内完成。②出院资料必须在出院前 72 小时内完成。③随访资料必须在出院后 80~180 天内完成（UDSMRS 所规定的时间）。④恰如其分地记录患者 FIM 各项记分。⑤记录者根据患者的实际功能（而不是生理潜能）进行评估。⑥如果不同环境或不同时间患者的功能评分有差别，则记录最低评分。引起差别的常见原因是患者并没有掌握功能，或太疲劳，或主动性不足。⑦患者活动需要他人事先提供准备，在所有评估项目中均归为 5 分。⑧若在测试时有给患者带来损伤的危险，则得 1 分。⑨患者不能进行的项目得 1 分，如采用床浴者的"洗澡转移"项目为 1 分。⑩如果某一项目需要 2 人帮助，得 1 分。⑪FIM 评估中不可有空栏，因此任何项目均不可填"无法评估"。⑫步行 / 轮椅。选择患者最常用的方式。⑬理解和表达。选择常用方式，但可以为两种方式结合。⑭移动项目（走 / 轮椅）入院和出院评估时采用的方式必须相同。如果患者出院时的移动模式与入院不同（通常是由轮椅改为步行），则按出院时最常用的移动方式改评入院记分。⑮随着功能障碍改善，FIM 评分会发生变化，所以应加强治疗前后定期阶段性评估，除注意总分变化外，还要注意每个项目评分变化，以了解患者功能改善程度，为制定康复目标提供依据。⑯在评估前常规应与患者及其家属进行交谈，了解患者病前生活习惯及自理情况，作为评估时的参考依据。⑰有些项目可以分解成若干个动作或项目，按评分总原则，根据患者完成情况的百分程度得分。⑱有些项目（如括约肌控制）评分标准有两方面，当各方面的得分不一致时，取最低分为得分。⑲移动和运动方面的评估受环境因素影响很大，所以，要求在习惯的环境中进行评估，前后评估的场所应一致，以便于比较。⑳有些项目随着辅助设备的条件改善，原来在手控下需要帮助，后改为电动或自动控制下不需要帮助，则可以从依赖等级进入到独立等级。

FIM 的最高分为 126 分（运动功能评分 91 分，认知功能评分 35 分），最低分 18 分。126 分 = 完全独立；108 分 ~125 分 = 基本独立；90~107 分 = 有条件的独立或极轻度依赖；72~89 分 = 轻度依赖；54~71 分 = 中度依赖；36~53 分 = 重度依赖；19~35 分 = 极重度依赖；18 分 = 完全依赖。

表 14-4　功能独立性评定（FIM）量表

	项目		评估日期
运动功能	自理能力	1	进食
		2	梳洗修饰
		3	洗澡
		4	穿裤子
		5	穿上衣
		6	上厕所
	括约肌控制	7	膀胱管理
		8	直肠管理
	转移	9	床、椅、轮椅间
		10	如厕
		11	盆浴或淋浴
	行走	12	步行 / 轮椅
		13	上下楼梯
			运动功能评分

续表

项目				评估日期
认知功能	交流	14	理解	
		15	表达	
	社会认知	16	社会交往	
		17	解决问题	
		18	记忆	
			认知功能评分	
			FIM 总分	
			评估人	

注：功能水平和评分总原则：

（1）完全独立（7分）：构成活动的所有作业均能规范、完全地完成，不需修改和辅助设备或用品，并在合理的时间内完成。

（2）有条件的独立（6分）：具有下列一项或几项：活动中需要辅助设备；活动需要比正常长的时间；或有安全方面的考虑。

（3）有条件的依赖：患者付出 50% 或更多的努力，其所需的辅助水平如下：

1）监护和准备（5分）：患者所需的帮助只限于备用、提示或劝告，帮助者和患者之间没有身体的接触或帮助者仅需要帮助准备必需用品；或帮助带上矫形器。

2）少量身体接触的帮助（4分）：患者所需的帮助只限于轻度接触，自己能付出 75% 或以上的努力。

3）中度身体接触的帮助（3分）：患者需要中度的帮助，自己能付出 50%~75% 的努力。

（4）完全依赖：患者需要一半以上的帮助或完全依赖他人，否则活动就不能进行。

1）大量身体接触的帮助（2分）：患者付出的努力小于 50%，但大于 25%。

2）完全依赖（1分）：患者付出的努力小于 25%。

单项评分细则

（1）进食：包括使用合适的器具将食物送进嘴里、咀嚼和咽下。不包括食物准备，例如清洗和准备食物、烹调、备餐、切割食物等。由于使用勺子比筷子简单，因此患者不一定要使用筷子，关键在于尽可能独立完成进食活动。

评分标准：

7分　可以独立完成进食过程，操作时间合理、安全。

6分　需要假肢或辅助具（改制的食具等）进食，或进食时间过长，或不安全（呛噎），用胃管的患者可以自己独立由胃管进食，并进行胃管护理。

5分　需要他人监护、提示或诱导，或他人帮助切割食物、开瓶盖、倒水、拿自助具或矫形器等。

4分　可完成 >75% 进食过程，偶然需要他人帮助带自助具或矫形器等完成进食。

3分　可完成 50%~74% 进食过程，经常需他人帮助带自助具或矫形器等完成进食。

2分　可完成 25%~49% 进食过程，可以主动配合他人喂食。

1分　可完成 <25% 进食过程，主要由他人帮助喂食或通过胃管进食。

分解评分：

1~4 分的评定也可采用分解方式，例如将进食过程分解为夹取食物、送入口中、咀嚼、吞咽 4

项，每项1分。全部可以实现为5分，1项不能独立完成为4分，2项为3分，3项为2分，4项为1分。以下项目也可以参照类似方式分解。

（2）梳洗：包括口腔护理（刷牙）、梳理头发、洗手洗脸、刮胡（男性）或化妆（女性）。本项包括开关水龙头，调节水温以及其他卫生设备，涂布牙膏、开瓶盖等。

评分标准：

7分　可以安全操作所有动作，并完成上述活动的个人准备。

6分　需要特制设备，包括支具、假肢等帮助活动，或操作时间过长，或不安全。

5分　需要他人监护，提示或诱导，或准备卫生设备。

4分　偶然需要由他人帮助将毛巾放到患者手中或帮助完成一项活动。

3分　经常需要由他人帮助将毛巾放到患者手中或帮助完成一项以上的活动。

2分　可以主动配合他人完成梳洗活动。

1分　不能主动配合他人完成梳洗活动。

分解评分：

分解为口腔卫生、梳头、洗手/脸，剃须或化妆4项，每项1分。

（3）洗澡：包括洗澡的全过程（洗、冲、擦干），洗颈部以下部位（背部除外），洗澡方式可为盆浴、淋浴或擦浴。如果患者不能行动，但自己可以在床上独立进行擦浴，仍然可以得7分。

评分标准：

7分　完全独立、安全地完成全过程，可以为盆浴、淋浴或擦浴。

6分　需要特殊的设备完成（假肢、支具、辅助具等），或时间过长，或不安全。

5分　需要他人监护、提示或诱导，或帮助放水、调节水温、准备浴具、准备支具等。

4分　偶然需要由他人帮助将毛巾放到患者手中，或帮助完成1~2个部位的洗澡。

3分　经常需要由他人帮助将毛巾放到患者手中，或帮助完成2个以上部位的洗澡。

2分　需要他人帮助洗澡，但可以主动协助。

1分　需要他人帮助洗澡，但不能主动协助。

分解评分：

分解为洗两上肢、两下肢，胸部、臀部和会阴部4项，每项1分。

（4）穿上衣：包括穿脱上衣（腰部以上）及穿脱上肢假肢或支具。

评分标准：

7分　完全独立穿脱上衣，包括从常用的地方（衣柜、抽屉）取衣服、处理胸罩、穿脱套或前开睡衣，处理纽扣、拉链、搭祥，穿脱假肢、支具（如果有）。操作安全、时间合理。

6分　需要特殊辅助具穿脱，例如尼龙搭祥，假肢、支具，或穿脱时间过长。

5分　需要他人监护、提示或诱导，或由他人准备上身/上肢假肢、支具，或由他人取衣服或准备穿脱设备。

4分　偶然需要他人帮助处理纽扣、拉链、搭扣等。

3分　经常需要他人帮助处理纽扣、拉链、搭扣等。

2分　需要他人帮助穿衣，但可以主动配合。

1分　需要他人帮助穿衣，但不能有效地主动配合。

分解评分：

分解为套入上肢，套入头部或胸部、处理纽扣/拉链，处理胸罩或内衣4项，每项1分。也可参考穿衣的数量和难度评估。

（5）穿下衣：包括穿脱下衣（腰部以下）及穿脱假肢、支具。

评分标准：

7分　完全独立穿脱下衣，包括从常用的地方（衣柜、抽屉）取衣服、处理内裤、裤、裙、腰带、袜和鞋。处理纽扣、拉链、搭袢，穿脱假肢、支具（如果有）。操作安全。

6分　需要特殊辅助具穿脱，例如尼龙搭袢，假肢、支具，或穿脱时间过长。

5分　需要他人监护、提示或诱导没或准备上身／上肢假肢、支具、取衣服或准备穿脱设备。

4分　偶然需要他人帮助处理纽扣、拉链、搭扣等。

3分　经常需要他人帮助处理纽扣、拉链、搭扣等。

2分　需要他人帮助穿衣，但可以主动配合。

1分　需要他人帮助穿衣，但不能有效地主动配合。

分解评分：

分解为套入下肢，套入腰部、处理纽扣／拉链，处理鞋袜4，每项1分。也可参考穿衣的数量和难度评估。

（6）如厕：包括维持阴部卫生和如厕（厕所或便盆）前后的衣服整理。如果大便和小便所需帮助的水平不同，则记录最低分。导尿管处理不属于此项范围。

评分标准：

7分　大小便后可独立清洁会阴，更换卫生巾（需要时），调整衣服。操作安全。

6分　如厕时需要特殊的设备，包括义肢／支具，操作时间过长，或不安全。

5分　需要他人监护、提示或诱导，或准备辅助具，或开卫生巾包装盒等。

4分　偶然需要他人在进行上述动作时帮助身体稳定或平衡。

3分　经常需要他人在进行上述动作时帮助身体稳定或平衡。

2分　需要他人帮助，但可以主动配合。

1分　需要他人帮助，但不能主动配合。

分解评分：

分解为脱裤、取卫生纸或卫生巾、擦拭会阴部、穿裤4项，每项1分，参考完成的时间。

（7）膀胱控制：指患者能否独立排尿，是否需要帮助，是否需要借助导尿管或药物解决排尿及需要帮助的程度。尿失禁频率：指单位时间发生尿失禁的次数。患者需要帮助的水平和尿失禁的程度一般非常接近，尿失禁越多，需要的帮助就越多。但有时也可不一致，这时应选择最低得分填在表内。

评分标准：

7分　患者可完全自主控制膀胱，从无尿失禁。

6分　患者无尿失禁，但需要尿壶、便盆、导管、尿垫、尿布、集尿装置、集尿替代品、或使用药物控制。如果使用导尿管，患者可自己独立消毒并插入导管。如果患者采用膀胱造瘘，必须能够独立处理造瘘口和排尿过程。如果患者使用辅助具，必须能够自己组装和应用器具，可独立倒尿、装、脱、清洁尿袋。

5分　需要他人监护、提示或诱导，准备排尿器具、帮助倒尿具和清洁尿具；由于不能及时得到尿盆或如厕，可偶然发生尿失禁（<1次／月）。

4分　需要最低限度接触性帮助以维持外部装置（导尿管、集尿器或膀胱造瘘口）。患者可处理75%的排尿过程，可偶然发生尿失禁（<1次／周）。

3分　需要中等度接触性帮助以维持外部装置。患者可处理50%~74%的排尿过程，可偶然发生尿失禁（<1次／天）。

2分　尽管得到协助，但患者仍然经常发生尿失禁，或几乎每天均有失禁，无论是否有导尿管或膀胱造口装置，仍必须戴尿布或其他尿垫类物品。患者可处理25%~49%的排尿过程。

1分　完全依赖。尽管得到协助，但患者仍然经常发生尿失禁，或几乎每天均有失禁，无论是否有导尿管或膀胱造口装置，仍必须戴尿布或其他尿垫类物品。患者可处理<25%的排尿过程。

（8）直肠控制：包括能否完全随意地控制排便，必要时可使用控制排便所使用的器具或药物。评分原则基本与膀胱控制同，可根据需要帮助的程度和失禁的程度评判。

评分标准：

7分　可完全自主排便

6分　排便时需要便盆、手指刺激、或通便剂、润滑剂、灌肠或其他药物。如果患者有直肠造瘘，患者可自己处理排便和造瘘口，无需他人帮助。

5分　需要监护、提示或诱导，由他人帮助准备排便器具，可偶然发生大便失禁，但<1次/月。

4分　需要最低限度接触性帮助以保证排便满意，可使用排便药物或外用器具，患者可处理>75%的排便过程，可偶然发生大便失禁（<1次/周）

3分　需要中等度接触性帮助以保证排便满意，可使用排便药物或外用器具，患者可处理50%~74%的排便过程，可偶然发生大便失禁（<1次/天）。

2分　尽管给予最大接触性帮助，但患者仍频繁发生大便失禁，几乎每天均有，尽管有直肠造瘘，但仍然必须使用尿布或其他尿垫类物品。患者可处理25%~49%的排便过程。

1分　尽管给予最大接触性帮助，但患者仍频繁发生大便失禁，几乎每天均有，尽管有直肠造瘘，但仍然必须使用尿布或其他尿垫类物品。患者可处理<25%的排便过程。

（9）床/椅/轮椅

评分标准：

7分　行走为主者能独立完成床椅转移、坐到站立转移，即坐下和站起的全过程。用轮椅者能独立完成床椅转移，锁住车闸，抬起脚蹬板，使用适合的助具或辅助设备，如扶手、滑板、支具、拐杖等，并返回原位。操作安全。

6分　需要辅助器具如滑板、提升器、手柄、特殊的椅、支具或拐的帮助，或花费时间过长。用于转移的假肢和支具也属于此类。

5分　需要监护、提示或诱导、准备（滑板、去除足板等）。

4分　偶然需要他人在转移过程中帮助平衡。

3分　经常需要他人在转移过程中帮助平衡。

2分　需要他人帮助转移，但可以主动配合。

1分　需要他人帮助转移，但不能主动配合。

（10）如厕

评分标准：

7分　行走者能独立走入卫生间，坐厕、起立，不用任何帮助。轮椅者能独立进入卫生间，并能自己完成刹车、去除侧板、抬起足蹬，不用器具完成轮椅至坐厕转移。时间合理，活动安全。

6分　患者需要适应或辅助器具，如滑板、提升器、手柄、特殊的椅、支具或拐的帮助，或花费时间过长。用于转移的假肢和支具也属于此类。

5分　需要监护、提示或诱导、准备（滑板、去除足板等）。

4分　偶然需要他人在转移过程中帮助平衡。

3分　经常需要他人在转移过程中帮助平衡。

2分　需要他人帮助转移，但可以主动配合。

1分　需要他人帮助转移，但不能主动配合。

（11）入浴

评分标准：

7分　行走者能独立进入浴室，进入浴缸或淋浴，不用任何帮助。轮椅者能独立进入浴室，并能自己完成刹车、去除侧板、抬起足蹬，不用器具完成轮椅至入浴转移。活动安全。

6分　患者需要适应或使用辅助器具，如滑板、提升器、手柄、特殊的椅、支具或拐的帮助，或花费时间过长。用于转移的假肢和支具也属于此类。

5分　需要监护、提示或诱导、准备（滑板、去除足板等）。

4 分　偶然需要他人在转移过程中帮助平衡。

3 分　经常需要他人在转移过程中帮助平衡。

2 分　需要他人帮助转移，但可以主动配合。

1 分　需要他人帮助转移，但不能主动配合。

（12）步行/轮椅：首先确定是行走还是轮椅，有些患者既可走也可用轮椅，评估时以其主要的活动方式进行评分。用轮椅或辅助具者最高评分不超过6分。如果出院时患者改换移动方式，则应根据出院时的方式重新评估入院时得分。

评分标准：

7 分　行走者能独立行走50m距离，不用任何器具。时间合理，活动安全。

6 分　行走者能独立行走50m距离，但要使用拐杖、下肢假肢或支具、矫形鞋、步行器等辅助装置完成行走。用轮椅者能独立操作轮椅（手动或电动）移动50m距离（包括拐弯、接近椅子或床，爬3%的坡度及过门坎，开关门）。或时间过长，活动不安全。

5 分　有两种评估标准：①在监护、提示或诱导下，独立行走或用轮椅移动不少于50m。②家庭行走。行走者能独立行走较短距离（17~49m），不用任何器具；或独立操作轮椅（手动或电动）17~49m，不需要提示，但时间过长，或安全性不好。

4 分　需要最低限度接触性帮助移动至少50m，患者用力>75%。

3 分　需要中度接触性帮助移动至少50m，患者用力50%~74%。

2 分　最大限度接触性帮助移动至少17m，患者用力25%~49%，至少需要1人帮助。

1 分　患者用力<25%，至少需要2人帮助，不能行走，用轮椅至少17m。

（13）上下楼梯：患者必须能走路才能考虑上下楼。能否独立上下一层楼（一层包括12~14级台阶）及需要帮助的程度。是否需拐杖和一些辅助装置上下楼。

评分标准：

7 分　可以独立上下一层楼以上，无需任何辅助，时间合理，活动安全。

6 分　可以独立上下一层楼以上，但需要扶手，手杖或其他支持，活动时间过长或有安全问题。

5 分　有两种评估标准：①在监护、提示或诱导下，独立上下一层楼；②家庭步行。可独立上下4~6级台阶（用或不用辅助器具），或上下7~11级台阶，无须监护、提示或诱导，但活动时间过长或安全性不好。

4 分　偶然需要他人接触性帮助上下楼梯及平衡。

3 分　经常需要他人接触性帮助上下楼梯及平衡。

2 分　上下楼梯不到7~12级，需要1人帮助步行。

1 分　上下楼梯不到4~6级，或需要2人以上帮助步行。

（14）理解：指听觉或视觉理解，即是否能理解口头或视觉交流（即书面、身体语言、姿势等）。评估患者最常用的交流方式（听或视）。如果两种交流方式同等，则将两种结合评估。

评分标准：

7 分　完全独立，患者可理解复杂、抽象内容，理解口头和书写语言。

6 分　在绝大多数情况下，患者对复杂、抽象内容的理解只有轻度困难，不需要特殊准备，可需要听力或视力辅助具，或需要额外的时间来理解有关信息。

5 分　患者在90%以上的日常活动中无理解和交流障碍。需要敦促或准备（减慢说话速度、使用重复、强调特别的词或短语、暂停、视觉或姿势提示）的机会少于10%。

4 分　最低限度敦促——基本日常生活的75%~90%的情况下可以理解和会话。

3 分　中度敦促——基本日常生活的50%~74%的情况下可以理解和会话。

2 分　最大敦促——基本日常生活的25%~49%的情况下可以理解和会话。只能理解简单、常用的口语表达（如喂、你好）或姿势（如再见、谢谢），50%以上的情况下需要敦促。

1 分　完全依赖——基本日常生活的 <25% 的情况下可以理解和会话。或不能理解简单、常用的口语表达（如喂、你好）或姿势（如再见、谢谢），或在准备或敦促下仍然不能适当反应。

（15）表达：包括能否用口语或非口语语言（包括符号、文字）清楚地表达复杂、抽象的意思。评估最常用的表达方式（口语/非口语），如果两种都用，则将两种结合评估。

评分标准：

7 分　可清晰流利地表达复杂、抽象的意思。

6 分　绝大多数情况下，患者可清晰流利地表达复杂、抽象的意思，只有轻度困难。无需敦促。可需要增强交流的装置或系统（如扩音设备等）。

5 分　敦促——患者在 90% 以上的时间可表达日常活动的基本需要和主意。需要促进（经常重复）的机会少于 10%。

4 分　最低限度敦促——患者在 75%~90% 的时间可表达日常生活活动的基本需要和主意。

3 分　中度敦促——患者在 50%~74% 的时间可表达日常生活活动的基本需要和主意。

2 分　最大敦促——患者在 25%~49% 的时间可表达日常生活活动的基本需要和主意。

1 分　患者在 <25% 的时间可表达日常生活活动的基本需要和主意，或在敦促的条件下，仍然完全或经常不能适当表达基本需要。

（16）社会交往：指在治疗、社会活动中参与并与他人（如医务人员、家庭成员、病友、朋友）友好相处的能力，反映个人如何处理个人需求和他人需求，能否恰当地控制情绪，接受批评，认识自己的所说所为对他人的影响，情绪是否稳定（包括有无乱发脾气、喧叫、言语粗鲁、哭笑无常、身体攻击、沉默寡言、昼夜颠倒等现象）。

评分标准：

7 分　完全独立处理社会交往，无需药物控制。

6 分　在绝大多数情况下可以与医务人员、家庭成员、病友、朋友等友好相处，仅偶然失控。无须监护，但需要较多的时间适应社会环境，或需要药物控制。

5 分　只在应激或不熟悉的条件下需要监护（即监督、语言控制、提示或诱导），需要监护的情况不超过 10%。可需要鼓励以提高参与的积极性。

4 分　轻度导向——患者可恰当处世 75%~90% 的时间。

3 分　中度导向——患者可恰当处世 50%~74% 的时间。

2 分　高度导向——患者可恰当处世 25%~49% 的时间。由于社会行为不当，可能需要管制。

1 分　完全依赖——患者可恰当处世 <25% 的时间或完全不能处世。由于社会行为不当，可能需要管制。

（17）问题解决：主要指解决日常问题的能力，即合理安全、适时地解决日常生活事务、家庭杂事、工作琐事、个人财务、社会事务问题的能力，并可主动实施、结束和自我修正。

评分标准：

7 分　患者可认识是否存在问题，作出适当的决定，启动并按步骤解决复杂的问题，直到任务完成，如有错误，可自行纠正。

6 分　绝大部分情况下，患者可明确是否存在问题，作出适当的决定，启动并按步骤解决复杂的问题，直到任务完成，如有错误，可自行纠正。所需时间可较长。

5 分　在应激或不熟悉的条件下需要监护（提示或诱导），需要监护的情况不超过 10% 的时间。

4 分　75%~90% 的时间患者可解决常规问题。

3 分　50%~74% 的时间患者可解决常规问题。

2 分　25%~49% 的时间患者可解决常规问题。一半时间患者需要指导来启动、计划或完成简单的日常活动。可需要管制以保证安全。

1 分　<25% 的时间患者可解决常规问题。几乎任何时候患者均需要导向，或完全不能有效解决

问题。可能需要一对一的指导来完成简单的日常活动。可需要管制以保证安全。

（18）记忆：包括在单位或社会环境下患者执行日常活动时有关认知和记忆的技能。这里，记忆包括贮存和调出信息的能力。特别是口头和视觉内容的记忆。记忆功能的标志包括：能否认识常见的人或物，记得每日常规，执行他人的请求而无需重复提示。记忆障碍影响学习和执行任务。

评分标准：

7分　患者可认识熟人，记忆日常常规，执行他人的请求而无需重复提示。

6分　患者只有轻度困难，认识熟人，记忆日常常规，对他人的请求有反应。可需要自我提示、或环境提示、促进或辅助物。

5分　患者在应激或不熟悉的环境下需要敦促（即提示、重复、提醒者），但不超10%的日常时间。

4分　最低限度敦促，75%~90%的时间患者可认识和记忆。

3分　中度敦促，50%~74%的时间患者可认识和记忆。

2分　高度敦促，25%~49%的时间患者可认识和记忆。

1分　完全帮助，<25%的时间患者可认识和记忆，或不能有效地认识或记忆。

5. 儿童功能独立性评定表（Functional Independence Measure for Children，WeeFIM）是为了满足在医疗康复中儿童残疾测量和交流方面的需要，1987年由美国纽约布法罗大学医疗康复数据系统（UDS）的医生、护士和治疗师专家组编制，用于测量6个月龄以上儿童的残疾程度。WeeFIM是直接由成人残疾程度功能独立性评定（Functional Independence Measure，FIM）移植而来。WeeFIM以发育的进程，测量儿童功能性活动能力，WeeFIM以儿童发育模式原理为导向，综合了许多目前临床使用的儿童检查方法和测量手段。它的结构反映个体功能独立性的基础有两方面：①世界卫生组织有关病损、弱能和残障的模式；②着重残疾儿童在基本生活时所要求支持的分量。所以，使用WeeFIM是为了从体能、技术和经济来源各方面，考虑要给予的照顾和支持，而在整个康复过程中测量功能的变化。

儿童功能独立性评定表应用于从6个月到18岁或21岁（在残疾组儿童的专项测量中或延至21岁）具有功能或发育迟缓的幼儿、儿童和少年或从6个月到7岁无障碍的儿童。

WeeFIM共有自理、运动、认知三个维度，18个项目，其中自理包括吃饭、打扮、洗澡、穿上衣、穿裤子、如厕、大便控制、小便控制等8项；运动包括椅/轮椅转移、厕所转移、浴盆转移/淋浴、行走/轮椅/慢走、上下楼梯等5项；认知包括理解、表达、社会认知、社会影响、解决问题、记忆等5项。测试量表见表14-5。这些资料通过直接观察和/或与了解孩子功能性活动能力的护理人员交谈来收集。

表14-5　儿童功能独立性评定表（WeeFIM）

项目			评估日期
		1　吃饭	
		2　梳洗修饰	
	自理能力	3　洗澡	
		4　穿裤子	
		5　穿上衣	
		6　上厕所	
运动功能	括约肌控制	7　膀胱管理	
		8　直肠管理	
		9　床、椅、轮椅间	
	转移	10　如厕	
		11　盆浴或淋浴	
	行走	12　步行/轮椅	
		13　上下楼梯	
		运动功能评分	

续表

项目			评估日期
	交流	14	理解
		15	表达
认知功能		16	社会交往
	社会认知	17	解决问题
		18	记忆
	认知功能评分		
	WeeFIM 总分		
	评估人		

评分标准：

与 FIM 评分原则相同，在 7 个水平分级的基础上评分，所有 18 个项目分别从 1~7 给予记分，总分最低为 18 分，最高为 126 分。

7 分　完全独立。

6 分　有限制的独立。

5 分　监督。

4 分　最小帮助（自己付出 75% 努力）。

3 分　中等帮助（自己付出 50%~75% 努力）。

2 分　最大帮助（自己付出 25%~50% 努力）。

1 分　完全帮助（自己付出 <25% 努力）。

总评分分级

126 分　独立。

108~125 分　基本独立。

90~107 分　极轻度或有条件的依赖。

72~89 分　轻度依赖

54~71 分　中度依赖。

36~53 分　重度依赖。

19~35 分　极重度依赖。

18 分　完全依赖。

儿童功能独立评定的注意事项

（1）可通过直接观察小孩和 / 或询问父母或照料者。

（2）评分是根据被测小孩按一定规则完成活动的能力，而不是该小孩偶尔能完成的活动。

（3）要评定全部 18 个项目。不要留空格。如果因安全考虑不能测量，则填写 1 分。

（二）常用 IADL 标准化量表

有功能活动问卷（FAQ），快速残疾评定量表 -2、Frenchay 活动指数、工具性日常生活活动能力量表。

1. **功能活动问卷（FAQ）**　功能活动问卷是由 Pfeffer 于 1982 年提出，原用于研究社区老年人独立性和轻度老年痴呆，后于 1984 年进行修订，修订后内容如表 14-6 所示。

FAQ 评分越高表明障碍程度越重，正常标准为 <5 分，≥5 分为异常。FAQ 是目前 IADL 量表中效度较高的，且项目较全面，在 IADL 评定时提倡首先使用。

表 14-6 功能活动问卷（FAQ）

项目	正常或从未做，但能做（0分）	困难，但能单独完成或从未做（1分）	需帮助（2分）	完全依赖他人（3分）
1. 每月平衡收支的能力，算账的能力				
2. 患者的工作能力				
3. 能否到商店买衣服、杂货或家庭用品				
4. 有无爱好，会不会下棋和打扑克				
5. 能否做简单的事，如点炉子、泡茶				
6. 能否准备饭菜				
7. 能否了解近期发生的事情（时事）				
8. 能否参加讨论和了解电视、书和杂志的内容				
9. 能否记住约会的时间、家庭节日和吃药				

2. 快速残疾评定量表 快速残疾评定量表 -2（Rapid Disability Rating Scale-2，RDRS-2）是 Linn 等人于 1982 年在 1967 年开发出来的 RDRS 量表基础上修订出来的。可用于住院或社区中生活的患者，较适合于老年患者人群。表格中有 18 个条目，每个条目最高得分为 4 分，最低为 1 分，总分最高为 72 分，分数越高表示残疾越重。完全正常为 18 分。表格的信度和效度较好。

3. Frenchay 活动指数 FAI 是专供评定脑卒中受试者社会活动能力的量表，测试内容包括家务劳动、工作 / 休闲、户外活动三大方面，细分为 15 个项目：准备正餐、清洗餐具、洗衣服、轻体力家务活、重体力家务活、就近购物、参与社交活动、户外行走超过 15 分钟、参与喜好的活动、驾车 / 骑车或乘坐公交汽车、外出旅游或开车兜风、园艺或庭院的劳动、家居维护或汽车 / 自行车保养、读书及有薪工作。该量表不仅能用于评定受试者的自理能力，还能评定日常生活工具使用的能力和社区参与能力。根据受试者最近 3 个月或 6 个月实际完成该活动的频率进行评分，分值越高代表活动功能越好。评定内容见表 14-7。

表 14-7 Frenchay 活动指数

第一部分——过去三个月					
项目	说明	从来没有	一周少于1次	一周1~2次	大部分时间
准备正餐（并非只是简餐）	需要参与计划、准备与烹饪主餐的大部分活动，不仅仅是做简餐或加热已准备好的食物	0	1	2	3
清洗餐具	必须清洗全部的餐具并完成必要的步骤，如洗、擦和放置，而非偶尔冲洗一件	0	1	2	3

续表

项目	说明	从来没有	3个月内 1~2次	3个月内 3~12次	至少一星期 1次
洗衣服	计划洗衣及干衣，用机洗、手洗或洗衣店洗。完成必要的步骤，如：放入，取出，晾挂，折叠	0	1	2	3
轻体力家务活	除尘、擦拭、熨烫、整理小物件或床单	0	1	2	3
重体力家务活	所有重体力家务活，包括整理床铺，清洁地板、炉灶和窗户，吸尘，移动椅子等	0	1	2	3
商店购物	无论购物数量多少，应在计划与购买日常用品中扮演重要角色。必须到商店去，而不仅是推购物车。可包括去银行或去邮局	0	1	2	3
参与社交活动	外出去公园、寺庙/教堂、电影院、剧院、茶馆/酒吧、与朋友聚餐等。到目的地后，患者必须主动参与包括由患者发起的在家中的社交活动，例如被邀请的家人或朋友，他们来访的目的不是照看，而是参与活动	0	1	2	3
户外步行超过15分钟	持续步行至少15分钟（期间允许为调整呼吸而短暂停顿）。约走1.5千米。如果步行距离足够，也可包括步行去购物	0	1	2	3
参与嗜好的活动	需要一定程度的主动参与和思考，如在家栽花种草、针织、画画、游戏、运动等（不仅是看电视中的运动节目）。可以是脑力活动，例如：阅读专业杂志，进行股票交易或逛街	0	1	2	3
驾车/骑车或乘坐公交汽车	需要驾车/骑车（而不只是乘客），或独立搭乘公交汽车/长途汽车并乘车外出	0	1	2	3

第二部分——过去六个月					
项目	说明	从来没有	6个月内 1~2次	6个月内 3~12次	至少一星期 1次
外出旅游或开车兜风	乘长途汽车、火车，或驾车/骑车去某地游玩。不是常规的社交性外出（如：购物或拜访当地朋友）。患者必须参与计划与决策。不包括由机构组织的旅游，除非患者可以自主决定是否参加，旅游的重点是为了快乐				

项目	说明	从来没有	轻度	中度	重度
园艺或庭院的劳动	轻度：偶尔除草或清扫路径 中度：经常除草，拔草，修剪等 重度：所有必需的劳动，包括挖掘	0	1	2	3
维修汽车或房屋修理小家电	轻度：修理小物件，换灯泡或插头 中度：大扫除，挂画，常规的汽车/自行车保养 重度：粉刷/装饰，所有必需的保养	0	1	2	3

续表

项目	说明	没有	6个月内 1次	两星期少于1次	两星期1次
读书	是整本书籍，不是期刊、杂志或报纸。可以是有声读物	0	1	2	3

项目	说明	没有	一星期少于10小时	一星期10~30小时	一星期多于30小时
有薪工作	患者从事有报酬的工作，而不是志愿性的工作。工作时数是以六个月为基础的平均数。例如：在过去六个月内，只工作了一个月，每周18小时，可记为每周最多10个小时	0	1	2	3

4. 工具性日常生活活动能力量表（Instrumental Activities of Daily Living，IADL） 是 Lawton 等人 1969 年开发的一个量表，量表主要有 8 个维度，见表 14-8。

表 14-8 工具性日常生活活动能力量表（IADL）

（以最近一个月的表现为准）	
1. 上街购物 【□ 不适用（勾选"不适用"者，此项分数记作满分）】 □ 3. 独立完成所有购物需求 □ 2. 独立购买日常生活用品 □ 1. 每一次上街购物都需要有人陪 □ 0. 完全不会上街购物	勾选 1 或 0 者，列为失能项目
2. 外出活动 【□ 不适用（勾选"不适用"者，此项分数记作满分）】 □ 4. 能够自己开车、骑车 □ 3. 能够自己搭乘大众运输工具 □ 2. 能够自己搭乘计程车但不会搭乘大众运输工具 □ 1. 当有人陪同可搭计程车或大众运输工具 □ 0. 完全不能出门	勾选 1 或 0 者，列为失能项目
3. 食物烹调 【□ 不适用（勾选"不适用"者，此项分数记作满分）】 □ 3. 能独立计划、烹煮和摆设一顿适当的饭菜 □ 2. 如果准备好一切佐料，会做一顿适当的饭菜 □ 1. 会将已做好的饭菜加热 □ 0. 需要别人把饭菜煮好、摆好	勾选 0 者，列为失能项目
4. 家务维持 【□ 不适用（勾选"不适用"者，此项分数记作满分）】 □ 4. 能做较繁重的家事或需偶尔家事协助（如搬动沙发、擦地板、洗窗户） □ 3. 能做较简单的家事，如洗碗、铺床、叠被 □ 2. 能做家事，但不能达到可被接受的整洁程度 □ 1. 所有的家事都需要别人协助 □ 0. 完全不会做家事	勾选 1 或 0 者，列为失能项目
5. 洗衣服 【□ 不适用（勾选"不适用"者，此项分数视为满分）】 □ 2. 自己清洗所有衣物 □ 1. 只清洗小件衣物 □ 0. 完全依赖他人	勾选 0 者，列为失能项目

6. 使用电话的能力 【□ 不适用（勾选"不适用"者，此项分数记作满分）】	勾选 1 或 0 者，列为失能项目
□ 3. 独立使用电话，含查电话簿、拨号等	
□ 2. 仅可拨熟悉的电话号码	
□ 1. 仅会接电话，不会拨电话	
□ 0. 完全不会使用电话	
7. 服用药物 【□ 不适用（勾选"不适用"者，此项分数记作满分）】	勾选 1 或 0 者，列为失能项目
□ 3. 能自己负责在正确的时间用正确的药物	
□ 2. 需要提醒或少许协助	
□ 1. 如果事先准备好服用的药物分量，可自行服用	
□ 0. 不能自己服用药物	
8. 处理财务能力 【□ 不适用（勾选"不适用"者，此项分数记作满分）】	勾选 0 者，列为失能项目
□ 2. 可以独立处理财务	
□ 1. 可以处理日常的购买，但需要别人协助与银行往来或大宗买卖	
□ 0. 不能处理钱财	
（注：上街购物、外出活动、食物烹调、家务维持、洗衣服等五项中有三项以上需要协助者即为轻度失能）	

5. 情景图示评定量表 该量表有深圳大学王玉龙等于 2015 年设计和制作，主要用于评定功能障碍者日常生活自理能力。它根据功能障碍者活动范围的不同将人分为床上人、家庭人（包括乘坐轮椅）和社会人（可参与户外活动的人群）三个群体。对每个群体选择三项符合该类人群实际的日常活动进行评定。床上人的具体评定项目是大小便控制、进食和娱乐；家庭人的评定项目是如厕、个人清洁和家务；社会人的评定项目是小区锻炼、购物和活动参与。所有评定内容均通过情景图画呈现，评定可由专业人士或者患者及家属本身操作完成，具体内容见图 14-1。根据评定结果将功能障碍者的日常生活自理能力分为生活完全不能自理、生活基本不能自理、生活小部分自理、生活大部分自理、生活基本自理和生活完全自理六个等级。各个等级的具体标准为：①生活完全不能自理：功能障碍者仅有极少量的主动运动或者完全不能运动，活动范围局限于床上；②生活基本不能自理：功能障碍者活动范围局限于床上，可主动完成部分床上运动，但不能完成坐、站或者床椅转移；③生活小部分自理：功能障碍者可以完成坐、站或者床椅转移，仅能完成家庭环境中的少量活动，而不能主动转移到户外（受制于本身或环境）；④生活大部分自理：功能障碍者可以完成坐、站或者床椅转移，可以完成家庭环境中的大部分活动，而不能主动转移到户外（受制于本身或环境），或虽然可以克服障碍主动转移到户外（对乘坐轮椅者应考虑安全性、克服障碍的能力和维持动作的时间等问题），但仅能完成户外环境中的少量活动；⑤生活基本自理：功能障碍者不仅可以主动转移到户外、完成户外环境中的大部分活动，而且可以融入到社区生活中；⑥生活完全自理：学龄儿童可以在普通学校就读，成人可实现就业，老人在无他人照料的情况下可以独立生活。

（1）评定内容：在实际评定过程中，每项活动的完成，既可以是自身主动参与的结果，也可以借助于别人的力量实现。评定者通过评定对象在某项活动中自主完成的程度（完全依赖他人完成、借助辅助器具完成或完全独立完成），来判断其生活活动能力。各评定项目均有三种不同的功能状态，其具体内容和评分细则如下：

1）床上人的日常生活活动

I. 大小便

1分：大小便时既没有感觉，也不能控制；

2分：大小便时有便意，但控制能力差，每日出现不止 1 次大小便失禁；

3分：大小便时可自行使用便盆或尿套、尿袋。

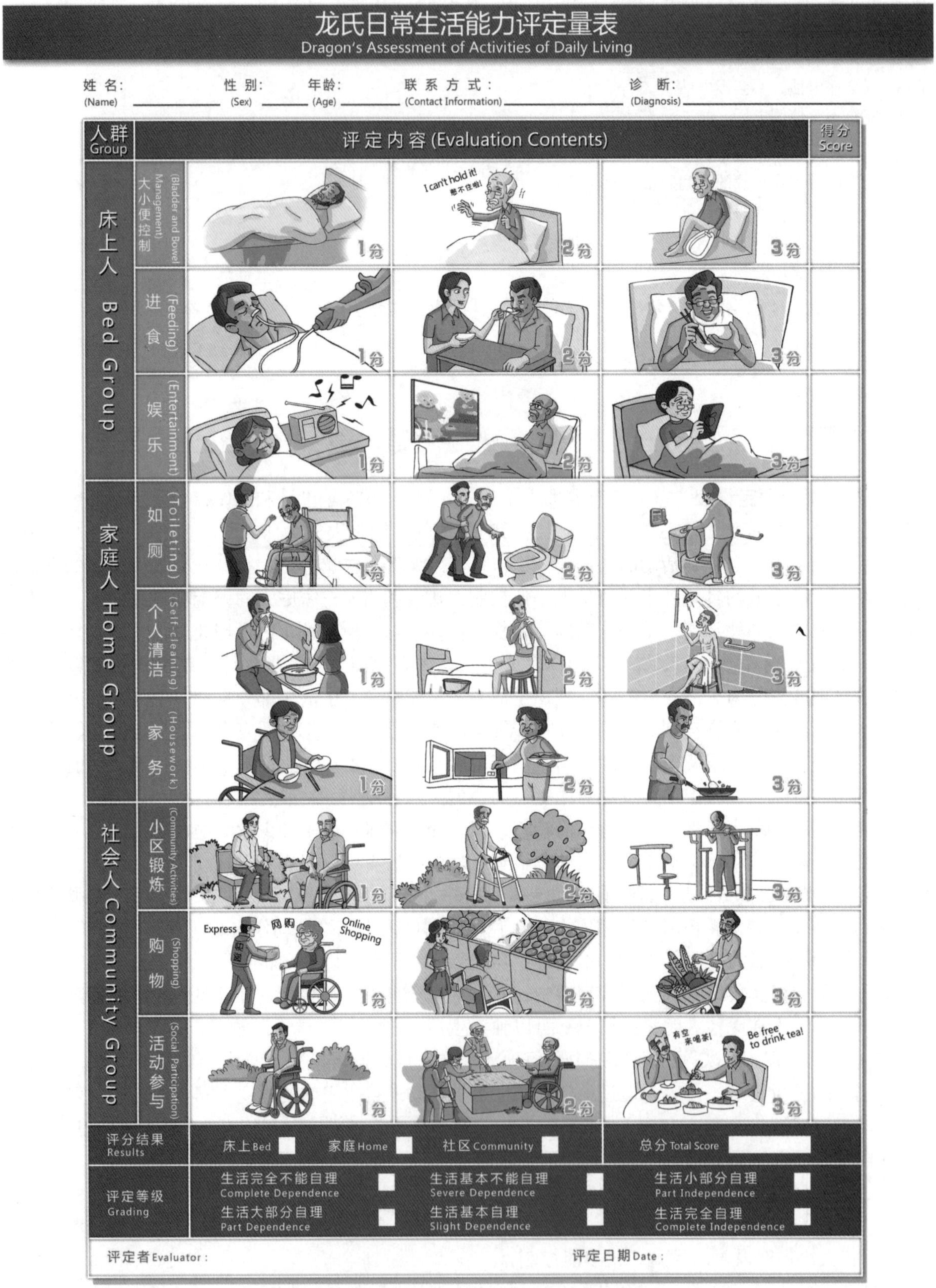

图14-1 龙氏情景图示日常生活自理能力评定量表

Ⅱ. 进食

1分：需要他人帮助进食（经鼻饲管或经口）；

2分：借助辅助器具的帮助可以自行进食；

3分：可自行进食。

Ⅲ. 娱乐

1分：被动听广播、看电视或他人说话；

2分：主动要求听新闻、看电视、电脑等；

3分：可独立使用工具参与娱乐、休闲活动。

2）家庭人的日常生活活动

Ⅰ. 如厕

1分：全程在他人帮助下，于房间内使用坐便椅或其他工具就近完成大小便；

2分：可在他人或辅助器具的帮助下到洗手间完成大小便；

3分：可自行到洗手间完成大小便。

Ⅱ. 清洁

1分：在他人完成准备工作后可在卧室中独立完成修饰活动（刷牙、洗脸、剃须、化妆等）；

2分：在他人完成准备工作后可在卧室中独立完成擦身清洁等活动；

3分：可独立到洗手间完成洗澡活动。

Ⅲ. 家务

1分：可协助家人完成部分家务活动，如盛饭、端碗等；

2分：可借助辅助器具独立完成热饭、扫地等较简单的家务活动；

3分：可独立完成做饭、炒菜、煲汤等较复杂的家务活动。

3）社会人日常生活活动

Ⅰ. 小区锻炼

1分：可在他人监护下到小区进行锻炼；

2分：可利用辅助器具自行到小区进行锻炼；

3分：无需辅助器具或他人监护，能自行到小区进行锻炼。

Ⅱ. 购物

1分：可利用互联网等通讯工具进行购物；

2分：可在他人监护下到超市等场所购物；

3分：可自行步行、骑车、坐公车或驾车到超市等场所购物。

Ⅲ. 社区活动

1分：可利用通讯工具与亲朋好友交流；

2分：可利用辅助器具或在他人监护下参与棋牌类等低强度的活动；

3分：可独立参与、组织集体活动，如喝茶、聚餐等。

（2）评定流程：本评定方法根据以"能不能下床""能不能到户外""需要不需要人照顾"三个关键词为线索，首先确定评定对象所属的人群类别。然后在相对应的人群类别中对其进行日常生活活动的评定。根据功能障碍者每项评定项目中具体完成的情况，统计最终评分结果确定功能障碍者的功能等级（生活完全不能自理，生活基本不能自理、生活小部分自理、生活大部分自理、生活基本自理和生活完全自理），综合判断评定对象的日常生活自理能力。具体操作过程参见图14-2。

（3）评定结果的解释：

1）床上人的日常生活活动评定：适用于不能主动下床的评定对象（包括乘坐轮椅），4分以下为生活完全不能自理，代表评定对象仅有极少量的主动运动，甚至于完全不能运动；4~9分为生活基本不能自理，其中4~6分代表评定对象仅能够主动完成床上的少量活动，7~9分代表评定对象能够主动

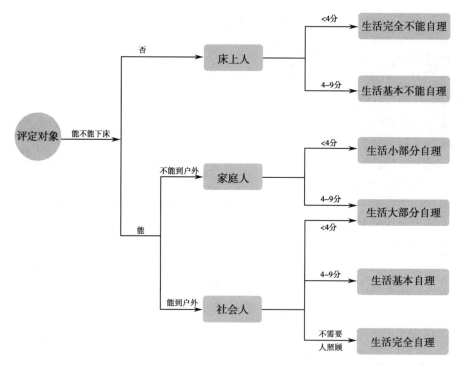

图14-2　龙氏日常生活自理能力评定量表评定流程

完成床上的大部分活动。

2）家庭人的日常生活活动评定：适用于能够主动下床、不能主动转移到户外的评定对象（包括乘坐轮椅），4分以下为生活小部分自理，代表评定对象仅能完成部分家庭环境中的少量活动，4~9分为生活大部分自理，代表评定对象可以在家庭环境中的活动，其中4~6分代表评定对象仅能在部分家庭环境中活动，7~9分代表评定对象可以在所有家庭环境中活动。

3）社会人的日常生活活动评定：适用于能够主动转移到户外的评定对象（包括乘坐轮椅），4分以下为生活大部分自理，代表评定对象仅能完成户外环境中的少量活动，4~9分为生活基本自理，代表评定对象可以完成户外环境中的大部分活动，而且可以融入到社区生活中，其中4~6分代表评定对象需要借助辅助器具或在他人监护下活动，7~9分代表评定对象无需借助辅助器具或他人的帮助能够完成活动。

对于可以就读的儿童、实现就业的成人或不需要他人照料的老人，判断为生活完全自理。

四、 评定注意事项

1. 首先要查看患者病历，了解病史及患者的基本情况。了解伤病的原因、病情发展情况及功能情况（如认知功能、运动功能、社会心理状态等），并了解患者的生活环境和在环境中的表现。

2. 评定前应做好解释说明工作，使患者了解评定的目的和方法，以取得患者的理解与配合。

3. 尽量在合适的时间和环境下进行评定。

4. 评定应记录患者确实能做什么，而不是可能或应达到什么程度。

5. 评定时，通常由评定者给患者一个总的动作指令，让患者完成某个具体动作，而不要告诉患者坐起来或穿衣的具体步骤。

6. 在评定中，只有当患者需要辅助器或支具时，才可以提供，不能依赖和滥用。

7. 除非评定表中有说明，否则使用辅助器、支具或采取替代的方法，均认为是独立完成活动，但应注明。

8. 任何需要体力帮助的活动都被认为是没有能力独立完成。

小结

日常生活活动评定能力评定是作业治疗活动开展的基础，康复的目标就是为了改善功能障碍者的日常生活能力。Barthel 指数是目前临床上应用最广的评定方法，龙氏情景图示是我国康复工作者在实践中根据中国人的文化和生活习惯制作的，简单、明了、快捷，非专业人士可以使用。

思考题

1. 目前常用的 BADL 标准化量表和 IADL 标准化量表的区别是什么？
2. Barthel 指数的主要内容是什么？
3. 改良 Barthel 指数的主要内容是什么？
4. FIM 的评定等级有哪些？
5. 龙氏情景图示评定量表的评定流程是什么？

（王于领　王玉龙）

第十五章
生活质量和社会功能评定

第一节 概　　述

生活质量（quality of life，QOL），也称为生命质量、生存质量、生活质素等，是康复医学针对患者康复工作中最重要的方面之一，在患者疾病转归后，更加关注其功能恢复和生活质量的保持与提高。这也是康复医学学科有别于其他临床医学学科的特点之一。它是对人们生活好坏程度的一个衡量。生活质量与客观意义上的生活水平有关，但也有所区别。人们除了保持基本的物质生活水平及身心健康之外，生活质量也取决于人们是否能够获得快乐、幸福、舒适、安全的主观感受。其中，比较公认的几个观点包括：①生存质量是一个多维的概念，包括身体功能、心理功能、社会功能等；②生存质量是一个主观的评价指标，应根据评定者的主观体验进行评定；③生存质量具有文化依赖性，应该建立在一定的文化价值体系下。

生活质量的概念起源于 20 世纪 30 年代的美国，最初是作为一个社会学指标来使用的。经过 20世纪 50~60 年代生活质量研究的成熟期，60 年代后，广泛应用于社会领域的研究，比如用于社会及其环境的客观条件指标来反映社会发展水平，也用于人对社会及其环境的主观感受方面。如人口数量、出生率、死亡率、收入与消费水平、就业率、卫生设施和应用程度等；还包括人对社会及其环境的一种主观感受，比如对生活中家庭、工作和休闲等方面的感受。到了 20 世纪 70 年代末，医学领域对生活质量进行了广泛的研究，以解决为适应疾病谱和医学发展引发的健康观和医学模式转变的需要，生活质量这一综合的评价指标比起单纯的疾病治愈率、生存率等，更能体现人在疾病转归过程中身体上、精神上和社会活动的真实状态。而在我国生活质量的研究开始于 20 世纪 80 年代中期，从翻译和综述国外的有关文献和研究进展开始，继而引进了一些普适量表和疾病专表，也根据不同的量表，进行了必要的文化调适，比如 WHO-QOL100 量表等。

一、生活质量与健康相关生活质量的概念

（一）生活质量

WHO 生活质量研究组在 1993 年提出的生活质量概念是指不同文化和价值体系中的个体对他们的目标、期望、标准以及所关心的事情相关的生活状况的体验。这是在众多生活质量的概念与诠释中的一个较为公认的一个定义。

除了 WHO 提出的生活质量概念之外，大量的学者进行了生活质量的研究，分别提出了生活质量不同的概念，主要有三个流派的观点：①客观论，是将生活质量定义为满足人们生活需要的全部社会条件与自然条件的综合水平，包括生活环境的美化、净化、社会文化、教育、卫生、生活服务状况、社会风尚和社会治安秩序等；②主观论，认为生活质量就是人们的主观幸福感和对生活的满意程度，是对个体生活各方面的评价和总结，包括精神的、躯体的、物质方面的幸福感以及对家庭内外的人际

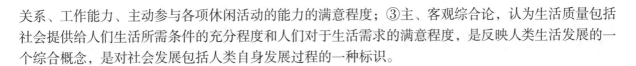

关系、工作能力、主动参与各项休闲活动的能力的满意程度；③主、客观综合论，认为生活质量包括社会提供给人们生活所需条件的充分程度和人们对于生活需求的满意程度，是反映人类生活发展的一个综合概念，是对社会发展包括人类自身发展过程的一种标识。

（二）健康相关生活质量

健康相关生活质量（health-related quality of life，HRQOL）是指患者对于自身疾病与治疗产生的躯体、心理和社会反应的一种实际的、日常的功能性描述。

健康相关生活质量是从医学角度探知疾病对于患者的影响以及医疗干预措施的成效出发，借用社会科学提出的生活质量概念开展研究的一种方式。基于对健康相关生活质量概念的理解，可以看出生活质量可以分为与健康有关的和与健康无关的两个方面，前者包括与被评定者健康有关的主要因素，比如身体、心理、精神健康等方面；后者则包括社会环境和生活环境等方面。关于生活质量的主要构成，专业界还未能达成共识，主要原因有以下几点：①生活质量是一个多维的概念，包括身体功能、心理状态、社会功能和精神健康等；②生活质量是主观的评价指标，是由被测评者自我评价的主观体验；③生活质量是有文化依赖性的，有些方面的评价要基于一定的文化价值体系下。

二、 康复医学实践中进行生活质量评定意义

（一）生活质量评定是康复评定的重要内容

康复医学是一门最终以改善各类疾病患者生活质量的医学学科。生活质量的评定涉及患者总体结局，全面反映疾病及其导致的躯体、心理和社会功能等方面在康复干预等作用下产生的影响，而且更着重于体现患者自身的主观感受。而不是像其他康复评定内容中，可能只关注了解患者结构或功能上有无异常。

（二）生活质量评定有助于了解影响患者生活质量的主要因素

生活质量评定是制定康复措施的重要依据，借以了解疾病和功能受损对于患者生活质量的影响，以便有针对性地进行干预。通过生活质量的评定，有助于了解分析影响患者康复的主要因素，阐明生活质量与损伤或残疾程度之间的关系，从而有利于发现问题，提出针对不同疾病成因机制中全面且较客观的解释。

（三）有利于评价和比较各种康复干预措施的疗效

后期的康复评定中，生活质量评定的各项指标也是判断相应康复治疗效果的重要参数，为后续治疗提供更好的依据。国内外生活质量的研究提示，根据生活质量评定的结果，可以制订更加有效的康复干预方案及治疗措施，能够显著提高残疾人或慢性病、老年病患者的康复疗效，进而改善患者的生活质量。

第二节 生活质量评定内容

生活质量的评定是针对每一位个体进行主观感受和对社会、环境体验的评定，它有别于其他客观评定指标，需要针对性分析不同疾病、状态、人群与生活质量有关的因素，确定适合的生活质量评定内容。

一、 与生活质量有关的因素

康复评定工作中，我们所面对的疾病有神经系统疾患、骨骼肌肉系统疾患、心肺系统疾患、小儿或老年疾患，每一个疾病类别，都有不同的因素跟其生活质量有关。

不同时期、不同研究背景的学者提出的因素都有些不同，其中 Ferrell 提出的思维模式结构较为全面，包括身体健康状况（各种生理功能活动有无限制、休息与睡眠是否正常等），心理健康情况（智力、情绪、紧张刺激等）、社会健康状况（社会交往和社会活动、家庭关系、社会地位等）和精神健康状况（对生命价值的认识、宗教信仰和精神文化等）。当然，更具权威性的还是 WHO 提出的六方面的因素，可分为：身体功能、心理状况、独立能力、社会关系、生活环境以及宗教信仰与精神寄托。

二、 生活质量评定内容

从上述生活质量有关的因素可以看出，生活质量评定的内容主要是围绕这些因素来选取特定的指标进行的，具体内容包括以下几个方面：①躯体功能的评定：包括睡眠、饮食、行走、大小便自我控制、自我料理、家务操持、休闲；②精神心理功能的评定：包括抑郁、焦虑、孤独感、自尊、记忆力、推理能力和应变能力；③社会功能评定：包括家庭关系、社会支持、与他人交往、就业情况、经济状况、社会整合、社会角色等；④疾病特征与治疗：包括疾病病症、治疗副作用等方面。

临床实际应用中，要结合实际情况选择使用合适的生活质量量表。通常普适性量表涉及的内容较为全面，涵盖的条目也较多，但是也因此增加更多的工作量，评定花费的时间也较长，这样一来还有可能导致患者不能集中注意力产生信息偏倚。所以，针对各类疾病时，可选用疾病专表。比如用于脑卒中患者的疾病影响调查表中风专用量表 -30（Stroke-Adapted 30-Item Version of the Sickness Impact Profile，简称 SA-SIP30），是 Straten 等将疾病影响调查表改良后形成的一脑卒中后专用生活质量测量量表。此量表将疾病影响调查表减少为 30 个条目，去除了与脑卒中相关性差及可信度差的条目。内容主要包括：身体照顾与活动、社会交往、活动性、交流、情感行为、家居料理、行为动作的灵敏度和步行等 8 个方面。

第三节 生活质量评定方法

在不同的人群或疾病评定时，按照评定的目的和内容要求，常用的生活质量评定方法有以下几种。

一、 访谈法

访谈法是指是通过访谈员和受访人面对面地交谈来了解受访人的心理、行为、健康状况、生活水平等，综合评价其生活质量的一种方法。

根据访谈进程的标准化程度，可将它分为结构型访谈和非结构型访谈。前者的特点是按定向的标准程序进行，通常是采用问卷或调查表，对所问的条目和可能的反应都有一定的准备；后者指没有定向标准化程序的自由提问和进行大的访谈形式。访谈法运用面广，能够简单而叙述地收集多方面的评定分析资料，因而常在日常工作中使用。

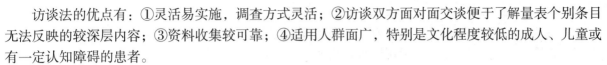

访谈法的优点有：①灵活易实施，调查方式灵活；②访谈双方面对面交谈便于了解量表个别条目无法反映的较深层内容；③资料收集较可靠；④适用人群面广，特别是文化程度较低的成人、儿童或有一定认知障碍的患者。

访谈法的缺点包括：①成本较高，费用大、时间长；②主观性太强，受访谈员的影响大；③记录和结果的分析处理较难；④缺乏隐秘性，受访者可能会回避一些敏感问题或不做真实的回答。

二、 观察法

观察法是研究者在一定时间内有目的、有计划地在特定条件下，通过感官或借助于一定的科学仪器，对特定个体的心理行为或活动、疾病症状及相关反应等进行观察，从而搜集资料判断其生活质量。观察法常用于植物人状态、精神障碍、老年性痴呆、或危重患者的评定。

三、 主观报告法

主观报告法是受试者根据自己的身体情况和对生活质量的理解，报告一个整体生活质量的状态水平。可以用分数或等级数表示。是一种简单的整体评定方法。优点是所得到的数据单一易分析处理，但是结果的可靠性较差，所以通常都跟其他量表共同使用，作为一个补充。

四、 症状定式检查法

症状定式检查法是用于限于疾病症状和治疗的毒副作用时的生活质量评定。该法把各种可能的症状或毒副作用列表出来，由评定者或患者注意选择，选项可以是"有""无"两项，也可为程度等级选项。比如常用的鹿特丹症状定式检查（Rotterdam Symptom Checklist，RSCL）。

五、 标准化的量表评价法

标准化的量表评价法是生活质量评定中采用最广的方法，通过经考察验证具有较好信度、效度和反应度的标准化测定量表，对受试者的生活质量进行多个维度的综合评定。根据评定主题的不同可分为自评法和他评法。

此方法的客观性较强、可比性好、程式易标准化和抑郁操作等优点。是临床使用，特别是科研中常采用的方法。比如医疗结局研究简表（Medical Outcomes Study Short Form 36，MOS SF-36）。

六、 注意事项

生活质量评定中有上述诸多因素的影响，评定的方法多样，评定中有以下注意事项：

1. 建立有用的生活质量评价指标　选用量表时要留意它的可测量性、敏感度、广泛被接受、易于理解、平衡性等方面。

2. QOL 量表的本土化和民族化　量表要具备国际通用性和可比性，又要照顾到各个国家、地区的本土文化和民族化元素。必要时应对相关内容进行文化调适。比如国内流行使用的 WHOQOL 中文版和 SF-36 等。

3. 有针对性地使用 QOL 量表　针对不同的疾患，尽量选择该疾患的生活质量专表，以便测得患者特有的问题。比如适用于脑卒中患者的 SA-SIP30；用于慢性关节炎患者的关节炎影响测量量表

2（Arthritis Impact Measurement Scales 2，AIMS2）等。

4. 注意不同数据采集过程中的技巧 比如访谈法访谈员的素质培训、量表评价法中量表的编印质量等细节，进一步提高生活质量评定的准确性。

第四节 生活质量评定量表

生活质量评定的重要工具就是生活质量量表，在过去几十年里，国内外研制了大量的量表。有一些普适性的生活质量量表，它们并不针对某一特殊疾病的患者，而在于了解一般人群的综合健康状况，通常也用于不同疾患患者生活质量的研究。当然为了更好地了解特定疾病患者的生活质量，近年来研制或改良了大量的生活质量测量的疾病专用量表。

普适性量表的优点有：①具有适用于多种疾病的特点，可以借此明确影响生活质量的其他相关因素；②适用于多病种、不同条件下的研究；③便于资料的采样、搜集与管理。当然，普适性量表应用在不同疾患患者的生活质量研究时。也有以下缺点：①患者通常伴有不同程度的认知、语言功能和心理障碍，不同程度的干扰了测量结果，如果排除这一部分患者，将会失去一大部分测试对象；②个别量表会出现封底效应（floor effect）或封顶效应（ceiling effect），影响评估的准确性；③内容的有效性，如：脑卒中患者常见的问题是交流障碍，而众多量表中只有疾病影响量表（Sickness Impact Profile，SIP）拥有这方面的内容。

生活质量测量的疾病专用量表优点有：①量表内容针对性强，各领域（domain）较普适性量表更能反映各类疾病的功能特点；②完成量表耗时短，不易因患者疲劳或注意力不集中而影响测量结果；③适用于患者自答、访问、电话访问和书信访问等形式。其缺点有：①有些疾病专用量表多为最近几年研制而成，还未经大量研究使用，其信度和效度尚未得到完全证实，特别是缺乏使用国的文化调适时；②部分条目（item）的语句不一定能真实地描述患者的反应。

因此，选择量表时，除了考虑其优缺点外，研究者同时还应兼顾自己研究的目的和内容，资料获取的形式，被访对象的自身状况（比如脑卒中的类型、关节炎的）受累肢体等相关因素。现列举几种常用典型的普适性量表和疾病专用量表，供大家学习时参考。

一、普适性量表

常用生活质量评定的普适性量表主要有 MOS SF-36、WHOQOL-100 或 WHOQOL-BREF、SIP（Sickness Impact Profile，1975）、EuroQol、Quality of Life-Index、NHP（Nottingham Health Profile）、（RNLI）Reintegration to Normal Living Index 等。

1. 医疗结局研究简表（MOS SF-36） 最初由美国医学结局研究组在兰德公司健康保险项目的有关研究的基础上修订而成的普适性测定量表，于 1980 年代初期开始研制，上个世纪 90 年代初，完成了含有 36 个条目的健康调查问卷简化版。内容包括躯体活动功能、躯体功能对角色功能的影响、躯体疼痛、健康总体自评、活力、社会功能、情绪对角色功能的影响和心理卫生 8 个领域。评定大约耗时 5~10 分钟。SF-36 是目前世界上公认的具有较高信度和效度的普适性生活质量评价量表，Anderson 等将 SF-36 应用于脑卒中后的患者的生活质量的研究，发现在身体和精神健康方面较敏感，而在社会功能方面表现较差。SF-36 中国版已经由中山医科大学统计教研室方积乾教授等引进研制出来并投入使用。

2. 世界卫生组织生活质量量表-100（简称 WHOQOL-100） 量表是由世界卫生组织领导 15 个国家和地区共同研制的跨国家、跨文化的普适性、国际性量表。目前在国际上使用的语言版本近

30 种，其内容包括 6 个领域：生理、心理、独立性、社会关系、环境和精神支柱 / 宗教 / 个人信仰，共 24 个方面（facet）。此量表结构严谨、内容涵盖面广，适合于多个学科的有关生活质量的研究。WHOQOL 的中国版（由英文版翻译改良而成）已经于 1998 年成功地制定出来。尽管 WHOQOL-100 能够详细地评估与生活质量有关的各方面，但在临床或研究工作当中有时显得特别冗长，大大增加了实际的工作量。鉴于此，WHO 于 1998 年改良出了世界卫生组织生活质量测定简式量表（WHOQOL-BREF）。WHOQOL-BREF 包括 4 个领域：生理、心理、社会关系和环境，共 26 个问题条目。简表具有良好的内部一致性、区分效度和结构效度。WHOQOL-BREF 的制订使得在生活质量的测量上多拥有了一个方便的评定量表。

3. 疾病影响调查表（Sickness Impact Profile，SIP） 由 Gilson BS 等人在 1975 年制定，1981 年，由同一工作组 Bergner M 等人完成了量表的修改和定稿，形成目前使用版本。共 12 个方面，136 个条目，包括步行、活动、自身照顾、社会交往、情绪行为、交流、行为动作的灵敏度、睡眠与休息、饮食、家居料理、娱乐与休闲和工作等内容。其中交流、行为动作的灵敏度、情绪行为和社会交往能力比较适合神经疾患患者的后期测量，其余各项更表现在 ADL 方面。完成全问卷耗时约 20~30 分钟。此问卷的内容和问卷长度上表现出，它更适合用于多中心的研究。问卷缺少健康、幸福和生活满意度的条目。

4. EuroQOL 调查表 是由英国 University of York 的 EuroQOL 研发组于 1990 年制定的一普适性生活质量测量量表。内容包括移动能力、自理、日常活动能力、疼痛 / 不适和焦虑 / 抑郁 5 个部分。量表效度、收敛效度和重测信度好。量表的评测简单、直观，数据来源于类似温度计的目测表，刻度为 0~100 表示被测者当天的健康状态。完成量表耗时 2~3 分钟。EuroQOL 量表更适合于轻、中度症状的各类疾患患者的自评和问卷式调查。

5. 生活质量指数（Quality of Life-Index） 是 Spitzer WO 等起初于 1981 年为癌症及其他慢性病患者设计的生活质量量表。该量表包括活动能力、日常生活、健康的感觉、家庭及朋友的支持及对整个生活的认识，同时还包括一个 0~100 的目测分级量表。高谦等曾对此量表在脑卒中患者使用的效度进行研究，发现以肢体功能为主的本量表可以有效地测量脑卒中患者的生活质量。

二、 疾病专用量表

在普适性量表无法完全满足各类疾病患者的专科测量时，国内外的研究者也研制、改良了一些专供于不同疾病患者的生活质量量表。比如用于脑卒中患者生活质量评定的 SA-SIP30、Frenchay 活动指数（Frenchay Activities Index，FAI）等，还有用于关节炎患者的关节炎影响测量量表 2（AIMS2）、McMaster-Toronto 关节炎病人偏向残疾问卷（McMaster-Toronto Arthritis Patients Preference Disability Questionnaire，MACTAR）。

1. 疾病影响调查表中风专用量表 -30（SA-SIP30） 是 Straten 等将 SIP 改良后形成的一脑卒中后专用生活质量测量量表。此量表将其前身疾病影响调查表减少为 30 个条目，去除了与脑卒中相关性差及可信度差的条目。内容主要包括：身体照顾与活动、社会交往、活动性、交流、情感行为、家居料理、行为动作的灵敏度和步行等 8 个方面。量表作者将 SA-SIP30 同 SIP 进行了对照研究，发现 SA-SIP30 在结构效度、收敛效度、临床效度和外部效度较 SIP 稍差，不过因为 SIP 测量的主要重点是行为与身体能力，因此，SA-SIP30 是最适用于患者代言人的生活质量测量工具。2000 年新的研究表明：SA-SIP30 与 SIP 对比，在应用于健康状况测量时，二者差异不大，同时还发现 SA-SIP30 在量表的选择上还稍优于 SIP。

2. Frenchay 活动指数（FAI） 是专门为脑卒中患者的生活质量及其功能预后的测量而设计的，最早应用于 1985 年。此量表包括家务、户外活动和休闲与工作三个领域，15 个条目，总分 45 分；信度、效度及其敏感度好；适合代理人使用，可用于自答或访问。完成此量表只需耗时 3~5 分钟，应答率较高。由于量表内容较少、覆盖面小，不适宜大型研究使用。

3. 关节炎影响测量量表2（AIMS2） 是评价关节炎生活质量的量表之一，Meenan 教授团队在 AIMS 基础上开发的量表，量表共 57 个核心条目，归纳为 5 个维度：躯体（活动能力、步行和弯腰、手和指的功能、上臂功能、自我照顾内容、家务工作）；症状（关节炎痛）；角色（工作）；社会角色（社会活动、家庭和朋友的支持）；情感（紧张度、心情）。每个条目采用 0~4，5 级表示不同程度。计分时会将每个条目标准化为 0~10 级，0 表示非常健康，10 表示非常糟糕。完成该量表的评定大概需要 23 分钟左右。

三、 生活质量评定量表选例

（一）医疗结局研究简表（MOS SF-36）

说明：这项调查是询问您对自己健康状况的了解。此项数据记录您的自我感觉和日常生活的情况。请您按照说明回答下列问题。如果您对某一个问题不能做出肯定的回答，请按照您的理解选择最合适的答案。

1. 总括来说，您认为您的健康状况是：（只圈出一个答案）

极好 _____ 1
很好 _____ 2
好 _____ 3
一般 _____ 4
差 _____ 5

2. 和一年前相比较，您认为您目前全面的健康状况如何？（只圈出一个答案）

比一年前好多了 _____ 1
比一年前好一些 _____ 2
和一年前差不多 _____ 3
比一年前差一些 _____ 4
比一年前差多了 _____ 5

3. 下列各项是您日常生活中可能进行的活动。以您目前的健康状况，您在进行这些活动时，有没有受到限制？如果有的话，程度如何？（每项只圈出一个答案）

运动	有很大限制	有一点限制	没有任何限制
a. 剧烈活动，比如跑步，搬重物，或参加剧烈的体育活动	1	2	3
b. 中等强度的活动，比如搬桌子，使用吸尘器清洁地面，玩保龄球或打太极拳	1	2	3
c. 提起或携带蔬菜，食品或杂货	1	2	3
d. 上几层楼梯	1	2	3
e. 上一层楼梯	1	2	3
f. 弯腰，跪下，或俯身	1	2	3
g. 步行 1500m 以上的路程	1	2	3
h. 步行 1000m 的路程	1	2	3
i. 步行 100m 的路程	1	2	3
j. 自己洗澡或穿衣服	1	2	3

4. 在过去四个星期里，您在工作或其他日常活动中，会不会因为身体健康的原因而遇到下列的问题？（每项只圈出一个答案）

	所有的时间	大部分时间	部分时间	小部分时间	没有减少时间
a. 减少了工作或其他活动的时间	1	2	3	4	5
b. 实际做完的比想做的要少	1	2	3	4	5
c. 工作或其他活动的种类受到限制	1	2	3	4	5
d. 进行工作或其他活动时有困难（比如觉得更为吃力）	1	2	3	4	5

5. 在过去的四个星期里，您在工作或其他日常活动中，会不会由于情绪方面的原因（比如感到沮丧或焦虑）遇到下列的问题？（每项只圈出一个答案）

	所有的时间	大部分时间	部分时间	小部分时间	没有减少时间
a. 减少了工作或其他日常活动的时间	1	2	3	4	5
b. 实际做完的比想做的要少	1	2	3	4	5
c. 工作时或从事其他活动时不如往常细心了	1	2	3	4	5

6. 在过去四个星期里，您的身体健康或情绪问题在多大程度上妨碍了您与家人、朋友、邻居或集体的日常社交活动？（只圈出一个答案）

毫无妨碍 _____ 1
有很少妨碍 _____ 2
有一些妨碍 _____ 3
有较大妨碍 _____ 4
有极大妨碍 _____ 5

7. 在过去四个星期里，您的身体有没有疼痛？如果有的话，疼痛到什么程度？（只圈出一个答案）

完全没有 _____ 1
很轻微 _____ 2
轻微 _____ 3
有一些 _____ 4
剧烈 _____ 5
非常剧烈 _____ 6

8. 在过去四个星期里，您身体上的疼痛对您的日常工作（包括上班和家务）有多大影响？（只圈出一个答案）

毫无影响 _____ 1
有很少影响 _____ 2
有一些影响 _____ 3
有较大影响 _____ 4
有极大影响 _____ 5

9. 下列问题是有关您在过去四个星期里您觉得怎样和您其他的情况。针对每一个问题，请选择一个最接近您的感觉的答案。

在过去四个星期里有多少时间：（每项只圈出一个答案）

	常常如此	大部分时间	相当多时间	有时	从来没有
a. 您觉得生活充实？	1	2	3	4	5
b. 您觉得精神非常紧张？	1	2	3	4	5
c. 您觉得情绪低落，以至于没有任何事能使您高兴起来？	1	2	3	4	5
d. 您感到心平气和？	1	2	3	4	5
e. 您感到精力充沛？	1	2	3	4	5
f. 您觉得心情不好，闷闷不乐？	1	2	3	4	5
g. 您感到筋疲力尽？	1	2	3	4	5
h. 您是个快乐的人？	1	2	3	4	5
i. 您觉得疲倦？	1	2	3	4	5

10. 在过去四个星期里，有多少时间由于您的身体健康或情绪问题妨碍了您的社交活动（比如探亲、访友等）？（只圈出一个答案）

常常有妨碍 ＿＿＿＿＿＿＿＿＿＿＿＿＿＿＿＿＿＿＿＿＿ 1

大部分时间有妨碍 ＿＿＿＿＿＿＿＿＿＿＿＿＿＿＿＿ 2

有时有妨碍 ＿＿＿＿＿＿＿＿＿＿＿＿＿＿＿＿＿＿＿ 3

偶尔有妨碍 ＿＿＿＿＿＿＿＿＿＿＿＿＿＿＿＿＿＿＿ 4

完全没有妨碍 ＿＿＿＿＿＿＿＿＿＿＿＿＿＿＿＿＿ 5

11. 如果用下列的句子来形容您，您认为有多正确？（每项只圈出一个答案）

	肯定对	大致对	不知道	大致不对	肯定不对
a. 您好像比别人更容易生病	1	2	3	4	5
b. 您跟周围人一样健康	1	2	3	4	5
c. 您觉得自己的身体状况在变差	1	2	3	4	5
d. 您的健康极好	1	2	3	4	5

（二）世界卫生组织生存质量量表 -100（WHOQOL-100）

填表说明：这份问卷是要了解您对自己的生存质量、健康情况以及日常活动的感觉如何，请您一定回答所有问题。如果某个问题您不能肯定如何回答，就选择最接近您自己真实感觉的那个答案。所有问题都请您按照自己的标准、愿望，或者自己的感觉来回答。注意所有问题都只是您最近两星期内的情况。

例如：您对自己的健康状况担心吗？

根本不担心	很少担心	担心（一般）	比较担心	极担心
1	2	3	4	5

请您根据您对健康状况担心的程度在最适合的数字处打一个√，如果您比较担心您的健康状况，就在比较担心下"4"处打一个√，如果根本不担心自己的健康，就在根本不担心下"1"处打一个√。

下列问题是问前两星期中的某些事情，诸如快乐或满足之类积极的感觉。如果您极大程度上经历过这些事情，就在对应于"极"的数字"5"处打一个√；如果您根本没有经历过些，就在对应于"根本不"或"根本无"的数字"1"处打√；如果您的答案介于"根本无"和"极"之间，就在数字"2""3""4"中挑选一个最适合您的情况打√。问题均涉及前两个星期。

F1.2 您对自己的疼痛或不舒服担心吗？

根本不担心	很少担心	担心（一般）	比较担心	极担心	
1	2	3	4	5	

F1.3 您在对付疼痛或不舒服时有困难吗？

根本没困难	很少有困难	有困难（一般）	比较困难	极困难	
1	2	3	4	5	

F1.4 您觉得疼痛妨碍您去做自己需要做的事情吗？

根本不妨碍	很少妨碍	有妨碍（一般）	比较妨碍	极妨碍	
1	2	3	4	5	

F2.2 您容易累吗？

根本不容易累	很少容易累	容易累（一般）	比较容易累	极容易累	
1	2	3	4	5	

F2.4 疲乏使您烦恼吗？

根本不烦恼	很少烦恼	烦恼（一般）	比较烦恼	极烦恼	
1	2	3	4	5	

F3.2 您睡眠有困难吗？

根本没困难	很少有困难	有困难（一般）	比较困难	极困难	
1	2	3	4	5	

F3.4 睡眠问题使您担心吗？

根本不担心	很少担心	担心（一般）	比较担心	极担心	
1	2	3	4	5	

F4.1 您觉得生活有乐趣吗？

根本没乐趣	很少有乐趣	有乐趣（一般）	比较有乐趣	极有乐趣	
1	2	3	4	5	

F4.3 您觉得未来会好吗？

根本不会好	很少会好	会好（一般）	会比较好	会极好	
1	2	3	4	5	

F4.4 在您生活中有好的体验吗?

根本没有	很少有	有（一般）	比较多	极多
1	2	3	4	5

F5.3 您能集中注意力吗?

根本不能	很少能	能（一般）	比较能	极能
1	2	3	4	5

F6.1 您怎样评价自己?

根本没价值	很少有价值	有价值（一般）	比较有价值	极有价值
1	2	3	4	5

F6.2 您对自己有信心吗?

根本没信心	很少有信心	有信心（一般）	比较有信心	极有信心
1	2	3	4	5

F7.2 您的外貌使您感到压抑吗?

根本没压抑	很少有压抑	有压抑（一般）	比较压抑	极压抑
1	2	3	4	5

F7.3 您外貌上有无使您感到不自在的部分?

根本没有	很少有	有（一般）	比较多	极多
1	2	3	4	5

F8.2 您感到忧虑吗?

根本没忧虑	很少有忧虑	有忧虑（一般）	比较忧虑	极忧虑
1	2	3	4	5

F8.3 悲伤或忧郁等感觉对您每天的活动有妨碍吗?

根本没妨碍	很少有妨碍	有妨碍（一般）	比较妨碍	极妨碍
1	2	3	4	5

F8.4 忧郁的感觉使您烦恼吗?

根本不烦恼	很少烦恼	烦恼（一般）	比较烦恼	极烦恼
1	2	3	4	5

F10.2 您从事日常活动时有困难吗?

根本没困难	很少有困难	有困难（一般）	比较困难	极困难
1	2	3	4	5

F10.4 日常活动受限制使您烦恼吗？

根本不烦恼	很少烦恼	烦恼（一般）	比较烦恼	极烦恼
1	2	3	4	5

F11.2 您需要依靠药物的帮助进行日常生活吗？

根本不需要	很少需要	需要（一般）	比较需要	极需要
1	2	3	4	5

F11.3 您需要依靠医疗的帮助进行日常生活吗？

根本不需要	很少需要	需要（一般）	比较需要	极需要
1	2	3	4	5

F11.4 您的生存质量依赖于药物或医疗辅助吗？

根本不依赖	很少依赖	依赖（一般）	比较依赖	极依赖
1	2	3	4	5

F13.1 生活中，您觉得孤独吗？

根本不孤独	很少孤独	孤独（一般）	比较孤独	极孤独
1	2	3	4	5

F15.2 您性方面的需求得到满足吗？

根本不满足	很少满足	满足（一般）	多数满足	完全满足
1	2	3	4	5

F15.4 您有性生活困难的烦恼吗？

根本没烦恼	很少有烦恼	有烦恼（一般）	比较烦恼	极烦恼
1	2	3	4	5

F16.1 日常生活中您感觉安全吗？

根本不安全	很少安全	安全（一般）	比较安全	极安全
1	2	3	4	5

F16.2 您觉得自己居住在一个安全和有保障的环境里吗？

根本没安全保障	很少有安全保障	有安全保障（一般）	比较有安全保障	极有安全保障
1	2	3	4	5

F16.3 您担心自己的安全和保障吗？

根本不担心	很少担心	担心（一般）	比较担心	极担心
1	2	3	4	5

F17.1 您住的地方舒适吗?

根本不舒适	很少舒适	舒适(一般)	比较舒适	极舒适
1	2	3	4	5

F17.4 您喜欢自己住的地方吗?

根本不喜欢	很少喜欢	喜欢(一般)	比较喜欢	极喜欢
1	2	3	4	5

F18.2 您有经济困难吗?

根本不困难	很少困难	困难(一般)	比较困难	极困难
1	2	3	4	5

F18.4 您为钱财担心吗?

根本不担心	很少担心	担心(一般)	比较担心	极担心
1	2	3	4	5

F19.1 您容易得到好的医疗服务吗?

根本不容易得到	很少容易 得到	容易 得到(一般)	比较容易得到	极容易得到
1	2	3	4	5

F21.3 您空闲时间享受到乐趣吗?

根本没乐趣	很少有乐趣	有乐趣(一般)	比较有乐趣	极有乐趣
1	2	3	4	5

F22.1 您的生活环境对健康好吗?

根本不好	很少好	好(一般)	比较好	极好
1	2	3	4	5

F22.2 居住地的噪声问题使您担心吗?

根本不担心	很少担心	担心(一般)	比较担心	极担心
1	2	3	4	5

F23.2 您有交通上的困难吗?

根本没困难	很少有困难	有困难(一般)	比较困难	极困难
1	2	3	4	5

F23.4 交通上的困难限制您的生活吗?

根本没限制	很少有限制	有限制(一般)	比较限制	极限制
1	2	3	4	5

下列问题是问过去两星期内您做某些事情的能力是否"完全、十足"。例如洗衣服、穿衣服、吃饭等动作。如果您完全能够做到这些事情，则在"完全"所对应的数字"5"处打√，如果您根本不能做到这些事情，就在与"根本不"对应的数字"1"处打√，如果您认为是介于"完全"和"根本不"之间，就在数字"2"、"3"或"4"处打√。问题均涉及前两个星期。

F2.1 您有充沛的精力去应付日常生活吗？

根本没精力	很少有精力	有精力（一般）	多数有精力	完全有精力
1	2	3	4	5

F7.1 您认为自己的外形过得去吗？

根本过不去	很少过得去	过得去（一般）	多数过得去	完全过得去
1	2	3	4	5

F10.1 您能做自己日常生活的事情吗？

根本不能	很少能	能（一般）	多数能	完全能
1	2	3	4	5

F11.1 您依赖药物吗？

根本不依赖	很少依赖	依赖（一般）	多数依赖	完全依赖
1	2	3	4	5

F14.1 您能从他人那里得到您所需要的支持吗？

根本不能	很少能	能（一般）	多数能	完全能
1	2	3	4	5

F14.2 当需要时您的朋友能依靠吗？

根本不能依靠	很少能依靠	能依靠（一般）	多数能依靠	完全能依靠
1	2	3	4	5

F17.2 您住所的质量符合您的需要吗？

根本不符合	很少符合	符合（一般）	多数符合	完全符合
1	2	3	4	5

F18.1 您的钱够用吗？

根本不够用	很少够用	够用（一般）	多数够用	完全够用
1	2	3	4	5

F20.1 在日常生活中您需要的信息都齐备吗？

根本不齐备	很少齐备	齐备（一般）	多数齐备	完全齐备
1	2	3	4	5

F20.2 您有机会得到自己所需要的信息吗?

根本没机会	很少有机会	有机会（一般）	多数有机会	完全有机会
1	2	3	4	5

F21.1 您有机会进行休闲活动吗?

根本没机会	很少有机会	有机会（一般）	多数有机会	完全有机会
1	2	3	4	5

F21.2 您能自我放松和自找乐趣吗?

根本不能	很少能	能（一般）	多数能	完全能
1	2	3	4	5

F23.1 您有充分的交通工具吗?

根本没有	很少有	有（一般）	多数有	完全有
1	2	3	4	5

下列问题要求您对前两个星期生活的各个方面说说感觉是如何的"满意、高兴或好",例如关于您的家庭生活或您的精力,想一想对您生活的各个方面是如何的满意或不满意,在最符合您的感觉的数字上打√。问题均涉及前两个星期。

G2 您对自己的生存质量满意吗?

很不满意	不满意	既非满意也非不满意	满意	很满意
1	2	3	4	5

G3 总的来讲,您对自己的生活满意吗?

很不满意	不满意	既非满意也非不满意	满意	很满意
1	2	3	4	5

G4 您对自己的健康状况满意吗?

很不满意	不满意	既非满意也非不满意	满意	很满意
1	2	3	4	5

F2.3 您对自己的精力满意吗?

很不满意	不满意	既非满意也非不满意	满意	很满意
1	2	3	4	5

F3.3 您对自己的睡眠情况满意吗?

很不满意	不满意	既非满意也非不满意	满意	很满意
1	2	3	4	5

F5.2 您对自己学习新事物的能力满意吗?

很不满意	不满意	既非满意也非不满意	满意	很满意
1	2	3	4	5

F5.4 您对自己作决定的能力满意吗?

很不满意	不满意	既非满意也非不满意	满意	很满意
1	2	3	4	5

F6.3 您对自己满意吗?

很不满意	不满意	既非满意也非不满意	满意	很满意
1	2	3	4	5

F6.4 您对自己的能力满意吗?

很不满意	不满意	既非满意也非不满意	满意	很满意
1	2	3	4	5

F7.4 您对自己的外形满意吗?

很不满意	不满意	既非满意也非不满意	满意	很满意
1	2	3	4	5

F10.3 您对自己做日常生活事情的能力满意吗?

很不满意	不满意	既非满意也非不满意	满意	很满意
1	2	3	4	5

F13.3 您对自己的人际关系满意吗?

很不满意	不满意	既非满意也非不满意	满意	很满意
1	2	3	4	5

F15.3 您对自己的性生活满意吗?

很不满意	不满意	既非满意也非不满意	满意	很满意
1	2	3	4	5

F14.3 您对自己从家庭得到的支持满意吗?

很不满意	不满意	既非满意也非不满意	满意	很满意
1	2	3	4	5

F14.4 您对自己从朋友那里得到的支持满意吗？

很不满意	不满意	既非满意也非 不满意	满意	很满意
1	2	3	4	5

F13.4 您对自己供养或支持他人的能力满意吗？

很不满意	不满意	既非满意也非 不满意	满意	很满意
1	2	3	4	5

F16.4 您对自己的人身安全和保障满意吗？

很不满意	不满意	既非满意也非 不满意	满意	很满意
1	2	3	4	5

F17.3 您对自己居住地的条件满意吗？

很不满意	不满意	既非满意也非 不满意	满意	很满意
1	2	3	4	5

F18.3 您对自己的经济状况满意吗？

很不满意	不满意	既非满意也非 不满意	满意	很满意
1	2	3	4	5

F19.3 您对得到卫生保健服务的方便程度满意吗？

很不满意	不满意	既非满意也非 不满意	满意	很满意
1	2	3	4	5

F19.4 您对社会福利服务满意吗？

很不满意	不满意	既非满意也非 不满意	满意	很满意
1	2	3	4	5

F20.3 您对自己学习新技能的机会满意吗？

很不满意	不满意	既非满意也非 不满意	满意	很满意
1	2	3	4	5

F20.4 您对自己获得新信息的机会满意吗？

很不满意	不满意	既非满意也非 不满意	满意	很满意
1	2	3	4	5

F21.4 您对自己使用空闲时间的方式满意吗?

很不满意	不满意	既非满意也非不满意	满意	很满意
1	2	3	4	5

F22.3 您对周围的自然环境(比如:污染、气候、噪声、景色等)满意吗?

很不满意	不满意	既非满意也非不满意	满意	很满意
1	2	3	4	5

F22.4 您对自己居住地的气候满意吗?

很不满意	不满意	既非满意也非不满意	满意	很满意
1	2	3	4	5

F23.3 您对自己的交通情况满意吗?

很不满意	不满意	既非满意也非不满意	满意	很满意
1	2	3	4	5

F13.2 您与家人的关系愉快吗?

很不愉快	不愉快	既非愉快也非不愉快	愉快	很愉快
1	2	3	4	5

G1 您怎样评价您的生存质量?

很差	差	不好也不差	好	很好
1	2	3	4	5

F15.1 您怎样评价您的性生活?

很差	差	不好也不差	好	很好
1	2	3	4	5

F3.1 您睡眠好吗?

很差	差	不好也不差	好	很好
1	2	3	4	5

F5.1 您怎样评价自己的记忆力?

很差	差	不好也不差	好	很好
1	2	3	4	5

F19.2 您怎样评价自己可以得到的社会服务的质量？

很差	差	不好也不差	好	很好
1	2	3	4	5

下列问题有关您感觉或经历某些事情的"频繁程度"，例如关于您亲友支持或觉得不安全之类的消极感受。如果您在前两个星期里根本没有这些感受，就在"没有"的数字处打√；如果您经历过这些，想一想频繁的程度，在最接近您的情形的数字处打√。例如：如果您时时刻刻都有疼痛的感觉，就在"总是有"下数字5处打√，问题涉及前两个星期。

F1.1 您有疼痛吗？

没有疼痛	偶尔有疼痛	时有时无	经常有疼痛	总是有疼痛
1	2	3	4	5

F4.2 您通常有满足感吗？

没有满足感	偶尔有满足感	时有时无	经常有满足感	总是有满足感
1	2	3	4	5

F8.1 您有消极感受吗？（如情绪低落、绝望、焦虑、忧郁）

没有消极感受	偶尔有消极感受	时有时无	经常有消极感受	总是有消极感受
1	2	3	4	5

以下问题有关您的工作，这里工作是指您所进行的主要活动。包括志愿性工作、全日性学习、家务、照顾孩子、有收入的工作和无收入的工作等。所以，这里所说的工作，是指用去您大部分时间和精力的活动，问题涉及前两个星期。

F12.1 您能工作吗？

根本不能	很少能	能（一般）	多数能	完全能
1	2	3	4	5

F12.2 您觉得您能完成自己的职责吗？

根本不能	很少能	能（一般）	多数能	完全能
1	2	3	4	5

F12.4 您对自己的工作能力满意吗？

很不满意	不满意	既非满意也非不满意	满意	很满意
1	2	3	4	5

F12.3 您如何评价自己的工作能力？

很差	差	不好也不差	好	很好
1	2	3	4	5

以下问题问的是您在前两个星期中"行动的能力"如何。这里指当您想做事情或需要做事情的时候移动身体的能力。

F9.1 您行动的能力如何？

很差	差	不好也不差	好	很好
1	2	3	4	5

F9.3 行动困难使您烦恼吗？

根本不烦恼	很少烦恼	烦恼（一般）	比较烦恼	极烦恼
1	2	3	4	5

F9.4 行动困难影响您的生活方式吗？

根本不影响	很少影响	影响（一般）	比较影响	极影响
1	2	3	4	5

F9.2 您对自己的行动能力满意吗？

很不满意	不满意	既非满意也非不满意	满意	很满意
1	2	3	4	5

以下问题有关您个人的信仰，以及这些如何影响您的生存质量。这些问题有关宗教、神灵和其他信仰。这些问题也涉及前两个星期。

F24.1 您的个人信仰增添您生活的意义吗？

根本没增添	很少有增添	有增添（一般）	有比较大增添	有极大增添
1	2	3	4	5

F24.2 您觉得自己的生活有意义吗？

根本没意义	很少有意义	有意义（一般）	比较有意义	极有意义
1	2	3	4	5

F24.3 您的个人信仰给您力量去对待困难吗？

根本没力量	很少有力量	有力量（一般）	有比较大力量	有极大力量
1	2	3	4	5

F24.4 您的个人信仰帮助您理解生活中的困难吗？

根本没帮助	很少有帮助	有帮助（一般）	有比较大帮助	有极大帮助
1	2	3	4	5

此外，还有三个问题：

101 家庭摩擦影响您的生活吗？

根本不影响	很少影响	影响（一般）	有比较大影响	有极大影响
1	2	3	4	5

102 您的食欲怎么样？

很差	差	不好也不差	好	很好
1	2	3	4	5

103 如果让您综合以上各方面（生理健康、心理健康、社会关系和周围环境等方面）给自己的生存质量打一个总分，您打多少分？（满分为 100 分）　　　分

（三）EuroQoL 健康指数量表 EQ-5D

通过在以下各组的方框中打钩，请指出最能描述您目前身体状况的语句。

1. 活动能力

走路没问题　□

走路有些问题　□

卧床不起　□

2. 自理能力

可以完全自理　□

洗澡或穿衣服有些问题　□

无法自己洗澡或穿衣服　□

3. 日常活动（如，工作，学习，家务，家庭或闲暇活动）

进行日常活动没有问题　□

进行日常活动有些问题　□

无法进行日常活动　□

4. 疼痛 / 不舒适

没有疼痛 / 不舒适　□

有中度疼痛 / 不舒适　□

极度疼痛 / 不舒适　□

焦虑 / 抑郁□

不焦虑 / 抑郁　□

轻度焦虑 / 抑郁　□

中度焦虑 / 抑郁　□

为帮助患者描述其健康状态的好坏，我们绘制了一个比例尺（很像温度计），在这上面您可以看到最佳健康状态标记为 100 及最坏健康状态标记为 0。

我们希望您按照您的观点在这个比例尺上标出您目前健康状况的好坏。请从比例尺上任一点下方的方框开始画线，来表明您目前健康状况的好坏。

最佳健康状态

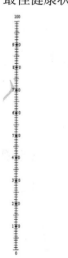

最坏健康状态

第五节 社会功能评定

康复医学的最终目的就是让患者能够最大限度地恢复功能、重返社会。康复过程中，患者恢复良好的躯体功能的同时，完好的社会功能也是必备的。

社会功能，通常是指个人能否在社会上发挥一个公民应有的功能及其在社会上发挥作用的大小。具体内容一般包括以下几个方面：社会生活能力，包括家庭关系、社会支持、社会角色和与他人交往等；就业情况；社会整合功能等。

社会功能是生活质量评定的一项重要内容，之前在生活质量章节有详细的阐述，这里主要简要介绍社会功能评定的信息。

一、社会生活能力评定

社会生活能力评估患者参与各种社会活动的情况，包括工作、社交以及参与各种娱乐活动等能力。

（一）社会生活能力概括评定问卷

社会生活能力概况评定问卷是一个简易的评定量表，供使用者针对患者的社会生活能力进行简单快速的评定，具体内容见表 15-1。

表 15-1 社会生活能力概况评定问卷

1. 上学或上班情况
与伤病前大致相同　　　　是　20 分
否　0 分
2. 参加社交活动（访亲探友等）
从不参加：0 分；极少参加：5 分；正常参加：10 分
3. 参加社团活动（工会、联谊会、学会等）
从不参加：0 分；极少参加：5 分；正常参加：10 分
4. 与别人进行打扑克、下象棋、参观旅行、打球、看球赛等文体活动
从不参加：0 分；极少参加：5 分；正常参加：10 分
5. 与别人一道看电视、谈话、听音乐、上公园、散步、购物等业余消遣活动
从不参加：0 分；极少参加：5 分；正常参加：10 分

该表评定的最高得分为 60 分，最低得分为 0 分。分级判断标准为：0 分，社会生活能力重度障碍；≤20 分，社会生活能力中度障碍；20~40 分，社会生活能力轻度障碍；60 分，社会生活能力正常。

（二）社会功能缺陷筛选量表

社会功能缺陷筛选量表（Social Disability Screening Schedule，SDSS），来源于 WHO 制定试用的功能缺陷评定量表（Disability Assessment Schedule，DAS，1978，该量表于 1988 年正式出版）。由量

表协作组许昌麟等修订中国常模，详见表15-2。

该量表主要用于评定社区精神患者的社会功能缺陷程度，是进行精神医学调查中，较为常用的评定工具。但该量表不适合于住院期间的评定或住院时间少于2周的患者。适用年龄在15~59岁之间。评定时由经过培训的评定员，重点通过对知情人的询问，参照每个项目的具体评分标准对患者做三级评定，评定范围为最近一个月的行为表现。

1. 项目和评定标准 SDSS 共包括10个项目。每项的评分为0~2分。其中0分为无异常或仅有不引起抱怨或问题的极轻微缺陷，1分为有功能缺陷，2分为有严重功能缺陷。

表15-2 社会功能缺陷筛选量表

项目	内容	1	2
职业和工作	指工作和职业活动的能力、质量和效率，遵守劳动纪律和规章制度，完成生产任务，在工作中与他人合作等	水平明显下降，出现问题，或需减轻工作	无法工作，或工作中发生严重问题。可能或已经被处分
婚姻职能	仅评已婚者。指夫妻间相互交流，共同处理家务，对对方负责，相互间的爱、支持和鼓励	有争吵，不交流，不支持，逃避责任	经常争吵，完全不理对方，或夫妻关系濒于破裂
父母职能	仅评有子女者，指对子女的生活照顾，情感交流，共同活动，以及关心子女的健康和成长	对子女不关心或缺乏兴趣	根本不负责任，或得不由别人替她照顾孩子
社会性退缩	指主动回避和他人交往	确有回避他人的情况，经说服仍可克服	严重退缩，说服无效
家庭外的社会活动	指和其他家庭及社会的接触和活动，以及参加集体活动的情况	不参加某些应该且可能参加的社会活动	不参加任何社会活动
家庭内活动过少	指在家庭中不干事也不与人说话的情况	多数日子至少每天2小时什么都不干	几乎整天什么都不干
家庭职能	指日常家庭活动中应起的作用，如分担家务，参加家庭娱乐，讨论家事务等	不履行家庭义务，较少参加家庭活动	几乎不参加家庭活动，不理家人
个人生活自理	指保持个人身体、衣饰、住处的整洁，大小便习惯，进食等	生活自理差	生活不能自理，影响自己和他人
对外界的兴趣和关心	了解和关心单位、周围、当地和全国的重要消息和新闻	不太关心	完全不闻不问
责任心和计划性	关心本人及家庭成员的进步，努力完成任务，发展新的兴趣或计划	对进步和未来不关心	完全不关心进步和未来，没有主动性，对未来不考虑

2. 评定注意事项 SDSS 主要用在社区中生活的精神患者，特别适合于慢性患者，评定的依据重点基于对知情人的询问。评定员以受过训练的专业人员担任。一次询问平均需时5~8分钟。有些受检者若干项目可能不适用，如未婚者的第2和第3项评定，可记9分，不计入总分，原规定评定时范围为最近一月。

3. 结果分析 SDSS 统计指标为总分和单项分。我国十二地区精神疾病流行学调查规定总分≥2分者，为有社会功能缺陷。我国残疾人抽样调查，也以上述分界值为精神残疾的标准。

4. 应用评价 本量表信度良好，根据流行协作组资料，经过训练后的评定员，SDSS 的评定一致性为85%~99%，Kappa 为 0.6~1.0。用以筛查精神疾病所致功能缺损，效度亦满意，以≥2 为分界值，精神患者阳性者为 55.5%，神经症为 7.7%，正常人为 4%。患者组与 PSE 总分的相关系数为 0.72~0.83。

SDSS 不适合于住院期间的评定，因为它主要评定各种社会角色功能。虽然它的主要用途是筛查，但也有应用 SDSS 做社区的治疗或康复效果的评价。但 SDSS 只分 3 级，而其原型 DAS/WHO 则分 6 级，这样难免会影响其反映疗效 / 变化的敏感度。

二、 就业能力评定

就业能力是衡量患者社会功能的一个重要部分，不同疾患患者功能康复后，就业前均需要进行就业能力的评定，评定包含全面的内容，量表式评估是最常用的方式，这里推荐介绍功能评估调查表。功能评估调查表是较全面的功能状态评定表，可了解残疾者就业能力的受损和残存状况。

功能评估调查表包括以下内容：

I. 视

0. 无显著损伤。

1. 在需要敏锐视力的操作中有困难。

2. 损伤的程度足以干扰阅读、驾车等主要活动。

3. 视力全部或几乎全部丧失。

II. 听

0. 无显著损伤。

1. 会话和用电话时有些困难。

2. 能借助唇唇读，进行面对面的会话，但不能用电话，不能听见某些环境中有关的声音（如铃声、高音调声等）。

3. 极度难听或聋，不能理解任何言语。

III. 言语

0. 无显著损伤。

1. 言语易被人理解，但音质或言语方式不悦耳；或说话时特别费力才能使他人听懂。

2. 言语难于理解，往往必须重复。

3. 言语不能被他人理解。

IV. 行走或活动

0. 无显著损伤。

1. 速度或距离不如常人，若用轮椅，可独立自驱动和转移而无需他人帮助。

2. 只能在平地上步行短的距离，若在轮椅上，也不能独立转移，但用电动轮椅至少能不用帮助驱动 100m 左右。

3. 无行走的可能，若在轮椅中，在他人帮助下能走 100m 左右。

V. 上肢功能

0. 无显著损伤。

1. 一侧上肢完全或部分丧失功能，另一侧上肢完好。

2. 双侧上肢至少在某种范围上丧失功能或利侧上肢有严重的功能丧失。

3. 任一上肢没有有用的功能。

VI. 手功能

0. 无显著损伤。

1. 不能进行大多数需要精细灵巧性、速度和协调性的作业。

2. 严重损伤，但用或不用辅助物或假肢仍能进行书写和进食等 ADL 活动。

3. 几乎没有或没有手功能。

Ⅶ. 协调

0. 无显著损伤。

1. 眼手协调和粗大运动协调均有一些损伤，但主要功能仍完好。

2. 眼手和粗大运动协调显著损伤。

3. 几乎没有能力去控制和协调运动。

Ⅷ. 头的控制

0. 无显著损伤。

1. 保持和确立头的位置有困难，在定向、平衡或外观上可有小的问题。

2. 控制或旋转头部有困难，由于不能控制可轻度妨碍注视。

3. 由于缺乏控制，严重的干扰或妨碍阅读时的注视和谈话时与对方保持眼的接触。

Ⅸ. 用力能力

0. 无显著损伤。

1. 在需要极度用力的职业中（如需用力上举或需要大量步行、弯腰等职业中）有某些困难，但在中度用力时可以接受。

2. 在任何类型的职业中，甚至只需中等的体力也不能进行。

3. 即使是坐和轻度用手工作的职业都可以是对患者体力方面的苛求。

Ⅹ. 耐力

0. 无显著损伤。

1. 安排休息阶段可以全天工作。

2. 能半天工作。

3. 每日工作不能超过 1~2 小时。

Ⅺ. 运动速度

0. 无显著损伤。

1. 移动比平均速度慢。

2. 移动极慢，需要速度的竞争性职业完全不能进行。

3. 运动极度迟滞。

Ⅻ. 学习能力

0. 无显著损伤。

1. 能学习复杂的就业技能，但速度不正常。

2. 通过特殊的训练，能掌握相当复杂的概念和操作。

3. 只能学习极简单的作业并且自由通过充分的时间和重复才能完成。

ⅩⅢ. 判断

0. 无显著损伤。

1. 有时作出不恰当的判断，不费时间去考虑替代方案或行为的后果。

2. 经常作出仓促和不明智的决定，往往显示出不合适的行为或选择。

3. 由于愚蠢或冲动性行为的结果，可能危及自己或他人。

ⅩⅣ. 坚持性

0. 无显著损伤。

1. 注意广度或集中于作业或概念上的能力变化大，有时不能坚持到完成他所负责的作业。

2. 注意广度有限，缺乏集中，为使之坚持一种活动需要大量的监督。

3. 注意广度极有限，没有持续的监督不能坚持进行作业。

ⅩⅤ. 知觉组织（perceptual organization）

0. 无显著损伤。

1. 其知觉组织使之不能进行任何需要精细分辨的作业，但无明显行为损伤的证据。

2. 偶尔表现出空间失定向（迷路或在粗大知觉问题上有困难）。

3. 行为上证实有极度的知觉畸变（如粗大空间失定向，撞到墙上，不能鉴别物体）

XVI. 记忆。

0. 无显著损伤。

1. 偶因记忆缺陷造成一些困难。

2. 记忆缺陷显著干扰新的学习、指示和通知必须频繁的重复才能让受试者记住。

3. 错乱、失定向、记忆几乎丧失。

XVII. 言语功能

0. 无显著损伤。

1. 言语能力轻到中度损伤，若听觉受损，能用唇读和言语交流。

2. 交流有严重困难，限于说单个词或短语，或用非发音交流形式表达简单的概念，若听觉受损，用符号语言有效，但不能用唇读或说。

3. 表达性交流近乎不可能。

XVIII. 阅读写作能力

0. 无显著损伤。

1. 由于文化背景或缺乏教育，读、写有困难。

2. 读、写有严重困难。

3. 功能上类似文盲。

XIX. 行为和康复目标的一致性

0. 无显著损伤。

1. 行为和康复目标表现出不一致。

2. 口头上同意康复目标，但往往并不遵循合适的动作。

3. 行为往往与康复目标相抵触。

XX. 对能力和受限的准确感知

0. 无显著损伤。

1. 对于由于残疾的结果而引起的职业能力的变化有不正确的理解（如排除掉太多的就业可能性，或否认一些限制的意义）。

2. 不现实的理解其就业能力（如排除所有的就业可能，或否认重要的限制）。

3. 拒绝接受或显著歪曲理解其受限，关于其残疾，经常提供其他虚假的、引人入歧途的或极为不合适的信息。

XXI. 和人们相互作用的有效性

0. 无显著损伤。

1. 在社会交往中有些笨拙或口齿不清。

2. 缺乏在社会中有效交往所必需的技巧。

3. 明显的攻击性、退缩性、防御性、怪异或不合适的行为，常伤害个人交往。

XXII. 个人的吸引力

0. 无显著损伤。

1. 个人外表或卫生在某些方面是不吸引人的，但能为家人所忍受。

2. 在个人外表或卫生方面，有极严重的问题，难于为他人甚至为家人所接受。

3. 在个人外表或卫生方面，有极严重的问题，很可能为他人所拒绝。

XXIII. 由于治疗或医疗问题的缺勤

0. 无显著损伤。

1. 由于医学监督、治疗或复发，每月有 1~2 日的请假。

2. 平均每周需要有 1 日请假以接受医学监督或治疗。

3. 由于需要几个阶段的住院，必须经常缺勤。

XXIV. 状态的稳定

0. 无显著损伤。

1. 若由饮食、治疗或训练控制则稳定。

2. 状态可能缓慢的进展，或其过程难以预料，并且可导致功能的进一步丧失。

3. 状态在可以预见的将来很可能显著恶化。

XXV. 技能

0. 无显著损伤。

1. 没有可以利用的为工作特需的技能，但具有一般的技能，使之能转换到其他一些工作岗位上去。

2. 可以转换工作岗位的技能没有多少，由于残疾或其他一些因素，工作特需的技能大部分无用。

3. 一般的技能也没有多少。

XXVI. 工作习惯

0. 无显著损伤。

1. 工作习惯有缺陷（如不守时、仪表不恰当、没有合适的会读方法等），但愿意和能够学习这些技能，而且十分容易。

2. 工作习惯有缺陷，在受雇之前可能需要进行工作调整训练。

3. 工作习惯上有严重的缺陷，似乎没有可能通过工作调整训练来改善。

XXVII. 工作历史

0. 无显著损伤。

1. 由于年青或其他理由，没有或几乎没有大多数雇主可以接受的工作经验。

2. 工作历史中有诸如经常拖拉或经常由于失业而变换工作。

3. 有 5 年的失业期，可用的工作资料贫乏。

XXVIII. 雇主的可接受性

0. 无显著影响。

1. 身体上或历史上的一些特征可能干扰某些雇主对雇员的接受。

2. 尽管对行为没有干扰（如已控制住的癫痫，有严重复发性的精神病史等），但历史上有极少为雇主和公众接受的特征。

3. 目前和新近的特征不能避免使该患者不为大多数可能的雇主所接受（如新近犯罪史，不能控制的癫痫，显著的行为异常）。

XXIX. 工作机会

0. 无显著影响。

1. 受雇机会有些受限制（如由于交通问题、地理位置问题、环境状态为雇员不能耐受等）。

2. 受雇机会显著受限，几乎没有什么合适的工作条件。

3. 受雇机会极度受限，可能只能居留在乡下或生活在工作机会很少的农村。

XXX. 经济上的妨碍

0. 无显著影响。

1. 受雇的可能性受到经济上限制（雇员可能要求异常高的薪金或难于找到的特殊情况）。

2. 由于可能丧失受益，工作选择十分受限（可能会考虑非全天或低收入的工作，以便继续从他处得益）。

3. 由于会导致目前得到的好处（财政上医疗保险的，或伺候人员等）的丧失，所有可能性都不能提供比这更好的工作。

XXXI. 社会支持系统

0. 无显著影响。

1. 无或几乎没有支持系统可以利用。

2. 当时的支持系统与康复目标相违背。

3. 支持系统的工作明显的对抗康复的行为。

评定者可以根据量表中 0、1、2、3 四级，分别制定下述的级别。

0~5 分：职业能力无显著损伤。

6~31 分：职业能力轻度损伤。

32~62 分：职业能力中度损伤。

63~93 分：职业能力严重损伤。

小结

生活质量的提高是康复的重要目标，也是衡量康复治疗效果的重要指标。关于生活质量的评定常用普适性量表和专病量表两种形式，掌握医疗结局研究简表（MOS SF-36）和中风专用量表 -30 是本章的重点内容。

思考题

1. 生活质量的评定内容是多维因素的评定，常常包括哪几个方面？

2. 医疗结局研究简表（MOS SF-36）主要包括哪几个方面的内容？

3. 脑卒中专用量表 -30 主要包括哪几个方面的内容？

4. 与生活质量相关的常用的概念有哪些？

5. 生活质量评定过程中的注意事项主要有哪些？

（王于领）

第十六章
环境评定

2001 年世界卫生组织 WHO 发布了 *International Classification of Functioning, Disability and Health*（ICF，中文版《国际功能、残疾和健康分类》），提出了身体功能（b）、身体结构（s）、活动和参与（d）、环境因素（e）的健康要素分类。根据 ICF 观点，残疾人所遇到的活动受限和参与限制是由于残疾人自身（功能、结构）的损伤和环境障碍交互作用的结果。对于残疾人的某些功能障碍，通过医疗康复后可有所改善，而有些障碍是无法改变的。所以只有通过改变环境以适应其损伤并发挥残余功能，才能从根本上解决残疾人活动和参与的困难，使他们能融入现代社会并发挥作用。

第一节　概　述

在进行环境评定之前，需首先了解环境和障碍的定义，环境的特性、分类、作用，以及无障碍环境等基础知识。

一、环境和无障碍环境定义

环境（environment）　环境因素是 ICF 的一个成分，它是指构成个体生活背景的外部或外在世界的所有方面，并对个体功能发生影响。即处于个体以外并对个体功能发生影响的一切事物可统称为"环境"，主要有物理环境、社会环境和态度环境等方面。

物理环境（physical environment）　是指客观存在的事物，既包括有形的客观物质，也包括无形但客观存在的物质，如超声波、红外线和紫外线等。

社会环境（social environment）　是指人类社会、经济、文化等外在的非物质环境，主要由社会制度、法律法规、语言文字等构成。

态度环境（attitudinal environment）　是指人们的相互关系、对事物的看法，为内在非物质环境，如对待亲戚朋友、上下级和陌生人的态度等。

障碍（barriers）　是个人环境中限制功能发挥并形成残疾的各种因素。包括有障碍的物质环境、缺乏相关的辅助技术、人们对残疾的消极态度，以及社会现存不合理的生活领域中的服务、体制和政策。

无障碍（barrier-free 或 no barrier）　是相对障碍而言，即没有障碍。

无障碍环境（accessibility）　最早见于 1993 年 12 月联合国大会的《残疾人机会均等标准规则》中附录第 5 条，并被联合国文件译为"无障碍环境"。为实现残疾人平等参与社会活动，使残疾人在任何环境下进行任何活动均无障碍。实际上，完全无障碍环境只是理想环境，许多社会障碍对任何人均是无法避免的。如进入国外环境，语言、文字、风俗习惯都不同于国内，所有人均面临沟通障碍。

辅助器具（assistive products）　又名辅助产品，来自于 ICF 的"环境因素"，2007 年的国际标准 ISO 9999 定义辅助产品为："能预防、代偿、监护、减轻或降低损伤、活动受限和参与限制的任何产品（包括器具、设备、工具、技术和软件），可以是特别生产的或通用产品。"2011 年新修订国际标准 ISO 9999 定义为："功能障碍者使用的，特殊制作的或一般可得到的任何产品（包括器械、仪器、设备和软件）。"

二、环境特性

（一）物质环境是一切生命的基础

物质环境的最大特征是客观存在。据考证，地球的年龄约为 46 亿年，而生命起源于 44 亿年前，可见自然环境先于生命而存在。地球上的一切生物都不能生活在真空里，只有在阳光、空气、水和有一定温度范围的物质环境才能生存。没有物质环境就没有社会环境和态度环境。根据形成方式不同，物质环境又可分为自然环境和制造环境两大类。

1. **自然环境（natural environment）** 即自然界，如阳光、空气、高山、河流和海洋等，是地球形成时就存在的环境，虽然随着地壳的变迁如地震、火山、海啸等原因发生改变，但仍为自然形成的物质。

2. **制造环境** 指某些动物为了生存而特意制造的物质，如鼠造环境（鼠洞）、蜂造环境（蜂窝）、鸟造环境（鸟巢）、蚁造环境（蚁穴）、蜘蛛造环境（蜘蛛网）等。显然，最大的制造环境是人造环境（human-made environment），即人类制造的产品和技术，如高楼大厦、电灯电话、道路桥梁等构成的环境。

（二）社会环境和态度环境是群体动物繁衍和发展的需要

无论是初级动物的蚂蚁、蜜蜂等，还是高级动物的狮群、象群，猴群等，都有它们各自的社会环境和态度环境。例如蜜蜂群体中有蜂王、雄蜂、工蜂和幼蜂，社会分工明确，相处和谐，是完善且复杂的社会环境，其态度环境也很清楚，如工蜂勤于奉献，敢于奋战以保卫家园。蚁穴是白蚁社会环境和态度环境的杰作。而由猴王、公猴、母猴及幼猴组成的群体与人类的原始社会极为相近。

（三）人造环境的特性

1. **特异性** 人造环境是人类适应自然、改造自然和利用自然的体现。动物的物质环境基本上就是自然环境，"适者生存"是动物的生存法则。但人类出现后，工具制造和应用使人类除适应自然外，还能利用甚至改造自然，在人与自然界之间加上一些人为的界面或接口（interface）从而形成人类所独有的人造环境（人造物质环境的简称），例如穿衣御寒、射箭打猎等，并构成了一个互相联系又互相依存的"人 - 环境大系统"。

2. **发展性** 人类的历史就是人造环境的发展史，据考证，240 万年前，当人类从古猿进入猿人阶段，开始使用石块制造工具。制造工具是人和猿的重要分水岭，标志着人类历史的开始，即旧石器时代。从此以后，在地球上就出现了人造环境。进化到如 77 万年前的北京猿人不仅会用石器，而且还会钻木取火，吃熟食，穿兽皮等，进一步扩大了人造环境的范围。但原始社会的人造环境在物质环境中所占比例甚小，人类活动和参与的物质环境基本上都是自然环境，如图 16-1a 示意。所以在早期人类生活

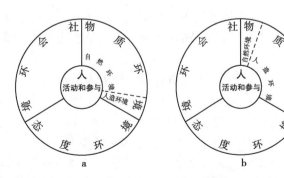

图 16-1 人 - 环境系统示意图
a. 原始社会；b. 现代社会

中起主要作用的是自然环境，且对人造环境的依赖性也不大。而到了现代社会，人类的生活、学习、工作、娱乐等活动和参与的物质环境基本上都是人造环境，人造环境在物质环境中所占比例甚大，如图 16-1b 所示意。人类的生活与人造环境息息相关，无法分割。如水和电本来是自然环境，但我们用的自来水、电灯、电话、电梯、电视和电脑等都是人造环境。一旦停电和停水带来的困境是人所共知的。回顾人类的历史，从某种意义上来讲，正是环境的改变，特别是人造环境的不断创新和发展，才使人类这个群体脱离了原始的野蛮生活，逐步建立了物质文明和精神文明，以至达到今天这种科学、技术、文化都高度发达的现代社会。

三、 人造环境的分类和作用

（一）人造环境的分类

在 ICF 一级分类"环境因素"下的二级分类"产品和技术"中涉及的人造环境有：

e115 个人日常生活用产品和技术

e120 个人室内外行动和交通用产品和技术

e125 交流用产品和技术

e130 教育用产品和技术

e135 就业用产品和技术

e140 文化、娱乐及体育用产品和技术

e145 宗教和精神活动实践用产品和技术

e150 公共建筑物的设计、施工、及建造的产品和技术

e155 私人建筑物设计、施工及建造的产品和技术

可以归纳出人造环境有两大类型，一类是涉及人类活动的 7 个环境：生活环境、行动环境、交流环境、教育环境、就业环境、文体环境和宗教环境；另一类是 2 个建筑环境：居家环境和公共环境，共 9 个人造环境。

应该指出，这 9 个人造环境并不是同一个层次，从属性来看可以分为 3 个层次。第一层次是人类基本活动环境，即生活环境、行动环境和交流环境，是人类生存需要的产品和技术；第二层次是人类技能活动环境，即教育环境和就业环境，是人类发展需要的产品和技术；第三层次是人类社会活动环境，即文体环境、宗教环境、居家环境、公共环境，是人类提高生活质量需要的产品和技术。但也应指出，9 个环境中的生活环境、行动环境、交流环境和教育环境是群体动物繁衍和发展的共性，只是我们仅研究人造环境。

（二）人造环境的作用

1. **人造环境的正面作用** 人造环境的发展，使人类从单一的石器时代发展到如今的高科技信息时代。"科学技术是第一生产力"，是推动人造环境发展的原动力。没有人造环境的发展，就没有现代化的一切。

2. **人造环境的负面作用** 随着人造环境的不断出现和发展，负面作用也越来越大。人造环境发展导致的环境污染和温室效应已经威胁到人类的生存，人造环境侵占了大量的自然环境，导致耕地减少、绿洲沙漠化、热带雨林消失、淡水过度消耗、海洋酸化、许多物种消亡等改变。特别是现代战争和各种意外事故导致残疾人的数量日益增多。

由此可见，人造环境是双刃剑，在造福人类的同时，也带了诸多的问题，如原子能发现后出现了许多新的人造环境，既有毁灭人类起负面作用的原子弹、核泄漏，又有造福人类起正面作用的放疗、核发电等。

（三）无障碍环境的必要性

创建无障碍环境的实质是用辅助器具和辅助技术来帮助残疾人克服自身功能和环境障碍，以便能进行活动和参与。因此，无障碍环境的必要性也正反映出辅助器具的重要性。

1. **功能障碍者（含残疾人）融入社会的需要**　在以健全人为主体的社会里，日常生活、学习、工作和公共场所中的绝大部分人造环境是为健全人建立的，只有小部分人造环境供残疾人使用，使其存在社会活动障碍。如盲人对环境的光信号和聋人对环境的声信号不能识别，以上因素影响了残疾人和环境的交流、融合，致使他们在健全人的环境中处于不利地位，更谈不上机会均等和共享文明。为此要创造一切条件来改变或新建无障碍的人造环境，才能实现残疾人的平等、参与、共享，并为社会作贡献。如对听觉障碍者，可以通过增加助听器来克服听力障碍；对视觉障碍者增加助视器来克服视力障碍；对由于截肢、截瘫、偏瘫、脑瘫、脊髓灰质炎等原因造成运动器官缺如或运动功能丧失的肢体障碍者，可以通过增加拐杖、轮椅、假肢、矫形器等辅助器具来克服运动功能障碍，从而达到重返家庭、回归社会的最终目标。

2. **功能障碍者就学、就业及提高生活质量的需要**　通过改造物质环境后，建立了不同程度的无障碍环境，使残疾人能共享人类的物质文明和精神文明并提高生活质量。正如 2010 年世界卫生组织WHO 正式发布的社区康复指南（健康部分）中指出："对许多残疾人来说，获得辅助器具是必要的，而且是发展战略的重要组成部分。没有辅助器具，残疾人不可能受到教育或不能工作，以致贫困将继续循环下去。"，而接受教育的前提是通过辅助器具来创建无障碍的教育环境，就业的前提是创建无障碍的就业环境。

3. **功能障碍者发挥潜能作贡献的需要**　功能障碍者虽有躯体功能与结构障碍，但仍有潜能，只是因为环境的障碍束缚了潜能的发挥。改造为无障碍环境后，许多残疾人和老年人不仅提高了尊严和信心，而且激发了潜能，提高了他们参与社会活动的能力。特别是无障碍网络环境的建立，使盲人、聋人和重度肢残人得以在虚拟世界里参与各种社会活动，为和谐社会做出贡献。

4. **健全人正常生活的需要**　无障碍环境不仅使残疾人受益，而且为健全人的生活提供了诸多便利。如天桥设置的坡道或扶梯、电视屏幕上的字幕等，不仅为残疾人提供了方便，也让健全人的出行与交流更为便捷和高效，为正常生活中所必需。因此建立无障碍环境不仅是全社会的责任，也是现代文明社会的标志。

四、 残疾与环境

残疾的出现与环境有非常密切的关系，残疾是人类与环境不协调的产物。

人类生命自从诞生后直至死亡，一生中都可能因为环境改变而导致残疾。畸形儿的出现多与孕妇在妊娠期服用的药物有密切关系，如"海豹肢畸形"，就是因为孕妇在妊娠早期服用 thalidomide（商品名"反应停"）以止吐却改变了胎儿环境导致的先天残疾；环境异常可使大脑在出生时或出生后不久受到损害或损伤，导致患者出现运动障碍和姿势障碍，成为脑瘫儿的罪魁祸首；儿童时期，一方面先天残疾者因环境因素的影响导致无法获得救治，一方面由于个体差异性出现生长环境不能满足个体生长发育的要求导致残疾，如儿童时期出现的脊柱侧弯、佝偻病之 X 形腿和 O 形腿、脊髓灰质炎后遗症等均与个人的环境密切相关；在成人阶段，环境与残疾的关系更为密切，其中以战争、事故（交通和工伤）、疾病、污染等环境因素导致残疾为著；老年人由于器官老化，在听力、视力、言语、肢体、智力等各方面都出现退化，导致他们在正常的环境里也遇到了障碍，如一次意外摔倒就可能出现骨折，甚至偏瘫成为残疾人。

随着科学技术的发展、医疗水平的提高，虽然一些诸如偏瘫、截瘫和先天聋儿等残疾人，通过现代康复治疗和训练后能克服障碍甚至回归家庭重返社会，但残疾人的数量并没有减少，医疗技术的进步虽可挽救重症患者的生命，但疾病所致的永久性损伤却使患者功能丧失而成为残疾人。由此可见，环境不仅对残疾有正面作用，还有负面作用，是一柄双刃剑。

此外，有些残疾是人类不可避免的，因为只要人与环境不协调，就会出现残疾，在一些环境里，正常人也会成为"残疾人"，或者也属于"功能障碍者"。例如进入国外环境，社会环境变了，语言、文字、风俗、习惯均不同于国内，正常人与听觉言语障碍者均存在交流环境障碍。又如在黑暗的环境里，正常人和盲人一样伸手不见五指和行动困难，同属于"视觉障碍者"，但很多动物却行动自如，如猫和老鼠彼此可见，狮子和羚羊也在黑暗中博弈，只是人类看不见。这都说明我们不能脱离环境来看健全、残疾和障碍。

五、无障碍环境由来和 ICF 环境因素

人们对无障碍环境的认识和理论研究也就是近百年的历史，涉及两种残疾观，即传统残疾观和现代残疾观。

（一）传统残疾观

传统残疾观认为残疾人活动和参与的困难是由于他们自身疾病造成的单因素后果，与环境无关。因为在以正常人为主体的社会环境中，人们习惯站在正常人的立场来看待残疾人。首当其冲的是外在的肢体残缺和运动以及交流障碍，在个人日常生活活动和社会参与方面均存在困难。这些直接体现在对其的称呼中，我国过去叫"残废人"，虽然近几十年已改为"残疾人"，但强调的仍然是他们的第一特征"残疾"，第二特征才是"人"。并从人道的角度认为社会应该帮助这个弱势群体，所以发达国家北欧的瑞典和丹麦在 20 世纪 30 年代就建有专供残疾人使用的设施，主要是便于残疾人出行的无障碍建筑，如修建斜坡和安装扶手等。美国于 1961 年制定了世界上第一个无障碍设计标准，1968 年国会通过了建筑无障碍条例，规定所有联邦政府投资的项目，必须实施无障碍设计。继美国之后，英国、加拿大、日本等几十个国家和香港、台湾地区都相继制定了有关法规。

这种对残疾的认识反映在 1980 年世界卫生组织 WHO 提出的 ICIDH 疾病后果分类，并对"残疾"定义为："按所认为的人类正常活动的方式或范围进行活动的能力因损伤受到的任何限制或缺失。"即认为残疾是疾病的后果之一，从而提出残疾发生及发展的医学 - 社会模式，即残损→残疾→残障，如图 16-2 所示意。归纳为一句话，残疾人活动和参与受限是个体因素导致的结果，

disease　impairment　disability　handicap
疾病 ⟶ 残损 ⟶ 残疾 ⟶ 残障
　　（器官水平）（个体水平）（社会水平）

图 16-2　残疾发生及发展的医学 - 社会模式图

与社会环境无关，建立无障碍环境是出于公益目的。这里实际上反映出以正常人为主体的社会对残疾人的歧视，直接导致了残疾人的自卑心理和消极的人生观。而内容仅为建筑无障碍，目的是照顾肢体残疾人能容易进出建筑物。这就是传统的、消极的残疾观，即残疾医学 - 社会模式。

举例：①由于脑卒中或脑外伤造成肢体偏瘫，是器官水平的残损；导致生活不能自理，是个体水平的肢体残疾；最终造成患者不能参加工作和社会活动，是社会水平的残障，这均是脑部疾病的后果。②由于青光眼或视网膜病变等造成眼部受伤，是器官水平的残损；导致视力 <0.3，是个体水平的视力残疾；最后难以工作和参加社会活动，是社会水平的残障，这均是眼部疾病的后果。③由于药物中毒或中耳炎等造成耳部损伤，是器官水平的残损；导致听力损失 41~60dB，是个体水平的听力残疾；结果难以工作和参加社会活动，是社会水平的残障，这均是耳部疾病的后果。说明残疾是个人疾病的后果之一，与周围的环境无关。所以多年来的《康复功能评定学》仅评定个人，而不评定环境。

随着物质文明和精神文明的提高，人们对残疾的认识有了很大提高，对 ICIDH 的医学模式提出了质疑：①残疾的出现不完全是疾病，与环境有关。如先天性残疾不完全是疾病，老年残疾也不完全是疾病，战争、车祸、工伤、事故造成残疾更不是疾病。②残疾按疾病无法治愈。如我国的六类四级

残疾人属于永久损伤（permanent impairment），基本上不可恢复。功能障碍无法通过康复治疗恢复正常，可选用辅助器具以及环境改造来适应残疾，从而提高生活质量。③残疾人难以发挥其个人作用，与自身因素和环境因素有关，缺乏无障碍环境以致残疾人活动和参与受限，不能为社会做贡献。说明ICIDH 的疾病后果分类，即残疾的医学—社会模式有局限性，有必要重新建立考虑环境的残疾模式。从而提出了残疾的综合模式。

（二）现代残疾观

2001 年 WHO 提出了 ICF 健康要素的分类，将残疾和功能分类作为一种相互作用和演化的过程，提供了一种多角度的分类方法，制定了一种全新的模式图，即残疾的"生物 - 心理 - 社会"的综合模式。ICF 各构成成分之间的相互作用如图 16-3 所示意。

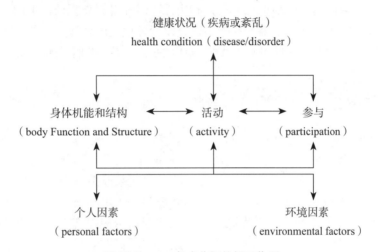

图 16-3　ICF 各成分间的相互作用

每个人的健康状况（疾病或疾患）是个人因素（身体功能和身体结构）与环境因素交互作用和复杂联系的结果。而环境又包括物质环境、社会环境和态度环境，都将影响每个人的活动和参与。因此ICF 对"残疾"重新定义为："是对损伤、活动受限和参与限制的一个总括性术语。它表示在个体（在某种健康条件下）和个体所处的情景性因素（环境因素和个人因素）之间发生交互作用的消极方面"。而残疾人的自身损伤基本不可改变，也就是说，我们不能要求截瘫、偏瘫、脑瘫等肢残人能和我们一样用双腿走路甚至跑步，不能要求视障者看清环境的事物，不能要求听障者听清环境的声音，不能要求失语者说清楚话。所以只能改变环境来适应残疾人的自身损伤并发挥潜能，以克服残疾人活动和参与的困难。因此国际上对该群体的称谓已经从残疾人（disabled person）改为人有功能障碍或功能障碍者（person with disability）。典型的实例是世界著名天体物理学家霍金，他既不能说话又不能行动，在我们看来是极重度残疾人，但是在辅助器具的帮助下却对世界作出了巨大贡献。据说他做一小时的报告需要准备 10 天，通过 AAC 辅助技术将想法转化成文字，然后由他的秘书来念。显然称霍金为"残疾人"强调残疾就欠妥了，因为他的第一属性是"人"，有能力的人，而且是科学巨人；第二属性才是有"功能障碍"。实际上，大部分残疾人有远大的理想与抱负，由于自身与环境因素的限制无法发挥自身才能。无障碍环境普及后，残疾人能走出家门，追逐理想发挥潜能为社会贡献一份力，实现人生价值。所以创建无障碍环境是现代社会对残疾人应尽的责任和义务。这是目前国际上对残疾人与无障碍环境的最新认识，是现代的、积极的残疾观，即残疾的"生物 - 心理 - 社会"的综合模式。特别反映在 2006 年联合国的《残疾人权利公约》，是联合国首部具有法律约束力的全面保护残疾人权益的国际公约，它将对全世界残疾人权益保障事业产生重要影响。公约包括 50 个条款，其中第 9 条为无障碍，可以说是无障碍环境的最高法规。针对残疾的综合模式，仍以前面的 3 个例子来进行比较，以加深对无障碍环境的认识。

举例：①肢体偏瘫者有 ICF 活动的 d3 交流困难、d4 行走困难、d5 自理困难，是由于自身的结构损伤（s1 神经系统）和功能损伤（b2 感觉功能和疼痛、b3 发声和言语功能、b7 神经肌肉骨骼和运动功能）造成，但如果改造环境，给他增加人造环境的辅助器具（沟通板、轮椅、自助具）后，就能参加社会活动了；②视力残疾人有 ICF 活动的 d3 交流困难、d4 行走困难、d5 自理困难，是由于自身的结构损伤（s220 眼球结构）和功能损伤（b210 视功能）造成，但如果改造环境因素，给他增加人造环境的辅助器具（助视器、读屏软件、导盲装置、防溢报警器）后，就能克服活动困难，并能参加工作和社会活动；③听力残疾人有 ICF 活动的 d3 交流困难，是由于自身的结构损伤（s240~260 外耳、内耳、中耳结构）和功能损伤（b230 听功能）造成，但如果改造环境，给他增加人造环境的辅助器具（助听器、闪光门铃）后，能克服活动困难，并能参加工作和社会活动。可见，残疾是个人和环境交互作用的后果，与周围的事物息息相关，利用无障碍环境树立积极向上的人生观和价值观。这就是两种残疾观导致的两种不同的结果，并指出通过改变环境能改变残疾人的一生。没有无障碍环境的支持，霍金无法实现其价值，由此可见，无障碍环境在当今社会的重要性和必要性。

六、辅助器具与无障碍环境

辅助器具和环境的关系，要追溯到史前时期的原始社会。实际上，自有人类就有残疾人，也就有辅助器具，目的是通过器具来帮助残疾人克服活动和参与的困难。如前指出，人类的活动主要是在 9 个人造环境里，所以创建无障碍环境的实质是用辅助器具来改造 9 个人造环境里的障碍，而不单纯是建筑无障碍。由于人造环境可以分为个人活动环境和公共参与环境两大类，所以针对个人活动环境的障碍，可采用个人用辅助器具来克服由于个人功能和结构损伤造成的活动困难，并创建个人无障碍环境；而针对公共参与环境的障碍，可以采用公共用辅助器具来克服由于公共环境造成的参与困难，并创建公共无障碍环境。目前辅助器具的分类为国际标准 ISO 9999，在 2011 年发布的第四版《康复辅助器具分类和术语》种，将 980 种辅助器具分为 12 个主类、129 个次类和 783 个支类（表 16-1）。

表 16-1 ISO 9999：2011 主类、次类和支类的数量

主类	次类与支类
主类 04 个人医疗辅助器具	下分 18 个次类和 64 个支类
主类 05 技能训练辅助器具	下分 10 个次类和 49 个支类
主类 06 矫形器和假肢	下分 9 个次类和 102 个支类
主类 09 个人生活自理和防护辅助器具	下分 18 个次类和 128 个支类
主类 12 个人移动辅助器具	下分 16 个次类和 103 个支类
主类 15 家务辅助器具	下分 5 个次类和 46 个支类
主类 18 家庭和其他场所的家具及其适配件	下分 12 个次类和 72 个支类
主类 22 沟通和信息辅助器具	下分 13 个次类和 91 个支类
主类 24 操作物体和器具的辅助器具	下分 8 个次类和 38 个支类
主类 27 用于环境改善和评估的辅助器具	下分 2 个次类和 17 个支类
主类 28 就业和职业训练辅助器具	下分 9 个次类和 45 个支类
主类 30 休闲娱乐辅助器具	下分 9 个次类和 28 个支类

第二节　环境评定方法

环境评定（environment evaluation）是指对功能障碍者（含残疾人）活动和参与受限的环境进行评定。目的是在找出环境障碍后，通过增加人造环境的辅助器具来创建无障碍环境，以提高功能障碍患者的生活质量并发挥积极作用。由于环境包括物质环境、社会环境和态度环境，且物质环境又包括自然环境和人造环境。其中自然环境、社会环境和态度环境无需评定，故只需进行人造环境的评定。在环境评定的内容方面，仅评定环境因素对个体水平的影响，不对器官水平的影响进行评定。

一、环境评定依据

对环境进行评定时要根据 ICF 和 ICF 量表提出的环境因素限定值和分级，限定值用"障碍"或"辅助"来判断，每项环境因素都按 5 级来评定，采用 0~4 尺度来表示。对环境的评定若根据环境的障碍程度来判断时，则分值从无障碍的 0 到完全障碍的 4；若根据在该环境下需要辅助的程度来判断时，则在分值前要冠以 + 号，从无需辅助的 0 到完全辅助的 +4。如表 16-2 所示：

表 16-2　环境评定分级

级别	障碍		辅助		百分比
	障碍状况	障碍分值	辅助状况	辅助分值	
0 级	无障碍（没有，可忽略）	0	无需辅助	0	0%~4%
1 级	轻度障碍（一点点，低）	1	轻度辅助	+1	5%~24%
2 级	中度障碍（中度，一般）	2	中度辅助	+2	25%~49%
3 级	重度障碍（高，很高）	3	重度辅助	+3	50%~95%
4 级	完全障碍（全部）	4	完全辅助	+4	96%~100%

二、环境评定原则

环境是人身体以外并对个人功能发生影响的一切事物。考虑到要评定的大环境是 9 个人造环境，而对功能发生影响的活动和参与是 ICF 的 d110~d999 有几百个，难以实现全面的环境评定，因此对评定环境进行简化，特制定环境评定的原则如下：

（一）在"标准环境"下评定功能障碍患者的活动和参与

在评定残疾人活动和参与的困难时，ICF 提出了两个限定值，即行为限定值（performance qualifier）和能力限定值（capacity qualifier）。前者是现实环境里的行为，后者是在标准环境下的行为。ICF 指出：为评定个人的全部能力，需要有一个"标准化"的环境，以免去不同的环境对个人能力的多种影响。标准化的环境可以是：（a）通常用于评定能力时，试验设定的实际环境。或（b）如果此种情况不可能，则可以假定有一种环境具有统一的影响。该环境能够称为"统一"或"标准"环境。据此可以认为所谓标准环境（standard environment）是指在既无障碍又无辅助的前提下，正常人从事活动和参与的环境。例如，行动活动的行走 d450 的环境是平地不能有台阶；是白天不能是黑夜；是独立不能他人扶或用辅助器具等。用器具或交通工具的行动环境不用评定。

（二）评定功能障碍患者的真实环境

从表面上来看，人类均处于同一环境中，但由于个体的差异性，特别是功能的差异，所以即使在"标准环境"的前提下，每个人的真实环境是不一样的。也可以说每个人都是生活在自己的人 - 环境大系统里。如残疾人，由于他们的自身损伤是永久的，因此，他们是生活在自己的且有功能障碍的人—环境大系统中，其真实环境是不同于正常人的环境。如盲人生活在黑暗环境中（无光世界），聋人在安静环境中（无声世界），语障者在交流障碍环境中（无语世界），肢残人在行动障碍的环境中（无动世界），这就是他们的真实环境。所以才有活动和参与困难。反之，盲人无听力和言语障碍，聋人无视力障碍，与之相关的活动与参与未受限。又如偏瘫的上肢活动，ICF 并未特指左手或右手、单手或双手，所以只要无需辅助能完成，便是未受环境限制，即使患者有一侧上肢运动功能障碍。为此，我们必须要站在个案残疾人的立场上来认识环境和评定环境，而不是正常人的立场，正常人无需进行环境评定。综上所述要评定的是残疾人在标准环境下的真实环境，即盲人的黑暗世界、聋人的无声世界、语障者的无语世界、肢残人的无动世界，这就是环境评定的范畴。

（三）评定功能障碍患者活动和参与时需要外界环境的辅助

ICF 对活动和参与的评定用"困难"，对环境的评定用"障碍"（或"辅助"）。这两种评定值既有联系，又有区别，且极易混淆。在 2008 年第 1 版《康复功能评定学》中，推荐用"障碍"来评定环境，评定的内容是 9 个人造环境下的活动和参与的环境障碍。但当专业人员进行环境评定实操时，经常把活动的"困难"和环境的"障碍"混淆，且说不清楚其间的联系和区别。这是因为实际上，活动和参与的困难评定和环境的障碍评定，是同一个现象从不同角度观察时，找出的不同原因。从正常人的角度对残疾人的环境进行评定，无法达到评定的目的，以此条件下进行评定得出的结论是躯体损伤、是残疾人活动和参与受限的原因及损伤的程度，这就是 ICIDH 的残疾医学 - 社会模式。从残疾人的角度进行评定时，切入点在于外界提供的帮助（人辅助或器具辅助），需要帮助的程度则是环境障碍的程度，这就是 ICF 的残疾"生物 - 心理 - 社会"的综合模式。因此，对治疗师来说，评定环境障碍是既熟悉又容易了，因为这两种评定值是相关联的，困难程度的评定类似于 FIM 和 Barthel 指数，但立场的转变正反映出两种残疾观。为此，现在推荐用"辅助"来评定环境，便于治疗师进行角度转换。所谓"辅助"就是外界环境的帮助，亦即评定是否需要外界环境的他人辅助或器具辅助来改变残疾人的真实环境，才能执行活动和参与。困难越多，需要的辅助就越多，说明环境的障碍越大。这样，对辅助的评定就反映出外界环境的障碍，而不是自身活动的困难了。

（四）评定的是必要的且能使用辅助器具的环境

由于活动和参与的具体环境有几百个，没有必要且不可能面面俱到都评定。故只能评定必要的且能提供辅助的环境，而无法辅助或可以代替的环境就不评定。例如 d4102 跪下和 d4152 保持跪姿，此活动受限时只能通过他人提供帮助，但日常生活中此活动进行甚少。如进入清真寺需下跪但而按国际惯例轮椅乘坐者到清真寺后，只需把轮子包裹上即可，因此无需进行跪姿评定。又如 d435 用下肢移动物体，有困难时也无法辅助，但可以改用手移动而不必评定。还有 d445 手和手臂使用的 d4451 推，如手推抽屉和手推门有困难时可以改为自动门，或用身体推来代替，故手推就不评定了。至于 d455 到处移动如爬行、攀登、奔跑、跳跃、游泳，有困难都无法使用辅助器具，且都不是残疾人必要的环境，可以不评定。还有可以合并的环境就合并，例如 d5203 护理手指甲和 d5204 护理脚趾甲，都是用剪刀或指甲剪等相同环境可合并。

根据上述 4 个环境评定原则，我们就可以制定环境评定报告的具体内容，见本章附件。

三、 环境评定步骤

（一）根据残疾类别来选择评定环境

不同类别残疾人的活动和参与困难不同，需要辅助的环境也就不同，则要评定的环境障碍也随之不同。为此，视力残疾人要评定的是交流环境和行动环境，听力残疾人和言语残疾人要评定的只是交流环境，肢体残疾人要评定的是生活环境和行动环境。而盲人的声音交流环境和聋人的视觉交流环境都无需评定。

（二）根据活动和参与的困难来评定具体环境

深入到个案残疾人有障碍的环境里，按评定报告内容，审视每一项具体活动的真实环境是否需要辅助来进行评定和打分。实操上，我们先要了解残疾人的活动和参与是否有困难，能否独立完成。若无需外界辅助就能独立完成，说明外部环境没有障碍。若不能独立完成，需要部分辅助才能完成活动和参与，说明个案在真实环境里有障碍，要改造环境，亦即要在真实环境里增加人造环境。而增加多少人造环境才能执行活动，就反映出环境的障碍程度，这就是环境评定。

考虑到不同操作者对表 16-2 中百分比的理解是不同的，因此在对个案的每项活动具体打分时，为减少误差，最好是协作组打分，取其平均值。如果没有协作组时，则由 1 个人对某个环境的全部项目打分。

四、 环境评定内容

在 9 个人造环境中，残疾人家庭最主要的是居家环境障碍。居家活动与人类基本活动密切相关，进行居家环境评定时，必然要与三个基本活动的环境一起评定。而如今的居家活动与外界联系密切，外出购物、银行取款、医院看病等活动均需在公共环境中得以进行。所以在环节评定的实操上，主要对生活环境、行动环境、交流环境、居家环境和公共环境等 5 个方面进行。评定的内容为残疾人在此环境中进行活动时出现的环境障碍，需要用辅助器具进行改造，以创建无障碍环境，实现全面康复。

（一）生活环境评定

生活环境是人类进行日常生活活动的基本环境，俗称 ADL。参照 ICF "活动和参与" 第 5 章自理的 d510~d570，生活环境里主要有 7 类共 18 项生活自理的活动：①自己清洗和擦干身体（部分身体、全身）；②护理身体各部（皮肤、牙齿、毛发、手指甲、脚趾甲）；③如厕（控制小便、控制大便）；④穿脱（衣裤、鞋袜）；⑤进食（进餐、使用餐具）；⑥喝水（用杯子、用吸管）；⑦照顾个人健康（确保身体舒适、控制饮食、维持个人健康）。根据上述环境评定原则，可以简化为 7 类共 15 项生活活动来评定是否需要环境辅助。

生活活动的困难主要是由各种原因导致的运动障碍（如平衡、协调、精细动作）、感官障碍（如视障）、智力障碍等引起，主要是肢体、智力、精神和视力残疾人。例如上肢截肢者，特别是双上肢截肢者，由于躯体结构损伤而导致所有自理的困难；视觉障碍者通常是由于感官功能损伤而导致自理有不同程度的困难；智力障碍者和精神障碍者会由于认知功能受限而影响自理。例如进食需辅助的原因有：①四肢瘫、儿麻及肌肉萎缩者由于手部肌无力无法握勺；②脑瘫、偏瘫及脑外伤者由于中枢神经损伤存在手眼协调及头部控制差也无法握勺，影响进食；③智障者由于认知能力受限影响进食能力。而喝水需辅助的原因有：①脑瘫及脑损伤者由于头部控制及吞咽问题；②四肢瘫及肌肉萎缩者无法握杯子；③智障者由于认知能力受限。对于沐浴及如厕需辅助的原因有：截瘫、偏瘫、脑瘫等上肢手功能、下肢功能障碍者，在沐浴及如厕时会产生手抓、握、放、下肢移位、坐姿平衡、擦洗背部、洗脚等问题。至于穿脱衣、裤、袜，鞋对肢体及智力残疾人均有困难而需要辅助。

生活环境评定报告见附件表1，包括7类共15个项目，以及对每个项目的环境评定都列出了5个选择，即无辅助、轻辅助、中辅助、重辅助和完全辅助。生活"无辅助"是指能自主地、迅速地完成该项生活活动，即完全自理；而生活"完全辅助"是指完全不能自主地完成该项生活活动，即完全不能自理；若只能自主完成不到一半的该项生活活动，即为"重辅助"。则根据全部辅助情况可以计算出个案的生活环境辅助平均值。

（二）行动环境评定

行动是人类生存的重要活动功能。参照ICF"活动和参与"第4章行动的d410~d475，主要有12类共47项的行动活动：①维持和改变身体姿势（卧姿、蹲姿、跪姿、坐姿、站姿、体位变换）；②移动自身（坐姿移动自身、卧姿移动自身）；③举起和搬运物体（举起、用手搬运、用手臂搬运、用肩和背搬运、放下物体）；④用下肢移动物体（用下肢推动、踢）；⑤精巧手的使用（拾起、抓握、操纵、释放）；⑥手和手臂的使用（拉、推、伸、转动或扭动手或手臂、投掷、接住）；⑦行走（短距离、长距离、不同地表面、绕障碍物）；⑧到处移动（爬行、攀登、奔跑、跳跃、游泳）；⑨不同场所移动（住所内、建筑物内、住所和建筑物外）；⑩使用器具移动（助行器具、各种轮椅等）；此外，还有乘坐交通工具（各种汽车、火车、飞机、轮船等）；驾驶车辆（骑自行车、三轮车、摩托车、汽车等）。根据上述环境评定原则，可以简化为6类共17项行动活动来评定是否需要环境辅助。

行动困难是由于躯体损伤（结构和功能）及环境障碍导致的，行动困难的主要群体是肢体障碍者和视觉障碍者。常见肢体障碍的临床疾病有脑瘫、截瘫、偏瘫、截肢、小儿麻痹后遗症，俗称"三瘫一截儿麻"都有不同程度的行动困难。脑瘫的主要临床表现有四肢痉挛、角弓反张、姿势异常等。常见的继发障碍为脊柱侧弯、髋关节的脱位或内收、膝关节过伸、跟腱挛缩导致的尖足、足外翻、扁平足。这些异常导致了患儿抬头、翻身、坐、爬、站、行走的行动困难。截瘫的主要表现为受伤平面以下出现瘫痪，运动、感觉、反射功能等损伤而导致行动困难；下肢截肢者由于肢体缺损而导致无法站立和行走的行动困难；偏瘫是由脑血管病、脑外伤及脑部肿瘤等原因引起一侧上下肢的运动功能障碍如：肩关节半脱位、肘、腕关节屈肌张力高，髋关节的外展、足内翻、足下垂等。这些障碍导致了行走、手抓放物品、转移等的行动困难；儿麻后遗症由于受累肌肉出现萎缩，神经功能不能恢复，造成下肢畸形，常见的有：足部的马蹄内、外翻足、高弓足、仰趾、爪形趾，膝部的膝内、外翻、反屈，髋部的屈曲、外展、外旋等功能受损，也必然导致行动困难。而视觉障碍者通常是由于感官功能损伤而导致行动困难。

行动环境评定报告见附件表2，包括6类共17个项目，以及对每个项目的环境评定都列出了5个选择，即无辅助、轻辅助、中辅助、重辅助和完全辅助。行动"无辅助"是指能自主地、迅速地完成该项行动。例如偏瘫患者一侧上肢活动受限，但只要健手能单独完成该项手的动作，就是无辅助。因为ICF并没有规定手的动作必须用左手或右手或双手。而"完全辅助"是指完全不能自主地行动，若只能自主完成不到一半的该项行动活动，就属于"重辅助"。则根据全部辅助情况可以计算出个案的行动环境辅助平均值。

（三）交流环境评定

互相交流是人类生活的重要活动功能，无交流能力的人会失去与社会的联系，从而可能导致情绪障碍。参照ICF"活动和参与"交流的d310~d360，主要有3类共17项交流活动：①交流-接收（听懂口语、非口语交流包括理解肢体语言、理解信号和符号、理解图画和图表及相片、理解正式手语、书面信息）；②交流-生成（讲话；生成非语言信息包括肢体语言、信号和符号、绘画和照相、正式手语、书面信息）；③交谈和使用交流设备及技术（交谈、讨论、通讯器具如电话或手机或传真机、书写器具如打字机或电脑或盲文书写器等、使用交流技术如盲文软件和因特网等）。根据上述环境评定原则，可以简化为 3 类共 13 项交流活动来评定是否需要环境辅助。

交流困难是由于躯体受损（结构和功能）及环境障碍导致的。如视觉障碍者、听觉障碍者和言语障碍者由于感官功能和结构的损伤而导致交流困难；智力、精神障碍者由于认知受限、心理障碍难以沟通产生交流困难；还有肢体障碍者，如偏瘫和脑瘫因中枢神经损伤影响到构音器官协调动作或语言发育障碍造成交流困难。

交流环境评定报告见附件表 3，包括 3 类共 13 个项目，以及对每个项目的环境评定都列出了 5 个选择。交流"无辅助"是指能自主地、迅速地完成该项交流，而"完全辅助"是指完全不能自主地交流。根据全部辅助情况可以计算出个案的交流环境辅助平均值。

（四）居家环境评定

居家环境是从事家务活动的环境，包括居家活动环境和居家建筑环境两方面。前者是动态环境，后者是静态环境。居家活动环境是指家庭生活的环境。参照 ICF "活动和参与"第 6 章家庭生活中的 d620~d660，分为三大部分：获得必需品、家庭任务、照顾居室物品和帮助别人，共 6 类 26 项居家活动。根据环境评定原则居家活动可以简化为以下 11 项：准备膳食、清洗和晾干衣服、清洁餐厅和餐具、清洁生活区、使用家用电器、贮藏日用品、处理垃圾、缝补衣服、维修器具、照管室内外植物、照管宠物。而居家建筑环境则参照 ICF "环境因素"的 e155 私人建筑物的设计、施工及建造的产品和技术，内容有 3 项：①私人建筑物的出入口设施；②建筑物内的设施；③私人建筑物为指示道路、行进路线和目的地而建造的标识。参考 2012 年发布的中华人民共和国国家标准 GB50763-2012《无障碍设计规范》以及 2001 年中华人民共和国行业标准《城市道路和建筑物无障碍设计规范》（以下简称为《行标》）内容，具体实操时可以归纳为 6 项建筑环境的评定：住宅门口、客厅和走廊、浴室和厕所、厨房和饭厅、卧室和书房、阳台和窗户。

居家活动困难是由于躯体损伤（结构和功能）及环境障碍造成的，居家环境对各类残疾人都有不同程度的障碍。对肢体残疾人来说，由于下肢移动的困难或上肢活动的困难或手眼协调的困难，均导致家务活动的障碍；视力残疾人由于视觉障碍，智力残疾人由于认知障碍，均会导致家务活动有障碍；而听力残疾人和言语残疾人由于沟通障碍会导致部分家务活动有障碍。

居家环境评定报告见附件表 4，包括居家活动环境的 11 项和居家建筑环境的 6 项总共 17 个项目，并对每个项目的环境评定都列出了 5 个选择。居家"无辅助"是指从事各种家务活动都完全没有障碍，而"完全辅助"是指完全不能从事任何家务活动，一半需要辅助的家务活动就属于"重辅助"。根据 11 项辅助情况，可以计算出个案的居家活动辅助平均值。在进行居家环境评定时，除应熟悉居家活动的环境评定外，还需要详细了解居家建筑环境的评定规范，以便实操。

1. 住宅门口

（1）门前：门前要有不小于 1.50m × 1.50m 的轮椅活动面积；门前有台阶时，要建坡道，坡道的《行标》规范如表 16-3 所示。如果有符合《行标》的坡道和扶手（双层扶手，高度分别为 0.85m 和 0.65m），则为无辅助；若没有坡道则为完全辅助；若有《行标》的坡道而无扶手，则为轻辅助；若有坡道但不符合《行标》，则为其间的级别。例如当坡道的坡度高于《行标》，但借助他人推轮椅可上坡时，则为中辅助；若借助他人也无法实现时，则为重辅助。

表 16-3　坡道的坡度与高度的最大容许值

坡度（高 / 长）	1/20	1/16	1/12	1/10	1/8
最大高度 m	1.20	0.90	0.75	0.60	0.30
水平长度 m	24.00	14.40	9.00	6.00	2.40

（2）门开启：若为自动门则无辅助，若为其他类型门则有一些辅助。例如水平门把手时，虽有困难也能开门，则为轻辅助或中辅助，取决于残疾状况；若门把手为旋钮，或需要钥匙开门锁，则对某些肢残人很困难，需带辅具来开门，则为重辅助；若只能他人帮助开门则为完全辅助。

（3）门槛：若无门槛则无辅助，特别是四肢瘫用手动轮椅时，不能有门槛，有门槛就是完全辅助；而对其他的轮椅用户，可以有一点门槛，《行标》规定门槛高度不应大于1.50cm；还规定当门槛高于4.00cm，则应该修坡度为1/2的坡道（表16-3），否则为完全辅助。所以门槛在1.50~4.00cm时，根据残疾状况可以判断是轻辅助至重辅助。

（4）门宽度：根据《行标》，自动门为1.00m，其他门不小于0.80m，符合标准为无辅助；不符合标准时，要实测轮椅和门宽，可能是轻、中、重辅助；只要轮椅不能进门就是完全辅助。

（5）楼房住宅：通常都是平开门，《行标》规定在门把手一侧的墙面应留有不小于0.50m的墙面宽度，否则开门有障碍，需辅助。此外，楼房若无电梯则对下肢残疾人为完全辅助；若有电梯但不符合《行标》规范，则有不同程度的辅助。

综合考虑以上情况可以评定住宅门口的环境障碍。

2. 客厅和走廊

（1）宽度：客厅和走廊的宽度应≥1.50m。

（2）扶手：高度为0.85m，扶手末端应向内拐到墙面或向下延伸0.10m。

（3）墙角：做成圆弧形。

（4）墙面：应设自地面高0.35m的护墙板，防轮椅脚托板撞墙。

（5）地面：应平整，选用遇水不滑的地面材料，且要有轮椅移动的足够空间。

（6）门槛：走廊到宅内各室的门槛要求同于宅门口。

（7）设备：家具的摆放要考虑乘轮椅者能通过并接近和操作，如轮椅到椅子和沙发的转移，以及电灯、电话、电视、音响、空调、插座等电器的操作方便。

综合考虑以上情况可以评定客厅和走廊的环境障碍。

3. 浴室和厕所

（1）门：宽度不小于0.80m，方便轮椅进出，且门扇内侧要设置关门拉手。

（2）地面：应平整并选用遇水不滑的地面材料，且要有轮椅移动的足够空间。

（3）坐便器：高度与标准轮椅坐高一致（0.45m），坐便器两侧需设置0.70m水平抓杆，在坐便器的里侧还需设高1.40m的垂直安全抓杆；要方便取手纸。

（4）洗浴器：浴盆高度为0.45m，便于轮椅转移；浴盆上安放活动坐板或在浴盆一端设置0.40m的洗浴坐台，浴盆内侧的墙面要有两层水平抓杆或一水平一垂直抓杆；若淋浴，则淋浴椅高度要与轮椅一致；要方便打开水龙头。

（5）洗面器：最大高度为0.85m，应采用单杠杆水龙头或感应水龙头；洗面器下部距地面不小于0.60m，以方便轮椅靠近使用；电源插座要设在使用方便的地方。洗面器上方的镜子底边距地面为1.10m，并向前倾斜0.15m，便于站立者和坐轮椅者均可使用。

（6）应急：设紧急呼叫按钮；门扇向外开，其上需设置观察窗口；能开关电灯。

综合考虑以上情况可以评定浴室和厕所的环境障碍。

4. 厨房和餐厅

（1）门：厨房和饭厅合一且为开敞式方便残疾人；若有门则推拉门比较方便实用。

（2）案台：台面距地面0.75~0.80m的高度，对乘轮椅者和可立姿的残疾人都可使用；案台下方为便于乘轮椅者深入，最小空间宽度是0.70m，高度是0.60m，深度0.25m；案台最好是高度可调的，案台两侧可设抽屉式落地柜。

（3）吊柜：案台上的吊柜底面距案台0.30m，吊柜自身高度0.60~0.80m，深度0.25~0.30m，方便取餐具、调料、食物和开关柜门。最好是高度可调的吊柜。

（4）炉灶：应采用案台上安放的炉灶，控制开关在案台前面操作。

（5）洗涤池：洗涤池应采用单杠杆水龙头或感应水龙头；洗涤池的上口与地面距离不应大于0.80m，洗涤池深度为0.10~0.15m；洗涤池下方轮椅的空间同于案台。

（6）设备：冰箱和冰柜的取物要方便；微波炉、电水壶、电开关等使用方便。

（7）饭桌：桌面高度和桌下空间要求同于案台。

此外，厨房面积要考虑到乘轮椅者进入和操作的位置及回转方便等；综合考虑以上情况可以评定厨房和饭厅的环境障碍。

5. 卧室和书房　都要有轮椅活动的足够空间，家具如床和椅子的高度与标准轮椅坐高一致（0.45m），便于转移；床边有助站扶手，床位的一侧要留有直径不小于1.50m的轮椅回转空间；电灯、电话和电视的操作方便；床头柜和衣柜取物，以及书柜取书要方便；书桌的桌面高度和桌下空间要求同于案台。综合考虑来评定卧室和书房的环境障碍。

6. 阳台和窗户　阳台深度要大于1.50m，便于乘轮椅者休闲。乘轮椅者的视线水平高度一般为1.10m，所以阳台围栏或外窗窗台的高度不大于0.80m，以适合乘轮椅者的视野效果。窗扇的开启和窗把手的高度要适合乘轮椅者的使用要求，以便乘轮椅者能自行开关各房间的窗户和窗帘。

根据上述6项辅助情况，可以计算出个案的居家建筑环境所需辅助的评定值。

（五）公共环境评定

公共环境是从事公共活动的环境，包括参加公共活动的环境和公共建筑环境两方面。参加公共活动可以参照ICF"活动和参与"第9章社区、社会和公民生活中的d910社区生活，包括：①非正式社团活动；②正式社团活动；③典礼。而能否参加这3项活动，虽主要取决于个人的行动环境和交流环境是否有障碍，但也与公共环境是否存在障碍密切相关。有无无障碍步行通道、无障碍巴士等可造成到达目的地的行动障碍，而目的地的公共建筑障碍，可以参照ICF"环境因素"的e150公共建筑物的设计、施工及建造的产品和技术进行评定。其内容有3类：①公共建筑物的出入口设施；②建筑物内的设施；③公共建筑物为指示道路、行进路线和目的地而建造的标识。因此公共环境评定的内容共计4类共11项。

公共活动困难是由于躯体损伤（结构和功能）及环境障碍造成的，公共环境对各类残疾人都有不同程度的障碍。对肢体残疾人来说，由于下肢移动的困难或上肢活动的困难或手眼协调的困难，均导致公共活动的障碍；视力残疾人由于视觉障碍，智力残疾人由于认知障碍，均会导致公共活动有障碍；而听力残疾人和言语残疾人由于沟通障碍会导致部分公共活动有障碍。

公共环境评定报告见附件表5，包括4类共11个项目，以及对每个项目的环境评定都列出了5个选择。公共环境"无辅助"就是公共环境完全没有障碍，而"完全辅助"是公共环境完全障碍，一半需要辅助就属于重障碍。考虑到当治疗师对"活动线"所涉及的途径和公共建筑进行环境评定不熟悉，为此需要参考《行标》内容来详细介绍这4项公共活动及公共建筑环境的评定规范，以便实操。

1. 到达公共建筑物的途径

（1）人行道：途径中是否是无障碍通道，即对盲人有盲道，乘轮椅者有坡道。

（2）交通：途径中的交通是否是无障碍，即乘轮椅者有无障碍巴士或出租车。

2. 公共建筑物出入口设施

（1）门前：同于居家评定。

（2）门开启：同于居家评定，门宽度≥1.50m，应采用自动门。

3. 公共建筑物内设施

（1）大厅和走廊：可参考居家评定，但宽度不应小于1.80m，以便两台轮椅可并排通过。

（2）楼梯和台阶：应采用有休息平台的直线形梯段和台阶，宽度不应小于1.50m，两侧应设高0.85m的扶手，直径为0.035~0.045m。

（3）公厕：男、女公共厕所应各设一个无障碍隔间厕位，面积不应小于1.80m×1.40m，坐便器和扶手尺寸同于居家评定；洗手盆两侧和前缘应设安全抓杆，盆前应有1.10m×0.80m乘轮椅者使用面积；男厕所小便器两侧和上方应设安全抓杆。

（4）电梯：轿厢门宽≥0.80m，深度≥1.40m，轿厢宽度≥1.10m，正面和侧面应设高0.80~0.85m的扶手，正面有高0.90m至顶部的镜子，侧面应设高0.90~1.10m带盲文的选层按钮（候梯厅等同），有上下运行、数显和报层音响。

（5）设备：要考虑乘轮椅者使用方便，包括：服务台、收款窗口、售票口、挂号口、取药口、饮水器、公用电话、电灯开关等。

4. 公共建筑物标识

（1）盲道：在楼门口、服务台、门厅、楼梯口及楼梯平台、电梯、电话、洗手间等应设提示盲道。

（2）指示牌：如紧急出口、洗手间、电梯口、服务台、公用电话等要有指示牌；建筑物外要有无障碍通道、停车场、残疾人停车位等标识。

根据上述11项辅助情况，可以计算出个案某个活动线的公共环境需辅助的评定值。

（六）环境评定汇总

根据上述常用的5个环境评定报告可以汇总，并取平均值得出个案残疾人环境的总体辅助分值，再对照表16-2的分级，可看出其环境的总体障碍属于5级中的哪一级。

第三节　环境评定应用

根据环境评定结果，可采用辅助器具等对存在的环境障碍进行改造，以便于功能障碍更好的学习、工作和生活。

一、生活环境改造

针对7类生活活动的困难，基本上以辅具应用为主，ICF的自理活动代码与对应辅具的分类代码及名称如表16-4所示。

表16-4　生活环境改造的辅具

序号	ICF代码	生活活动项目	ISO代码	生活辅具举例
1	d510	自己清洗和擦干身体（部分身体、全身）	09 33	淋浴椅、浴缸、浴盆、擦洗身体刷子、擦干器
2	d520	护理身体各部		
2.1	d5200	护理皮肤	09 45	电动剃须刀、易夹镊、镜子
2.2	d5201	护理牙齿	09 42	粗柄牙刷、电动牙刷
2.3	d5202	护理毛发	09 39	长柄梳、电吹风、充气洗头盆
2.4	d5203 d5204	护理手指甲 护理脚趾甲	09 36	指甲刷、带吸盘指甲锉、带放大镜指甲剪、带底座指甲剪

续表

序号	ICF 代码	生活活动项目	ISO 代码	生活辅具举例
3	d530	如厕	09 12	坐便椅（带轮或不带轮）、坐便凳、坐便器、坐便器垫、增高坐便器座、手纸夹
3.1	d5300	控制小便	09 24	导尿管、男用尿套、女用导尿器
			09 27	集尿器、尿壶、
			09 30	尿垫、尿裤
			09 31	尿塞（阴茎夹、阴道塞）
3.2	d5301	控制大便	09 30	尿垫、尿裤
			09 31	大便塞
4	d540	穿脱		
4.1	d5400、d5401	穿衣裤 脱衣裤	09 03	带尼龙搭扣的衣裤、连裤服
			09 09	穿衣杆、穿衣夹、纽扣钩、拉链器
4.2	d5402、d5403	穿鞋袜 脱鞋袜	09 03	病患鞋、护理短袜、卷曲弹性鞋带
			09 09	穿袜器、脱靴器、加长鞋拔
5	d550	进食	15 09	粗柄餐具、弹簧筷子、防洒碗、防洒盘、易握碗、自动喂食机
6	d560	喝水	15 09	易握杯、带嘴杯、吸管
7	d570	照顾个人健康		
7.1	d5700	确保个人身体舒适	18 09	躺椅、安乐椅、靠背、腿支撑架
7.2	d5701	控制饮食和身体素质	15 09	半流质喂食杯
			04 24	人体秤、皮褶测量器
7.3	d5702	维持个人健康	04	供氧器、血压计、配药盒、减痛刺激器

此外，盲人生活辅助器具有：防溢提示器、点字手表、语音体温计、语音血压计等。

二、 行动环境改造

针对 11 类行动活动的困难，ICF 的行动活动代码与对应辅具的分类代码及名称如表 16-5 所示。

表 16-5　行动环境改造的辅具

序号	ICF 代码	行动活动项目	ISO 代码	行动辅具举例
1	d410	改变身体的基本姿势		
1.1	d4100	躺下	12 31	抓梯、移位带、自立式扶手、立式移动升降架
	d4103	坐下		
	d4104	站起	18 18	抓握栏杆和把手、支撑扶手
2	d415	保持一种身体姿势		
2.1	d4150	保持躺姿	09 07	卷式安全带、体位垫
2.2	d4153	保持坐姿	18 09	坐姿椅、髋关节椅、靠背、椅子扶手
2.3	d4154	保持站姿	04 48 08	站立架、可倾斜站立支撑台
			18 18	抓握栏杆和把手、支撑扶手

续表

序号	ICF 代码	行动活动项目	ISO 代码	行动辅具举例
3	d420	移动自身	12 31	
3.1	d4200	坐姿移动自身	12 31	转移板、转台
3.2	d4201	躺姿移动自身	12 31	滑动垫、翻转床单
4	d430	举起和搬运物体	28 09	滑车、操纵器、升降台
5	d440	精巧手的使用	24 09	按钮
5.1	d4400	拾起	24 21	延伸器
5.2	d4401	抓握	24 18	抓握器具、手动取物钳
5.3	d4402	操纵	24 06	开启器、挤管器、各种开关
5.4	d4403	释放		弹簧筷子、假手
6	d445	手和手臂的使用	24 09	旋转把手和旋钮
6.1	d4450	拉	24 09	固定把手和球形手柄
6.2	d4451	推	24 09	固定把手和球形手柄
6.3	d4452	伸	24 21	手动取物钳、电动取物钳、延伸器
6.4	d4453	转动或旋转手或手臂	24 09	手轮和曲柄把手
7	d450	行走	12 03	手杖、拐杖、助行器
8	d460	不同地点到处移动	12 03	手杖、拐杖、助行器
9	d465	利用设备到处移动	12 22	各种人力轮椅车和动力轮椅车
10	d470	利用交通工具	12 10	各种无障碍汽车
11	d475	驾驶	12 12	汽车改装
			12 16	各种摩托车和两用车
			12 18	各种脚踏车

但对下肢障碍者的 d435 用下肢移动物体，就只能改为用上肢或器具。盲人行动环境的辅助器具有：盲道、过马路的蜂鸣器、盲杖、电子导盲装置、公交车辆语音提示系统等，有助于盲人的出行。

三、交流环境改造

针对 3 类交流活动的困难，ICF 的交流活动代码与对应辅具的分类代码及名称如表 16-6 所示。

表 16-6　交流环境改造的辅具

序号	ICF 代码	生活活动项目	ISO 代码	交流辅具举例
1	d310~ d329	交流 - 接收		
1.1	d310	交流 - 接收 - 口头信息	22 06	各种助听器（如盒式、耳背式、耳内式、眼镜式、骨导式等）
1.2	d315	交流 - 接收 - 非言语信息	22 03	各种助视器、望远镜、放大镜、三棱镜、电子助视器
1.3	d320	交流 - 接收 - 正式手语信息	05 06 06	手势语训练辅助器具
1.4	d325	交流 - 接收 - 书面信息	22 30 24	触摸阅读材料
			22 33	计算机和终端设备

续表

序号	ICF 代码	生活活动项目	ISO 代码	交流辅具举例
2	d330~ d349	交流 - 生成		
2.1	d330	说	22 09	发声辅助器具如人工喉
2.2	d335	生成非言语信息	22 12	绘画和书写辅助器具，如制图和绘画软件
2.3	d345	书面信息	22 12	绘画和书写辅助器具，如文字处理软件
3	d350~ d369	交流和使用交流设备与技术		
3.1	d350	交谈	22 21	面对面沟通辅助器具，如文字、图片和语音沟通板
3.2	d360	使用交流设备与技术	22 18	记录、播放和显示视听信息的辅助器具，如录音机、录像机、电视机、感应环路等。

四、居家环境改造

针对居家活动的 3 类 11 项困难，ICF 的居家活动代码与对应辅具的分类代码及名称如表 16-7 所示。

表 16-7　居家活动改造的辅具

序号	ICF 代码	居家活动项目	ISO 代码	居家辅具举例
1	d630	准备膳食	15 03	语音厨房秤、带易握刀和固定器的切菜板、土豆刷、削皮器、打蛋器、切碎器、烹饪用具
2	d640	做家务		
2.1	d6400	清洗和晾干衣服	15 15	洗衣机、脱水机、晾衣架
2.2	d6401	清洁烹饪区和餐具	15 06	高度可调洗涤槽、带吸盘瓶刷、盘子滤干器、洗碗机
2.3	d6402	清洁生活区	15 12	海绵刷、掸子、地毯清扫器
2.4	d6403	使用家用电器	15 03 15 12	微波炉、冰箱、洗碗机 自动吸尘器、地板上光机
2.5	d6404	贮藏日用品	18 36	搁板、厨、床头柜、药品柜
2.6	d6405	处理垃圾	15 12	电动簸箕、自动开启垃圾桶
3	d650	照管居室物品		
3.1	d6500	缝补衣服	15 15	缝纫机、带放大镜刺绣箍、开口缝纫针、穿针器、易握剪刀
3.2	d6504	维修辅具	24 27	螺旋固定夹、台钳、磁性垫、工具固定器
3.3	d6505	照管室内外植物	30 21	室外园艺用工具、跪凳
3.4	d6506	照管宠物	30 33	宠物喂食槽

至于居家建筑改造，在居家环境评定里已经叙述过了，包括 6 个项目的建筑要求。如果不符合要求，则需按《行标》要求进行改造。

五、 公共环境改造

公共环境的改造是指建筑环境，在公共环境评定里已经叙述过了，包括4类共11个项目。如果不符合《行标》要求，则需进行相应改造。

以上5个环境的改造，只列出了所需辅助器具的代码和名称，而具体产品可在参考书《残疾人辅助器具基础与应用》的下册中找到图文并茂的产品说明。

【附件】

本节包括生活环境评定报告、行动环境评定报告、交流环境评定报告、居家环境评定报告、公共环境报告和环境评定汇总报告，供参考。

附表1　生活环境评定报告

1. 姓名：_____　2. 性别：□男　□女　3. 出生：_____年__月___日

4. 障碍类别

　　□视力障碍　□听力障碍　□智力障碍　□言语障碍　□精神障碍

　　□肢体障碍：　○上肢（手）　○下肢（脚）　○躯干　○四肢

5. 障碍级别：　□无残疾证　□一级　□二级　□三级　□四级

6. 身体功能和身体结构的损伤及功能评定

	无辅助 （0分）	轻辅助 （+1分）	中辅助 （+2分）	重辅助 （+3分）	完全辅助 （+4分）	分值 总/平均
一、自己清洗和擦干身体						
1. 部分身体						
2. 全身						
二、护理身体各部						
3. 护理皮肤						
4. 护理牙齿						
5. 护理毛发						
6. 护理手指甲或脚趾甲						
三、如厕						
7. 控制小便						
8. 控制大便						
四、穿脱						
9. 穿脱衣裤						
10. 穿脱鞋袜						
五、进食						
六、喝水						
七、照顾个人健康						
11. 确保身体舒适						
12. 控制饮食						
13. 维持个人健康						
小结						

结论：
_____

评估人员：_____　专业职称：_____　评估日期：___年___月___日

附表 2　行动环境评定报告

1. 姓名：_____　2. 性别：□男　□女　3. 出生：_____年__月____日

4. 障碍类别

　　□视力障碍　□听力障碍　□智力障碍　□言语障碍　□精神障碍

　　□肢体障碍：　○上肢（手）　○下肢（脚）　○躯干　○四肢

5. 障碍级别：　□无残疾证　□一级　□二级　□三级　□四级

6. 身体功能和身体结构的损伤及功能评定

	无辅助（0分）	轻辅助（+1分）	中辅助（+2分）	重辅助（+3分）	完全辅助（+4分）	分值总/平均
一、保持和改变身体姿势						
1. 卧姿						
2. 坐姿						
3. 站姿						
4. 体位变换						
二、移动自身						
5. 坐姿移动自身						
6. 卧姿移动自身						
三、搬运物体						
四、精巧手的使用						
7. 拾起						
8. 抓握						
9. 释放						
五、手和手臂的使用						
10. 拉						
11. 伸						
12. 转动或旋转手或手臂						
六、行走						
13. 短距离						
14. 长距离						
15. 不同地表面						
16. 住所内						
小结						

结论：

评估人员：_____　专业职称：_____　评估日期：_____年____月____日

附表3 交流环境评定报告

1. 姓名：_____ 2. 性别：□男 □女 3. 出生：_____年__月___日
4. 障碍类别
　　□视力障碍 □听力障碍 □智力障碍 □言语障碍 □精神障碍
　　□肢体障碍：○上肢（手）○下肢（脚）○躯干 ○四肢
5. 障碍级别：□无残疾证 □一级 □二级 □三级 □四级
6. 身体功能和身体结构的损伤及功能评定

	无辅助（0分）	轻辅助（+1分）	中辅助（+2分）	重辅助（+3分）	完全辅助（+4分）	分值 总/平均
一、交流—接收						
1. 听懂口语						
2. 理解身体姿势						
3. 理解信号和符号						
4. 理解绘画和相片						
5. 理解手语						
6. 书面信息交流						
二、交流—生成						
7. 讲话						
8. 生成非语言信息						
9. 生成手语						
三、交谈和使用交流设备						
10. 交谈和讨论						
11. 使用通讯器具						
12. 使用书写器具						
13. 使用交流技术						
小结						

结论：

评估人员：_____ 专业职称：_____ 评估日期：_____年___月___日

附表 4　居家环境评定报告

1. 姓名：_____　2. 性别：□男　□女　3. 出生：_____年__月___日
4. 障碍类别
　　□视力障碍　□听力障碍　□智力障碍　□言语障碍　□精神障碍
　　□肢体障碍：　○上肢（手）　○下肢（脚）　○躯干　○四肢
5. 障碍级别：　□无残疾证　□一级　□二级　□三级　□四级
6. 身体功能和身体结构的损伤及功能评定

	无辅助（0分）	轻辅助（+1分）	中辅助（+2分）	重辅助（+3分）	完全辅助（+4分）	分值 总/平均
一、居家活动环境						
1. 准备膳食						
2. 清洗和晾干衣服						
3. 清洁餐厅和餐具						
4. 清洁生活区						
5. 使用家用电器						
6. 贮藏日用品						
7. 处理垃圾						
8. 缝补衣服						
9. 维修器具						
10. 照管室内外植物						
11. 照管宠物						
小结						
二、居家建筑环境						
1. 住宅门口						
2. 客厅和走廊						
3. 浴室和厕所						
4. 厨房和饭厅						
5. 卧室和书房						
6. 阳台和窗户						
小结						

结论：
评估人员：_____专业职称：_____评估日期：_____年___月___日

附表 5　公共环境评定报告

1. 姓名：_____　2.性别：□男　□女　3.出生：_____年__月___日
4. 障碍类别
　　□视力障碍　□听力障碍　□智力障碍　□言语障碍　□精神障碍
　　□肢体障碍：　○上肢（手）　○下肢（脚）　　○躯干　　○四肢
5. 障碍级别：　□无残疾证　□一级　□二级　□三级　□四级
6. 身体功能和身体结构的损伤及功能评定

	无辅助（0分）	轻辅助（+1分）	中辅助（+2分）	重辅助（+3分）	完全辅助（+4分）	分值总/平均
一、到达目的地的途径						
1. 步行						
2. 交通						
二、建筑物出入口设施						
3. 门前						
4. 门开启						
三、建筑物内设施						
5. 大厅和走廊						
6. 楼梯和台阶						
7. 公厕						
8. 电梯						
9. 设备						
四、建筑物标识						
10. 盲道						
11. 指示牌						
小结						

结论：

评估人员：_____专业职称：_____评估日期：_____年___月___日

附表6 环境评定汇总报告

1. 姓名：_____ 2. 性别：□男 □女 3. 出生：_____年__月___日
4. 障碍类别
    □视力障碍 □听力障碍 □智力障碍 □言语障碍 □精神障碍
    □肢体障碍：○上肢（手） ○下肢（脚） ○躯干 ○四肢
5. 障碍级别：□无残疾证 □一级 □二级 □三级 □四级
6. 身体功能和身体结构的损伤及功能评定

环境类型	初评 年 月 日	终评 年 月 日	随访1 年 月 日	随访2 年 月 日
生活环境				
行动环境				
交流环境				
居家环境				
公共环境				
总计平均				
结论				
评估组长 签名				

小结

    本章内容以环境评定理论为指导，主要介绍环境和无障碍环境的概念、环境评定的内容、方法和步骤，以及环境评定的应用举例，并附环境评定报告。希望通过本章学习后，能初步掌握环境评定的基本方法、了解环境改造的基本知识。

思考题

    1. 何为物质环境？
    2. 何为无障碍环境？
    3. 何为辅助器具？
    4. 简述环境评定的基本方法和流程。
    5. 家庭无障碍环境和社区无障碍环境的区别是什么？

（黄海量）

第十七章
常见骨关节疾病评定

第一节　手外伤后评定

一、概述

手是人体的运动和感觉器官之一，多暴露于外界环境，因此也是人体最易受伤的器官之一。据统计手外伤发病率占创伤的 30% 左右，且有逐年攀升趋势，在欧美地区占据急诊外科手术的 15%~28%；国内相关报道显示，手外伤在急诊创伤中的份额占到 26.8%，开放性损伤达 63.0%。虽然手外伤通常不会危及患者生命，但由于周围软组织损伤及手术等原因，使得手外伤轻者影响生活和工作，重者则会使患者丧失独立生活的能力。随着显微外科和肢体重建技术的发展，手部肌腱、神经断裂等可进行早期修复，为手功能的恢复提供良好的技术条件，同时对手功能的康复也提出更高要求。手外伤康复是在手外科诊治的基础上，针对手功能障碍的原因，采取相应的康复评定和治疗措施，以最大限度地恢复和（或）补偿患手的残余功能，而对手功能的评定贯穿于康复治疗的全过程。手外伤康复评定的目的，是通过评定手部的功能损伤程度，为制订康复治疗计划、评价疗效提供依据，同时为手功能丧失患者辅助器具的选配和功能伤残鉴定提供相对客观、准确、全面的参考资料。

手外伤主要包括手部肌腱损伤、骨折与脱位、神经损伤和手部多发伤等。手有七种主要组织结构：皮肤、肌肉、肌腱、骨、关节、神经和血管，若有两种以上的组织同时受损，即为多发伤。手外伤给患者造成的功能损失主要包括三个方面：①手部运动功能障碍造成的功能损失；②手部感觉功能障碍造成的功能损失；③手部截肢造成的功能损失。手功能的综合评定同样包括以上三个方面。手部的关节活动、神经支配及肌腱的分区对康复治疗和预后有重要意义。

（一）手关节

手掌和手指是手的基本组成部分。第 2~5 指由 1 个掌骨和 3 节指骨组成，拇指为 2 节指骨。掌骨的近端与相对应的腕骨组成腕掌关节（CMC），掌骨的远端与相对应的指骨构成掌指关节（MCP），近节指骨与中节指骨构成近端指间关节（PIP），中节指骨与远节指骨构成远端指间关节（DIP）；拇指只有 1 个指间关节（IP）。

1. **掌指关节**　是髁状关节。第 1 掌指关节可做三组运动，使得拇指的运动更加灵活；第 1 掌指关节的最紧张位置是完全对掌位。第 2 到第 5 掌指关节可做两组运动；最紧张位置是最大屈曲位。掌指关节的静息位是微屈位，且屈比伸更受关节囊的限制。

2. **指骨间关节**　是单轴铰链关节，仅可以做一组运动。近侧和远侧指骨间关节的最紧张位置是完全伸指位；静息位是微屈位。

3. **运动手部的肌肉**　有的来源于前臂肌群，有的属于手肌。来源于前臂肌群的肌肉，包括指浅屈肌、指深屈肌、拇长屈肌、拇长展肌、拇短伸肌、拇长伸肌、示指伸肌、指总伸肌、小指伸肌，其肌腹在前臂，肌腱在手部，又称为手外在肌，手指的用力运动主要由来自前臂的手外在肌完成。来源于手肌的肌肉又称为手内在肌，包括大鱼际肌（拇短展肌、拇短屈肌、拇对掌肌、拇收肌）、小鱼际肌（小指展肌、小指短屈肌、小指对掌肌）和中间群手肌（蚓状肌、骨间肌），手的精细性技巧性动作主要由手内在肌来完成。

（二）神经支配

1. 正中神经　在肘部和前臂发肌支，支配除肱桡肌、尺侧腕屈肌和环、小指的指深屈肌以外所有前臂屈肌及旋前肌；在手掌支配除拇内收肌以外的大鱼际肌和第一、第二蚓状肌；是手掌面的主要感觉神经。正中神经损伤后运动障碍，表现前臂不能旋前、屈腕，外展力弱，拇指、示指和中指不能屈曲，拇指不能对掌。因鱼际萎缩所造成手掌平坦，称"猿手"。

2. 尺神经　在前臂支配尺侧腕屈肌和环、小指的指深屈肌，在手掌部支配小鱼际肌、第三、第四蚓状肌、骨间肌、拇内收肌；是手尺侧皮肤的感觉神经。尺神经损伤后表现为：屈腕力减弱，环指和小指末节不能屈，拇指不能收，指的内收与外展丧失；小鱼际和小指感觉丧失；因小鱼际萎缩平坦，称"爪形手"。

3. 桡神经　支配肱三头肌、肱桡肌及前臂后群所有伸肌和旋后肌。桡神经的深支支配前臂后肌群和前臂后面的皮肤，桡神经的浅支分布于手背桡侧及桡侧两个手指背面的皮肤。桡神经受损表现为：不能伸腕伸指，"垂腕"；拇指不能外展；"虎口区"皮肤感觉丧失。

（三）肌腱分区

1. 屈指肌腱的分区　根据 Eaton-Weilby（1983）的分类方法将其分为五区。

Ⅰ区：指浅屈肌腱止点至指深屈肌腱止点，仅有指深屈肌腱一条肌腱，此段肌腱被覆滑膜，位于鞘管内。

Ⅱ区：从远侧掌横纹，即指纤维鞘管起始处，至中节指骨中远处（或指浅屈肌腱止点）。此段肌腱位于鞘管内。指浅、指深屈肌腱在此处互相交叉换位。因为此区肌腱损伤后容易粘连，即使轻微粘连也会导致肌腱活动丧失，预后较差，故此区也称无人区、危险区。

Ⅲ区：从腕掌横韧带远侧缘到远端掌横纹，即指纤维鞘管起始处。此段肌腱包括指浅、指深屈肌腱，示、中、环指屈指肌腱被覆腱周组织，小指屈指肌腱位于滑膜鞘内。蚓状肌起自此段的指深屈肌腱。

Ⅳ区：位于腕管内的屈肌腱。腕管掌侧为硬韧的掌横韧带，尺侧、桡侧、背伸均为腕骨。

Ⅴ区：腕管近侧缘至肌肉 - 肌腱交界处的一段肌腱，此段肌腱均被覆有丰富的腱周组织。

2. 拇长屈肌腱分区

Ⅰ区：自近节指骨中部至末节指骨基底的肌腱止点。此区肌腱仅有滑膜而无纤维鞘管。

Ⅱ区：自掌指关节近端至近节指骨中部，此区肌腱位于拇指纤维鞘管内。在掌指关节掌侧有两枚并列的籽骨，中间形成一条狭窄的通道，恰有拇长屈肌腱通过。

Ⅲ区：拇长屈肌腱腱鞘起始处至腕管远侧缘。此处肌腱无蚓状肌附着，包绕在滑膜鞘中，其位置较深，处于拇收肌和拇短屈肌之间。

Ⅳ区：在腕管内，拇长屈肌腱位置较深，紧贴腕管桡侧壁，该肌腱单独包裹在一个滑膜鞘内。

Ⅴ区：起自拇长屈肌肌腹与肌腱移行部，至腕管近侧缘的肌腱。肌腱偏桡侧，位置深。拇长屈肌是单羽肌，肌腱在肌肉的一侧，在肌肉中的肌腱较长。

3. 伸指肌腱的分区

（1）Kleinert 和 Verdan（1983）把伸指肌腱分为 8 区，奇数区位于关节部位，1、3、5、7 区分别对应远端指间关节（distal interphalangeal joint，DIP）、近端指间关节（proximal interphalangeal joint，PIP）、掌指关节（metacarpophalangeal joint，MCP）和腕关节。

（2）手内肌和伸指肌（外在肌）协同作用可以伸直手指。手内肌伸直DIP/PIP，而手外肌伸直MCP。当手内肌瘫痪时，把MCP控制在屈曲位（限制MCP过伸），手外肌（伸指肌）可以伸直DIP/PIP。

（3）伸指肌腱在某个区的损伤会造成相邻区域的代偿性失衡。例如：伸指肌腱在Ⅰ区损伤会产生鹅颈畸形（PIP过伸、DIP屈曲）。这是因为伸指肌腱远端的联合腱断裂（Ⅰ区）后，伸肌装置向近侧移位，中央腱束对PIP产生过伸力量，于是形成鹅颈畸形。因此，对伸肌腱损伤不能忽视。

二、运动功能评定

（一）肌力

徒手肌力测定（manual muscle testing，MMT）是最常用的方法，按照Lovett的六级分类法评定肌肉力量。此外，在手部单独测定某一肌肉肌力比较困难，还可以应用仪器评定握力、捏力等综合测试方法，具体方法参见第九章肌力评定。

1. **握力评定**　使用标准可调的握力计测试，测量出手屈肌肌力（包括手内在肌和外在肌），正常值约为体重的50%。测出的主要是等长收缩的肌力。握力正常值一般用握力指数来表示：握力指数＝健手握力（kg）/体重（kg）×100，正常握力指数应>50。

2. **捏力评定**　使用标准捏力计测试捏力。主要反映拇对指肌力。捏力测量包括掌捏（拇指指腹对示指指腹）、侧捏（拇指指腹对示指中节侧面）、三指捏（拇指指腹对示指、中指指腹）。分别检测3次，并且进行双侧比较。

（二）关节活动度

关节活动度评定可分为正常活动度（正常解剖状况所允许的活动度）、功能活动度（日常生活动作所需关节活动度）和指关节功能障碍所造成的损伤比例评定。

1. **腕、手各关节正常及功能活动度评定**　见表17-1、表17-2、表17-3。

表17-1　腕关节活动度

	正常活动度	功能活动度		正常活动度	功能活动度
掌屈	75°	15°	桡侧偏	20°	10°
背伸	70°	30°	尺侧偏	35°	15°

表17-2　掌指关节活动度

	拇指		其余四指	
	正常活动度	功能活动度	正常活动度	功能活动度
屈	90°	0°~80°	90°	0°~90°
伸	−1°	0°	−1°	0°~5°

表17-3　指间关节活动度

	拇指		其余4指 近端指间关节		其余4指 远端指间关节	
	正常活动度	功能活动度	正常活动度	功能活动度	正常活动度	功能活动度
屈	80°	0°~80°	100°	0°~100°	70°	0°~70°
伸	0°	0°~5°	−1°	0°~7°	−1°	0°~8°

2. 指关节功能损伤比例评定　参照美国《永久病损评定指南》(*Guides to the Evaluation of Permanent Impairment*，GEPI)，在评定手功能丧失时，依据功能的重要性，不同的手指被赋予不同的权重指数。而手功能是上肢最重要的功能，因而在评价上肢功能丧失时，手功能被赋予最高的权重指数。这种功能计算方式反映了在人体某项局部功能中，不同部分功能的重要性，就上肢、手等局部功能来说，最高的残损比例是解剖结构的缺失，没有任何可能超过人体全部功能100%的残损比例，见图17-1、图17-2。

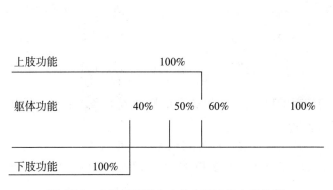

图17-1　上肢和下肢在人体全部功能中的比例

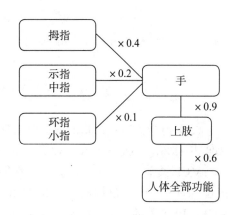

图17-2　手和上肢在人体全部功能中的比例

（1）示、中、环、小指关节：示、中、环、小指的掌指关节活动（MCP）占该指总运动功能的100%，正常可以屈曲90°，功能位为屈曲30°；近侧指间关节（PIP）占该指总运动功能的80%，正常可以屈曲90°，功能位为屈曲30°；远侧指间关节（DIP）占45%，正常可以屈曲70°，功能位为屈曲20°。根据每个关节实际测量的角度（V°），通过查对GEPI提供的表格（表17-4），可以求出屈曲损伤百分数（IF%）、伸展损伤百分数（IE%）和僵直损伤百分数（IA%），其中，（+）表示过伸，例如：测得MCP关节伸10°，屈60°，查表17-4，得IE%=7%，IF%=17%，该关节屈伸障碍造成该指功能损伤为IE%=IF%=7%=17%=24%，又如测得MCP关节僵直在屈曲40°，查表IA%=54%，即该关节僵直造成该指功能损伤为54%。同样的方法，可以求出PIP和DIP关节障碍所造成的功能损伤百分比。但多关节受累的计算绝非将损伤百分数简单相加，而要根据下列公式进行计算。

A%+B%（100%−A%）= 合并损伤值（%）

上述公式的应用：如DIP关节损伤12%；PIP关节31%；MCP关节损伤27%，第一步将DIP和PIP合并得12%+31%（100%−12%）≈39%，再将39%与MCP的27%按照公式合并计算，39%+27%（100%−39%）≈55%。

表17-4　手指的MCP、PIP、DIP关节的V°与IF%、IE%、IA%的关系

MCP				PIP				DIP			
V°	IF%	IE%	IA%	V°	IF%	IE%	IA%	V°	IF%	IE%	IA%
20（+）	60	0	60	30（+）	80	0	80	30（+）	45	0	45
10（+）	54	3	57	20（+）	73	0	73	20（+）	42	0	42
0	49	5	54	10（+）	66	0	66	10（+）	39	0	39
10	44	7	51	0	60	0	60	0	36	0	36
20	38	10	48	10	54	3	57	10	31	2	33
30	33	12	45	20	48	7	55	20	26	4	30
40	27	27	54	30	42	11	53	30	21	12	33

续表

MCP				PIP				DIP			
V°	IF%	IE%	IA%	V°	IF%	IE%	IA%	V°	IF%	IE%	IA%
50	22	41	63	40	46	14	50	40	15	20	35
60	17	56	73	50	30	25	55	50	10	29	39
70	11	71	82	60	24	36	60	60	5	37	42
80	6	85	91	70	18	47	65	70	0	45	45
90	0	100	100	80	12	58	70				
				90	6	69	75				
				100	0	80	80				

（2）拇指关节：拇指的各关节活动占总运动功能的比重为 MCP 关节的屈伸占 10%，指间关节 IP 屈伸占 15%，内收占 20%，对掌占 40%，外展占 10%。

MCP 关节正常可屈曲到 60°，功能位为 20°。IP 关节主要运动方式是屈伸，正常可屈至 80°，功能位为屈曲 20°。根据实际测量的角度（V°），通过查 GEPI 提供的表（表 17-5）可以求出拇指的 MCP、IP 关节的 IF%、IE%、IA%。

表 17-5　拇指的 MCP、IP 关节的 V° 与 IF%、IE%、IA% 的关系

掌指关节 MCP				指间关节 IP			
V°	IF%	IE%	IA%	V°	IF%	IE%	IA%
40（+）	10	0	10	30（+）	15	0	15
30（+）	9	0	9	20（+）	13	0	13
20（+）	8	0	8	10（+）	11	0	11
10（+）	7	0	7	0	8	1	9
0	6	0	6	10	6	2	8
10	5	1	6	20	4	3	7
20	4	1	5	30	3	3	6
30	3	3	6	40	3	7	10
40	2	5	7	50	2	9	11
50	1	8	9	60	1	11	12
60	0	10	10	70	1	13	14
				80	0	15	15

内收拇指测量有两种测量方法：①指尖达到第 5 掌骨头的距离，正常位 0cm；②测量拇指 IP 关节横纹达到第 5 掌骨头的距离，正常≤2cm。对掌测量：以拇指对掌运动时，拇指 IP 关节横纹与中指掌指交界横纹的距离为准，正常为 8cm。外展测量：主要是应用量角器测量，正常值为 0~40°。通过查 GEPI 提供的表（表 17-6）可以查得相应的功能损伤百分数。

表 17-6　拇指 MCP 伸屈以外的异常造成的拇损伤

内收不足		内收僵直		对掌不足		外展不足		外展僵直	
测量值（cm）	拇损伤（%）	测量值（cm）	拇损伤（%）	测量值（cm）	拇损伤（%）	角度	拇损伤（%）	角度	拇损伤（%）
8	20	0	20	0	45	0	10	0	10
7	13	1	19	1	31	10	9	10	10
6	8	2	17	2	22	20	7	20	10
5	6	3	15	3	13	30	3	30	10
4	4	4	10	4	9	40	1	40	10
3	3	5	15	5	5	50	0	50	10
2	1	6	17	6	3				
1	0	7	19	7	1				
0	0	8	20	8	0				

　　对于拇指而言，多种运动异常的计算可以直接相加得出。而对于不同性质的损伤的计算：如除运动外还有截肢、感觉障碍等不同性质的损伤，应该按照 A%+B%（100%−A%）+ 合并损伤值（%）公式计算。

　　从拇指功能损伤百分率可以求出相当于受损伤的百分率，见表 17-7。

表 17-7　指与手功能损伤换算表

拇指 = 手损伤的 %	示、中指 = 受损伤的 %	环、小指 = 手损伤的 %
0~1=0	0~2=0	0~4=0
2~3=1	3~7=1	5~14=1
4~6=2	8~12=2	15~24=2
7~8=3	13~17=3	25~34=3
9~11=4	18~22=4	35~44=4
12~13=5	23~27=5	45~54=5
14~16=6	28~32=6	55~64=6
17~18=7	33~37=7	65~74=7
19~21=8	38~42=8	75~84=8
22~23=9	43~47=9	85~94=9
24~26=10	48~52=10	95~100=10
27~28=11	53~57=11	
29~31=12	58~62=12	
32~33=13	63~67=13	
34~36=14	68~72=14	
37~38=15	73~77=15	
39~41=16	78~82=16	
42~43=17	83~87=17	
44~46=18	88~92=18	

续表

拇指＝手损伤的 %	示、中指＝受损伤的 %	环、小指＝手损伤的 %
47~48=19	93~97=19	
49~51=20	98~100=20	
52~53=21		
54~56=22		
57~59=23		
59~61=24		
62~63=25		
64~66=26		
67~68=27		
69~71=28		
72~73=29		
74~76=30		
77~78=31		
79~81=32		
82~83=33		
84~86=34		
87~88=35		
89~91=36		
92~93=37		
94~96=38		
97~98=39		
99~100=40		

（三）手指肌腱功能评定

采用中华医学会手外科学会手部肌腱修复后评定标准，又称为总主动活动度测定法（total activity measurement，TAM）。

TAM=（MCP 关节屈曲度数 +PIP 关节屈曲度数 +DIP 关节屈曲度数）-（MCP 关节伸直受限度数 +PIP 关节伸直受限度数 +DIP 关节伸直受限度数）。各关节伸直以 0° 为准，过伸部分不计。

评定标准分为四个等级：优：正常，TAM 约 260°；良：TAM> 健侧的 75%；中：TAM> 健侧的 50%；差：TAM< 健侧的 50%。

（四）手灵巧度的评测

1. 明尼苏达手部灵巧测度（Minnesota manual dexterity test，MMDT）　是一个可靠的手眼协调测试方法，包括"摆放"和"反转"两部分。患者在限时内将小盘放置到适当的洞，完成后将根据所需时间计算得分。而"反转"测试则是根据患者将所有小盘反转所需的时间（以秒计算）。

2. 钉板测度（Purdue pegboard test）　是另一种很常用的手部灵巧度测试。能测试的手功能包括：①手、手指和手臂的一般活动；②指尖精巧活动（如组装）：该套件包括针、小圈和垫圈。患者需要拿起针并正确地把领和垫圈装上，然后放在板上。计分方法可以分为：右手部分、左手部分、双手总分以及"组装"部分。测试要求患者对示指和拇指捏握等微细手功能有良好的控制，尤其是拿起小别针和领。相反，MMDT涉及较粗略的手握功能，因此该测试中用的磁盘者大得多。

三、感觉功能评定

（一）一般检查

1. 感觉 感觉检查包括浅感觉检查、深感觉检查和复合感觉（皮质感觉）检查。浅感觉包括触觉、痛觉、温度觉、压觉，评定时要注意区分外周神经的感觉分布和感觉神经根分布和皮区。具体评定方法参照本书第七章第二节感觉功能评定。

2. 疼痛 手外伤急性期和恢复期均需要对疼痛进行评估，要了解疼痛发生的原因或诱因，疼痛的部位、性质、程度，加重或缓解因素，持续时间、与活动是否相关，是否伴有全身症状如发热、乏力、消瘦、皮疹等。在此基础上对疼痛的强度、性质、相关心理问题进行评估，选择合适的康复治疗方法，并评估疗效。

（二）特殊检查

1. Tinel 征（腕部） 检查者指尖或叩诊锤在患者腕管上轻轻叩击。阳性结果是能引起拇指、示指、中指和环指桡侧麻木、刺痛或异常感觉，感觉到的麻木、刺痛等一定是在神经的末端，这可以提示正中神经感觉纤维的再生情况，有异常感觉的最远点就是神经纤维再生的最远端。

2. Froment 征 让患者用拇指和示指捏住一张纸，检查者试图从患者手中将纸抽出，如果患者拇指末节因为拇收肌的瘫痪而屈曲，此为试验阳性。如果同时伴有拇指掌指关节的过度背伸，则称为Jeanne征。这两个体征都提示尺神经瘫痪。

3. Semmes-Weinstein 单丝法 简称 SW 法，是一种精细触觉检查方法，包括轻触、深压觉以检测皮肤对不同压力的反映和敏感度。测定器是由 20 根不同编号的尼龙丝组成，编号最小的是 1.65 号，最大的是 6.65 号。检查时患者闭眼，用不同的编号尼龙单丝逐一垂直压在皮肤上，让患者回答是否有感觉，以最小的有感觉的尼龙丝编号为评定结果。评定标准：①正常 1.65~2.83；②轻触觉减退 2.83~3.61；③保护性感觉减退 3.61~4.31；④保护性感觉丧失 4.31~4.56；⑤感觉完全丧失 >6.65。

4. 两点分辨试验（two-point discrimination，2PD） 是一种定量的检查方法，能有效地反映感觉功能的恢复情况。美国手外科学会将 2PD 和手功能的关系确定了相应的标准，见表 17-8。GEPI 中仅以 2PD 值为准来确定手部感觉障碍对手功能的影响，方法如下：

（1）感觉正常和异常的标准：规定在掌侧面，2PD ≤ 6mm 为正常，7~15mm 为部分丧失，>15mm 为完全丧失。

（2）从 MCP 以远的横断性完全性感觉丧失与手功能损伤的关系：见表 17-9。例如：拇指自掌指关节以远完全丧失感觉（2PD>15mm），相当于手功能损伤 20%，如果仅桡侧丧失感觉，则相当于手功能损伤 8%。

表 17-8 2PD 的正常值和手功能的关系

两点间距分辨能力	临床意义	功能	两点间距分辨能力	临床意义	功能
2PD<6mm	正常	能做精细工作	仅感觉到一点	保护性	持物有困难
2PD 在 6~10mm	尚可	可持小物品	无感觉	感觉缺失	不能持物
2PD 在 11~15mm	差	可持较大物品			

表17-9　从MCP以远的横断性感觉丧失与手功能损伤百分数的关系

损伤侧	手指				
	拇指	示指	中指	环指	小指
桡侧	8	6	6	3	2
尺侧	12	4	4	2	3
全部	20	10	10	5	5

（3）纵行感觉丧失与手指功能损伤百分数的关系：见表17-10。指长度的计算：拇指从MCP关节至指尖为100%，从MCP关节至IP关节为50%，余按照上述比例估算；其他手指从MCP关节至指尖为100%，从指尖至PIP关节为80%，从指尖至DIP关节为45%，余按照上述比例估算。例如：示指桡侧自PIP关节以远部分感觉丧失，根据表17-10从指长度为80%的一行查得相当于示指有12%的功能损伤。

表17-10　纵行感觉丧失与手指功能损伤百分数的关系

	拇、小指					示指、中、环指				
指长度%	尺侧		桡侧		指长度%	尺侧		桡侧	
	完全性	部分性	完全性	部分性		完全性	部分性	完全性	部分性
100	30	15	20	10	100	20	10	30	15
90	27	14	18	9	90	18	9	27	14
80	24	12	16	8	80	16	8	24	12
70	21	11	14	7	70	14	7	21	11
60	18	9	12	6	60	12	6	18	9
50	15	8	10	5	50	10	5	15	8
40	12	6	8	4	40	8	4	12	6
30	9	5	6	3	30	6	3	9	5
20	6	3	4	2	20	4	2	6	3
10	3	2	2	1	10	2	1	3	2

5. Moberg拾物试验（Moberg pick up test）　本试验可代表手的感觉、运动的综合能力，通过相应的活动测定感觉精确度，多用于测试实体觉或正中神经分布区的皮肤感觉。把装有近10种常用物品（螺母、回行针、硬币、别针、尖头螺丝、钥匙、铁垫圈、约5cm×2.5cm的双层绒布块、直径2.5cm左右的绒布制棋子或绒布包裹的圆纽等）的器皿放于患者面前，令其先睁眼、后闭眼，把其中的物品逐一放入另一器皿中，并且辨别其种类及名称。先测试患手，再测试健手，并记录下患者拾物所用的手指、捏法和所用的时间。

测试原理：手的感觉是功能性的，只有当手能够辨别不同质地、形状、大小的物体，并且中枢神经亦能正确地理解这些触觉信息时，此感觉才有功能性。测试时计时，着重于正中神经感觉区（拇指、示指、中指）的测试。有时患者要戴特别的手套，以阻隔来自尺神经皮肤区的感觉；改动后，亦可用来测试尺神经感觉区。将测试结果与正常对照，能显示神经功能恢复的程度。

6. 感觉功能恢复等级　英国医学研究委员会（Medical Research Council，MRC）将周围神经损伤后的感觉功能恢复情况分为6级，见表17-11。浅痛觉与触觉完全恢复，没有过敏。

表 17-11　周围神经损伤后感觉功能恢复

恢复等级	评定标准
0 级（S_0）	感觉无恢复
1 级（S_1）	皮肤深痛觉恢复
2 级（S_2）	浅痛觉与触觉有少许恢复
3 级（S_3）	浅痛觉与触觉完全恢复，没有过敏
4 级（S_4）	感觉达到 S3 水平外，两点辨别觉也部分恢复
5 级（S_5）	完全恢复，两点辨别觉 <6mm

四、手的整体功能评定

（一）Carroll 手功能评定法

Carroll 手功能评定又称上肢功能测试（upper extremity function test，UEFT），是由美国巴尔的摩大学康复医学部 Carroll D 博士研究制订的。他将与日常生活活动有关的上肢动作，分成 6 大类，共 33 项，见表 17-12。I~IV 类主要是评定手的抓握和对捏的功能，V、VI 类主要是评定整个上肢的功能和协调性。

1. 评定内容　包括抓握、握、侧捏、捏、放置、旋前和旋后六项内容。

表 17-12　Carroll 上肢功能测试（UEFT）

分类	方法	实验用品规格（cm）	重量（g）
I. 抓握	1. 抓起正方体木块	$10 \times 10 \times 10$	576
	2. 抓起正方体木块	$7.5 \times 7.5 \times 7.5$	243
	3. 抓起正方体木块	$5 \times 5 \times 5$	72
	4. 抓起正方体木块	$2.5 \times 2.5 \times 2.5$	9
II. 握	5. 握圆柱体	直径 4，长 15	500
	6. 握圆柱体	直径 2.2，长 10	125
III. 侧捏	7. 用拇指与示指侧捏起石板条	$11 \times 2.5 \times 1$	61
IV. 捏	8. 捏起木球	直径 7.5	100
	9~24. 分别用拇指与示指、中指、环指和小指捏起 4 个不同大小的玻璃球或钢珠	直径 1.6 ±	6.3
		直径 1.1 ±	6.6
		直径 0.6 ±	1.0
		直径 0.4 ±	0.34
V. 放置	25. 把一个钢垫圈套在钉子上	外径 3.5，内径 1.5，厚 0.25 ±	14.5
	26. 把熨斗放在架子上		2730
VI. 旋前和旋后	27. 把壶里的水倒进一个杯子里，	2.84L	
	28. 把杯里的水倒进另一个杯子里（旋前）	273ml ±	
	29. 把杯里的水倒进前一个杯子里（旋后）		
	30. 把手依次放在头后		
	31. 把手放在头顶		
	32. 把手放在嘴上		
	33. 写上自己的名字		

2. 评分标准 分为四个等级：①0分：全部活动不能完成，包括将物品推出其原来位置、推出板外、推到桌上，或能拿起笔，但写不出可以辨认的字。②1分：只能完成一部分活动：能拿起物品，但放不到指定位置上；在27、28项中能拿起水壶和杯子，但不能倒水等。③2分：能完成活动，但动作较慢或笨拙。④3分：能正常完成活动。

将各项按上述评分标准评分，所得分数相加后计算总分，判断上肢功能，见表17-13。

表 17-13 Carroll 上肢功能测试（UEFT）评定标准

功能级	分值	功能级	分值
微弱	0~25	功能不完全	76~89
很差	26~50	完全有功能	90~98
差	51~75	功能达最大	99（利手）、96（非利手）

（二）Jebsen 手功能测试

Jebsen 手功能测试（hand function test，HFT）由写字、翻卡片、拾起小物品放入容器内、模仿进食、堆放棋子、移动大而轻的物品和移动大而重的物品 7 个项目组成。记录完成每项活动所需要的时间，测试结果可分别按年龄、性别、利手和非利手查正常值表判断是否正常。

（三）Sollerman 手 ADL 能力测试

Sollerman 手 ADL 功能测试是 20 世纪 80 年代由瑞典的 Sollerman 提出的，主要测试手完成 20 种 ADL 的能力，见表 17-14。评定指标是患者完成 20 项活动所需要的时间，操作中应用何种捏握方式。左右手分别测试。

表 17-14 Sollerman 的手 ADL 能力测试项目

1. 将钥匙插入锁	11. 切模拟的肉卷
2. 拾起硬币并放入钱包内	12. 戴上半截露指的连指手套（拇指分开）
3. 从钱包内取出硬币	13. 用笔写字
4. 开、关拉锁	14. 折信纸并放入信封内
5. 拿起方木	15. 夹上纸夹子
6. 拿起熨斗	16. 拿起电话听筒
7. 用螺丝刀上螺丝	17. 转动门把手
8. 在螺栓上套上螺母	18. 将无把手的罐里的水倒入杯中
9. 在水平放置的广口瓶上取下瓶盖	19. 将有把手的罐里的水倒入杯中
10. 扣上 4 个扣子	20. 将杯中的水倒回罐里

（四）密歇根手综合评价结果问卷

由 Chung 等人设计，问卷根据手的功能、日常活动、疼痛、工作胜任、感觉和患者满意程度给出患手的综合评价结果（表 17-15）。

表 17-15 密歇根手综合评价结果问卷

I. 以下问题是关于你过去一周内手或腕部功能的（每个问题勾出一个答案）

A. 下列问题关于你的右手和右腕

	很好	好	一般	差	很差
1. 总的来说你的右手功能怎么样？	1	2	3	4	5
2. 你的右手指运动怎么样？	1	2	3	4	5
3. 你的右腕运动怎么样？	1	2	3	4	5
4. 你右手的力量怎么样？	1	2	3	4	5
5. 你右手的感觉功能怎么样？	1	2	3	4	5

B. 下列问题关于你的左手和左腕

	很好	好	一般	差	很差
1. 总的来说你的左手功能怎么样？	1	2	3	4	5
2. 你的左手指运动怎么样？	1	2	3	4	5
3. 你的左腕运动怎么样？	1	2	3	4	5
4. 你左手的力量怎么样？	1	2	3	4	5
5. 你左手的感觉功能怎么样？	1	2	3	4	5

II. 下列问题是关于你过去1周内手完成某些活动的功能（每个问题勾出一个答案）

A. 你的右手完成下列运动的困难度如何？

	一点也不困难	有一点困难	比较困难	一般困难	很困难
1. 转动门把手	1	2	3	4	5
2. 捡起一枚硬币	1	2	3	4	5
3. 拿住一杯水	1	2	3	4	5
4. 把钥匙插入锁中	1	2	3	4	5
5. 握住一个煎锅	1	2	3	4	5

B. 你的左手完成下列运动的困难度如何？

	一点也不困难	有一点困难	比较困难	一般困难	很困难
1. 转动门把手	1	2	3	4	5
2. 捡起一枚硬币	1	2	3	4	5
3. 拿住一杯水	1	2	3	4	5
4. 把钥匙插入锁中	1	2	3	4	5
5. 握住一个煎锅	1	2	3	4	5

C. 你的双手完成下列运动的困难度如何？

	一点也不困难	有一点困难	比较困难	一般困难	很困难
1. 拧开罐子	1	2	3	4	5
2. 系扣子	1	2	3	4	5
3. 用刀叉进餐	1	2	3	4	5
4. 提食品袋	1	2	3	4	5
5. 洗盘子	1	2	3	4	5
6. 洗头发	1	2	3	4	5
7. 系鞋带	1	2	3	4	5

Ⅲ. 下列问题是关于你过去 4 周内的日常工作的（包括家务活和学校工作等）（每个问题勾出一个答案）

	总是	经常	有时	很少	从不
1. 你手或腕部的问题使你无法工作的频率是多少？	1	2	3	4	5
2. 你手或腕部的问题使你不得不缩短工作日程的频率是多少？	1	2	3	4	5
3. 你手或腕部的问题使你不得不放慢工作的频率是多少？	1	2	3	4	5
4. 你手或腕部的问题使你工作完成量减少的频率是多少？	1	2	3	4	5
5. 你手或腕部的问题使你完成工作需要时间增长的频率是多少？	1	2	3	4	5

Ⅳ. 下列问题是关于你过去 1 周内手或腕部疼痛程度的（每个问题勾出一个答案）

1. 你手或腕部疼痛发作的频率是多少？

（1）总是

（2）经常

（3）有时

（4）很少

（5）从不

如果你在上一问题时选择从不，请跳过下列问题

2. 请描述你手或腕部的疼痛

（1）很轻

（2）轻

（3）中

（4）严重

（5）很严重

	总是	经常	有时	很少	从不
3. 你手或腕部的疼痛影响到你睡眠的频率是多少？	1	2	3	4	5
4. 你手或腕部的疼痛影响到你日常活动的频率是多少？（如吃饭、洗澡等）	1	2	3	4	5
5. 你手或腕部的疼痛使你感到不高兴的频率是多少？	1	2	3	4	5

Ⅴ. A. 下列问题是关于过去 1 周内你右手外观的（每个问题勾出一个答案）

	非常一致	一致	既非一致又非不一致	不一致	很不一致
1. 我对我右手的外观很满意	1	2	3	4	5
2. 我右手的外观有时会使我在公共场合不舒服	1	2	3	4	5
3. 我右手的外观使我感到沮丧	1	2	3	4	5
4. 我右手的外观影响到我的正常社交活动	1	2	3	4	5

B. 下列问题是关于过去 1 周内你左手外观的（每个问题勾出一个答案）

	非常一致	一致	既非一致又非不一致	不一致	很不一致
1. 我对我左手的外观很满意	1	2	3	4	5
2. 我左手的外观有时会使我在公共场合不舒服	1	2	3	4	5
3. 我左手的外观使我感到沮丧	1	2	3	4	5
4. 我左手的外观影响到我的正常社交活动	1	2	3	4	5

Ⅵ. A. 下列问题是关于过去 1 周内你对你右手或右腕的满意度的（每个问题勾出一个答案）

	很满意	基本满意	一般	有些不满	很不满意
1. 右手的总体功能	1	2	3	4	5
2. 右手的手指活动	1	2	3	4	5
3. 右腕的活动	1	2	3	4	5
4. 右手的力量	1	2	3	4	5
5. 右手的疼痛程度	1	2	3	4	5
6. 右手的感觉	1	2	3	4	5

B. 下列问题是关于过去 1 周内你对你左手或左腕的满意度的（每个问题勾出一个答案）

	很满意	基本满意	一般	有些不满	很不满意
1. 左手的总体功能	1	2	3	4	5
2. 左手的手指活动	1	2	3	4	5
3. 左腕的活动	1	2	3	4	5
4. 左手的力量	1	2	3	4	5
5. 左手的疼痛程度	1	2	3	4	5
6. 左手的感觉	1	2	3	4	5

Ⅶ. 请提供下列关于你的信息（每个问题勾出一个答案）

1. 你的优势手是左手还是右手？
   a. 右手
   b. 左手
   c. 双手
2. 你的哪只手问题最大？
   a. 右手
   b. 左手
   c. 双手
3. 自从你的手有了问题，你的工作改变了吗？
   a. 是
   b. 否

请描述你的手出问题以前你所从事的工作

请描述你现在从事的工作

（五）腕管（正中神经）功能丧失评估表

由 Levine 等开发，评定内容是询问患者在过去 2 周内症状的 24 小时变化情况，计分方法是把表内两部分各计算出平均值，较低的值表示情况较好；较高的值则表示情况较差（表 17-16）。

表 17-16 腕管（正中神经）功能丧失评估表

症状严重程度

下列问题将涉及你 2 周内最典型的以 24 小时为周期的症状特点，每个问题请选出最佳答案并勾出。

你手部或腕部的夜间疼痛有多严重？	你的手或腕部有无力的症状吗？
1. 没有夜间疼痛发作	1. 没有
2. 轻度	2. 轻度无力
3. 中度	3. 中度无力
4. 严重	4. 严重无力
5. 很严重	5. 很严重的无力
在最典型的夜间手或腕部疼痛发作时，痛醒的频率是多少？	你的手或腕部有刺痛的感觉吗？
1. 从不	1. 没有
2. 偶尔	2. 轻度刺痛
3. 2 或 3 次	3. 中度刺痛
4. 4 或 5 次	4. 严重刺痛
5. 多于 5 次	5. 很严重的刺痛
在白天是否有典型的手或腕部疼痛发作？	在夜间麻木或刺痛的严重程度？
1. 白天没有疼痛发作	1. 在夜间没有麻木或刺痛
2. 白天有轻度疼痛	2. 轻度
3. 白天有中度疼痛	3. 中度
4. 白天有严重疼痛	4. 严重
5. 白天有很严重的疼痛	5. 很严重
白天手或腕部的疼痛发作频率？	在过去的 2 周内典型的无力或刺痛发作使你醒的频率是多少？
1. 从不	1. 从不
2. 1 或 2 次	2. 偶尔
3. 3~5 次	3. 1~3 次
4. 多于 5 次	4. 4 或 5 次
5. 持续性疼痛	5. 多于 5 次
白天疼痛发作的平均持续时间？	你抓住和使用小的物件有困难吗？例如钥匙或钢笔。
1. 从不	1. 没有困难
2. 少于 10 分钟	2. 轻度困难
3. 10~60 分钟	3. 中度困难
4. 大于 1 小时	4. 很困难
5. 白天持续疼痛	5. 非常困难

你的手部麻木感吗？

1. 没有

2. 轻度麻木

3. 中度麻木

4. 严重麻木

5. 很严重的麻木

续表

功能状况

在过去的 2 周内典型的手或腕部症状是否使你做如下的活动有困难？请勾出能最好描述你做这些活动能力的数字。

活动	没有困难	轻度困难	中度困难	很困难	非常困难
书写	1	2	3	4	5
系扣子	1	2	3	4	5
拿一本书阅读	1	2	3	4	5
握住电话听筒	1	2	3	4	5
拧开罐子盖	1	2	3	4	5
家务零活	1	2	3	4	5
提食品袋	1	2	3	4	5
洗澡、穿衣服	1	2	3	4	5

五、 其他功能评定

（一）心理功能

手外伤患者，急性期主要表现为焦虑，若伴有手功能障碍时可有抑郁，需要及时给予心理功能评定及治疗，评定方法参照本教材相关章节。

（二）日常生活能力

手外伤后，由于患手功能下降使其梳洗、洗澡等日常生活活动部分受限。急性期日常生活能力评定采用改良巴氏指数（MBI）评定表，恢复期采用 IADL 评定，具体评定参照本教材第十四章第二节日常生活活动能力评定方法。

（三）社会参与能力

由于手外伤后关节活动度减少、患手肌力下降，最终会影响患者的生存质量、劳动、就业和社会交往等能力。主要进行生存质量、休闲娱乐、社会交往、劳动力和职业评定，方法参照本教材第十五章第五节社会功能评定。

第二节　肩周炎的评定

肩关节周围炎简称肩周炎（scapulohumeral periarthritis），亦称粘连性关节囊炎（adhesive capsulitis）、冻结肩（frozen shoulder），为中老年常见病之一。目前界内认为，肩周炎是一组表现为肩痛及运动功能障碍的症候群，广义的概念包括了肩峰下滑囊炎、冈上肌腱炎、肩袖撕裂、肱二头肌长头腱及其腱鞘炎、喙突炎、冻结肩、肩锁关节病变等多种疾患；狭义的概念仅指粘连性关节囊炎或冻结肩，因好发于 40~50 岁的人群，故俗称为"五十肩"，是指由于急性或慢性炎症使肩关节囊粘连、增生并挛缩，造成肩部活动受限及活动时疼痛的临床病症。肩周炎的发病特点为慢性过程，初期为炎症期，肩部疼痛难忍，尤以夜间为甚。睡觉时常因肩怕压而特定卧位，翻身困难，疼痛不止，不能入睡。病情发展到后期将逐渐发展为肩关节活动受限，肩臂局部肌肉也会萎缩，常常影响日常生活，严重时生活不能自理。

一、 概述

（一）病因

迄今为止，肩周炎的病因不明，或为自身免疫性、创伤性或炎症性，多见于40岁以上的，女性多于男性，其发病可能与以下因素有关：

1. **退行性病变** 肩周炎多见于40~50岁的中老年人，显然与老年性退变有关。中老年人，机体衰退，肌肉韧带松弛，新陈代谢逐渐衰减，肩部肌肉、肌腱、韧带发生老化，关节软骨、滑囊、腱鞘及肱二头肌长头肌腱均可出现不同程度的退行性改变，从而导致肩关节疼痛。

2. **寒冷刺激** 相当一部分患者发病前有明显寒冷刺激史，如淋雨、肩部受凉等。肩周炎在冬、春两季发病率明显高于夏、秋两季，这可能是天气寒冷时，肩部受凉使肩关节周围血流缓慢，肌肉紧张痉挛，长期的肌肉痉挛致代谢产物蓄积，关节营养差而产生无菌性炎症，久之则出现炎性粘连、肩关节疼痛、活动受限等。

3. **慢性劳损** 由于肩关节长年累月的积劳损伤或姿势不良等超过肩部肌肉、肌腱等软组织的耐受范围，产生肌肉、肌腱、韧带纤维微量多次断裂和出血，从而逐渐形成肩关节周围组织的无菌性炎症、粘连和挛缩。

4. **内分泌紊乱** 肩周炎多发生于50岁左右患者，女性多见，且多数患者伴有内分泌紊乱症状，有些还有围绝经期综合征的表现，当超过这个年龄段发病率反而减少，而且患者不治，经过2年左右多可自愈。

5. **外伤** 肩部的各种压伤、拉伤、扭伤、挫伤等外伤，使肩部肌肉、韧带等产生部分断裂，组织间出血，局部出现炎性渗出、疼痛及肌肉痉挛，在修复过程中可产生瘢痕、使组织间机化将会导致肩关节囊和周围软组织粘连，从而导致肩关节运动功能障碍。

6. **肩部活动减少** 因某些原因如上肢骨折内外固定术后、久病卧床、颈椎病等使患者肩部活动减少或受限，造成局部血液循环不良，淋巴液回流受阻，炎性渗出淤积，日久纤维素沉着，导致关节囊挛缩和周围软组织粘连而继发肩周炎。

7. **其他** 肱二头肌长头肌腱鞘炎、肩袖损伤、冈上肌腱炎，这些慢性炎症和损伤，均可波及关节囊和周围的软组织，引起关节囊的慢性炎症和粘连而发生肩周炎。还有颈椎病、冠心病、姿势失调的患者也容易患肩周炎。

（二）临床表现

1. **肩部疼痛** 无明显诱因的（外伤、炎症、骨病等）肩部疼痛，在早期疼痛明显，夜间及肩部活动时更严重，可向前臂放射。在冻结期休息时疼痛可减轻，但夜间仍有疼痛。

2. **活动受限** 早期肩关节活动受限，患臂维持在内收、内旋位以缓解疼痛。冻结期盂肱关节活动受限，肩胛骨随肱骨联动，影响日常生活活动。上臂被动外旋外展活动丧失是与肩袖疾病鉴别诊断的重要体征。恢复期关节活动度出现改善。

3. **肌肉萎缩** 冻结期患者可出现肩部肌肉萎缩。

二、 康复评定

（一）运动功能

1. **肌力** 肩周炎通常都影响到患肩甚至是整个肩胛带肌的肌力，需在进行康复治疗前、治疗后

1月、3月、6月分别对三角肌、斜方肌、肩胛提肌、冈上肌、肱二头肌、肱三头肌等肩胛带肌进行评定，同时还需对肘、腕关节的肌群进行评定，评定方法及注意事项详见本教材第九章第三节主要肌肉的手法检查。

2. 关节活动度 肩周炎发展到慢性期或急性发作时，由于关节内外软组织粘连，会严重影响患者肩关节活动度，导致关节活动受限甚至关节僵硬。关节活动范围测量及方法详见本教材第十章第二节主要关节活动度评定方法。

（二）感觉功能

1. 感觉 肩周炎患者主要表现为疼痛和关节活动受限，从而导致局部一定程度的浅、深感觉功能障碍，如痛觉、位置觉。具体评定方法可参照本教材第七章第二节感觉功能评定。

2. 疼痛 肩周炎患者大多主诉有疼痛，主要为慢性疼痛和肩关节活动时疼痛。若伴有肩袖损伤时肩前方疼痛，肩关节内外旋时疼痛加重；冈上肌腱钙化急性发作时，肩部疼痛剧烈难忍，夜间难以入睡，疼痛可向颈部和上臂放射；肱二头肌长头腱鞘炎疼痛主要位于肩前方相当于肱骨结节间沟处，向远侧肱二头肌肌腱或三角肌放射，当提物或使肱二头肌收缩并克服阻力时，疼痛明显加重。疼痛评定急性期主要应用"压力测痛法""VAS 评分"，慢性期应用"简化 McGill 疼痛问卷"等，具体评定方法见本书第二十二章第二节疼痛评定。

（三）肩周炎常用评估量表

目前使用的评价系统主要有两类：一类是由患者评价问卷的形式，另一类是由医生评价的症状与体征混合型。前一类的优点是评价结果稳定，避免了医生的主观性偏差，节省时间。后一类的优点是便于医生进行技术性总结。医生评价的医疗结果和患者评价的结果往往有差异。目前逐渐趋向于使用患者评价的标准，如果患者感觉治疗不满意，结果就不能算满意。随着计算机应用普及与电子问卷的出现，以患者评价的问卷形式评价系统会越来越普及，同时医疗结果的记录形式和评价方法也将发生巨大的变化。

1. 肩关节评定简表（Simple Shoulder Test，SST） 见表 17-17，肩关节评定简表是一个适合于患者自测的肩关节评价系统，尤其适合于门诊工作时使用。它是由华盛顿大学肩关节外科制定的，主要有 12 个"是"和"不是"组成。文献中被引用较多，多数使用者认为可重复性好，简便易行，适合于各种肩关节疾病的评价，对于肩关节功能改变可以做出量化性的评价。

表 17-17　肩关节评定简表

1. 侧卧位时肩关节舒服吗？	是	不是
2. 睡眠时肩关节舒服吗？	是	不是
3. 把衬衫下摆塞进裤子时手能够到一点儿后背吗？	是	不是
4. 你能把手放在脑后，同时肘关节转到身体的侧方吗？	是	不是
5. 你能否不屈曲肘关节，把一枚硬币放到你肩膀同样高的架子上？	是	不是
6. 你能否平举起 1 磅（0.45kg）的重量？	是	不是
7. 你能伸直手臂把 8 磅（3.6kg）重的物品举到头的水平吗？	是	不是
8. 你能用患病的手臂提起 20 磅（9.0kg）的重量吗？	是	不是
9. 你能用患病的手臂将垒球扔 20 码（约等于 18m）远吗？	是	不是
10. 你能用患病的手臂过顶将垒球扔 20 码（约等于 18m）远吗？	是	不是
11. 你能用患病的手臂够到对侧肩关节的后面吗？	是	不是
12. 你的肩关节是否能够完全适应你的日常工作？	是	不是

2. UCLA肩关节评分系统 UCLA（the University of California-Los Angeles）肩关节评分系统（表17-18）由 Ellman1986 年设计并得到广泛应用，总分为 35 分。优：34~35 分，良：29~33 分，差：<29 分。这个问卷的权重设计很有趣，例如，如果患者不能内旋肩关节，使手指够到 $T_{6~8}$ 棘突（比如系乳罩），她会丢掉 6 分，最多能达到良。

表 17-18　UCLA 肩关节评分系统

功能　治疗反应	评分
疼痛	
持续性疼痛并且难以忍受；经常服用强镇痛药物	1
持续性疼痛可以忍受；偶尔服用强镇痛药物	2
休息时不痛或轻微痛，轻微活动时出现疼痛经常服用水杨酸制剂	4
仅在重体力劳动或激烈运动时出现疼痛，偶尔服用水杨酸制剂	6
偶尔出现并且很轻微	8
无疼痛	10
功能	
不能使用上肢	1
仅能轻微活动上肢	2
能做轻微家务劳动或大部分日常生活	4
能做大部分家务劳动、购笔、开车；能梳头、自己更衣，包括系乳罩	6
仅轻微活动受限；能举肩工作	8
活动正常	10
向前侧屈曲活动	
>150°	5
120°~150°	4
90°~120°	3
45°~90°	2
30°~45°	1
<30°	0
前屈曲力量（手测量）	
5 级（正常）	5
4 级（良）	4
3 级（可）	3
2 级（差）	2
1 级（肌肉收缩）	1
0 级（无肌肉收缩）	0
病人满意度	
满意、较以前好转	5
不满意、比以前差	0

3. Constant-Murley 法 这是一个常用于评价肩关节手术治疗效果的外科评价工具，如钙化性肩袖肌腱炎、肱骨近端骨折、移位肩盂骨折等疾病的疗效评价。近年来，有人将此方法引入到了肩周炎的疗效评价体系中。Constant-Murley 法总分为 100 分，共包括四个部分，即疼痛（P）：15 分；日常生活活动（ADL）：20 分；关节活动度（ROM）：40 分；肌力（MMT）：25 分。其中 35 分（P 15 分，ADL 20 分），来自患者主诉的主观感觉；65 分（ROM 40 分，MMT 25 分）来自医生的客观检查。具体项目见表 17-19。

表 17-19　Constant-Murley 肩功能评定标准

Ⅰ 疼痛（最高 15 分）	评分	91°~120°	6
无疼痛	15	121°~150°	8
轻度痛	10	151°~180°	10
中度痛	5	ⅱ 外旋（最高 10 分）	
严重痛	0	手放在头后肘部保持向前	2
Ⅱ ADL（最高 20 分）		手放在头后肘部保持向后	2
ⅰ 日常生活活动的水平		手放在头顶部保持向前	2
全日工作	4	手放在头顶肘部保持向后	2
正常的娱乐和体育活动	3	手放在头顶再充分向上伸直上肢	2
不影响睡眠	2	ⅲ 内旋（最高 10 分）	
ⅱ 手的位置		手背可达大腿外侧	0
上抬到腰部	2	手背可达臀部	2
上抬到剑突	4	手背可达腰骶部	4
上抬到颈部	6	手背可达腰部（L_3 水平）	6
上抬到头顶部	8	手背可达 T_{12} 椎体水平	8
举过头顶部	10	手背可达肩胛下角水平（T_7 水平）	10
Ⅲ ROM		Ⅳ 肌力（最高　　分）	
ⅰ 前屈、后伸、外展、内收 4 种活动分别按下标准评分（每种活动最高 10 分，4 项最高 40 分）		0 级	0
		Ⅰ级	5
		Ⅱ级	10
0°~30°	0	Ⅲ级	15
31°~60°	2	Ⅳ级	20
61°~90°	4	Ⅴ级	25

4. 美国医学会 GEPI 肩关节功能评价量表 采用肩关节功能评定方法，对肩关节疼痛、功能、ROM 和肌力等进行综合评定。采用目测类比评分法（visual analogue scale，VAS）评估肩关节疼痛，并详细记录肩关节 ROM 的变化，测量结果采用 1990 年美国医学会修订的《永久病损评定指南》（GEPI）中介绍的方法进行肩关节定量评定（表 17-20），整个肩关节的功能相当于上肢功能的 60%，其中前屈相当于肩功能的 40%，后伸相当于肩功能的 10%，外展相当于肩功能的 20%，内收相当于肩功能的 10%，内旋和外旋各相当于肩功能的 10%。用 GEPI 方法评定肩关节的功能，首先需要求得前屈、后伸、外展、内收、内旋和外旋各自损伤的程度，然后再计算出肩关节损伤的百分比，进一步了解整个上肢功能的损伤。

表 17-20 肩关节功能评价量表

项目	评分标准					得分	小计
1. 疼痛（30分）	无 30 有时略微疼痛，活动无障碍 25 轻度疼痛，普通活动无障碍 20 中度疼痛，能够忍受 10 高度疼痛，活动严重受限 5 因疼痛而完全不能活动 0						

2. 肩关节活动范围（25分）	6	5	4/3*	2	1	0
前屈	>150°	149°~120°	119°~90°	89°~60°	59°~30°	<30°
外展	>150°	149°~120°	119°~90°	89°~60°	59°~30°	<30°
外旋		>60°	59°~40°	39°~20°	19°~10°	<10°
内旋		>690°	59°~40°	39°~20°	19°~10°	<10°
后伸			>45°	44°~30°	29°~15°	<15°

3. 肌力（5分）	5级	4级	3级	2级	1级	0级
	5	4	3	2	1	0

4. 日常生活活动能力（35分）		容易完成	勉强、疼痛、困难	无法完成
	穿上衣	5	3	0
	梳头	5	3	0
	翻衣领	5	3	0
	系围裙	5	3	0
	使用手纸	5	3	0
	擦对侧腋窝	5	3	0
	系腰带	5	3	0

5. 局部形态（5分）	无异常	轻度异常	中度异常	重度异常
	5	3	2	0

（备注：* 外旋、内旋、后伸为 3 分）总分：　　　　分

评定者：　　　　　　　评定日期：　　年　　月　　日

（四）心理功能

患者在发病急性疼痛期主要表现为焦虑、睡眠障碍，后期因长期的慢性疼痛及关节活动不同程度的受限，患者可出现抑郁。评定方法参照本书第五章第六节抑郁和焦虑。

（五）日常生活能力

由于患者肩部疼痛、关节活动功能下降使其日常生活活动会部分受限，可应用 ADL 评定采用改良巴氏指数评定表，具体评定参照本书第十四章第二节日常生活活动能力评定方法。

（六）社会参与能力

患者由于疼痛、关节活动度减少、肌力下降最终会影响患者的生活质量、劳动、就业和社会交往

等能力。主要进行生活质量评定、劳动力评定和职业评定，评定方法参照本书第十五章第五节社会功能评定。

第三节　颈椎病的评定

颈椎病（cervical spondylosis）是指颈椎间盘退行性改变及其继发病理改变累及其周围组织结构（神经根、脊髓、椎动脉、交感神经等），出现相应的临床表现。一般分为颈型（又称软组织型）、神经根型、椎动脉型、脊髓型、交感型、其他型（目前主要指食管压迫型）。如果两种以上类型同时存在，称为混合型。

一、概述

（一）原因

1. **颈椎退行性病**　随着年龄的增长，颈椎会产生各种退行性变化，如骨质增生致骨桥形成、椎间孔变窄、椎小关节增生硬化和各种韧带钙化等，而椎间盘的退行性变化是颈椎病发生发展中最根本的原因。

2. **慢性劳损**　长时间一种姿势低头作业、不良坐姿和卧姿，以及体质弱、背负过重等均会造成颈部肌肉及韧带疲劳性损伤、变性。

3. **急性损伤**　在颈椎退变、失稳的基础上，头颈部的外伤更易诱发颈椎病的产生与复发。非专业人员在治疗落枕时不恰当的颈部旋转扳法，以及在锻炼时反复旋转和过度屈伸颈部，都可致关节囊松弛，韧带、肌肉拉伤，甚至关节脱位及脊髓损伤。

4. **椎体发育畸形**　发育性椎管狭窄易发生颈椎病，且预后相对较差。

5. **咽部炎症**　咽喉部有急性或慢性炎症时，易诱发颈椎病。

6. **代谢因素**　由于各种原因造成人体钙、磷代谢和激素代谢失调者，易产生颈椎病。

7. **精神因素**　据临床实践观察，长期压抑感情，多愁善感的人易患神经衰弱，这样会影响骨关节及肌肉休息，最终会导致颈肩部疼痛。

（二）分型及临床表现

1. **颈型**　是在颈部肌肉、韧带、关节囊急慢性损伤和椎间盘退化变性、椎体不稳、小关节错位等基础上，机体受风寒侵袭、感冒、疲劳、睡眠姿势不当或枕高不适宜，使颈椎过伸或过屈及颈项部某些肌肉、韧带、神经受到牵张或压迫所致。患者颈项强直、疼痛，可有整个肩背疼痛发僵，不能作点头、仰头及转头活动，呈斜颈姿势。需要转颈时，躯干必须同时转动，也可出现头晕的症状。少数患者可出现反射性肩臂手疼痛、胀麻，但咳嗽或打喷嚏时症状不加重。

2. **神经根型**　此型最为常见，多因颈椎增生、椎间盘退变刺激或压迫神经根所致。临床表现为与神经根受压的节段和程度相一致的运动、感觉及反射障碍。主要表现有一侧或双侧颈肩臂痛、麻感，平时呈持续性或间歇性酸胀痛麻感，夜间加重，咳嗽、喷嚏等胸腹腔内压升高时，可引起肩臂放射性剧痛；少数患者有手无力、手指伸屈不利、不能握拳等症状。检查可见颈肌紧张，颈椎棘突压痛，椎旁、冈上窝、肩胛区压痛；压头试验阳性，上肢牵拉试验阳性，伸颈、屈颈试验阳性，肱二头肌、肱三头肌肌腱反射异常（早期活跃、后期减弱）；前臂和手皮肤痛觉过敏或迟钝，握力减弱，手的大小鱼际肌和骨间肌萎缩，手功能障碍。

3. 脊髓型 脊髓型症状复杂，早期不易发现，容易误诊，致残率高，是最重的类型。此病症是由于颈椎间盘膨隆、突出、脱出、颈椎后缘增生、椎间关节增生、后纵韧带钙化、黄韧带肥厚、椎管狭窄压迫硬膜囊和脊髓所致。主要表现为下肢无力、沉重、迈步困难、步态笨拙、足趾或足底酸麻；一侧或双侧上肢无力、不能提重、取物坠地、手的精细动作明显障碍；有时甚至有大小便异常（大小便次数增多或大小便困难）；后期可出现不全瘫痪的脊髓损害表现。检查可见肢体肌张力增高，肌力减弱，膝腱反射、跟腱反射亢进，腹壁反射、提睾反射、肛门反射减弱或消失，Hoffmann 征、Rossolimo 征、Babinski 征、Chaddock 征等病理反射阳性，出现踝阵挛、髌阵挛，步态异常，闭目难立征阳性等。

4. 椎动脉型 颈椎横突孔增生狭窄、上关节突明显增生肥大可直接刺激或压迫椎动脉；颈椎退行性变后稳定性降低，在颈部活动时椎间关节产生过度移动而牵拉椎动脉；或颈交感神经兴奋，反射性椎动脉痉挛等引起椎动脉及基底动脉缺血症状。主要表现为姿势性偏头痛，常因头颈部突然向健侧旋转而诱发发作性眩晕、恶心、呕吐、突然摔倒等，常伴有头痛、耳鸣、听力下降、一过性耳聋、弱视、复视、视物模糊、短暂失明、思维迟钝、记忆力减退等症状。其特点是症状的出现与消失多与头部位置有关。检查可见眼颤，椎动脉扭曲试验阳性，脑血流图的枕乳导联波幅下降，转颈时波幅更低甚至呈水纹波状，椎动脉造影可见椎动脉迂曲、变细或有受压现象。

5. 交感神经型 颈椎及椎间盘病变影响了韧带、硬脊膜、颈神经根、椎动脉等，反射性地刺激了颈交感神经而出现的一系列症状，故此型多与其他类型并存。主要表现为交感神经兴奋的症状，如头痛、头晕、眼花、耳鸣、心慌、胸闷、心前区疼痛（假性心绞痛症状）、多汗、怕冷、胃肠功能紊乱等。检查有心率快、心律不齐、血压高、手出汗等症状，屈颈、伸颈试验可诱发出症状或症状加重。也可出现交感神经抑制症状，表现为头晕、眼花、流泪、鼻塞、心动过缓、血压下降及胃肠胀气等。

6. 混合型 两型或两型以上的症状和体征混合存在。严格地说单一类型的颈椎病较少见，多是几种类型的症状同时存在，仅是某一型症为主要表现而已。

二、康复评定

（一）颈椎活动度

1. 主动运动检查 通过让患者主动做屈伸、侧屈和旋转等各方向的动作来检查主动运动功能。在患者运动过程中，治疗师应注意观察运动的范围、对称性以及速度，是否出现疼痛以及疼痛出现在运动过程中的何角度，患者是否愿意或惧怕活动等。通过主动运动可以大体确定疼痛的部位、疼痛发生在关节活动范围内的确切位置、运动对疼痛程度的影响、运动模式正常与否、患者现有的运动功能水平、患者对于运动的主观愿望，如果出现疼痛或已达到最大范围是否停止。患者可采取坐位、站位。

屈曲：嘱患者胸廓不动，放松下颌，尽量靠近胸骨柄，正常时下颌部能触及胸部。

后伸：嘱患者腰和胸固定不动，头尽量向后仰，正常时鼻子和头可在同一水平面上。

侧屈（左右）：嘱患者腰和胸固定不动，头尽量侧向左肩，然后侧向右肩。

旋转（左右）：嘱患者将头尽量向左，然后向右旋转。正常时颏部可达肩上。

2. 被动运动检查 包括生理运动检查和附属运动检查，通过这些检查可确定患者的主要疾病或症状是否由非收缩成分或组织引起。

（1）生理活动范围的检查：包括屈曲、伸展、侧屈，旋转和复合运动。如果患者没有反应，需要时可以进行末端加压和维持的检查，并观察患者感觉和体会终末感。运动终末感是在关节的被动生理运动结束时，检查者所能体会到的一种抵抗感觉。根据抵抗感觉特点，可以对受限机制进行分析，治疗师要通过判断运动终末感的性质（骨抵抗、软组织抵抗、结缔组织抵抗、虚性抵抗等）来确定运动受限的结构性原因。

检查时要注意与主动运动时的差异，被动运动一般较少引起严重的疼痛，所以活动度大于主动运动时。此外，特别要注意对于近期有外伤史的患者检查时动作要轻柔；可能合并颈椎骨折或严重的韧带损伤的患者不能做此项检查。患者可采取坐位或站位。

前屈：检查者一手托在患者的前额，另一侧手扶住枕骨的下方，嘱患者放松，并向前下方用力让其下颏朝胸骨柄的方向靠近。

后伸：嘱患者张嘴放松下颌，检查者站在患者的一侧，将手放在其肩上，用来抑制颈部后伸时胸椎向后弯曲，用另一只手的手尖抵住患者的前额向后方用力使颈部充分后伸。

侧屈（左右）：检查者站在患者的身后，将一只手置于其同侧的肩上，另一只手按住其头部，肘部放在其肩的后侧，将其头部向对侧屈，注意固定躯干。

旋转（左右）：检查者站在患者的一侧，对侧手罩在其前额上，同侧手的肘部抵住其肩部并稳定住，同侧手扳住其头后部，并将肘部置于其同侧肩以预防躯干的旋转，然后双手缓慢旋转其头部。

（2）附属运动检查：依靠触诊的方式，对关节的前后向、后前向、侧向、旋转、分离等方向的运动进行检查。

3. 抗阻活动 可在主动运动的基础上进行颈椎各运动方向上的抗阻检查。观察是否有颈神经根的损伤。

颈椎活动度的一般评定除上述主被动检查外，可用测角器，具体方法参见关节活动度评定相关章节。还可使用颈椎活动度测量（cervical range of motion，CROM）器、电磁式动作分析仪、超声三维动作分析仪，必要时应用动态 X 线检查可测定各节段的活动度，根据客观数据分析可早期发现颈椎活动度的改变，有利于早期诊断。

（二）颈椎生理曲度

颈椎病患者常因椎旁肌的急慢性病变、颈椎退行性改变等因素导致颈椎生理曲度改变，常见的有颈椎生理弯曲减少或后凸畸形、斜颈等，可应用 X 线检查进行评定。

（三）特殊检查

1. 椎间孔挤压试验（左右） 患者取坐位，检查者站在其身后，一只手置于患者的一侧头部，另一只手置于其肩上。将其头部略旋转并向一侧侧屈，同时使其伸颈，并对其施加一个短暂的轴向挤压。如果出现神经根受压的阳性表现则说明椎间孔的空间不足。

2. 轴向牵拉试验 患者取坐位，检查者站在患者的一侧，对侧手托住其枕部，同侧手托住其下颌，牵引患者的头部。可在患者颈椎中立位、略前屈、略后伸三个方向上检查。此检查可帮助确定颈部牵引治疗方案并判断其疗效。

3. 莱尔米特征 患者取长坐位，检查者被动弯曲患者的头和一侧髋关节，另一条腿保持伸直位。阳性体征为沿脊柱向下的剧烈疼痛和向上肢或下肢放射的剧烈疼痛，提示椎管内存在硬脊膜刺激或颈髓病变。

4. 椎间盘挤压试验（叩顶试验） 患者取坐位，检查者双手重叠置于其头顶，并控制颈椎在不同角度下进行按压，如出现颈痛和放射痛为阳性，说明颈神经根受压。

5. 臂丛神经牵拉试验 患者取坐位，头微屈，检查者立于患者被检查侧，一手推头部向对侧，另一手握该侧腕部做相对牵引，此时臂丛神经受牵拉，若患者出现放射痛、麻木、则为阳性，多见于神经根型颈椎病。

（四）肌力

神经根型、脊髓型颈椎病等常伴有上肢或四肢肌力改变，准确的四肢肌力测定有助于了解患者的神经功能受累状况，并对疗效进行评估。首先需要对颈的前屈、后伸、侧屈、旋转的力量进行检查，颈部主要肌群包括斜方肌、肩胛提肌、头半棘肌、颈半棘肌、头最长肌、头夹肌、颈夹肌等；此外，还需要对颈段神经支配的上肢肌肉力量进行检查，包括耸肩、肩关节各方向运动、肘关节各方向运动、腕关节及手指的各方向运动。参见本教材第九章肌力评定。肌力测定的手段有多种，临床多采用徒手肌力检查法，通过颈部的主动运动或抗阻运动检查各肌群的肌力。

（五）感觉功能

1. 感觉 每一对颈髓后根的感觉纤维支配一定的皮肤区域，如 C_2 支配枕部皮肤，C_3 支配颈部皮肤，C_4 支配肩胛部皮肤，$C_5 \sim C_7$ 支配手、前臂、上臂桡侧面皮肤，$C_8 \sim T_1$ 支配手、前臂、上臂尺侧面皮肤。根据出现感觉障碍的皮肤节段，可以评估神经感觉受损的情况。具体检查方法可参见本教材第七章第二节感觉功能评定。

2. 疼痛 疼痛评定需要明确五个要素：疼痛的区域、疼痛的程度、疼痛的性质、疼痛的深浅和疼痛的持续性。具体检查方法参见本教材第二十二章第二节疼痛评定。

（六）颈椎病常用评估量表

颈椎病类型较多、症状复杂，国外广泛应用的评定量表是颈椎功能障碍指数（the Neck Disability Index，NDI）、颈部疼痛与残疾量表（the Neck Pain and Disability Scale，NPDS）、Nurick 颈椎病患评分量表、JOA 颈椎病评定量表。国内学者制定的有颈椎病临床评价量表（Clinical Assessment Scale for Cervical Spondylosis，CASCS）和椎动脉型颈椎病功能评定量表（Functional Scale for Cervical Spondylosis of Vertebral Artery Type，FS-CSA）。

1. 颈椎功能障碍指数（NDI） NDI 是由 Vernon H 于 1991 年首先报道，是根据 Oswestry 下腰痛功能障碍指数（Oswestry low Back Pain Index）修改编制的，原来设计主要用于评定颈痛和急性颈部扭伤患者的颈椎功能障碍情况，是一个患者自评的问卷调查表；评定内容包括颈痛和相关症状，以及对日常生活活动能力的影响情况，即主要从颈椎病的常见症状和功能情况来评定，国外研究表明该量表具有良好的效度和信度，适用于多种类型的颈椎病，见表 17-21。NDI 共 10 个项目，包括：颈痛及相关的症状（疼痛的强度、头痛、集中注意力和睡眠）和日常生活活动能力（个人护理、提起重物、阅读、工作、驾驶和娱乐）两部分，由受试对象根据自己的情况填写。每个项目最低得分为 0 分，最高得分为 5 分，分数越高表示功能障碍程度越重；按以下公式计算受试对象颈椎功能受损的程度：

受试对象颈椎功能受损指数（%）= 每个项目得分的总和 / 受试对象完成的项目数 × 5 × 100%

结果判断：0%~20%，表示轻度功能障碍；20%~40%，表示中度功能障碍；40%~60%，表示重度功能障碍；60%~80%，表示极重度功能障碍；80%~100%，表示完全功能障碍或应详细检查受试对象有无夸大症状。

表 17-21　颈椎功能障碍指数调查问卷

请仔细阅读说明。
这项问卷调查将有助于医生了解颈痛对你日常生活的影响。请阅读每个部分的项目，然后在最符合你现在情况的项目方框上打钩。

问题 1——疼痛强度

　　□我此刻没有疼痛

　　□此刻疼痛非常轻微

☐此刻有中等程度的疼痛

☐此刻疼痛相当严重

☐此刻疼痛非常严重

☐此刻疼痛难以想象

问题2——个人护理（洗漱、穿衣等）

☐我可以正常照顾自己，而不会引起额外的疼痛

☐我可以正常照顾自己，但会起额外的疼痛

☐在照顾自己的时候会出现疼痛，我得慢慢地、小心地进行

☐我的多数日常生活需要一些帮助

☐我的大多数日常生活活动每天都需要照顾

☐我不能穿衣，洗漱也很困难，不得不卧床

问题3——提起重物

☐我可以提起重物，且不引起任何额外的疼痛

☐我可以提起重物，但会引起任何额外的疼痛

☐疼痛会妨碍我从地板上提起重物，但如果重物放在桌子上合适的位置，我可以设法提起它

☐疼痛会妨碍我提起重物，但可以提起中等重量的物体

☐我可以提起轻的物体

☐我不能提起或搬动任何物体

问题4——阅读

☐我可以随意阅读，而不会引起颈痛

☐我可以随意阅读，但会引起轻度颈痛

☐我可以随意阅读，但会引起中度颈痛

☐因中度的颈痛，使得我不能随意阅读

☐因严重的颈痛，使得我阅读困难

☐我完全不能阅读

问题5——头痛

☐我完全没有头痛

☐我有轻微的头痛，但不经常发生

☐我有中度头痛，但不经常发生

☐我有中度头痛，且经常发生

☐我有严重的头痛，且经常发生

☐我几乎一直都有头痛

问题6——集中注意力

☐我可以完全集中注意力，并且没有任何困难

☐我可以完全集中注意力，但有轻微的困难

☐当我想完全集中注意力时，有一定程度的困难

☐当我想完全集中注意力时，有较多的困难

☐当我想完全集中注意力时，有很大的困难

□我完全不能集中注意力

问题7——工作

　　□我可以做很多我想做的工作

　　□我可以做多数日常的工作，但不能太多

　　□我只能做一部分日常的工作

　　□我不能做我的日常工作

　　□我几乎不能工作

　　□我任何工作都无法做

问题8——睡觉

　　□我的睡眠没有问题

　　□我的睡眠稍受影响（失眠，少于1小时）

　　□我的睡眠轻度受影响（失眠，1~2小时）

　　□我的睡眠中度受影响（失眠，2~3小时）

　　□我的睡眠重度受影响（失眠，3~5小时）

　　□我的睡眠完全受影响（失眠，5~7小时）

问题9——驾驶

　　□我能驾驶而没有任何颈痛

　　□我想驾驶就可以驾驶，但仅有轻微颈痛

　　□我想驾驶就可以驾驶，但有中度颈痛

　　□我想驾驶，但不能驾驶，因有中度颈痛

　　□因严重的颈痛，我几乎不能驾驶

　　□因颈痛，我一点都不能驾驶

问题10——娱乐

　　□我能从事我所有的娱乐活动，没有颈痛

　　□我能从事我所有的娱乐活动，但有一些颈痛

　　□因颈痛，我只能从事大部分的娱乐活动

　　□因颈痛，我只能从事少量的娱乐活动

　　□因颈痛，我几乎不能参与任何娱乐活动

　　□我不能参与任何娱乐活动

　　2. 脊髓型颈椎病的评价　　Nurick颈椎病评分见表17-22。Nurick评分对于脊髓型颈椎病进行的能力障碍的分类在国际上被较多地使用。但是对于步行是否可能和劳动是否可能的评价较多，没有反映上肢功能和生活状况的情况，因此无法准确掌握脊髓型颈椎病的病态。与这些评价方法相比，JOA评分（日本骨科学会1975年制定了日本骨科学会治疗成绩判定标准，又称17分法）评价比较全面，而且进行了量化。国际上有很多人使用JOA评分，见表17-23。以后得到了日本国内以及国际上的广泛认同。1994年，日本骨科学会又在旧的17分法的基础上加入神经根功能的评价部分，制定了新的17分法。表中最高分17分，17分为正常，分数越低表示功能越差，以此可以评定手术或治疗前后功能变化。

表 17-22　Nurick 颈椎病评分

分数	临床表现
0	有神经根症状和体征，但是没有脊髓功能障碍
1	有脊髓功能障碍，但是步态正常
2	轻微步态异常，但是病人能工作
3	不用辅助器具病人能行走，但是步态异常影响就业
4	离开辅助器具不能行走
5	只能依赖轮椅或卧床不起

　　虽然 JOA 评分比较完善，但仍然有一些问题存在，比如患者自身的评价、精神功能和患者对治疗的满意度的相关评价没有包括在内；另外，没有颈椎本身的功能评价；没有活动度对于日常生活的影响，以及颈部和肩部的疼痛程度和频度的评价；下肢功能没有包含膝关节和髋关节 OA（骨性关节炎）对于 JOA 评分的影响，可是这对于老年人来说又是比较普遍的问题。

表 17-23　JOA 脊髓型颈椎病评分

	分数	评分
1. 运动功能（8分）		
上肢（4分）		
正常	4	
用筷子吃饭有些困难	3	
用筷子吃饭很困难	2	
能用汤匙吃饭，但不能用筷子	1	
自己不能吃饭	0	
下肢（4分）		
正常	4	
不用任何辅助可以行走但是有轻微肌肉挛缩	3	
上下台阶需要扶栏杆	2	
在平地上行走需要辅助器具	1	
不能行走	0	
2. 感觉功能（6分）		
上肢（2分）		
正常	2	
轻微感觉缺失	1	
明显感觉缺失	0	
下肢（2分）		
正常	2	
轻微感觉缺失	1	
明显感觉缺失	0	
躯干（2分）		
正常	2	
轻微感觉缺失	1	
明显感觉缺失	0	

续表

	分数	评分
3. 膀胱功能（3分）		
正常	3	
轻度功能障碍	2	
严重功能障碍	1	
完全尿潴留	0	
总分		17

术后改善率 =（（术后平分 – 术前评分）/（17– 术前评分））×100%。

改善率还可对应于通常采用的疗效判定标准：改善率为 100% 时为治愈，改善率大于 60% 为显效，25%~60% 为有效，小于 25% 为无效。

3. 颈椎病临床评价量表（Clinical Sssessment Scale for Cervical Spondylosis，CASCS）国内学者编制，特点是详细评定患者的体征，包括关节活动度，局部压痛，神经根、脊髓和椎动脉受压体征等；缺点是需要较强专业知识，内容多而复杂，评定耗时较长。椎动脉型颈椎病功能评定量表（FS-CSA），是经过国内临床专家小组、量表制作专家小组、患者小组等核心工作小组经过多次讨论后形成的，包括功能状态、心理功能两个方面的内容。功能状态条目根据眩晕问卷调查表（Dizziness Handicap Inventory，DHI）的功能维度内容确定，包括独自白天步行出门、晚上户外散步、做较重的家务、社交活动、外出活动、由床上坐起或平躺下、看书或报纸等 7 个项目。

（七）其他

1. 心理功能　主要表现为焦虑、抑郁。具体评定参照本教材第五章第六节抑郁与焦虑。

2. 日常生活能力　可通过量表等方式，对颈肩痛患者的日常生活活动能力进行评估。常用的方法包括 Barthel 指数、Oswestry 颈椎功能受限指数评估等。具体评定参照教材第十四章第二节日常生活活动能力评定方法。

3. 社会参与能力　颈椎病患者可出现颈椎关节活动度受限、肢体肌力下降，最终会影响患者的生活质量、劳动、就业和社会交往等能力。主要进行生存质量评定、劳动力评定和职业评定，方法参照本教材第十五章第五节社会功能评定。

第四节　腰椎间盘突出症评定

腰椎间盘突出症（herniation of lumbar disc，HLD）是由于腰椎间盘的退变与损伤，导致椎间盘纤维环破裂，髓核突出，压迫或刺激相邻神经根或脊髓而引起腰腿疼痛等一系列神经症状的一种综合征，是康复医学中常见疾病。

一、概述

在腰椎间盘突出症的患者中，以 $L_{4~5}$、$L_5~S_1$ 较为突出，占 90% 以上，年龄以 20~50 岁为多发，随着年龄的增大，L_{3-4}、L_{2-3} 发生突出的危险性也在增加。

（一）发病原因

腰椎间盘在脊柱的负荷与运动中承受强大的应力。从18岁左右开始持续退变，腰椎间盘退变系腰椎间盘突出的基本病因。引起腰椎间盘退变的有力学、生物化学、年龄、自身免疫和遗传易感等因素。腰椎间盘突出与下列因素有关：

1. **外伤** 是椎间盘突出的重要诱发因素，特别是儿童与青少年的发病与之密切相关。如：当投掷铁饼时，脊柱轻度负荷和躯干快速旋转，可引起纤维环的水平破裂；而当跳高、跳远时，脊柱承受压应力可使软骨终板破裂。

2. **职业** 汽车或拖拉机驾驶员长期处于坐位和颠簸状态，煤矿工人或建筑工人等从事重体力劳动和举重运动者，可因过度负荷造成椎间盘早期和严重退变。

3. **妊娠** 妊娠期间脊柱韧带系统处于松弛状态，后纵韧带松弛易于使椎间盘突出。

4. **遗传易感因素** 腰椎间盘突出有家庭发病及Ⅸ型胶原基因改变的报道，印第安人、因纽特人和非洲黑人发病率较其他民族的发病率明显为低。

5. **腰骶先天异常** 腰椎骶化、骶椎腰化和关节突关节不对称，使下腰椎承受异常应力，是构成椎间盘旋转性损伤的因素之一。

有关突出椎间盘压迫神经根引起疼痛的机制目前主要的理论有：①机械压迫学说：机械压迫神经根是引起腰背痛、坐骨神经痛的主要原因，受压迫的神经根被牵伸时易致损伤，继而发生神经根炎症与水肿，导致神经内张力增高，神经功能障碍逐渐加剧；②化学性神经根炎学说：椎间盘变性，纤维环薄弱破裂后，髓核从破口中溢出，沿着椎间盘和神经根之间的通道扩散，神经根又无束膜化学屏障，髓核的蛋白多糖对神经根有强烈的化学刺激，激活纤维环、后纵韧带等中的伤害感受器，因而产生化学性神经根炎；③椎间盘自身免疫学说：椎间盘髓核组织是体内最大的、无血管的封闭组织，与周围循环无接触。当椎间盘退变，髓核突出，在修复过程中新生的血管长入髓核组织，髓核与机体免疫系统发生接触，髓核中的多糖蛋白成为抗原，产生免疫反应。

（二）分型

根据腰椎间盘突出症髓核突出的位置、程度、方向、退变程度与神经根的关系及不同的影像学检查，有多种分型方法，掌握腰椎间盘突出症的分型，对于选择治疗方法至关重要，特别是在非手术治疗中，正确应用分型，能提高治疗效果，防止发生意外损伤。

1. **临床分型** 根据突出物与椎管的位置（横断面）分为中央型、后外侧型、椎间孔内型（或称外侧型）和椎间孔外型（或称极外侧型）。前两型多见，占85%左右，后两型少见；且多发于L$_{3-4}$和L$_{4-5}$水平。中央型又分为Ⅰ~Ⅲ度，中央Ⅰ度突出：突出居中但以一侧为主，伸展已过中线2mm；中央Ⅱ度突出：突出居中也以一侧为主，伸展已过中线4mm；中央Ⅲ度突出：突出居中，伸延到两侧。

2. **病理分型** 腰椎间盘突出症虽有多种分型方法，但大都以病理分型为基础，可分为：①椎间盘膨出：纤维环膨出其附着于相邻椎体骺环之间，纤维环呈环状凸起，纤维环完整，而无断裂，由于均匀性膨出至椎管内，可引起神经根受压；②椎间盘凸出：椎间盘局限性隆起，内层纤维环断裂，髓核向内层纤维环薄弱处突出，但外层纤维环仍然完整，结果引起临床症状，切开外层纤维环髓核并不自行突出；③椎间盘突出：突出的髓核为很薄的外层纤维环所约束，可产生严重的临床症状，切开外层纤维环后髓核自行突出；④椎间盘脱出：突出的髓核穿过完全破裂的纤维环，位于后纵韧带下，髓核可位于神经根的外侧、内侧或椎管前方正中处；⑤游离型：椎间盘髓核穿过完全破裂的纤维环和后纵韧带、游离于椎管内甚至位于硬膜内蛛网膜下腔，压迫马尾神经或神经根。前三型占77%，保守治疗多数可取得较满意的疗效，后两型为破裂型，约占23%，常需要手术治疗。

（三）临床表现

1. 症状

（1）腰痛：可出现在腿痛发生前、中、后。多为慢性钝痛，也可是急性剧痛、刺痛，感觉部位较深，重者卧床不起，翻身困难，甚至体位变换剧痛。

（2）坐骨神经痛：发生率82.6%。腰椎间盘突出多发生在 L_{4-5}、$L_5~S_1$ 间隙，多呈放射性，沿坐骨神经根分布区的放射痛，即由臀部、大腿后外侧延伸至小腿后外侧、外踝、足背、足跟或足底，极少数患者可出现由下往上的放射痛。一般多为单侧坐骨神经痛，但中央型突出可引起双侧坐骨神经痛或双侧交替性坐骨神经痛。

（3）下腹部或大腿前内侧痛：高位腰椎间盘突出使 $L_1~L_3$ 神经根受累可出现相应神经分布区腹股沟或大腿前内侧痛。低位的 $L_4~L_5$、$L_5~S_1$ 椎间盘突出亦可引起腹股沟区、会阴部的牵涉痛。

（4）间歇性跛行：患者行走一定距离后感腰部和腿部痛、麻木加重。取蹲位或坐位后症状缓解或消失。

（5）患肢麻木或发凉：病程长者可出现小腿、足背或足底外侧麻木感。因突出的椎间盘组织压迫或刺激本体感觉和触觉神经纤维引起受累神经根分布区域的麻木，见表17-24。突出的椎间盘组织刺激椎旁的交感神经纤维或窦椎神经的交感神经纤维，反射性引起下肢血管的收缩，患者自感患肢发凉，这种现象也叫做冷性坐骨神经痛。

（6）神经功能损害：下肢无力或瘫痪、括约肌及性功能障碍。

2. 体征

（1）强迫体位和异常步态：症状严重者可表现为强迫弯腰翘臀位及拘谨或跛行步态。

（2）腰椎形态及活动度：症状严重的患者，常表现为腰椎形态的改变及活动度的减少。

（3）压痛及放射痛：89%患者在病变间隙的棘突间有压痛压之有沿坐骨神经的放射痛。

（4）肌萎缩及肌力减弱：70%~75%的患者，由于突出椎间盘压迫神经根和疼痛患肢不敢用力可引起肌肉萎缩和肌力减弱。

（5）皮肤感觉及腱反射变化：约80%患者受累神经分布区可出现皮肤浅感觉减退；71%患者出现腱反射减弱或消失。

（6）直腿抬高试验（Lasegue征）及加强试验（Brgard征）：腰椎间盘突出症累及神经根并致神经根炎时，可表现为直腿抬高试验和加强试验阳性。有时因突出髓核较大，抬高健侧下肢也可因牵拉硬脊膜而累及患侧，诱发患侧坐骨神经放射痛。

表17-24　腰椎间盘突出症定位诊断

病变节段	受压神经根	疼痛部位	麻木	肌力	反射
L_{3-4}	L_4	骶髂部、髋部、大腿与小腿前内侧	小腿前内侧	伸膝无力	膝反射减弱或消失
L_{4-5}	L_5	骶髂部、髋部、大腿和小腿后外侧	小腿外侧或足背，包括拇趾	拇趾背伸无力	无改变
$L_5~S_1$	S_1	骶髂部，髋部、大腿与小腿后侧、足跟及足外侧	小腿后外侧和足外侧包括外侧三足趾	足跖屈和屈拇无力	踝反射减弱或消失

二、 康复评定

（一）疼痛的评定

包括对疼痛的程度和性质的评定。疼痛的程度可用目测视觉模拟评分法（VAS）评定、简化McGill 疼痛问卷和压力测痛法等，且应动态观察其变化，以随时反映治疗情况。对于持续存在的经治疗无法缓解且有加重倾向的严重疼痛，应排除其他疾病的可能。

（二）脊柱功能的评定

1. 腰椎活动度评定　腰椎可沿冠状轴做屈伸运动，沿矢状轴做侧屈运动，沿纵轴做侧旋运动。腰椎的活动除与腰椎的结构相关外，还与年龄、性别、体重等因素有关。在一般正常情况下，腰椎活动度如下：屈 40°，伸 30°，左右侧屈各 30°，左右侧旋各 30°。腰痛患者绝大多数伴有腰椎活动度的下降，且其病情严重程度和腰椎活动度密切相关。因此，腰椎活动度的测量可以作为反映疾病进程和治疗效果的较好的检验指标。可用量角器做脊柱屈伸、左右侧弯及旋转的活动度检查，也可以通过测量直立位弯腰时，两手指尖能接触到下肢的最低部位来做简易评估。直立位弯腰和后伸、侧屈时中指指尖与地面的距离评定脊柱的活动度，实际上是腰椎、髋关节和股后肌群的联合运动。具体方法为根据直立位弯腰触及下肢的最低部位做简易评定。触及大腿下段、髌骨、小腿上段、小腿中段、小腿下段、踝或足背及地面时分别为：-1 分，0 分、1 分、2分、3 分、4 分、5 分。也可用专门的背部活动范围测量仪或电子量角器来测量脊柱的屈伸活动范围，见图 17-3，图 17-4。

2. 肌力评定　腰痛的患者常伴有腰肌及髂肌肌力减弱，当神经根或马尾神经受压迫时，尚可出现下肢肌力减弱。准确的肌力测定需应用专门的仪器，这有助于了解患者的功能状况并对疗效进行评定，相关内容参考本教材第九章第三节主要肌肉的手法检查。

3. 生理曲度检查　腰痛的患者常因腰椎旁肌的急慢性病变，腰椎结构破坏或退行性改变等因素而导致腰椎生理曲度改变，常见的有腰椎生理弯曲减小或后凸畸形、腰椎前凸增加、腰椎侧弯等。

4. 脊柱稳定性评定　腰椎不稳定是腰痛的最常见原因之一，评价腰椎不稳定的标准有多种。对退行性脊柱不稳定，目前临床多使用过屈过伸动态 X 线片检查，与邻近的椎体 Cobb 角超过 15°或移

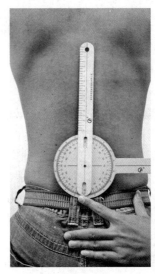
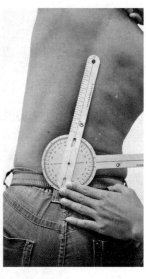

图 17-3　腰椎侧屈活动度测定

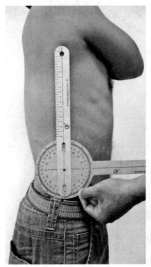
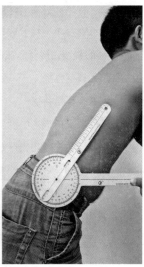

图 17-4　腰椎前屈活动度测定

位超过 3mm，就能诊断脊柱不稳定。

5. 电生理评定　近年来，随着 sEMG 的普及，临床多采用腰部竖脊肌表面肌电屈曲 - 伸直比（flexion-extension ratio，FER）的指标来评估非特异性慢性腰背痛。其具有敏感度、特异度和准确度高，以及可靠性强的特点，可作为慢性腰背痛诊断与评估的客观指标。

（三）感觉功能评定

如下肢深、浅感觉等，不同部位感觉的减弱、麻木或丧失，对诊断的定位具有重要的意义。

（四）膀胱直肠功能评定

可对膀胱储尿、排尿功能，肛周浅感觉、肛门深压觉，肛门括约肌肌力等项目进行评定。

（五）日常生活活动能力和生活质量评定

如 Barthel 指数量表、SF-36 量表等。

（六）腰椎间盘突出症常用评估量表

1. Oswestry 功能障碍指数问卷表（Oswestry Disability Index，ODI）　该表是由 Fairbank 等专家于 1976 年开始设计的（表 17-25）。经过大量试用问卷后于 1980 年形成了 ODI 的 1.0 版本，并在此后召开的巴黎国际腰椎研究会议上得到广泛推广。问卷简单易懂，受试者通常在 5 分钟内完成，1 分钟就能计算出分数。它由 10 个问题组成，包括疼痛的强度、生活自理、提物、步行、坐位、站立、干扰睡眠、性生活、社会生活、旅游等 10 个方面的情况，每个问题 6 个选项，每个问题最高得分 5 分。如果 10 个问题都做了回答，计分方法是：实际得分 /45（最高可能得分）× 100%，依此类推，得分越高表明功能障碍越严重。

该问卷的设计旨在帮助医务人员了解您的腰痛（或腿痛）对您日常生活的影响。请根据您最近一天的情况，在每个项目下选择一个最符合或与您最接近的答案，并在左侧方框内打一个√。

表 17-25　Oswestry 功能障碍指数

指导语：这个问卷的设计旨在帮助医务人员了解您的腰痛（或腿痛）对您日常生活活动的影响。请根据您最近一天的情况，在每个项目卡选择一个最符合或与您最接近的答案，并在左侧的方框内打一个"√"。

1. 疼痛的程度（腰背痛或腿痛）
□无任何疼痛
□有很轻微疼痛
□较明显的痛（中度）
□明显的痛（相当严重）
□严重的痛（非常严重）
□痛得什么事也不能做

2. 日常生活自理能力（洗漱、穿脱衣服等活动）
□日常生活完全能自理，一点也不伴腰背或腿痛
□日常生活完全能自理，但引起腰背或腿疼痛加重
□日常生活虽然能自理，由于活动时腰背或腿痛加重，以致小心翼翼，动作缓慢
□多数日常生活能自理，有的需要他人帮助
□绝大多数的日常生活需要他人帮助
□穿脱衣服、洗漱困难，只能躺在床上

3. 提物

　□提重物时并不导致疼痛加重（腰背或腿）

　□能提重物，但导致腰背痛或腿疼痛加重

　□由于腰背或腿痛，以致不能将地面上的重物拿起来，但是能拿起放在合适位置上的重物，比如说桌面上的重物

　□由于腰背或腿痛，以致不能将地面上较轻的物体拿起来，但是能拿起放在合适位置上较轻的物品，比如放在桌面上

　□只能拿一点轻东西

　□任何东西都提不起来或拿不动

4. 行走

　□腰背或腿痛，但一点也不妨碍走多远

　□由于腰背或腿痛，最多只能走 1000m

　□由于腰背或腿痛，最多只能走 500m

　□由于腰背或腿痛，最多只能走 100m

　□只能借助拐杖或手杖行走

　□不得不躺在床上，排便也只能用便盆

5. 坐

　□随便坐高椅子，想坐多久，就坐多久

　□只要椅子高矮合适，想坐多久，就坐多久

　□由于疼痛加重，最多只能坐 1 小时

　□由于疼痛加重，最多只能坐 30 分钟

　□由于疼痛加重，最多只能坐 10 分钟

　□由于疼痛加重，一点也不敢坐

6. 站立

　□想站多久，就站多久，疼痛不会加重

　□想站多久，就站多久，但疼痛有些加重

　□由于疼痛加重，最多只能站 1 小时

　□由于疼痛加重，最多只能站 30 分钟

　□由于疼痛加重，最多只能站 10 分钟

　□由于疼痛加重，一点也不能站

7. 睡眠

　□半夜不会被痛醒

　□有时晚上会被痛醒

　□由于疼痛，最多只能睡 6 小时

　□由于疼痛，最多只能睡 4 小时

　□由于疼痛，最多只能睡 2 小时

　□由于疼痛，根本无法入睡

8. 性生活

　□有正常和规律的性生活，且不会引起额外疼痛

续表

□有正常和规律的性生活，但会引起额外疼痛

□性生活基本正常，并伴剧烈疼痛

□由于疼痛，性生活明显受影响

□由于疼痛，很少过性生活

□由于疼痛，不能过性生活

9. 社会活动

□社会生活完全正常，绝不会因为这些活动导致疼痛加剧

□社会生活完全正常，但是这些活动会引起加重疼痛

□疼痛限制剧烈活动，如运动，但对参加其他社会活动没有明显影响

□由于疼痛限制了正常的社会活动，以致不能参加某些经常性的活动

□由于疼痛限制参加社会活动，只能在家从事一些社会活动

□由于疼痛，根本无法从事任何社会活动

10. 旅行（郊游）

□能到任何地方去旅游，腰背或腿一点也不痛

□可以到任何地方去旅游，但会导致疼痛加剧

□由于疼痛限制，外出郊游不超过 2 小时

□由于疼痛限制，外出郊游最多不超过 1 小时

□由于疼痛限制，外出郊游最多不超过 30 分钟

□由于疼痛，除了到医院，根本就不能外出郊游

2. Roland-Morris 功能障碍问卷表　该表由英国学者 Roland 和 Morris 等设计（表 17-26），对下腰痛患者进行评估，包括了体格健康状况等方面的内容，有 24 个受腰痛特定影响的问题组成，每个问题后面都有"由于腰痛"加以限制，以区别因为其他原因导致的功能障碍，从而使患者易于回答，避免不必要的混淆。每个问题的分值为 1 分，回答"是"得 1 分，回答"不是"得 0 分，总分最高 24 分，最低 0 分。分数越高，表明功能障碍越明显。

表 17-26　Roland-Morris 功能障碍问卷表

Roland-Morris 功能障碍问卷表（Roland-Morris Disability Questionnaire，RDQ）（描述符合症状的打√，反之略过）。
□ 1. 由于腰背痛，整日待在家里
□ 2. 为了使腰背舒服些，要频繁改换体位
□ 3. 由于腰背痛，步行较正常时慢了许多
□ 4. 由于腰背痛，不能像通常一样离家去工作
□ 5. 由于腰背痛，要扶扶手上楼
□ 6. 由于腰背痛，卧床较正常多
□ 7. 由于腰背痛，坐起时需要扶扶手
□ 8. 由于腰背痛，需要他人帮助自己做事
□ 9. 由于腰背痛，穿衣较平时慢了许多
□ 10. 由于腰背痛，只能短时间站立
□ 11. 由于腰背痛，而不能弯腰摸踝
□ 12. 由于腰背痛，感到坐起困难
□ 13. 全天都在腰痛
□ 14. 由于腰背痛，感到翻身困难

续表

□ 15. 由于腰背痛，食欲不佳

□ 16. 由于腰背痛，感到穿袜子困难

□ 17. 由于腰背痛，只能行走很短的距离

□ 18. 由于腰背痛，睡眠不佳

□ 19. 由于腰背痛，穿衣时需要他人帮助

□ 20. 由于腰背痛，不得已整日坐着

□ 21. 由于腰背痛，离家去工作需避免重活

□ 22. 由于腰背痛，感觉自己脾气越来越坏

□ 23. 由于腰背痛，上楼时较通常慢很多

□ 24. 由于腰背痛，整日需要卧床

3. JOA 腰背痛评分 是日本矫形外科学会（Japanese Orthopaedic Association，JOA）于 1984 年制定的。可根据治疗前、后评分计算改善指数和改善率（见表 17-27）。主要用于腰椎间盘突出症、腰椎滑脱等腰椎疾患的疗效评价，正常总分为 29 分。此标准简洁明了，临床上应用比较广泛。包括 3 个主观症状（9 分），3 个临床症状（6 分），7 个日常活动（14 分）。改善指数 =（治疗后评分 – 治疗前评分）÷ 治疗后评分，改善率 =（治疗后评分 – 治疗前评分）÷（正常评分 – 治疗前评分）× 100%。

表 17-27　JOA 腰背痛评分

1. 主观症状

（1）下腰背痛

　　□无任何疼痛

　　□偶然稍微疼痛

　　□频发的稍微疼痛或偶发严重疼痛

　　□频发或持续的严重疼痛

（2）腿痛和（或）麻刺痛

　　□无任何疼痛

　　□偶然稍微疼痛

　　□频发的稍微疼痛或偶发严重疼痛

　　□频发或持续的严重疼痛

（3）步态

　　□正常

　　□即使感肌肉无力，也可步行超过 500m

　　□步行 <500m，即出现腿痛，刺痛，无力

　　□步行 <100m，即出现腿痛，刺痛，无力

2. 临床体征

（1）直腿抬高试验（包括加强试验）

　　□正常

　　□ 30°~70°

　　□ <30°

（2）感觉障碍

　□无

　□轻度障碍

　□明显障碍

（3）运动障碍

　□正常（肌力5级）

　□轻度无力（肌力4级）

　□明显无力（肌力0~3级）

3. 日常生活受限度

（1）平卧翻身　　　　　正常/轻度受限/明显受限

（2）站立　　　　　　　正常/轻度受限/明显受限

（3）洗漱　　　　　　　正常/轻度受限/明显受限

（4）前屈　　　　　　　正常/轻度受限/明显受限

（5）坐位（大约1小时）　正常/轻度受限/明显受限

（6）举重物　　　　　　正常/轻度受限/明显受限

（7）行走　　　　　　　正常/轻度受限/明显受限

4. 膀胱功能

　□正常

　□轻度受限

　□明显受限（尿潴留，尿失禁）

4. Tauffer 和 Coventry 腰椎间盘突出症疗效标准　见表 17-28。

表 17-28　Tauffer 和 Coventry 腰椎间盘突出症疗效标准

结果	标准
良	背痛和下肢痛大部分（76%~100%）解除
	能从事惯常的工作
	身体活动不受限制或轻微受限
	不经常使用止痛药或不用止痛药
可	背痛和下肢痛部分（26%~75%）解除
	能从事惯常的工作但受限制，或能从事轻工作
	身体活动受限制
	经常使用一般止痛药
差	背痛和下肢痛减轻很少一部分或没有缓解（0%~25%）或疼痛较术前加重
	不能工作
	身体活动极度受限

第五节　膝关节骨关节炎评定

骨关节炎（osteoarthritis，OA）是一种常见的慢性关节疾病。也称骨性关节病、退行性关节炎、增生性关节炎、老年性关节炎和肥大性关节炎等。其主要病变是关节软骨的退行性变和继发性骨质增生。多见于中老年人，女性多于男性。好发在膝关节、髋关节、脊柱及手指关节等部位，其中膝关节的发生率最高。受损关节出现不同程度的关节僵硬与不稳定，导致功能减退，甚至功能丧失。因此，早期诊断与治疗对防止骨关节炎致残有重要意义。本节主要介绍膝关节骨关节炎。

一、概述

（一）病因

骨关节炎可由多种不同原因引起，本病可分原发性和继发性两种。原发性骨关节炎为病因不明者，一般认为与年龄增大、外伤、体力劳动、运动和过度内分泌代谢，以及免疫异常、肥胖、遗传等多种因素有关；继发性骨关节炎为继发于某种疾病，常见原因有：①先天性关节结构异常；②后来天性关节面不平整；③损伤或机械性磨损；④关节外畸形引起的关节对合不良；⑤关节不稳定；⑥继发于其他关节病；⑦医源发生因素。尽管原发性骨关节炎的病因目前尚未完全明了，但以下因素可以造成关节软骨破坏。

1. **年龄因素**　随年龄增长，从中年到老年常发生关节软骨退行性变化，关节多年积累性劳损是重要因素，老年人软骨基质中的黏多糖含量减少，基质丧失硫酸软骨素，纤维成分增加，软骨的韧性减低，因而容易遭受外力伤害而产生退行性改变。

2. **性别因素**　以女性多见，尤其是闭经前后的女性。

3. **遗传因素**　末端指间关节骨关节炎，有 Heberden 结节者，家族中姑姨、姐妹常患同样病。

4. **体重因素**　肥胖和粗壮体型的人中发病率较高，体重超标增加关节负重、磨损。

5. **机械性因素**　即由于重力过度增加而作用于正常的关节软骨，关节力线改变或受创伤后，有机械性改变而磨损所致。

6. **失用**　即由于活动消失或减少，致使关节软骨正常的营养环境改变，导致退化。

7. **先天性因素**　如各种先天性畸形。

8. **关节性元素**　各种原因的关节面不平整，关节不稳定以及某些关节疾病，使关节软骨受损。

9. **医源性因素**　如长期不恰当地使用皮质激素，引起关节软骨的病损等。

10. **气候因素**　常居潮湿、寒冷环境的人易患此病。

（二）临床分类

骨性关节炎的分类没有大家公认的方法，但可以参考骨性关节炎的临床表现、体征、X线片，甚至可以参考术中所见。一般将骨性关节炎按照以上各项的严重程度分成4度。

Ⅰ度骨性关节炎：临床症状较轻，可能只有活动多了膝关节不适，上下楼蹲起打软，走平路正常，膝关节没有明显肿胀情况发生。X线片上可能没有明显异常发现，术中见软骨有Ⅰ度软化。

Ⅱ度骨性关节炎：临床症状明显，活动不是很多关节就疼痛，经常有膝关节肿胀，X线片上可见髌骨和（或）滑车区软骨下骨囊性变或硬化，术中见髌骨表面浅表溃疡和毛糙。

Ⅲ度骨性关节炎：临床症状很较重，一活动膝关节就痛，而且休息时偶尔也痛，上下楼开始困难，走平路的距离也开始减少，X线片关节间隙变窄，有骨赘，甚至轻度X形腿或O形腿。术中见软骨有Ⅲ度损伤。

Ⅳ度骨性关节炎：临床症状严重，活动痛严重，休息痛很常见，行动困难，伸直不能上下楼，走平路往往不超过500m就不能行走。X线片见关节间隙几乎消失，严重O形腿或X形腿。术中见膝关节骨软骨严重破坏。

（三）临床表现

1. **疼痛**　疼痛为本病常见症状，早期疼痛较轻，多在活动时发生，休息后缓解；后期则休息时也痛，且常有夜间痛发生；疼痛几乎均为轻中度钝痛，伴有沉重感、酸胀感，病情严重时可加重以致出现撕裂样或针刺样疼痛。开始时疼痛多为轻度、间歇性，以后逐渐加重且呈持续性，最后发生活动受限；疼痛与活动有关，休息可减轻疼痛。而活动，尤其是负重可使之加剧。

2. **局部性晨僵**　局部性晨僵活动后缓解，也是本病的常见症状，一般不严重，且时间短，多为数分钟，极少超过30分钟，另外一种常见症状为活动受限，也为缓慢进展性，早期常轻微，仅在晨起或坐后觉活动不灵便，活动后可缓解，随着病情进展，症状逐渐加重，以致关节活动范围减少，还可出现关节弹响、关节交锁、关节不稳。

3. **肿胀**　肿胀可以由于急性炎症导致的关节滑膜渗出，关节积液、继后滑膜组织变性增生，韧带附的处亦发生骨质增生，以轻度和中度肿胀较多见。

4. **畸形**　如膝关节骨关节炎可出现膝内翻、小腿内旋。本病的常见体征为关节肿大、皮温升高、触痛、活动时作响、畸形和功能障碍，X线检查，早期改变可能在X线片上没有异常表现，随着病情发展，可出现关节间隙狭窄、软骨下骨皮质硬化，甚或出现皮质骨下囊状改变，骨赘形成等典型特征。

二、 康复评定

膝关节的康复评定可以包含的内容很多，可以对膝关节及与膝关节有关的活动度（ROM）、膝内外翻畸形、步态、股四头肌力量、腘绳肌力量、腘绳肌/股四头肌力量比值（H/Q）、膝关节的本体感觉等进行评价。

（一）疼痛的评定

可采用视觉模拟评分法进行评定，对治疗前后的评定结果进行比较。

（二）关节活动范围测定

关节活动障碍是骨关节炎的主要临床表现之一，通过ROM测定可了解关节活动受限程度。

（三）肌力测定

骨关节炎患者，因肢体运动减少，可致失用性肌萎缩，肌力减弱。肌力检查是判定肌肉功能状态的重要指标，可反映患肢肌肉的状态。常用的测定方法为徒手肌力检查法、等长肌力测定法和等速肌力测试法，其中等速肌力测定法可定量评定肌肉功能，在检查时要求将大腿固定，膝关节进行屈或伸的运动，观察动作完成情况、肌肉张力情况和对所施加阻力的对抗能力，并给出股四头肌、股二头肌等肌肉的肌力评级（详见第九章第三节主要肌肉的手法检查）。

（四）膝关节肿胀的康复评定

测量方法：膝关节处于伸膝位，以髌骨上下极之间的中点作为髌骨的中点，在此处测量膝关节的髌骨中心围度。膝关节积液越多，该测量数值越大；膝关节内积液相同的情况下，膝关节周围软组织越肿胀，该测量数值也是增大的。

（五）膝关节稳定性的康复评定

膝关节的前、后稳定性的康复评定 Lachman 试验，前抽屉试验（ADT）和后抽屉试验（PDT）；内侧开口感，外侧开口感、外侧副韧带张力检查及辅助进行应力侧搬位 X 线片检查是术前对内、外侧不稳情况进行判断的重要检查，也是术后的重要评估指标。

（六）下肢力线的康复评定

测量下肢力线测定常用的有两种方法：一种是下肢机械力线投影法。就是用皮尺上端从髂前上棘向内 2 横指，下端到内、外踝连线中点向内 1cm 拉一条直线，如果此时髌骨中心点在此线的内侧，则有膝外翻可能，反之有膝内翻可能。另一种是下肢体表测量法，从髂前上棘至第 1、第 2 趾间拉一直线，从该线距髌骨中点的水平距离即可推算出膝内外翻的角度。

（七）膝关节本体感觉评定

本体感觉是包含关节运动觉和位置觉的一种特殊感觉形式，主要包括三个方面的内容：关节位置的静态感知能力、关节运动的感知能力（关节运动或加速度的感知）、反射回应和肌张力调节回路的传出活动能力。前两者反映本体感觉的传入活动能力，后者反映其传出活动的能力。目前有三种测定方法：

1. **关节位置觉** 测量关节被动感知关节所处的某一特定位置和主动重复还原至特定位置的能力。
2. **关节运动觉** 测量关节能感知的被动运动速度的最小阈值。
3. **评价脊髓反射通道** 肌肉收缩和肌张力的调节可对关节起到主动保护作用，这种反映神经肌肉控制传出途径的活动能力，即肌肉的反射性收缩能力常通过不随意干扰条件下肌肉收缩的潜伏期来评定，对可能倾向于关节过度使用损伤导致的不同步的神经肌肉活动模式的评价，提供了一个有价值的参考；力学感受器、前庭、视觉控制联合对神经肌肉控制的功能评价通过下肢平衡和位置的摇摆来测定，目前有较多先进的稳定和平衡测试分析仪器能对关节的本体感觉进行综合测试和分析。

（八）步态分析

下肢骨关节损伤后，极易影响下肢步行功能，应对患者施行步态分析检查。

（九）日常生活活动能力评定

严重的骨关节炎患者常影响其日常生活活动能力，应进行 ADL 评定，以了解患者日常生活活动能力水平。

（十）膝关节骨关节炎常用评定量表

1. 膝关节骨性关节炎严重度指数 见表 17-29。

表 17-29 Lequene 和 Mery 膝关节骨性关节炎严重度指数

	评分
I.疼痛或不适	
A. 在夜间休息时	
无不适	0 分
只在挪动或特定位置	1 分
不挪动	2 分

续表

	评分
B. 起床后晨僵或疼痛持续的时间	
少于1分钟	0分
少于15分钟	1分
15分钟或更多	2分
C. 站立维持30分钟后疼痛加重	1分
D. 行走时疼痛	
无不适感	0分
只在远距离后疼痛	1分
启动后很早就有且坐后疼痛增加	2分
E. 从座位站起时不需要上肢的帮助	1分
II. 最大行走距离	
无限	0分
超过1km，但有限制	1分
大约1km（大约15分钟）	2分
500~900m（大约8~15分钟）	3分
300~500m	4分
100~300m	5分
少于100m	6分
应用单个手杖或单拐	1分
应用双手杖或双拐	2分

III. 日常活动能力（容易0分，有困难1分，不能2分）

您能上一层标准的楼梯吗？	0~2分
您能下一层标准的楼梯吗？	0~2分
您能蹲下来或下跪吗？	0~2分
您能在不平的地上行走吗？	0~2分

得分评价：容易
有困难
不能

膝关节骨性关节炎的临床严重程度的评价

评分	障碍
>14	极其严重
11，12，13	非常严重
8，9，10	严重
5，6，7	中度
1~4	轻度

2. JOA 膝性骨关节炎治疗效果判定标准　见表 17-30。

表 17-30　JOA 膝性骨关节炎治疗效果判定标准

指标	评分（100 分满分）	
	左	右
1. 疼痛，能步行		
（1）可步行 1km 以上，通常无疼痛，活动时偶有疼痛	30	30
（2）可步行 1km 以上，有疼痛	25	25
（3）可步行 500~1000m，有疼痛	20	20
（4）可步行 100~500m，有疼痛	15	15
（5）可室内步行或步行 100m 以下，有疼痛	10	10
（6）不能步行	5	5
（7）不能站立	0	0
2. 疼痛，能上下楼梯		
（1）上下自由、无疼痛	25	25
（2）上下自由，有疼痛，使用扶手、无疼痛	20	20
（3）使用扶手、有疼痛，一步一步、无疼痛	15	15
（4）一步一步、有疼痛，使用扶手、一步一步、无疼痛	10	10
（5）使用扶手、一步一步、有疼痛	5	5
（6）不能	0	0
3. 屈曲角度及强直、高度挛缩		
（1）能达到正常坐姿的活动度	35	35
（2）能达到侧身坐、盘腿坐的活动度	30	30
（3）能屈曲 110° 以上	25	25
（4）能屈曲 75° 以上	20	20
（5）能屈曲 35° 以上	10	10
（6）屈曲 <35°，且强直，高度挛缩	0	0
4. 肿胀		
（1）无水肿、肿胀	10	10
（2）有时需要穿刺	5	5
（3）经常需要穿刺	0	0

第六节　截肢评定

　　截肢（amputation）是指肢体全部或部分的切除，其中经关节平面的截肢称为关节离断。截肢的目的是切除已失去生存能力、危及患者生命安全或已丧失生理功能的肢体，并通过残肢训练和安装假肢，代替和重建已切除肢体的功能。创伤、肿瘤、周围血管疾病和感染是截肢的主要原因。截肢的评定内容包括全身状况的评定、截肢平面与功能丧失百分率的评定、残肢评定等。

一、 截肢后全身状况评定

（一）躯体状况

1. **一般情况** 如患者年龄、性别、截肢部位、原因、截肢平面、截肢时间、伤口愈合情况等，特别是截肢原因。外伤引起的截肢，以年轻人为主，患者全身情况较好；肿瘤、糖尿病等疾病引起的截肢，患者往往全身状况较差，给以后患者假肢安装及训练带来不利影响。

2. **是否存在合并伤** 如电击伤导致截肢者，残肢同时伴有烧伤所致瘢痕增生；如果是前臂截肢患者容易导致臂丛神经损伤；枪弹伤所致髋离断截肢患者伴有内脏器官损伤等。

3. **是否伴有其他系统的疾病** 如心脑血管疾病、糖尿病、神经精神性疾病等。

4. **是否伴有其他肢体功能障碍** 其他肢体的功能障碍也会影响截肢患者以后假肢的装配及训练，如一侧大腿截肢患者，若伴有对侧上臂截肢，由于身体的对称平衡功能被打破，患者无法站立和行走，穿脱假肢也变得困难，另外还容易导致脊柱侧弯；下肢截肢伴对侧肢体偏瘫，上肢截肢伴下肢截瘫等，都会影响假肢的装配和使用。

（二）心理状况

截肢对人体造成重大创伤外，还会对患者的心理造成重大影响，尤其是外伤性截肢，患者毫无心理准备，突然的打击使患者极度痛苦、悲观绝望，甚至无法生活，易造成创伤后应激障碍。不同年龄患者截肢后的心理特点不同。心理评估参阅相关章节。

二、 截肢平面与功能丧失百分率评定

（一）上肢截肢平面与功能丧失的关系

上肢截肢平面与整个人、整个上肢、全手、整个手指的功能丧失关系见表17-31。

表17-31 上肢截肢平面与功能丧失的关系

上肢截肢平面	功能丧失（%）			
	整个手指	全手	整个上肢	整个人
肩离断截肢			100	60
肘离断			100	57
全部 MP		100	90	54
拇指 MP	100	40	36	21.6
示指 MP	100	20	18	10.8
中指 MP	100	20	18	10.8
环指 MP	100	10	9	5.4
小指 MP	100	10	9	5.4
拇指 IP	50	20	18	10.8
示指 PIP	80	16	14.4	8.6
中指 PIP	80	16	14.4	8.6
环指 PIP	80	8	7.2	4.3

上肢截肢平面	功能丧失（%）			
	整个手指	全手	整个上肢	整个人
小指 PIP	80	8	7.2	4.3
示指 DIP	45	9	8.1	4.9
中指 DIP	45	4.5	4	2.4
环指 DIP	45	4.5	4	2.4
小指 DIP	45	4.5	4	2.4

（二）下肢截肢平面与功能丧失的关系

下肢截肢平面与整个人、整个下肢、全足、整个足趾的功能丧失关系见表 17-32。

表 17-32 下肢截肢平面与功能丧失的关系

下肢截肢平面	功能丧失（%）			
	整个足趾	全足	整个下肢	整个人
半侧骨盆切除			100	50
髋关节离断			100	40
大腿截肢（距坐骨结节 7.6cm 以内）			90	40
大腿截肢			90	36
膝离断截肢			90	36
小腿截肢（距股骨内髁切迹 7.6cm 以内）			70	36
小腿截肢		100	70	28
赛姆截肢		75	53	28
肖帕特截肢		50	35	21
利斯弗朗截肢		30	21	14
皮果罗夫截肢		30	21	8
踇趾跖趾关节切除	100	18	13	5
踇趾趾间关节切除	75	14	10	4
第 2~5 趾跖趾关节切除	100	3	2	1
第 2~5 趾 PIP 切除	80	2	1	0
第 2~5 趾 DIP 切除	45	1	1	0

三、 残肢评定

残肢是指残缺肢体或功能不全肢体。残肢的形成原因分先天性、后天性，但无论何种原因造成的残肢，若要安装理想的假肢，首先残肢要具备一定的条件，如合适的残肢长度；关节活动度基本正常；残端愈合良好，并具备一定的负重能力；残端血液循环良好等。残肢评定就是对患者的残肢情况如长度、围长、肌力、关节活动度、形状、皮肤等进行全面、综合检查，为评估患者是否适合安装假肢或哪种类型假肢提供直接依据，预测患者预后。

（一）残肢长度

残肢应有适当的长度，残端应有适度的软组织覆盖，保证有足够的杠杆和良好的肌肉控制力量。残肢太短不但给假肢装配造成困难，而且影响假肢使用的稳定性以及功能的发挥；残肢太长会造成残肢供血不足，尤其是针对缺血性疾病截肢患者。另外，残肢过长也会给假肢安装造成困难，特别是关节离端的患者，由于安装假肢关节需要占用一定空间，残肢太长有可能造成两侧肢体不等长或关节不对称，影响外观。

残肢长度是指残肢起点与残肢末端之间的距离。残肢末端分骨末端与软组织末端，通常所说的残肢末端是指软组织末端。

1. **上臂残肢长度** 上臂残肢长度是指肩峰到上臂残肢末端的距离（图 17-5）。测量方法：肢体放松，沿着残肢的纵轴从肩峰测量到残肢末端之间的距离。评定标准：根据上臂残肢长百分比来评定。

上臂残肢长百分比 = 上臂残肢长度（cm）/上臂全长（cm）× 100%

上臂全长是指肩峰至肱骨外髁的距离。双侧上臂截肢者，上臂全长等于身高乘以 0.19。

①上臂长残肢：上臂残肢长度超过上臂全长的 90%；
②上臂中残肢：上臂残肢长度为上臂全长的 50%~90%；
③上臂短残肢：上臂残肢长度为上臂全长的 30%~50%；
④上臂极短残肢：上臂残肢长度不及上臂全长的 30%。

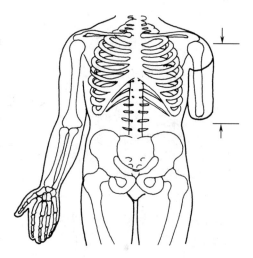

图 17-5　上臂残肢长度

2. **肘离断残肢长度** 肘离断残肢长度是指沿着肩峰测量到残肢末端（相当于肱骨外髁）的距离（图 17-6）。测量方法：同上臂残肢长度的测量。

3. **前臂残肢长度** 前臂残肢长度是指肱骨外髁到前臂残肢末端的距离（图 17-7）。测量方法：在肘关节 90°屈曲、前臂旋转中立位（拇指向上）状态下，从肱骨外髁和鹰嘴处作标记，测量肱骨外髁至残肢末端的距离。评定方法：根据前臂残肢长百分比来评定。

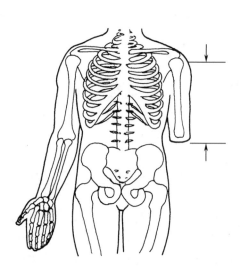

图 17-6　肘离断残肢长度

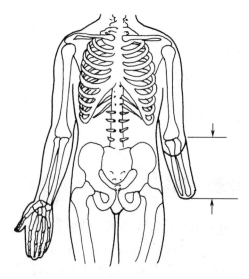

图 17-7　前臂残肢长度

前臂残肢长百分比＝前臂残肢长度（cm）/前臂全长（cm）×100%

前臂全长是指屈肘90°，前臂旋转中立位时肱骨外髁至尺骨茎突的距离。双侧前臂截肢者，前臂全长等于身高乘以0.21。

评定标准：①前臂长残肢：前臂残肢长度大于前臂全长的80%；②前臂中残肢：前臂残肢长度为前臂全长的55%~80%；③前臂短残肢：前臂残肢长度为前臂全长的35%~55%；④前臂极短残肢：前臂残肢长度少于前臂全长的35%。

4. **腕离断残肢长度** 腕离断残肢长度是指肱骨外髁到桡骨茎突或前臂残肢末端的距离（图17-8）。测量方法：同前臂残肢长度测量。

5. **手掌残端长度** 手掌残端长度又称残掌长，是指手掌截除后的残端长度。测量方法：测量尺骨茎突与掌骨残端之间的距离。

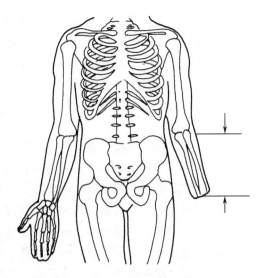

图17-8 腕离断残肢长度

6. **手指残端长度** 手指残端长度又称残指长，是指手指截除后的残端长度，测量方法：测量手指根部至手指残端之间的距离。

7. **大腿残肢长度** 大腿残肢长度是指坐骨结节到大腿残肢末端的长度（图17-9）。测量方法：患者俯卧位或站立位，坐骨结节做标记，测量坐骨结节与残肢末端之间的距离。评定标准：①大腿极短残肢：大腿残肢在坐骨结节平面以下3~5cm；②大腿短残肢：小粗隆以远，近侧1/3经股骨的截肢；③大腿中残肢：大腿中1/3与下1/3之间的截肢；④大腿长残肢：远侧1/3段经股骨的截肢。

8. **膝离断残肢长度** 膝离断残肢长度是指坐骨结节到大腿残肢末端（相当于股骨外上髁）的距离（图17-10）。测量方法：患者俯卧位或站立位，在坐骨结节处做标记，测量坐骨结节至大腿残端之间的距离。

9. **小腿残肢长度** 小腿残肢长度是指髌韧带中间点（MPT）到小腿残肢末端的距离（图17-11）。测量方法：患者端坐位，评定要点：①确定髌韧带中间点（MPT），即髌骨下端和胫骨粗隆上

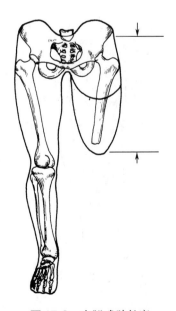

图17-9 大腿残肢长度

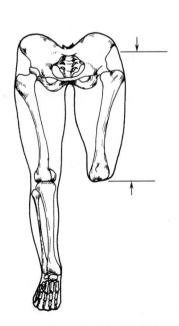

图17-10 膝离断残肢长度

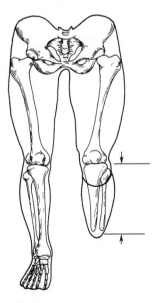

图17-11 小腿残肢长度

缘之间的中间点；②用专用卡尺测量 MPT 到残肢末端之间的距离，即为小腿残肢长度。评定标准：①小腿长残肢：将小腿划分为三等份，在小腿下 1/3 范围内的截肢，为小腿长残肢；②小腿中残肢：将小腿划分为三等份，在小腿中 1/3 范围内的截肢，为小腿中残肢；③小腿短残肢：将小腿划分为三等份，在小腿上 1/3 范围内的截肢，为小腿短残肢。

10. **赛姆截肢残肢长度**　赛姆截肢残肢长度指髌韧带中间点到踝离断末端的距离（图 17-12）。测量方法：同小腿残肢长度的测量。

11. **跗骨残端长度**　跗骨残端长度是指跗骨截除后的残端长度（图 17-13）。测量方法：测量脚后跟与跗骨残端之间的距离。

12. **跖骨残端长度**　跖骨残端长度是指跖骨截除后的残端长度（图 17-14）。测量方法：测量脚后跟与跖骨残端之间的距离。

13. **足趾残端长度**　足趾残端长度是指足趾截除后的残端长度。测量方法：测量足趾根部与足趾残端之间的距离。

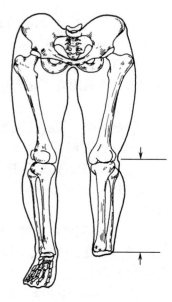

图 17-12　赛姆截肢残肢长度

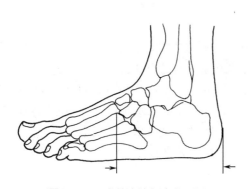

图 17-13　跗骨残端长度的测量

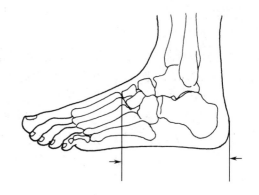

图 17-14　跖骨残端长度的测量

（二）残肢围长

1. **定义**　残肢围长是指残肢的周径或周长。

2. **测量方法**

（1）上臂截肢围长：以腋下为起点，每隔 2~3cm 测量到残肢末端的围长。

（2）肘离断截肢围长：同上臂围长的测量。

（3）前臂截肢围长：以肘屈曲皱纹处为起点，每隔 2~3cm 测量到残肢末端的围长。

（4）腕离断截肢围长：同前臂围长的测量。

（5）髋离断截肢围长：测量髂峰以及骨盆水平位置的围长。

（6）大腿截肢围长：以坐骨结节处为起点，每隔 2~3cm 测量到残肢末端的围长（图 17-15）。

（7）膝离断围长：同大腿截肢围长的测量。

（8）小腿截肢围长：以髌韧带中间点（MPT）为起点，每隔 2~3cm 测量到残肢末端的围长（图 17-16）。

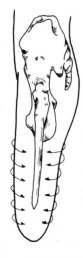

图 17-15　大腿截肢围长的测量

（9）赛姆截肢围长：同小腿截肢围长的测量。

3. 注意事项

（1）根据残肢软组织软硬度确定皮尺松紧。一般情况皮尺不要拉太紧或太松，以皮肤没有起皱褶为准。

（2）皮尺在肢体前、后、内、外保持水平，不能有的位置高，有的位置低。

（3）注意晨起后围长的变化，一般早上起床后残肢围长会稍微变粗。

（4）观察残肢有无水肿，如果有水肿测量后的尺寸偏大。

（5）测量后的尺寸注意和健侧作对比。

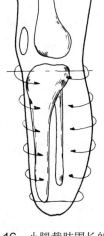

图 17-16　小腿截肢围长的测量

（三）残肢肌力

1. 定义　残肢肌力是指残肢肌肉的最大主动收缩力。进行残肢评定时，应对各关节主要肌群肌力进行检查，如髋关节的伸肌、屈肌、外展肌，膝关节的伸肌（股四头肌），肘关节的屈肌（肱二头肌），前臂伸腕肌等。

2. 测定方法　参阅本教材第九章第三节主要肌肉的手法检查。

（四）残肢关节活动度

1. 定义　残肢关节活动度又称残肢关节活动范围，是指残肢关节从起点到终点的运动弧。对上肢截肢者主要评定肩关节有无正常的活动度；对下肢截肢者主要评定髋关节屈伸、内收外展、内外旋，以及膝关节的屈伸运动。

2. 测量方法　参阅本教材第十章第二节主要关节活动度评定方法。

（五）残肢外形与畸形

1. 残肢外形　残肢外形有多种，如圆柱形、圆锥形、沙漏状、折角状、鳞茎状等。为适应现代全面接触、全面承重或全面接触式接受腔的安装，理想的残肢外形是圆柱形或圆锥形，而不是其他形状。

2. 残肢畸形　正常残肢无畸形。若截肢后残肢摆放不当或长时间缺少运动，则有可能导致关节挛缩或畸形。大腿截肢易出现髋关节屈曲外展畸形、小腿截肢易出现膝关节屈曲畸形。

（六）皮肤情况

1. 有无病理性瘢痕　正常时无。若有病理性瘢痕或大面积瘢痕存在，应检查瘢痕的部位、大小、厚度、成熟度，愈合还是未愈合等。

2. 有无皮肤粘连　正常时无。若有粘连存在，应检查皮肤粘连的范围、程度及对关节活动的影响。

3. 有无皮肤内陷　正常时无。若有皮肤内陷存在，应检查其内陷深度。

4. 有无开放性损伤　若有开放性损伤存在，应检查其大小、形状、渗出物等。

5. 有无植皮　若有植皮，注意植皮的部位、类型、愈合程度。

6. 有无皮肤病　正常时无。若有皮肤病存在，应先治疗皮肤病。

7. 有无神经瘤或神经敏感　正常时无。若有神经过敏或神经瘤应先进行脱敏治疗或手术治疗。

（七）残肢感觉

1. 残肢感觉减弱　感觉减弱甚至缺失，通常发生于合并神经损伤时。评定参见本教材第七章第二节感觉功能评定。

2. 残肢感觉过敏 多见于部分足切除患者的残端。评定参见本教材第七章第二节感觉功能评定。

3. 残肢痛

（1）定义：截肢患者在术后一段时间残留肢体存在的疼痛。引起残肢瘤的最常见原因是神经瘤。

（2）评定方法与标准：参阅第二十二章第二节疼痛评定。

4. 幻肢痛

（1）定义：截肢患者在术后一段时间对已经切除的肢体存在着一种虚幻的疼痛感觉，即幻肢痛。疼痛多为持续性的，以夜间为多见，其特点和程度不一，少有剧烈疼痛。

（2）评定方法与标准：参阅第二十二章第二节疼痛评定。

（八）残端

1. 残端骨性结构是否圆润和是否覆盖一定厚度的软组织，是决定残端是否负重的重要标准。

2. 残肢末端伤口愈合是否符合承重条件。

3. 残肢的屈肌和伸肌是否在残端处缝合或固定在残肢末端，是决定残肢的屈伸力量。

4. 残端是否可以承受一定的压力。

四、 假肢零部件选配的评定

假肢在装配过程中除了考虑残肢条件、假肢的装配价格、假肢的功能等外，还要考虑安装假肢者的年龄、运动等级或运动量及患者的体重。在为患者制定假肢安装处方时，应综合考虑以上因素，为患者选择与之相匹配假肢部件和假肢接受腔。合适的假肢零部件和假肢接受腔不仅可以提供适合患者自身情况的功能假肢，而且适合的假肢还可以弥补患者因为截肢而导致的身体不平衡。

（一）年龄与假肢零部件的选配

1. 儿童截肢

（1）上肢零部件：选择功能较为简单、灵活（便于儿童穿戴操作和控制）的零部件，但要考虑到假肢的重力应该与截去肢体的重量基本相同，以免左右身体重量失衡，导致脊柱变形或脊柱侧弯。

（2）下肢零部件：患儿生长发育较快，选择具有调节高度的零部件，由于下肢假肢的主要功能是支撑和步行，所以零部件的重量可尽可能的轻便；假肢接受腔：便于儿童穿戴，临床上多选择插入式假肢接受腔为主（假肢接受腔可配置腰带或肩带）。

2. 青中年人截肢

（1）上肢零部件：便于患者最大限度恢复功能或工作能力，选择肌电假肢或机械假肢为主（另外还可以为患者结构性假肢或美容假肢，在工作之余穿戴）。

（2）下肢零部件：青中年患者对假肢的控制能力强，使用频繁，对假肢功能要求高，所以选择假肢零部件要考虑假肢的灵活性、耐磨性及安全性等；假肢接受腔：上肢假肢接受腔主要是插入式，但接受腔的松紧要合适，便于肌电信号的采集和残肢的收纳；下肢主要根据残肢的条件选择四边形或坐骨包容（坐骨支包容式）负压吸着式接受腔。

3. 老年人截肢

（1）上肢零部件：老年人对假肢要求轻便、功能简单，所以选择结构性假肢或美容假肢。

（2）下肢零部件：老年人对假肢的要求是稳定支撑和散步，所以零部件选择轻便、能够提供足够的稳定性等（假肢膝关节多选择手控锁膝关节）；假肢接受腔：需要穿戴方便，所以多选择带有腰带或肩吊带插入式接受腔。

（二）运动等级与假肢零部件的选配

1. 低运动等级　选择机械类型（或手控锁）、气压类型假肢膝关节，假脚多选择静踝脚。

2. 中等运动等级　选择液压类型、带智能控制装置的假肢膝关节，假脚多选择动踝脚。

3. 高运动等级　选择液压类型或带智能控制装置运动版的假肢膝关节，假脚多选择碳纤维脚或特殊定制脚板。如果是残疾运动员，需根据运动员的具体需求对假肢膝关节和假脚进行改装，以便于在运动中发挥最大功能。

（三）体重与假肢零部件的选配

目前市面上提供假假肢零部件的商家比较繁多，产品的适用范围也不尽相同，但都注明了自己每个种类和款式的零部件装配范围，所以在为患者装配假肢前，先根据患者的身高体重选择合适的假肢零部件。

小结

常见骨关节疾病评定是康复评定学的重要内容，手外伤、颈椎病、肩周炎、腰椎间盘突出症、膝关节炎和截肢是其主要疾病，不仅要了解其临床表现，还需掌握其评定方法，特别是临床应用。

思考题

1. 腰椎间盘突出症的评定内容和方法有哪些？
2. 手外伤的评定内容和方法有哪些？
3. 肩周炎的评定内容和方法有哪些？
4. 颈椎病的评定内容和方法有哪些？
5. 膝关节疾病的评定内容和方法有哪些？
6. 截肢的评定内容和方法有哪些？

（李雪萍　吴　文）

第十八章
常见神经疾病评定

第一节 偏 瘫 评 定

人类一切有目的性的运动都是受意志支配的，是由大脑皮质通过传导系统（包括上运动神经元及其锥体束，下运动神经元及其周围神经），支配肌肉收缩运动来完成的。从大脑运动皮质的锥体细胞至肌肉任何部位的病变或损伤均可造成瘫痪。肌肉本身病变引起的瘫痪称为肌源性瘫痪；神经和肌肉接头部位病变引起的瘫痪称为神经肌接头性瘫痪；下运动神经元及其发出的周围神经病变引起的瘫痪称为下运动神经元性（周围性）瘫痪；上运动神经元及其锥体束病变引起的瘫痪称为上运动神经元性（中枢性）瘫痪。

一、概述

周围性瘫痪（peripheral paralysis）又称迟缓性瘫痪或软瘫，表现为肌张力减低，腱反射减低或消失，无病理反射，肌萎缩出现早而且明显。其瘫痪的恢复过程是肌力不断改善的量变过程。随着肌力的增强，其功能活动也随之改善。

中枢性瘫痪又称痉挛性瘫痪或硬瘫，表现为脊髓休克期过后出现肌张力增高和痉挛，腱反射亢进和病理反射，肌群间协调异常，出现联合反应、共同运动和异常运动模式等，长时间后可出现失用性肌萎缩。中枢性瘫痪因病灶部位不同（大脑运动皮质、皮质下白质、内囊、脑干和脊髓）可表现为偏瘫、单肢瘫、双下肢瘫和四肢瘫等，偏瘫是最常见的瘫痪形式。上运动神经元损伤导致正常姿势反射机制的紊乱，痉挛取代了正常的姿势张力，过度的联合收缩取代了正常的交互神经支配，为数不多的静态的、固定的、异常姿势模式取代了正常的体位反射、平衡反应和其他保护性反应的协调活动等。这些表现是上运动神经元损伤使低位运动中枢失去其高位中枢的调节，使被抑制的、原始的低位中枢的各种反射释放或正常反射被破坏引起的。与下运动神经元损伤所致瘫痪的恢复过程不同，中枢性瘫痪恢复过程是一种肌张力和运动模式不断衍变的质变过程。单纯肌力的改善并不一定伴有相应的功能活动改善。

联合反应（associated reaction）是指当身体某一部位进行抗阻力运动或主动用力时，诱发患侧肌群不自主的肌张力增高或出现运动反应。主动用力的部位可以在健侧或患侧，患侧被影响的肌群可以处于放松或收缩状态。联合反应是伴随患侧肌群肌张力的出现而出现的，并且痉挛的程度越高，联合反应就越强，越持久，随着痉挛的减弱，联合反应逐渐减弱，但只要痉挛存在，联合反应就不会消失；而在软瘫期（Brunnstrom Ⅰ级）不存在联合反应。诱发患侧不同部位的肌肉出现联合反应所需的刺激强度是不同的，作为诱发刺激的肌肉和出现联合反应的肌肉在脑内的功能支配区距离越近，所需的诱发刺激强度越小。如右上肢运动时，引起其他部位由易到难出现联合反应的顺序为口面部、左侧上肢、右侧下肢和左侧下肢。

诱发联合反应的原因除肌肉的用力收缩外，常见的还有精神紧张、明显的疲劳、不适或费力的姿势、打哈欠、咳嗽或喷嚏以及疼痛不适等。联合反应不是严格生理意义上的运动，而是肌肉张力改变引起的一种不随意的姿势反应。在作为诱发刺激的肌肉用力收缩去除后，其不能马上消失。

联合反应基本上按照一种固定的模式出现。例如在健侧上肢屈肘位对抗阻力用力伸展时，患侧上肢固定地表现为胸大肌的收缩；又如健腿用力内旋时，患腿也内旋。在健侧屈肌强烈收缩时引起患侧屈肌共同运动模式；反之，在健侧伸肌强烈收缩时引起患侧伸肌共同运动模式。换句话说，虽然患侧的反应与健侧运动十分相似，但并非严格的相同。这是因为联合反应是较为原始的运动模式。联合反应在上肢几乎是左右对称的。在下肢内、外旋时上肢一样是对称的，但在屈曲时大多是相反的（屈曲—伸展，伸展—屈曲，这称为相反性联合反应），下肢内、外旋时的联合反应称为 Raimiste 反应。此外，在同侧上下肢之间也有联合反应，称为同侧性联合反应（表 18-1）。偏瘫患者的许多异常反应、姿势和现象与联合反应有关，联合反应的不利影响很多，例如联合反应强化偏瘫患者的异常姿态，在美观上和心理上均不易为患者所接受；联合反应强化异常痉挛模式、加重痉挛，使得各种功能活动更加困难；联合反应妨碍患肢的平衡反应，使患者不能维持平衡，妨碍运动的恢复。由于联合反应有种种不良影响，故在进行治疗和指导患者活动时，应时刻注意控制其诱因，尽量避免其不利作用。

表 18-1 联合反应

| 1. 对侧性联合反应（contralateral associated reaction）
　（1）上肢（对侧性）
　　　健肢屈曲→患肢屈曲
　　　健肢伸展→患肢伸展
　（2）下肢（对侧性，Raimiste 反应）
　　　健肢内收（内旋）→患肢内收（内旋）
　　　健肢外展（外旋）→患肢外展（外旋） | （3）下肢（相反性屈曲与伸展）
　　　健肢屈曲→患肢伸展
　　　健肢伸展→患肢屈曲
2. 同侧性联合反应（homolateral associated reaction）
　　上肢屈曲→下肢屈曲
　　下肢伸展→上肢伸展 |

注：同侧性联合反应的类型大多数是同侧屈伸同型，也有少数例外；相反性屈曲与伸展也有一些例外

共同运动（synergy movement）是指偏瘫患者期望完成某项患肢活动时引发的一种随意活动。但其运动的模式是定型的，在同一时间点、以同样的努力试图进行某项活动时，参与活动的肌肉及肌肉反应的强度都是相同的、不能选择的。也就是说，从由意志诱发这一点来看，其是随意的，但从运动模式不能随意改变这一点来看，其又是不随意的。因此，共同运动可称为"半随意运动"。例如，在同一时间点，偏瘫患者欲抬上臂或欲用手触摸嘴时，均会出现屈肌共同运动模式（肩胛骨上提、后缩，肩关节外展、外旋，肘关节屈曲，前臂旋后，腕关节屈曲，拇指屈曲内收，指关节屈曲）中相同的某一关节运动或几个关节运动的组合。

共同运动是脊髓水平的原始粗大运动，是脊髓中支配屈肌的神经元和支配伸肌的神经元之间的交互抑制（reciprocal inhibition）关系失衡的表现。

正常的选择性肌肉活动是受本体感受性反馈调节的运动皮层控制的运动。婴儿出生时，机体处在中枢神经系统中较低级中枢的控制下，因此，婴儿的活动与正常成人不同，有许多多余的动作。但是，这种低级中枢的控制是不随意性反射活动和姿势的基础。原始的姿势反射主要包括肌张力及其在各肌群分布的变化，肌张力及其分布的改变影响着姿势和运动。机体能够通过姿势反射自动地、机械地对姿势改变作出反应。由于低级中枢的成熟和整合促进了较高级中枢的发展。而高级中枢对运动的控制主要是抑制性调节。因此，在中枢神经系统高级中枢的控制下，粗大运动被整合成为有目的的定向运动。婴儿发育到成人阶段，其原始的姿势反射经过高级中枢的调整已发生了变化。但是，当中枢神经系统损伤后，这些原始的姿势反射会以更加夸张的形式重现。由于较高级中枢受损，低级运动中枢失去了高级中枢的抑制作用，使受其控制的反射释放出来，引起行为活动的异常，多表现为肌张力增高，甚至痉挛，在进行任何活动时都不能选择性地控制所需的肌群，而是以一种固定的模式（即共

同运动模式）来运动。偏瘫患者的共同运动模式包括屈肌共同运动模式和伸肌共同运动模式，且这两种共同运动模式在上、下肢均可发生，其表现列于表18-2。

表18-2 共同运动

		屈肌共同运动		伸肌共同运动				屈肌共同运动		伸肌共同运动		
上肢	肩胛骨	上提	后缩	下降	前伸	下肢	骨盆	上提	后缩			
	肩关节	外展	外旋（内旋）	内旋	内收		髋关节	外展	外旋	伸展	内旋	内收
	肘关节	屈曲		伸展			膝关节	屈曲		伸展		
	前臂	旋后（旋前）		旋前			踝关节	背屈	外旋	跖屈	内翻	
	腕关节	屈曲		稍伸展			趾关节	伸展		跖屈	内收	
	指关节	屈曲	内收	屈曲	内收							
	拇指	屈曲	内收	屈曲	内收							

注：上肢共同运动在举起手臂或用手触摸口角时最易见到。下肢共同运动在站立和行走时最易见到。由于肌张力过高，在上肢屈肌共同运动时，常伴有肩关节内旋、前臂旋前；上肢伸肌共同运动时，腕关节也可呈屈曲状；下肢屈肌共同运动时，足趾可屈曲、踇趾伸展

痉挛是上运动神经元损伤的特征之一，脑卒中偏瘫患者的患侧诸肌均有不同程度的痉挛，因此患者的姿势和运动都是僵硬而典型的，上肢表现为典型的屈肌模式（或称屈肌优势），下肢表现为典型的伸肌模式（或称伸肌优势）。但下肢长期处于屈曲位的患者可表现为屈肌模式。典型的痉挛模式（spasticity pattern）见表18-3、图18-1。充分了解偏瘫患者的痉挛模式对于这些患者的评价和治疗是非常重要的。

表18-3 典型的痉挛模式

部位	表现
头部	头部旋转，向患侧屈曲使面朝健侧
上肢	肩胛骨后缩，肩带下降；肩关节内收、内旋；肘关节屈曲伴前臂旋后（某些病例前臂旋前）；腕关节屈曲并向尺侧偏斜；手指屈曲、内收，拇指屈曲内收
躯干	向患侧侧屈并旋后
下肢	患侧骨盆旋后、上提，髋关节伸展、内收、内旋，膝关节伸展，足跖屈、内翻
足趾	屈曲、内收（偶有踇趾伸展，表现出明显的Babinski征者）

注：上肢表现的是典型的屈肌模式；下肢表现的是典型的伸肌模式

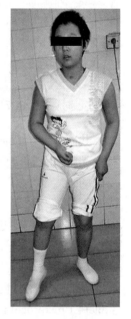

图18-1 典型的痉挛模式

二、 偏瘫评定方法

下运动神经元损伤所致瘫痪的恢复过程是肌力不断改善的量变过程。随着肌力的增强，其功能活动也随之改善，故其评价可采用肌力评价法。与下运动神经元损伤所致瘫痪的恢复过程不同，上运动神经元损伤使低位运动中枢失去其高位中枢的调节，使被抑制的、原始的低位中枢的各种反射释放，表现为肌张力增高，肌群间协调异常，出现联合反应、共同运动和异常运动模式等，其恢复过程是一种肌张力和运动模式不断衍变的质变过程。单纯肌力的改善并不一定伴有相应的功能活动改善，故其

评价不宜采用肌力评价法，而推荐采用 Brunnstrom 评价法、Bobath 评价法、MAS、上田敏法及 Fugl-Meyer 评价法等，目前最常用的是 Fugl-Meyer 评价法，而 Bobath 评价法由于较繁琐、不能定量，临床上已很少应用。

（一）Brunnstrom 偏瘫六阶段分级法

Brunnstrom 对大量的偏瘫患者进行了观察，注意到偏瘫的恢复几乎是一个定型的连续过程，提出了著名的恢复六阶段理论。阶段 I：患侧肌肉呈弛缓状态，肌张力消失；阶段 II：出现肌张力、痉挛和联合反应，患者试图主动活动时出现不伴有关节活动的微弱肌收缩；阶段 III：患者可随意引起不同程度的共同运动或其组成成分，痉挛明显，达到病程中的极值；阶段 IV：共同运动模式开始被打破，出现脱离共同运动模式的分离运动，痉挛减轻；阶段 V：分离运动进一步改善，可以完成较难的功能活动，痉挛明显减轻；阶段 VI：共同运动模式完全消失，痉挛基本消失或轻微可见，协调运动、运动速度大致正常。并以此理论为基础设计了 Brunnstrom 六级评价法（表 18-4，表 18-5，表 18-6，表 18-7）。其具体评价要求可参考上田敏偏瘫功能评价法。Brunnstrom 六级评价法简便易行，在一般临床检查中应用最多，但分级较粗，欠敏感，在科研中较少使用。

Brunnstrom 六级评价法中，除 I 级外，其余五级均包括多个运动成分，一般前一个成分或运动较后一个成分或运动容易。

1. 上肢的检查（坐位）

（1）被动的运动感觉

1）肩关节（前屈 45°、90°，外展 45°、90°，伸展位）。

2）肘关节（屈曲 45°、90°，伸展位）。

3）前臂（旋前、旋后、中间位）。

4）腕关节（背屈、掌屈、中间位）。

（2）速度的检查：对 IV、V、VI 级者进行（5 秒钟能作几次？），将手从大腿放到额部，将手从大腿放到对侧膝部。

表 18-4　Brunnstrom 评价法（上肢的检查）

I 级	无随意运动（软瘫期）	IV 级	脱离了基本共同运动的运动（痉挛稍减轻）
II 级	开始出现共同运动或其成分（出现痉挛） （1）屈肌共同运动；（2）伸肌共同运动		将手放于腰后部 上肢水平前屈（取肘伸展位，肩前屈 90°） 前臂旋前（屈肘 90°），旋后（屈肘 90°）
III 级	可随意引起共同运动或其成分 * （1）屈肌共同运动　肩胛带—上提、后缩 　　　　　　　　　肩关节—后缩、外展、外旋 　　　　　　　　　肘关节—屈曲 　　　　　　　　　前　臂—旋后	V 级	从基本共同运动到独立运动（痉挛减轻） 上肢水平外展（取肘伸展位，肩外展 90°） 上肢过头顶上举（取肘伸展位，肩前屈 180°） 肘伸展位旋前，肘伸展位旋后
	（2）伸肌共同运动　肩关节—胸大肌（前屈、内 　　　　　　　　　　　　　收、内旋） 　　　　　　　　　肘关节—伸展 　　　　　　　　　前　臂—旋前	VI 级	协调运动大致正常（轻微痉挛） 5 秒钟能作几次？ 双臂水平外展 双臂过头顶上举 肘伸展位旋前 肘伸展位旋后

注：* 屈肌共同运动时，肩关节外旋，水平外展。伸肌共同运动时，肩胛骨前屈，肩关节轻度前屈位内收、内旋

表 18-5　Brunnstrom 评价法（下肢的检查）

Ⅰ级　无随意运动（软瘫期）	Ⅳ级　脱离了基本共同运动的运动（痉挛稍减轻）
Ⅱ级　开始出现共同运动或其成分（出现痉挛） （1）屈肌共同运动；（2）伸肌共同运动	取坐位，膝关节屈曲 90° 以上向后滑动 取坐位，只踝关节背屈 取坐位，膝关节屈曲、伸展（微动） 取立位，膝关节屈曲、伸展（微动）
Ⅲ级　可随意引起共同运动或其成分 * 　（1）屈肌共同运动　髋关节—前屈、外展、外旋 　　　　　　　　　　　膝关节—屈曲 　　　　　　　　　　　踝关节—背屈、内翻 　（2）伸肌共同运动　髋关节—后伸、内收、内旋 　　　　　　　　　　　膝关节—伸展 　　　　　　　　　　　踝关节—跖屈、内翻 　（3）取坐位，髋、膝关节屈曲，踝关节背屈 　（4）取立位，髋、膝关节屈曲，踝关节背屈	Ⅴ级　从基本共同运动到独立运动（痉挛减轻） 取立位，伸髋、屈膝 取立位，只踝关节背屈
	Ⅵ级　协调运动大致正常 取立位，伸膝状态下髋关节外展 取坐位，内、外侧腘绳肌交替收缩

注：* 屈肌共同运动时，髋关节外旋，外展。伸肌共同运动时，膝伸展，髋内收，踝内翻

表 18-6　步态分析

	支撑期	摆动期
踝关节	脚掌同时着地 脚尖先着地 内翻（支撑早期） 内翻（全支撑期） 患肢先行 大致正常的跟趾步态	垂足 内翻 背屈过度 足跟扭动 外翻
膝关节	膝弯曲 伸展过度（轻度） 伸展过度（中度） 伸展过度（重度） 轻度屈曲位时稳定 大致正常	明显的膝强直步态 中度的膝强直 膝屈曲大致正常 膝屈曲过度
髋关节	Trendelenburg 征（臀肌麻痹引起的摇摆步态） 躯干前屈 稳定，大致正常	环行步态 骨盆上提 髋关节固定时骨盆倾斜步态 髋关节中等度固定 髋关节活动大致正常 髋屈曲过度 外旋步态

　　矫形器_____，手杖_____，平行杠内_____，需要辅助_____，稍加辅助_____，不要辅助_____，步幅一致_____，步幅不一致_____，需要腕吊带_____，不要_____，上肢迟缓位_____，肘屈曲位_____，上肢摆动大致正常_____。

表 18-7 修订的 Brunnstrom 偏瘫运动功能评价

	上肢	手	下肢
Ⅰ级	弛缓，无任何运动	弛缓，无任何运动	弛缓，无任何运动
Ⅱ级	出现痉挛 出现联合反应，不引起关节运动的随意肌收缩	出现轻微屈指动作	出现痉挛 出现联合反应，不引起关节运动的随意肌收缩
Ⅲ级	痉挛加剧，可随意引起共同运动或其成分	能全指屈曲，钩状抓握，但不能伸展，有时可由反射引起伸展	痉挛加剧 1. 随意引起共同运动或其成分 2. 坐位和立位时髋、膝可屈曲
Ⅳ级	痉挛开始减弱，出现一些脱离共同运动模式的运动 1. 手能置于腰后 2. 上肢前屈90°（肘伸展） 3. 肩0°，屈肘90°前臂能旋前、旋后	能侧方抓握及拇指带动松开，手指能半随意、小范围伸展	痉挛开始减弱，开始脱离共同运动出现分离运动 1. 坐位，足跟触地，踝能背屈 2. 坐位，足可向后滑动，使其背屈大于0°
Ⅴ级	痉挛减弱，共同运动进一步减弱，分离运动增强 1. 上肢外展90°（肘伸展，前臂旋前） 2. 上肢前平举并上举过头（肘伸展） 3. 肘呈伸展位，前臂能旋前、旋后	用手掌抓握，能握圆柱状及球形物，但不熟练 能随意全指伸开，但范围大小不等	痉挛减弱，共同运动进一步减弱，分离运动增强 1. 立位，髋伸展位能屈膝 2. 立位，膝伸直，足稍向前踏出，踝能背屈
Ⅵ级	痉挛基本消失，协调运动大致正常 Ⅴ级动作的运动速度达健侧2/3以上	能进行各种抓握 全范围的伸指 可进行单指活动，但比健侧稍差	协调运动大致正常。下述运动速度达健侧2/3以上 1. 立位，伸膝位髋外展 2. 坐位，髋交替地内、外旋，并伴有踝内、外翻

2. 腕与手指的检查

（1）手指的被动运动感觉：手指（拇指、示指、中指、环指、小指）。

（2）认知指尖：指尖（拇指、示指、中指、环指、小指）。

（3）腕关节：握东西时固定腕关节（肘伸展位）

　　　　　　　　　　　　　　　　　（肘屈曲位）

　　　握手状态下腕关节屈曲、伸展（肘伸展位）

　　　　　　　　　　　　　　　　　（肘屈曲位）

　　　腕关节的环行运动

（4）手指：无随意运动

　　　全指同时握，全指同时伸展

　　　钩状握（悬挂1kg的沙袋）

　　　横捏（卡片）

　　　对捏（铅笔头上的橡皮）

　　　握筒（水杯）

　　　握球（网球）

　　　接球　投球

　　　拇指单独运动 - 垂直运动

　　　　　　　　　　　水平运动

　　　（把手的尺侧缘放在膝上）

每个手指的单独运动

用双手把衬衣的纽扣—扣上

              —解开

只用患手把衬衣的纽扣—扣上

              —解开

其他精巧动作

握力—健侧（kg）

    —患侧（kg）

3. 躯干与下肢检查

被动运动感觉

（1）髋关节（前屈45°、90°，伸展位）。

（2）膝关节（屈曲45°、90°，伸展位）。

（3）踝关节（背屈、跖屈、中间位）。

（4）踇趾（屈曲、伸展、中间位）。

坐椅子—躯干平衡（不靠背）

        脚掌的感觉（回答数）   正   误

立位：立位平衡 需要完全扶持

          不要扶持

单脚站立平衡：健侧（秒）

           患侧（秒）

（二）上田敏评定法

上田敏认为 Brunnstrom 评价法正确地把握了脑卒中偏瘫的恢复过程，判定标准基本明确，但是分级太粗，应将其细分以便增加敏感性。为此，上田敏以 Brunnstrom 评价法为基础设计了十二级评价法 Brunnstrom Ⅰ、Ⅱ、Ⅲ、Ⅳ、Ⅴ、Ⅵ级分别相当于上田敏十二级评价法的 0、（1、2）、（3、4、5、6）、（7、8）、（9、10、11）、12级，因此上田敏十二级评价法和 Brunnstrom 评价法没有本质上的差别，参见表18-8，表18-9，表18-10，表18-11，表18-12，表18-13。

表18-8 偏瘫功能评价表——上肢（上田敏）

检查序号	姿势	检查种类	开始肢位及检查动作		判定	检查日（日/月）				
						1/	2/	3/	4/	5/
1	仰卧位	伸肌型	联合反应（胸大肌）	开始肢位：患肢的指尖放于近耳处（屈肌共同运动型）检查动作：使健肢从屈肘位伸展以对抗徒手阻力，此时，可触知患侧胸大肌是否收缩		联合反应	不充分（无）				
							充分（有）				
2	仰卧位	伸肌型	随意收缩（胸大肌）	开始肢位：同1检查动作：令"将患侧手伸到对侧腰部"，可触知胸大肌收缩		（触知胸大肌）随意收缩	不充分（无）				
							充分（有）				

续表

检查序号	姿势	检查种类	开始肢位及检查动作		判定			检查日（日/月）				
								1/	2/	3/	4/	5/
3	仰卧位	伸肌型 共同运动（随意运动）	开始肢位：同1 检查动作：用与2相同的动作，观察手指尖移动到的部分（伸肌共同运动）		随意运动	不可能						
						可能	不充分	耳～乳头				
								乳头～脐				
							充分	脐以下				
								完全伸展				
4	坐位	屈肌型 共同运动（随意运动）	开始肢位：将手指放于健侧腰部（使肘尽量伸展，前臂旋前-伸肌共同运动型） 检查动作：令"将患侧手拿到耳边"，观察指尖到达的部位		随意运动	不可能						
						可能	不充分	0～脐				
								脐～乳头				
							充分	乳头以上				
								平耳高				
5	坐位	取坐位手放于背后	将手转于背后 观察手是否达到背部脊柱正中线附近5cm以内 要用1动作进行，躯干无大的移动		不可能							
					不充分	达到体侧						
						过体侧但不充分						
					充分	距脊柱5cm以内						
6	坐位	上肢上提到前方水平位	上肢向前方水平上举90°（注意屈肘不超过20°以上，肩关节的水平内收、外展保持在±10°以内）		不可能							
					不充分	5°～25°						
						30°～55°						
					充分	60°～85°						
						90°						
7	坐位	屈肘位前臂旋前	屈肘前臂旋前（手掌要向下）。将肘紧靠体侧不要离开（靠不上者不合格） 肘屈曲保持在90°±10°范围内		肘不靠体侧							
					不充分	靠体侧但前臂旋后						
						前臂可保持中间位						
						可旋前5°～45°						
					充分	旋前50°～85°						
						旋前90°						
8	坐位	伸肘位上肢水平展开	伸肘位，将上肢向侧方水平外展，注意勿使上肢从横位向前方超出20°以上，屈肘不超出20°以上		不可能							
					不充分	5°～25°						
						30°～55°						
					充分	60°～85°						
						90°						
9	坐位	上肢从前方上举	双手上举，使肘弯曲不超过20°以上，尽量从前方上举，使上肢向侧方外展不超过30°以上		不充分	0°～85°						
						90°～125°						
					充分	130°～155°						
						160°～175°						
						180°						

续表

检查序号	姿势	检查种类	开始肢位及检查动作	判定		检查日（日/月）				
						1/	2/	3/	4/	5/
10	坐位	伸肘位旋后	肘取伸展位前伸，前臂旋后（手掌向上）肘弯曲不超过20°以上，使肩关节向前方上提60°以上	不充分	不能向前方上提					
					能上提但前臂旋前					
					能取中立位					
					旋后50°~45°					
				充分	旋后50°~85°					
					旋后90°					
11	坐位	速度检查① 将手从肩举过头顶	指尖靠肩上举，尽量快做，测量反复10次所需时间上举时，屈时不超过20°，肩关节要上提130°以上，并要先测量健侧判定：患侧所需时间为健侧1.5倍以下为充分	所需时间	健侧	秒	秒	秒	秒	秒
					患侧	秒	秒	秒	秒	秒
				不充分	健侧2倍以上					
					健侧1.5~2倍					
				充分	健侧的1.5倍以下					
上肢预备检查——检查第11项不能施行时用此法检查										
预备检查	坐位	速度检查② 上肢侧方水平上举	取肘伸展位将上肢向侧方水平外展，尽量快做，测量反复10次所需时间，勿使上肢从侧位向前方偏出20°以上，肘弯曲不超过20°以上。要侧举60°以上判定：患侧所需时间为健侧1.5倍以下为充分	所需时间	健侧	秒	秒	秒	秒	秒
					患侧	秒	秒	秒	秒	秒
				不充分	健侧2倍以上					
					健侧1.5~2倍					
				充分	健侧的1.5倍以下					

表 18-9　偏瘫功能评价表——下肢（上田敏）

检查序号	姿势	检查种类	开始肢位及检查动作	判定			检查日（日/月）				
							1/	2/	3/	4/	5/
1	仰卧位	Raimiste联合反应（内收）	将健侧下肢稍外展，对抗徒手阻力同时使下肢靠拢。观察患侧下肢有无内收动作或内收肌群的收缩	诱发髋内收（联合反应）		不充分（无）					
						充分（有）					
2	仰卧位	随意收缩	使患侧下肢随意靠拢（内收），触知内收肌群的收缩	随意收缩（触知髋内收肌群）		不充分（无）					
						充分（有）					
3	仰卧位	伸肌共同运动（随意运动）	开始肢位：屈膝90°，使髋自然外展、外旋（膝外展）检查动作：令"伸患侧腿"，观察有无随意动作及伸腿程度（用膝屈曲角度）	随意运动（伸膝）		不可能					
					可能	不充分	90°~50°				
							45°~25°				
						充分	20°~5°				
							0°				

续表

检查序号	姿势	检查种类	开始肢位及检查动作	判定			检查日（日/月）1/ 2/ 3/ 4/ 5/
4	仰卧位	屈肌共同运动（随意运动）	开始肢位：髋后伸（0°~20°）（伸肌共同运动型）检查动作：令"屈患侧腿"，观察有无随意动作及其程度（用髋关节屈曲角度）	随意运动（髋前屈）	可能	不可能	
						不充分 5°~40°	
						45°~85°	
						充分 90°~	
5	坐位	髋关节前屈（下肢伸展上提）	在膝关节伸展状态下上提，观察髋关节活动角度。此时，使膝关节屈曲勿超过20°以下	不可能			
				不充分	5°~25°		
				充分	30°~45°		
					50°~		
6	坐位	膝关节屈曲	开始肢位：屈膝90°坐位 检查动作：使脚在地板上滑动同时屈膝100°以上，要使髋关节保持屈曲60°~90°，使脚离开地板	不可能（不充分）			
				可能（充分）			
7	坐位	踝关节背屈	脚跟着地使踝关节背屈，背屈5°以上为可能	不可能（不充分）			
				可能（充分）			
8	仰卧位	踝关节背屈	取髋、膝伸展位做踝关节背屈的动作	不可能			
				不充分	可能但在跖屈范围内		
				充分	能背屈5°以上		
9	坐位	伸膝位踝关节背屈	观察踝关节有无背屈动作及其程度 髋关节前屈60°~90°，使膝弯曲不超过20°以上	不可能			
				不充分	可能但在跖屈范围内		
				充分	能背屈5°以上		
10	坐位	髋关节内旋	取屈膝位，观察髋关节内旋动作的角度 髋关节前屈60°~90°，使大腿保持水平、屈膝90°±10°	不可能			
				不充分	内旋5°~15°		
				充分	内旋20°~		

续表

检查序号	姿势	检查种类	开始肢位及检查动作	判定		检查日（日/月）				
						1/	2/	3/	4/	5/
11	坐位	速度检查①髋关节内旋	（检查10的动作）取屈膝位，髋关节从中间位内旋10次所需时间（内旋要在20°以上。其他条件与检查10相同），要先测量健侧	所需时间	健侧	秒	秒	秒	秒	秒
					患侧	秒	秒	秒	秒	秒
				不充分	健侧的2倍以上					
					健侧的1.5~2倍					
				充分	健侧的1.5倍以下					

注：下肢预备检查

下肢因肌挛缩5~11的检查不能进行时，可用预备检查（与哪种检查交换，用了哪种检查要记在下面）

检查 {
5 不能 □
6 不能 □
7 不能 □
8 不能 □
9 不能 □
10 不能 □
11 不能 □
} 全体进行3次 {
使用预备检查1 □
使用预备检查2 □
使用预备检查3 □
使用预备检查4 □
使用预备检查5 □
使用预备检查6 □
}

表 18-10　下肢预备检查

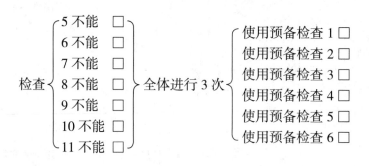

检查序号	姿势	检查种类	开始肢位及检查动作	判定		检查日（日/月）				
						1/	2/	3/	4/	5/
预备1	仰卧位	伸膝位髋关节外展	取伸膝位，使患侧下肢向外展，观察髋关节外展程度	不可能						
				不充分	5°~15°					
				充分	20°~					
预备2	坐位	膝伸展	开始肢位：坐凳子上，屈膝90°，髋关节保持前屈90°~60°检查运动：令"伸膝"，观察膝关节伸展角度	不可能						
				不充分	90°~65°					
					60°~35°					
				充分	30°~5°					
					0°					
预备3	立位	踝关节背屈	在髋、膝伸展情况下，做踝关节背屈动作髋关节、膝关节弯曲不超过20°以上（脚可向前伸出一脚远）	不可能						
				不充分	可能但在跖屈范围内可能					
				充分	能背屈5°以上					

续表

检查序号	姿势	检查种类	开始肢位及检查动作	判定		检查日（日/月）				
						1/	2/	3/	4/	5/
预备4	立位	膝关节屈曲	取髋关节伸展位以健侧站立，使患侧膝关节屈曲 要使髋关节前屈不超过20°以上因躯干前倾而髋关节也常屈曲，要充分注意	不可能						
				不充分	屈曲5°~40°					
				充分	能屈曲45°以上					
预备5	立位	髋关节外展	用健侧站立，患侧髋关节外展，要使髋关节、膝关节屈曲不超过20° 外展角以对骨盆的移动角度来测量，注意勿使骨盆随之倾斜（因用健侧站立，患侧骨盆必然升起，要将其分数扣除判定）	不可能						
				不充分	外展5°~15°					
				充分	能外展20°以上					
预备6	立位	速度检查② 用足尖叩地板	（预备检查3的动作）取直立位进行。在足跟着地的情况下，观察以足尖叩打地板10次所需时间（要使足背屈能达5°以上） 判定：患侧所需时间为健侧的1.5倍以下为充分	所需时间	健侧	秒	秒	秒	秒	秒
					患侧	秒	秒	秒	秒	秒
				不充分	健侧的2倍以上					
					健侧的1.5~2倍					
				充分	健侧的1.5倍以下					

表 18-11 基本动作程度（参考）（符合该程度的用○圈起）

基本动作程度（level）判定标准			基本动作程度
动作	规定		第一次 月 日
保持坐位▲	不能或需要帮助		0
	能独立		1
保持立位▲	能独立		2
平行杠内行走	可能	需要大腿矫形器	3-1
		需要小腿矫形器或不需要	3-2
用手杖行走	可能	需要大腿矫形器	4-1
		需要小腿矫形器	4-2
		不要矫形器	4-3
不用手杖行走	可能	需要矫形器	5-1
		不要矫形器	5-2
上下楼梯	不用扶手也不用手杖		6

注：▲如能靠自力保持姿势，虽紧紧地抓着物体亦作为能独立

表 18-12　偏瘫功能检查综合判定（上肢）[符合该等级（grade）者用○圈起]

偏瘫功能检查（上肢）结果			综合判定（偏瘫恢复等级）	
检查序号	判定	综合判定（stage）	第一次 月 日	
1（联合反应）	不充分（2、3、4 也不充分）	I	0	
1（联合反应）	充分	II-1	1	
2（随意收缩）	充分	II-2	2	
3、4（共同运动）	一侧不能，对侧不充分	III-1	3	
	一侧不能，对侧充分，或双侧都不充分	III-2	4	
	一侧充分，对侧不充分	III-3	5	
	双侧都充分	III-4	6	
5、6、7（IV级的检查）	1 项充分	IV-1	7	
	2 项充分	IV-2	8	
8、9、10（V级的检查）	1 项充分	V-1	9	
	2 项充分	V-2	10	
	3 项充分	V-3	11	
11（或预备检查）（速度检查）	V级的检查 3 项都充分且速度检查也充分	VI	12	

表 18-13　偏瘫功能检查综合判定（下肢）

偏瘫功能检查（下肢）结果			综合判定（偏瘫恢复等级）	
检查序号	判定	综合判定（stage）	第一次 月 日	
1（联合反应）	不充分（2、3、4 也不充分）	I	0	
1（联合反应）	充分	II-1	1	
2（随意收缩）	充分	II-2	2	
3、4（共同运动）	一侧不能，对侧不充分	III-1	3	
	一侧不能，对侧充分，或双侧都不充分	III-2	4	
	一侧充分，对侧不充分	III-3	5	
	双侧都充分	III-4	6	
5、6、7（或预备 1、2）（IV级的检查）	1 项充分	IV-1	7	
	2 项充分	IV-2	8	
8、9、10（或预备 3、4、5）（V级的检查）	1 项充分	V-1	9	
	2 项充分	V-2	10	
	3 项充分	V-3	11	
11（或预备 6）（速度检查）	V级的检查 3 项都充分且速度检查也充分	VI	12	

（三）Fugl-Meyer 评定法

瑞典学者 Fugl-Meyer 主要根据 Brunnstrom 的观点，设计了定量化的 Fugl-Meyer 评价法（表 18-14，表 18-15，表 18-16，表 18-17，表 18-18，表 18-19，表 18-20）并于 1975 年发表，该量表是一种累加积分量表，专门用于脑卒中偏瘫的评测。其内容包括肢体运动、平衡、感觉、关节活动度和疼痛五项，共 113 个小项目，每个小项目分为三级，分别计 0 分、1 分和 2 分，总分为 226 分，其中运动功能积分为 100 分（上肢 66 分、下肢 34 分），平衡 14 分，感觉 24 分，关节活动度 44 分，疼痛 44 分。大量的应用研究显示 Fugl-Meyer 评价法敏感、可靠，目前已成为应用最多的评价方法。但评测费时是其不足。通常使用简化评测表，见表 18-21，表 18-22。

表 18-14　上肢运动功能评测（Fugl-Meyer 评测法）

上肢（最高分 66 分）

（坐位）	Ⅰ 上肢反射活动（4分）	
	A 肱二头肌腱反射	0分：不能引出反射活动
	B 肱三头肌腱反射	2分：能够引出反射活动
	Ⅱ 屈肌共同运动（12分） 让患者患侧上肢触摸同侧耳朵	
	肩关节上提	0分：完全不能进行
	肩关节后缩	1分：部分完成
	外展（至少90°）	2分：无停顿充分完成
	外旋	
	肘完全屈曲	
	前臂充分旋后	
	Ⅲ 伸肌共同运动（6分） 让患者用患侧上肢触摸健侧膝部。注意避免患者借助重力替代主动运动、旋转胸部或摆动患肢。	
	肩关节内收／内旋	0分：完全不能进行
	肘关节伸展	1分：部分完成
	前臂旋前	2分：无停顿充分完成
	Ⅳ 伴有共同运动的活动（6分）	
	A 手触腰椎 让患者手后伸摸腰椎棘突	0分：没有明显活动
		1分：手必须超过髂前上棘
		2分：能顺利进行
	B 肩关节屈曲90° （肘关节位0°时）	0分：肩屈曲开始时就出现肩外展或肘关节屈曲
		1分：肩关节外展及肘关节屈曲发生在较晚时间
		2分：能顺利充分完成
	C 在肩关节0°，肘关节90°时前臂旋前旋后运动	0分：不能主动将肩关节和肘关节置于正确的位置或前臂完全不能旋前旋后
		1分：能主动将肩肘关节置于正确位置并且前臂能作有限的旋前旋后
		2分：完全旋前、旋后活动自如

427

Ⅴ 分离运动（6分）		
A 肩关节外展90°肘关节完全伸展，前臂旋前	0分：肩关节一开始外展即出现肘关节屈曲或前臂的旋前位发生偏移	
	1分：肩关节只能部分外展或在外展过程中出现肘关节屈曲或前臂不能保持在旋前位	
	2分：顺利完成	
B 肩关节屈曲90°~180°，肘关节完全伸展，前臂中立位	0分：肩关节一开始屈曲时肩立即外展或肘关节屈曲	
	1分：在肩屈曲过程中，出现肘关节屈曲或肩关节外展	
	2分：顺利完成	
C 在肩关节屈曲30°~90°，肘关节完全伸展位时前臂旋前旋后	0分：前臂旋前旋后完全不能进行或肩肘位置不正确	
	1分：能在要求肢位下部分完成旋前、旋后	
	2分：顺利完成	
Ⅵ 正常反射活动（2分）	只有第Ⅴ阶段得6分，本项目评分才计入总分	
肱二头肌肌腱反射	0分：至少2个反射明显亢进	
指屈肌反射	1分：一个反射明显亢进或至少2个反射活跃	
肱三头肌反射	2分：反射活跃不超过一个并且无反射亢进	
Ⅶ 腕稳定性（10分）		
A 肘屈曲90°、肩关节0°、前臂完全旋前位（必要时检查者协助保持该位置），腕背屈	0分：患者不能背屈腕关节达15°	
	1分：可完成腕背屈15°，但不能抗阻力	
	2分：有些轻微阻力仍可保持腕背屈15°	
B 肘屈曲90°、肩关节0°、前臂完全旋前位（必要时检查者协助保持该位置），腕关节交替屈伸	0分：不能随意运动	
	1分：患者不能完成在全关节范围内屈/伸腕活动	
	2分：完成全关节范围内屈/伸腕活动	
C 肩屈曲30°、肘伸展、前臂旋前位（必要时检查者协助保持该位置），腕背屈15°的腕关节稳定性	评分同A项	
D 肩屈曲30°、肘伸展、前臂旋前位（必要时检查者协助保持该位置），屈伸腕	评分同B项	
E 腕环行运动（肢体位置无特殊要求）	0分：不能进行	
	1分：活动费力或不完全	
	2分：流畅的完全的环行运动	
Ⅷ 手（14分）		
A 手指共同屈曲	0分：不能屈曲	
让患者屈曲手指	1分：能屈曲但不充分	
	2分：（与健侧比较）能完全主动屈曲	
B 手指共同伸展	0分：不能伸展	
起始位为手指主动或被动完全屈曲位，让患者伸指	1分：能够放松主动屈曲的手指（能够松开拳）	
	2分：（与健侧比较）能充分的主动伸展	

C 握力 1（钩状抓握）：掌指关节伸展，近端和远端指间关节屈曲，钩住一定重量的物体，检测抗阻握力	0分：手指不能保持钩状 1分：能保持钩状，但握力微弱 2分：能够抵抗相当大的阻力抓握	
D 握力 2（侧捏）：四指伸直位时，拇指内收（在拇指和示指之间夹一张纸）	0分：手指不能保持正确位置 1分：能捏住一张纸，但不能抵抗轻拉力 2分：可捏住一张纸，且能抵抗轻拉力	
E 握力 3（对捏）：拇、示指指腹相对，捏住一支铅笔	评分方法同握力 2	
F 握力 4（圆柱状抓握）：拇、示指指腹相对，握住一个圆柱状物体	评分方法同握力 2	
G 握力 5（球形抓握）：抓握球形物体，如网球	评分方法同握力 2	

IX 协调性与速度（6分） 指鼻试验（闭眼快速重复 5 次）	
A 震颤	0分：明显震颤
	1分：轻度震颤
	2分：无震颤
B 辨距不良	0分：明显的或不规则辨距障碍
	1分：轻度的或规则的辨距障碍
	2分：无辨距障碍
C 速度	0分：较健侧长 6 秒
	1分：较健侧长 2~5 秒
	2分：两侧差别少于 2 秒

表 18-15　下肢运动功能评测（Fugl-meyer 评测法）

下肢（最高分 34 分）		
仰卧位	I 反射活动（4分）	
	跟腱反射	0分：无反射活动
	膝腱反射	2分：反射活动
	II 共同运动（14分）	
	A 屈肌共同运动（6分） 让患者最大限度地屈髋、屈膝与踝背曲	
	髋关节屈曲	0分：不能进行
	膝关节屈曲	1分：部分进行
	踝关节背曲	2分：几乎与对侧相同
	B 伸肌共同运动（8分） 起始位为完全的屈肌共同运动的位置，让患者伸髋、膝和踝，施加阻力以消除重力的易化作用，髋关节内收也施加阻力，髋内收可和伸髋结合在一起评价	
	髋关节伸展	0分：没有运动
	髋关节内收	1分：有一点力量
	膝关节伸展	2分：几乎与对侧力量相同
	踝关节跖屈	

续表

坐位	Ⅲ 联合的共同运动（4分）	
	A 膝关节屈曲大于90°	0分：无自主活动
	坐位，腿悬于床边	1分：膝关节能从微伸位屈曲，但不超过90°
		2分：膝关节屈曲大于90°
	B 踝背屈	0分：不能主动背屈
	坐位，腿悬于床边	1分：不完全背屈
		2分：正常背屈
站位	Ⅳ 分离运动（4分）	
	A 膝关节屈曲	0分：在髋关节伸展位不能屈膝
	站位，髋关节0°位	1分：髋关节不屈，膝能屈曲但不能达到90°，或在屈膝过程中出现髋关节屈曲
		2分：膝关节屈曲达90°或90°以上且没有出现屈髋
	B 踝背屈	0分：不能主动活动
	站位，髋关节0°位	1分：能部分背屈
		2分：能充分背屈
坐位	Ⅴ 正常反射（2分）	只有第Ⅳ阶段得4分，本项目评分才计入总分
	膝部屈肌腱反射	0分：2~3个明显亢进
	膝腱反射	1分：1个反射亢进或至少2个反射活跃
	跟腱反射	2分：不超过1个反射活跃且没有反射亢进
仰卧位	Ⅵ 协调/速度	
	跟膝试验：以患侧足跟碰健侧膝盖5次，以尽快的速度连续进行	
	A 震颤	0分：明显震颤
		1分：轻度震颤
		2分：无震颤
	B 辨距障碍	0分：明显的不规则的辨距障碍
		1分：轻度的规则的辨距障碍
		2分：无辨距障碍
	C 速度	0分：比健侧长6秒
		1分：比健侧长2~5秒
		2分：两侧相差少于2秒

表18-16　平衡功能评测（Fugl-Meyer评测法）

平衡（最高分14分）	
1. 无支撑坐位	0分：不能保持无支撑坐位
	1分：能坐但不多于5分钟
	2分：能坚持坐位5分钟以上
2. 健侧"展翅"反应 患者坐位，闭眼，在健侧给予有力的一推	0分：肩部无外展，肘关节无伸展
	1分：反应减弱
	2分：正常反应

续表

3. 患侧 "展翅" 反应 患者坐位，闭眼，在患侧给予有力的一推	评分同第 2 项
4. 支撑站位	0 分：不能站立 1 分：需他人最大的支撑方可站立 1 分：一个人稍给支撑时能站立至少 1 分钟
5. 无支撑站立	0 分：无支撑不能站立 1 分：能站立但不到 1 分钟或超过 1 分钟但身体摇晃 2 分：能平衡站立 1 分钟以上且无安全顾虑
6. 健侧单腿站立	0 分：至多维持几秒，且摇摇晃晃 1 分：平衡站稳达 4~9 秒 2 分：平衡站立超过 10 秒
7. 患侧单腿站立	评分同第 6 项

表 18-17 四肢感觉功能评测（Fugl-meyer 评测法）

感觉（最高分 24 分）		
Ⅰ. 轻触觉（最高 8 分）	A 上臂 B 手掌 C 股部 D 足底	0 分：感觉缺失 1 分：感觉过敏或感觉减退 2 分：正常
Ⅱ. 本体感觉（最高 16 分） 注意检查的手法要轻，不要让别的感觉而不是位置觉使患者得出位置改变的结论。患者应当闭上眼睛或蒙上眼睛，用语言回答或用健侧肢体的相应部位的相应动作来表示	A 肩部 B 肘 C 腕 D 拇指（指间关节） E 髋关节 F 膝关节 G 踝关节 H 趾关节	0 分：感觉缺失 1 分：至少 4 次问答中有 3 次是正确的，但与健侧比仍有相当的差别 2 分：所有问答正确，两侧无差别或差异很小

表 18-18 关节活动度与疼痛评测（Fugl-meyer 评测法）

部位		关节活动度评定		评分标准
		关节活动度分	疼痛分	
肩关节	屈曲 外展 90 度 外旋 内旋			关节活动度评分 0 分：只有几度活动度 1 分：被动关节活动受限 2 分：正常被动关节活动度
肘关节	屈曲 伸展			
腕关节	屈曲 伸展			疼痛评分

续表

部位		关节活动度评定		评分标准
		关节活动度分	疼痛分	
指关节	屈曲			0分：在整个关节活动范围内均有明显的疼痛或在运动终末有非常明显的疼痛
	伸展			
前臂	旋前			
	旋后			1分：有些疼痛
髋关节	屈曲			2分：无疼痛
	外展			
	外旋			
	内旋			
膝关节	屈曲			
	伸展			
踝关节	背屈			
	伸展			
足	外翻			
	内翻			

注：关节活动度与疼痛最大积分：88分

表 18-19　积分总表（Fugl-Meyer 评测法）

入院日期及积分	出院日期及积分	最大积分	入院日期及积分	出院日期及积分	最大积分
运动			平衡总积分		14
上肢		36	感觉总积分		24
腕和手		30	关节活动度		
上肢总积分		66	关节活动度积分		44
下肢总积分		34	疼痛总积分		44
总运动积分		100	总 Fugl-Meyer 积分		226

表 18-20　Fugl-Meyer 评测各项积分及其所占的百分比

	项目	积分	占百分比（%）
运动功能	肩—臂	36	
	腕—手	24	
	下肢	28	44.2
	上肢/四肢协调	6	
	下肢/四肢协调	6	
平衡		14	6.2
感觉（触觉和关节位置觉）		24	10.6
关节活动		44	19.5
关节疼痛		44	19.5
总积分		226	100.0

表 18-21　简化 Fugl-Meyer 运动功能评测表

	0分	1分	2分
I.上肢			
坐位			
1. 有无反射活动			
（1）肱二头肌反射	不能引起反射活动		能引起反射活动
（2）肱三头肌反射	同上		同上
2. 屈肌协同运动			
（3）肩上提	完全不能进行	部分完成	无停顿地充分完成
（4）肩后缩	同上	同上	同上
（5）肩外展≥90°	同上	同上	同上
（6）肩外旋	同上	同上	同上
（7）肘屈曲	同上	同上	同上
（8）前臂旋后	同上	同上	同上
3. 伸肌协同运动			
（9）肩内收、内旋	同上	同上	同上
（10）肘伸展	同上	同上	同上
（11）前臂旋前	同上	同上	同上
4. 伴有协同运动的活动			
（12）手触腰椎	没有明显活动	手仅可向后越过髂前上棘	能顺利完成
（13）肩关节屈曲90°，肘关节伸直	开始时手臂立即外展或肘关节屈曲	在接近规定位置时肩关节外展或肘关节屈曲	能顺利充分完成
（14）肩0°，肘屈90°，前臂旋前、旋后	不能屈肘或前臂不能旋前	肩、肘位正确，基本上能旋前、旋后	顺利完成
5. 脱离协同运动的活动			
（15）肩关节外展90°，肘伸直，前臂旋前	开始时肘就屈曲，前臂偏离方向，不能旋前	可部分完成此动作或在活动时肘关节屈曲或前臂不能旋前	顺利完成
（16）肩关节前屈举臂过头，肘伸直，前臂中立位	开始时肘关节屈曲或肩关节发生外展	肩关节屈曲时肘关节屈曲、肩关节外展	顺利完成
（17）肩屈曲30°~90°，肘伸直，前臂旋前旋后	前臂旋前旋后完全不能进行或肩肘位不正确	肩、肘位置正确，基本上能完成旋前旋后	顺利完成
6. 反射亢进			
（18）检查肱二头肌、肱三头肌和指屈肌三种反射	至少2~3个反射明显亢进	一个反射明显亢进或至少二个反射活跃	活跃反射≤1个，且无反射亢进
7. 腕稳定性			
（19）肩0°肘屈90°时腕背屈	不能背屈腕关节达15°	可完成腕背屈，但不能抗拒阻力	施加轻微阻力仍可保持腕背屈
（20）肩0°肘屈90°，腕屈伸	不能随意屈伸	不能在全关节范围内主动活动腕关节	能平滑地不停顿地进行

续表

	0分	1分	2分
8. 肘伸直,肩前屈30°时			
（21）腕背屈	不能背屈腕关节达15°	可完成腕背屈,但不能抗拒阻力	施加轻微阻力仍可保持腕背屈
（22）腕屈伸	不能随意屈伸	不能在全关节范围内主动活动腕关节	能平滑地不停顿地进行
（23）腕环形运动	不能进行	活动费力或不完全	正常完成
9. 手指			
（24）集团屈曲	不能屈曲	能屈曲但不充分	能完全主动屈曲
（25）集团伸展	不能伸展	能放松主动屈曲的手指	能完全主动伸展
（26）钩状抓握	不能保持要求位置	握力微弱	能够抵抗相当大的阻力
（27）侧捏	不能进行	能用拇指捏住一张纸,但不能抵抗拉力	可牢牢捏住纸
（28）对捏（拇示指可挟住一根铅笔）	完全不能	捏力微弱	能抵抗相当的阻力
（29）圆柱状抓握	同（26）	同（26）	同（26）
（30）球形抓握	同上	同上	同上
10. 协调能力与速度（手指指鼻试验连续5次）			
（31）震颤	明显震颤	轻度震颤	无震颤
（32）辨距障碍	明显的或不规则的辨距障碍	轻度的或规则的辨距障碍	无辨距障碍
（33）速度	较健侧长6秒	较健侧长2~5秒	两侧差别<2秒

Ⅱ. 下肢

仰卧位

1. 有无反射活动

（1）跟腱反射	无反射活动		有反射活动
（2）膝腱反射	同上		同上

2. 屈肌协同运动

（3）髋关节屈曲	不能进行	部分进行	充分进行
（4）膝关节屈曲	同上	同上	同上
（5）踝关节背屈	同上	同上	同上

3. 伸肌协同运动

（6）髋关节伸展	没有运动	微弱运动	几乎与对侧相同
（7）髋关节内收	同上	同上	同上
（8）膝关节伸展	同上	同上	同上
（9）踝关节跖屈	同上	同上	同上

坐位

续表

	0分	1分	2分
4. 伴有协同运动的活动			
（10）膝关节屈曲	无主动运动	膝关节能从微伸位屈曲，但屈曲 <90°	屈曲 >90°
（11）踝关节背屈	不能主动背屈	主动背屈不完全	正常背屈
站立			
5. 脱离协同运动的活动			
（12）膝关节屈曲	在髋关节伸展位时不能屈膝	髋关节 0° 时，膝关节能屈曲，但 <90°，或进行时髋关节屈曲	能自如运动
（13）踝关节背屈	不能主动活动	能部分背屈	能充分背屈
仰卧			
6. 反射亢进			
（14）查跟腱、膝和膝屈肌三种反射	2~3 个明显亢进	1 个反射亢进或至少 2 个反射活跃	活跃的反射 ≤1 个且无反射亢进
7. 协调能力和速度（跟 - 膝 - 胫试验，快速连续作 5 次）			
（15）震颤	明显震颤	轻度震颤	无震颤
（16）辨距障碍	明显不规则的辨距障碍	轻度规则的辨距障碍	无辨距障碍
（17）速度	比健侧长 6 秒	比健侧长 2~5 秒	比健侧长 2 秒

表 18-22　运动功能积分的临床意义

运动积分	分级	临床意义	运动积分	分级	临床意义
<50 分	I	患肢严重运动障碍	85~95 分	III	患肢中度运动障碍
50~84 分	II	患肢明显运动障碍	96~99 分	IV	患肢轻度运动障碍

（四）实用手、辅助手和废用手的评定方法

实用手（functional hand）是指虽然上肢和手有功能障碍，但患手单独或与另一只手配合，保持着实用的功能。辅助手（assistive hand）是指因存在上肢和手的功能障碍，患手的功能不充分，但保持着辅助另一只手的能力。废用手（nonfunctional hand）是指因存在上肢和手的功能障碍，使患手丧失了单独或辅助另一只手的功能。

1. 偏瘫患者实用手、辅助手和废用手的评定方法之一

（1）实用手：①右（利手）：能写出能读的字；进餐时能较正常地使用筷、匙、刀、叉。②左：进餐时不集中注意力也能端端正正地拿住饭碗。

（2）辅助手：运用上达不到实用手的水平，但靠自身力量能抓东西、固定物品和释放。

（3）不完全残疾手：达不到上述两者的水平，但有下述可能：①可用伸不开手的拳头压住桌上的物品，如压住纸让健手写字或压住菜让健手切等；②能用手将放在腹部前方桌子上的物品拨向腹部，并将之固定在患手和腹部之间；③被动掰开伸不开手指的患手，在其中塞入东西能持住。

（4）完全残疾手：自动、被动动作完全无效。

2. 偏瘫患者实用手、辅助手和废用手的评定方法之二

患者按规定逐项完成以下 5 个动作（图 18-2）：①健手在患手的帮助下剪开信封；②用患手在空中拿住钱包，健手从钱包中取出硬币，包括拉开、合上拉链；③用患手把伞在空中垂直支撑 10 秒钟以

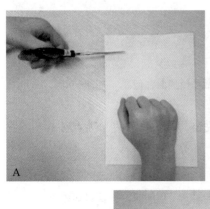
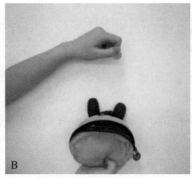
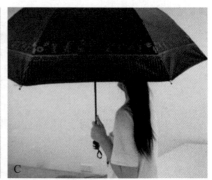
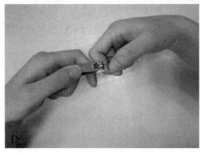
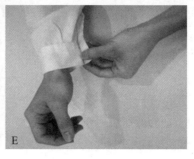

图 18-2　偏瘫手能力评价（左手为患手）

上；④患手用未经改造的大剪指甲刀（长约 10cm）剪健手指甲；⑤用患手系健侧衬衫袖口的纽扣。

　　根据动作完成情况进行综合评价，确定手的能力级别，包括废用手、辅助手 C、辅助手 B、辅助手 A、实用手 B、实用手 A 六个能力水平（表 18-23）。

　　评价注意事项包括：①评价中使用的工具要符合要求。如剪指甲刀大小约 10cm，不得有特殊加工；衬衫袖口必须是男式衬衫袖口、纽扣不得改造；②动作操作要规范。如取硬币要包括打开和关好钱包；伞要打正，不得把伞扛在肩上，并且要持续 10 秒等；③为了使评价更加准确，提高可比性，评价工具必须专用。

表 18-23　上肢能力综合评价表

上肢能力水平	规定内容	检查日期（月／日）	上肢能力水平	规定内容	检查日期（月／日）
废用手	5 个动作均不能完成		辅助手 A	5 个动作只能完成 3 个	
辅助手 C	5 个动作只能完成 1 个		实用手 B	5 个动作只能完成 4 个	
辅助手 B	5 个动作只能完成 2 个		实用手 A	5 个动作均能够完成	

（五）肩关节半脱位的评定

　　肩关节半脱位（glenohumeral subluxation，GHS），又称不整齐肩（malaligned shoulder），在偏瘫患者中很常见。表现为肱骨头在关节盂下滑，肩峰与肱骨头之间出现明显的凹陷（图 18-3）。GHS 可能与偏瘫患者的肩痛有关，可合并臂丛神经损伤，是上肢预后差的标志。偏瘫患者肩关节半脱位的致因尚不十分清楚，目前主要考虑有：①以冈上肌及三角肌后部为主的肩关节周围肌肉的功能低下；②肩关节囊及韧带的松弛、破坏及长期牵拉所致的延长；③肩胛骨周围肌肉的瘫痪、痉挛及脊柱直立肌的

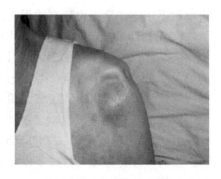

图 18-3　左肩关节半脱位

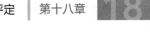

影响等所致的肩胛骨向下旋转。肩关节半脱位尚无公认的诊断标准与方法，目前临床上多用触诊法、研究多用放射学方法。

1. 临床方法

（1）触诊法：患者取静态坐位，双上肢自然地垂于体侧。检查者用示指触诊患侧肩峰突起和肱骨头之间的距离，以其间可容纳的横指数来表示脱位的程度。诊断标准为半横指或一横指。本方法灵敏度差。

（2）人体测量学方法：用有刻度的两脚规分别测量两侧肩峰突起与肱骨外上髁之间的距离。但上述解剖学标志准确地确定困难，且受人体测量学参数（如双侧肱骨长度有差异）的影响，易产生误差。需同时测两侧以进行比较。

2. 放射学方法

（1）二维法：患者取坐位，双上肢自然垂于体侧，以45°倾斜投射角拍双侧肩关节X光片。测量肱骨头中心的水平延线与关节盂中心的水平延线间的垂直距离，作为脱位的程度。

（2）三维法：患者坐在特制的转椅上，以0°和45°投射角投射X线，所得数据资料经计算机处理，从而确定肱骨头相对于关节盂的真实空间位置。本方法可信度及准确性高，但设备昂贵，检查及分析较复杂。在临床上广泛应用困难。

（3）肩峰肱骨头间距（acromio-humeral interval，AHI）：患者取直立坐位，双上肢自然下垂于体侧，分别拍摄双侧肩关节正位X光线片。投照距离1.5cm，入射角下倾15°~20°。在肩X光片上，先测出肱骨头的中心，直线连接该中心与肩峰下缘的中点，即为AHI。AHI有个体差异。以两侧的AHI之差或AHI比值（AHI比值=［（患侧AHI–健侧AHI）/健侧AHI］×100%）表示肱骨头下移的程度。有人以健侧AHI平均值+2~3SD（标准差）为正常值，大于此值者诊为半脱位，但本诊断标准可能过严，使临床上显示有明显半脱位者（半横指）难以诊断，有可能造成漏诊。

其他评价方法有分级的Smith法、Van Langenberghe法、Poppen法、测量肱骨头下降率、肩胛骨下旋角等方法。Prevost等用三维拍片测定法，评测了50例偏瘫患者的双肩，并与触诊法、人体测量学方法、Poppen法等6种方法进行了比较，显示三维法与其他方法的相关系数为0.723~0.995，与触诊法相关性最差，其次为Poppen法、人体测量学方法及Smith法。认为在放射学方法中Poppen法准确性最低，考虑与其受关节盂位置的影响大有关。测量肱骨头中心水平延线与关节盂中心的水平延线间的垂直距离的二维法（Prevost），不依赖于人体测量学参数，其准确性高（相关系数0.931），且仅需检查患侧即可。

（六）其他功能评定

对偏瘫患者，除了对运动（肌张力的康复评定参见本教材第八章第二节）、感觉功能（感觉功能评定参见本教材第七章第二节）进行评定外，还应对言语（言语功能评定参见本教材第六章）、吞咽（吞咽功能评定参见本教材第二十二章第三节）、认知（认知功能评定参见本教材第五章第一节）、心理（心理评定参见本教材第五章第六节）、日常生活能力（日常生活能力评定参见本教材第十四章第二节）、生活质量及社会功能（生活质量及社会功能参见本教材第十五章第四节、第五节）等方面进行评定。

第二节　脊髓损伤评定

脊髓损伤（spinal cord injury，SCI）是指由于各种原因引起的脊髓结构、功能的损害，造成损伤水平以下出现运动障碍、感觉障碍和自主神经功能障碍。胸段以下脊髓损伤造成躯干及双下肢瘫痪而未累及上肢时，称为截瘫（paraplegia）；颈段脊髓损伤造成四肢运动、感觉功能障碍，称为四肢瘫（tetraplegia）。遭受脊髓损伤，会深深改变一个人的生活，脊髓损伤会影响身体的几乎每一个系统，对其科学的评定对判断患者功能障碍程度、制定康复目标、选择合适的康复治疗方案及判断康复预后有着极其重要的意义。

一、概述

脊髓损伤分外伤性和非外伤性脊髓损伤（炎症、肿瘤等）。外伤性脊髓损伤常见原因有车祸、高空坠落、运动损伤、意外暴力损伤等。各国统计资料显示脊髓损伤均以青壮年为主，年龄在40岁以下者约占80%，男性多见。

（一）相关名词

1. **皮节（dermatome）** 指每个脊髓节段神经的感觉神经（根）轴突所支配的相应皮肤区域。
2. **肌节（myotome）** 指受每个脊髓节段神经的运动神经（根）轴突所支配的相应一组肌群。
3. **感觉平面** 指身体两侧具有正常感觉功能（痛温觉、触压觉及本体感觉）的最低脊髓节段。
4. **运动平面** 指身体两侧具有运动功能（肌力3级及以上）的最低脊髓节段。
5. **神经平面** 指身体两侧感觉和肌肉抗重力功能均正常的最低脊髓节段。
6. **椎骨平面** 指影像学检查发现的损伤最严重的脊椎节段。
7. **完全性脊髓损伤** 在脊髓损伤平面以下的最低位骶段的感觉、运动功能完全丧失。骶部的感觉功能包括肛门皮肤黏膜交界处感觉及肛门深感觉，运动功能是指肛门指检时肛门外括约肌的自主收缩。
8. **不完全性脊髓损伤** 脊髓损伤后，损伤平面以下的最低位骶段（$S_4 \sim S_5$）仍有运动或（和）感觉功能保留。不完全性脊髓损伤提示，脊髓损伤平面未发生完全性横贯损伤。在临床上不完全性脊髓损伤有不同程度的恢复的可能。

（二）临床特征

脊髓损伤的主要临床特征是脊髓休克、运动和感觉障碍、体温控制障碍、痉挛、大小便功能障碍、性功能障碍等。脊髓损伤分为完全性损伤和不完全性损伤，若为不完全性损伤则具有特殊的表现。

1. **中央束综合征** 常见于颈脊髓血管损伤。血管损伤时，脊髓中央先开始发生损害，再向外周扩散。上肢的运动神经偏于脊髓中央，而下肢的运动神经偏于脊髓的外周，造成上肢神经受累重于下肢，因此上肢障碍比下肢明显。患者有可能可以步行，但上肢部分或完全麻痹。
2. **半切综合征** 常见于刀伤或枪伤。脊髓只损伤半侧，由于温痛觉神经在脊髓发生交叉，因而造成损伤同侧肢体本体感觉和运动丧失，对侧痛温觉丧失。
3. **前束综合征** 脊髓前部损伤，造成损伤平面以下运动和痛温觉丧失，而本体感觉存在。
4. **后束综合征** 脊髓后部损伤，造成损伤平面以下本体感觉丧失，运动和痛温觉存在。
5. **脊髓圆锥综合征** 主要为脊髓骶段圆锥损伤，可引起膀胱、肠道和下肢反射消失。偶尔可以保留骶段反射。
6. **马尾综合征** 指椎管内腰骶神经根损伤，可引起膀胱、肠道和下肢反射消失。马尾的性质实际上是外周神经，因此有可能出现神经再生，而导致神经功能逐步恢复。外周神经的生长速度为1mm/d，马尾损伤后神经功能的恢复可能需要2年左右的时间。
7. **脊髓震荡** 指暂时性和可逆性脊髓或马尾神经生理功能丧失，可见于只有单纯性压缩性骨折，甚至放射线检查阴性的患者。脊髓并没有机械性压迫，也没有解剖上的损害。另一种假设认为，脊髓功能丧失是由于短时间压力波所致，缓慢的恢复过程提示反应性脊髓水肿的消退。此型患者可见反射亢进但没有肌肉痉挛。

（三）脊柱脊髓损伤诊断格式

包括以下 5 个方面：①脊柱损伤诊断：包括骨折部位、类型，脊柱稳定性；②脊髓损伤诊断：ASIA 分类诊断，包括脊髓损伤水平、程度，运动指数，感觉指数等；③复合损伤诊断：包括头部、四肢及内脏的损伤；④并发症的诊断：包括压疮、泌尿系感染等一系列脊髓损伤并发症；⑤其他疾病诊断：包括患者伤前（或病前）已有或伤后发现的其他疾病。

二、康复评定

（一）脊髓损伤早期康复评定格式

包括患者一般情况、致病原因、有无院前急救、有无神经损伤加重、临床诊断、残疾评定及康复治疗计划等。

1. 脊柱脊髓功能评定　一般应包括：脊柱骨折类型与脊柱稳定性及脊柱矫形器评定；脊髓损伤水平和程度，肌力评分、感觉评分和功能独立性评定（FIM）。

2. 躯体功能评定　关节功能评定、肌肉功能评定、上肢功能评定、下肢功能评定、自助具与步行矫形器的评定、泌尿与性功能评定、心肺功能评定。

从生理障碍方面（临床特征）而言，主要表现在以下方面：①活动与感觉功能部分或完全丧失；②倘若是四肢瘫患者，呼吸及肺部功能亦受影响；③肌肉无力或萎缩，肌张力升高，出现痉挛或震颤；④体温及自主神经失调；⑤大小便失禁、尿道炎、膀胱炎；⑥性功能障碍；⑦感觉异常，如痛楚、麻痹、烧灼感觉等；⑧其他如压疮等。

3. 心理功能评定　一般包括心理状态评定、性格评定、疼痛行为评定。从心理功能而言脊髓损伤患者的主要障碍表现在以下方面：①否认：特别是初期患者，未能接受身体及生活上的转变；②愤怒：怨愤为何偏偏自己受伤；③抑郁：自我封闭，不肯接受现实及自我，拒绝接触其他人；④缺乏安全感：担心家人、朋友离弃自己；⑤缺乏自信、自卑。

4. 社会功能评定　一般包括社会生活活动能力评定、就业能力评定、独立能力评定等。从社会角度看，其障碍主要表现在：①医疗费用及康复用具费用为患者及家人增加负担；②患者在受伤或康复期间未必能重返工作岗位，若是家庭经济支柱，影响更甚；③歧视或社区轮椅通道设施不足亦令患者重返劳动力市场困难；④由于生活模式改变，社会生活发生变化；⑤交通或通道不便亦影响患者的社会参与；⑥部分患者未能完全接受自己或适应脊髓受损的后遗症。

（二）关于损伤的评定

1. 神经平面的评定　神经平面是指身体双侧感觉和肌肉抗重力功能均正常的最低脊髓节段。例如 C_6 损伤，意味着 C_1~C_6 节段仍然完好，C_7~S_5 节段有损伤。确定损伤平面时应注意：

（1）脊髓损伤神经平面主要以运动损伤平面为依据，但 T_2~L_1 节段，运动损伤平面难以确定，故主要以感觉损伤平面来确定。

（2）运动损伤平面和感觉损伤平面是通过检查关键肌的徒手肌力和关键感觉点的痛觉（针刺）和轻触觉来确定。美国脊髓损伤学会（American Spinal Injury Association，ASIA）和国际脊髓学会（International Spinal Cord Society，ISCoS）根据神经支配的特点，选出了一些关键肌和关键感觉点，通过对这些肌肉和感觉点的检查，可迅速确定损伤平面，关键肌和关键感觉点，见表 18-24。

表18-24 损伤平面的确定

平面	关键肌	关键感觉点的部位
C$_2$		枕骨粗隆外侧至少1cm（或耳后3cm）
C$_3$		锁骨上窝（锁骨后方）且在锁骨中线上
C$_4$		肩锁关节顶部
C$_5$	肘屈肌群（肱二头肌、肱肌）	肘前窝外侧（桡侧），肘横纹近端
C$_6$	腕伸肌群（桡侧伸腕长短肌）	拇指近节背侧皮肤
C$_7$	肘伸肌群（肱三头肌）	中指近节背侧皮肤
C$_8$	指屈肌群（中指屈肌）	小指近节背侧皮肤
T$_1$	指外展肌群（小指展肌）	肘前窝内侧（尺侧），肱骨内上髁近端
T$_2$		腋窝顶部
T$_3$		锁骨中线和第3肋间（IS），后者的判定是胸前触诊，确定第3肋间，其下即为相应的IS*
T$_4$		锁骨中线第4肋间（乳线）
T$_5$		锁骨中线第5肋间（在T$_4$~T$_6$的中点）
T$_6$		锁骨中线第6肋间（剑突水平）
T$_7$		锁骨中线第7肋间（在T$_6$~T$_8$的中点）
T$_8$		锁骨中线第8肋间（在T$_6$~T$_{10}$的中点）
T$_9$		锁骨中线第9肋间（在T$_8$~T$_{10}$的中点）
T$_{10}$		锁骨中线第10肋间（脐）
T$_{11}$		锁骨中线第11肋间（在T$_{10}$~T$_{12}$的中点）
T$_{12}$		锁骨中线腹股沟韧带中点
L$_1$		T$_{12}$与L$_2$连线中点
L$_2$	髋屈肌群（髂腰肌）	大腿前内侧，腹股沟韧带中点和股骨内侧髁连线中点处
L$_3$	膝伸肌群（股四头肌）	膝上股骨内髁处
L$_4$	踝背伸肌群（胫前肌）	内踝
L$_5$	趾长伸肌群（姆长伸肌）	足背第3跖趾关节处
S$_1$	踝跖屈肌群（腓肠肌和比目鱼肌）	足跟外侧
S$_2$		腘窝中点
S$_3$		坐骨结节或臀下皱襞
S$_{4~5}$		肛门1cm范围内，皮肤黏膜交界处外侧（作为1个平面）

注：*确定T$_3$的另一个方法是触诊胸骨柄，该处为第2肋骨水平。自该点向外可触及第2肋，远端为第3肋，其下即为第3肋间

（3）确定损伤平面时，该平面关键肌的肌力必须≥3级，该平面以上关键肌的肌力必须正常。如脊髓C$_7$节段发出的神经纤维（根）主要支配肱三头肌，在检查SCI患者时若肱三头肌肌力≥3级，C$_6$节段支配的伸腕肌肌力5级，则可判定损伤平面为C$_7$。

（4）损伤平面的记录：由于身体两侧的损伤水平可能不一致，评定时需同时检查身体两侧的运

动损伤平面和感觉损伤平面，并分别记录（右 - 运动，左 - 运动；右 - 感觉，左 - 感觉）。

2. 损伤程度评定　脊髓损伤程度分级标准，见表 18-25。损伤是否完全性的评定以最低骶节段（S_4~S_5）有无残留功能为准。做肛门指检，残留感觉功能时，刺激肛门皮肤与黏膜处有反应或刺激肛门深部时有反应；残留运动功能时，肛门指检时肛门外括约肌有自主收缩。

表 18-25　脊髓损伤程度分级

级别	临床表现
A 完全性损伤	骶段（S_4~S_5）无任何感觉或运动功能
B 不完全损伤	损伤平面以下包括骶段有感觉但无运动功能
C 不完全损伤	损伤平面以下存在运动功能，大部分关键肌肌力 3 级以下
D 不完全损伤	损伤平面以下存在运动功能，大部分关键肌肌力 3 级或以上
E 正常	感觉和运动功能正常

3. 脊髓休克的评定　球海绵体反射是判断脊髓休克是否结束的指征之一，此反射的消失为休克期，反射的再出现表示脊髓休克结束。但需注意的是极少数正常人不出现该反射，脊髓圆锥损伤时也不出现反射。具体检查方法：用戴手套示指插入肛门，另一手刺激龟头（或阴蒂），阳性时手指可以感觉肛门外括约肌的收缩。脊髓休克结束的另一指征是损伤水平以下出现任何感觉运动或肌肉张力升高和痉挛。

4. 脊髓功能部分保留区　完全性脊髓损伤患者在脊髓损伤水平以下大约 1~3 个脊髓节段中仍有可能保留部分感觉或运动功能，脊髓损伤水平与脊髓功能完全消失的水平之间的脊髓节段，称为脊髓功能部分保留区。不完全性脊髓损伤不存在脊髓功能部分保留区。

（三）感觉功能的评定

1. 感觉必查项目　感觉检查的必查部分是身体两侧各自的 28 个皮区关键点。每个关键点要查两种感觉，即针刺觉和轻触觉，并按 3 个等级分别评分。即：① 0= 缺失；② 1= 障碍（部分障碍或感觉改变，包括感觉过敏）；③ 2= 正常；④ NT= 无法检查。

针刺觉检查常用一次性安全针。轻触觉检查用棉花。在针刺觉检查时，不能区别钝性和锐性刺激的感觉应评为 0 级。两侧感觉关键点的检查部位，见图 18-4。

除对这些两侧关键点的检查外，还要求检查者作肛门指检测试肛门外括约肌。感觉分级为存在或缺失（及在患者的图上记录有或无）。该检查用于判定损伤是完全性还是不完全性。

肛门深部压觉（deep anal pressure，DAP）：检查者用示指对患者肛门直肠壁轻轻施压（该处由阴部神经 $S_{4/5}$ 的躯体感觉部分支配）。还可以使用拇指配合示指对肛门施加压力。感知的结果可以为存在或缺失（在记录表上填是或否）。该部分检查如发现肛门处任何可以重复感知的压觉即意味着患者为感觉不完全损伤。在 S_{4-5} 有轻触觉或针刺觉者，DAP 评估不是必须检查的项目，因患者已经可以判定为感觉不完全损伤。即便如此，仍应建议完成检查表上该部分项目的检查。肛门指诊必查的另一个原因是判定运动功能的保留（即肛门括约肌自主收缩）。

2. 感觉检查选择项目　在脊髓损伤的评定中，将位置觉和深压觉或深痛觉检查列入选择性检查。检查时用缺失、障碍、正常来分级，每一肢体只检查一个关键点，即左、右侧的示指和足𧿹趾即可。

（四）运动功能的评定

1. ASIA 运动评定　ASIA 评定运动功能检查必查项目为检查身体两侧各自 10 对肌节中的关键肌。评定时分左右两侧进行。检查顺序为从上而下，见图 18-5。评定标准：采用 MMT 法测定肌力，

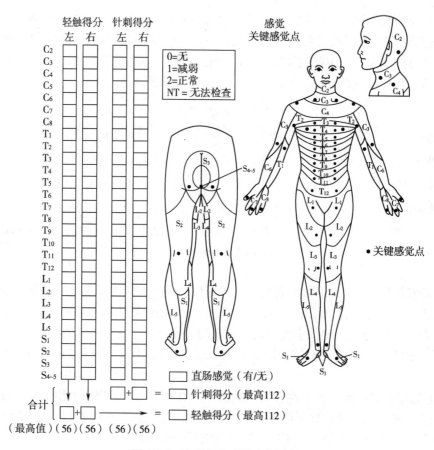

图 18-4 脊髓损伤感觉功能评分

共分为 6 级。每一组肌肉所得分值与测得的肌力级别相同,从 1 分到 5 分不等。

如测得肌力为 1 级则评 1 分,5 级则评 5 分。最高分左侧 50 分,右侧 50 分,共 100 分。也可将上肢、下肢分开计分,上肢双侧最高分 50 分,下肢双侧最高分 50 分,共 100 分。评分越高表示肌肉功能越佳。具体如下:

0:完全瘫痪;

1:可触及或可见肌肉收缩;

2:在无地心引力下进行全关节范围的主动活动;

3:对抗地心引力进行全关节范围的主动活动;

4:在中度抗阻力下进行全关节范围的主动活动;

5:正常肌力(可完全抗阻力进行全关节范围的正常活动);

NT:无法检查。

除图 18-5 10 个运动平面肌肉的两侧检查外,还要检查肛门括约肌,以肛门指检感觉肛门括约肌收缩,评定分级为存在或缺失(即在图上填有或无),这一检查只用于判断是否完全性损伤。

脊髓损伤评定建议还包括其他肌肉,但并不用

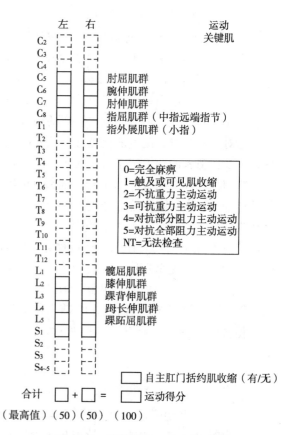

图 18-5 脊髓损伤运动功能评分

来确定运动分数、运动平面及损伤的完全性。建议测定下列肌肉：①膈肌；②三角肌；③外侧腘绳肌。肌力分为无、减弱或正常。

2. **痉挛的评定** 脊髓损伤后患者会出现肢体痉挛，目前临床上多采用改良 Ashworth 痉挛量表来进行痉挛的评定，具体评定方法见第八章肌张力评定。

（五）日常生活活动（ADL）能力的评定

脊髓损伤导致患者出现截瘫或四肢瘫，影响患者的日常生活活动能力。因而对其日常生活活动的科学评价具有重要意义。

临床上截瘫患者多采用改良 Barthel 指数对其 ADL 进行评价，其中包括了大小便的管理，具有较高相互判断的可靠性，具体内容参见日常生活活动能力评定章节。对于四肢瘫患者可用四肢瘫功能指数（quadriplegic index of function，QIF）来评定。QIF 的内容有转移、梳洗、洗澡、进食、穿脱衣服、轮椅活动、床上活动、膀胱功能、直肠功能、护理知识，共 10 项，评分采用 0、1、2、3、4 分的 5 级分制，每项最高得分为 4 分。评出总分后按下式算出 QIF 分：QIF= 总分 × 100/200。

功能独立性评定：为充分反映脊髓损伤对患者个人生活和社会活动能力的影响及评价各种康复治疗措施的实际效果，采用功能独立性测评（FIM）标准是必要的。FIM 主要评价 6 个方面的能力：生活自理能力、括约肌控制能力、活动能力、行动能力（轮椅、行走、上楼梯）、理解交流能力、社会认识能力（社会交往、解决问题及记忆能力）等，该标准将每组能力分级标定：完全自理 7 分，基本自理但需辅助具帮助 6 分；达到 6 分与 7 分级别均不需要别人帮助；5 分为监护或准备，4 分、3 分级别为中等不能自立，均需别人帮助才能自立；2 分、1 分级别者为完全不能自立，必须依靠他人生活（具体内容参见第十四章日常生活活动能力评定）。

（六）自主神经功能的评定

对脊髓损伤患者进行自主神经功能的评定可以改善临床的处理，判断治疗措施的有效性。内容包括一般自主神经功能评定（心律失常、动脉血压异常、体位性低血压、神经源性休克、自主神经反射异常、与支气管 - 肺调控相关的自主神经、体温调节异常和排汗功能异常）和膀胱、直肠和性功能评定。由 ISCoS 制定的脊髓损伤后残存自主神经功能国际标准评定表，详见表 18-26。

表 18-26 自主神经功能标准评定表

患者姓名：_____
一般自主神经功能

器官 / 系统	检查结果	异常情况	检查标记
心脏的自主神经调控	正常		
	异常	心动过缓	
		心动过速	
		其他心律失常	
	不详		
	不能评定		
血压的自主神经调控	正常		
	异常	静息收缩压低于 90mmHg	
		体位性低血压	
		自主神经发射异常	
	不详		
	不能评定		

续表

器官 / 系统	检查结果	异常情况	检查标记
排汗的自主神经调控	正常		
	异常	损伤平面以上排汗增多	
		损伤平面以下排汗增多	
		损伤平面以下排汗减少	
	不详		
	不能评定		
体温调节	正常		
	异常	体温升高	
		体温降低	
	不详		
	不能评定		
支气管 - 肺系统的自主神经和躯体神经调控	正常		
	异常	不能随意呼吸，完全需要呼吸机支持	
		随意呼吸受损，部分需要呼吸机支持	
		随意呼吸受损，不需要呼吸机支持	
	不详		
	不能评定		

解剖学诊断：（圆锥上　圆锥　马尾）

下尿路，肠道和性功能

器官 / 系统		评分
下尿路		
需要排空膀胱的感知		
防止漏尿（尿失禁）的能力		
膀胱排空方式（说明）_____		
肠道		
需要排便的感觉		
防止漏便（大便失禁）的能力		
随意肛门括约肌收缩		
性功能		
性唤起（勃起或润滑）	心理性	
	反射性	
性欲高潮		
射精（限于男性）		
月经来潮（限于女性）		

2= 正常功能，1= 神经功能下降或改变，0= 完全丧失控制

NT= 由于先前存在或伴发的问题，不能评定

受伤日期_____　　　评定日期_____

检查者_____

（七）心理评定

从心理功能而言脊髓损伤患者的主要障碍表现在以下方面：①否认：特别是初患者，未能接受身体及生活上的转变；②愤怒：怨愤为何偏偏自己受伤；③抑郁：自我封闭，不肯接受现实及自我，拒绝接触其他人；④缺乏安全感：担心家人、朋友离弃自己；⑤缺乏自信、自卑。对脊髓损伤患者存在抑郁和焦虑可以予以汉密尔顿抑郁量表和汉密尔顿焦虑量表进行评价（详见心理评价相关内容）。

（八）功能恢复的预测

脊髓神经解剖结构的节段性特点决定了脊髓损伤的节段性表现，脊髓损伤水平的确定反映了脊髓损伤的严重程度，颈椎损伤（C_1~T_1）造成四肢瘫，胸腰椎损伤（T_1以下）造成截瘫。脊髓损伤水平是确定患者康复目标的主要依据，对完全性脊髓损伤患者来说，脊髓损伤水平一旦确定，其康复目标基本确定，见表18-27；对不完全性脊髓损伤的患者来说，应具体确定脊髓损伤水平以下的肌力评分，需要根据残存肌力功能情况修正上述康复目标，见表18-28。

表 18-27　脊髓损伤平面与功能恢复的关系

损伤平面	不能步行	大部分	中度	轻度	基本独立	完全独立	独立步行
C_1~C_3	√						
C_4		√					
C_5			√				
C_6				√			
C_7~T_1					√		
T_2~T_5						√	
T_6~T_{12}							√①
L_1~L_3							√②
L_4~S_1							√③

注：①可进行治疗性步行；②可进行家庭功能性步行；③可进行社区功能性步行

表 18-28　不同脊髓损伤平面的康复目标

脊髓损伤水平	基本康复目标	需要支具轮椅种类
C_5	床上动作自理，其他依靠帮助	电动轮椅、平地可手动轮椅
C_6	ADL 部分自理、需中等量帮助	手动电动轮椅、可用多种自助具
C_7	ADL 基本自理、能乘轮椅活动	手动轮椅、残疾人专用汽车
C_8~T_4	ADL 自理，轮椅活动支具站立	同上，骨盆长支具，双拐
T_5~T_8	同上，可应用支具治疗性行走	同上
T_9~T_{12}	同上，长下肢支具治疗性行走	轮椅、长下肢支具，双拐
L_1	同上，家庭内支具功能性行走	同上
L_2	同上，社区内支具功能性行走	同上
L_3	同上，肘拐社区内支具功能行走	短下肢支具，肘拐
L_4	同上，可驾驶汽车，可不需轮椅	同上
L_5~S_1	无拐足托功能步行及驾驶汽车	足托或短下肢支具

（九）并发症及其他评定

脊髓损伤患者神经源性膀胱和神经源性直肠、性功能的评定详见相关章节；脊髓损伤后疼痛评定见相关章节；对脊髓损伤患者，特别是高位脊髓损伤的患者还需要进行心、肺功能评定；脊髓损伤恢复期患者还需进行功能性步行评定，见表18-29；因脊髓损伤患者多需轮椅、助行支具等，所以必须进行环境评定，包括生活环境、移动环境、居家环境、公共环境及就业环境等。

表 18-29 脊髓损伤功能性步行量表（SCI-FAI）

姓名：　　　　　性别：　　　　　年龄：　　　　　住院号：　　　　　诊断：

标准		左	右
一、步态参数			
A. 重心转移	可将重心转移到站立腿	1	1
	不能转移重心或仅将重心转移到辅助设备	0	0
B. 步宽	在肢体前进过程中，迈步足越过站立足	1	1
	在肢体前进过程中，站立足阻碍迈步足	0	0
	（迈步相结束时）最终足的位置不阻碍迈步腿	1	1
	（迈步相结束时）最终足的位置阻碍迈步腿	0	0
C. 步的节律（迈步腿前进需要的相对时间）	在站立腿足跟触地时，迈步腿在小于1秒钟内开始前进	2	2
	需要1~3秒开始前进	1	1
	大于3秒开始前进	0	0
D. 步高	整个迈步相足趾廓清地面	2	2
	在迈步相开始时足趾在地面拖曳	1	1
	整个迈步相足趾在地面拖曳	0	0
E. 足触地	足跟较前足先触地	1	1
	前足或足底先触地	0	0
F. 步长	迈步足足跟置于站立足足趾前	2	2
	迈步足足趾置于站立足足趾前	1	1
	迈步足足趾置于站立足足趾后	0	0
步态参数总分		20	
二、辅助设备			
上肢平衡/承重设施	无	4	4
	手杖	3	3
	四足手杖，前臂拐或腋拐	2	2
	助行器	2	
	平行杠	0	0
下肢辅助设备	无	3	3
	踝-足矫形器	2	2
	膝-踝-足矫形器	1	1
	交替步态式矫形器（RCO）	0	0
辅助设施总分		14	

续表

标准		左	右
三、空间 / 距离参数			
步行能力（相对于使用助行器、腋杖或手杖的步行）	在社区常规步行（极少或从不使用助行器、腋杖或手杖）	5	
	在家庭常规步行 / 偶尔在社区步行	4	
	偶尔在家庭步行 / 极少在社区步行	3	
	极少在家庭步行 / 从不在社区步行	2	
	步行仅为锻炼	1	
	不步行	0	
步行能力总分		5	
2 分钟步行试验，2 分钟步行距离　　　　步 / 分钟　　　　米 / 分钟			

评定时间	评定结果	评定时间	评定结果

　　脊髓损伤常见的并发症有关节挛缩、骨质疏松、异位骨化、肺部感染、泌尿系感染、压疮、深静脉血栓等，其治疗均需正确的评定，然后采取正确的治疗才能获得良好的治疗效果。下面介绍深静脉血栓和异位骨化的评定，其余并发症的评定见相关章节。

　　1. 深静脉血栓　深静脉血栓（deep vein thrombosis，DVT）是脊髓损伤患者较常见的并发症，深静脉血栓是血管内皮损伤、血流速度减慢及血液高凝状态所致，这些因素的存在，使血小板聚集，形成血栓。长期卧床制动是非常重要的原因，其他的危险因素包括年龄大、肥胖、高脂血症、创伤、心衰等。治疗效果不够理想，常遗留下肢深静脉阻塞或静脉瓣膜功能不全。

　　（1）发生部位：多发生于下肢深静脉，可发生在下肢深静脉的任何部位；一部分也可发生骨盆内静脉血栓

　　（2）发生机制：静脉血栓的形成，主要由于血液高凝状态和血液滞缓而发生血栓，血栓与管壁一般仅有轻度粘连，容易脱落，可引起肺栓塞。激发炎性反应后，血栓与血管壁粘连也可较紧密。

　　按照血栓的组成，静脉血栓有三种类型：①红血栓：最常见，组成比较均匀，血小板和白细胞散在性分布在红细胞和纤维素的胶状块内；②白血栓：基本由纤维素、白细胞和成层的血小板组成，只有极少量红细胞；③混合血栓：由白血栓组成头部，板层状的红血栓和白血栓组成体部、红血栓或板层状的血栓构成尾部。

　　（3）临床表现：临床上常见的有三类。其中小腿肌肉静脉丛血栓形成和髂股静脉血栓形成分别称为周围型和中央型。无论周围型或中央型，均可通过顺行繁衍或逆行扩展，而累及整个肢体者，称为混合型，临床最为常见。

　　1）周围型：为手术后深静脉血栓形成的好发部位。因病变范围比较小，所激发的炎症反应程度较轻，临床症状并不明显，易被忽略。通常感觉小腿部疼痛或胀感，腓肠肌有压痛，足踝部轻度肿胀。若在膝关节伸直位，将足急剧背屈，使腓肠肌和比目鱼肌伸长，可以激发血栓所引起的炎性疼痛，而出现腓肠肌部疼痛，称为 Homans 征阳性。因不影响血液回流，浅静脉压一般并不升高。血栓若继续向近侧繁衍，临床表现则日益明显，小腿肿胀，浅静脉扩张，腘窝部沿腘静脉压痛。

　　2）中央型：左侧多见，可能与右髂总动脉跨越左髂总动脉，对左髂总动脉有一定压迫有关。起病急骤，局部疼痛、压痛；腹股沟韧带以下患肢肿胀明显；浅静脉扩张，尤以腹股沟部和下腹壁明显；在股三角区，可扪及股静脉充满血栓所形成的条索状物；伴有发热，但一般不超过 38.5℃。顺行

扩展，可侵犯下腔静脉。如血栓脱落，可形成肺栓塞，出现胸痛、咳嗽、呼吸困难，严重时发生发绀、休克、甚至猝死。

3）混合型：无论髂股静脉血栓形成逆行扩散，或小腿肌肉静脉丛血栓形成顺行扩展，只要累及整个下肢深静脉系统，均称为混合型。临床表现为两者表现相加。但后者发病隐匿，症状开始时轻微，直到髂股静脉受累，才出现典型表现。凡发病急骤，无论髂股静脉血栓逆行或小腿肌肉静脉丛血栓顺行繁衍，只要血栓滋长，使患肢整个静脉系统，几乎全部处于阻塞状态，同时引起动脉强烈痉挛者，特称为股青肿。疼痛剧烈，整肢广泛性明显肿胀，皮肤紧张、发亮、呈紫色，有的可发生水疱，皮温明显降低，足背、胫后动脉搏动消失。全身反应明显，体温常达39℃以上，可出现休克及肢体静脉性坏疽。

（4）康复评定：小腿肌肉静脉丛血栓形成，症状隐晦，且不典型，常难以确诊。髂股静脉血栓形成、混合型及股青肿，具有较为典型的临床表现，一般诊断多无困难。但是为了确定诊断，明确病变范围，可选用以下辅助检查：①放射性同位素检查；②超声波检查；③电阻抗体容积描记检查；④静脉测压；⑤静脉造影，此为最准确的检查方法。

2. 异位骨化 异位骨化（heterotopic ossification）是指在正常情况下没有骨组织的软组织内形成新骨。临床上，异位骨化主要有3种形式：①神经源性异位骨化（neurogenic heterotopic ossification，NHO）：继发于严重神经疾患，如脑外伤、脊髓损伤、中枢神经系统感染等；②创伤后异位骨化：包括骨折、脱位、人工关节置换术后等；③原发性异位骨化：如进行性骨化性肌炎或进行性纤维不良性骨化。目前仍缺乏有效的治疗。

（1）发生部位：神经源性异位骨化是脊髓损伤后的常见并发症之一，由于研究方法及所采用的诊断标准不同，NHO的发生率为10%~53%不等。异位骨化的临床表现轻重不一，多数患者症状较轻，仅在影像学检查时有异常表现。约有20%~30%的患者表现为关节活动度降低，约3%~8%的患者表现为关节强直，运动障碍。NHO发生于SCI平面以下，常见于髋关节（70%~97%），其余依次是膝、肘、肩、手及脊柱。异位骨化可于SCI后数年发生，常见于损伤后1~6个月，2个月多见。

（2）发生机制：目前认为，异位骨化的形成是全身和局部因素共同作用的结果，凡是能够引起关节周围软组织损伤、出血、充血、水肿、机化的体内外因素皆可诱发或加重NHO的发生及发展。

（3）临床表现：最常见的临床表现为关节周围肿胀及关节活动度减小，甚至关节僵直；感觉功能残存者，可发生受累部位的疼痛；可有低热、关节周围红斑、皮温增高；由于疼痛及髋关节活动度减小，坐位不当，患者会发生压疮，转移及日常生活障碍加重。NHO可以压迫周围神经、血管结构并发生相应的临床症状。

（4）康复评定：一般在出现明显临床征象之前NHO已经开始形成。可于X线检查时偶然发现而无症状；也可在出现临床症状后几经周折方能确诊，错过了早期治疗机会，因此对本病的早期诊断至关重要。但是目前在临床上早期诊断本病较为困难。当临床表现怀疑本病时可以根据骨扫描进行早期诊断；应用放射学检查、化验室检查、超声波检查等进行评定。

第三节　周围神经病损评定

周围神经病损是指由多种原因导致的周围神经运动、感觉、自主神经结构和（或）功能异常的一组疾病。其临床表现随受损神经的部位、范围和分布形式而异，但又多具有感觉、运动功能障碍、自主神经功能障碍等共同的特性。该组疾病具有病因多样、治疗困难、容易漏诊等特点。

随着显微外科技术的进步，周围神经损伤的治疗效果大幅提高，但功能障碍的恢复仍离不开康复治疗。客观、全面的康复评定可为判断预后、设定合理的康复目标、制定恰当的康复治疗方案提供基础。

一、概述

周围神经系统主要是指中枢神经系统以外的神经成分，包括神经节、神经干、神经丛和神经终末装置，它们与脑和脊髓相连接并分布于全身各处。

（一）周围神经分类

按连接于中枢的部位不同，分为脑神经和脊神经；按分布对象不同，分为躯体神经和内脏神经；按传递神经冲动的方向不同分为传入神经和传出神经。传入神经产生感觉，又称为感觉神经。传出神经产生运动，又称为运动神经。在躯体神经和内脏神经，都含有感觉神经和运动神经。内脏运动神经又称为自主神经或植物神经。内脏运动神经又可根据功能和药理特点分为交感神经和副交感神经。

（二）周围神经解剖结构

周围神经干由许多神经束集合而成，神经干外有结缔组织膜称为神经外膜。各神经束外的结缔组织膜称为神经束膜。神经束内含有许多神经纤维，神经束膜进入束内分隔神经纤维之间，成为神经内膜。

神经纤维分为有髓纤维和无髓纤维。有髓神经纤维由位于其周围的髓鞘和神经膜以及位于其中央的轴突构成。无髓神经纤维指轴突仅有神经膜而无髓鞘包裹。髓鞘是施万（Schwann）细胞反复缠绕在轴突周围的板层状结构，在神经纤维周围有规则、分节段地分布。各节段间称为郎飞结，具有防止兴奋扩散的作用。髓鞘是神经纤维再生的通道。轴突构成神经纤维的中轴，内含微丝、微管、线粒体和非颗粒性内质网等，传导神经冲动。

（三）周围神经病损原因

许多因素如外伤、压迫、感染、缺血、肿瘤、代谢障碍、中毒、营养缺乏以及一些先天性的原因均可引起周围神经病损。常见原因有：

1. 损伤因素 外力直接或间接导致的神经损伤。主要有神经磨擦伤、切割伤、挤压伤、医源性神经损伤、电击伤、放射性伤、火器伤及缺血性神经损伤等。

2. 解剖因素 周围神经在解剖学通道中，有一段或一点受某些坚韧的、狭窄的组织结构压迫或肢体在活动过程中，神经不断遭受摩擦而致神经损伤。如斜角肌间隙狭窄压迫臂丛神经、正中神经在腕管受压、肿瘤压迫等。

3. 其他原因 炎症、免疫、代谢、缺血、营养不良、中毒等原因。如：特发性面神经麻痹、Guillain-Barre 综合征（GBS，急性炎症性多发性神经病）、外周血管病变所致缺血性周围神经病、糖尿病周围神经病变、维生素 B_1 缺乏症、铅中毒等。

习惯上将受外力作用而发生损伤的称为周围神经损伤，属于炎症性质的称为神经炎，将由于营养、代谢障碍、中毒等所致的称为周围神经病。本节主要叙述周围神经损伤的康复评定。

（四）周围神经病损的病理

1. 神经损伤程度的分类 造成神经损伤的原因很多，损伤的程度也不同，其预后、治疗方法也不相同。因此，应充分了解周围神经致伤的原因，掌握损伤程度分类。

（1）Seddon 分类法

1）神经失用（neurapraxia）：神经传导功能障碍为暂时性的生理性阻断，神经纤维不出现明显的解剖和形态上的改变，远端神经纤维不出现退行性改变。神经传导功能于数日至数周内自行恢复。

2）轴突断裂（axonotmesis）：轴突在髓鞘内断裂，神经鞘膜完整，远端神经纤维发生退行性改变，经过一段时间后神经可自行恢复。

3）神经断裂（neurotmesis）：神经束或神经干完全断裂，或为瘢痕组织分隔，需通过手术缝接神经。缝合神经后可恢复功能或功能恢复不完全。

（2）Sunderland 分类法

1）一度损伤：传导阻滞。神经纤维的连续性保持完整，无沃勒变性。通常在 3~4 周内自行恢复。

2）二度损伤：轴突中断，但神经内膜管完整，损伤远端发生沃勒变性。可自行恢复，轴突以每日 1~2mm 速度向远端生长。

3）三度损伤：神经纤维（包括轴突和髓鞘）横断，而神经束膜完整。有自行恢复的可能性，但由于神经内膜疤痕化，恢复常不完全。

4）四度损伤：神经束遭到严重破坏或断裂，但神经干通过神经外膜组织保持连续。很少能自行恢复，需手术修复。

5）五度损伤：整个神经干完全断裂。需手术修复才能恢复。

2. 周围神经损伤的病理过程　损伤使有髓纤维的细胞体对其远端轴突的营养中断，造成轴突变性，称为沃勒变性（Wallerian degeneration）。伤后 6~30 小时，轴突肿胀；伤后 2~3 天，轴突内微丝及微管肿胀、断裂，髓鞘裂解；伤后 1 周左右，轴突内细胞器消失。无髓纤维的变性进展较有髓纤维缓慢。同时，神经胞体也出现相应的反应性变性，部分可发生退变、崩解。

由于神经中断，其所支配的肌肉失去神经营养作用，收缩功能下降，肌张力降低，肌肉逐渐萎缩。伤后第二周，肌肉可出现纤维性颤动，更加速了肌肉萎缩。肌肉的质量在数周后减少一半。到肌肉萎缩晚期，纤颤消失，肌肉周围纤维组织沉积。运动终板在伤后 15 个月内若得不到神经的再支配，将会变性消失，发生不可逆性变化。通常，肌肉失神经支配 1 年，功能恢复效果很差，失神经支配 2 年则更难恢复。

神经损伤后，其感觉神经纤维分布区域的各种感觉均减退或消失，皮肤皱纹萎缩甚至消失，容易受伤，且伤后不易愈合。神经损伤数年后，感觉功能仍可能恢复。

3. 周围神经的修复过程　周围神经损伤后经过初期的反应阶段，即开始再生。首先，施万细胞分裂，在原来的神经内膜管内形成纵行排列的细胞柱，等待轴突长入。若长时间无轴突长入，细胞柱就开始萎缩塌陷。数小时后，近端轴突开始芽状增生。10 天左右，近侧断端长出许多轴芽，向各个方向寻找远端。远端神经对轴突有趋化作用，使其易于长入远端的神经内膜管中。完整的神经内膜管，可为再生轴突提供通道，引导轴突长入终末器。若神经两断端间隙为瘢痕组织所充填，则再生轴突无法通过，就迂曲回旋，形成团状神经瘤，而远施万细胞聚集增生形成神经胶质瘤。若再生轴突成功到达末端，则与终末器官形成突触连接。此时，轴突不再延长，而是增粗、髓鞘增厚，功能不断趋于完善。但是，一般说来再生轴突的结构和功能很难完全恢复到正常程度。

轴突再生的速度，一般而言，损伤区约为一天 0.25mm，通过神经吻合口约需 10~14 天。进入远端后，生长速度大大加快，大多数每天达 2mm 左右，少数可达 4mm。若远端神经内膜管受压，则生长变得很慢。从神经纤维长入终末器官到效应器出现生理功能，约需 2 周。

（五）临床表现

1. 运动功能障碍　弛缓性瘫痪、肌张力降低、肌肉萎缩、抽搐。因受累神经支配区域不同，患者可出现不同程度的日常生活、工作中某些功能性活动能力障碍，如臂丛神经损伤者，由于上肢运动障碍可不同程度地影响进食、个人卫生、家务活动以及写字等手精细动作；坐骨神经损伤者可出现异常步态或行走困难。

2. 感觉功能障碍　包括主观感觉障碍和客观感觉障碍。一般情况下，患者的主观感觉障碍比客观感觉障碍多而且明显，在神经恢复过程中，患者可有烧灼痛、刀割样疼痛、感觉过敏等不适，往往难以忍受。

（1）主观感觉障碍：是在没有任何外界刺激的情况下出现的感觉障碍，又包括：①感觉异常：如局部麻木、冷热感、潮湿感、震动感，以麻木感多见；②自发疼痛：是周围神经病损后最突出的症状之一，随损伤的程度、部位、性质的不同，疼痛的性质、发生时间、程度也千差万别，常见的有刺痛、跳痛、刀割痛、牵拉痛、灼痛、胀痛、触痛、撕裂痛、酸痛、钝痛等，同时伴有一些情感症状；③幻痛：伴有肢体缺损或截肢者有时出现幻肢痛。

（2）客观感觉障碍：包括：①感觉丧失：包括深浅感觉、复合觉、实体觉丧失；②感觉减退；③感觉过敏：即感觉阈值降低，小刺激出现强反应，以痛觉过敏最多见，其次是温度觉过敏；④感觉倒错：如将热的误认为是冷的，较少见。

3. 自主神经功能障碍

（1）刺激性病损时，皮肤发红、皮温升高、潮湿、角化过度及脱皮等。

（2）破坏性病损时，皮肤发绀、冰凉、干燥无汗或少汗、皮肤菲薄，皮下组织轻度肿胀，指甲（趾甲）粗糙变脆，毛发脱落，甚至发生营养性溃疡。

4. 反射障碍 反射是神经活动的基础，分为浅反射和深反射两大类。刺激皮肤或黏膜引起的反射是浅反射，刺激作用于肌肉、肌腱、骨膜和关节的本体感受器而引起的反射是深反射。周围神经病损后，其所支配区域的深浅反射均减弱或消失。

5. 骨质疏松 由于长时间制动，活动及负重减少，导致神经损伤区域骨质疏松。神经损伤时间越长，患肢骨质疏松越明显。故周围神经损伤的肢体晚期易发生骨折。

二、 康复评定

通过详细的病史采集和体格检查，可以初步判断神经受损的部位和程度。为了进一步确定神经受损的性质、作出预后判断、确定康复目标、制订康复计划、评价康复效果，还必须进行一系列的康复功能评定。

（一）运动功能检查与评定

1. **观察** 观察病损神经支配区域有无畸形、肌肉萎缩、肿胀，以及这些形态改变的程度和范围，皮肤是否完整，有无溃疡。步态和姿势有无异常。

2. **肢体周径的测量** 用皮尺进行肢体周径的测量，并和健侧进行比较。判定肌肉萎缩或水肿的严重程度。为增加可比性，每次测量最好固定测量人员和测量的位置。

3. **肌力测定** MMT肌力评定法见本教材第九章第三节主要肌肉的手法检查。上肢周围神经损伤常涉及手部肌肉肌力评定。在手部用MMT法单独测定某一肌肉肌力比较困难，多用综合测试方法。

（1）握力评定：使用标准可调的握力计测试，测量手屈肌肌力（包括手内在肌及外在肌）。握力正常值一般用握力指数来表示：握力指数＝握力（kg）/体重（kg）×100，正常握力指数应>50。方法：测试者坐位，肩内收，肘屈90°，前臂中立位，连续3次用力握测力计，左右手比较。

（2）捏力评定：使用标准捏力计测试捏力。主要反应拇对指肌力。捏力测量包括掌捏（拇指指腹对示指指腹）、侧捏（拇指指腹对示指中节侧面）及三指捏（拇指指腹对示指、中指指腹）。分别检测3次，并双侧比较。

4. **关节活动范围测定** 见本教材第十章第二节主要关节活动度评定方法。

5. **其他** 对耐力、速度、肌张力予以评价。对昏迷患者可进行轻瘫试验、坠落试验间接判断。

6. **运动功能恢复情况评定** 英国医学研究院神经外伤学会将神经损伤后的运动功能恢复情况分为六级（表18-30），该分级对高位周围神经损伤尤为适用。

表 18-30　周围神经损伤运动功能恢复情况表

恢复等级	评定标准	恢复等级	评定标准
0级（M0）	肌肉无收缩	3级（M3）	所有重要肌肉能抗阻力收缩
1级（M1）	近端肌肉可见收缩	4级（M4）	能进行所有运动，包括独立的或协同的
2级（M2）	近、远端肌肉均可见收缩	5级（M5）	完全正常

（二）感觉检查与评定

不同感觉神经有特定的支配区，但有交叉支配现象。所以神经受损后，感觉消失区往往小于实际支配区，且边缘有一感觉减退区。常用的感觉功能测定方法有：

1. **浅感觉**　触觉、痛觉、皮肤温度觉、压觉检查。每次检查后，检查者应该用图示法标记感觉异常部分。持续完全性的感觉丧失是神经完全断裂的一个主要症状。在神经受压的早期阶段，皮肤感觉改变部位可能出现每天不一样，在神经恢复过程，会出现一个神经感觉丧失的集中减少区域。具体方法见本教材第七章第二节感觉功能评定。

2. **深感觉**　运动觉、位置觉、振动觉检查。具体方法见本教材第七章第二节感觉功能评定。

3. **皮层复合感觉**　皮肤定位觉、两点辨别觉、实体觉、图形觉等检查。具体方法见本教材第七章第二节感觉功能评定。

4. **感觉功能恢复情况评定**　英国医学研究院神经外伤学会将神经损伤后的感觉功能恢复情况分为六级（表 18-31）。

表 18-31　周围神经损伤感觉功能恢复情况表

恢复等级	评定标准	恢复等级	评定标准
0级（S0）	感觉无恢复	3级（S3）	皮肤痛觉和触觉恢复，且感觉过敏消失
1级（S1）	支配区皮肤深感觉恢复	4级（S3+）	感觉达到 S3 水平外，二点辨别觉部分恢复
2级（S2）	支配区浅感觉和触觉部分恢复	5级（S4）	完全恢复

5. **神经干叩击试验（Tinel 征）**　叩击神经损伤（仅指外力损伤）或神经损害（周围神经病）的部位或其远侧，出现其支配皮区的放电样麻痛感或蚁走感时为阳性，代表神经再生的水平或神经损害的部位。

（1）Tinel 征阳性：代表神经损害的部位有新生的尚未成熟的触觉神经纤维存在（尚未完全髓鞘化）。

（2）Tinel 征阳性并随时间向远侧进展：预示着神经再生有效，可能会有较好的感觉和运动功能恢复。

（3）Tinel 征阳性，固定于神经损害的部位且伴有疼痛：提示局部有创伤性神经瘤形成。

（4）Tinel 征阴性：表示无神经再生，可能是缝接的神经失败或再断裂；或神经已修复，髓鞘形成。

（三）自主神经功能评定

周围神经损伤后，由自主神经纤维支配的血管舒缩功能、出汗功能和营养功能发生障碍。汗腺功能检查对神经损伤的诊断和神经功能恢复的判断亦有重要的意义。手指触摸局部皮肤的干、湿和显微镜放大观察指端出汗情况虽然可帮助做出判断，但化学方法的检查更为客观。

1. **碘淀粉试验**　在患肢检查部位涂抹 2.5% 碘酒，待干燥后再铺以淀粉，若有汗则局部变为蓝色。根据蓝色的深浅了解出汗障碍的区域及其程度，间接了解皮肤交感神经分布的功能状态。

2. **茚三酮试验**　将患手指腹压在茚三酮试纸上，若出现蓝紫色指纹，表示有汗。还可用固定液将指纹形态固定并保存，以供日后多次检查进行对比观察。无汗表示神经损伤，从无汗到有汗表示神经功能恢复，而且恢复早期为多汗。

（四）电生理学评定

1. 强度-时间曲线检查 强度-时间曲线诊断法是应用不同脉冲宽度的方波电流刺激肌肉，通过肌肉兴奋的电流强度阈值曲线来判断神经肌肉功能状态的一种定性和定量检测方法。通过时值测定和曲线描记判断肌肉为完全失神经支配、部分失神经支配及正常神经支配。与肌电图检查和神经传导速度测定等其他电诊断方法相比有其独特的优点，如仪器价格和检查费用低廉，操作简便，患者易于耐受，能早期敏感地检出下运动神经元的轻微损伤，且能提供更加全面的图像，并以此判断出正常神经和失神经部分的比例，提供神经肌肉电刺激治疗的适宜电流刺激参数，指导康复治疗方案的制订。

2. 肌电图（EMG）检查 是临床最常用的方法。通过针极肌电图检查，可判断神经受损的程度是神经失用或轴突断离或神经断离。评估标准：

（1）轻度失神经支配：肌电图可见自发电活动，运动单位电位波幅、时限基本正常，募集相为混合至干扰相，神经传导速度正常，波幅可下降。

（2）中度失神经支配：肌电图出现较多自发电活动，募集相为单纯至混合相，神经传导速度下降不超过 20%，波幅下降不超过 50%。

（3）重度失神经支配：肌电图出现大量自发电活动，仅见单个运动单位电位，运动单位电位波幅可增高，时限可增宽。

（4）完全失神经支配：肌电图出现大量自发电活动，无运动单位电位出现，电刺激神经干相应肌肉测不到复合肌肉动作电位。

3. 神经传导速度（NCV）的测定 利用肌电图测定神经在单位时间内传导神经冲动的距离。可判断神经损伤部位，神经再生及恢复的情况。

4. 体感诱发电位（SEP）检查 刺激从周围神经上行到脊髓、脑干和大脑皮层感觉区时在头皮记录的电位，具有灵敏度高、对病变进行定量估计、对传导通路进行定位测定、重复性好等优点。对常规肌电图难以查出的病变，SEP 可容易作出诊断，如周围神经靠近中枢部位的损伤、在重度神经病变和吻合神经的初期测定神经的传导速度等。

5. 直流感应电检查法 用直流电和感应电来测定神经肌肉兴奋性的一种定性检查方法。原理是神经肌肉均具有兴奋性，且神经与肌肉的兴奋阈值不同，正常：神经兴奋性＞肌肉兴奋性；神经损伤早期：肌肉兴奋性＞神经兴奋性；神经损伤晚期：兴奋性消失。通常在神经受损后 15~20 天可获得阳性结果。

（五）日常生活能力评定

日常生活活动能力（ADL）是人类在生活中反复进行的最必需的基本活动。周围神经病损后，会不同程度地出现 ADL 困难。ADL 评定对了解患者的能力，制订康复计划，评价治疗效果，安排重返家庭或就业都十分重要。具体评定方法见相关章节。

三、 常见周围神经损伤康复评定

（一）臂丛神经损伤

臂丛神经位于活动范围较大的肩关节附近，易受到各种外力及周围组织压迫导致损伤，是周围神经损伤的一个常见类型。可引起患者严重功能障碍。常由各类外伤、牵拉、压迫等所致。

1. 解剖基础 臂丛由 C_{5-8} 神经前支及 T_1 神经前支大部分组成，经斜角肌间隙穿出后，C_5 与 C_6

组成上干，C_7 独立形成中干，C_8、T_1 组成下干，位于锁骨之上和第一肋表面。每干又分成前后两股，3 干后股组成后束，上干前股和中干前股组成外侧束，下干前股形成内侧束，经锁骨后方进入腋窝。各束在相当于喙突水平分出支配上肢的主要神经：肌皮神经、腋神经、正中神经、桡神经及尺神经。臂丛神经发出部位以及神经名称、支配肌肉参见表 18-32。

表 18-32　臂丛神经发出部位以及神经名称、支配肌肉

发出部位		神经名称	支配肌肉
根部		胸长神经	前锯肌
		肩胛背神经	肩胛提肌、大小菱形肌
		膈神经	膈肌
		斜角肌肌支颈长肌肌支	斜角肌、颈长肌
干部		肩胛上神经	冈上肌、冈下肌
		锁骨下神经	锁骨下肌
束部	外侧束	胸前外侧神经	胸大肌锁骨部
		肌皮神经	肱肌、肱二头肌、前臂外侧皮肤感觉
		正中神经外侧头	感觉
	内侧束	正中神经内侧头	运动
		胸前内侧神经	胸大肌胸肋部、胸小肌
		尺神经	大部分手肌
		臂内侧皮神经	臂内侧皮肤感觉
		前臂内侧皮神经	前臂内侧皮肤感觉
	后侧束	腋神经	小圆肌、三角肌、肩外侧皮肤感觉
		桡神经	肱三头肌、肘肌、旋后肌、肱桡肌、部分手外在肌
		肩胛下神经	肩胛下肌、大圆肌
		胸背神经 C_7	背阔肌

2. 臂丛神经损伤分类　根据损伤的部位可分为根性损伤、干性损伤、束性损伤和全臂丛损伤四类。

（1）神经根损伤：可分为上臂丛损伤和下臂丛损伤，上臂丛包括 $C_{5\sim7}$ 神经根；下臂丛包括 C_8 神经根与 T_1 神经根。

1）上臂丛损伤：包括腋神经、肌皮神经、肩胛上下神经、肩胛背神经、胸长神经麻痹，桡神经和正中神经部分麻痹。主要表现为肩不能上举，肘不能屈曲而能伸，屈腕力减弱，上肢伸面的感觉大部分缺失。三角肌和肱二头肌萎缩明显，前臂旋前亦有障碍，手指活动尚正常。

2）下臂丛损伤：包括前臂及臂内侧皮神经、尺神经麻痹、正中神经和桡神经部分麻痹。表现为手功能严重障碍，肩肘腕功能尚好。出现患侧 Horner 征。手内部肌全部萎缩，尤以骨间肌为甚，有爪形手、扁平手畸形。前臂及手尺侧感觉缺失。

（2）神经干损伤：可分为上干、中干、下干损伤。

1）上干损伤出现腋神经、肌皮神经、肩胛上神经麻痹，桡神经和正中神经部分麻痹，临床表现与上臂丛损伤相似。

2）中干独立损伤在临床上很少见，除短期内伸肌群肌力有影响外，无明显临床症状和体征。

3）下干损伤出现尺神经、正中神经内侧根、上臂和前臂内侧皮神经麻痹，表现与下臂丛损伤相似，即手功能丧失。

（3）神经束损伤：神经束损伤所产生的症状体征十分规则，根据臂丛结构可明确诊断。

1）外侧束损伤：出现肌皮、正中神经外侧根、胸前神经麻痹。

2）内侧束损伤：出现尺神经、正中神经内侧根、胸前内侧神经麻痹。

3）后束损伤：肩胛下神经、胸背神经、腋神经、桡神经麻痹。

（4）全臂丛神经损伤：损伤早期，整个上肢弛缓性麻痹，由于斜方肌功能存在，有耸肩运动。上肢感觉除臂内侧尚有部分区域存在外，其余全部丧失。上肢腱反射全部消失。肢体远端肿胀，并出现 Horner 综合征。

3. 康复评定

（1）康复评定步骤：①首先确定有无臂丛损伤。②进一步区分根、干、束、支的损伤。③对根部损伤再区分节前节后损伤，因为节前损伤表明预后不良，无自发恢复的可能。若胸背肩胛肌肉（斜方肌）萎缩、耸肩受阻，提示上干节前损伤。若出现 Horner 征，提示下干节前损伤。肌电图和体感诱发电位有利于节前节后损伤的鉴别。④确定损伤的范围和程度。⑤功能状况评定。

（2）运动功能评定

1）外观：由于三角肌、肱二头肌等上肢主要肌群肌肉萎缩，肌力低下，肩关节显示方肩畸形、上臂周径小于健侧等。

2）肌力测定：采用 MMT 肌力评定，针对上臂、前臂以及手的伸屈关键肌群分别进行评定。例如三角肌、小圆肌、冈上肌、冈下肌与胸大肌、肱二头肌和肱桡肌、肱三头肌、旋后肌、旋前圆肌、旋前方肌、桡侧腕伸肌等。

（3）感觉评定：按照不同神经支配区域，有不同的感觉异常表现。手部感觉评定有：①轻触觉检查；②两点辨别觉：两点辨别觉属于复合感觉，与手的功能密切相关。正常青年人手指末节掌侧两点辨别觉约 3mm。

（4）特殊检查：① Tinel 征：叩击颈部患处，可在该神经分布区感到电击样疼痛，提示神经根有损伤和初步修复；②组织胺潮红试验：主要用于鉴别臂丛牵拉伤的部位为神经节前（椎间孔内神经根）还是神经节后（椎间孔外神经根）损伤。方法：用 1 ∶ 1000 磷酸组织胺做皮内注射，如出现以下征象为组织胺潮红试验阳性：立即出现直径 10mm 的红斑；半分钟后，在红斑周围出现 20~40mm 的红斑；注射部位出现风团。试验阳性表明臂丛神经损伤为节前损伤。否则为节后损伤。

（5）神经电生理检查：肌电图（EMG）及神经传导速度（NCV）对有无神经损伤及损伤的程度有重要参考价值，神经损伤一般于三周后显著变性，此时肌电图检查，发现去神经纤维颤动电位。所以肌电图检查应在损伤三周进行，隔 3 个月复查，观察有无神经功能复原。①凡肌电图显示去神经性纤维颤动电位，表示脊神经后支的运动神经纤维损伤，为椎间孔内臂丛损伤；②凡显示正常电位，表示椎间孔外臂丛损伤；③凡受神经根支配的任何肌肉存在主动运动，即显示肌肉主动收缩电位，表示不完全性神经根损伤。

（6）臂丛神经损伤功能评定量表：常用 Mallet 臂丛神经损伤功能评定量表，参见表 18-33。

表 18-33　Mallet 臂丛神经损伤功能评定

功能参数	1级	2级	3级	4级	5级
肩外展	无	<30°	30°~90°	>90°	正常
肩外旋	无	<0°	0°~20°	>20°	正常
手够颈的能力	无	够不到	困难	简单	正常
手够嘴的能力	无	明显 Trumpet 征 *	部分 Trumpet 征 *	<40°肩外展	正常
肩内旋	无	很困难	至 S_1	至 T_{12}	正常

*Trumpet 征：肩外展的同时肘关节屈曲

（二）正中神经损伤

正中神经损伤较多见。火器伤、割伤及机器伤以及腕管卡压均为常见原因。损伤后所支配感觉区感觉减退，所支配肌肉无力、萎缩为主要临床表现。

1. 解剖基础　正中神经由 $C_{5\sim8}$ 与 T_1 神经根的纤维构成，由臂丛外侧束与内侧束共同形成。在腋窝位于腋动脉外侧，于上臂中部由肱动脉前面斜至其内侧，向下至肘窝，在腋窝及臂部无分支。在前臂分出肌支支配旋前圆肌、桡侧腕屈肌、掌长肌、指浅屈肌；在前臂平对桡骨粗隆处分出骨间掌侧神经，再发出肌支支配示指和中指的指深屈肌部分、拇长屈肌和旋前方肌；正中神经向下经腕管至手掌，分成桡、尺侧两部分，桡侧有大鱼际肌支，拇指和示指桡侧的指神经。尺侧分为第2、3掌骨间隙的指掌侧总神经。正中神经感觉支分布于手掌桡侧半皮肤，拇指、示指、中指和无名指桡侧半掌面皮肤，并覆盖在相应手指的掌指关节掌面皮肤及示指、中指和无名指桡侧中、末节指骨背面的皮肤。

2. 康复评定

（1）运动功能评定

1）外观：①猿手畸形（详见下述）；②由于正中神经损伤后手指皮肤、指甲有显著营养改变，指骨萎缩，指端变小变尖。

2）肌力评定：①上臂正中神经损伤：正中神经肘以上无分支，如在肘以上损伤，则可累计全部分支，其支配的前臂肌群及手的部分内在肌发生麻痹。主要受累肌群有：前臂旋前的旋前圆肌，旋前方肌；屈腕的桡侧腕屈肌、掌长肌；屈指的拇长屈肌、指浅屈肌、指深屈肌桡侧半（示、中指）；手的部分内在肌：大鱼际肌（拇短展肌、拇对掌肌、拇短屈肌的浅头）、第一二蚓状肌。表现为：前臂不能旋前；屈腕无力，拇、示指不能屈曲，示指及中指掌指关节能部分屈曲，但指间关节仍伸直；拇指不能对掌。不能向前与手掌平面形成90°，不能用指腹接触其他指尖，大鱼际萎缩、手掌平坦，拇指内收，形成猿手畸形。②前臂正中神经损伤：按神经损伤位置由高到低，可依次累及旋前圆肌、桡侧腕屈肌、掌长肌、指浅屈肌、指深屈肌（示、中指）、拇长屈肌、旋前方肌以及上述手的内在肌。③腕部正中神经损伤：较常见。仅累及手内在肌，表现为猿手畸形。

（2）感觉评定：伤后拇、示、中指、环指桡侧半掌面及相应指远节背面失去感觉，实体感觉缺失，单一神经支配区的示指和中指末节，其浅、深感觉均缺失，严重影响手的功能，持物易掉落，无实物感，并易受外伤及烫伤。

（3）神经电生理检查：可判断正中神经损伤的位置、严重程度。

（4）特殊试验：可帮助判断是否正中神经损伤及损伤的位置。

1）拇指小指夹纸试验：嘱患者患手拇指与小指夹一个纸片，检查者如能轻易抽出纸片，即为试验阳性，说明拇指对掌肌无力。正中神经损伤可能在腕以上。

2）屈指试验：检查者将患手举起，固定示指近侧指间关节使之伸直，然后让患者主动屈曲远侧指间关节，若正中神经损伤，则不能主动屈曲；或将患者手掌平放于桌面上，五指张开，然后五指做搔抓桌面的动作，即可见其示指不能搔抓。此征阳性说明指深屈肌麻痹，损伤部位在前臂以上。

3）拇指屈曲试验：患者手放于桌上，手掌朝上。检查者固定拇指掌指关节于屈曲位，然后让患者主动屈曲指间关节；或检查者用右手示指顶住患者拇指末节指腹做对抗，嘱其抗阻力地屈曲指间关节，如无力或不能屈曲，说明拇长屈肌无力，损伤部位可能在前臂以上。

（5）手部综合功能评定：常用 Carroll 手功能评定法，详见手外伤后的评定内容。

（三）桡神经损伤

桡神经损伤较常见。多见于肱骨干下部骨折、或有移位的肘部骨折、骨折后骨痂形成时压迫、桡骨头脱位等。此外，不当使用腋拐、睡眠时以手臂代枕头、手术时上肢长期外展、上肢放置止血带不当等情况均可引起桡神经损伤。

1. **解剖基础** 桡神经由 $C_{5\sim8}$ 与 T_1 神经根的纤维构成，由臂丛后束发出。在腋窝内位于腋动脉后方，沿肱骨桡神经沟绕行向外，在肱骨外上髁上方分为浅、深两终支。桡神经本干发出的分支有：皮支，在腋窝发出，分布于上臂和前臂后部皮肤；肌支，支配肱三头肌、肱桡肌和桡侧腕长伸肌。桡神经浅支为皮支，分布于手背桡侧半和桡侧两个半手指近节背面的皮肤。深支主要为肌支，其分支由高到低依次支配桡侧腕短伸肌、旋后肌、指总伸肌、尺侧腕伸肌、拇长展肌、拇长短伸肌等前臂伸肌群。

2. **康复评定**

（1）运动功能评定

1）外观评定：桡神经于肘以上完全性损伤者，不能伸腕，伸拇，伸指及外展拇，呈垂腕、垂指、垂拇畸形。桡神经于肘以下完全性损伤者，前臂背侧肌肉萎缩明显，不能伸拇，外展拇及伸指，无垂腕畸形。表现为垂指垂拇畸形。

2）肌力评定：采用 MMT 法。检查肱三头肌及伸腕肌时，均应在反地心引力方向进行。①高位损伤（腋下发出肱三头肌分支以上）导致完全性桡神经麻痹，上肢各伸肌完全瘫痪，肘、腕、掌指关节均不能伸直，旋后肌瘫痪，致前臂伸直时不能旋后，手旋前位。肱桡肌瘫痪使前臂在半旋前位不能屈曲肘关节。②肱骨中 1/3（肱三头肌分支以下）受损，肱三头肌功能完好。因尺侧腕伸肌与桡侧伸腕长短肌瘫痪，腕部向两侧活动困难。③肘部分支以下损伤，肱桡肌、伸腕肌功能保存，前臂旋后、伸指障碍，无垂腕。④前臂中 1/3 以下损伤，伸腕、前臂旋后功能完好，所有伸指肌瘫痪，拇指失去外展作用，拇指功能严重障碍。⑤接近腕关节损伤，因各运动支均已发出，无运动功能障碍，仅感觉障碍。

（2）感觉评定：高位损伤可出现上臂及前臂后部感觉障碍，手背桡侧半，桡侧三个半指近节皮肤感觉障碍。肘以下损伤仅有手部感觉障碍。桡神经单一神经分布区是在第 1、2 掌骨间背侧的皮肤，故感觉障碍以第一二掌骨间背侧面虎口区皮肤最为明显。

（3）神经电生理评定：根据神经肌电图表现明确是否损伤及损伤程度。

（4）手部综合功能评定：常用 Carroll 手功能评定法。详见手外伤后的评定内容。

（四）尺神经损伤

尺神经损伤是上肢神经中较常见损伤之一。腕部及肘部锐器伤、挤压伤、及牵拉伤（如肘部肱骨内髁骨折，前臂尺桡双骨折，腕掌骨折等可以直接牵拉尺神经）、医源性损伤（如肱骨干骨折而切开复位内固定或去除内固定导致损伤），都是尺神经损伤最常见病因。

1. **解剖基础** 尺神经的神经来自 C_8、T_1 的神经根。起自臂丛神经的内侧束，经腋窝到达上臂内侧，经尺神经沟到达前臂，沿途发出分支支配尺侧腕屈肌和指深屈肌的尺侧半。在腕上约 5cm 左右处分出手背支，支配手背尺侧半的皮肤感觉。在腕部进入手掌，分为深浅两支，浅支支配手掌尺侧半和小指、环指尺侧半的皮肤感觉，深支支配小鱼际肌（小指展肌、小指短屈肌、小指对掌肌）、骨间肌、第 3、4 蚓状肌、拇收肌和拇短屈肌的深头。

2. **康复评定**

（1）运动功能评定

1）外观评定：①爪形手畸形：尺神经支配的小鱼际肌、第 3、4 蚓状肌和所有骨间肌发生麻痹，小鱼际及掌骨间有明显凹陷，环指和小指因受正常的屈、伸指肌的牵拉，造成掌指关节过伸、指间关节屈曲，状似鹰爪。②如尺神经损伤发生于肘部，因环指和小指的指深屈肌也发生麻痹，手部爪形畸形较尺神经在腕部损伤者为轻。前臂屈肌尺侧部分轻度萎缩，并伴手桡偏。③肌肉萎缩在尺神经损伤中较为显著，其中以骨间肌和拇收肌最明显，次为小鱼际肌群。

2）肌力评定：①在肘上损伤，尺侧腕屈肌和指深屈肌尺侧半瘫痪、萎缩，不能向尺侧屈腕及屈环小指远侧指关节。手指平放时，小指不能爬桌面。②手内肌广泛瘫痪，手的握力减少约 50%，持物不稳，并失去手的灵活性。对精细动作影响明显。小鱼际肌和掌、背侧骨间肌、第 3、4 蚓状肌、拇内收肌及屈拇短肌内侧头均瘫痪，当手指完全放平时，手指不能外展与内收。手指的夹力减弱或消失，小指常处于外展位，而不能与环指并拢。拇指小指对捏障碍。

（2）感觉评定：尺神经损伤后，皮肤感觉障碍一般限于手的尺侧半面，小指全部、环指尺侧。其中，小指中、末节为尺神经单一神经支配区。

（3）肌电图检查：可确诊并判断神经损伤程度。

（4）特殊检查：用于判断是否存在尺神经损伤及神经损伤的部位。

1）夹纸试验：将一纸片放在患手两指之间，嘱患者用力夹紧，如检查者能轻易抽出纸片，即为试验阳性，说明各手指不能内收外展，掌侧骨间肌无力。

2）Froment 征：在正常情况下，当拇指与示指相捏时，因手部内、外在肌的协同作用，拇指掌指关节稳定，指间关节略屈曲，与示指指腹相捏时呈 O 形。当尺神经损伤后，由于拇收肌、拇短屈肌深头和第一背侧骨间肌麻痹，使拇指掌指关节稳定性丧失，在与示指相捏时，需依赖增加拇长屈肌的力量才能改善捏物力量，出现拇指掌指关节过伸和指关节过屈的畸形，称为 Froment 征阳性。

3）小指屈指试验：患者手掌朝下，平放于桌上，五指伸直，然后各指做搔抓桌面动作，如小指不能搔抓，即为试验阳性。或将患手举起，检查者固定环指、小指近侧指间关节于伸直位，然后让患者屈曲环指、小指的远侧指间关节，即可见两指末节不能主动屈曲。

（5）手功能综合评定：可采用 Carroll 的手功能评定，见前述正中神经损伤评定。低位尺神经损伤的功能评定：根据尺神经支配区的感觉与手内肌肌力恢复情况分为四级。参见表 18-34。

表 18-34　低位尺神经损伤功能评定

级别	标准
优	无爪形畸形，分指与并指的范围和力量正常，肌力在 M4 以上，Froment 征阴性，感觉在 S3+ 以上
良	无爪形畸形，分指与并指的范围和力量接近正常，肌力 M3，感觉 S3，Froment 征阴性
可	无爪形畸形，或轻有轻微爪形畸形，无主动分指与并指功能，肌力 M2，感觉 S2，Froment 征阳性
差	手呈爪形畸形，丧失分指与并指功能，肌力在 M2 以下，感觉 S1，Froment 征阳性

（五）腋神经损伤

肩关节骨折脱位，尤其是后脱位和肱骨上端骨折，肩后部的撞伤或打击伤可造成腋神经的损伤。此外，手术误伤、使用腋杖不当、大重量腰椎牵引时的腋下固定带也可损伤腋神经。

1. 解剖基础　腋神经由 C_5、C_6 神经前支的纤维组成，发自臂丛后束，伴旋肱后动脉向后，绕肱骨外科颈至三角肌深面。肌支支配三角肌和小圆肌；皮支绕三角肌后缘分布于肩部和臂部上 1/3 外侧面皮肤。

2. 康复评定

（1）运动功能评定

1）外观评定：三角肌萎缩，肩部失去圆形隆起的外观，肩峰突起，形成"方肩畸形"。

2）肌力评定：三角肌瘫痪，肩关节外展力量减弱，幅度减小。小圆肌瘫痪，造成肩外旋力量减弱。

（2）感觉评定：三角肌区皮肤感觉障碍。

（六）坐骨神经损伤

坐骨神经是人体最粗大的神经。腰椎间盘突出、脊椎骨折脱位、股骨头后脱位等可压迫损伤坐骨神经根。直接损伤常见于刀刺伤、枪弹伤、手术误伤、骨盆骨折和股骨干骨折神经被骨折片或骨端刺伤，以及臀部注射药物致伤。

1. 解剖基础 坐骨神经来自腰骶丛神经，由 $L_{4、5}$ 和 $S_{1、2、3}$ 神经根组成。可分为胫神经和腓总神经。其中腓总神经起于腰骶干及 $S_{1、2}$ 后股，胫神经起于腰骶干及 $S_{1~3}$ 前股，两神经相对独立，合并包于一个总的结缔组织鞘内，约在梨状肌上缘平面合成坐骨神经干，自梨状肌下孔出盆腔，经坐骨结节与股骨大转子连线中点，依次横过闭孔内肌，上下孖肌及股方肌的后方，支配这些肌肉，并沿大收肌后面，半腱肌、半膜肌、股二头肌之间下降，途中发出肌支至大腿的屈肌，坐骨神经在到腘窝以前，分为胫神经和腓总神经，支配小腿及足的全部肌肉以及除隐神经支配区以外的小腿与足的皮肤感觉。

2. 康复评定

（1）运动功能评定

1）外观评定：大腿以下或膝以下肌肉萎缩，肢体周径减小；不能屈膝，膝关节呈伸直状态，足和足趾的运动完全丧失，足下垂。神经支配区的严重营养改变，如足底负重区皮肤因无感觉，易导致损伤及溃疡，且易感染。

2）肌力评定：如损伤部位在坐骨大孔处或坐骨结节以上，则股后肌群，小腿前、外、后肌群及足部肌肉全部瘫痪。如在股部中下段损伤，因腘绳肌肌支已大部发出，只表现膝以下肌肉全部瘫痪。如为其分支损伤，则分别为腓总神经及胫神经支配区的肌肉瘫痪。

（2）感觉：除小腿内侧及内踝处隐神经支配区外，膝以下区域小腿外侧及足部感觉缺失，跟腱反射和跖反射消失。

（3）神经电生理检查：典型的神经电生理表现为患侧神经传导速度减慢，波幅下降，F 波或 H 反射潜伏期延长；体感诱发电位潜伏期延长，波幅下降，波间期延长；坐骨神经支配肌肉的肌电图检查多为失神经电位而健侧正常。患侧股四头肌肌电图多无异常，膝腱反射稍强也与该肌功能正常而拮抗肌功能减弱有关。

（4）步行能力评定：高位损伤由于股四头肌健全，膝关节呈伸直状态，足下垂则行走时呈跨域步态。见表 18-35。

表 18-35　Clawson 和 Seddon 坐骨神经损伤评价标准

分级	症状
1	肢体正常
2	病人活动正常 在长时间站立或行走后赶到轻微无力 无疼痛 不需要穿矫形鞋，行走不用辅助物
3	残留运动、感觉障碍，主要在膝关节以下 病人在穿矫形鞋、支具和在行走辅助器具的帮助下可以行走相当长距离 无或有轻微的疼痛 无感觉迟钝
4	行走能力受限 残留神经损害，主要是足感觉迟钝 中度或严重疼痛 有可能有压疮
5	有严重的感觉和运动功能损害，同时伴有难以忍受的疼痛 持续存在的压疮 皮肤或趾甲萎缩性改变 以上症状都具备

注：1、2、3 级分别属于优、良、可，归于满意。4、5 属于差，归于不满意

（七）腓总神经损伤

腓总神经损伤在下肢神经损伤中最多见。多因骨折引起，切割伤、机器绞伤、撕脱伤、局部受凉、局部卡压（如小腿石膏固定太紧、不当坐姿睡姿、骨筋膜室综合征）等均可造成腓总神经损伤。

1. 解剖基础　腓总神经自坐骨神经分出后，经腓骨长肌深面绕腓骨颈外侧，分成腓浅和腓深神经。腓深神经肌支支配小腿前群肌与足背肌，皮支分布于第一、第二趾相对缘。腓浅神经在腓骨长、短肌之间下行，分出肌支至腓骨长、短肌，在小腿中、下1/3交界处穿深筋膜浅出，分成足背中间皮神经和足背内侧皮神经，分布于小腿前外侧下部、足背和趾背皮肤（第一、二趾相对缘除外）。

2. 康复评定

（1）运动功能评定

1）外观评定：高位损伤可见胫前及小腿外侧肌肉萎缩。足下垂，趾不能伸，呈屈曲状。步行时因足下垂，步行时呈高举足，足尖先落地的跨阈步态。长时间后出现马蹄内翻足特征性外观；由于感觉障碍，足背部易有外伤、冻伤和烫伤等表现。

2）肌力评定：①腓总神经损伤后，因小腿部伸肌中的胫前肌麻痹，足外翻肌的腓骨长、短肌麻痹，患足呈现内翻下垂，不能背屈及外翻；②由于趾长、短伸肌及踇长、短伸肌麻痹，患足的足趾屈曲畸形，不能伸直。③单纯腓浅神经损伤，因腓骨长、短肌麻痹使患足呈现内翻足畸形，不能外翻；④单纯腓深神经损伤，因胫前肌，趾长、短伸肌，踇长、短伸肌麻痹，患足呈现下垂、稍外翻、足趾屈曲畸形，不能背屈及内翻，足趾不能伸直。

（2）感觉评定：腓总神经感觉支分布于小腿前外侧和足背，故该区感觉减退或消失。

（3）神经电生理检查：详见相关章节。

（4）踝关节功能评分：Olerud-Molander于1984年提出一种评价踝关节骨折患者疗效的评分系统。目前该评分已应用于各种类型的踝关节骨折、胫骨远端骨折、第五跖骨基底部骨折以及其他踝关节功能障碍等的疗效评价。参见表18-36。

表18-36　Olerud-Molander踝关节骨伤评定

评定内容	程度	分数	评定内容		程度	分数
疼痛	无疼痛	25	跑步	能		5
	在不平的路上行走时有疼痛	20		不能		0
	在室外平地上行走时有疼痛	10	跳跃	能		5
	在室内行走时有疼痛	5		不能		0
	疼痛严重、呈持续性	0	蹲	能		5
关节僵硬	无	10		不能		0
	有	0	助行工具	不需要		10
肿胀	无	10		绷带或护具		5
	仅夜间肿胀	5		手杖或腋杖		0
	持续肿胀	0	工作，日常活动	与受伤前一样		20
爬楼梯	正常	10		速度下降		15
	减弱	5		换成较简单的工作或兼职工作		10
	不能	0		工作能力严重受损		0

（八）胫神经损伤

胫神经损伤多因股骨髁上骨折和膝关节脱位所致。

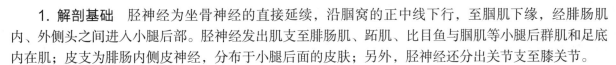

1. **解剖基础** 胫神经为坐骨神经的直接延续，沿腘窝的正中线下行，至腘肌下缘，经腓肠肌内、外侧头之间进入小腿后部。胫神经发出肌支至腓肠肌、跖肌、比目鱼与腘肌等小腿后群肌和足底内在肌；皮支为腓肠内侧皮神经，分布于小腿后面的皮肤；另外，胫神经还分出关节支至膝关节。

2. **康复评定**

（1）运动功能评定

1）外观评定：小腿屈肌群萎缩。胫神经损伤后导致足不能内翻、跖屈，出现仰趾外翻畸形。足内肌瘫痪则出现弓状足、爪状趾畸形。步行时呈跟行步态，足跟着地，足不能跖屈，足趾仰起。

2）肌力评定：①胫神经在腘窝区完全损伤：因小腿后群肌和足底肌麻痹，导致膝屈曲无力（腓肠肌、腘肌麻痹，但腘绳肌、缝匠肌和股薄肌仍可屈曲膝关节）；因胫后肌、踇长屈肌和趾长屈肌麻痹，足不能跖屈，内收，内翻；因足内在肌麻痹，足趾不能跖屈，外展和内收，足弓弹性和强度丧失。此时腓骨肌和趾伸肌拮抗性收缩。步行时足跟着地，足趾仰起；因跖屈肌腱和蚓状肌麻痹，呈爪形趾即跖趾关节过伸，趾间关节屈曲。②如胫神经损伤部位在腓肠肌和趾长屈肌分支以下时，仅表现为足趾运动障碍。

（2）感觉评定：感觉丧失区为小腿后外侧、足跟、足背外侧及各趾的跖侧、背侧、足底，称拖鞋式麻痹区。

（3）神经电生理检查：肌电图可以帮助确诊及评价神经损伤的严重程度。

（4）特殊检查：①背屈踇趾试验：又称 Turinn 征。检查者骤将患侧趾背屈而使其上翘，若腓肠肌疼痛，即为试验阳性，提示胫神经损伤。②背屈踝试验；又称 Sicard 征。检查者用力将患侧踝关节背屈，若腘窝及小腿后侧疼痛，即为试验阳性，提示胫神经损伤。

（5）踝关节功能评分见前腓总神经损伤。

（九）股神经损伤

股神经损伤多由外伤所致。此外，腰椎间盘突出、医源性因素等也可导致股神经损伤。

1. **解剖基础** 股神经是腰丛最大的分支，在腰大肌与髂肌之间下行，于股动脉的外侧进入股三角，分为数支。肌支分布于耻骨肌、股四头肌和缝匠肌；关节支分布于髋、膝关节；皮支有股中间皮神经和股内侧皮神经。股神经的终支为隐神经，伴随大隐静脉分布于小腿前内侧面及足内侧缘的皮肤。

2. **康复评定**

（1）运动功能评定

1）外观评定：股四头肌萎缩。若股四头肌肌力低下显著，步行时有典型的扶膝支撑现象，称之扶膝步。

2）肌力评定：如损伤在髂窝上方，则髂腰肌及四头肌均瘫痪，表现不能屈髋及伸膝，如在髂肌分支以下损伤，对屈髋影响不大，仅表现不能伸膝，股四头肌肌力低下。

（2）感觉功能评定：高位损伤表现为股前内侧及小腿内侧感觉丧失。低位损伤，可为单纯隐神经伤，表现小腿内侧感觉障碍。股神经受刺激时，感觉区可发生疼痛。

（3）神经电生理评定：见本教材第十三章神经电生理检查。

（4）特殊检查：可进一步明确是否股神经损伤。

1）展髋试验：患者取健侧卧位，两下肢伸直。将患侧下肢抬起使髋关节外展，如大腿前侧疼痛，即为阳性，提示股神经受损。

2）跟臀试验：患者俯卧位，两下肢伸直。检查者一手按住其骶髂部，另一手握患侧踝部并将小腿抬起使膝关节逐渐屈曲，使足跟接近臀部。若出现腰部和大腿前侧放射性痛，即为阳性，提示有股神经损害，并可根据疼痛的起始位置判断其受损的部位。

3）股神经紧张试验：患者俯卧，检查者一手固定患者骨盆，另一手握患肢小腿下端，膝关节伸直或屈曲，将大腿强力后伸，如出现大腿前方放射样疼痛，即为阳性，表示可能有股神经根受压现象。

小结

神经功能评定是神经疾病康复治疗的依据，掌握偏瘫运动功能常见评定方法、脊髓损伤临床表现、康复评定及功能恢复的预测、周围神经损伤的康复是本章的重点。

思考题

1. 偏瘫运动功能常见评定方法有哪些？
2. 实用手、辅助手和废用手的评定方法有哪些？
3. ASIA 残损指数如何分级？
4. 脊髓损伤常见临床综合征有哪些？
5. 简述周围神经病损伤的康复评定内容。

（王萍芝　杨　敏）

第十九章
常见心肺疾病评定

心肺疾病是一系列涉及循环和呼吸系统的疾病，主要包括心血管疾病及肺部疾病，二者的致病因素均十分复杂，且常相互影响。为改善患有心肺疾病患者的生存能力和生活质量，伴随康复医学理念和技术的发展，心脏康复和肺康复的理论与技术逐渐形成，并不断完善发展。心脏功能康复对象从开始的无合并症心肌梗死患者扩展到几乎所有心脏病患者，包括介入疗法及手术后的患者。肺功能康复越来越广泛地应用于各种疾病所引起的呼吸功能障碍，尤以慢性阻塞性肺疾病、神经肌肉及脊髓疾患为多见。心肺康复也是其他所有康复的基础，尽可能好的心肺功能可以为进一步康复治疗与训练创造基本的身体条件。

第一节　心力衰竭评定

 一、概述

（一）基本概念

1. **心力衰竭**　心力衰竭（heart failure，HF）是由心脏结构性或功能性疾病所导致的一种临床综合征，由各种原因的初始心脏损伤引起心室充盈和射血能力受损，导致心室功能低下，主要表现为呼吸困难、疲乏和液体潴留，可伴有颈静脉压增高、肺部啰音和外周水肿等体征。是心血管疾病的严重阶段，死亡率高，预后差。

2. **慢性心力衰竭**　慢性心力衰竭（chronic heart failure，CHF）是大多数器质性心脏病的严重临床综合征，随着中国步入老龄化社会，心血管疾病的发病逐年增加，慢性心力衰竭发生率也随之上升。

（二）分类

1. **临床分类**

（1）左心室射血分数（left ventricular ejection fraction，LVEF）：根据左室射血分数将心衰分为三类，射血分数下降的心衰（heart failure with reduced left ventricular ejection fraction，HFrEF，LVEF<40%）、射血分数中间值的心衰（heart failure with midrange ejection fraction，HFmrEF，LVEF 40%~49%）及射血分数保留的心衰（heart failure with preserved left ventricular ejection fraction，HFpEF，LVEF≥50%），心衰类型见表19-1。

（2）发生的部位：根据心力衰竭发生的部位分为左心衰竭，右心衰竭和全心衰竭。左心衰竭由左心室代偿功能不全所致，以肺循环淤血为特征，临床比较常见。右心衰竭主要见于肺源性心脏病及某些先天性心脏病，以体循环淤血为主要表现。左心衰竭后肺动脉压增高，致右心负荷加重，右心衰竭继之出现，即为全心衰竭。

表 19-1 心衰类型

心衰类型		HFrEF	HFmrEF	HFpEF
标准	1	症状 ± 体征	症状 ± 体征	症状 ± 体征
	2	LVEF<40%	LVEF40%~49%	LVEF≥50%
	3	—	（1）脑钠肽水平升高	（1）脑钠肽水平升高
			（2）至少符合以下 1 项	（2）至少符合以下 1 项
			a. 相关结构性心脏病（左室肥厚和 / 或左房扩大）	a. 相关结构性心脏病（左室肥厚和 / 或左房扩大）
			b. 舒张功能障碍	b. 舒张功能障碍

注：LVEF= 左室射血分数　LAE= 左心房扩大　LVH= 左心室肥厚

　　a. 心衰早期（尤其是 HFpEF）和使用利尿剂治疗的患者可能没有体征

　　b. BNP>35pg/ml 和 / 或 NT-proBNP>125pg/ml

（3）时间、速度：根据心力衰竭发生的时间、速度分为急性心力衰竭和慢性心力衰竭两种，以慢性居多。急性心力衰竭系因急性的严重心肌损伤、心律失常或突然加重的心脏负荷，使心功能正常或处于代偿期的心脏在短时间内发生衰竭或慢性心衰急剧恶化，临床上以急性左心衰常见，表现为急性肺水肿或心源性休克。慢性心衰是在原有慢性心脏疾病基础上逐渐出现的症状、体征，一般有代偿性心脏扩张或肥厚及其他代偿机制的参与。

（4）根据心输出量的高低：根据心力衰竭时心输出量的高低分为低输出量性和高输出量性心力衰竭。

（5）临床症状：按临床症状分为无症状性（asymptomatic）心力衰竭和充血性心力衰竭。无症状性心力衰竭是指左室已有功能不全，射血分数降至正常以下（<50%）而尚无心力衰竭症状的这一阶段，可历时数月到数年。

2. 心力衰竭的分期　根据心衰发生发展的过程，从心衰的危险因素进展成结构性心脏病，出现心衰症状，直至难治性终末期心衰，可分成前心衰（A）、前临床心衰（B）、临床心衰（C）和难治性终末期心衰（D）4 个阶段（表 19-2）。这 4 个阶段不同于纽约心脏协会（NYHA）的心功能分级，体现了重在预防的概念，其中预防患者从阶段 A 进展至阶段 B，即防止发生结构性心脏病；预防从阶段 B 进展至阶段 C，即防止出现心衰的症状和体征，尤为重要。

表 19-2 心衰发生发展的各阶段

阶段	定义	患病人群
A（前心衰阶段）	患者为心衰的高发危险人群，尚无心脏结构或功能异常，也无心衰的症状和（或）体征	高血压、冠心病、糖尿病患者；肥胖、代谢综合征患者；有应用心脏毒性药物史、酗酒史、风湿热史，或心肌病家族史者等
B（前临床心衰阶段）	患者从无心衰的症状和（或）体征，但已发展成结构性心脏病	左心室肥厚、无症状性心脏瓣膜病、以往有心肌梗死史的患者等
C（临床心衰阶段）	患者已有基础的结构性心脏病，以往或目前有心衰的症状和（或）体征	有结构性心脏病伴气短、乏力、运动耐量下降者等
D（难治性终末期心衰阶段）	患者有进行性结构性心脏病，虽经积极的内科治疗，休息时仍有症状，且需特殊干预	因心衰需反复住院，且不能安全出院者；需长期静脉用药者；等待心脏移植者；应用心脏机械辅助装置者

3. **心力衰竭的分级** 心衰症状严重程度与患者的生存率明确相关，但轻度症状的患者仍可能有较高的住院率和死亡的绝对风险（表 19-3）。

表 19-3 心力衰竭分级

分级	症状
Ⅰ	活动不受限，日常体力活动不引起明显的气促、疲乏或心悸
Ⅱ	活动轻度受限，休息时无症状，日常活动可引起明显的气促、疲乏或心悸
Ⅲ	活动明显受限，休息时可无症状，轻度日常活动即引起显著气促、疲乏或心悸
Ⅳ	休息时也有症状，稍有体力活动症状即加重。任何体力活动均会引起不适。无需静脉给药，可在室内或床边活动者为Ⅳa级，不能下床并需要静脉给药支持者为Ⅳb级

（三）临床主要的处理方法

临床上采用综合治疗措施，包括对所有可能造成心脏受损的常见疾病早期进行有效治疗，消除诱发因素。康复治疗作为心力衰竭治疗的一个重要组成部分，正越来越受到人们的关注。

1. **一般治疗** 包括生活方式管理、休息与活动、心理和精神治疗、氧气治疗、病因治疗及消除诱发因素。

2. **药物治疗** 心力衰竭诊断和治疗步骤见图 19-1。目前对心力衰竭的药物治疗包括血管紧张素转化酶抑制剂、血管紧张素受体阻滞剂、β- 肾上腺素能受体阻滞剂、利尿剂、地高辛和醛固酮受体拮抗剂等，但要注意上述这些药物可能会对运动产生一定的影响，见表 19-4。

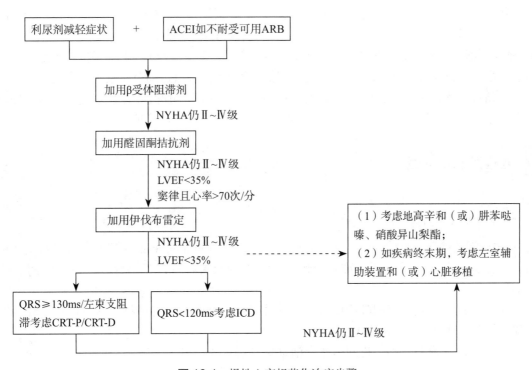

图 19-1 慢性心衰规范化治疗步骤

3. 非药物治疗

（1）心脏再同步化治疗（cardiac resynchronization therapy，CRT）：心衰患者心电图上有 QRS 波时限延长 >120 毫秒，提示可能存在心室收缩不同步。对于存在左右心室显著不同步的心衰患者，

表 19-4 心力衰竭常用的药物、功能及对运动的影响

药名和分类	主要功能	对运动的影响	注意事项
利尿剂	降低容量过负荷	降低血压	降低运动中血压反应和可能引起运动后低血压反应
血管紧张素转化酶抑制剂	降低静息后负荷和血压；提高存活率	降低血压	降低运动中血压反应和可能引起运动后低血压反应
血管紧张素受体阻滞剂	降低静息后负荷和血压	降低血压	有可能引起运动后的低血压反应
β-肾上腺素能受体阻滞剂	降低静息心率；提高存活率	降低心率和血压（可能）	提高心绞痛患者的运动能力
洋地黄	降低收缩功能障碍的心力衰竭患者住院率；抗心律失常	降低静息心率；运动中心率可能轻微下降	可引起静息心电图出现非特异性的 ST-T 波改变，后者将降低运动中观察到的任何 ST 段改变的敏感性

CRT治疗可恢复正常的左右心室及心室内的同步激动，减轻二尖瓣反流，增加心输出量，改善心功能。

（2）植入型心律转复除颤器（implantable cardioverter-defibrillator，ICD）：是集起搏和电复律两项功能为一体的植入式心律失常治疗装置，具有体积小、重量轻、能自动识别并治疗该类心律失常的优点。较普通起搏器而言，除了能除颤后又可心脏起搏，还可以随时进行体内除颤，终止快速性恶性心律失常，能明显降低此类患者的死亡率。

（3）心脏移植（heart transplantation）：是治疗顽固性心力衰竭的最终治疗方法，但因其供体来源及排斥反应而难以广泛开展。

（4）细胞替代治疗：目前仍处于试验阶段，干细胞移植在修复受损心肌、改善心功能方面表现出有益的趋势，但仍存在致心律失常等诸多问题，尚需要进一步解决。

4. 康复训练 心力衰竭一直被认为是运动康复的禁忌，直到 1979 年 Lee 等报道了运动康复治疗对心力衰竭患者是安全的，且可以提高心衰患者的运动耐力。有氧运动对于改善心力衰竭患者的运动耐力和心力储备、血管内皮功能及生活质量都有一定作用。但运动康复不能贸然进行，应在经过专业培训、有一定运动康复经验的康复医师或心血管内科医师的指导下审慎进行。

二、心力衰竭评定

（一）诊断与鉴别诊断

1. 心力衰竭的诊断 目前国际公认心力衰竭诊断标准是 Framingham 标准，符合二项主要标准，或符合一项主要标准及二项次要标准者可确诊。主要或次要标准包括治疗 5 天以上时间后体重减轻≥4.5kg。

（1）主要标准：阵发性夜间呼吸困难、颈静脉怒张、肺啰音、心脏扩大、急性肺水肿、第三心音奔马律、静脉压增高（>16cmH$_2$O）。

（2）次要标准：踝部水肿、夜间咳嗽、活动后呼吸困难、肝大、胸腔积液、肺活量降低至最大肺活量的 1/3、心动过速（>120 次/分）。

2. 鉴别诊断

（1）左心衰竭的鉴别诊断：左心衰竭应注意与支气管哮喘、神经性呼吸困难以及慢性阻塞性肺部疾病相鉴别。

1）支气管哮喘：左心衰竭与支气管哮喘均有气喘、气急、咳嗽或咯血等症状。前者多见于中年

以上，有心脏病史及心脏增大等体征，常在夜间发作，肺部可闻干、湿啰音，对强心剂有效。而后者多见于青少年，无心脏病史及心脏体征，常在春秋季发作，多有家族及过敏史，发作前有打喷嚏、咳嗽等先兆症状，表现为以吸气较短而呼气较长的呼气性呼吸困难，对麻黄碱，肾上腺皮质激素和氨茶碱等有效，X线检查可鉴别。

2）神经性呼吸困难：神经性呼吸困难多见于心脏神经官能症患者，做深呼吸时症状可缓解，呼吸频率不增加，无心脏体征。

3）慢性阻塞性肺部疾病：慢性阻塞性肺部疾病尤其伴肺气肿时，亦可有呼吸困难，但本病有慢性支气管、肺及胸廓疾病的既往病史，常有肺气肿征，发绀比呼吸困难重，咳痰后缓解。血气分析和肺功能测定有利于鉴别。

（2）右心衰竭的鉴别诊断：右心衰竭应注意与以下疾病相鉴别。

1）心包积液或缩窄性心包炎：三者均可出现肝脏肿大，腹水、但右心衰竭多伴有心脏杂音或肺气肿。心包积液、缩窄性心包炎可以平卧，无气急，颈静脉充盈而肝颈静脉回流征阴性，心脏听诊无杂音，心脏搏动减弱，心音遥远。心包积液者，其扩大的心浊音界随体位而改变，心音遥远，无杂音，有奇脉，超声心动图、X线摄片有利于鉴别。缩窄性心包炎心界不大或稍大，无杂音，有奇脉。

2）心源性水肿与肾源性水肿：二者的鉴别点为：①前者逐渐形成水肿，后者发展迅速；②水肿开始部位，前者呈上行性，后者则多从眼睑开始，自上而下；③水肿性质，前者为压凹性，后者软而易动；④前者伴有心衰的征象，如心脏扩大、心脏杂音等，后者伴有肾脏疾病的征象，如蛋白尿、血尿和管型尿等。

3）门脉性肝硬化：门脉性肝硬化无心脏病基础和心脏体征，主要表现为肝病特征，如腹壁静脉曲张、脾大和肝功能异常等。右心衰晚期也可出现心源性肝硬化。

（二）康复功能评定的内容

1. 临床评定

（1）常规检查：包括全血细胞计数、尿液分析、血生化（包括血电解质、血钙、肝功能、肾功能、血糖及糖化血红蛋白、血脂、甲状腺功能、血清铁/总铁结合力）等检查。

（2）生物学标志物检查：①血浆利钠肽［B型利钠肽（BNP）或N末端B型利钠肽原（NT-proBNP）］测定：是心衰诊断、患者管理及临床事件风险评估中的重要指标。BNP<35ng/L，NT-proBNP<125ng/L时不支持慢性心衰诊断，其诊断敏感性和特异性低于急性心衰时。利钠肽可用来评估慢性心衰的严重程度和预后。②心肌损伤标志物：心脏肌钙蛋白（cardiac troponin，cTn）用于诊断原发病如AMI，也可以对心衰患者做出危险分层。③其他生物学标志物：纤维化、炎症、氧化应激、神经激素紊乱及心肌和基质重构的标记物已广泛应用于评价心衰的预后，如反映心肌纤维化的可溶性ST$_2$及半乳糖凝集素-3等指标在慢性心衰的危险分层中可能提供额外信息。

（3）心电图检查：心力衰竭患者并无特异性心电图表现，但可提供既往心肌梗死（MI）、左心室肥厚、广泛心肌损害及心律失常等信息。判断是否存在心肌缺血、心脏运动不同步，包括房室、室间和（或）室内运动不同步。有心律失常或怀疑存在无症状性心肌缺血时应做24小时动态心电图。

（4）X线胸片检查：可提供心脏增大、肺淤血、肺水肿及原有肺部疾病的信息。是确诊左心衰竭肺水肿的主要依据，有助于心衰与肺部疾病的鉴别。

（5）二维超声心动图及多普勒超声检查：是诊断心力衰竭最主要的仪器检查，可用于诊断心包、心肌或心瓣膜疾病；定量分析心脏结构及功能各指标；区别舒张功能不全和收缩功能不全；估测肺动脉压；为评价治疗效果提供客观指标。

（6）心衰的特殊检查：用于需要进一步明确病因的患者。

1）核素心室造影及核素心肌灌注和（或）代谢显像：前者可准确测定左心室容量、LVEF及室壁运动。后者可诊断心肌缺血和心肌存活情况，并对鉴别扩张型心肌病或缺血性心肌病有一定帮助。

2）心脏磁共振（cardiac magnetic，CMR）检查：CMR 对心腔容量和室壁运动检测的准确性和重复性较好。疑诊心肌病、心脏肿瘤（或肿瘤累及心脏）或心包疾病时，CMR 有助于明确诊断。对复杂性先天性心脏病患者则为首选检查。但费用昂贵，部分心律失常或起搏器植入患者等不能接受CMR，有一定的局限性。

3）冠状动脉造影（coronary angiography）检查：适用于有心绞痛、MI 或心脏停搏史的患者，也可鉴别缺血性或非缺血性心肌病。

4）经食管超声心动图检查：适用于经胸超声窗不够而 CMR 不可用或有禁忌证时，还可用于检查左心耳血栓，但有症状心衰患者宜慎用该检查。

5）负荷超声心动图检查：运动或药物负荷试验可检出是否存在可诱发的心肌缺血及其程度，并确定心肌是否存活。

6）心肌活检：对不明原因的心肌病诊断价值有限，但有助于区分心肌炎症性或浸润性病变。

7）其他生理功能评价：①有创性血流动力学检查：主要用于严重威胁生命，对治疗反应差的泵衰竭患者，或需对呼吸困难和低血压休克作鉴别诊断的患者；②心脏不同步检查：心功能衰竭常并发心脏传导异常，导致房室、室间和（或）室内运动不同步，心脏不同步可严重影响左心室收缩功能，通常用超声心动图来判断心脏不同步。

2. 功能评定　主要包括心功能、肺功能、运动功能、运动能力、认知功能、营养状态、ADL 及社会生活能力、心理情绪评估及家居和社区环境评定，目的是了解患者功能障碍及严重程度，为康复目标的确定、康复治疗方案制定及康复治疗前后疗效评价提供依据。

（三）康复评定的方法

1. 心功能评定　心功能评定对心脏病的诊断、了解心脏功能储备和适应能力、制定康复处方及判断预后具有重要的价值。常用的心功能评定方法包括对体力活动的主观感觉分级（如心脏功能分级、自觉用力程度分级）、心脏负荷试验（如心电运动试验、超声心动图运动试验、核素运动试验、6分钟步行试验）等。

（1）心功能分级：可用于评价心脏疾病患者的心功能，并指导患者的日常生活活动和康复治疗（表 19-5）。

表 19-5　心脏功能分级及治疗分级（美国心脏学会）

		临床情况	持续 - 间歇活动的能量消耗（千卡 / 分）	最大代谢当量（METs）
功能分级	I	患有心脏疾病，其体力活动不受限制。一般体力活动不引起疲劳、心悸、呼吸困难或心绞痛	4.0~6.0	6.5
	II	患有心脏疾病，其体力活动稍受限制，休息时感到舒适。一般体力活动时，引起疲劳、心悸、呼吸困难或心绞痛	3.0~4.0	4.5
	III	患有心脏疾病，其体力活动明显受限制，休息时感到舒适，较一般体力活动为轻时，即可引起疲劳、心悸、呼吸困难或心绞痛	2.0~3.0	3.0
	IV	患有心脏疾病，不能从事任何体力活动，在休息时也有心功能不全或心绞痛症状，任何体力活动均可使症状加重	1.0~2.0	1.5
治疗分级	A	患有心脏疾病，其体力活动不应受任何限制		
	B	患有心脏疾病，其一般体力活动不应受限，但应避免重度或竞赛性用力		
	C	患有心脏疾病，其一般体力活动应中度受限，较为费力的活动应予中止		
	D	患有心脏疾病，其一般体力活动应严格受到限制		
	E	患有心脏疾病，必须完全休息，限于卧床或坐椅子		

（2）心电运动试验：运动耐量的下降是慢性心力衰竭患者疾病严重程度的标志之一。然而，运动期间的症状评分往往低于功能障碍的程度，因而需要客观指标对慢性心力衰竭患者进行评价。运动试验目前广泛用于评价慢性心力衰竭患者。

1）心电运动试验的目的：是评定心力衰竭患者心脏功能的金标准，可用于判断心力衰竭的严重程度、运动处方的制定和治疗效果，帮助判断预后，评估是否需要心脏移植。

2）运动试验的适应证：应该在临床持续稳定至少 2 周以上进行。临床稳定性是指稳定的症状、无静息症状、无体位性低血压、稳定的液体平衡（不再需要增加利尿剂剂量 1 周）、无充血的证据、稳定的肾功能（即肌酐水平）、正常或接近正常的电解质等。当收缩压低于 80mmHg、静息心率低于 50 次 / 分或增加到 100 次 / 分以上、出现症状性心律失常（AID 发放≤1 次 / 月）时，或者当出现与穿衣和洗漱等相关的临床症状时，应当慎重。

3）运动试验的禁忌证：①绝对禁忌证：急性冠状动脉综合征早期（2 天内）；致命性心律失常；急性心力衰竭（血流动力学不稳定）；未控制的高血压；高度房室传导阻滞；急性心肌炎和心包炎；有症状的主动脉狭窄；严重的肥厚型梗阻性心肌病；心内血栓；急性肺动脉栓塞和肺梗死；急性心肌炎或心包炎；急性主动脉夹层。②相对禁忌证：左右冠状动脉主干狭窄和同等病变；中度瓣膜狭窄性心脏病；明显的心动过速或过缓；肥厚型心肌病或其他原因所致的流出道梗阻性病变；电解质紊乱；高度房室传导阻滞及高度窦房传导阻滞；严重动脉压升高；精神障碍或肢体活动障碍，不能配合进行运动。

4）运动试验的方法：根据所用设备、终止试验的运动强度等的不同，运动试验可分为不同的种类。慢性心衰患者运动试验主要有以下 2 种。

Ⅰ. 心肺运动试验（cardiopulmonary exercise testing，CPET）：CPET 是通过分析运动时患者的呼吸气体（包括氧气、二氧化碳），通气参数以及监测运动中的代谢指标、心电图等来评估患者的心肺功能的一种无创方法。实时检测不同负荷条件下受试者机体氧耗量和二氧化碳排出量的动态变化。心肺运动试验可精确、全面的评价心血管疾病患者的心肺功能，为心血管疾病患者提供运动康复的指导。临床上常选踏车和运动平板模式，踏车的峰值氧耗量（peak oxygen uptake，peak VO_2）平均低于运动平板 peak VO_2 10%~20%，基于踏车的安全和方便性。临床选用踏车方式比例比较高。

Ⅱ. 6min 步行试验（6MWT）：该试验使用一个 20 米长的、水平走廊，患者按照试验要求尽可能持续的行走，在 6 分钟内覆盖尽可能多的地面，运动能力用步行的距离加以定量。该试验与 VO_{2peak} 的测定相比，鉴别Ⅱ级和Ⅲ级的可能性较小，但可能很适合于中、重度心力衰竭患者。6MWT 简便易行，在临床的开展也较为普遍，特别适合中、重度 CHF 患者。在无条件开展 CPET 的基层医院，可用 6MWT 代替 CPET。6min 步行距离 <150m 为重度心衰，150~450m 为中度心衰，>450m 为轻度心衰。

5）运动试验所需设备：①心肺运动试验所需设备：包括带有温度计和湿度计的气压站、运动设备、12 导联心电图、心电监测仪、血压计、平板或自行车测力计、血压监测、脉搏血氧饱和度、气体交换测定、容量 / 气流装置、气体分析仪或质谱仪、一次性材料（接口管、面罩、口水接受器、收集管、清洁材料）、校准材料（大容量注射器、软管）；② 6min 步行试验：一个 20m 长的、水平走廊及计时器。

6）运动试验方案：根据运动负荷递增的速率、阶梯之间的时间间期以及运动总时间，试验方案有相当大的差异，试验方案的选择对于心力衰竭患者相当重要。

Ⅰ. 平板运动试验方案：运动平板用分级递增运动负荷的方案，改良的 Naughton 方案主要特点是运动的起始负荷低，每级运动时间为 2 分钟，耗氧能增加 1MET（相当于活动平板每级增加 2.5%，踏车每次递增 10~15W。它的总做功量较小，对健康人或可疑冠心病患者显得运动量较轻，需较长时间才能达到预期心率，但患者较易耐受，也能较精确的判定缺血阈值，改良的 Naughton 方案因可以获得大量的功能和预后资料而具有优势。Ellestad 方案、改良的 Astrand 方案和 Bruce 方案因所采用的功率和递增量对大多数心力衰竭患者均难以达到，故不适用。

Ⅱ. 踏车运动试验方案：踏车运动试验采用连续递增运动负荷的方案（Ramp 方案），应用这种方法时，外部功率以每分钟 10~15W 持续缓慢增加，得出的次最大负荷运动测试数据变化较小。优点是运动时无噪声，运动中心电位记录较好，血压测量比较容易；缺点是对于体力较好者，往往不能达到最大心脏负荷。此外，由于局部疲劳，所测结果低于活动平板试验的结果。运动受试者易因意志而中止运动，一些老年人或不会骑车者比较难以完成。

Ⅲ. 6min 步行试验：采用定量步行（定时间或定距离）的方式进行心血管功能评定的试验方法。试验过程中可以没有心电图监护的条件。

7）运动试验操作的具体要求：运动试验必须征得患者的同意，签知情同意书，并在医师的监督下进行。

Ⅰ. 试验开始前：医师须了解患者的病史，尤其是服药（特别是 β- 受体阻滞剂）、吸烟情况、习惯活动水平、有无心绞痛或其他运动诱发的症状。体格检查时着重在心、肺、脉搏和肌肉骨骼系统，测量双臂血压、不穿鞋的身高和体重。医师向患者介绍心肺运动试验程序及正确执行的方法，告知患者做最大的努力，但也可随时停下；提醒患者与运动相关的不适和风险、所期望获得的信息及患者从中获得的益处；鼓励患者在同意运动前提出任何相关的问题；告知患者如果有窘迫感或腿痛等不适时，请指出不适部位；感到窘迫时可自行停止运动；讲解 Borg Scale 自感劳累分级表（rating perceived exertion，RPE）和呼吸困难分级表。RPE 表达了受试者感觉的耐受能力，常受到主观因素的影响，见表 19-6。呼吸困难分级表见表 19-7。

表 19-6　Borg Scale 自感劳累分级表

10 级表		15 级表		10 级表		15 级表	
级别	疲劳感觉	级别	疲劳感觉	级别	疲劳感觉	级别	疲劳感觉
0	没有	6		7	很累	14	
0.5	非常轻	7	非常轻	8		15	累
1	很轻	8		9	非常累	16	
2	轻	9	很轻	10	很累	17	很累
3	中度	10				18	
4	稍微累	11	轻			19	非常累
5	累	12				20	
6		13	稍微累				

表 19-7　呼吸困难分级表

5 级表		10 级表		5 级表		10 级表	
级别	呼吸困难程度	级别	呼吸困难程度	级别	呼吸困难程度	级别	呼吸困难程度
0	没有	11	没有			16	
1	轻度	11.5	非常非常轻			17	严重
2	中度，能坚持	12	很轻			18	很重
3	严重，不能坚持	13	轻度			19	
4		14	中度			20	
		15	稍微轻			21	非常重

推荐饭后 2~3 小时检查，室内温度在 20~25C°、湿度在 40%~60%。告知受试者运动试验前应禁食 3 小时，12 小时内避免剧烈体力活动等。尽可能地在试验前停用影响试验结果的药物，但应注意 β 受体阻滞剂骤停后的反弹现象。试验前测基础心率和血压，并检查 12 导联心电图和 3 通道监测导联心电图，测量体位应与试验体位一致。连接监测导联后做过度通气试验，方法是大口呼吸 30 秒或 1 分钟后立即描记监测导联心电图，出现 ST 段下移为阳性，但没有病理意义，提示运动中诱发的 ST 段改变不一定是心肌缺血的结果。急救条件齐备，以备运动过程中恶性心律失常的急救。应配备除颤器和必要的抢救药品，以便出现严重问题时能给予及时的处理。

Ⅱ. 试验过程中：在试验中应密切观察和详细记录心率、血压、心电图及受试者的各种症状和体征。每级运动结束前 30 秒测量并记录血压，每级运动结束前 15 秒记录心电图。系统在试验过程中收集并自动分析、打印各种生理指标和气体代谢指标。如果没有终止试验的指征，在被试者同意继续增加运动强度的前提下，将负荷加大至下一级，直至到达运动终点。如出现终止试验的指征，应及时中止试验，并密切观察和处置。

Ⅲ. 试验终止后：达到预定的运动终点或出现终止试验的指征时，应逐渐降低跑台或功率自行车速度，被试者继续行走或蹬车。终止运动后，要于坐位或卧位描记即刻（30 秒以内）、2 分钟、4 分钟、6 分钟的心电图并同时测量血压。以后每 5 分钟测定一次，直至各项指标接近试验前的水平或患者的症状或其他严重异常表现消失为止。

8）终止运动指征

绝对指征：①急性心肌梗死或怀疑心肌梗死。②严重心绞痛发作。③随功率递增，血压下降 >10mmHg，或持续低于基线血压水平。此外，收缩压 >220mmHg（国外 >250mmHg），舒张压 >115mmHg；④严重心律失常，如 Ⅱ~Ⅲ度房室传导阻滞、持续室性心动过速、频发室性早搏、快速房颤等。⑤末梢循环不良，面色苍白，皮肤湿冷。⑥明显气促、呼吸困难。⑦中枢神经系统症状如眩晕、视觉障碍、共济失调、感觉异常、步态异常、意识障碍。⑧患者要求停止运动。

相对指征：① ECG 示 ST 段水平压低或下斜型压低 >2mm 或 ST 段抬高 >2mm；②胸痛进行性加重；③主动表达严重疲乏及气促；④喘鸣音；⑤下肢痉挛或间歇跛行；⑥不太严重的心律失常，如室上性心动过速；⑦运动诱发束支传导阻滞未能与室性心动过速鉴别。

9）运动试验的终点：基于安全性考虑，建议慢性心力衰竭患者采用踏车症状限制性运动试验或亚极量运动试验。同时遵循美国心脏病学学院（ACC）/AHA、美国运动医学院（ACSM）公布的运动试验指南一致推荐原则——运动试验方案应个体化，递增负荷量应小，运动试验总的持续时间应保持在 8~12 分钟。

10）CPET 报告的内容：运动试验记录内容包括运动前信息、CPET 强调的特定问题、一般信息、临床信息（诊断、用药、静息心电图、血压）、运动模式和设备相关信息、运动方案、气体采集模式、运动中观察结果、停止运动的原因、并发症的发生、努力的主观评估、在峰运动和无氧阈值（如能测定）时气体交换和通气数据：绝对值和相对于参考值的百分比、对心率反应和心电图变化的描述、血氧反应、运动试验的解释、功能受损的存在和严重程度、阐明功能受损的合理原因。

11）运动试验的结果及意义

临床症状及意义：①运动中发作典型心绞痛，也是运动试验阳性的标准之一；②运动试验中血压未能相应升高，与 ST 段等其他指标同时出现时，常提示严重心肌缺血引起左室功能障碍及心脏收缩储备功能差；③自觉用力程度分级（rating of perceived exertion，RPE）利用运动中的自我感觉来判断运动强度，RPE 与心率和耗氧量具有高度相关性。

CPET 的指标及意义：①峰值摄氧量（peak oxygen uptake，peak VO_2 或 VO_{2max}）：指机体在极量运动时最大耗氧能力，受年龄、性别、体重、活动水平及运动类型的影响，可根据 VO_{2max} 的变化幅度对心功能进行分级。②无氧代谢阈值（anaerobic threshold，AT）：运动负荷增加到一定量后，组织对氧的需求超过循环所能提供的供氧量，组织必须通过无氧代谢提供更多氧。AT 是指机体从有氧代谢到无氧代谢的临界点，其正常值一般大于 40% VO_{2max}。将 AT 和 VO_2 峰值结合在一起判断 CHF 患者的运动耐力，是目前最科学、最准确的测定方法。③最大心率（HR_{max}）和血压：HR_{max} 是指最大运动量时的心率，储备心率为 HR_{max} 与静息心率的差值。血压一般随运动量增加而增高，若随运动量增加反而下降，往往预示严重心功能障碍。④ CO_2 通气当量（VE/VCO_2）：反映通气效率，正常值是 20~30，对 CHF 患者的预后有一定预测价值。⑤ VCO_2/VO_2：即呼吸交换率（RER），若大于 1 表示存在乳酸酸中毒或高通气状态，大于 1.15 提示已达到最大运动量。

心电图的改变及意义：①心电图 ST 段改变：在排除了心室肥大、药物、束支传导阻滞或其他器质性心脏病的情况下，ST 段下移出现在胸前导联最有意义；ST 段改变持续时间长，涉及导联多及伴有血压下降是反映病变严重的可靠指标。ST 段抬高的意义则依是否出现在有病理 Q 波导联而不同。运动诱发 ST 段抬高应考虑有可能存在因冠状动脉痉挛或高度狭窄所致的透壁性心肌缺血。②运动诱发心律失常：运动试验中出现频发、多源、连发性期前收缩或阵发性室速伴缺血型 ST 段改变者提示有多支冠脉病变，发生猝死的危险性大，但若不伴缺血型 ST 段改变者则不能作为判断预后不良的独立指标。③心脏变时功能不全：变时性是心脏重要的功能之一，不仅与受检者可能存在的多种疾病有关，也和受检者的运动耐量、心功能密切相关。变时性不良不仅是冠心病独立的相关因素，也是其重要的预后判定指标。运动试验中变时性不全可能是诊断冠脉病变的一个独立而敏感的阳性指标。④心率收缩压乘积：反映心肌耗氧量和运动强度的重要指标。

2. 呼吸功能评定 通过通气量及呼出气体中的氧和二氧化碳的含量，推断吸氧量、二氧化碳排出量等各项代谢参数，具有无创、无痛苦的特点。

（1）最大摄氧量（maximal oxygen uptake, VO_{2max}）：指机体在运动时所能摄取的最大氧量，是综合反映心肺功能状态和体力活动能力的最好生理指标。心功能正常时，此值 >20ml/（kg·min），轻至中度心功能受损为 16~20ml/（kg·min），中至重度损害时为 10~15ml/（kg·min），极重度损害时 <10ml/（kg·min）。

（2）无氧代谢阈值（anaerobic threshold, AT）：正常值应 >VO_{2max} 的 40%，值越低说明心功能越差。AT 还能反映肌肉线粒体利用氧的能力，因此临床将 AT 和 VO_{2max} 结合一起判断 CHF 患者的运动耐力。

（3）代谢当量（metabolic equivalent, MET）：是一种表示相对能量代谢水平和运动强度的重要指标。健康成年人坐位安静状态下耗氧量为 3.5ml/（kg·min），将此定为 1MET，根据其他活动时的耗氧量/（kg·min）可推算出其相应的 METs 值。NYHA 心功能分级与代谢当量对应，可以指导日常活动与运动（表 19-8）。

表 19-8 心功能和活动水平的关系

心功能分级	活动时代谢当量水平	心功能分级	活动时代谢当量水平
Ⅰ	≥7	Ⅲ	2~5
Ⅱ	5~7	Ⅳ	<2

3. 运动功能评定 对病情重、病程长的患者，尤其是长期卧床的患者应进行运动功能评估，包括肌力、关节活动度、平衡功能等评估。

（1）肢体围度：主要了解患者肢体有无萎缩及萎缩程度。

（2）肌力评定：采用徒手肌力检查法对四肢、躯干肌群进行评估。

（3）关节活动度：了解关节活动受限程度，判断对患者日常生活产生的影响。

（4）平衡功能：采用三级平衡检测法及 Berg 平衡量表测评定。

4. 认知功能评定 心功能衰竭患者确实存在着一定程度的认知功能障碍，评价患者的认知功能，及时发现认知功能障碍并给予治疗能够显著提高患者的生存质量，参见本教材第五章认知功能评定。

5. 营养状态评定 常用的评定量表有：①测定身体组成的临床营养评价方法（body composition

assessment，BCA）：临床医生需对患者的身高、体重、三头肌皮褶厚度、血浆蛋白、氮平衡等客观资料料进行综合分析对患者的营养状态作出正确判断。此外，还可以通过测定血浆蛋白、肌酐 - 身高指数、尿羟脯氨酸指数、机体免疫功能检测、氮平衡等指标评估营养状况。不同参数从不同的侧面反映患者的营养状况的，均有一定的局限性，临床实际应用时应综合测定，全面考虑。②主观的全面评价方法（subjective global assessment，SGA）：主要依靠详尽的病史和体格检查等资料对患者的营养状况做总的、全面的评估。另外，由于该方法不需要任何生化检查数据，便于临床医护人员掌握，故常被临床医生在生化试验前用于判断患者有无营养不良，但要得到完善的临床判断，最好能结合生化检验结果进行。

6. 心理评定　心力衰竭是各种心脏疾病的终末阶段，且发病率高、再住院率和死亡率高，致使患者长期处于紧张状态，加重患者的心理反应。随心功能分级的恶化而加重，抑郁、焦虑、躯体反应等不良心理反应明显加重，最终导致患者生活质量和运动功能进一步下降，可采用汉密尔顿抑郁量表（Hamilton Depression Scale，HAMD）和焦虑量表（Hamilton Anxiety Scale，HAMA）进行心理评定。

7. 日常生活活动能力评定　可采用 Barthel 指数进行评定。

8. 社会功能方面　NYHA 心功能Ⅲ～Ⅳ级 CHF 患者 ADL 能力及其相关活动明显受限，社会交往受限，劳动能力下降或丧失、职业受限以及生活质量下降。

9. 生活质量评定　CHF 生活质量随心功能分级恶化而下降，且与 NYHA 心功能分级相关。生活质量评定量表包括一般生存质量量表和特异生存质量量表。一般性生存质量量表适用于健康人群和所有疾病患者，可采用 SF-36、WHO-QOL100、SWLS 等量表评定。当研究 CHF 患者的生存质量时，可选用 CHF 特异性生存质量量表，如明尼苏达心力衰竭生活质量调查表（the Minnesota Living with Heart Failure Questionnaire，LiHFe）、生活事件量表（Life Event Scale，LES）等量表。

（1）明尼苏达心力衰竭生活质量调查表：是专为慢性心力衰竭患者设计的，在国外的信度、效度及反应性已经得到了广泛的证实。该表由 21 个问题组成，包括体力、社会、情绪、症状、经济等方面，每一个问题的回答分 0~5 个不同等级，患者从 0~5 中选择一个数字，0 分表示 CHF 对给项指标无影响，5 分表示影响很大（表 19-9）。

表 19-9　明尼苏达心力衰竭生活质量调查表

	在最近的一个月内，您的心力衰竭对您的生活的影响	无	很轻			很重
1	您的踝关节或腿出现肿胀?	1	2	3	4	5
2	使您在白天被迫坐下或躺下休息?	1	2	3	4	5
3	使您在步行或上楼梯困难?	1	2	3	4	5
4	使您在家中或院子里工作困难?	1	2	3	4	5
5	使您离开家出门困难?	1	2	3	4	5
6	使您晚上睡眠状况困难?	1	2	3	4	5
7	使您和您的朋友或家人一起做事困难?	1	2	3	4	5
8	使您做获得收入的工作困难?	1	2	3	4	5
9	使您的做娱乐、体育活动或喜好的事情困难?	1	2	3	4	5
10	使您的性生活困难?	1	2	3	4	5
11	使您对您喜欢的食物也吃得很少?	1	2	3	4	5
12	使您有呼困难?	1	2	3	4	5
13	使您疲劳、乏力、或没有精力?	1	2	3	4	5
14	使您在医院住院?	1	2	3	4	5

续表

在最近的一个月内，您的心力衰竭对您的生活的影响		无	很轻			很重
15	使您因就医花钱?	1	2	3	4	5
16	使您因为治疗出现了副作用?	1	2	3	4	5
17	使您觉得自己是家人或朋友的负担?	1	2	3	4	5
18	使您觉得不能控制自己的生活?	1	2	3	4	5
19	使得您焦虑?	1	2	3	4	5
20	使您不能集中注意力或记忆力下降?	1	2	3	4	5
21	使您情绪低落?	1	2	3	4	5

（2）生活事件量表：LES 影响程度分 5 级，从毫无影响到影响极重分别记 0、1、2、3、4 分。影响持续时间分三个月内、半年内、一年内、一年以上共 4 个等级，分别记 1、2、3、4 分。LES 总分越高反映个体承受的精神压力越大。95% 的正常人一年内的 LES 总分不超过 20 分，99% 的不超过 32 分。负性事件的分值越高对身心健康的影响越大。

（四）康复评定的流程

1. 鉴别诊断 根据病史、体格检查、实验室检查、神经生理学检查及相关疾病鉴别诊断，明确患者否为心衰，判断心衰分期及分级，患者是否存在并发症和合并症，心衰诊断流程见图 19-2。

2. 功能评定 进行心脏功能、呼吸功能、营养状态、运动功能、运动能力、认知功能、营养状态、ADL 功能及生活质量等方面评估，并将结果如实记录下来。根据功能评定结果、结合患者康复意愿、经济条件等制定康复目标。康复目标分为短期目标和长期目标。长期目标是延长寿命、提高生活质量、保持一定社交和工作能力。短期目标是减低安静状态心率和亚极量运动心率、改善通气功能和运动肌肉的血流量，提高运动耐力和无氧阈。围绕康复目标制定康复治疗计划及康复方案，观察康复治疗效果，并根据后续的评估，对康复治疗方案进行完善。

心衰患者体力差，容易疲劳，临床上应根据患者身体状态决定能否一次完成康复评定。对中重度患者，最好选项目分次进行。以下康复评定流程仅供参考，见图 19-3。

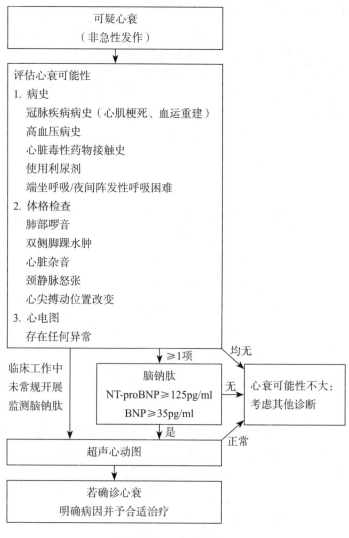

图 19-2 心衰诊断流程

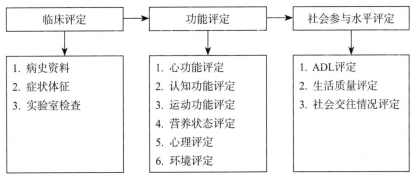

图 19-3 心衰评估流程

第二节 冠状动脉粥样硬化性心脏病评定

一、概述

冠状动脉粥样硬化性心脏病或称为冠状动脉性心脏病（coronary artery heart disease，CHD），简称冠心病，是由于血脂增高、血管壁损伤导致冠状动脉壁脂质沉积形成粥样硬化斑块，在粥样硬化斑块的基础上逐渐形成血栓，造成冠状动脉管腔狭窄甚至阻塞，导致心肌缺血缺氧甚至坏死，主要表现心绞痛、心律失常、心力衰竭，严重时可发生急性心肌梗死或猝死。冠心病已经成为主要的致死和致残原因之一，严重危害人类健康。

冠心病多发生于 40 岁以后，男性发病早于女性，脑力劳动者多于体力劳动者，北方高于南方，城市多于农村。目前我国冠心病年发病率为 120/10 万，年平均死亡率：男 90.1/10 万，女性 53.9/10 万。随着我国人民生活水平提高，我国冠心病的发病率和死亡率呈升高的趋势，并呈现年轻化趋势。

冠心病根据发病的特点和治疗原则不同分为两大类：①急性冠脉综合征（acute coronary syndrome，ACS）：包括不稳定性心绞痛（unstable angina，UA）、非 ST 段抬高型心肌梗死（non-ST-segment elevation myocardial infarction，NSTEMI）、ST 段抬高型心肌梗死（ST-segment elevation myocardial infarction，STEMI）和冠心病猝死；②慢性心肌缺血综合征（chronic ischemic syndrome，CIS）：包括稳定性心绞痛、冠脉正常的心绞痛、缺血性心肌病和无症状性心肌缺血等。

本章将重点讨论心绞痛和心肌梗死两种类型，其他类型仅作简略介绍。血管重建技术是冠心病治疗的重要手段，其中经皮冠状动脉成形术和冠状动脉旁路移植术已经广泛应用于临床，越来越多的术后患者被安排参加心脏康复程序。因此，在本章也简略介绍血管重建技术后的康复治疗。

（一）心绞痛

1. **心绞痛（angina pectoris，AP）** 是由于心肌急剧的、暂时的供氧和需氧不平衡所引起的临床综合征。临床特征为阵发性前胸压榨样疼痛感觉，主要位于胸骨后部，可放射至心前区、左上肢、颈部、左肩部和后背部，常发生于劳累或情绪激动时，持续时间为数分钟，休息或用硝酸酯制剂后上述症状迅速消失。研究调查 45~54 岁女性的心绞痛患病率为 0.1%~1%，男性患病率为 2%~5%。而 65~74 岁女性的患病率增至 10%~15%；男性患病率为 10%~20%。

2. **危险因素** 冠心病是多种因素作用于不同环节所致，有些是可改变的因素，如糖尿病、高血压、高胆固醇血症、代谢综合征、肥胖、吸烟。还有一些不能改变的因素，如家族遗传史、年龄、性别等。主要危险因素如下：

（1）高血压：高血压是冠心病的主要危险因素，无论收缩压还是舒张压均与冠心病发病率显著相关，而且随着血压升高，冠心病的发病率和死亡率均呈上升趋势。

（2）血脂异常：高胆固醇（TC）血症、高甘油三酯（TG）血症与冠心病的发病均存在关联。胆固醇是动脉粥样硬化的重要组成物质，其中低密度脂蛋白胆固醇（LDL-C）与心血管疾病发生呈正相关，而高密度脂蛋白胆固醇（HDL-C）则与心血管疾病发生呈负相关。

（3）糖尿病：糖尿病是冠心病发病的高危因素。研究显示男性糖尿病患者冠心病发病率较非糖尿病患者高2倍，女性糖尿病患者冠心病发生风险则增加4倍。血糖水平的高低也与冠心病发生风险密切相关。

（4）肥胖和超重：多项前瞻性研究证明，超重可增加冠心病发生风险，向心性肥胖更是冠心病的高危因素。实际上心血管疾病发生风险的增加不仅限于与重度肥胖有关，在"正常体重"范围上限时心血管疾病的发生风险就开始增加，随着体重的增加，危险逐步增大。

（5）吸烟：吸烟作为冠心病的重要危险因素之一已经达成共识，冠心病发生风险与每天吸烟量以及烟龄长短有关。

（6）不良饮食习惯：不良饮食习惯包括过量的热量摄入导致的超重和肥胖，过多的胆固醇摄入引起血脂紊乱，过多的盐摄入导致血压不稳等。

（7）性别：冠心病发病存在性别差异，男性冠心病发病率均高于女性，绝经女性冠心病发病率为非绝经女性的2倍。

（8）心理社会因素：心理社会因素包括环境应激源和个性特征模式两方面。应激源可以指急性的一次应激，也可以指高度紧张工作条件下的长期慢性紧张。个人应对环境紧张的行为反应包括抑郁等心理因素，还包括不健康的生活方式，如吸烟、不合理的饮食习惯、缺乏运动等。在实际临床工作中，当我们面对患者个体时，需从整体观点出发进行评价，如其危险因素可能包括了社会环境、工作状况、个人情绪反应以及生活方式等多个方面，全面改善这些危险因素可能会提高治疗效果。

（9）遗传因素：遗传因素对冠心病有较强的影响，如家族性高脂血症中载脂蛋白基因多态性对血脂水平的影响，血管紧张素转化酶（ACE）基因多态性对支架术后再狭窄的反应过程等，均可能对冠心病的发病及治疗过程产生影响。

3. 发病机制

（1）稳定型心绞痛：冠状动脉狭窄时，冠状动脉血流量不能满足心肌代谢的需要，引起心肌缺血缺氧，即产生心绞痛。稳定性心绞痛常常是由于人活动、激动后，心肌耗氧量增加，而狭窄的冠状动脉不能满足足够的供血而发生心绞痛。稳定型心绞痛的发生阈值在每天甚至同一天都有所不同，症状的变异性取决于关键狭窄部位的血管收缩程度（动态狭窄）和（或）远端血管状况。

（2）不稳定型心绞痛：在冠状动脉粥样硬化的基础上，斑块破裂形成非阻塞性冠状动脉血栓是不稳定型心绞痛和非ST段抬高性心肌梗死的典型病理生理机制，其他病理机制还有血管痉挛，进行性的脉粥样硬化病变加重阻塞。另外还有一些继发性因素，包括心动过速、发热、甲状腺功能亢进、贫血、低血压等，均可导致不稳定型心绞痛的发生和加重。

4. 临床分类 加拿大心血管学会根据心绞痛的程度和发作特征一般将心绞痛分为稳定型（劳力性）和不稳定型两类。稳定型的特征是发作诱因、程度、缓解特征（去除诱因后症状缓解）恒定。不稳定型则不符合上述特征。

（1）稳定型（劳力性）心绞痛（stable angina pectoris，SAP）：是由于运动或其他因素增加心肌氧需量而诱发的短暂胸痛发作，是在冠状动脉固定性严重狭窄的基础上，由于心肌负荷的增加引起心肌急剧的、暂时的缺血与缺氧的临床综合征。其特点为阵发性的胸前区压榨性疼痛或憋闷感，主要位于胸骨后部，可放射到心前区、左肩及左上肢尺侧，常发生在劳力负荷增加时，持续数分钟，休息或用硝酸酯制剂后消失。加拿大心血管学会将心绞痛严重度分为四级，见表19-10。

表 19-10　心绞痛严重度分级

级别	标准
Ⅰ级	一般体力活动（如步行和登楼）不受限制，仅在强、快或持续用力时发生心绞痛
Ⅱ级	一般体力活动轻度受限制。快步、饭后、寒冷或刮风中、精神应激或醒后数小时发作心绞痛。一般情况下平地步行 200m 以上或登楼一层以上受限。
Ⅲ级	一般体力活动明显受限；一般情况下平地步行 200m 内，或登楼一层引起心绞痛
Ⅳ级	轻微活动或休息时即可发生心绞痛

（2）不稳定型心绞痛（unstable angina pectoris，UAP）：不稳定型心绞痛是冠心病心绞痛的常见类型，是介于稳定型心绞痛和急性心肌梗死之间。是在冠状动化粥样硬化病变的基础上发生，除上述典型的稳定型心绞痛之外，心肌缺血所致的缺血性胸痛有各种不同的表现类型，有恶化型心绞痛、变异性心绞痛、卧位型心绞痛、静息性心绞痛、梗死后心绞痛、混合型心绞痛等十余种分型，但其中除变异性心绞痛具有短暂 ST 段抬高的特异性心电图变化，且命名仍为临床所保留外，其他类型目前趋于统称为不稳定型心绞痛。Braunwald 根据心绞痛的特点和基础病因，对 UA 提出了 Braunwald 分级（表 19-11）。

表 19-11　不稳定型心绞痛严重程度分级（Braunwald 分级）

严重程度	定义	一年内死亡或心肌梗死发生率（%）
Ⅰ	严重的初发型心绞痛或恶化型心绞痛，无静息疼痛	7.3%
Ⅱ	亚急性静息型心绞痛（一个月内发生过，但 48 小时内无发作）	10.3%
Ⅲ	急性静息型心绞痛（在 48 小时内发作）	10.8%
临床环境		
A	继发性心绞痛，在冠状动脉狭窄基础上，存在加剧心肌缺血的冠状动脉以外的疾病	14.1%
B	原发性心绞痛，无加剧心肌缺血的冠状动脉以外的疾病	8.5%
C	心肌梗死后心绞痛，心肌梗死后两周内发生的不稳定型心绞痛	18.5%

根据病史、疼痛特点、临床表现、心电图及心肌标志物测定测定结果对不稳定心绞痛进行危险分层，可对患者的临床预后进行综合判断，从而指导今后的治疗（表 19-12）。

表 19-12　不稳定性心绞痛临床危险分层

组别	心绞痛类型	发作时 ST 段下降幅度	持续时间	肌钙蛋白 T 或 I
低危险组	初发、恶化劳力型，无静息发作	≤1mm	<20 分钟	正常
中危险组	1 个月内出现的静息性心绞痛，但 48 小时无发作（多数由劳力型心绞痛进展而来） 梗死后心绞痛	>1mm	<20 分钟	正常或轻度升高
高危险组	48 小时内反复出现的静息性心绞痛 梗死后心绞痛	>1mm	>20 分钟	升高

注：①陈旧性心肌梗死患者其危险度分层上调一级，若心绞痛是由非梗死区缺血所致时，应视为高危险组；②左心室射血分数（LVEF）<40%，应视为高危险组；③若心绞痛发作时并发左心功能不全、二尖瓣反流、严重心律失常或低血压（SBP≤90mmHg），应视为高危险组；④当横向指标不一致时，按危险度高的指标归类。例如：心绞痛类型为低危险组，但心绞痛发作时 ST 段压低 >1mm，应归入中危险组。

5. 临床表现

（1）心绞痛以发作性胸痛为主要临床表现，典型心绞痛发作有四大特点：

1）疼痛部位：突发的胸痛，位于胸骨体中上部的后方，可放射至左肩、左背，左上肢前内侧达环指与小指。

2）疼痛性质：为钝性疼痛，呈缩窄性、窒息性或伴严重的压迫感。重者出汗，脸色苍白，常迫使患者停止活动。

3）疼痛诱因：常有一定的诱发因素，如精神紧张、情绪激动、受寒、饱餐、过度劳累等。

4）持续时间：历时短暂，常为 1~5 分钟，很少超过 10~15 分钟的。休息或含用硝酸甘油片后能迅速缓解。

（2）心绞痛发作时常见心率增快血压升高、表情焦虑、皮肤出汗，可有短暂性心尖部收缩期杂音。

（3）实验室或影像学检查

1）非创伤性检查：主要包括踏车、活动平板、运动同位素心肌灌注扫描和药物负荷试验等项目，目的是决定冠状动脉单支临界性病变是否需要作介入性治疗；明确缺血相关血管，为血运重建治疗提供依据；提供有否存活心肌的证据；作为经皮腔内冠状动脉成形术（PTCA）后判断是否再狭窄的重要对比资料。UA 患者可根据危险分层选择相关检查（表 19-13）：①心脏 X 线检查：无异常发现等。②心电图检查：静息时心电图：约半数患者在正常范围或非特异性 ST 段和 T 波异常；心绞痛发作时心电图：绝大多数患者出现暂时性心肌缺血引起的 ST 段移位，发作缓解后恢复；心电图负荷试验：最常用的是运动负荷试验，运动可增加心脏负担以激发心脏缺血。③放射核素检查：如放射性心腔造影可以显示室壁局部运动障碍等。

表 19-13　不稳定性心绞痛的非创伤性检查选择

组别	非创伤性检查
低危险组	病情稳定 1 周以上可考虑行运动试验检查，若诱发心肌缺血的运动量超过 Bruce Ⅲ 级或 6 代谢当量（METs），可采用内科保守治疗，若低于上述的活动量即诱发心绞痛，则需作冠状动脉造影检查以决定是否行介入性治疗或外科手术治疗
中危和高危险组	在急性期的 1 周内应避免做负荷试验，病情稳定后可考虑行症状限制性运动试验。如果已有心电图的缺血证据，病情稳定，也可直接行冠状动脉造影检查。

2）创伤性检查：冠状动脉造影适应于不能明确诊断的胸痛或内科治疗疗效欠佳需要考虑介于性治疗或旁路移植术。UA 患者具有以下情况时应视为冠状动脉造影的强适应证：①近期内心绞痛反复发作，胸痛持续时间较长，药物治疗效果不满意者可考虑及时行冠状动脉造影，以决定是否急诊介入性治疗或急诊冠状动脉旁路移植术（CABG）；②原有劳力型心绞痛近期内突然出现休息时频繁发作者；③近期活动耐量明显减低，特别是低于 Bruce Ⅱ 级或 4METs 者；④梗死后心绞痛；⑤原有陈旧性心肌梗死，近期出现由非梗塞区缺血所致的劳力型心绞痛；⑥严重心律失常、LVEF<40% 或充血性心力衰竭。

6. 鉴别诊断

（1）心脏神经症：患者经常述胸痛，胸痛部位多在左胸乳房下心尖附近或经常变动，多在疲劳之后出现，轻度体力活动感舒服，含硝酸甘油无效或在 10 分钟之后才"见效"。

（2）急性心肌梗死：疼痛部位与心绞痛相仿，但性质更剧烈，持续时间可达数小时，常伴休克、心律失常及心力衰竭。含用硝酸甘油多不能使之缓解。心电图中面向梗死部位的导联 ST 段抬高。实验室检查血清心肌酶增高等。

（3）其他疾病引起心绞痛：例如严重的主动脉瓣狭窄或关闭不全、肥厚性心肌病可以引起心绞痛，要根据其他临床表现进行鉴别。

（4）肋间神经痛：疼痛常累积 1~2 个肋间，多为持续性，在用力呼吸和身体转动可使疼痛加重，沿神经行径处有压痛。

（5）不典型疼痛：还需与消化性溃疡、肠道疾病等相鉴别。

7. 临床主要的处理方法 心绞痛患者大多数可以存活很多年，但有发生心肌梗死或猝死的危险，在不稳定性心绞痛中更容易发生。治疗上主要采取患者教育、改善生活方式、药物治疗、外科治疗及康复治疗等方法，改善冠脉的血供，降低心肌耗氧，同时治疗动脉粥样硬化。

（1）稳定性心绞痛的治疗：预防稳定性缺血性心脏病应先从干预生活方式和消除不健康行为开始，其次是进行二级预防和药物治疗，是治疗心血管事件的正确顺序。治疗稳定型心绞痛目的是改善预后、预防心肌梗死和死亡；减轻或消除症状。如果药物治疗后症状仍持续，医生应考虑冠状动脉血运重建。

1）一般治疗：①患者教育：患者教育是延缓疾病进展、改善稳定性冠心病患者长期预后的重要措施之一，包括对药物治疗依从性的教育、介绍有效的药物和非药物干预措施、运动指导、自我检测和处理及对其他危险因素如高血压、高胆固醇、高血糖的控制等。对于所有冠心病患者都强烈建议严格控制糖尿病和体重，戒烟，控制血压尤其重要。②生活方式调整：尽量避免各种确知的足以诱致发作因素。调整饮食；调整日常生活与工作量；减轻精神负担；保持适当的体力活动，但以不致发生疼痛症状为度。

2）药物治疗

Ⅰ. 改善缺血、减轻症状：目前减轻症状及改善缺血的药物主要包括 β 受体阻滞剂、硝酸酯类药物和钙拮抗剂（CCB）。

β 受体阻滞剂：β 受体阻滞剂能够抑制心脏 β_1 肾上腺素能受体，减慢心率，减弱心肌收缩力，降低血压，减少心肌耗氧量，减少患者心绞痛发作，增加运动耐量。如无禁忌证，β 受体阻滞剂应作为稳定型心绞痛的初始治疗药物，用药后要求静息心率降至 55~60 次 / 分，严重心绞痛患者如无心动过缓症状，可将心率降至 50 次 / 分。为减少 β_2 受体被阻滞后引发的不良反应，更倾向于使用选择性 β_1 受体阻滞剂（如普萘洛尔、美托洛尔、比索洛尔及阿替洛尔）。当患者对 β 受体阻滞剂不耐受时，有降低心率作用的钙通道阻滞剂可作为 β 受体阻滞剂的替代治疗。

硝酸酯类药物：硝酸酯类药物是防治冠心病的常用药物，其中硝酸异山梨酯能明显缓解心绞痛的症状，疗效较佳，是治疗稳定型心绞痛的一线药物，但是长期使用容易产生耐药性，疗效降低。

钙拮抗剂：主要通过减少心肌氧耗，改善冠状动脉血流灌注，从而改善症状，为冠心病患者的一线用药。临床上常用的药物有维拉帕米、硝苯地平、氨氯地平、地尔硫䓬等。其中地尔硫䓬、维拉帕米有减慢房室传导的作用，注意避免应用于心动过缓及房室传导阻滞的患者。

其他：如曲美他嗪通过提高氧的利用效率而治疗心肌缺血。

Ⅱ. 预防心肌梗死，改善预后

抗血小板治疗：临床常用的抗血小板药物有阿司匹林、二磷酸腺苷受体拮抗剂及静脉应用血小板膜糖蛋白拮抗剂。抗血小板药物对于冠心病的治疗和预防尤为关键，除非有禁忌证，若存在急慢性缺血性心脏病，无论是否出现相应临床症状，均可应用抗血小板药物进行预防。阿司匹林用于抗血小板聚集治疗剂量为 75~150mg/d，主要不良反应为应激性溃疡。氯吡格雷主要用于支架植入之后以及阿司匹林有禁忌证的患者，常用维持量 75mg/d。血小板糖蛋白 Ⅱb/ Ⅲa 受体拮抗剂主要用于计划接受 PCI 术的 UA/NSTEMI 患者，如替罗非班、依替巴肽和拉米非班等。

调脂类药物：对于合并高血脂的冠心病患者，通过调脂类药物进行调脂治疗，能有效降低 TC 和 LDL-C，延缓斑块进展、稳定斑块，避免血栓形成引起恶性心血管事件。临床常用的调脂类药物为他汀类药物，如洛伐他汀、普伐他汀、辛伐他汀、氟伐他汀、阿托伐他汀等。

ACEI 或 ARB：ACEI 或 ARB 可以显著降低冠心病患者的心血管死亡、非致死性心肌梗死等主要终点事件的相对危险度。在稳定型心绞痛患者中，合并高血压、糖尿病、心力衰竭或左心室收缩功能不全的高危患者建议使用 ACEI。临床常用的 ACEI 类药物包括卡托普利、依那普利、培哚普利、雷米普利等。不能耐受 ACEI 类药物可以选用 ARB 类药物。

3）血管重建治疗：血运重建治疗是冠心病治疗的重要方法，冠脉旁路移植术和经皮冠状动脉成形术已经广泛应用于临床。

4）康复治疗：康复治疗是冠心病治疗重要组成部分，主要包括：①呼吸训练：主要指腹式呼吸；②运动治疗：包括坐位训练、步行训练、上下楼等活动。如果患者在训练过程中没有不良反应，运动或活动时心率增加 <10 次 / 分，次日训练可以进入下一阶段。心率增加超过 20 次 / 分，或出现任何不良反应，则应该退回到前一阶段运动；③日常生活训练；存在平衡功能障碍者行平衡功能训练；④心理治疗等，康复治疗需在心功能评估基础上，在专业医生指导下完成。

（2）不稳定型心绞痛：患者到医院就诊时应进行 UA 危险性分层。低危险组患者可酌情短期留观或住院治疗，而中危险或高危险患者应收入住院治疗。

1）一般性治疗：UA 急性期卧床休息，保持环境安静，应用小剂量的镇静剂和抗焦虑药减轻或缓解心绞痛。对于发绀、呼吸困难或其他高危表现的患者给予吸氧，监测血氧饱和度，同时处理可能引起心肌耗氧增加的疾病。低危险组患者留观期间未发生心绞痛，无左心功能衰竭的临床证据，留观 12~24 小时未发现 CK-MB 升高，心肌肌钙蛋白正常，可留观 24~48 小时出院。对于中危险或高危险患者出现心肌肌钙蛋白升高者，住院期时间相对延长。

2）药物治疗：①抗心肌缺血药物：目的是减少心肌耗氧量或扩张冠状动脉，缓解心绞痛发作，包括硝酸酯类药物、β 受体阻滞剂、钙拮抗剂。②抗血小板治疗：除非有禁忌证，所有 UA 患者均应尽早使用阿司匹林。ADP 受体拮抗剂联合使用阿司匹林可以提高抗血小板疗效，UA/NSTEMI 患者建议联合使用阿司匹林和 ADP 受体拮抗剂，维持 12 个月。常用药物有氯吡格雷、普拉格雷、替格瑞洛。血小板糖蛋白 Ⅱb/ Ⅲa 受体拮抗剂主要用于计划接受 PCI 术的 UA/NSTEMI 患者。如替罗非班、依替巴肽和拉米非班等。③抗凝治疗：常规应用于中危和高危的 UA 患者中，常用的抗凝剂包括普通肝素、低分子肝素、磺达肝癸钠和比伐芦定。④调脂治疗：UA/NSTEMI 患者均应尽早（24 小时内）开始使用他汀类药物，LDL-C 的目标值在 70mg/dl，少数患者会出现肝酶和肌酶升高等副作用。⑤ACEI 或 ARB：如果不存在低血压或其他已知禁忌证，应在第一个 24 小时内给予口服 ACEI 类药物，不能耐受 ACEI 者可以用 ARB 替代。

3）外科治疗：大部分 UA 患者的介入性治疗宜放在病情平稳至少 48 小时进行。高危险患者存在以下情况需要紧急的介入治疗或 CABG：①虽经内科增强治疗，心绞痛仍反复发作；②心绞痛时间持续超过 1 小时，药物治疗不能缓解；③心绞痛发作伴血流动力学不稳定，出现低血压、急性左心功能不全等。急诊介入性治疗的首要任务是迅速开通"犯案"病变的血管，恢复其远端血流供应。对于多支病变的患者，可以没有必要一次性完成全部的血管重建。如冠状动脉造影显示左冠状动脉主干病变或弥漫性狭窄病变不能行介入治疗时则应选择急诊 CABG。

4）UA 患者出院后治疗：需要定期门诊随访，低危险组患者 1~2 个月随访 1 次，而中危险或高危险患者无任是否行介入治疗都应 1 个月随访 1 次，要是病情无变化，随访半年即可。UA 患者出院后需要继续服用阿司匹林、β 受体阻滞剂、扩张冠状脉等药物，对已经做了介入治疗或 CABG 者，术后可酌情减少血管扩张剂或 β 受体阻滞剂的剂量。

5）康复治疗：见本节心绞痛部分，康复训练应在心功能评估的基础上，在专业的医生指导下完成。

6）不稳定性心绞痛近、远期预后的影响因素：①心室功能：为最强的独立危险因素，左心功能越差，其预后也越差；②冠状动脉病变部位和范围：左冠状动脉主干病变最具危险性，3 支冠状动脉病变的危险性大于双支或单支病变，前降支病变的危险性大于右冠状动脉和回旋支病变以及近端病变的危险性大于远端病变的危险性；③年龄因素：也是一个独立危险因素，主要与老年人的心脏储备功能和其他重要器官功能降低有密切关系；④合并其他器质性疾病：如肾功能衰竭、慢性阻塞性肺部疾患、未控制的糖尿病和高血压病患者、脑血管病或恶性肿瘤等也可明显影响 UA 患者的近、远期预后。

（二）心肌梗死

1. 定义　心肌梗死（myocardial infarction，MI）是由于冠状动脉粥样硬化致1支或多支血管管腔狭窄和心肌供血不足，而侧支循环尚未充分建立。一旦血供急剧减少或中断，使相应的心肌严重而持续急性缺血。急性心肌梗死（acute myocardial infarction，AMI）包括ST段抬高型心肌梗死（ST segment myocardial infarction，STEMI）和非ST段抬高型心肌梗死（non-ST segment elevated acute coronary syndrome，NSTEMI）是急性冠脉综合征（acute coronary syndrome，ACS）的一种严重类型。

2. 发病机制　基本病因是冠状动脉粥样硬化造成管腔严重狭窄和心肌供血不足，而侧支循环未充分建立，在此基础上，当冠脉的供血与心肌的需血之间的矛盾，冠脉血流量不能满足心肌代谢的需要，就可以引起心肌缺血缺氧。一旦血供进一步急剧减少或中断，使心肌严重而持久地急性缺血1小时以上，即可发生心肌梗死。

3. 临床分类

1型自发性心肌梗死：患者大多数有严重的冠状动脉病变，少数患者冠状动脉仅有轻度狭窄甚至正常。

2型继发于心肌氧供需失衡的心肌梗死：除外冠状动脉病变外的其他情况引起心肌需氧与供氧失衡，导致心肌损伤和坏死。

3型心源性猝死：心源性死亡伴心肌缺血症状和新的缺血性心电图改变或左束支阻滞，但无心肌损伤标志物检测结果。

4a型经皮冠状动脉介入治疗（percutaneous coronary intervention，PCI）相关性心肌梗死：基线心脏肌钙蛋白（cardiac troponin，cTn）正常的患者在PCI术后cTn升高超过正常上限5倍；基线cTn增高的患者，PCI术后cTn升高≥20%，然后稳定下降。同时伴有：①心肌缺血症状；②心电图缺血性改变或左束支传导阻滞；③造影显示冠状动脉主干或分支阻塞或持续性慢血流或无复流或栓塞；④新的存活心肌丧失或节段性室壁运动异常的影像学表现。

4b型支架血栓形成引起的心肌梗死：冠状动脉造影或尸检发现支架植入处血栓性阻塞，患者有心肌缺血症状和（或）至少1次心肌损伤标志物高于正常上限。

5型外科冠状动脉旁路移植术（coronary artery bypass grafting，CABG）相关性心肌梗死：基线cTn正常患者，CABG后cTn升高超过正常上限10倍，同时伴有：①新的病理性Q波或左束支传导阻滞；②血管造影显示新血管或自身冠状动脉阻塞；③新的存活心肌丧失或节段性室壁运动异常的影像学表现。

4. 临床表现　心肌梗死是在冠状动脉病变的基础上，发生冠状动脉血供急剧减少或中断，使相应的心肌严重而持久地急性缺血，导致心肌坏死，分为急性心肌梗死（acute myocardial infarction，AMI）和陈旧性心肌梗死 remote myocardial infarction，RMI）。

（1）急性心肌梗死临床表现

Ⅰ. 疼痛：突然发作剧烈而持久的胸骨后或心前区压榨性疼痛，休息和含服硝酸甘油不能缓解，常伴有烦躁不安、出汗、恐惧或濒死感。少数患者无疼痛，一开始即表现为休克或急性心力衰竭。部分患者疼痛位于上腹部可能误诊为胃穿孔、急性胰腺炎等急腹症；少数患者表现颈部、下颌、咽部及牙齿疼痛，易误诊。

Ⅱ. 全身症状：发热、白细胞计数和血沉增快，一般在疼痛发生24~48小时出现。

Ⅲ. 胃肠道症状：常伴有频繁恶心、呕吐和上腹胀痛，下壁心肌梗死患者更常见。

Ⅳ. 心律失常：见于75%~95%患者，发生在起病的1~2周内，以24小时内多见，前壁心肌梗死易发生室性心律失常，下壁心肌梗死易发生心率减慢、房室传导阻滞。

Ⅴ. 低血压：休克急性心肌梗死时由于剧烈疼痛、恶心、呕吐、出汗、血容量不足、心律失常等可引起低血压，大面积心肌梗死（梗死面积大于40%）时心排血量急剧减少，可引起心源性休克，

收缩压 <80mmHg，面色苍白，皮肤湿冷，烦躁不安或神志淡漠，心率增快，尿量减少（20ml/h）。

Ⅵ. 心力衰竭：主要是急性左心衰竭，在起病的最初几小时内易发生，也可在发病数日后发生，表现为呼吸困难、咳嗽、发绀、烦躁等症状。

（2）陈旧性心肌梗死：陈旧性心肌梗死常根据肯定性心电图改变，没有急性心肌梗死病史及血清酶变化而作出诊断。如果没有遗留心电图改变，可根据早先的典型心电图改变或根据以往肯定性血清酶改变而诊断。

5. 危险分层评估 根据病史、疼痛特点、临床表现、心电图及心肌标志物测定结果患者进行危险分层，可对患者的临床预后进行综合判断，从而指导今后的治疗。

（1）TIMI 危险评分（the thrombolysis in myocardial infarction）：是临床上针对于急性冠脉综合征患者预后的危险评分，该评分方法简单易行，有利于判断患者临床预后情况，从而选择最佳的治疗方案。评分与患者的 30 天和 1 年的死亡率有较好的相关性（表 19-14、表 19-15）。

表 19-14 ST 段抬高型心肌梗死的 TIMI 危险评分

项目	分值	项目	分值
年龄 65~74 岁	2 分	Killips 分级 Ⅱ~Ⅳ级	2 分
≥75 岁	3 分	体重 <65kg	1 分
心率 >100 次 / 分	3 分	前壁 ST 段抬高或左束支传导阻滞	1 分
收缩压 <100 次 / 分	2 分	距离就诊时间 >4 小时	1 分

注：总分 14 分，0~3 分低危，4~6 分中危，7~14 分高危

表 19-15 非 ST 段抬高型心肌梗死的 TIMI 危险评分

项目	分值	项目	分值
年龄 ≥65 岁	1 分	24 小时内 ≥2 次静息性心绞痛发作	1 分
≥三个冠心病危险因素	1 分	心电图 ST 段变化	1 分
七天内应用阿司匹林	1 分	心脏损伤标志物水平升高	1 分
冠脉造影显示，冠脉堵塞 ≥50%	1 分		

注：总分 7 分，0~2 分低危，3~4 分中危，5~7 分高危

（2）GRACE 及 CRUSADE 评分：全球急性冠状动脉综合征事件注册（global registry of acute coronary event，GRACE）研究是世界上各种关于 ACS 预后判断的危险评分中应用较多的一个，GRACE 评分主要关注于缺血风险评估，该危险评分及其发展对全球 ACS 患者的预后判断价值巨大。GRACE 危险评分可以很好地区分 ACS 高危患者和低危患者（表 19-16）。

表 19-16 GRACE 评分

项目	标准	分值	评分	项目	标准	分值	评分
年龄	<40	0		心率	<70	0	
	40~49	18			70~89	7	
	50~59	36			90~109	13	
	60~69	55			110~149	23	
	70~79	73			150~199	36	
	≥80	91			>200	46	

续表

项目	标准	分值	评分	项目	标准	分值	评分
收缩压	<80	63		肌酐（μmol/L）	0~34.48	2	
	80~99	58			35.36~69.84	5	
	100~119	47			70.72~105.20	8	
	120~139	37			106.08~140.56	11	
	140~159	26			141.44~175.92	14	
	160~199	11			176.8~352.72	23	
	≥200	0			>353.6	31	
Killips 分级	Ⅰ	0		危险因素	院前心脏暂停	43	
	Ⅱ	21			心肌酶升高	15	
	Ⅲ	43			ST 段下移	30	
	Ⅳ	64					
	合计						

危险级别	GRACE 评分	院内死亡风险（%）	危险级别	GRACE 评分	出院后 6 个月死亡风险（%）
低危	≤108	<1	低危	≤88	<3
中危	109~140	1~3	中危	89~118	3~8
高危	>140	>3	高危	>118	>8

评分办法：根据各项危险因素进行评分，最后将各积分相加。99 分以下为低危，100~200 分为高危，201 分以上为极高危

（3）CRUSADE 出血评分：主要评估 ACS 强化抗栓治疗的出血风险（表 19-17），包括 8 个主要的危险因素：血细胞比容，肌酐清除率，女性，充血性心力衰竭的征象，外周血管疾病，糖尿病，收缩压和入院时心率。分为 5 个等级：极低危（计分 ≤20），低危（计分 21~30），中危（计分 31~40），高危（计分 41~50）和极高危（计分 >50）。

表 19-17 CRUSADE 评分

项目	标准	分值	评分	项目	标准	分值	评分
血细胞比容（%）	<31	9		肌酐清除率（ml/min）	≤15	39	
	31~33.9	7			>15~30	35	
	34~36.9	3			>30~60	28	
	37~39.9	2			>60~90	17	
	≥40	0			>90~120	7	
					>120	0	
收缩压（mmHg）	≤90	10		性别	男性	0	
	90~100	8			女性	8	
	101~120	5		心力衰竭的表现	否	0	
	121~180	1			是	7	
	181~200	3		血管疾病病史	否	0	
	≥201	5			是	6	
糖尿病	否	0					
	是	6					
	合计						

6. 常见并发症

（1）乳头肌功能失调或断裂：二尖瓣乳头肌因缺血、坏死等使收缩功能发生障碍，造成不同程度的二尖瓣脱垂并关闭不全。

（2）心脏破裂：在心肌梗死1周内出现，多为心室游离壁破裂，造成心包积血引起急性心脏压塞而猝死。

（3）栓塞：左心室附壁血栓脱落所致，可引起脑、肾、脾或四肢等动脉栓塞。

（4）心室壁瘤：主要见于左心室，体格检查可见左侧心界扩大，心脏搏动范围较广。

（5）心肌梗死后综合征：心肌梗死后数周至数月内出现，可反复发生，表现为心包炎、胸膜炎或肺炎，有发热、胸痛等症状。

7. 主要功能障碍

冠心病患者除心肌供血不足直接导致心脏功能障碍外，还有一系列继发性躯体和心理障碍，而这些功能障碍往往被临床忽略。

（1）循环功能障碍：冠心病患者体力活动减少，心血管系统适应性降低，导致循环功能障碍。这种心血管功能减退只有通过适当的运动训练才能逐渐恢复。

（2）呼吸功能障碍：长期心血管功能减退导致肺血管和肺泡气体交换的效率降低，吸氧能力下降，诱发或加重缺氧症状。

（3）运动功能障碍：冠心病患者缺乏运动导致机体肌肉萎缩、氧化代谢能力降低，运动耐力下降。运动适应性训练是提高运动功能的主要环节。

（4）代谢功能障碍：主要是脂质代谢和糖代谢障碍。脂质代谢障碍主要是血胆固醇和甘油三酯增高，高密度脂蛋白胆固醇降低。血脂代谢障碍不仅加重疾病症状，更重要的是促进冠状动脉粥样硬化发展。适当运动锻炼纠正脂质代谢十分重要。

（5）其他：冠心病患者往往伴有不良生活习惯、心理障碍等，也是影响日常生活和治疗的重要因素。

8. 临床主要的处理方法

治疗原则是尽快恢复心肌的血流灌注以挽救濒死的心肌，防止梗死扩大，保护和维持心脏功能，及时处理各种并发症。临床上主要采取患者教育、改善生活方式、药物治疗、外科治疗及康复治疗等方法。

（1）内科治疗

1）监护和一般处理：急性期卧床休息，保持环境安静；监测心电图、血压和呼吸；吸氧，建立静脉通道；及时发现和处理心律失常、血流动力学异常和低氧血症。合并左心衰竭（肺水肿）和（或）机械并发症的患者常伴严重低氧血症，需面罩加压给氧或气管插管并机械通气。注意保持患者大便通畅，必要时使用缓泻剂，避免用力排便导致心脏破裂、心律失常或心力衰竭。

2）解除疼痛：①吗啡或哌替啶可减轻患者交感神经过度兴奋，注意血压和呼吸功能的抑制；②硝酸酯类药物通过扩张冠状动脉，增加冠状动脉血流及静脉容量，降低心室负荷，但下壁MI、可疑右室MI或明显血压低不适合用；③在无禁忌证情况下，应在发病24小时内尽早口服β受体阻滞剂，从小剂量开始，逐渐增加，使静息心率降至55~60次/分。

3）抗血小板治疗：STEMI患者抗血小板药物选择和用法与NSTEMI相同，见本节UA部分。

4）溶栓治疗：先检查血常规、血小板、出凝血时间和血型，配血备用。目前比较常用的是重组组织型纤维蛋白溶酶激活剂（recombinant tissue type plasminogen activator，rt-PA），除应用rt-PA必须用肝素，定期复查凝血时间，根据凝血时间调节肝素剂量。目前临床较多应用低分子肝素，可皮下应用，不需要实验室检查，具有疗效肯定、使用方便的优点。比伐芦定主要用于PCI术中的抗凝。

5）消除心律失常：心律失常必须及时消除，以免演变为严重的心律失常，一旦发生室性期前收缩或室性心动过速，立即使用利多卡因；发生心室颤动时，采用非同步直流电除颤，室性心动过速药物疗效不好，尽早采用同步直流电除颤；缓慢心律失常可用阿托品。房室传导阻滞发展到第二度或第三度，伴有血流动力学改变可安装临时起搏器，待传导阻滞消失后撤出。

6）控制休克：根据休克的原因处理，如补充血容量、应用升压药等。

7）治疗心衰：主要是治疗急性左心衰，应用吗啡和利尿剂为主，也可选用血管扩张剂等。

8）其他治疗：β受体阻滞剂；ACEI有助于改善恢复期的重构，减少AMI的病死率和充血性心力衰竭的发生；调脂治疗，他汀类调脂药物的使用与UA/NSTEMI同。

（2）外科治疗：冠心病已成为危害全球人类健康的首要因素，虽然人们在心血管预防及治疗方面已取得许多重大进展，但冠心病的发病率仍逐年上升。起病3~6小时，最多12小时内，使闭塞的冠状动脉再通，心肌得到再灌注，使濒临死亡的心脏可能得以存活或使坏死范围缩小，减轻梗死后心肌重塑，改善预后，是一种积极的治疗措施，包括经皮冠状动脉介入治疗、溶栓治疗、紧急冠状动脉搭桥术，已经成为当前治疗冠心病较为成熟有效的治疗方法。介入治疗或溶栓治疗无效有手术指征者，应争取在6~8小时内实施紧急CABG术。此外，在冠心病晚期，心肌坏死严重，介入及搭桥术进行较困难的情况下，心脏移植术成为最后可以选择的积极治疗手段。

1）经皮冠状动脉介入治疗（percutaneous coronary intervention，PCI）：自1977年首次应用经皮冠状动脉介入治疗（PCI）冠心病以来，介入治疗在全球范围内迅速普及、推广，已成为冠心病的主要治疗方法，包括经皮冠状动脉成形术（PTCA）、冠状动脉支架植入术和粥样斑块消融技术等，可以快速恢复心肌再灌注，短时间内明显的缓解AMI患者临床症状，有效降低AMI患者死亡率，广泛应用于临床。根据国家卫生和计划生育委员会经皮冠状动脉介入（PCI）网络申报数据，2016年全国介入治疗病例增长较快，大陆地区冠心病介入治疗的总例数为666 495例（包括网络直报数据及军队医院数据）。ST段抬高型心肌梗死患者直接PCI的比例近年来明显提升，直接PCI共55 833例，比例达38.9%。手术指征及器械使用较为合理，介入治疗的死亡率稳定在较低水平，2016年为0.21%。

PCI仍存在一定的弊端及局限性，常见的并发包括冠状动脉并发症、手术入路血管并发症、器械相关并发症及全身并发症。冠状动脉并发症主要包括冠状动脉闭塞、夹层、穿孔、血栓形成、痉挛及无复流等。入路血管并发症主要包括血肿、假性动脉瘤、动静脉瘘、腹膜后血肿、动脉夹层及动脉闭塞。器械相关并发症包括支架脱载、导丝断裂等。全身严重并发症主要包括对比剂肾病和脑卒中。PCI并发症的危险因素包括高龄、合并其他疾病（如糖尿病、慢性肾病、心力衰竭等）、多支病变、高危病变及患者临床状况不良（如ST段抬高心肌梗死、心源性休克等）。

经皮冠状动脉成形术（percutaneous transluminal coronary angioplasty，PTCA）：是采用股动脉穿刺将球囊导管送至冠状动脉狭窄病变处，加压扩张以增大血管内径，改善心肌血供的一种治疗手段。血管成形术中常见的并发症包括急性血管闭合或慢性血管再狭窄、远端血管栓塞、心肌梗死、心律失常和出血。

支架置入术：心脏支架手术是最近20年来开展的治疗冠心病的新技术，支架通常采用网格状不锈钢管制成，置于球囊导管末端，送至病变部位，待在球囊扩张后，支架作为永久的管内假体，使支架与血管内膜贴合，保持血管的通畅。抗凝治疗可以使血栓形成和血管急性闭塞发生率控制在1%~2%。近年来兴起药物洗脱支架，能有效预防血管的急性闭合。

2）冠状动脉旁路移植术（coronary artery bypass grafting，CABG）：是取健康动脉或静脉的血管移植物在一条或多条阻滞的冠状动脉周围建立旁路的手术。目前CABG的使用主要针对以下群体：①经PTCA后血管再狭窄的患者；②不适宜进行血管成形术，但仍有靶血管维持左心室收缩功能的患者；③有多支血管病变以至于不适合做血管成形术者；④由于血管损伤部位造成手术困难的患者。CABG目的是改善心脏供血，保证心肌供血供氧，对全身情况能耐受开胸手术者，左主干合并2支以上冠状动脉（尤其是病变复杂程度评分较高者），或多支血管病变合并糖尿病者，CABG应为首选。对于血管成形术失败后伴有持续性或顽固性疼痛或血流动力学不稳定、急性心梗伴有持续或顽固的复发心肌缺血、心源性休克患者，通过CABG的血管重建术能有效缓解心绞痛和提高患者生活质量。这种手术创伤比较大有一定风险，应个体化权衡利弊，慎重选择手术适应证。

（3）基因治疗：基因治疗是新兴的发展方向，主要针对治疗性血管生成、血管成形术后再狭窄的防治及动脉粥样硬化的防治三个方面。随着分子生物学理论和技术的进展，基因治疗在冠心病这一领域将有广阔的应用前景。

（4）康复治疗：AMI患者早期的康复治疗越来越被医学界所重视，积极有效的康复治疗已经成为冠心病各阶段的基本医疗组成部分。研究表明运动训练能够降低心血管病患者的全因死亡率和心血管病死亡率，运动治疗需要达到一定的运动量才能起到应有的治疗效果，但是运动量过大运动风险增加，确定患者适合运动量是安全、有效的保障，也是运动处方制定的核心内容。临床上，影响患者实际的运动能力的因素很多，如年龄、性别、病情严重程度、运动习惯等，因此患者运动训练前的个体化的精确评估是必不可少的，不仅是制定运动处方的依据，也是患者危险分层的核心内容。运动前的评估及危险分层是控制心血管病患者运动风险行之有效的措施。根据功能评定结果、康复治疗分期结合患者康复意愿制定康复治疗方案，包括医疗性运动（有氧训练、力量训练等）、心理治疗、作业治疗、行为治疗、危险因素纠正等。

1）心肌梗死康复：AMI早期康复的适应群体主要包括无充血性心力衰竭、无严重心律失常、无低血压症状及无心源性休克等心脏病患者，有合并症的患者，只有在合并症被有效控制、病情稳定后，方可逐步实施心脏康复程序。

第一：关于康复治疗分期

Ⅰ期：早期，急性心肌梗死或急性冠脉综合征住院期康复，2~4周。目标是达到低水平运动试验阴性，可以按正常节奏连续行走100~200m或上下1~2层楼或无症状和体征。运动能力达到2~3METs，能够适应家庭生活。

Ⅱ期：中期，指患者出院开始至病情稳定性完全建立为止，在社区或家中，6~8周。目标是逐步恢复一般日常生活活动能力，包括轻度家务劳动、娱乐活动等。运动能力达到5~6METs，提高生活质量。

Ⅲ期：后期强化康复，指病情处于较长期稳定状态或Ⅱ期过程结束的冠心病患者。在社区或家中，2~3个月。目标是巩固康复成果，控制危险因素，改善或提高体力活动能力和心血管功能，恢复发病前的生活和工作。在医院或社区进行。

第二：关于康复治疗方案

Ⅰ期康复治疗方案：生命体征一旦平稳，无并发症即可开始，根据患者自我感觉，尽量进行可以耐受的日常活动（表19-18）。

表19-18　冠心病Ⅰ期康复日常活动参考

日常活动	步骤						
	1	2	3	4	5	6	7
冠心病知识宣教	＋	＋	＋	＋	＋	＋	＋
腹式呼吸	10分钟	20分钟	30分钟	30分钟×2	－	－	－
腕踝动（不抗阻）	10次	20次	30次	30次×2	－	－	－
腕踝动（抗阻）	－	10次	20次	30次	30次×2	－	－
膝肘动（不抗阻）	－	－	10次	20次	30次	30次×2	－
膝肘动（抗阻）	－	－	－	10次	20次	30次	30次×2
自己进食	－	－	帮助	独立	独立	独立	独立
自己洗漱	－	－	帮助	帮助	独立	独立	独立
坐厕	－	－	帮助	帮助	独立	独立	独立
床上靠坐	5分钟	10分钟	20分钟	30分钟	30分钟×2	－	－

续表

日常活动	步骤						
	1	2	3	4	5	6	7
床上不靠坐	–	5分钟	10分钟	20分钟	30分钟	30分钟×2	–
床边坐（有依托）	–	–	5分钟	10分钟	20分钟	30分钟	30分钟×2
床边坐（无依托）	–	–	–	5分钟	10分钟	20分钟	30分钟
站（有依托）	–	–	5分钟	10分钟	20分钟	30分钟	–
站（无依托）	–	–	–	5分钟	10分钟	20分钟	30分钟
床边走	–	–	–	5分钟	10分钟	20分钟	30分钟
走廊走	–	–	–	–	5分钟	10分钟	20分钟
下一层	–	–	–	–	–	1次	2次
上一层	–	–	–	–	–	–	1~2次

Ⅱ期康复治疗方案：逐步恢复一般日常生活活动能力，运动能力达到4~6METs提高生活质量。主要进行室内外散步、医疗体操、家庭卫生、厨房活动、园艺活动或在邻近区域购物。出院后的家庭活动可以分为六个阶段，见表19-19。

Ⅲ期康复治疗方案：坚持循序渐进原则、持之以恒原则、兴趣性原则、全面性原则及个体化原则，因人而异制定康复方案。运动方式包括有氧训练、力量训练、作业治疗、医疗体操等。运动量基本要素为运动强度、运动时间和运动频率，运动训练所规定达到的强度称之为靶强度。靶强度一般为40%~85%VO_{2max}或METs或80%HR储备，或70%~85%HR_{max}。靶强度越大产生的训练效应可能性越大，靶强度运动一般持续10~60分钟。国际上多数采用每周3~5天的频率。每次训练都必须包括准备活动、训练活动和结束活动。充分的准备和结束活动是防止训练意外的重要环节。

2）心脏血管重建术后的康复：随着血管重建术技术的提高，越来越多的患者被安排参加心脏康复程序。

康复治疗益处：提高心脏功能和运动功能；延缓在运动过程中出现心肌缺血的时间；改善神经体液调节功能。

运动测试时间：①CABG：当患者外伤切口的疼痛消失后、血容量和血红蛋白浓度恢复正常、骨骼肌的力量和耐力可通过低水平的运动，对患者进行运动测试较适宜。至少在术后3~4周，患者可能以接近本人最大生理负荷来完成运动测试；②PTCA：关于PTCA患者何时进行运动测试，目前尚有争议。一般认为术后1~2周进行运动测试，可以有效评估PTCA患者的功能水平。③支架置入术：术后1~2周进行运动测试的安全性已经无争议。

血管重建患者的运动处方（表19-20）。

二、 康复评定

（一）诊断与鉴别诊断

1. 诊断

（1）慢性心肌缺血综合征

1）无症状型冠心病的诊断：主要根据静息、动态或负荷试验的心电图检查，放射性核素心肌缺血改变，而无其他原因解释，同时伴有动脉粥样硬化的危险因素，可行选择性冠状动脉造影（coronary arteriongraphy，CAG），必要时借助血管内超声（intravascular ultrasound，IVUS）或光学相

表19-19 出院后的家庭活动六阶段

	活动	个人卫生	家务	娱乐	性生活	步行活动	需避免活动
第一阶段	可以缓慢上下楼，但要避免过度疲劳	可以自己洗澡，但要避免洗澡水过热，避免过热、过冷，过热环境	可以洗碗筷、蔬菜、铺床、提2kg左右的重物，进行园艺工作	可以打扑克、下棋、看电视、阅读、针织、缝纫、短时间乘车	-	-	提举超过2kg的重物，过度弯腰，情绪沮丧，过度兴奋，应激
第二阶段	+	可以外出理发	可以洗小件衣服或使用洗衣机，晒衣服，坐位熨小件衣服，使用缝纫机，擦桌子、梳头、简单烹任，提4kg左右的重物	可以进行有轻微体力活动的娱乐	在患者可以上下两层或步行1Km而无任何不适时，患者可以恢复性生活	-	长时间活动，烫发之类的高温环境，提举超过4kg左右的重物，参与涉及经济或法律问题的活动
第三阶段	+	+	可以长时间熨衣服、铺床、提4.5kg左右的重物	轻度园艺工作，在家练习打高尔夫球、桌球、室内游泳、短距离公共交通、短距离开车、探亲访友	+	连续步行1km，每次10~15分钟，每天1~2次	提举过重的物体，活动时间过长
第四阶段	+	+	可以与他人一起出去购物，正常烹任，提5kg左右的重物	小型油画制作或木工制作、家庭小维修、室外打扫	+	连续步行20~25分钟，每天2次	提举过重的物体，使用电动工具，如电钻等
第五阶段	+	+	可以独立外出购物，短时间吸尘或拖地，提5.5kg左右的重物	家庭修理性活动、钓鱼、保龄球类活动	+	连续步行25~30分钟，每天2次	提举过重的物体，过强的等长收缩
第六阶段	+	+	清洗浴缸、窗户，可以提9kg左右的重物（如无任何不适）	慢节奏跳舞、外出野餐、去影院和剧院	+	可列为日常生活活动，每次30分钟，每天2次	剧烈运动，如举重、开大卡车、攀高等，以及竞技性活动

表 19-20 血管重建患者的运动处方

运动类型	方式	频度	强度	持续时间	注意事项
有氧运动	蹬车、踏步机、划船器等	每天	无症状时：70%~85%，RPE11~15 有症状时：RPE1~15	至少 30 分钟	术后疼痛会限制某些动作
抗阻运动	弹力带、哑铃、力量练习器	2~3 次/周	重复动作的最后一次有点费力	重复 8~10 次	避免离心和屏气动作
准备活动和恢复活动	关节活动度和柔软性训练	每天	静态牵拉	5~10 分钟	强调大肌群运动

干断层成像（optical coherence tomography，OCT）、冠脉血流储备分数（fractional flow reserve，FFR）可确立诊断。

2）缺血性心肌病型冠心病的诊断：主要依靠动脉粥样硬化的证据和排除可引起心脏扩大、心力衰竭和心律失常的其他器质性心脏病。有下列表现者应考虑缺血性心脏病：心脏明显扩大，以左心室扩大为主；超声心动图存在心功能不全征象；冠状动脉造影发现多支冠状动脉狭窄病变，但是必须除外由于冠心病和心肌梗死后引发的乳头肌功能不全、室间隔穿孔以及由孤立的室壁瘤等原因导致心脏血流动力学紊乱引起的心力衰竭和心脏扩大，它们并不是心肌长期缺血缺氧和心肌纤维化的直接结果。

（2）急性冠脉综合征（acute coronary syndrome，ACS）：对年龄 >30 岁的男性和 >40 岁的女性（糖尿病患者更年轻），主诉符合心绞痛时应考虑急性冠脉综合征，但需与其他原因引起的疼痛相鉴别。进行心电图和心肌坏死标记物等的检测，以判断不稳定型心绞痛、非 ST 段抬高型心肌梗死或 ST 段抬高型心肌梗死。

1）ST 段抬高型 ACS 诊断：①缺血性胸痛时间≥30 分钟，服用硝酸甘油不缓解，心电图至少 2 个肢体导联或相邻 2 个以上的胸前导联，ST 段抬高≥0.1mV；②心肌坏死的生化标记物（如肌钙蛋白）明显升高，并且逐渐下降，或迅速上升与回落，同时至少具备下列一项：有缺血症状、心电图出现病理性 Q 波、心电图提示缺血 ST 段抬高或压低或冠脉介入治疗；③ AMI 的病理学证据。

2）非 ST 段抬高型 ACS 诊断：初发劳力性心绞痛、静息性心绞痛或恶化劳力性心绞痛，有心肌缺血的依据：①胸痛伴 ST 段压低≥0.05mV，或出现与胸痛相关的 T 波变化；②既往患 AMI、行 PTCA 或冠状动脉旁路移植手术；③既往冠状动脉造影明确冠心病诊断；④ TnT 或者 TnI 增高，ST 段不抬高的心肌梗死与不稳定性心绞痛的区别在于 CK-MB 增高是否大于或等于正常上限 2 倍。

（3）心绞痛诊断标准：根据典型的发作特点和体征，含硝酸甘油后缓解，结合年龄和存在冠心病危险因素，除外其他原因所致的心绞痛，一般可建立诊断。发作不典型者，诊断要依靠观察硝酸甘油的疗效和发作时心电图的改变。如仍不能确诊，可多次复查心电图或心电图负荷试验，或做 24 小时动态心电图监测，如心电图出现阳性变化或负荷试验诱发心绞痛发作时亦可确诊。诊断有困难者可考虑行选择性冠状动脉造影。但心绞痛并不全由冠状动脉粥样硬化性心脏病所致，需除外其他原因引起的心绞痛如非粥样硬化性冠状动脉病及非冠状动脉心脏病后，冠状动脉粥样硬化性心脏病、心绞痛诊断才能成立。

（4）急性心肌梗死（acute myocardial infarction，AMI）：临床表现为持久的胸骨后疼痛、发热、白细胞计数和血清心肌坏死标志物增高以及心电图进行性改变，可发生心律失常、休克或心力衰竭，属于急性冠状动脉综合征（ACS）的严重类型。典型病史是出现严重而持久的胸痛，有的病史不典型，疼痛可轻微甚至没有，可以主要为其他症状。心电图出现异常、持久的 Q 波或 QS 波以及持续 1 天以上的演进性损伤电流，仅凭心电图即可做出诊断。但一些病例的心电图可有不肯定改变，包括静止损伤电流、T 波对称性导致、单次心电图记录中有一病理 Q 波或传导障碍。心肌坏死血清心肌标志物浓度的动态改变，肯定性改变包括血清酶浓度序列改变，或开始升高而后降低。心脏特异性同工酶的升高认为是肯定性变化。

诊断标准：存在下列任何一项时可以诊断心肌梗死。

1）心肌坏死标记物（最好是肌钙蛋白）增加≥正常上限2倍或增加或降低，并有以下至少一项心肌缺血的证据：①心肌缺血的临床症状；②心电图出现新的心肌缺血变化，即新的ST段改变或左束支传导阻滞（又分为急性ST段抬高型心肌梗死和非急性ST段抬高型心肌梗死）；③心电图出现病理Q波；④影像学证据显示新的心肌活力丧失或区域性室壁运动异常。

2）突发、未预料的心源性死亡，冠状动脉造影或尸体解剖显示新鲜血栓的证据。

3）基线肌钙蛋白正常，接受介入治疗（percutaneous coronary intervention，PCI）的患者肌钙蛋白超过正常上限的3倍，定为PCI相关的心肌梗死。

4）基线肌钙蛋白正常，行冠状动脉旁路移植术的患者肌钙蛋白超过正常上限的5倍并发新的病理Q波或左束支传导阻滞，或有冠状动脉造影或其他心肌活力丧失的影像学证据，定义为CABG相关的心肌梗死。

2. 鉴别诊断

（1）非缺血性心血管源性胸痛：如主动脉夹层、主动脉瘤扩大、心包炎、肺栓塞等。

（2）源于胸部、背部或上腹部不适的非心血管性病因：包括：①肺源性（如肺炎、胸膜炎、气胸等）；②胃肠道源性（如胃食管反流、食管痉挛、消化道溃疡、胰腺炎、胆道疾病等）；③肌肉骨骼源性（肋骨软骨炎、颈椎神经根病变）；④精神障碍；⑤其他病因（带状疱疹等）。

（二）康复功能评定内容

冠心病的康复评定包括临床评定及功能评定，评定内容包括病史、体格检查、冠心病危险因素的评估、心理社会评定以及心肺功能的专项评定、行为类型的评定等。

1. 临床评定

（1）常规检查：包括全血细胞计数、尿液分析、血生化（包括血电解质、肾功能、肝功能、血糖和糖化血红蛋白、血脂、凝血功能）。必要时检查甲状腺功能。感染性疾病筛查（乙肝、丙肝、梅毒、艾滋病）需在冠状动脉造影前进行。胸痛较明显患者，需查血心肌肌钙蛋白（cTnT或cTnI）、肌酸激酶（CK）及同工酶（CK-MB），与急性冠状动脉综合征相鉴别。

（2）心电图检查：普通心电图是稳定性冠心病诊断中的首选项目，但对阴性结果的判读应慎重，因为有可能合并其他问题造成心电图对缺血反应不敏感。24小时动态心电图有助于提高心肌缺血的检出率，建议对疑诊冠心病的高龄患者常规应用。

（3）X线胸片检查：胸部X线检查对稳定性心绞痛并无诊断性意义，一般情况都是正常的，但有助于了解心肺疾病的情况，如有无充血性心力衰竭、心脏瓣膜病、心包疾病等，为心脏疾病的病因诊断提供参考资料。

（4）二维超声心动图及多普勒超声检查：对疑有慢性稳定性心绞痛患者行超声心动图或核素心室造影检查。可用于诊断心包、心肌或心脏瓣膜疾病，定量分析心脏结构及功能各指标。

（5）冠状动脉造影：为有创性检查手段，是诊断冠心病较准确的方法。可以发现狭窄性病变的部位并估计其程度。对存在致死性室性心律失常、心力衰竭症状或体征或无法接受无创检查的患者，推荐将冠脉造影作为初始诊断和评估手段。对评估检查后怀疑严重冠心病的患者、左室收缩功能低下的中、危患者或无创检查无法下结论的患者，推荐行冠脉造影检查进一步评估。对左心室收缩功能正常、无创性检查显示低危的患者，不推荐用冠脉造影检查进一步评估。对根据临床标准判断为低危的患者，在进行无创性检查评估前，不推荐进行冠脉造影检查。对于无症状、无创性检查无缺血证据的患者，不推荐采用冠脉造影检查进行危险评估。

（6）根据病情选择：胸部CT、肺功能检查、颈动脉血管超声、腹部超声等检查。

2. 功能评定 包括心肺功能、运动功能、认知功能、行为类型、ADL、社会生活能力、心理、情绪及生活质量的评定等。目的是了解患者存在的功能障碍及程度，为康复目标的确定、康复治疗方案制定及康复治疗前后疗效评价提供依据。

（三）康复评定的方法

1. 心功能评定

（1）心功能分级：目前主要采用美国纽约心脏病学会（NYHA）提出的根据患者自觉的活动能力划分为四级，见表19-5。

（2）心电运动试验（ECG exercise testing）：通过逐步增加运动负荷，以心电图为主要检测手段，并通过试验前、中、后心电和观察受试者运动时的各种反应（呼吸、血压、心率、心电图、气体代谢、临床症状与体征等），来判断其心、肺、骨骼肌等的储备功能（实际负荷能力）和机体对运动的实际耐受能力。是评价心脏储备功能和运动耐力的首选方法。临床常选用运动平板试验、踏车及踏阶法，其中以运动平板试验作为首选。

1）心电运动试验的目的：心电运动试验可以为疾病诊断、指导治疗和日常生活活动、判定预后及疗效提供客观依据。①制定运动处方提供依据：心功能和体力活动能力与运动试验时的可耐受的运动负荷呈正相关，故通过了解受试者可耐受的运动负荷，判断其心功能，指导日常生活活动和工作强度，并制定运动处方，以确保康复训练的有效性和安全性。②冠心病的早期诊断：主要通过运动增加心脏工作负荷和心肌耗氧量，根据心电图 ST 段偏移情况诊断冠心病。近年来尽管有了冠状动脉造影和心脏核素运动试验等更准确的诊断方法，但由于后者的价格昂贵和有创伤性，所以心电运动试验对冠心病的早期诊断仍然具有重要的价值。③判定冠状动脉病变的严重程度及预后：运动中发生心肌缺血的运动负荷越低、心肌耗氧水平越低（即心率、血压越低）、ST 段下移的程度越大，冠心病的严重程度就越重，预后也越差。④发现潜在的心律失常和鉴别良性及器质性心律失常：如运动诱发或加剧的心律失常则提示为器质性心脏病，应该避免运动或调整运动量；如运动使心律失常减轻、甚至消失多提示为良性心律失常，日常生活活动和运动不必限制。⑤确定患者进行运动的危险性：低水平运动试验中诱发心肌缺血、心绞痛、严重心律失常、心力衰竭等症状，均提示患者进行运动的危险性大。⑥评定运动锻炼和康复治疗的效果：重复进行运动试验，可根据其对运动耐受程度的变化，评定运动锻炼和康复治疗的效果。⑦其他：根据运动试验的反应，选择手术适应证，判断窦房结功能等。

2）运动试验的禁忌证：①绝对禁忌证：急性心肌梗死（2 天内）；药物未控制的不稳定型心绞痛；引起症状和血流动力学障碍的未控制心律失常；严重主动脉新狭窄；未控制的症状明显的心力衰竭；急性肺动脉栓塞和肺梗死；急性心肌炎或心包炎；急性主动脉夹层。②相对禁忌证：参见本章第一节心力衰竭评定的心电运动试验相关内容。

3）常用的运动试验类型：①症状限制运动试验：以运动诱发呼吸或循环不良的症状和体征、心电图改变及血管运动反应异常作为停止运动的指征，是主观和客观指标结合的最大运动量试验。是临床上最常用的方法，用于冠心病诊断，评定正常人和病情稳定的心脏病患者的心功能和体力活动能力，为制定运动处方提供依据。②低水平运动试验：运动至特定的、低水平的靶心率、血压和运动强度为止。即运动中最高心率达到 130~140 次/分，或与安静时比增加 20 次/分；最高血压达160mmHg，或与安静时比增加 20~40mmHg；运动强度达 3~4METs 作为终止试验的标准。此法目的在于检测从事轻度活动及日常生活活动的耐受能力。是临床上常用的方法，适用于急性心肌梗死后或心脏术后早期康复病例以及其他病情较重者，作为出院评价、决定运动处方、预告危险及用药的参考。③简易运动试验：是指采用定量步行（定时间或定距离）的方式，进行心血管功能评定的试验方法，试验过程中可以没有心电监护的条件。适用于没有运动试验条件或病情较严重而不能耐受平板运动的患者。

4）运动试验的方法：常用的方法包括活动平板（treadmill）试验、踏车（cycle ergometer）试验和踏阶法，其中以活动平板试验作为首选。

活动平板试验：是一种运动方式自然、符合生理要求的全身运动方式，适用于任何较正常行走者（如安装了下肢假肢的患者、步行能力接近正常的偏瘫患者），运动速度和坡度可根据需要灵活调整，容易达到预期最高心率，可在较短时间内完成运动试验，诊断的特异性和敏感性高。缺点是价格昂贵，超重、有平衡障碍者、神经系统疾患、下肢关节炎及疼痛者可能达不到预期运动水平。

踏车试验：与活动平板相比，其优点是价格较便宜、噪音小、占用空间少。由于运动中躯干及上肢相对固定而使血压测定比较容易、心电图记录不易受运动动作的干扰，因而伪差少、无恐惧心理。但对某些体力较好的人（如优秀运动员）往往不能达到最大心脏负荷，因下肢易疲劳等原因运动时有的人易因意志力差而提前中止运动，不会骑车者下肢易疲劳。另外，踏车运动耗氧量受体重影响，同级运动每千克体重耗氧随体重增加而减少。

坐位踏阶法：是最为便宜的试验方法，缺点是下肢疲劳，踏阶需要良好的协调能力，但适用于老年和身体非常虚弱的患者。

5）运动试验方案：根据受试者的个体情况及试验目的不同，选择不同的方案。运动试验的起始负荷必须低于受试者的最大承受能力，方案难易适度，每级运动负荷最好持续 2~3 分钟，运动试验总时间在 8~12 分钟为宜。

平板运动试验方案：根据运动负荷量的递增方式（变速变斜率、恒速变斜率、恒斜率变速等）不同可设计不同的试验方案，如 Bruce 方案、Naughton 方案、Balke 方案等。国内最常用的是 Bruce 方案（表 19-21）。因为其是通过同时增加速度和坡度（变速变斜率）来增加负荷，所以每级之间耗氧量和运动负荷增量也较大（一般在 2.5~3METs），易于达到预定心率。该方案的主要缺点是运动负荷增加不规则，起始负荷较大（4~5METs），运动增量较大，老年人和体力差者往往不能耐受第一级负荷或负荷增量，难以完成试验，因为每级之间运动负荷增量较大，不易精确确定缺血阈值。因此在此基础上降低初始运动的强度，使之适合于所有的心脏病患者，即为改良的 Bruce 平板运动试验方案（表 19-22）。此外，该方案是一种走 - 跑试验，在试验中开始是走，以后逐渐增加负荷，并达到跑的速度。在走 - 跑速度临界时，受试者往往难以控制自己的节奏，心电图记录质量也难以得到保证。

表 19-21 Bruce 平板运动试验方案

级别	速度（km/h）	坡度（%）	持续时间（min）	METs
1	2.7	10	3	5
2	4.0	12	3	7
3	5.5	14	3	10
4	6.8	16	3	13
5	8.0	18	3	16
6	8.8	20	3	19
7	9.6	22	3	22

表 19-22 改良的 Bruce 平板运动试验方案

级别	速度（km/h）	坡度（%）	持续时间（min）	METs
1	2.7	0	3	2
2	2.7	5	3	3
3	4.0	10	3	5
4	5.5	12	3	7

续表

级别	速度（km/h）	坡度（%）	持续时间（min）	METs
5	6.8	14	3	10
6	8.0	16	3	13
7	8.8	18	3	16
8	9.6	20	3	19
9		22	3	22

功率自行车试验方案：功率自行车试验方案也是分级试验，其中踏行的速度通常为50~60r/min，蹬踏的阻力则每3~6分钟递增，见表19-23。

表19-23　多阶段功率自行车试验方案

阶段	速度（r/min）	工作负荷（kg/min）	时间
准备阶段	50	0	3
1	50	150	3
2	50	300	3
3	50	450	3
4	50	600	3
5	50	750	3
6	50	900	3
7	50	1050	3
8	50	1200	3
这里活动	50		3

坐位踏阶试验方案：是专门为不能耐受上述两种运动的老年人而设计的，整个试验过程均在坐位下进行。试验中，患者坐于直背椅上，前面置一矮凳或几本书坐位一个阶梯，两者间距离以患者伸直下肢可踏于凳或书上为准。试验前，患者双足平放于地面，将一节拍器设定在120计数节拍上。当计数器计数1时，让患者以一侧脚弓踏于凳上，计数器计数2时，该脚放回地面；再计数1时，另一侧脚弓踏于凳上，再计数2时，该脚亦放回地面。如此交替反复。这样在一分钟内患者可踏凳60次。

该试验分4个阶段，前3个阶段的运动方法是一样的，只是矮凳高度分别是15cm、30cm和45cm，第4阶段用的矮凳高度仍为45cm，但却要求患者在伸脚踏凳时向前平伸同侧上肢。方案见表19-24。

表19-24　坐位踏阶试验方案

阶段	速度（min）	阶梯高度（cm）	METs	阶段	速度（min）	阶梯高度（cm）	METs
1	5	15	2.3	3	5	45	3.5
2	5	30	2.9	4	5	45	3.9

6）运动试验操作的具体要求：参见本章第一节心力衰竭心电运动试验的相关内容。

7）运动试验的终点：①出现了与本病相关的症状：如明显的疲劳、眩晕、晕厥、呼吸困难、心绞痛、发绀、面色苍白、血压过低或过高、ECG出现ST段偏移≥1mm等；②运动达到预定的极限运动水平，这一运动终点确定法适合于健康人，很多心脏病患者在到达这一极限前即已出现症状，因而达不到该预定的运动水平；③达到预定的亚极量运动水平：如 75% 的根据年龄调整最大心率，或是任意设定的工作负荷水平，如 4METs 等，这种常用于功能水平较低的出院前的患者。

8）运动试验的结果及其意义：①患者的功能分级：根据运动试验的结果，对患者进行功能分级（表 19-25），为确定患者的治疗性运动水平及判断预后提供依据。②心电图 ST 段改变：ST 段抬高的意义依是否出现在有病理 Q 波导联而不同。运动诱发 ST 段抬高若出现在既往有心肌梗死的区域是左室室壁运动异常的标志，提示心肌无活动或室壁瘤存在，预后不佳。如果静息心电图无 Q 波，运动诱发 ST 段抬高应考虑有可能存在因冠状动脉痉挛或高度狭窄所致的透壁性心肌缺血。③运动中发作典型心绞痛：运动中发作典型心绞痛也是运动试验阳性的标准之一。④运动试验中血压未能相应升高：如运动负荷逐渐加大的过程中收缩压不升高（收缩压峰值 <120mmHg 或收缩压上升 <20mmHg），或较运动前或前一级运动时持续降低≥10mmH，或低于静息水平提示冠状动脉多支病变。以上情况与 ST 段等其他指标同时出现时，常提示严重心肌缺血引起左室功能障碍及心脏收缩储备功能差，可以作为冠心病的重要诊断根据。出现异常低血压反应的工作荷量越低，反映病情越重。⑤运动诱发心律失常：运动试验可出现频发、多源、连发性期前收缩或阵发性室速伴缺血型 ST 段改变者提示有多支冠脉病变，发生猝死的危险性大，但若不伴缺血型 ST 段改变者则不能作为判断预后不良的独立指标。⑥心脏变时功能不全：当心率不能随着机体代谢需要的增加而增加并达到一定程度或者不能满足机体代谢需求时称为心脏变时功能不全。运动试验中变时性不全可能是诊断冠脉病变的一个独立而敏感的阳性指标。当心率在 110~170 次/分时，心率与运动强度之间呈直线相关，在极限下强度运动时心率与摄氧量也呈线性相关，故心率可作为指导运动强度的指标。不过，要注意药物和疾病对心率的影响。⑦注意事项：运动试验结果的判断要依据患者的年龄、性别、症状和危险因素，要考虑试验的特异性和敏感性。导致运动试验出现假阳性和假阴性结果的因素很多，见表 19-26。患者在运动试验中达到的最大运动量并不代表其可在这一运动量下安全地进行运动。一个患者如要以 8METs 水平较长时间地进行运动，其最大有效代谢容量必须达到 12METs 的水平，需要向患者交代清楚。

表 19-25 患者 VO$_{2max}$ 与功能的对应关系

功能分级	VO$_{2max}$	有氧运动能力	功能分级	VO$_{2max}$	有氧运动能力
I	>20ml/（min·kg）	正常或轻度受损	III	10~15ml/（min·kg）	中至重度受损
II	16~20ml/（min·kg）	轻至中度受损	IV	<10ml/（min·kg）	重度受损

表 19-26 导致假阳性和假阴性结果出现的因素

假阳性	假阴性	假阳性	假阴性
1. 原先就有的 ECG 异常	1. 未能达到适宜的运动负荷	7. 血管调节功能障碍	7. 技术和观察误差
2. 心肌肥厚	2. ECG 记录导联不够	8. 突然高强运动	
3. 高血压	3. 未结合其他资料进行结果解释	9. 二尖瓣脱垂综合征	
4. 药物	4. 单血管病	10. 心包疾患	
5. 心肌病	5. 良好的侧支循环	11. 胸壁塌陷	
6. 低血钾	6. 心脏异常发生前出现肌肉骨骼异常	12. 技术或观察误差	

9）运动试验操作的具体要求：参见本章第一节心力衰竭心电运动试验的相关内容。

（3）超声心动图运动试验：可以直接反映心肌活动及心脏内血流变化的情况，有利于提供运动心电图不能显示的主要信息。一般采用卧位踏车的方式，保持在运动过程中超声探头稳定地固定在胸壁上，减少检测干扰。

（4）代谢当量（metabolic equivalent，METs）测定：是以安静、坐位时的能量消耗为基础，表达各种活动时相对能量代谢的常用指标。

1）用于判断体力活动能力和预后。

2）判断心功能及相应的活动水平：由于心功能与运动能力有密切的关系，最高 METs 与心功能、可进行体力活动的相关性见表 19-27。

表 19-27　各级心功能的代谢当量及其可进行的体力活动

心功能	METs	可进行体力活动
Ⅰ	≥7	携带 10.90kg 重物连续上 8 级台阶，携带 36.32Kk 重物进行铲雪、滑雪，打篮球、回力球、手球或踢足球，慢跑或走（速度为 8.045km/h）
Ⅱ	≥5，<7	携带 10.90kg 以下的重物连续上 8 级台阶，性生活，养花种草类型的工作，步行（速度为 6.436km/h）
Ⅲ	≥2，<5	徒手走下 8 级台阶，可以自己淋浴、换床单、拖地、擦窗，步行（速度为 4.023km/h），打保龄球、连续穿衣
Ⅳ	<2	不能进行上述活动

3）表达运动强度、制定运动处方：热量是指能量消耗的绝对值，METs 是能量消耗水平的相对值，两者之间存在明显的线性关系，计算公式为：

$$热量 =METs × 3.5 × 体重（kg）÷ 200$$

先确定每日能耗总量，然后确定运动强度，查表选择适当的活动方式，将全天的 METs 总量分解到各项活动中，形成运动处方。

4）区分残疾程度：一般将最大 METs<5 作为残疾标准。

5）指导日常生活活动与职业活动：在确定患者安全运动强度后，根据 METs 表选择合适的活动。注意职业活动（每天 8 小时）的平均能量消耗不应该超过该患者峰值 METs 的 40%，峰值强度不可超过峰值 METs 的 70%~80%（表 19-28）。

表 19-28　工作能力与代谢当量值

最高试验 METs	工作类型	平均工作 METs	最高工作 METs
≥7 METs	重体力劳动	2.8~3.2	5.6~6.4
≥5 METs	中度体力劳动	<2.0	<4.0
3~4 METs	轻体力劳动	1.2~1.6	2.4~3.2
1~2 METs	坐位工作	非坐位时间 <10%	

（5）心肺遥测系统：心肺遥测系统的基本原理与一般的心肺功能测定基本原理相同，一般的心肺功能测定系统主要应用于被测定者位置相对固定状态下的近距离心肺功能测定，而心肺遥测系统主要应用于远距离动态下的心肺功能测定，如进行日常生活活动、体育活动、娱乐活动和职业活动时的心肺功能测定等。被测者佩戴好便携式数据采集设备（呼吸面罩、心电导联等），进行要测试的活动，数据采集设备采集的数据信息即可被发送到数据处理系统，检测者通过数据处理系统实时监测传过来的数据信息，为了解各种活动时心肺功能的变化提供了可靠的数据。

2. 呼吸功能评估　呼吸功能评定包括主观症状和客观检查两大类，在进行上述检查中必须考虑精神因素及呼吸系统状态两个重要影响因素：①观症状评定通常以有无出现气短、气促症状为标准。采用六级制，即按日常生活中出现气短、气促症状，分成六级（表 19-29）；②肺功能检查：包括肺活量、最大通气量、用力肺活量等。

表 19-29　主观呼吸功能障碍分级（6 级制）

分级	主观症状
0 级	虽存在有不同程度的呼吸功能有减退，但活动如常人。对日常生活能力不受影响，即和常人一样，并不过早出现气短、气促
1 级	一般劳动时出现气短，但常人尚未出现气短
2 级	平地步行不气短，速度较快或登楼、上坡时，同行的同龄健康人不感到气短而自己有气短
3 级	慢走不及百步出现气短
4 级	讲话或穿衣等轻微动作时有气短
5 级	安静时也有气短，无法平卧

3. 运动功能评估 包括肌力、关节活动度、肌张力、平衡功能等评估。

（1）肢体围度：主要了解患者肢体有无萎缩及萎缩程度。

（2）肌力评定：采用徒手肌力检查法对四肢、躯干肌群进行评估。

（3）关节活动度：了解关节活动受限程度，判断对患者日常生活产生的影响。

（4）平衡功能：采用三级平衡检测法及 Berg 平衡量表测评定。

4. 认知障碍 研究表明心律不齐、心绞痛、心肌梗死、心血管手术和心脏移植手术可以导致记忆、认知功能异常，并将这类型痴呆称为"心源性痴呆"。可以采用简明精神状态检查量表和蒙特利尔认知评估量表进行评定。

5. 行为类型评定 心理冲突和行为因素与冠心病有关，在冠心患者群中有一种特征性行为模式，如时间匆忙感、争强好胜、怀有戒心或敌意、缺乏耐心等，称之为"A 型行为类型"。A 型行为本身并不具有明显的遗传因素，而是一种受社会环境因素影响、后天习得或应付个人环境压力和挑战的有效信念体系或行为方式，也是可以改变的，A 型行为类型评定量表见表 19-30。

表 19-30　A 型行为类型评定量表

行为方式	是	否	行为方式	是	否
我常常力图说服别人同意我的观点			即使没有什么要紧事，我走路也很快		
我经常感到应该做的事情很多，有压力			即使决定了的事别人也容易使我改变主意		
我常常因为一些事大发脾气或和人争吵			遇到买东西排长队时，我宁愿不买		
有些工作我根本安排不下，只是临时挤时间去做			我上班或约会时，从来不迟到		
当我正在做事，谁要是打扰我，不管有意无意，我都非常恼火			我总看不惯那些慢条斯理、不紧不慢的人		
有时我简直忙得透不过气来，因为该做的事太多了			即使跟别人合作，我也是总想单独完成一些更重要的部分		
有时我真想骂人			我做事喜欢慢慢来，而且总是思前想后		
排队买东西，要是有人插队，我就忍不住指责他或出来干涉			我觉得自己是一个无忧无虑、逍遥自在的人		
有时连我自己都觉得，我所操心的事远远超过我应该操心的范围			无论做什么事，即使比别人差，我也无所谓		
我总不能像有些人那样，做事不紧不慢			我从来没想过要按照自己的想法办事		
每天的事都使我的神经高度紧张			在公园里赏花、观鱼等，我总是先看完，等着同来的人		
对别人的缺点和毛病，我常常不能宽容			在我所认识的人里，个个我都喜欢		

续表

行为方式	是	否	行为方式	是	否
听到别人发表不正确见解,我总想立即纠正他			无论做什么事,我都比别人快一些		
当别人对我无礼时,我会立即以牙还牙			我觉得我有能力把一切事情办好		
聊天时,我也总是急于说出自己的想法,甚至打断别人的话			人们认为我是一个相当安静、沉着的人		
我觉得世界上值得我信任的人实在不多			对未来我有许多想法,并总想一下子都能实现		
有时我也会说人家的闲话			尽管时间很宽裕,我吃饭也快		
听人讲话或报告时我常替讲话人着急,我想还不如我来讲			即使有人冤枉了我,我也能够忍受		
我有时会把今天该做的事拖到明天去做			人们认为我是一个干脆、利落、高效率的人		
有人对我或我的工作吹毛求疵时,很容易挫伤我的积极性			我常常感到时间晚了,可一看表还早呢		
我觉得我是一个非常敏感的人			我做事总是匆匆忙忙的,力图用最少的时间办尽量多的事情		
如果患有错误,我每次全都愿意承认			坐公共汽车时,我总觉得司机开车太慢		
无论做什么事,即使看着别人做不好我也不想拿来替他做			我常常为工作没做完,一天又过去而忧虑		
很多事如果由我来负责,情况比现在好得多			有时我会想到一些坏得说不出口的事		
即使受工作能力和水平很差的人所领导,我也无所谓			必须等待什么的时候,我总是心急如焚,像热锅上的蚂蚁		
当事情不顺利时我就想放弃,因为我觉得自己能力不够			假如我可以不买票白看电影,而且不会被发现,我可能会这样做		
别人托我办的事,只要答应了,我从不拖延			人们认为我做事很有耐性,干什么都不会着急		
约会或乘车、船,我从不迟到,如果对方耽误了,我就恼火			我每天看电影,不然心里就不舒服		
许多事本来可以大家分担,可我喜欢一人去干			我觉得别人对我的话理解太慢,甚至理解不了我意思似的		
人家说我是个厉害的暴性子的人			我常常比较容易看到别人的缺点而不容易看到别人的优点		

指导语:请回答下列问题。凡是符合你的情况的就在"是"字上打钩;凡是不符合你的情况的就在"否"字上打钩。每个问题必须回答。答案无所谓对与不对,好与不好。请尽快回答,不要在每道题目上太多思考。回答时不要考虑"应该怎样",只回答你平时"是怎样的"就行了。

6. **心理评定** 对疾病的恐惧、担心失去家庭社会的支持和长期患病丧失劳动能力或因治疗所带来的经济负担,是导致冠心病患者焦虑、抑郁等负性情绪发生的主要原因,对 CHD 的发生、进展和预后有明显不良影响。医务工作者在收集患者入院资料,建立良好医患关系的同时,还要了解患者心理状态,包括一般情况、生活习惯、主要不适症状、家庭经济和患者社会支持状况,并通过汉密尔顿抑郁量表和焦虑量表进行心理评定。

7. **生活质量评定** 冠心病是一种心身疾病,在疾病发展过程中极易产生焦虑、抑郁、恐惧、孤独等负性情绪,严重影响疾病的治疗和康复,从而影响患者的生活质量。评价冠心病患者生活质量常用西雅图心绞痛调查量表(Seattle Angina Questionnaire,SAQ),见表 19-31。SAQ 共有 19 项问题,包括躯体活动受限程度、心绞痛稳定状态、心绞痛发作频率、治疗满意程度和疾病的认知 5

个维度。对 5 大项 19 个条目逐项评分，再将得分按公式转化为标准积分。标准积分 =（实际得分 –
该方面最低得分）/（该方面最高分 – 该方面最低分）× 100。评分越高患者生活质量及机体功能状
态越好。

表 19-31 西雅图心绞痛调查量表

1. 过去四周内，由于胸痛、胸部压榨感和心绞痛所致下列各项受限程度：

项目	受限程度					
	重度受限	中度受限	轻度受限	稍受限	不受限	因其他原因受限
自行穿衣						
室内散步						
淋浴						
爬小山或上一段楼梯（不停）						
户外活动或提携杂物						
轻松步行一条街						
慢跑						
提起或移动重物						
剧烈运动（如游泳和打网球）						

2. 与 4 周前比较，作最大强度的活动时，胸痛、胸部压榨感和心绞痛的发作情况：
   明显增加 □ 轻微增加 □ 相同 □ 轻微减少 □ 明显减少 □

3. 过去 4 周内，胸痛、胸部压榨感和心绞痛的平均发作次数：
   ≥4 次 / 天 □ 1~3 次 / 天 □ ≥3 次 / 周 □ 1~2 次 / 周 □ <1 次 / 周 □ 无发作 □

4. 过去 4 周内，胸痛、胸部压榨感和心绞痛服用硝基药物（如硝酸甘油）平均次数
   ≥4 次 / 天 □ 1~3 次 / 天 □ ≥3 次 / 周 □ 1~2 次 / 周 □ <1 次 / 周 □ 没使用□

5. 因胸痛、胸部压榨感和心绞痛遵守医嘱服药带来的烦恼
   严重 □ 中度 □ 轻微 □ 极少 □ 无 □ 医生未给药 □

6. 对治疗胸痛、胸部压榨感和心绞痛的各种措施的满意程度
   不满意 □ 大部分不满意 □ 部分满意 □ 大部分满意 □ 高度满意 □

7. 对医生就胸痛、胸部压榨感和心绞痛的各种措施的满意程度
   不满意 □ 大部分不满意 □ 部分满意 □ 大部分满意 □ 高度满意 □

8. 总的来说，对目前胸痛、胸部压榨感和心绞痛的治疗满意程度
   不满意 □ 大部分不满意 □ 部分满意 □ 大部分满意 □ 高度满意 □

9. 过去 4 周内，因胸痛、胸部压榨感和心绞痛影响生活乐趣的程度
   不满意 □ 大部分不满意 □ 部分满意 □ 大部分满意 □ 高度满意 □

10. 在您未来生活中如果还有胸痛、胸部压榨感和心绞痛，您会感觉怎样？
    不满意 □ 大部分不满意 □ 部分满意 □ 大部分满意 □ 高度满意 □

11. 对心脏病发作和突然死亡的担心程度
    一直担心 □ 经常担心 □ 有时担心 □ 很少担心 □ 绝不担心 □

（四）康复评定的流程

1. 根据病史、体格检查及实验室检查明确患者否为冠心病，同时判断患者是否存在电解质紊

乱、不同类型心律失常、肺部感染、营养不良等并发症以及合并症。在病史采集中，医生需要详细了解胸痛的特点，包括疼痛部位、性质、持续时间、诱因和缓解因素。还应了解与冠心病相关的危险因素：如吸烟、高脂血症、高血压、糖尿病、肥胖等。体格检查注意其他相关情况，如心脏瓣膜病、心肌病等非冠状动脉粥样硬化疾病，高血压、脂质代谢所致的黄色瘤等危险因素，注意肥胖（体重指数及腰围）了解是否存在代谢综合征。实验室检查结果要仔细分析，注意相关的鉴别，如所有胸痛的患者均应行静息心电图检查，静息心电图检查正常不能排外冠心病心绞痛，在疼痛发作时能检出符合心肌缺血 ST-T 改变，则支持心绞痛的诊断。缺血性胸痛和疑诊 AMI 患者的筛查和处理流程见图 19-4。

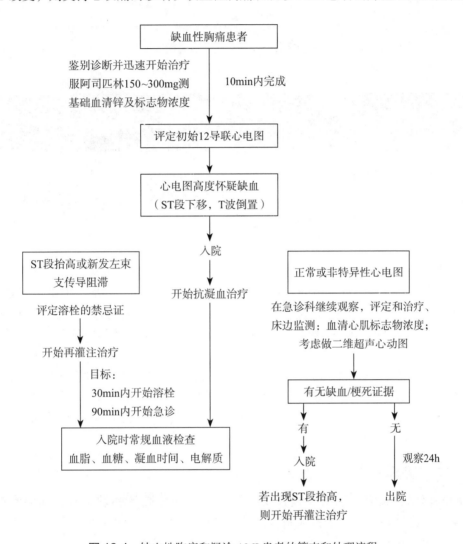

图 19-4　缺血性胸痛和疑诊 AMI 患者的筛查和处理流程

2. 进行心功能、呼吸功能、运动功能、代谢功能障、营养状态、ADL 功能、生活质量及环境等方面评估，并将结果如实记录下来。明确患者存在主要的功能障碍。结合患者康复意愿、经济条件、家庭环境等具体情况，制定出康复长期目标及短期目标。长期目标是：①确定诱发患者心脏病的危险因素并予以处理；②稳定甚至逆转患者动脉粥样硬化的过程；③提高患者心理社会能力，改善或提高心血管功能和体力活动，恢复发病前的生活或工作。短期目标是：①控制心脏病症状；②降低心脏骤停或心肌梗死的危险性；③逐步恢复一般日常生活活动能力。根据康复目标制定康复治疗计划及康复治疗方案，实施康复治疗方案，观察康复治疗效果，定期进行功能评估，判断是否达到目标，如果达到则制订新的目标和计划，如果没有达到，则分析原因，变更目标，修改训练内容。冠心病康复评定流程见图 19-5。

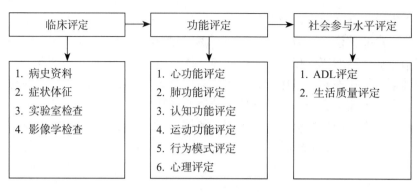

图 19-5 冠心病评估流程

第三节 慢性阻塞性肺疾病评定

一、概述

（一）概念

慢性阻塞性肺疾病（chronic obstructive pulmonary disease，COPD）是一种以持续存在的气流受限为特征的呼吸道疾病，包括具有气流阻塞特征的慢性支气管炎以及合并的肺气肿。气流受限呈进行性发展，伴有气道和肺对有害颗粒或者有害气体所致慢性炎病反应的增加。急性加重和并发症影响患者整体疾病的严重程度。

COPD 在全世界范围内是一种发病率和死亡率较高的重要疾病，根据世界银行和世界卫生组织发表的研究报告，将位居世界疾病经济负担的第 5 位。近年在我国北部和中部地区对约 10 万成年人进行调查，成人 COPD 患病率为 3.17%，估计全国有 2500 万人罹患此病，45 岁以后随年龄增加患病率随之增加，本病的死亡率也在逐年增加。

（二）病因及危险因素

COPD 的病因尚不清楚，所有与慢性支气管炎和阻塞性肺气肿发生有关的因素都可能参与 COPD 的发病。已经发现的危险因素大致可以分为外因（即环境因素）与内因（即个体易患因素）两类。

1. 外因

（1）吸烟：吸烟是世界范围内引起 COPD 最常见的危险因素。长期吸烟使支气管上皮纤毛变短、不规则，纤毛运动障碍，降低局部抵抗力，削弱吞噬细胞的吞噬、灭菌作用，又能引起支气管痉挛，增加气道阻力。研究同时发现，被动吸烟与 COPD 的发生明显相关。

（2）空气污染：化学气体如氯气、氧化氮、二氧化硫等，对支气管黏膜有刺激和细胞毒性作用。空气中的烟尘或二氧化硫明显增加时，COPD 急性发作显著增多。其他粉尘如二氧化硅、煤尘等也刺激支气管黏膜，损害气道的清除功能为细菌入侵创造条件。COPD 的发生还可能与烹调时产生的大量油烟和燃料产生的烟尘有关。

（3）呼吸道感染：肺炎链球菌和流感嗜血杆菌可为 COPD 急性发作的主要病原，病毒也对 COPD 的发生和发展起重要作用。儿童期重度呼吸道与成年时的肺功能降低及呼吸系统症状有关。

2. 内因

（1）遗传因素：流行病学研究结果提示 COPD 易患性与基因有关，其易患性涉及多个基因。目前唯一比较肯定的是不同程度的 α1- 抗胰蛋白酶缺乏，其他如谷胱甘肽 S 转移酶基因、基质金属蛋白酶组织抑制物 -2 基因、血红素氧合酶 -1 基因、肿瘤坏死因子 -α 基因、白介素（IL）-13 基因、IL-10 基因等可能与 COPD 发病也有一定关系。

（2）气道高反应性：流行病学研究结果表明，气道反应性增高者其 COPD 的发病率也明显增高，二者关系密切。

（3）肺发育、生长不良：在怀孕期、新生儿期、婴儿期或儿童期由各种原因导致肺发育或生长不良的个体在成人后容易罹患 COPD。

（三）严重程度分级与病程分期

1. 严重程度分级 COPD 的严重程度评估主要基于患者的临床症状、急性加重的情况、肺功能结果以及有无合并症，具体分级标准见表 19-32。

表 19-32　COPD 严重程度分级

级别	分级标准
Ⅰ级（轻度）	$FEV_1/FVC<70\%$，$FEV_1 \geqslant 80\%$ 预计值，有或无慢性咳嗽、咳痰症状
Ⅱ级（中度）	$FEV_1/FVC<70\%$，$50\% \leqslant FEV_1 < 80\%$ 预计值，有或无慢性咳嗽、咳痰症状
Ⅲ级重度	$FEV_1/FVC<70\%$，$30\% \leqslant FEV_1 < 50\%$ 预计值，有或无慢性咳嗽、咳痰症状，有无慢性咳嗽、咳痰、呼吸困难症状
Ⅳ（极重度）	$FEV_1/FVC<70\%$，$FEV_1<30\%$ 预计值，或 $FEV_1<50\%$ 预计值，伴有慢性呼吸衰竭

注：2011 全球策略修订版取消了 0 级

以吸入支气管扩张剂后的 FEV1 为基础的分级

FEV_1：用力呼气第一秒的排气量；FVC：用力肺活量；呼吸衰竭：动脉血氧分压（PaO_2）小于 8.0kPa（60mmHg）伴或不伴动脉 CO_2 分压 $PaCO_2$ 大于 6.7kPa（50mmHg），在海平面呼吸空气时。

2. 病程分期

（1）急性加重期（慢性阻塞性肺疾病急性加重）：指在疾病过程中，短期内咳嗽、咳痰、气短和（或）喘息加重，痰量增多，呈脓性或黏液脓性，可伴发热等症状；

（2）稳定期：指患者咳嗽、咳痰、气短等症状稳定或症状较轻。

（四）临床表现

1. COPD 主要见于有长期、较大量吸烟史或职业性和环境有害物质接触史的患者。部分患者具有家族史。好发于中老年人，急性发作多见于冬春季或气候骤变时。

2. COPD 的典型症状包括咳嗽、气急和喘息。大部分患者的初始症状为慢性咳嗽、咳痰，开始早晨较重，以后早晚或整天均有，咳痰为白色黏液性痰，合并感染时有黄色脓痰。气短或呼吸困难为特征性表现，早期仅在劳动、慢跑或爬山时出现，后逐渐加重，以至日常活动甚至休息时也感气短。喘息和胸闷不是 COPD 的特异性表现，部分重度患者有喘息，胸闷通常于劳动后发生，晚期常有体重下降、食欲减退、精神抑郁和（或）焦虑。每个 COPD 患者的临床表现并非完全一样。部分患者咳嗽咳痰症状并不明显，而是以胸闷、气急为主要临床表现，尤其是合并支气管哮喘和心脏病的患者。

3. COPD 患者体检可发现胸廓形态异常（桶状胸），呼吸变浅，频率增快；胸部叩诊呈过清音；平静呼吸听诊可闻及干性啰音，双肺底或其他肺野可闻及湿啰音，心音遥远。

（五）COPD 合并肺外表现

1. 外周骨骼肌功能障碍　COPD 患者特别是中到重度患者外周骨骼肌普遍存在不同程度的功能障碍，即外周骨骼肌功能障碍（peripheral skeletal muscle dysfunction，PSMD）。表现为肌力下降、耐力下降、易疲劳等功能障碍。此外，COPD 患者合并骨质疏松发生率高达 36%~60%。Ⅳ期 COPD 患者中 75% 出现骨量减少，10%~15% 的轻、中度患者可出现骨量减少。可能与 COPD 患者缺氧和营养不良、运动能力下降、吸烟、骨骼肌血液循环障碍、糖皮质激素使用、全身炎症反应等有关。

2. 心血管事件发生风险增高　COPD 患者较非 COPD 者心血管疾病发生风险增加 2~3 倍。发生机制尚未完全明确，可能与气流受限、缺氧、全身炎症反应、氧化应激反应、血管内皮功能减退、治疗药物使用等有关。

3. 抑郁和焦虑　约 50% 的 COPD 患者同时存在抑郁、焦虑，主要与疾病的反复发作和迁延不愈、肺功能每况愈下，营养不良和体重下降等诸多因素使患者的劳动力、生活自理能力丧失，长期居家静养，社交活动明显减少，同时诊疗费用不断增加，家庭经济地位下降有关。此外，一些常用的治疗药物如受体激动剂、茶碱、喹诺酮类抗生素、大剂量糖皮质激素也可诱发或加重抑郁、焦虑障碍。

4. 其他肺外效应　如 COPD 患者自主神经系统发生改变，尤其在低体重患者表现得更明显。自主神经反射被慢性缺氧及全身炎症及反应激活后，可引起心律不稳定，导致心律失常。此外，COPD 患者贫血总患病率与慢性心衰患者接近，且 COPD 患者可能容易患胃食管反流病（gastroesophageal reflux disease，GERD）。

（六）临床主要的处理方法

COPD 的诊断一旦确定，应当基于对患者当前症状和未来风险的进行个性化评估及有效治疗，达到缓解症状、提高运动耐力、改善健康状态，预防疾病进展，降低死亡率。

1. 内科治疗

（1）COPD 的管理

1）尼古丁替代疗法：（尼古丁口香糖，吸入剂，鼻喷雾剂，透皮贴，舌下含片或锭剂）以及采用伐尼克兰，安非他酮或去甲替林的药物治疗能够有效提高长期戒烟率。

2）避免吸入烟雾：鼓励制定全面的烟草控制政策和开展相应的项目，旨在向公众宣传不吸烟的信息。与政府官员合作通过法案来建设无烟学校，无烟公共场所和无烟的工作环境，鼓励患者不在家中吸烟。

3）职业暴露：通过消除或减少工作环境中多种有害物质的暴露实现初级预防。次级预防同样重要，可以通过检测和早期发现来得以实现。

4）室内和室外空气污染：采取措施降低或避免在通风不良的地方，因烹饪和取暖而燃烧生物燃料所造成的室内空气污染。建议患者留意当地发布的空气质量结果，依据自身疾病的严重程度来避免剧烈的室外运动或在污染严重时待在室内。

5）体育活动：所有的 COPD 患者都能从规律的体育锻炼中获益，应鼓励患者保持一定量的体育活动。

（2）药物治疗

1）支气管舒张剂：包括 $β_2$ 受体激动剂，抗胆碱能药物及茶碱。首选 $β_2$ 受体激动剂和毒蕈碱受体拮抗剂中的长效支气管舒张剂，优先推荐吸入制剂。长效吸入支气管舒张剂可以减少患者急性发作和相关的住院次数，改善其症状和健康状况。

2）糖皮质激素：不推荐长期口服糖皮质激素维持治疗。对于 FEV_1<60% 预计值的 COPD 患者而言，规律使用吸入糖皮质激素可以改善症状、提高肺功能和生活质量，减少急性发作的次数。

3）其他药物：祛痰药、抗氧化剂、免疫调剂剂、疫苗等。

（3）氧疗：对于严重的具有静息状态下低氧血症的患者，长期氧疗（每天 >15 小时）可以提高慢性呼吸衰竭患者的生存率。长期氧疗的指征如下：① $PaO_2 \leqslant 7.3kPa$（55mmHg）或者 $SaO_2 \leqslant 88\%$，伴或不伴有在 3 周时间内至少发生两次的高碳酸血症；②或者 PaO_2 在 7.3kPa（55mmHg）~8.0kPa（60mmHg），或者 $SaO_2$88%，合并有肺动脉高压、提示充血性心力衰竭的外周水肿、或者红细胞增多症（血细胞比容 >55%）的证据。氧疗方法是经鼻导管吸入氧气，流量达到 $PaO_2 \geqslant 60mmHg$ 和（或）使 SaO_2 上升至 90%。

（4）机械通气：根据患者病情选择无创或有创机械通气，无任是无创还是有创都只是一种生命支持方式，在此条件下，通过药物治疗消除 COPD 加重的原因使急性呼吸衰竭得到逆转。对于特定的患者，尤其是具有白天高碳酸血症的患者，联合使用无创通气长期氧疗也许有用，可以提高生存率，却不能改善生活质量。持续气道内正压通气（CPAP）具有改善生存率和减少住院风险的明确益处。

2. **外科治疗** 对于上叶为主的肺气肿并且在治疗前运动水平很低的患者，外科肺减容术（LVRS）可以使得患者明显获益。对于合适的、特定的、极重度的 COPD 患者而言，肺移植术能够改善患者的生活质量和功能状态。

3. **康复治疗** 无论处于疾病哪一期的 COPD 患者均可以从运动训练中获益，改善其运动耐量，减轻呼吸困难症状和疲劳感。康复治疗适用于病情稳定的 COPD 患者，如合并严重肺动脉高压，不稳定型心绞痛及近期发生的心肌梗死，充血性心力衰竭，明显肝功能异常，转移癌，近期的脊柱损伤、肋骨骨折、咯血等是康复治疗的禁忌。康复治疗方法包括呼吸训练（建立膈肌呼吸、减少呼吸频率，调整吸气和呼气的时间比例）、排痰训练（体位引流、手法排痰、咳嗽训练等）、运动训练（下肢运动训练、上肢运动训练、柔软性及伸展性运动、平衡训练和呼吸肌训练）、认知功能训练、职业训练精神心理治疗与教育等多方面。

二、 康复评定

（一）诊断与鉴别诊断

1. **COPD 的诊断** 凡有呼吸困难、慢性咳嗽和（或）咳痰症状、和（或）有危险因素接触者，均因考虑 COPD 可能（表 19-33）。做出 COPD 的诊断需要进行肺功能检查，存在气流受限是诊断 COPD 的必备条件。用支气管舒张剂后 $FEV_1/FVC<70\%$ 表明存在气流受限，即可诊断 COPD。但目前已经认识到应用这一固定比值（FEV_1/FVC）可能在老年人群中导致诊断过度，而在年龄 <45 岁成年人群中可能导致诊断不足。因此，COPD 的诊断主要根据病史、危险因素接触史、体征及实验室检查等综合资料。

表 19-33 可考虑诊断为 COPD 的临床表现

若年龄 >40 岁的患者出现以下任一表现，可考虑 COPD 的诊断，并行肺功能检查。但这些临床表现并不能确诊 COPD，但同时出现多个临床表现则提示 COPD。肺功能检查是确诊 COPD 的必备条件	
呼吸困难	渐进性（随着时间加重） 典型表现为劳力时加重 持续存在
慢性咳嗽	间歇性，或为干咳
慢性咳痰	任何形式的慢性咳痰均可提示 COPD
危险因素暴露史	吸烟（包括水烟） 吸入烹饪和取暖燃料产生的烟雾 吸入职业性粉尘和化学物质
COPD 家族史	

2. 鉴别诊断

（1）哮喘：通常COPD为中年发病，症状缓慢进展，有长期吸烟史，活动后气促，大部分为不可逆性气流受限。哮喘为早年发病（通常在儿童期），症状变化快，夜间和清晨症状明显，也可有过敏史、鼻炎和（或）湿疹，有哮喘家族史，气流阻塞大部分可逆。但很难用影像学和生理测定技术对某些慢性哮喘与COPD作出明确鉴别诊断。

（2）充血性心力衰竭：听诊肺基底部可闻及细啰音，X线胸片示心脏扩大、肺水肿，肺功能测定示限制性通气障碍。

（3）支气管扩张：有大量脓痰，常伴有细菌感染，听诊可闻及粗湿啰音，可有杵状指。X线胸片或CT示支气管扩张、管壁增厚。

（4）结核病：流行地区高发，X线胸片示肺浸润性病灶或结节状阴影，微生物检查可确诊。

（5）闭塞性细支气管炎：发病年龄较轻，且不吸烟，可能有类风湿关节炎病史或烟雾接触史，CT在呼气相显示低密度影。

（6）弥漫性泛细支气管炎：多为男性非吸烟者，几乎所有患者均有慢性鼻窦炎，胸部X线片和HRCT显示弥漫性小叶中央结节影和过度充气征。

（二）康复功能评定的内容

1. 临床评定

（1）常规检查：血常规、尿常规、大便常规；肝肾功能、血脂、电解质、凝血功能、血糖、血沉、C反应蛋白、表面抗原、感染性疾病筛查，必要时行肿瘤标记物、D-二聚体检查。痰病原学检查（痰一般细菌涂片、痰培养+药敏）、心电图，根据病情进行超声心动图、下肢静脉超声等检查。

（2）血气分析：主要评价指标是氧饱和度，如运动前氧饱和度持续低于90%，不宜进行运动训练。运动后氧饱和度低于90%，应减少运动量或在吸氧状态下进行运动。

（3）影像学检查：目的是提供COPD诊断依据，了解肺气肿的程度。排除不适宜进行肺康复的情况，如气胸、严重感染、大量胸腔积液、心包积液、心肌病等。

1）前后位胸片检查：其X线表现为胸廓呈桶状，前后径增加，肋间隙增宽，侧位胸片可见胸骨后间隙增宽，两膈位置低下，膈顶变平，呼吸运动显著减弱，附着于肋骨的肌肉带表现为弧形阴影。肺叶的透亮度增加，容积增大，表现为肺气肿，可以出现肺大疱。狭长的垂直型心脏，肺纹理稀疏可以有较长的一段变细、变直，失去正常时逐渐变细的形态，肺野中外带纹理可消失，而近肺门处的纹理反而增强。

2）胸部CT检查：横断面观察肺、气管、纵隔情况，较胸部平片观察更为全面和细致。

2. 功能评定
包括肺功能、呼吸肌功能营养状态、运动功能、认知功能、ADL、心理及生活质量评定。目的在于了解患者功能障碍范围、程度，作为治疗前后疗效评价的依据。

（三）康复评定的方法和流程

1. 康复评定的方法

（1）症状评定

1）COPD症状的问卷：常采用改良英国MRC呼吸困难指数（modified British Medical Research Council，mMRC）和COPD评估测试（COPD Assessment Test，CAT）。mMRC量表只能够用于呼吸困难的，见表19-34。CAT用于对症状进行全面的评估，包括8个常见临床问题，以评估COPD患者的健康损害，评分范围0~40分，见表19-35。

2）呼吸困难分级：用于评价呼吸系统疾病患者的肺功能，并指导患者的日常生活活动和康复治疗，见表19-36。

表 19-34　改良英国 MRC 呼吸困难指数（mMRC）

mMRC 分级	mMRC 评估呼吸困难严重程度
mMRC0	我仅在费力运动时出现呼吸困难
mMRC1	我平地快步行走或步行爬小坡时出现气短
mMRC2	我由于气短，平地行走时比同龄人慢或者需要停下来休息
mMRC3	我在平地行走 100 米左右或数分钟后需要停下来喘气
mMRC4	我因严重呼吸困难以至于不能离开家，或在穿衣服、脱衣服时出现呼吸困难

表 19-35　COPD 评估测试（CAT）问卷

姓名：	性别：	年龄：	住院号：	日期：

请标记最能反映你当前情况的选项，在圆圈中打"√"。每个问题只能标记一个选项。

我从不咳嗽	①②③④⑤	我一直在咳嗽
我一点痰也没有	①②③④⑤	我有很多很多痰
我没有任何胸闷的感觉	①②③④⑤	我有很严重的胸闷感觉
当我爬坡或上一层楼梯时，我没有气喘的感觉	①②③④⑤	当我爬坡或上一层楼梯时，我感觉非常喘不过气来
我在家里能够做任何事情	①②③④⑤	我在家里做任务事情都很受影响
尽管我有肺部疾病，但我对外出离家很有信心	①②③④⑤	尽管我有肺部疾病，我对外出离家一点信心都没有
我的睡眠非常好	①②③④⑤	由于我有肺部疾病，我的睡眠相当差
我精力旺盛	①②③④⑤	我一点精力都没有

合计得分

COPD CAT 分值范围是 0~40

评定：0~10 分，"轻微影响"，11~20 分者为"中等影响"

　　　21~30 分者为"严重影响"，31~40 分者为"非常严重影响"

表 19-36　呼吸困难分级

分级	程度	行为方式	分级	程度	行为方式
1	正常	正常	4-	重度	如走走歇歇能走 200m
2-	轻度	能上楼梯从第 1 层到第 5 层	4		如走走歇歇能走 100m
2		能上楼梯从第 1 层到第 4 层	4+		如走走歇歇能走 50m
2+		能上楼梯从第 1 层到第 3 层	5-	极重度	起床、做身边的事就感到呼吸困难
3-	中度	如按自己的速度不休息能走 1km	5		卧床、做身边的事就感到呼吸困难
3		如按自己的速度不休息能走 500m	5+		卧床、说话也感呼吸困难
3+		如按自己的速度不休息能走 200m			

（2）肺功能评定：包括用力肺活量、一秒用力呼气量、最大自主通气量、用力呼气中期流速、肺部一氧化碳弥散功能。这些测试应在患者处于坐位或站立位进行，且需要患者最大限度的配合。

1）肺活量（vital capacity，VC）：肺活量为潮气量、补吸气量和补呼气量之和。如要求受试者在吸气后尽快尽力地呼出，测得值为用力肺活量，通常以升表示。正常人实测值与预计值之间变异达 20%，相同的受试者由于身体状况、体形的变化或用力的不同，测得值也会不同。

2）一秒用力肺活量（forced vital capacity in the first second，FEV_1）：指最大吸气后，在一秒钟内尽量快速呼出的气体量，以升 / 秒（L/s）表示，临床上以 FEV_1 与 FVC 的比值来预测气道受阻情况，正常情况下，FEV_1/FVC 大于 75%，如小于 40%，则表示有严重的呼吸功能受损。采用肺功能检查来评估气流受限严重程度，即 FEV_1 占预计值 80%、50%、30% 为分级标准。COPD 患者气流受限的分级分为 4 级。

3）最大自主通气量（maximal voluntary ventilation，MVV）：是指受试者在一分钟内吸进肺或呼出肺的气体总量。

4）用力呼气中期流速（forced expiratory flow during middle half of the FVC，FEF）：FEF25%~75% 反映在测量用力肺活量时，受试者呼出 FVC 中间一半容量的气体所需要的时间。具体做法是将 FVC 分成四等份，确定中间两等份的容量，然后除呼出这两等份气体量所需的时间，即可得出 FEF25%~75%。其在 COPD 早期即可出现异常，因而可用于 COPD 的早期诊断。

5）肺一氧化碳弥散功能（lung carbon monoxide diffusion function，DLCO）：反映的是受试者将吸入的气体从肺泡转移到肺毛细血管的能力。嘱患者尽可能地呼出肺内气体后，尽其最大限度地吸入一氧化碳和氦的混合气体，屏气 10 分钟，再呼出所有的气体用于分析其中的一氧化碳含量。正常值约为 25ml/（min·mmHg），小于此值的 40% 则表示有严重的肺功能受损。

（3）运动能力评定：目的是了解其功能容量，在运动时是否需要氧疗，并协助制定合适的运动治疗方案。常用的方法有运动平板试验、功率车运动试验和步行试验。试验中逐渐增加运动强度，直至患者的耐受极限。

1）运动试验方案：

Ⅰ. 平板或功率车运动试验：采用分级运动试验测定最大摄氧量（maximal oxygen uptake，VO_{2max}）、最大心率、最大代谢当量（maximum metabolic equivalent，MET）、运动时间等相关量化指标来评定患者运动能力，也可通过 RPE 等评定患者的运动能力。平板试验方案参见本章第二节冠状动脉粥样硬化性心脏病评定。踏车运动方案见表 19-37，踏车试验时的代谢当量与体重换算见表 19-38。

表 19-37　踏车运动方案

分级	运动负荷 [（kg·m）/min]		时间（min）	分级	运动负荷 [（kg·m）/min]		时间（min）
	男	女			男	女	
1	300	200	3	5	1500	1000	3
2	600	400	3	6	1800	1200	3
3	900	600	3	7	2100	1400	3
4	1200	800	3				

表 19-38　踏车试验时的代谢当量与体重换算表

体重（kg）	功率 [（kg·m）/min]												
	75	150	300	450	600	750	900	1050	1200	1350	1500	1650	1800
20	4.0	6.0	10.0	14.0	18.0	22.0							
30	3.4	4.7	7.3	10.0	12.7	15.3	17.9	20.7	23.3				
40	3.0	4.0	6.0	8.0	20.0	23.0	14.0	16.0	18.0	20.0	22.0		
50	2.8	3.6	5.2	6.8	8.4	10.0	11.5	13.2	14.8	16.3	18.0	19.6	21.1
60	2.7	3.3	4.7	6.0	7.3	8.7	10.0	11.3	12.7	14.0	15.3	16.7	18.0
70	2.6	3.1	4.3	5.4	6.6	7.7	8.8	10.0	11.1	12.2	13.4	14.0	15.7
80	2.5	3.0	4.0	5.0	6.0	7.0	8.0	9.0	10.0	11.0	12.0	13.0	14.0
90	2.4	2.9	3.8	4.7	5.5	6.4	7.3	8.2	9.1	10.0	10.9	11.8	12.6
100	2.4	2.8	3.6	4.4	5.2	6.0	6.8	7.6	8.4	9.2	10.0	10.8	11.6
110	2.4	2.7	3.4	4.2	4.9	5.6	6.3	7.1	7.8	8.5	9.3	10.0	10.7
120	2.3	2.7	3.3	4.0	4.7	5.3	6.0	6.7	7.3	8.0	8.7	9.3	10.0

Ⅱ. 定量行走评定：可采用 6 分钟或 12 分钟步行，记录行走距离。本评定方法与上述分级运动试验有良好的相关性。固定距离行走，计算行走时间，也可以作为评定方式。

2）运动试验的终点：试验过程中，若出现下列情况，则应立即停止运动，并记录有关标准当前的实测值：①重度气短；②血氧分压（PaO_2）下降幅度超过 20mmHg 或 $PaO_2<55$mmHg；③二氧化碳（$PaCO_2$）上升幅度超过 10mmHg 或 $PaCO_2>65$mmHg；④出现心肌缺血或心律失常表现；⑤出现疲劳症状；⑥收缩压上升幅度达 20mmHg 或收缩压 250mmHg，或在增加运动负荷时血压下降；⑦达到最大通气量。

（4）机械通气评价：包括物理检查、影像学检查和氧合指数。氧合指数正常值是 450~500mmHg，低于 250mmHg 要检查原因，特别是气道是否通畅。通过最高气道内压（PIP）、气道内平台压（EIP）、每次通气量（Vt）、吸气流速、呼气末压（PEEP），计算肺机械 C_{ST}（静息顺应性）、C_{DYN}（动态顺应性）与 R_{AW}（气道阻力）。C_{ST} 反映周围气道，正常值 50~70ml/cmH_2O，若小于 25ml/cmH_2O 是重度呼吸功能不全，患者脱机困难。C_{DYN} 的正常值 35~50ml/cmH_2O。R_{AW} 反映中央气道，正常值 2~3cmH_2O/l/s，若在 10 以上提示气道阻力升高。PIP 和 RAW 下降反映分泌物从中央气道排出，EIP 下降和 CST 升高表示周围气道分泌物排出。

（5）呼吸肌功能评定：呼吸肌功能测定在呼吸衰竭诊治中具有重要的作用。

1）呼吸肌力量：指呼吸肌最大收缩能力，测定指标包括最大吸气压和最大呼气压、跨膈压和最大跨膈压。

2）呼吸肌耐力和呼吸肌疲劳：包括最大自主通气、最大维持通气量、膈肌张力 - 时间指数、膈肌肌电图等测定。

（6）营养评价学：COPD 是一种慢性消耗性疾病，常常伴有营养不良，患者的营养状态直接影响疾病的预后。引起营养不良的主要原因：①饮食摄入不足，热量供应减少；②机体能量消耗增加；③肌肉组织的减少；④ COPD 患者心肺功能下降明显，运动能力受限，直接导致肌肉萎缩；⑤ COPD 治疗中常使用糖皮质激素，糖皮质激素可以促进肌肉分解，抑制肌肉合成，加剧肌肉萎缩；⑥感染。营养状态对于 COPD 患者来说，既是判断预后的指标又是指导运动疗法的指标。最常用的指标是体质指数（body mass index，BMI），BMI 的计算公式为体重 / 身高 ^{2}。BMI<21kg/m^2 为低体重，21<BMI<25kg/m^2 为正常体重，BMI>30kg/m^2 为超重。

（7）运动功能评定：包括上下肢体肌力评定、关节活动度评定等。

（8）认知功能评定：COPD 患者由于慢性缺氧，造成器质性的脑损害，导致认知和情绪障碍，表现为轻度缺失、精神运动性速率损伤、解决问题的能力减弱及注意力受损等。慢阻肺患者出现轻度 MCI 的风险升高，因此，应早期诊断和治疗慢阻肺以预防 MCI。一般用 MMSE 问卷来判断。

（9）心理评价：患者由于呼吸困难和对窒息的恐惧，经常处于焦虑、紧张状态，会加重其功能障碍。可通过汉密尔顿抑郁量表和焦虑量表进行心理评定。

（10）日常生活能力评定：可采用 COPD 患者日常生活能力评定量表进行评定，见表 19-39。

表 19-39　COPD 患者日常生活能力评定量表

分级	表现
0 级	虽存在不同程度的肺气肿，但活动如常人，对日常生活无影响，活动时无气短
1 级	一般劳动时出现气短
2 级	平地步行无气短，速度较快或登楼、上坡时，同行的同龄健康人不觉气短而自己有气短
3 级	慢走不及百步即有气短
4 级	讲话或穿衣等轻微动作时即有气短
5 级	安静时出现气短，无法平卧

（11）生活质量评价：现有的许多实验室指标，如肺功能、血气分析等，并不能完全与COPD患者病情严重程度、疗效及生命质量密切相关，客观上需要一种可用于判断病情严重程度、评价疗效、生命质量的指标，生命质量量表应运而生。目前生活质量评定量表广泛应用于评价COPD患者病情严重程度、药物治疗效果、非药物治疗效果（如肺康复治疗、手术）和急性发作的影响。也可用于预测死亡风险。常用生活质量评定量表有圣乔治呼吸疾病问卷和SF-36。

1）一般的普适性量表

Ⅰ.疾病影响调查表：Bengner等研制了该量表，是广泛应用于COPD患者的一般健康量表之一。该量表包括12类136项，依照简短而有效的标准，综合评价疾病引起的功能障碍，由患者独立完成，需20~30分钟，该调查表的效度及反映度已得到了广泛的检验。但是，量表的条目太多，填写时间较久，对于年龄大的人使用受到一定限制。

Ⅱ.医学结局健康调查量表（SF-36）：SF-36量表包括36个项目，用于评价生理功能、生理职能、躯体疼痛、总体健康、活力、社会功能、情感职能和精神健康8个领域。SF-36是一个成熟的，具有良好信度、效度的测量工具。

Ⅲ.诺丁汉健康量表：该量表需患者独立完成，有45个问题，分为两个部分。第一部分个人体验包括38个，测量精力、疼痛、情绪反应、睡眠、社会联系和躯体灵活性；第二部分日常生活活动包括7项，为对生活功能的影响。需10分钟完成。诺丁汉健康量表有良好的信效度，可以用于COPD人群的一般健康状况调查。

2）疾病特异性量表

Ⅰ.慢性呼吸系统疾病量表（Chronic Respiratory Disease Questionnaire，CRQ）：涉及呼吸困难、对疾病控制感和情绪障碍、疲劳四个方面，共有20项，该量表对治疗效果敏感，一定水平的改变就有明显的测试结果。Chu-Lin研制出简短慢性呼吸系统疾病量表（Short-Form Chronic Respiratory Disease Questionnaire，SF-CRQ），简化为8项，仍然涉及原四个方面，但呼吸困难改用标准的"平步行走"和"睡眠"两项来测量。SF-CRQ在评估COPD加重期短期生命质量改变具有广泛的效度、信度、反应度。

Ⅱ.圣乔治呼吸疾病问卷（St George's Respiratory Questionnaire，SGRQ）：目前世界公认与肺功能及临床症状相关性很好调查表，能灵敏反映COPD真实的健康状况，调查表共有76项，分症状、活动和对日常生活的影响三部分，由患者独立完成。

Ⅲ.气道量表20：由20项选择题组成，仅需2分钟，由患者独立完成，总分20分，得分越高，表明患者生活质量越差。

Ⅳ.COPD评估测试：主要用于对COPD生命质量进行简洁和可信的评价，该问卷问题少，共有8项，但覆盖面COPD患者大部分主要健康问题。完成时间短，仅需数分钟。

（12）合并症评估

1）心血管疾病（包括缺血性心脏病、心衰、房颤和高血压）：是COPD最常见和最重要的合并症。

2）骨质疏松症：是COPD的常见合并症，可能与淋巴细胞和单核巨噬细胞所释放的一系列免疫活性因子具有较强的促进骨吸收作用；呼吸道症状和肺功能受限，患者户外活动减少，日光照射时间减少，维生素D的合成减少，肠钙吸收下降；COPD患者常有低氧血症和高碳酸血症或呼吸衰竭，使胃肠黏膜缺血、肿胀，钙的摄取和吸收减少；COPD患者常用糖皮质激素，糖皮质激素可抑制甲状旁腺激素和维生素D3的合成，使肠道吸收钙的作用收到一种抑制。通过上述途径机体钙摄入不足，丢失增多，可刺激破骨细胞活性增高，从而形成骨质疏松症。

3）肺癌：在COPD患者中很常见。研究已证实，肺癌是轻度COPD患者最常见的死亡原因。

4）重症感染：特别是呼吸系统感染，在COPD患者中很常见。

5）代谢综合征和糖尿病：合并糖尿病会对患者的预后产生影响。胃食管反流病（GERD）是一

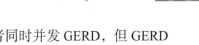

种全身性合并症，会对肺部病变产生影响。人们逐渐认识到慢阻肺患者同时并发 GERD，但 GERD 与慢阻肺的关系并未受到重视，质子泵抑制剂（PPI）是治疗 GERD 的常用药物，但对合并慢阻肺的 GERD 还需进一步研究来确定最有效的治疗。

2. 康复评定的流程

（1）详细的病史采集及体格检查，辅助影像学及实验室检查，如常规检查、血气分析、心电图、心脏彩超、影像学检查及心肺运动试验检查等。明确 COPD 的诊断，判断疾病分期及严重程度的分级，是否存在合并症及并发症。

（2）进行营养状态、呼吸功能、运动功能、ADL 功能、生活质量及环境等方面评估，确定患者存在呼吸功能障碍严重程度，并将结果如实记录下来。根据诊断和功能评定结果制定康复目标。康复目标分为短期目标和长期目标。长期目标是延长寿命、提高生活质量、在肺障碍程度和生活条件下恢复到最佳状态。短期目标是提高运动耐力、改善呼吸困难，改善与运动相关症状、体力活动能力。根据康复目标制定康复治疗计划及康复治疗方案，实施康复治疗方案，观察康复治疗效果，定期进行功能评估，判断是否达到康复目标，如果达到则制定新的目标和计划，如果没有达到，则分析原因，变更目标，修改训练内容。COPD 患者容易疲劳，临床上应根据患者身体状态决定能否一次完成康复评定。以下评定流程仅供参考，见图 19-6。

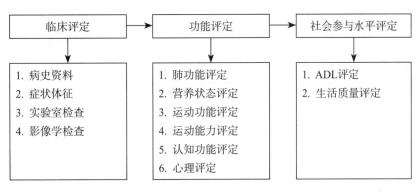

图 19-6　COPD 诊断流程

第四节　睡眠呼吸暂停综合征评定

一、概述

（一）概念

入睡后出现呼吸节律和幅度改变称为睡眠呼吸紊乱，包括呼吸暂停和低通气。睡眠呼吸暂停综合征（sleep apnea syndrome，SAS）是指入睡后呼吸的短暂停止，进一步可分为阻塞型（obstructive sleep apnea syndrome，OSAS）、中枢型（central sleep apnea syndrome，CSAS）和混合型（mixed sleep apnea syndrome，MSAS）；低通气（hypopnea）是指呼吸活动度减弱。临床上通常使用多导睡眠图（polysomnography，PSG）进行睡眠监测，并规定每次呼吸暂停和低通气持续时间至少 10 秒，伴和（或）不伴氧饱和度降低。当呼吸暂停和低通气发生频率（apnea-hypopnea index，AHI）≥5 次 / 小时，即可诊断睡眠呼吸暂停 - 低通气综合征（sleep apnea-hypopnea syndrome，SAHS）。临床上以阻塞性睡眠呼吸暂停 - 低通气综合征（obstructive sleep apnea-hypopnea syndrome，OSAHS）最常见。OSAHS是指睡眠时上气道反复发生塌陷、阻塞，引起睡眠时呼吸暂停及通气不足，继而产生一系列病理生理改变，通常伴有打鼾、睡眠结构紊乱，频繁发生血氧饱和度下降，白天嗜睡、疲乏，注意力不集中，记忆力下降等症状，并可引起高血压、冠心病、2型糖尿病等多器官多系统损害，严重影响人们的日常工作及生活，成为危害人类健康的重要公共卫生问题。OSAHS有患病率高、危害性大、确诊率低的特点，患病率呈逐年上升趋势，而目前广大患者和医务工作者对本病的严重性、重要性和普遍性尚缺乏足够的认识。

（二）流行病学

由于标准不同，国内外流行病学调查数据各异，一般人群OSAHS的患病率2%~14%，男性2%~24%，女性2%~9%，肥胖者达50%以上。患该病的人群随着年龄的增长而增长，老年男性和女性患病率分别高达57%和49%。

（三）病因及危险因素

肥胖、上气道解剖结构狭窄、气道扩张神经肌肉调节功能下降和咽侧壁顺应性增加等是OSAHS的主要发病原因，OSAHS危险因素如下：

1. **性别、年龄、肥胖**　男性发病率明显高于女性，男女发病比例约（2~3）∶1，女性绝经后发病率明显增加，与男性相近。肥胖致口咽部黏膜下脂肪沉积，特别是在软腭水平，加剧上呼吸道阻塞。

2. **上呼吸道疾病**　鼻息肉、鼻甲肥大及慢性鼻炎等致鼻腔阻塞，慢性咽炎腺样体及扁桃腺肥大，咽部黏膜肥厚、悬雍垂肥大粗长、声带麻痹、巨舌或舌肥大松弛等致咽腔狭窄，加重打鼾。

3. **肌肉因素**　任何致气道肌肉张力低下的原因皆可致夜间发生气道阻塞。

4. **神经、体液及内分泌因素**　绝经后妇女、肥胖、甲状腺功能低下、肢端肥大及糖尿病患者易发生夜间呼吸暂停。

5. **先天因素**　短颈、颜面畸形、下颌畸形等可使咽腔的正常的解剖发生改变，出现呼吸道狭窄。

6. **种族及遗传因素**　研究表明OSAHS与种族有一定关系，非肥胖OSAHS患者存在家庭聚集特征，有一定遗传特性。

7. **乙醇及药物**　乙醇和安眠镇静药物可降低上呼吸道肌肉张力，抑制觉醒反应，颏舌肌对低氧血和高碳酸血症的反应降低，可发生OSAHS。

8. **神经系统的损伤**　中枢神经系统疾病如肿瘤、外伤、颅内感染、运动系统、脊髓灰质炎、肌营养不良等均可发生CSAS。

9. **低氧血症和高碳酸血症**　慢性阻塞性肺疾病患者存在低氧血症或高碳酸血症时，易合并CSAS。

（四）发病机制

OSAHS是一种多种因素共同参与导致的疾病，无论是神经、肌肉、内分泌、骨骼结构还是其他所致，其最终的共同结果是夜间睡眠呼吸过程中反复发生上气道的塌陷、狭窄甚至闭塞，导致低氧血症和高碳酸血症，严重者导致神经调节功能失常，儿茶酚胺、肾素 - 血管紧张素紊乱及血流动力学改变，引起心脑血管并发症，由于个体差异，引起靶器官功能损伤的临床表现和严重程度不同，严重影响身体健康。

（五）临床分类

1. **阻塞型睡眠呼吸暂停低通气综合征**　由于上气道解剖学异常及功能异常致呼吸暂停和低通气，PSG监测图上表现有胸腹运动但是没有气流和呼吸幅度下降。

2. 中枢型睡眠呼吸暂停综合征 由于呼吸中枢驱动障碍导致夜间睡眠呼吸暂停，PSG 监测图上表现既无胸腹运动也无气流。

3. 混合型睡眠呼吸暂停低通气综合征 睡眠过程中交替出现上述两种类型的睡眠呼吸暂停低通气。

（六）临床表现

1. OSAHS 多见于身体肥胖或颈短粗患者，常有睡眠中打鼾且鼾声不规律，如鼾声逐渐减弱或突然中止，在停止数秒至数十秒后，鼾声再次突然出现且异常响亮，单大多数患者不会醒来，醒后亦完全不清楚睡眠中发生的事情。醒觉时多次无意睡眠，睡醒后感觉头痛、头晕、疲乏无力，其中最明显的症状是白天嗜睡，重者可随时入睡，甚至在驾车、吃饭及谈话时。久之，可影响脏器功能，如肺动脉高压、肺心病、高血压、心律失常、心肌梗死、脑栓塞、肾功能损害及代谢紊乱。

2. CSAS 主要为夜间无打鼾或不典型打鼾，起病隐匿，夜间反复出现低氧血症和高碳酸血症、觉醒和微觉醒，出现失眠、睡眠不安和频繁觉醒，晨起头痛、困乏或白天嗜睡。长久如此，还可以出现神经行为障碍，注意力、计算力、警觉性、判断力、抽象思维力均明显减退，部分出现抑郁。CSAS 还会引发各种严重的并发症，如脑血管意外、肺动脉高压、高血压和心律失常等。

（七）临床合并症

近年来研究者认识到本病是一种全身性疾病，可以引起多种靶器官损伤，即引发心脑肺血管合并症。

1. 高血压 多项大规模人群调查显示 OSA 与高血压相关，甚至是因果关系，约 50% 的 OSA 患者患有高血压，至少 30% 的高血压患者伴有 OSA，OSA 已经被列为继发性高血压主要病因之一。

2. 冠心病 睡眠心脏健康研究中大样本多中心研究结果表明 OSA 与冠心病和心肌梗死显著相关。对合并有冠心病、高血压的患者，可导致夜间心绞痛发作加重，心律失常甚至突然于睡眠中猝死。相应治疗 OSA 对于冠心病有良好作用，主要表现心血管事件减少，病死率下降。

3. 心律失常 心率快 - 慢交替是 OSA 患者睡眠时最典型的心电图改变，80% 以上的患者在呼吸暂停期间有明显的窦性心动过缓，一半以上重度 OSA 患者可出现包括窦性停搏、二度房室传导阻滞、频发室性期前收缩及短阵室性心动过速等心律失常，对拟进行心脏起搏治疗的缓慢性心律失常，特别是以夜间心律失常为主者，如确诊为 OSA 可进行试验性 CPAP 治疗，无效后再考虑起搏治疗。

4. 心力衰竭 OSA 是促进、诱发、加重心力衰竭的高危因素，未经 CAPA 治疗的 OSA 心力衰竭病死率增加的独立危险因素。

5. 2 型糖尿病 睡眠心脏健康研究发现睡眠时血氧饱和度下降与空腹血糖和口服葡萄糖耐量试验 2 小时血糖浓度有显著相关，校正肥胖参数后，OSA 的严重程度与胰岛素抵抗程度相关。CAPA 可改善胰岛素敏感性，有助于控制血糖和降低 HbA1c。

6. 脑卒中 OSAHS 患者因脑动脉硬化、血液浓稠度增加、脑血流缓慢，易在夜间发生缺血性脑卒中。OSA 患者夜间血压升高，易出现脑出血。

7. 神经精神异常 低氧血症可以引起运动兴奋性增加，睡眠中出现惊叫、躁动、不宁腿。低氧血症缺氧可致大脑功能受损，造成记忆力减退、智力下降、言语功能障碍、癫痫发作、行为改变、性格异常、狂躁和抑郁等。96% 老年 OSAHS 患者有不同程度的痴呆，可能与呼吸暂停、反复低氧血症所致皮层及皮层下功能损害有关。

8. 呼吸衰竭 OSAHS 患者呼吸中枢和呼吸肌功能失调，肺通气功能下降，可出现严重的呼吸困难症状和体征，呼吸暂停时间过长可引起急性呼吸衰竭。

9. 哮喘 发生呼吸暂停后患者用力呼吸，迷走张力增高，导致支气管收缩，强烈的支气管收缩和高反应性可引起哮喘。目前 OSA 成为难治性哮喘的重要原因。

10. 肺心病 OSAHS 患者由于反复睡眠呼吸暂停引起的 PO_2 下降，PCO_2 增高，还可引起肺血管收缩造成肺动脉高压、右心衰竭，特别在 OSA 合并有慢性阻塞性肺病患者，则更容易患肺心病。

11. 对其他系统的影响 长期慢性间歇性低氧可引起肾功能损害、夜尿增多及遗尿；不明原因的红细胞增多症；胃食道反流疾病等。反复夜间被憋醒，造成睡眠片断、深睡眠减少、白昼过度嗜睡，降低生活质量，尤以对司机或高空危险作业者，易发生车祸和意外伤害。

（八）临床主要的处理方法

尽管 OSAHS 发病率高、合并症多，对健康的危害大，但它可治且疗效肯定。合理、有效的治疗不但可以减轻或完全缓解鼾声、呼吸暂停、睡眠低氧血症和睡眠结构紊乱，还可以控制或治疗 OSAHS 引发的多系统合并症，提高患者的生活质量，临床上主要外科治疗、分非外科治疗、口腔矫治器治疗和康复治疗。

1. 内科治疗

（1）宣教：详细告知患者检查结果，SAHS 对机体产生的严重后果，宣教内容包括危险因素、发病机制、并发症、病程、治疗方式等。

（2）病因治疗：临床上至少存在数十种全身疾病可以发生 OSA，首先要明确引起 OSA 的病因，针对引发或加重睡眠中呼吸紊乱的原因应积极治疗，如肥胖患者的减肥治疗，甲状腺功能低下并 SAS 的患者补充甲状腺素，可完全消除甲低引起的黏液性水肿，可使 SA 完全消失。

（3）一般治疗：通过减少饮食摄入和规律运动来减少体重（减重）、控制烟酒以及镇静药物的摄入和采取侧卧睡姿进行干预，尽可能避免任何方式的睡眠剥夺。主要适用于轻、中度 OSAHS 患者，也可作为其他治疗方法的辅助疗法。

1）减重：减重可作为轻、中度病情患者的主要治疗手段。减重又分为饮食减重和运动减重。目前饮食减重常用的方法包括极低热量饮食法和低热饮食法。极低热量饮食法强调只提供保证患者每日生理活动所需的能量，控制额外能量的摄入，以达到消耗脂肪，减少体重的目的。极低热量饮食法是中等肥胖患者减重的较好方法。低热饮食法是根据患者的活动量和理想体重计算每日提供的热能供给保障。运动减重是每日进行一定时间和强度下的运动，热量消耗与当日饮食摄入热量基本一致时，达到减重的效果。

2）保持侧卧位睡眠，可采用改变体位的特制床及软质材料做成的球形支撑物等。

3）控制烟酒以提高机体对低氧刺激敏感性。另外，禁服镇静剂也十分重要。

（4）药物治疗：目前尚未找到一种疗效确切并可供临床应用的药物，可以根据患者病情选择麻黄碱、消鼻净等降低气道阻力；神经呼吸刺激剂如醋酸甲羟孕酮、乙酰唑胺；合并抑郁情绪者可加用抗抑制药物，如普鲁替林以及氯丙咪嗪；对过敏性鼻炎所致的 OSAHS，可用非镇静的抗组胺药和鼻用糖皮质激素解除鼻塞，以改善上气道通气。

（5）氧气治疗：适合于轻中度 OSAHS 患者。持续低流量给氧，维持最低血氧饱和度在 90% 的氧流量为治疗氧流量，一般吸入氧量在 1~3L/min。

（6）持续正压通气（continue positive airway pressure，CPAP）：CPAP 通气治疗是通过呼吸机为患者在睡眠中提供一个生理性正压，形成一种"持续气流支撑"的作用，有效扩张上气道，防止睡眠时气道塌陷，增加肺功能残气量，减少心脏负荷，从而改善患者夜间睡眠时的通气状况，进一步改善其白天嗜睡、注意力不集中等症状。CPAP 已经被公认为目前疗效最佳的治疗方案。CPAP 虽为无创治疗，但存在设备携带不方便，患者口咽部干燥不适、相应部位皮肤红肿，噪声和幽闭恐惧症等缺点，但并非所有患者都能耐受，也在一定程度上限制了该治疗的应用。

中华医学会呼吸病分会睡眠呼吸疾病分会规定 CPAP 治疗 OSAHS 适应证包括：①OSAH，AHI>20 次/小时；②严重打鼾；③白天嗜睡而诊断不明者可进行试验性治疗；④OSAHS 合并夜间哮喘。CPAP 治疗禁忌证是反复鼻出血、脑脊液鼻漏、肺大疱、气胸、昏迷、严重循环血量不足。

治疗前需要完成压力滴定适应，以选择最佳的通气压力。合适的通气压力能消除各种体位下的呼吸紊乱事件，维持血氧饱和度在正常的范围，维持睡眠结构正常，尤其是有一定量的 REM 睡眠。压力达 18~20cmH$_2$O 血氧饱和度仍低于 90% 者应同时给予氧疗。

根据患者具体情况 CPAP 方式：①经鼻持续气道正压通气：是治疗中首选措施，尤其对于高碳酸血症有呼吸衰竭的患者，要选择合适的鼻面罩，避免损害皮肤，治疗后应用多导睡眠图监测做压力测定；②双相气道正压通气机：有 S、S/T、S/TD 三种模式吸气与呼气正压可分别调节，同步性好；③自动调节持续正压气道通气（auto-CPAP）：睡眠时上气道阻力受多种因素影响，如包括体位、睡眠时相、镇静药及酒精，自动 CPAP 可自动调节压力，提高舒适度。

2. 外科治疗　手术治疗是 OSA 治疗的重要组成部分，包括鼻部手术、腺样体刮除、扁桃体摘除、悬雍垂软腭咽成形术（uvulopalatopharyngoplasty，UPPP）和改良的 UPPP、激光手术、等离子低温消融术、上下颌骨前涉术、W 骨前移术、舌骨悬吊术等。UPPP 用作临床首选治疗手段，此法经口摘除扁桃体，部分软腭后缘包括悬雍垂，增大口咽和鼻咽的入口直径，以防止上气道阻塞，手术不应破坏腭帆肌，特别是舌咽肌、腭帆肌及悬垂肌，手术效果的好坏与肥胖、病情程度、舌体胖大松弛、年龄、呼吸调节功能障碍等有关。低温等离子射频是适用于治疗非肥胖的单纯打鼾或轻中度的 OSAS、低通气患者、狭窄部位在软腭水平的患者。对严重的阻塞性呼吸睡眠暂停伴严重的低氧血症，导致昏迷、肺心病、心衰及心律失常者，实行气管切开保留导管术，是防止上气道阻塞，解除致命性窒息的最有效措施。

3. 口腔矫治器治疗　口腔矫治器主要作用是：①置入口腔后使下颌骨及舌体向前牵拉，增加舌后气道的宽度；②抬高软腭使其减少振动；③维持舌体位置防止舌根后坠。包括鼻咽和口咽放置通气管及各种矫形器，以减轻上气道阻力，维持睡眠时的通气，减少呼吸暂停次数，改善症状。适用于狭窄部位在口咽及舌根的轻度 OSAHS，随着技术进步，口腔矫治器的种类和舒适度在提高，增加了患者的耐受性。在配戴 3 个月之后应复查 PSG 检查以了解疗效。

4. 康复治疗　积极对 OSAHS 患者进行干预，减轻或完全缓解呼吸暂停、睡眠低氧血症和睡眠结构紊乱，控制或治疗 OSAHS 引发的多系统合并症改善患者的生活质量。康复治疗包括运动治疗、呼吸训练、认知功能训练、精神心理治疗与教育等多方面。强调患者认知的改变是干预的重点，即通过多种形式的教育改进和加强患者的认识，进一步影响其行为，并能长期保持，这是治疗成功的关键，但认知的改变再到行为的改变是一个复杂、漫长的过程。每日进行一定时间和强度下的运动，可达到减重的效果。研究表明每周至少 3 次，每次至少 20 分钟（最好持续 30~45 分钟）的中强度运动 OSAHS 患者可取得显著的效果。中强度运动是指每次运动量达到最大吸入氧量的 50%~80% 或心率控制在根据年龄预测的最大心率的 60%~85%，即 100~120 次/分钟左右为宜。运动方式为有氧运动，快步走是最好的方式，其次还有骑自行车、登山以及运动器具，如划船运动器等。根据患者并发症及合并症情况，选择相应的康复治疗方案。

二、 康复评定

（一）诊断与鉴别诊断

1. OSAHS 的诊断　主要根据病史、体征、实验室检查及影像学检查结果进行诊断，包括原发病诊断、合并症及并发症的诊断。

（1）患者通常有白天嗜睡、睡眠时严重打鼾和反复的呼吸暂停现象。

（2）检查有上气道狭窄因素。

（3）多导睡眠监测法（polysomnography，PSG）检查：整夜 7 小时睡眠过程中呼吸暂停及低通气反复发作在 30 次以上，或睡眠呼吸暂停低通气指数（apnea-hypopnea index，AHI），即平均每小时睡眠中的呼吸暂停加上低通气次数）≥5次。其中睡眠呼吸暂停是指睡眠过程中口鼻呼吸气流均停止10秒以上；低通气是指睡眠过程中呼吸气流强度（幅度）较基础水平降低50%以上并伴有血氧饱和度（SaO₂）较基础水平下降>4%。目前诊断OSAHS的金标准仍为多导睡眠图，PSG检查要求训练有素的技术人员对患者进行整夜监测，监测内容包括呼吸运动、SaO₂和脑电等。

（4）影像学检查：显示上气道结构异常。

2. 根据阻塞部分分型

Ⅰ型：狭窄部位在鼻腔以上（鼻咽、鼻腔）

Ⅱ型：狭窄部位在口咽部（扁桃体水平）

Ⅲ型：狭窄部位在下咽部（舌根，会厌水平）

Ⅳ型：以上部位均有狭窄或两个以上部位狭窄

3. 严重程度分级　目前缺乏权威的分级标准，可依据临床症状、受累器官的数量、严重程度、睡眠呼吸暂停低通气指数、夜间低氧血症等综合判断（表19-40）。

（1）以AHI评价OSAHS病情严重程度：轻度：AHI 5~20次/小时，中：AHI21~40次/小时，重度：AHI40次/小时以上。

（2）缺氧程度分级：轻度：最低血氧饱和度85%~90%；中度：最低血氧饱和度：80%~85%，重度：最低血氧饱和度<80%。

（3）根据呼吸紊乱指数（respiratory disturbance index，RDD）轻度：15>RDI≥5，中度：30>RDI≥15，重度：RDI>30。

表19-40　OSAHS严重程度分级

病情分级	轻度	中度	重度
AHI（次/小时）	5~20	21~40	>40
最低血氧饱和度	85%~90%	80%~85%	<80%
RDD	5~15	15~30	>30

4. 鉴别诊断

（1）原发性鼾症：临床上只表现打鼾而无呼吸暂停。

（2）发作性睡病：主要表现白天嗜睡、猝倒、睡眠瘫痪和入睡前幻觉，青少年患病率高，依据REM睡眠来判断。

（3）不宁腿综合征和睡眠中周期性腿动综合征：表现失眠和白天嗜睡，醒后下肢感觉异常，患者不自主活动下肢，可通过PSG监测腿动的频率来判断。

（4）上气道阻力综合征：表现为白天嗜睡、记忆力下降，低通气和血氧饱和度下降，睡眠打鼾，PSG监测显示频繁出现睡眠结构片段化，食道压力监测显示微觉醒与上气道阻力增加有关。

（二）康复功能评定的内容

1. 临床评定

（1）身高、体重，计算BMI指数=体重（kg）/身高²。

（2）体格检查：包括颈部、血氧饱和度（睡前和醒后血压）、评定颌面形态、鼻腔、咽喉部的检查；心、肺、脑、神经系统检查等。颈围测定应使用软尺在甲状软骨上方水平进行。

（3）常规检查：血常规、尿常规、大便常规；肝肾功能、血脂、电解质、凝血功能、血糖及糖耐量试验、D-二聚体检查、甲状腺功能检查、动脉血气分析。

（4）肺功能检查

（5）影像学检查：①X线头影测量（包括咽喉测量）：X线头影测量对于颌面骨性支架及呼吸

道周围软组织结构进行评估，尤其是伴有颌骨畸形、骨性呼吸道狭窄的 OSAHS 患者；②多层螺旋 CT 检查：64 层螺旋 CT 在短时间内对上呼吸道进行全程扫描，并对上呼吸道阻塞情况做出准确的判断；③ MRI 检查：可获得上呼吸道腔内外软组织和骨性结构的高分辨断层图像，并可进行三维重建，清醒和睡眠时均可操作；④胸片：对了解病因有帮助。

（6）心电图，必要时行 24 小时动态心电图监测、24 小时动态血压图监测。

（7）上呼吸道内镜检查：上呼吸道内镜检查是最早应用于上呼吸道阻塞部位检测的技术，可直接观察上呼吸道腔内形态和表面特征，可在清醒期和睡眠期进行检查。

（8）声波反射技术：常用于诊断鼻腔通气障碍性疾病和 OSAHS 患者的阻塞平面定位。

（9）多导睡眠图监测：PSG 检查是 SAS 是诊断、分型及病情严重程度判断的主要方法。

（10）上呼吸道压力测定：是唯一能与多导睡眠描记仪同步整夜睡眠监测的阻塞定位检查，不仅可以了解每个呼吸事件时呼吸道阻塞情况，而且其表达的压力变化是解剖及神经肌肉因素的联合体现。

2. 功能评定 包括嗜睡主观评价、上气道结构及功能检查、呼吸功能、认知功能、ADL、心理及生活质量评定。目的在于了解患者睡眠呼吸暂停和缺氧程度以及对靶器官功能的影响，作为治疗前后疗效评价的依据。

（三）康复评定的方法和流程

1. 康复评定的方法

（1）嗜睡主观评价：主要有 Epworth 嗜睡量表（the Epworth Sleeping Scale，ESS）和斯坦福嗜睡量表（Stanford Sleeping Scale，SSS），现多采用 ESS 嗜睡量表。ESS 嗜睡量表又称为日间多睡量表，由 John MW 编制用来评定白天过度瞌睡状态（表 19-41），是患者个人自我评价的一种问卷调查表，具有简易、评分方便和可操作性强的优点。主要评估患者日常生活中不同情况下嗜睡程度，方便临床开展和应用，其结果得到了大多数医生的认可，是目前比较公认的临床评估嗜睡的方法，尤其适用于无监测设备的基层医院。通过 Epworth 嗜睡量表可以对嗜睡作出半客观的评定，总分 24 分；>6 分提示嗜睡；>11 表示过度嗜睡；>16 分提示有危险性嗜睡。不过变动工作或由于任何原因引起的总睡眠不足也会影响评分。

表 19-41 Epworth 嗜睡量表

姓名：　　　　性别：　　　　年龄：　　　　住院号：　　　　诊断：

问卷内容	评分			
在下列情况下你打瞌睡的可能	0	1	2	3
坐着阅读书刊				
看电视				
在公共场所坐着不动（例如在剧场或开会）				
作为乘客在汽车中坐 1 小时，中间不休息				
在环境许可时，下午躺下休息				
坐下与人谈话				
午餐不喝酒，餐后安静地坐着				
遇堵车时停车数分钟				

备注：0= 从不打瞌睡；1= 轻度可能打瞌睡；2= 中度可能打瞌睡；3= 很可能打瞌睡

（2）上气道检查：睡眠时上气道狭窄包括固定狭窄和动力性狭窄，前者是由于解剖结构异常造成的，而后者则是由于咽喉部组织塌陷形成的。对每一位睡眠呼吸疾病患者常规进行上气道结构和功能的评价，能够帮助医师从首诊患者中发现或粗筛 OSAHS 患者，从而通过患者的症状如嗜睡、难治性高血压、反复夜间心绞痛或心律失常等寻找潜在病因或诱因。

1）鼻声反射的测定：应用吉姆鼻声反射仪综合评判患者鼻腔通气状况，根据测量结果，详细记录患者鼻腔最小横截面积和鼻腔具体阻塞部位。

2）颌面骨性结构的评估：评估标准见表 19-42。

表 19-42　颌面骨性结构的评估标准

评分	标准
Ⅰ级	正颌关系或正常咬合
Ⅱ级	可能的下颌后缩（小下颌导致）
Ⅲ级	可能的下颌前突（大下颌骨或上颌骨后移所致）；另一种情况为全部或部分无齿

3）口咽部结构评估：口咽腔的高度与宽度直接决定了口咽通道的通畅程度，是 OSAHS 患者最常见的阻塞部位。目前临床上应用比较广泛的是经 Friedman 修改过的软腭位置评分（Friedman palate position score，FPP）系统，见表 19-43。主要用于肉眼粗略判断软腭与舌根的相对位置。

表 19-43　Friedman 软腭位置评分系统

评分	标准	评分	标准
Ⅰ级	扁桃体、腭垂完全可见	Ⅲ级	软、硬腭可见，腭垂部分可见
Ⅱ级	腭垂可见，扁桃体部分可见	Ⅳ级	仅硬腭可见

4）咽腔宽度评估：通常腭咽的狭窄程度直接反映了口咽腔的宽度情况，临床常采用构成咽侧壁的扁桃体和咽腭弓进行评价咽腔宽度（表 19-44）。

表 19-44　咽腔宽度评估标准

评分	标准	评分	标准
Ⅰ级	咽腭弓在舌的边缘交叉	Ⅲ级	咽腭弓与舌在≥50% 直径交叉
Ⅱ级	咽腭弓与舌在≥25% 直径交叉	Ⅳ级	咽腭弓与舌在≥75% 直径交叉

5）气道塌陷性检查：采用上气道内镜检查，即纤维或电子喉镜检查，可以结合 Müller 动作（FNMM）进行气道塌陷性检查，主要观察口咽部的软腭后区和舌后区，半量分级分为 4 级，见图 19-45。

表 19-45　咽腔宽度评估标准气道塌陷性标准

评分	标准	评分	标准
0级	无塌陷	Ⅲ级	塌陷约 75%
Ⅰ级	塌陷 25%	Ⅳ级	塌陷约 100%
Ⅱ级	塌陷约 50%		

（3）多导睡眠图监测：多导睡眠图（PSG）检查仍是 SAS 诊断分型及病情严重程度判断的主要方法。

1）整夜 PSG 监测：是目前诊断 OSAHS 的标准方法，包括二导脑电图、二导眼电图、下颌肌电图、心电图、口鼻呼吸气流、胸腹呼吸气流、血氧饱和度、体位、鼾声、胫前肌肌电图等。正规监测一般需要整夜不少于 7 小时的睡眠。对于 PSG 监测应由有资质的医师和技师阅读判断并作出结论。

2）夜间分段 PSG 监测：在同一晚上的前 2~4 小时进行 PSG 监测，之后进行 2~4 小时 CPAP 压力调定。优点在于减少检查和治疗费用。只推荐于 AHI>20 次/小时，反复出现持续时间较长的睡眠呼吸暂停或低通气；因睡眠后期快动眼相（rapid eye movement，REM）睡眠增加，CPAP 压力调定的时间应 >3 小时；当患者处于平卧位时，CAPA 压力完全能消除 REM 及非 REM 睡眠期所有呼吸暂停、低通气及鼾声。如不能满足上述条件，应进行整夜 PSG 监测。

3）午后小睡 PSG 监测：对于白天嗜睡明显的患者可试用。

（4）肺功能评定：包括肺活量、肺总容量、功能残气量、用力呼气量、用力肺活量一秒用力呼气量、最大自主通气量、用力呼气中期流速、肺部一氧化碳弥散功能。这些测试需要患者最大限度的配合。

（5）认知功能评定：OSAHS 患者由于睡眠中反复的呼吸暂停和低通气导致不可逆的复杂认知功能损害，且与痴呆的发病相关，严重影响患者日常生活能力。患者的认知功能障碍随疾病的严重程度加重而逐渐加重。一般用 MMSE 问卷和蒙特利尔认知评估表来判断。

（6）心理评价：OSAHS 患者存在明显的焦虑抑郁情绪，可能与睡眠质量的下降、白天过度嗜睡使患者出现注意力不集中、疲乏、记忆功能减退等有关。可通过汉密尔顿抑郁量表和焦虑量表进行心理评定。

（7）日常生活能力评定：可采用日常生活能力评定量表进行评定。

（8）生活质量评价：OSAHS 患者道德躯体和精神症状，包括代谢、呼吸系统、心脑血管系统、嗜睡、易激惹、认知功能障碍等多方面对患者生活质量造成影响。

1）一般的普适性量表：主要有医学结局健康调查量表（SF-36）和诺丁汉健康量表。

2）疾病特异性量表：主要有睡眠功能性结局问卷（Functional Outcomes of Sleep Questionnaire，FOSQ）、欧洲生活质量量表（European Quality of Life，EuroQOL）和睡眠暂停生活质量指数（the Sleep Apnea Quality of Life Index，SAQLI）。

（9）合并症评估：除外需要明确临床诊断外，还需明确是否发生下述合并症。

1）心血管疾病：包括高血压、冠心病、心绞痛、心肌梗死、夜间严重的心律失常、夜间反复发作的左心衰竭等。

2）脑血管疾病：包括脑卒中、认知功能障碍、癫痫等、痴呆等。

3）精神异常：包括神经衰弱、焦虑、抑郁、行为怪异、性格变化、幻听、幻视等。

4）呼吸系疾病：包括夜间哮喘、肺动脉高压、肺心病、呼吸衰竭等。

5）内分泌疾病：包括糖尿病、胰岛素抵抗、甲状腺功能损伤等。

6）其他：包括继发性红细胞增多、血液黏滞度增加、胃食管反流、肥胖、小儿发育延迟、性功能障碍、遗尿等。

2. 康复评定的流程

（1）详细的病史采集及体格检查　要询问家族史、吸烟和饮酒情况、上呼吸道病史、镇静药物服药史。重点询问夜间有无打鼾、鼾声是否高低不均、睡眠时是否有踢腿动作、睡眠质量、有无憋醒，白天精神状态及学习、工作效率，有无性欲下降或阳痿。

（2）实验室检查及影像学检查　如常规检查、血气分析、肺功能检查、X 线头影测量（包括咽喉测量）及胸片、心电图、多导睡眠图监测、上气道结构和功能的评价、上呼吸道压力测定等。根据临床表现、实验室检查及影像学检查结果，明确 OSAHS 的诊断，判断疾病的严重程度以及存在的合并症和并发症。OSAHS 临床诊断流程见图 19-7。

（3）功能评定　进行呼吸功能、认知功能、心理评估、ADL 功能、生活质量等方面评估，根据诊断结果和功能评定，结合患者意愿，制定康复目标。根据康复目标制定康复治疗计划及康复治疗方案，实施康复治疗方案，观察康复治疗效果，定期进行功能评估，判断是否达到康复目标，如果达到则制订新的目标和计划，如果没有达到，则分析原因，变更目标，修改训练内容。OSAHS 康复评估流程见图 19-8。

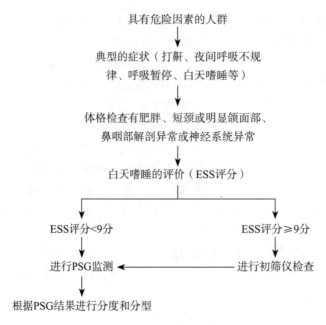

图 19-7　OSAHS 临床评估流程

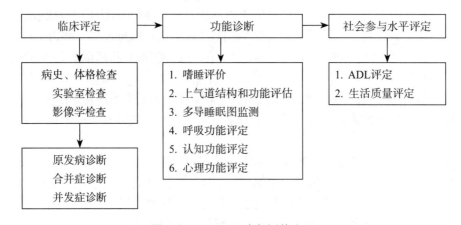

图 19-8　OSAHS 康复评估流程

小结

心肺功能评定是康复治疗，特别是运动处方的依据，也是临床安全的重要保障。掌握心肌梗死患者的康复适应证和流程、COPD 康复治疗的方法是本章的重点。

思考题

1. 临床上判断患者发生心衰的症状和体征有哪些？
2. 简述常用的心肌梗死患者康复流程。
3. 心衰患者康复治疗运动量的如何把控？
4. 简述 COPD 康复流程。
5. OSAHS 的评定指标有哪些？

（李　华）

第二十章
常见儿童疾病评定

第一节　脑性瘫痪评定

一、概述

脑性瘫痪（cerebral palsy，CP）是一组持续存在的中枢性运动和姿势发育障碍、活动受限症候群，这种症候群是由于发育中的胎儿或婴幼儿脑部非进行性损伤所致。脑瘫主要表现为运动障碍，常伴有感知觉、认知、交流和行为障碍，以及癫痫和继发性肌肉、骨骼问题。

1. 临床分型　共分六型。

（1）痉挛型四肢瘫（spastic quadriplegia）：痉挛型四肢瘫以锥体系受损为主，包括皮质运动区损伤。牵张反射亢进是本型的特征，患儿因四肢肌张力增高，可出现上肢背伸、内收、内旋，拇指内收，躯干前屈，下肢内收、内旋、交叉、膝关节屈曲、剪刀步、尖足、足内外翻，拱背坐等异常姿势，同时伴有腱反射亢进、踝阵挛、折刀征和锥体束征等体征。

（2）痉挛型双瘫（spastic diplegia）：痉挛型双瘫症状同痉挛型四肢瘫，主要表现为双下肢痉挛及功能障碍重于双上肢。

（3）痉挛型偏瘫（spastic hemiplegia）：痉挛型偏瘫症状同痉挛型四肢瘫，表现在一侧肢体。

（4）不随意运动型（dyskinetic）：不随意运动型以锥体外系受损为主，主要包括舞蹈性手足徐动（choreo-athetosis）和肌张力障碍（dystonic）。该型最明显特征是非对称性姿势，头部和四肢出现不随意运动，即进行某种动作时常夹杂许多多余动作，四肢、头部不停地晃动，难以自我控制。该型肌张力可高可低，可随年龄改变，婴儿期多表现为肌张力低下，静止时肌张力低下，随意运动时增强，对刺激敏感，腱反射正常、锥体外系征 TLR（＋）、ATNR（＋）。患儿常有表情奇特，挤眉弄眼，颈部不稳定，构音与发音障碍，流涎、摄食困难等表现。

（5）共济失调型（ataxia）：共济失调型以小脑受损为主，以及锥体系、锥体外系损伤。主要特点是由于运动感觉和平衡感觉障碍造成不协调运动，可有意向性震颤及眼球震颤，平衡障碍。为获得平衡，患儿站立时重心在足跟部，两脚左右分离较远，基底宽，行走时步态蹒跚，方向性差，身体僵硬呈醉汉步态。该型肌张力可偏低、运动速度慢、头部活动少、分离动作差，可有闭目难立征（＋）、指鼻试验（＋）、腱反射正常等体征。

（6）混合型：混合型（mixed types）具有两型以上的特点。

2. 临床分级　目前多采用粗大运动功能分级系统（gross motor function classification system，GMFCS）。GMFCS 是根据脑瘫儿童运动功能受限随年龄变化的规律所设计的一套分级系统，完整的GMFCS 分级系统将脑瘫儿童分为 5 个年龄组（0~2 岁、2~4 岁、4~6 岁、6~12 岁、12~18 岁），每个年龄组根据儿童运动功能从高至低分为 5 个级别（Ⅰ级、Ⅱ级、Ⅲ级、Ⅳ级、Ⅴ级）。此外，欧洲小儿脑瘫监测组织（Surveillance of Cerebral Palsy in Europe，SCPE）树状分型法（决策树）现在也被广泛采用。

二、 康复评定

可以根据儿童发育不同阶段的关键年龄所应具备的标准，参考和应用各类量表以及相关设备进行如下评定：粗大运动功能评定（姿势运动发育的顺序、神经反射发育评定、姿势与运动发育评定）、精细运动功能评定、视觉功能评定、手眼协调功能评定、语言能力评定、日常生活活动能力评定、心理行为评定等，并将评定贯穿于康复治疗全程的不同阶段。

（一）粗大运动功能评定

1. 姿势运动发育的顺序 姿势运动发育的顺序遵循如下规律：①动作沿着抬头、翻身、坐、爬、站、走和跳的方向发育；②离躯干近的姿势运动先发育，然后是离躯干远的姿势运动的发育；③由泛化到集中、由不协调到协调发育；④先学会抓握东西，然后才会放下手中的东西；⑤先能从坐位拉着栏杆站起，然后才会从立位到坐下；⑥先学会向前走，然后才会向后倒退着走。按照这一发育规律，不同年龄婴幼儿粗大运动发育的特点见表20-1。

表20-1　婴幼儿粗大运动发育顺序

年龄	粗大运动
3 个月	肘支撑抬头 45°，仰卧位至侧卧位，扶持立位下可短暂支持
6 个月	随意运动增多，抬头 >90°，俯卧位至仰卧位，独坐手支撑
9 个月	手或肘支撑，腹部离床，坐位自由变换体位，后退移动、四爬、抓站
12 个月	跪立位前移、独走
18 个月	拉玩具车走、爬台阶
24 个月	跑步、跳
30 个月	双脚离地跳跃、单脚跳，后退走
36 个月	踮着足尖走或以足跟走，双足交替下楼

2. 神经反射发育评定 与婴幼儿粗大运动发育密切相关的反射发育包括原始反射、立直反射和平衡反应。由于种族差别、个体差别、抚养方式的差别等因素，各类反射出现和消失的时间在一定范围内可以存在较大差别。

（1）原始反射：原始反射（primitive reflex）是新生儿与生俱来的非条件反射，也是婴儿特有的一过性反射，其中枢位于脊髓、延髓和脑桥。众多的原始反射是胎儿得以娩出的动力，是人类初期各种生命现象的基础，也是后来分节运动和随意运动的基础。

原始反射往往不精确，常常容易泛化。伴随中枢神经系统的发育和逐渐成熟，神经兴奋的泛化性逐渐向着特异性发育，原始反射被抑制，取而代之的是新的动作和运动技能的获得。胎儿娩出以后逐渐失去实际意义，多于 2~6 个月（m）内消失。原始反射缺如、减弱、亢进或残存，都是异常的表现。脑瘫儿童原始反射多延迟消失或残存。原始反射出现及存在时间见表20-2。

（2）立直反射：又称矫正反射，是身体在空间发生位置变化时，主动将身体恢复立直状态的反射。立直反射的中枢在中脑和间脑，其主要功能是维持头在空间的正常姿势，头颈和躯干间、躯干与四肢间的协调关系，是平衡反应功能发育的基础。各种立直反射并不独立存在，而是相互影响。立直反射出生后可以见到，但多于出生后 3~4 个月出现，持续终生。脑发育落后或脑损伤儿童立直反射出现延迟，肌张力异常、原始反射残存可严重影响立直反射的建立。立直反射出现及存在时间见表20-3。

表 20-2 原始反射出现及存在时间

原始反射	出现及存在时间	原始反射	出现及存在时间
觅食反射	0~4 个月	上肢移位反射	0~6 周
手握持反射	0~4 个月	侧弯反射	0~6 个月
足握持反射	0~10 个月	紧张性迷路反射	0~4 个月
拥抱反射	0~6 个月	非对称性紧张性颈反射	0~4 个月
放置反射	0~2 个月	对称性紧张性颈反射	0~4 个月
踏步反射	0~3 个月	交叉伸展反射	0~2 个月
张口反射	0~2 个月	阳性支持反射	0~2 个月

表 20-3 立直反射出现及存在时间

名称	出现及存在时期	名称	出现及存在时期
颈立直反射	新生儿反射 6~8 月	迷路性立直反射	6~7 个月以前→终生
躯干 - 颈立直反射	2~3 个月→5 岁左右	视性立直反射	5~6 个月以前→终生
躯干 - 躯干立直反射	3~4 个月→5 岁左右	降落伞反射 / 保护性伸展反射	6~7 个月→终生

（3）平衡反应（equilibrium reaction）：神经系统发育的高级阶段，出现皮层水平的平衡反应。当身体重心移动或支持面倾斜时，机体为了适应重心的变化，通过调节肌张力以及躯干与四肢的代偿性动作，保持正常姿势。平衡反应是人站立和行走的重要条件，多在立直反射出现不久即开始逐步出现和完善，终生存在。完成平衡反应不仅需要大脑皮层的调节，而且需要感觉系统、运动系统等综合作用才能完成。平衡反应出现及存在时间见表 20-4。

表 20-4 平衡反应出现及存在时间

名称	出现及存在时期	名称	出现及存在时期
仰卧位倾斜反应	6 个月→终生	坐位倾斜反应后方	10 个月→终生
俯卧位倾斜反应	6 个月→终生	跪位倾斜反应	15 个月→终生
膝手位倾斜反应	8 个月→终生	立位倾斜反应前方	12 个月→终生
坐位倾斜反应前方	6 个月→终生	立位倾斜反应侧方	18 个月→终生
坐位倾斜反应侧方	7 个月→终生	立位倾斜反应后方	24 个月→终生

3. **姿势与运动功能评定** 要观察是否存在发育落后和发育的分离。发育的分离是指小儿发育的各个领域之间存在很大差距，如精神与运动、各运动之间、各部位之间功能与模式的分离。要动态观察异常姿势和运动发育状况是否改善或恶化。如果异常模式改善，运动发育正常化的可能性就大；如果恶化进展，病态固定成型，脑瘫的可能性就大，或康复治疗效果差。通过评定小儿姿势与运动发育情况，可以早期发现异常，也可以作为康复效果评定的客观指标。

（1）姿势评定：观察小儿从一个动作转换成另一个动作时，身体各部位之间所呈现的位置关系，即克服地心引力所呈现的自然姿势。只有保持正常的姿势，才能出现正常的运动。

（2）运动发育评定：主要观察是否遵循小儿运动发育规律，即由上到下、由近到远、由粗到细、由低级到高级、由简单到复杂、连续不断的发育。例如是否是先抬头、后抬胸，再会坐、立、行（由上到下）；从臂到手，从腿到脚的活动（由近到远）；从全手掌抓握到手指抓握（由粗到细）；从阳性支持反射到站立（由低级到高级）；从直腰坐到坐位的自由玩耍（由简单到复杂）。评定时根据小儿的年龄，判断是否存在发育落后或异常。

（3）平衡功能评定

1）平衡反应评定：包括各类平衡反应及保护性伸展反射的评定。

2）静态平衡功能评定：即双腿站立、单腿站立、足尖对足跟站立、睁眼及闭眼站立检查或采用平衡测试仪进行测试。

3）动态平衡功能评定：即稳定极限和体重或重心转移能力测定，如站起、行走、转身、止步、起步以及在站立位和坐位时，身体尽可能向各个方向倾斜试验。

4）综合性平衡功能评定：可采用 Berg 量表。

5）对平衡障碍原因进行分析：即对运动系统的评定以及对平衡感觉组织的检查。

（4）协调功能评定

1）指鼻试验：嘱儿童将手臂伸直、外旋外展，以示指尖触自己的鼻尖，以不同的方向、速度、睁眼、闭眼重复进行，两侧对比。

2）指指试验：嘱儿童伸直示指、屈肘，后伸直前臂以示指触碰对面检查者的示指。评定者可变换位置，以评定距离、方向改变时儿童的能力，正常者可准确完成。

3）交替指鼻和指指试验：嘱儿童以示指尖交替地触自己的鼻尖和评定者的示指尖，后者可改变方向和距离。

4）跟 - 膝 - 胫试验：儿童仰卧位，上抬一侧下肢足跟碰对侧膝部，再沿胫骨前缘向下移动，观察触膝及移动状况。

5）轮替动作：嘱儿童以前臂向前平伸，快速反复地做旋前旋后动作，或以一侧手快速拍打对侧手背，或足跟着地以前脚掌反复敲击地面等。此项检查是交互动作障碍的评定方法。

6）闭目难立征（Romberg 征）：嘱儿童双足并拢站立，两手向前平伸，闭眼。观察睁眼、闭眼时是否稳定，是否存在向一侧或向后侧倾倒的现象。

7）站立后仰试验：嘱儿童取立位身体向后仰，正常者膝关节弯曲，身体可以维持后仰，小脑疾患时不能完成此动作。

8）其他测试：包括准确性测试、手指灵巧性评定等，此外，可在日常生活动作中观察：自理活动、书写状况、站立姿势、语言状况、是否存在眼震、步态状况等，进行综合评定。

（5）步态分析：对于婴幼儿主要采用目测观察的方法获得资料，可观察踝、膝、髋、骨盆、躯干等在步行周期的表现进行分析。必要时可采用美国加利福尼亚 RLA 医学中心设计提出的目测观察分析法进行详细观察和分析。

4. 关节和骨骼功能评定

（1）关节活动范围评定：关节活动度异常，会严重影响运动发育，甚至导致畸形与挛缩。评定是在被动运动下对关节活动范围的测定，使用量角器进行测量，较大关节应用普通量角器、方盘式量角器测量和电子量角器，测量手指关节时应用半圆量角器。

（2）关节稳定功能评定

1）关节稳定性评定：应用运动解剖学知识对身体各关节的稳定性进行评定。

2）髋关节脱位评定：进行 X 线检查，应用髋臼指数、头臼宽度指数、Shenton 线、中心边缘角、Sharp 角等评定髋关节脱位的程度。

3）髋关节脱位预测：进行 X 线检查，通过定期观测股骨头偏移百分比（MP）动态预测脑瘫儿童髋关节脱位与半脱位的风险，MP 值小于 33% 为正常，33%~50% 为髋关节半脱位，大于 50% 为全脱位。

5. 肌肉功能评定

（1）肌力评定：包括：①徒手肌力评定：是临床常用的肌力评定方法；②器械肌力评定：可用于等长肌力评定、等张肌力评定、等速肌力评定。

（2）肌张力评定：肌张力的变化可反映神经系统的成熟程度和损伤程度。肌张力评定应包括静止性肌张力、姿势性肌张力和运动性肌张力。根据被动活动肢体时的反应以及有无阻力变化，将肌张力分为 5 级。

1）被动性检查：包括关节活动阻力检查和摆动度检查。

2）伸展性检查：通过测量内收肌角、腘窝角、足背屈角的角度以及跟耳试验、围巾征等判断肌张力情况。

3）肌肉硬度检查：触诊肌肉感知其硬度。

（3）痉挛程度评定

1）痉挛评定量表：痉挛评定量表即改良 Ashworth 痉挛量表简单易用，是目前临床上应用最广泛的肌痉挛评定方法，用于评定屈腕肌、屈肘肌和股四头肌具有良好的评定者间和评定者内信度，具有较高的临床应用价值。

2）综合痉挛量表：综合痉挛量表由加拿大学者 Levin 和 Hui-Chan 提出。根据检查跟腱反射、踝跖屈肌群张力和踝阵挛的情况判定痉挛程度，三项分别按规定记分，总分按如下标准判定痉挛的有无和痉挛程度。判断标准：7 分以下：无痉挛；7~9 分（不含 7 分）：轻度痉挛；10~12 分：中度痉挛；13~16 分：重度痉挛。

6. 常用量表

（1）儿童发育评定：通常采用丹佛发育筛查测验（Denver Developmental Screening Test，DDST）进行筛查测试，采用格塞尔发育诊断量表（Gesell Development Schedules，Gesell）进行发育商检测。上述量表是对运动发育、社会性发育以及语言发育的全面评定方法，反映儿童，特别是婴幼儿整体发育的大范围评定表。

（2）新生儿 20 项行为神经测定：新生儿 20 项行为神经测定（National Behavioral Neurological Assessment，NBNA）分为 5 个部分：行为能力（6 项）、被动肌张力（4 项）、主动肌张力（4 项）、原始反射（3 项）和一般评估（3 项），可早期发现异常，早期干预。

（3）GM Trust 全身运动评估：采用 GM Trust 全身运动评估（General Movements，GMs）进行婴儿神经学评估，通过直接评估法或录像评估法对婴儿自发性运动模式进行观察和评估，从而预测高危新生儿后期发展趋势。

（4）Alberta 婴儿运动量表：采用 Alberta 婴儿运动量表（Alberta Infant Motor Scale，AIMS）对正常运动发育、运动发育迟缓及可疑异常运动模式进行监测。

（5）Milani 正常儿童发育量表：通过对自发反应和诱发反应六个方面的 27 项检测，对运动发育进行评定，得出运动发育率。

（6）粗大运动功能评定：该量表将不同体位的反射、姿势和运动模式分为 88 项评定指标，共分五个功能区，最后得出原始分（5 个能区原始分），各能区百分比（原始分 / 总分 ×100%），总百分比（各能区百分比相加 /5），目标区分值（选定能区百分比相加 / 所选能区数）。全面评定粗大运动功能状况，被广泛采用。该量表还被修订为 66 项评定指标。

（7）粗大运动功能分级系统：以自发运动为依据，侧重于坐（躯干控制）和行走功能，按照 0~2 岁、2~4 岁、4~6 岁、6~12 岁、12~18 岁五个年龄段的标准，功能从高至低分为 Ⅰ 级、Ⅱ 级、Ⅲ 级、Ⅳ 级、Ⅴ 级。

（8）Peabody 运动发育评定量表：适用于 6~72 个月儿童，是一种定量和定性功能评定量表，包括 2 个相对独立的部分，6 个分测试，3 个给分等级，最后得出：原始分、相当年龄、百分比、标准分（量表分）、综合得来的发育商和总运动商。

（二）精细运动功能评定

1. 婴幼儿精细运动发育里程碑　随着年龄的增长，婴幼儿动作的随意性也日益提高。但是在整个婴儿期内，有目的、有计划、有预见性的随意性动作不能被看到，因为有目的、有计划、有预见性的随意性动作与言语的发展直接相联系。婴幼儿精细运动发育顺序见表 20-5。

表 20-5　婴幼儿精细运动发育顺序

年龄	精细运动
新生儿	紧握拳，触碰时能收缩 可引出握持反射，持续 2~3 个月，主动握物动作出现时，此反射消失
1 个月	双手常常握拳，物体碰到手时，握得更紧
2 个月	偶尔能张开手，给物体能拿住 偶尔把手或手里的物体送到口中舔舔
3 个月	用手摸物体，触到时偶尔能抓住 手经常呈张开姿势，将哗啦棒放在手中，能握住数秒
4 个月	仰卧清醒状态时，双手能凑到一起在眼前玩弄手指，称之为"注视手的动作"，此动作 6 个月以后消失 常常去抓东西，但距离判断不准，手常常伸过了物体 用整个手掌握持物体，手握哗啦棒的时间较以前长些，而且会摇晃，并用眼睛看手里的哗啦棒片刻，出现最初的手眼协调
5 个月	物体碰到手时出现主动抓握动作，但动作不协调，不准确 会玩衣服，把衣服拉到脸上 能玩玩具并将玩具抓握较长时间 往往双手去拿，把东西放到口中
6 个月	迅速伸手抓面前的玩具，玩具掉下后会再抓起 用全手抓积木，能握奶瓶，玩自己的脚 准确地拿取悬垂在胸前的物体 会撕纸玩 当手中拿着一块积木再给另一块积木时，会扔掉手中原有的积木后去接新的一块
7 个月	可用拇指及另外 2 个手指握物 会用一只手去触物，能自己将饼干放入口中，玩积木时可以将积木从一只手倒换到另一只手上（传递） 手中有积木再给另一块积木时，能保留手中原有的一块不扔掉。会模仿对击积木
8 个月	桡侧手掌或桡侧手指抓握，用拇指和三指捏起桌上的小物体 会用多种方法玩同一个玩具，如放入口中咬、敲打、摇晃等 能将物体递给旁边的人，但还不知道怎样松手、怎样给 喜欢从高椅或是小车上故意让物体掉下去
9 个月	能将双手拿的物体对敲 可用拇指和示指捏起小物体（大米花、葡萄干等）
10 个月	用拇指与另一手指准确捏起 0.6cm 的串珠，很熟练 可用示指触物，能扔掉手中的物品或主动将手中物品放下，向小儿索取玩具时，不松手
11 个月	喜欢将物体扔到地上听响；主动打开包方积木的花纸
12 个月	能用拇指与示指捏较小的物体，单手抓 2~3 个小物品，会轻轻抛球 会将物体放入容器中并拿出另一个 全手握住笔在纸上留下笔道
15 个月	搭 2 块或 3 块积木（边长 2.5cm 的正方体） 用匙取物 全手握笔，自发乱画 会打开盒盖（不是螺纹的） 能倾斜瓶子倒出小物体，然后用手去捏

续表

年龄	精细运动
18 个月	搭 3~4 块积木，能几页几页翻书 用小线绳穿进大珠子或大扣子孔 用匙外溢 自发地从瓶中倒出小丸
21 个月	搭 4~5 块积木 模仿画线条，但不像 用双手端碗
24 个月	搭 6~7 块积木 会转动门把手 旋转圆盖子 穿直径 1.2cm 的串珠 正确用勺 开始用手指握笔，模仿画垂直线 能一页一页翻书 用匙稍外溢
27 个月	能模仿画直线，基本像 会拆装简单拼插玩具 会脱鞋袜
30 个月	搭 8~9 块积木 模仿画水平线和交叉线，基本像 能较准确地把线绳穿入珠子孔，练习后每分钟可穿入约 20 个珠子 会穿裤子、短袜和便鞋，解开衣扣 一手端碗
36 个月	搭 9~10 块积木 将珠子放入直径 5cm 的瓶中 会折纸，折成正方形、长方形或三角形，边角整齐 能模仿画圆形、十字形。能临摹 "○" 和十字，基本像 系纽扣 向杯中倒水，控制流量

2. 婴幼儿精细运动发育的关键年龄　婴幼儿精细运动发育的关键年龄如表 20-6 所示。

表 20-6　婴幼儿精细运动发育的关键年龄

精细运动	关键年龄
主动用手抓物	5 个月
可用拇指及另外 2 个手指握物且可将积木在双手间传递	7 个月
拇指能与其他手指相对	9 个月
能用拇指与示指捏较小的物体	12 个月
搭 2~3 块积木，全手握笔，自发乱画	15 个月
搭 3~4 块积木，几页几页翻书，用小线绳穿进大珠子或大扣子孔	18 个月
搭 6~7 块积木，模仿画垂直线	24 个月
搭 8~9 块积木，模仿画水平线和交叉线，会穿裤子、短袜和便鞋，解开衣扣	30 个月
搭 9~10 块积木，能临摹 "○" 和十字；会穿珠子、系纽扣、向杯中倒水	36 个月

3. 按精细动作发育顺序进行评定   按精细动作发育顺序从以下几个方面进行评定：

（1）抓握动作：新生儿期，握持反射存在，1个月内攥得很紧（拇指放在其他手指的外面）；2个月用拨浪鼓柄碰手掌，能握住拨浪鼓2~3秒钟不松手；3个月握持反射消失，将拨浪鼓柄放在小儿手掌中，能握住数秒钟。

（2）抓住动作：3个月仰卧位能用手指抓自己的身体、头发和衣服；4个月手与拨浪鼓接触时，手会主动张开来抓，并握住、摇动及注视拨浪鼓；5个月能抓住近处的玩具；6个月两只手能同时各抓住一个小玩具；7个月能伸手抓住远处的玩具。

（3）把抓动作6个月起能够伸手去触摸小玩具并抓住拿起来，而不仅仅是接触；7个月所有的手指都可弯曲地做把抓的动作，并能成功地抓住小玩具。

（4）倒手动作：7个月先给一个小玩具，待拿住后再给另一个玩具，会把第一个玩具换到另一只手里，再去接第二个玩具；8个月后倒手的动作更加熟练。

（5）对捏动作：8个月起逐渐形成拇指和其他手指，特别是拇指和示指的对捏。如果将一粒小丸放在桌面上，能用拇指和其他手指捏起小丸；9个月将小丸放在桌面上，能用拇指和示指捏起小丸；10个月能用拇指和示指的指端捏起小丸，动作比较熟练、迅速；12个月给一粒小丸，会捏起并往瓶子里投放，但不一定准确。

（6）翻书动作：15个月开始在大人鼓励下出现翻书动作。24个月能用手捻书页，每次一页，可以连续翻3次以上。

（7）折纸动作：24个月会将一张纸折成两折或三折，但不成规则；30个月能将纸叠成方块，边角基本整齐；36个月能折正方形、长方形和三角形，边角整齐。

4. 手眼协调功能发育评定   婴幼儿手眼协调能力按照一定的顺序发育，每个小儿手眼协调能力发育的早晚不尽相同。可以根据表20-7以婴幼儿手眼协调能力发育情况进行评定。

表20-7   手眼协调能力发育顺序

年龄	手眼协调能力
3~4个月	开始看自己的手和辨认眼前目标
5~7个月	6个月前，手的活动范围与视线不交叉 6个月后，手的活动范围与视线交叉，但手眼协调能力仍然比较差
9个月	能用眼睛去寻找从手中掉落的物品 喜欢用手拿着小棒敲打物品，尤其喜欢敲打能发出声音的各类玩具与物品
10~12个月	能够理解手中抓着的玩具与掉落在地上的玩具之间的因果关系，因此喜欢故意把抓在手中的玩具扔掉，并且用眼睛看着、用手指着扔掉的玩具
12~18个月	开始尝试拿笔在纸上涂画，翻看带画的图书
18~24个月	发展出更高级的手眼协调动作 能够独自把积木垒高 拿着笔在纸上画长线条 把水从一只杯子倒入另一只杯子等
3岁以上	手眼协调能力获得大幅度的发展

5. 常用量表

（1）PDMS精细运动部分：适用于6~72个月儿童（包括各种原因导致的运动发育障碍儿童）的运动水平。可以用于评定相当于同龄正常儿童的运动技能水平，可对运动技能同时进行定量和定性分析。PDMS-2对教育和干预治疗效果的评定很有价值，可以评定不同干预措施对运动技能发育的影响。

（2）精细运动功能评定：精细运动功能评定（Fine Motor Function Measure Scale，FMFM）该量表属于等距量表，可以合理判断脑性瘫痪儿童的精细运动功能水平，区分不同类型脑瘫儿童精细运动功能的差别，为制订康复计划提供依据。通过评定脑瘫儿童精细运动功能随月龄增长而出现的变化情况，有助于对脑瘫儿童精细运动功能发育状况做进一步研究，也为脑瘫儿童作业治疗的疗效评定提供了评定依据。

（3）精细运动功能分级：精细运动功能分级（Bimanual Fine Motor Function，BFMF）适用于各个年龄段的脑瘫儿童精细运动功能的评估，主要特点是可以同时判断单手和双手的功能。

（4）脑瘫儿童手功能分级系统：脑瘫儿童手功能分级系统（Manual Ability Classification System，MACS）是针对 4~18 岁脑瘫儿童在日常生活中双手操作物品的能力进行分级的系统。MACS 旨在描述哪一个级别能够很好地反应脑瘫儿童在家庭、学校和社区中的日常表现。MACS 在康复医生、作业治疗师与脑瘫患儿家长的评定结果间有良好的一致性，而且可较清晰地区别不同级别间的能力，有利于专业人员、脑瘫儿童家长间的信息沟通，可给专业人员制定手功能康复计划带来帮助，MACS 分级法还可促进对脑瘫儿童手功能康复的重视。

（5）上肢技能质量评定量表：上肢技能质量评定量表（Quality of Upper Extremity Skill Test，QUEST）是一种具有参考标准的观察性量表，可以反映上肢运动功能质量的潜在特质。适用年龄为 18 个月 ~8 岁。

（6）墨尔本单侧上肢功能评定量表：墨尔本单侧上肢功能评定量表（Melbourne Assessment of Unilateral Upper Limb Function，MA）适用于评定 2.5 岁 ~15 岁患有先天性或获得性神经系统疾病儿童的上肢运动功能，脑瘫儿童是其最主要的应用人群。Postans 应用本量表评定动态辅助器具联合神经电刺激对改善偏瘫儿童上肢痉挛程度的疗效。Motta 将本量表作为开发新的康复治疗手段的评定标准。Bourke 等应用本量表判断强制诱导疗法的疗效和可接受强度。

（三）视觉功能评定

婴幼儿期是视觉发育的关键阶段，在此期间任何不利因素，都可能引起视觉障碍，因此，早期、及时发现视觉异常非常重要。

1. 评定特点　婴幼儿视觉功能评定具有以下 3 个方面的特点：

（1）不仅要对视力及视野大小进行评定，还要对图形知觉、颜色知觉以及运动知觉进行评定。

（2）目的是对视觉功能的所有方面进行全面评定以便早期发现问题、及早实施干预。

（3）需要多学科合作完成。

2. 评定方法　婴儿期视觉功能评定方法非常有限。评定开始时，可以首先观察婴儿如何看周围环境、是否与父母有视觉交流，然后评定运动功能、注视、追视、辐辏功能、双眼同视功能（Hirshberg 测验）、视野检查、视力检查。

（1）单眼遮盖试验：用于辨别单眼视力情况。当被遮盖的眼视力弱或失明时，儿童不会出现反抗；当被遮盖的眼没有问题时，儿童会躁动不安，出现反抗动作。重复数次，以便得出正确的判断。

（2）光觉反应：出生时就有光觉反应，强光可引起闭目、皱眉；2 个月时对光觉反应已很强。如果对强光照射无反应，说明其视觉功能可能存在严重的障碍。

（3）注视和追视：婴儿出生后的第 2 个月就能协调地注视物体，并在一定的范围内眼球随着物体运动；3 个月时可追寻活动的玩具或人的所在，头眼反射建立，即眼球在随注视目标转动时，头部也跟着活动；4~5 个月开始能认识母亲，看到奶瓶等物时表现出喜悦。如果在此期间上述反应没有出现，或表现出无目的寻找，则说明其可能视力不佳或有眼球运动障碍。

（4）眨眼反射：从出生后的第 2 个月起，除了能协调注视物体外，当一个物体很快地接近眼前时可出现眨眼反射，又称瞬目反应，这是保护小儿眼角膜免受伤害的一种保护性反射。它不一定要求婴儿能看清物体，只要有光觉就可完成。如果眨眼反射消失，往往提示存在严重的视觉障碍。

（5）双眼同视功能：6个月时仍不能双眼同视一物就是异常情况。

（四）语言功能评定

1. 构音障碍评定　应用中国康复研究中心构音障碍评定法进行评定，该评定法是由李胜利等依据日本构音障碍检查法和其他发达国家构音障碍评定方法的理论，按照汉语普通话语音的发音特点和我国的文化特点于1991年研制而成。该评定法包括两大项：构音器官检查和构音检查。通过此方法的评定不仅可以检查出脑瘫儿童是否存在运动性构音障碍及程度，而且对治疗计划的制订具有重要的指导作用。

（1）构音器官检查

1）目的：通过构音器官的形态和粗大运动检查确定构音器官是否存在器官异常和运动障碍。

2）范围：包括肺、喉、面部、口部肌、硬腭、腭咽机制、下颌和反射等。

3）用具：压舌板、手电筒、长棉棒、指套、秒表、叩诊槌、鼻息镜等。

4）方法：首先观察安静状态下的构音器官状态，然后由检查者发出指令或示范运动，让儿童执行或模仿，检查者进行观察并对以下方面作出评定：①部位：构音器官的哪一部位存在运动障碍；②形态：构音器官的形态是否异常及有无异常运动；③程度：判定异常程度；④性质：如发现异常，要判断是中枢性、周围性或失调性等；⑤运动速度：确认是单纯运动，还是反复运动，是否速度低下或节律变化；⑥运动范围：运动范围是否受限，协调运动控制是否不佳；⑦运动的力：确定肌力是否低下；⑧运动的精巧性、准确性和圆滑性：可以通过协调运动和连续运动来判断。

（2）构音检查：构音检查是以普通话语音为标准音，结合构音类似运动，对儿童的各个言语水平及其异常进行系统评定以发现异常构音。此检查对训练具有明显的指导意义，并对训练后的儿童进行再评定也有价值，可根据检查结果制订下一步的治疗方案。

1）房间及设施要求：房间内应安静，没有可能分散儿童注意力的物品；光线充足、通风良好，应放置两把无扶手椅和一张训练台；椅子的高度以检查者与儿童处于同一水平为准。检查时，检查者与患者可以隔着训练台相对而坐，也可让患者坐在训练台的正面，检查者坐侧面。

2）检查用具：单词检查用图卡50张、记录表、压舌板、卫生纸、消毒纱布、吸管、录音机、鼻息镜。上述检查物品应放在一清洁小手提箱内。

3）检查范围及方法：①会话：可以通过询问儿童的姓名、年龄等，观察是否可以说，音量、音调变化是否清晰，有无气息音、粗糙声、鼻音化、震颤等。一般5分钟即可，需录音；②单词检查：此项由50个单词组成，根据单词的意思制成50张图片，将图片按记录表中词的顺序排好或在背面注上单词的号码，检查时可以节省时间；③音节复述检查：音节复述表是按照普通话发音方法设计，共140个音节，均为常用和比较常用的音节，目的是在儿童复述时，观察发音点同时注意儿童的异常构音运动，发现儿童的构音特点及规律；④文章水平检查：通过在限定连续的言语活动中，观察儿童的音调、音量、韵律、呼吸运动；⑤构音类型运动检查依据普通话的特点，选用有代表性的15个音的构音类似运动 [f]（f）、[p][b]、[p']（p）、[m]（m）、[s]（s）、[t]（d）、[t']（t）、[n]（n）、[1]（1）、[k]（g）、[k']（k）、[x]（h）等。

4）结果分析：将前面单词、音节、文章、构音运动检查发现的异常分别加以分析，共8个栏目：①错音：是指出现错误发音；②错音条件：在什么条件下发成错音，如词头以外或某些音结合时；③错误方式：所发成的错音方式异常；④一贯性：包括发声方法和错法，儿童的发音错误为一贯性的，就在发音错误栏内以"+"表示，比如在所检查的词语中把所有的[p]均发错就标记内"+"，反之，有时错误，有时又是正确，就标记"–"；⑤错法：指错时的性质是否恒定，如把所有的[k]均发成[t]表示恒定，以"+"表示；反之，如有时错发为[t]有时错发为别的音，就用定"–"表示；⑥被刺激性：在单词水平出现错误时，如用音节或音素提示能纠正，为有刺激性，以"+"表示；反之则为无刺激性，以"–"表示；⑦构音类似运动：可以完成规定音的构音类似运动以可 +"

表示，不能完成以"–"表示；⑧错误类型：根据临床上发现的构音异常总结出常见错误类型共 14 种，即省略、置换、歪曲、口唇化、齿背化、硬腭化、齿龈化、送气音化、不送气化、边音化、鼻音化、无声音化、摩擦不充分和软腭化等。

2. 语言发育迟缓评定

（1）评定目的：评定的主要目的是发现和确定是否存在语言发育迟缓及类型，脑瘫儿童的语言处于哪一阶段，并为制订训练计划提供依据。言语语言功能发育顺序见表 20-8。

表 20-8　言语语言功能发育顺序

年龄	言语语言功能
9 个月	无意识地叫
12 个月	说出 10 个以内字词并理解其含义；正确叫"爸"
18 个月	对物体、人或动作讲两个字词；日词汇量可增加 10 个；掌握至少 50 个词；开始说形容词、副词和代词
24 个月	会看图说出画的名字；可使用三个字短语；开始说数词和连词；掌握至少 200 个词汇
30 个月	从图片上能说出日常用品或常见动物；出现语音意识；可掌握 600 个词汇
36 个月	能说出自己的姓名；使用较复杂的名词性结构
3~4 岁	掌握 1600 个词汇；复述简单的故事或歌曲；使用复杂的修饰语句；大体掌握基本语法形式
4~5 岁	自如与人交谈，清晰表达要求和意愿

（2）评定方法

1）汉语儿童语言发育迟缓评定法：脑性瘫痪语言发育迟缓的评定主要应用"S-S 语言发育迟缓评定法"，该评定法是日本音声言语医学会于 1987 年制定，1989 年正式更名为 S-S（Sign-Significance Relation）语言发育迟缓评定法，简称 S-S 法。1991 年，中国康复研究中心将此方法引进中国，并按照汉语的语言特点和文化习惯研制了汉语版 S-S 评定法，于 2001 年正式应用于临床。

2）听力检查：脑瘫儿童听觉障碍率很高，因听觉异常导致语言的输入过程受阻，而影响到语言的输出困难，临床上可表现为听力低下、吐字不清等。因此，脑瘫儿童的听力检查应作为临床常规检查。

3）图片词汇测验：图片词汇测验（peabody picture vocabulary test，PPVT）测验通过听觉和视觉来了解儿童的词汇能力，评估语言智能。适用于语言表达能力有困难的儿童。

4）韦氏儿童智力量表和韦氏学前儿童智力量表：测查儿童智力水平（语言和操作）以及儿童的各项具体能力，如记忆、计算、知识和思维等。目前，它是儿童智力评估及智力低下诊断的主要方法。

5）伊利诺依心理语言能力测验：伊利诺依心理语言能力测验（Illinois Test of Psycholinguistic Abilities，ITPA）检查以测查能力为主，并且从儿童交往活动的侧面来观察儿童的智力活动情况。应用范围为 3 岁 ~8 岁 11 个月。

6）构音障碍检查：语言发育迟缓的脑瘫儿童也可存在发音和言语困难，因此，需要判断儿童的哪些音不能发，发哪些音时出现歪曲音、置换音等，并要掌握其问题的基础是否为运动障碍，特别是口、舌的运动功能障碍，发声时间，音量、音调的变化，另外还要评定儿童的口腔感觉能力等。

3. 汉语儿童语言发育迟缓评定　目前汉语儿童语言发育迟缓评定主要采用 S-S 法。

（1）检查内容：包括符号形式与内容指示关系、基础性过程、交流态度三个方面。以言语符号与指示内容的关系评定为核心，比较标准分为 5 个阶段（表 20-9）。将评定结果与正常儿童年龄水平相比较，即可发现脑瘫儿童是否存在语言发育迟缓。

表20-9　符号形式与指示内容关系阶段

阶段	内容	阶段	内容
第一阶段	对事物、事态理解困难	第四阶段	词句，主要句子成分
第二阶段	事物的基础概念	4-1	两词句
2-1	功能性操作	4-2	三词句
2-2	匹配	第五阶段	词句，语法规则
2-3	选择	5-1	语序
第三阶段	事物的符号	5-2	被动语态
3-1	手势符号（相关符号）		
3-2	言语符号		
	幼儿语言（相关符号）		
	成人语言（任意性符号）		

1）阶段1——事物、事物状态理解困难阶段：此阶段语言尚未获得，并且对事物、事物状态的概念尚未形成，对外界的认识尚处于未分化阶段。此阶段对物品的抓握、舔咬、摇动、敲打一般无目的性，例如，拿起铅笔不能够作书写操作而放到嘴里舔咬；另外，自己的要求不能用某种手段表现。这个阶段的儿童，常可见到身体左右摇晃、摇摆、旋转等，正在干什么突然停住，拍手或将唾液抹到地上、手上等反复的自我刺激行为。

2）阶段2——事物的基本概念阶段：此阶段虽然也是语言未获得阶段，但是与阶段1不同的是能够根据常用物品的用途大致进行操作，对于事物的状况也能够理解，对事物开始概念化。此时可以将人领到物品面前出示物品，向他人表示自己的要求。包括从初级水平到高级水平的三个阶段，即阶段2-1：事物功能性操作；阶段2-2，匹配；阶段2-3，选择。其中匹配与选择都是利用示范项进行操作，因为检查顺序不同，对儿童来说意义也不同，因此分为3项：①阶段2-1——事物功能性操作：此阶段儿童能够对事物进行功能性操作，例如：拿起电话，让儿童将听筒放到耳朵上，或令其拨电话号码等基本操作，在生活中，如穿鞋、戴帽等，只要反复练习，会形成习惯。检查分三项进行，即事物、配对事物及镶嵌板。②阶段2-2——匹配：在日常生活当中不难判断是否有"匹配行为"，如果能将2个以上物品放到合适的位置上的话，可以说"匹配行为"成立。例如：将书放到书架上（或书箱里），将积木放到玩具箱里，像这样将书和积木区别开来放到不同的地方为日常生活场面，在这样的场面中是很容易将"匹配行为"引出来的。③阶段2-3——选择：当他人出示某种物品或出示示范项时，儿童能在几个选择项中将出示物或与示范项有关的物品适当的选择出来。与阶段2-2匹配不同的是后者是儿童拿物品去匹配示范项，而本项则是他人拿着物品或出示物品作为示范项。

3）阶段3——事物的符号阶段：符号形式与指示内容关系在此阶段为开始分化。语言符号大致分为两个阶段：即具有限定性的象征性符号，也就是手势语阶段和幼儿语及与事物的特征限定性少的、任意性较高的成人语阶段。①阶段3-1——手势符号：开始学习用手势符号来理解与表现事物，可以通过他人的手势开始理解意思，还可以用手势向他人表示要求等。手势语与幼儿语并不是同一层次的符号体系。手势符号为视觉运动回路，而幼儿语用的是听力言语回路，因为听力言语回路比视觉运动回路更难以掌握，所以将此两项分开为阶段3-1（手势符号）及阶段3-2（言语符号）。②阶段3-2——言语符号：是将言语符号与事物相联系的阶段，但是事物的名称并不都能用手势语、幼儿语、成人语来表达。如将言语符号与事物相联系的"剪刀"，用示指与中指同时伸开作剪刀剪物状（手势语）；手势语和"咔嚓、咔嚓"声同时（幼儿语）；"剪刀"一词（成人语）。"无幼儿语，只能用手势语及成人语表达的（例如"眼镜"）。③只能用幼儿语及成人语表达的（例如"公鸡"）。④仅能用成人语表达的。在理论上儿童是按 a → b → c → d 顺序来获得言语符号的。

在检查中，阶段 3-2 共选食物、动物、交通工具和生活用品方面名词 16 个，身体部位 6 个，动词 5 个，表示属性的 2 个种类。阶段 3-1 手势符号的检查词汇中，使用的是阶段 2（事物的基本概念）中用的词汇以及阶段 3-2（言语符号）词汇中的手势语。

4）阶段 4——词句、主要句子成分：本阶段能将某事物、事态用 2~3 个词组连成句子。此阶段中又按两词句和三词句分成两个阶段。①阶段 4-1——两词句：开始学习用 2 个词组合起来表现事物、事态的阶段。儿童在此阶段能够理解或表达的两个词句各种各样，在本检查法中仅举了四种形式，即：［属性（大、小）+ 事物］、［属性（颜色）+ 事物］、［主语 + 宾语］、［谓语 + 宾语］。在日常生活中，如不设定一定的场面检查是很困难的。另外，注意选择项图片不宜太多，否则儿童进行起来很困难。②阶段 4-2——三词句：此阶段与阶段 4-1 相同，但考虑到句子的多样化，在此仅限定两种形式，即［属性（大小）+ 属性（颜色）+ 事物］，例如：大红苹果、小黄鞋等；［主语 + 谓语 + 宾语］，例如：妹妹吃苹果。

另外，在阶段 5 中也有三词句，但有所不同，阶段 4 的句型是非可逆句，主语与宾语不能颠倒，如："妹妹吃苹果"，不能为"苹果吃妹妹"。

5）阶段 5——词句、语法规则：能够理解三词句表现的事态，但是与阶段 4-2 的三词句不同的是所表现的情况为可逆。5-1 阶段为主动语态，如："乌龟追小白兔"。5-2 阶段为被动语态，此阶段中要求能理解事情与语法规则的关系，如："小白兔被乌龟追"等。

（2）检查用具：具体内容见表 20-10。

表 20-10 检查用具

检查用具及图片目录		数量
实物	A：帽子、鞋、牙刷、玩具娃娃	4
	B：电话—听筒、鼓—鼓槌、茶壶—茶杯	3
镶嵌板	鞋、剪刀、牙刷	3
操作性课题用品	小毛巾、小玩具、小球、积木 6 块、装小球容器 1 个、3 种图形镶嵌板、6 种图形镶嵌板、10 种拼图	
图片 日常用品	鞋、帽子、眼镜、手表、剪子、电话	6
动物	象、猫、狗	3
食物	面包、香蕉、苹果、米饭	4
交通工具	飞机、火车、汽车	3
身体部位	眼、嘴、手、鼻、耳、脚	6
动词	睡觉、洗、吃、哭、切	5
大小	帽子（大、小）	2
颜色	红、黄、绿、蓝	4
词句	（妈、弟）+（吃、洗）+（香蕉、苹果）	8
大小 + 颜色 + 事物	大小 + 红黄 +（鞋、帽）	8
言语规则	（小鸡、乌龟、猫）+（小鸡、乌龟、猫）+ 追	6

（3）评定结果分析：检查结束后，要对检查结果与各种信息如核磁共振、CT 结果等进行综合评定、诊断。

1）评定总结：将 S-S 法检查结果显示的阶段与实际年龄语言水平阶段进行比较，如低于相应阶段，可诊断为语言发育迟缓，各阶段与年龄的关系见表 20-11、表 20-12。

表 20-11　符号形式—指示内容的关系及年龄阶段

年龄	1.5~2.0 岁	2.0~2.5 岁	2.5~3.5 岁	3.5~5 岁	5~6.5 岁
阶段	3-2 言语符号	4-1 主谓 + 动宾	4-2 主谓宾	5-1 语序规则	5-2 被动语态

表 20-12　基础性过程检查结果（操作性课题）与年龄阶段对照表

年龄	镶嵌图像	积木	描画	投入小球及延续性
5 岁以上			◇	
3 岁 6 个月 ~4 岁 11 个月			△、□	
3 岁 ~3 岁 5 个月	10 种图形 10/10+		+、○	
2 岁 ~2 岁 5 个月	10 种图形 7/10+	隧道		
1 岁 9 个月 ~1 岁 11 个月	6 种图形 3/6 ~4/6	排列	｜、○	
1 岁 6 个月 ~1 岁 11 个月	3 种图形 3/3+	堆积	+	
1 岁 ~1 岁 5 个月				部分儿童 +

2）分类：①按交流态度分类：分为两群，即 I 群，交流态度良好；Ⅱ 群，交流态度不良。②按言语符号与指示内容的关系分群：分为 ABC 三个主群。但是，要注意到这种分群并不是固定不变的，随着语言的发展，有的从某一症状群向其他症状群过渡。原则上适用于实际年龄 3 岁以上儿童。

（五）日常生活活动能力评定

1. 儿童功能独立性评定量表　儿童功能独立性评定量表（Wee Function Independent Measurement，WeeFIM）适用于 6 个月 ~7 岁正常儿童，以及 6 个月 ~21 岁的功能障碍或发育落后儿童。包括运动功能与认知功能两个区域，共计 18 个项目。运动功能部分包括自理、括约肌控制、移动、行动等 13 个测试项目，认知功能部分包括交流、社会认知等 5 个测试项目。结果判定：126 分为完全独立；108~125 分为基本独立；90~107 分为有条件的独立或极轻度依赖；72~89 分为轻度依赖；54~71 分为中度依赖；36~53 分为重度依赖；19~35 分为极重度依赖；18 分为完全依赖。该量表简单易操作，可较全面了解脑性瘫痪儿童的日常生活活动能力。

2. 儿童能力评定　儿童能力评定（Pediatric Evaluation Disability Inventory，PEDI）适用于 6 个月 ~15 岁的儿童及其能力低于 15 岁水平的儿童，评定其自理能力、移动能力和社会功能三方面活动受限情况和程度以及功能变化与年龄间的关系，特别是在评定早期或轻度功能受限情况更具优势，而且包含了看护人员的评分，这在其他量表中没有。该量表能有效地评定残疾儿童每个领域或能区的损伤情况、判断康复疗效、制订康复计划和指导康复训练。

（六）心理行为评定

1. 智力评定

（1）筛查量表

1）丹佛发育筛查测验：此法适应于 0~6 岁的小儿，分布在 4 个能区（个人 - 社交能区、精神动作 - 适应性能区、语言能区、大运动能区）。

2）绘人智能测验：绘人智能测验（draw-a-person intelligence test）是一种能引起儿童兴趣的、简便易行的智能测验方法，在美国、日本等国家被较为广泛的应用。可以测定儿童的智能成熟程度，儿童可以在绘人作品中表现出注意力、记忆力、观察力、想象力和创造力，以及空间知觉和方位知觉，体现出儿童智能由具体形象思维向抽象逻辑思维的发展，亦可以看出儿童绘画的技能和手眼协调等精细动作的发育。适用于 4~12 岁的儿童。

（2）常用诊断量表

1）格塞尔发育量表：适用于 0~6 岁的小儿，共 500 余项，63 个检查场面，主要有 5 个能区（适应性行为、大运动、精细运动、语言、个人 - 社交性行为）。依照婴儿年（月）龄在规定的项目内进行测试，根据得分推算出小儿的成熟年（月）龄，然后除以实际生活年（月）龄，再乘以 100，即为每个能区的发育商（DQ）。

2）比内（Binet）法：在目前主要应用于智能发育的测查，19 世纪初曾被应用于心理检查。此量表的制定是根据人类的智力水平是随着年龄的增长而直线上升的规律，依据正常儿的智力发育的顺序性制定的各种测试课题，将某一年（月）龄的小儿之中 70%~75% 能解决的课题定为该年（月）龄组应该完成的测试课题，如果某小儿能解决相应于自己的生活年（月）龄的全部课题，则这小儿的智能发育年（月）龄就相当于自己的实际年（月）龄，其智商就是 100。

3）韦氏儿童智力量表：该量表适用于 6~16 岁的儿童。包括语言性下位检查和动作性下位检查两项。

4）韦氏学前儿童智力量表：适合 3~6 岁半儿童，测验项目与形式与 WPISC 基本相同。

上述两韦氏量表测定结果按量表规定评分，然后换算为离差智商值，包括总智商（FIQ）、语言智商（VIQ）、操作智商（PIQ）。总智商低于 70，考虑为智力低下。我国对韦氏量表进行了修订，分别称为中国韦氏儿童智力量表（C-WISC）和中国修订韦氏幼儿智力量表（C-WYCSI）。

2. 适应行为评定　社会适应能力量表可对一个人的日常生活自理能力和社会交往能力做较充分的客观判断，从而测定小儿的社会适应能力，也称其为社会适应行为。目前常用的社会适应行为量表有：美国智力迟缓协会修订的适应性行为评定量表（AAMD-ABS）和温兰适应性行为量表（Vineland Adaptive Behavior Scale，VABS）等。我国目前有如下两个量表：

（1）婴儿 - 初中学生社会生活能力量表：为北京医科大学左启华教授在 1958 年对日本的 S-M 社会生活能力检查表的修订版，用于评定 6 个月 ~14 岁或 15 岁儿童的社会生活能力，可协助精神发育迟缓的诊断。此量表简便易行、费时短，比较适用。全量表共设 132 项，6 个领域（独立生活能力、运动能力、作业操作、交往、参加集体活动、自我管理）。

结果评定：≤5 分极重度；6 分重度；7 分中度；8 分轻度；9 分边缘；10 分正常；11 分超常；12 分优秀；≥13 分非常优秀。

（2）儿童适应行为量表：儿童适应行为量表是由湖南医科大学编制的，分城市和农村两个版本，分感觉运动、生活自理、语言发展、个人取向、社会责任、时空定向、劳动技能和经济活动等共设 59 个项目，3 个因子和 8 个分量表，类似 AAMD 的 ABS，适用于 3~12 岁小儿。量表作用：评定儿童适应性行为发展水平；诊断或筛查智力低下儿童；帮助制订智力低下儿童教育和训练计划。

除上述量表外，还可选用国内外公认的其他量表。特别是 WHO 制定的国际功能分类儿童青少年版（international classification of functioning, disability and health—children and youth version, ICF-CY）脑性瘫痪核心分类组合简明通用版，具有实用价值的类目最少，却尽可能充分全面的描述脑瘫儿童的功能与结构、活动和参与、环境因素等，适于 0~18 岁脑瘫儿童的评定。鼓励在临床工作中，根据不同需求自制各类简单实用的量表。

中国脑性瘫痪康复指南中的在 ICF-CY 框架下儿童脑性瘫痪评定以循证医学为依据，通过专家问卷调查及讨论会形成专家共识，在临床工作中可以提供高质量的参考和指导。

第二节　智力发育障碍评定

一、概述

智力发育障碍是儿童较常见的一种发育障碍。自 1908 年 Tredgrod 提出智力落后的定义以来，经过了百年。2010 年美国智力与发展障碍协会推出了 2010 年版的《智力障碍定义、分类与支持体系手册》(Intellectual Disability: Definition, Classification, and Systems of Support)。到目前为止，这是第 11 版的关于智力低下的定义，目前较通用的概念是美国智力与发展障碍协会提出的概念：在发育时期内，一般智力功能明显低于同龄儿童，伴有适应性行为缺陷的一组疾病，强调智力低下由智力功能和适应性行为两方面决定。

二、康复评定

（一）智能发育评定

社会心理测试种类较多，从测试目的来看，可以分为筛查性测试、诊断性测试两大类。

1. 筛查量表

（1）丹佛发育筛查测验（Denver Developmental Screening Test，DDST）：此法适应于 0~6 岁的小儿，分布在 4 个能区。

1）个人 - 社交能区：与人交流和生活自理能力，如微笑、认生人、用杯喝水、穿衣等。

2）精神动作 - 适应性能区：眼与手的协调能力、握物、捏小丸、搭积木等。

3）语言能区：测查听声音、发音、牙牙学语、理解大人的指示、用语言表达自己的要求等。

4）大运动能区：姿势、平衡、坐、爬、立、走、跑、跳的能力。

其评定结果包括以下 4 个方面：①异常：2 个或更多能区有 2 项或更多迟缓；1 个能区有 2 个或更多项目迟缓，加上 1 个或多个区有 1 个迟缓和同区通过年龄线的项目都未通过。②可疑：1 个区有 2 项或更多迟缓；1 个或更多区有 1 个迟缓和同区通过年龄线的项目都未通过。③无法解释：不合作项目太多，无法保证作出正确判断。④正常：无上述情况。

（2）绘人智能测验：是一种能引起儿童兴趣的、简便易行的智能测验方法，在美国、日本等国家被较为广泛的应用。可以测定儿童的智能成熟程度，儿童可以在绘人作品中表现出注意力、记忆力、观察力、想象力和创造力，以及空间知觉和方位知觉，体现出儿童智能由具体形象思维向抽象逻辑思维的发展，亦可以看出儿童绘画的技能和手眼协调等精细动作的发育。适用于 4~12 岁的儿童。具体测验方法如下：

1）绘人智能测验可以采用个人测验和集体测验两种方法。个人测验可以了解受试儿童绘画时的情况、意图、感情及其对事物的认识能力。集体测验节省人力和时间，可做大面积筛查用。

2）用具：一张 16 开白纸，一支铅笔和一块橡皮。

3）沟通：在测验前要和儿童搞好关系，尽量消除儿童的紧张情绪，争取合作，使儿童在轻松愉快的环境中完成测验。

4）绘人测验的要求：主试者对儿童说："我要求你画一个全身的人，可以画任何一种人，但必须是全身的""可以画男人也可画女人，男孩或者女孩，随你便"。注意不要让儿童画机器人，也不可画动画片里的人或唱歌、跳舞的人。要防止儿童仿画墙上的肖像或书刊杂志封面上的人像。

5）时间：绘人测验不限时间，但多在10~20分钟内完成，快者在1~2分钟即可完成。画时可用橡皮擦，或用纸的背面重画一张。

绘人测验评分方法：共50项，每一项得1分，满分计50分。具体评分标准如表20-13所示。

表20-13 绘人测验评分表

部位	评分标准
1. 头	轮廓清楚，什么形状都可得分。无轮廓者不得分
2. 眼	有眼睛即可，点、圈、线均可得分。只画一只眼睛者得半分
3. 下肢	只要能画出下肢，形状不论，线状也可，不过一定要有两条腿。如两条腿并拢在一起，也必须能看出是两条腿。若画的是穿裙子的女孩，只要腰与脚之间有相当的距离能代表下肢的部分，也可以得1分
4. 口	只要能画出口来，形状与部位无关，但不能在脸的上半部
5. 躯干	有躯干即可，形状不论，卧位也可
6. 上肢	形状不限，只要能表示是胳膊，无手指也可
7. 头发 A	不限发丝形状，只要有就行，一根也可
8. 鼻	有鼻即可，形状不限（只画鼻孔时算37项得分本项不得分）
9. 眉毛或睫毛	眉毛或睫毛有一种即可
10. 上、下肢连接 A	上、下肢的连接大致正确，是从躯干出来的即得分
11. 耳	必须有双耳，形状不论，但不能与上肢混同。侧面像者画出一个也可，正面只画一个得半分
12. 衣着	有衣、裤、帽子之一即可，表明有衣着仅画纽扣、衣兜、皮带也可
13. 躯干长度	躯干的长度要大于宽度，长宽相等者不得分。要有轮廓，在纵、横的最长部位比较其长与宽
14. 颈	有颈部，形状不限，能将头部与躯干分开即可
15. 手指	有手指能与臂分开即可，数与形状无关
16. 上、下肢连接 B	上肢都连接在肩部或相当于肩处，下肢由躯干下部出来
17. 头发 B	在头的轮廓上画上头发，比第7项要好些，完全涂抹也可
18. 颈的轮廓	清楚地画出将头与躯干连接起来的颈的轮廓，只画一根线的不算
19. 眼的形状	眼睛的长度大于眼裂之开阔度，双眼一致
20. 下肢的比例	下肢长于躯干，但不到躯干的2倍，宽度要小于长度
21. 两件以上衣着	衣着有2件以上，如有帽子及皮带，或上衣和鞋等。应为不透明的，能将身体遮盖起来，分不清是衣服还是身体的不得分
22. 全身衣服不透明	齐全地画出衣裤，均不透明。（必须第12、21项都得分）
23. 双瞳孔	双眼均画有瞳孔，眼轮廓内有明显的点或小圆圈
24. 耳的位置和比	耳的长度大于宽度，侧位时有耳孔。耳的大小适当，要小于头部横径的二分之一
25. 肩	画出肩的轮廓，角与弧形均可
26. 眼的方向	两眼瞳孔的位置应一致
27. 上肢的比例	上肢要长于躯干，要长大于宽。但上肢下垂时不能超过膝部，如膝部不清楚时可以以腿的中点算。若左右上肢的长度不同时，可以以长的一侧算
28. 手掌	画有手掌，能将手指与胳膊区分开

续表

部位	评分标准
29. 手指数	两手必须各有五指，形状无关
30. 头的轮廓	画有正确的头形，有轮廓
31. 躯干的轮廓	正确地画出躯干的形状，而不是简单的椭圆或方形
32. 上下肢的比例	上下肢有轮廓，尤其是与躯干的连接处不变细
33. 足跟	有明显的足跟的轮廓，画出鞋的后跟也可
34. 衣服4件以上	如帽子、鞋、上衣、裤、领带、皮带、纽扣、袜等，各种形式均可，必须有4件或更多
35. 足的比例	下肢和足都有轮廓，足的长度比厚度大，形状不论。足的长度应是下肢的三分之一以上，十分之一以下
36. 指的细节	全部手指有轮廓，长大于宽，形状须正确，其中有一个手指不画轮廓也不给分
37. 鼻孔	鼻有鼻孔，如只画鼻孔也可以，在侧位上有个凹窝也可
38. 拇指	拇指与其他手指分开，短于其他手指，位置正确
39. 肘关节	必须以某种形式表示出有肘关节，角或弧形均可，画单侧也可以
40. 前额及下颌	分别为眉毛以上及鼻以下的部位，要各相当于面部的三分之一，侧位有轮廓也可
41. 下颌	清楚地表示出下颌，正位时在口以下有明显的下颌部位，侧位时也要明确
42. 画线A	线条清楚、干净，应该连接的地方都连接，不画无用的交叉、重复或留有空隙
43. 鼻和口的轮廓	鼻和口均有轮廓，口有上唇和下唇，鼻不可只画直线、圆或方形
44. 脸	脸左右对称，眼、耳、口、鼻等均有轮廓，比较协调，若为侧位，头、眼的比例要正确
45. 头的比例	头的长度是躯干的二分之一以下，身长的十分之一以上
46. 服装齐全	服装齐全，穿着合理，符合身份
47. 下肢的关节	显示有膝关节，如跑步的姿势等。正位时须表示出膝关节
48. 画线B	虽第42项已给分，但如线条清晰、美观、有素描的风格，画面整洁可再给1分
49. 侧位A	侧位时，头、躯干以及下肢都要有正确的侧位
50. 侧位B	比第49项更进一步

以上评分标准是参照日本的小林重雄所制定，由首都儿科研究所修订后的标准。评分后查表（表20-14），可得知被测儿童的智商。

表20-14 人体像得分与智能年龄的对应关系

绘人得分	智能年龄	绘人得分	智能年龄
4	4岁	13	6岁3个月
5	4岁3个月	14	6岁6个月
6	4岁6个月	15	6岁9个月
7	4岁9个月	16	7岁
8	5岁	17	7岁3个月
9	5岁3个月	18	7岁6个月
10	5岁6个月	19	7岁9个月
11	5岁9个月	20	8岁
12	6岁		

其他方法还有图片词汇测验（Peabody Picture Vocabulary Test，PPVT）；瑞文渐进模型试验（Raven Progressive Matrices，RPM）；分类测验（Set Test）等。

2. 常用诊断量表

（1）格塞尔发育量表：适用于0~6岁的小儿，共500余项，63个检查场面。主要有5个能区。

1）适应性行为：包括手眼协调，对周围事物的探究和分析综合能力。

2）大运动：粗大运动能力，如坐、走、跑、姿势、平衡。

3）精细运动：精细运动能力，如手指抓握、操作物品的能力。

4）语言：包括对他人语言的模仿和理解能力。

5）个人-社交性行为：即对所处的社会文化环境的个人反应能力。

依照婴儿年（月）龄在规定的项目内进行测试，根据得分推算出小儿的成熟年（月）龄，然后除以实际生活年（月）龄，再乘以100，即为每个能区的发育商（DQ）。

（2）比内法：在目前主要应用于智能发育的测查，19世纪初曾被应用于心理检查。此量表的制定是根据人类的智力水平是随着年龄的增长而直线上升的规律，依据正常儿的智力发育的顺序性制定的各种测试课题，将某一年（月）龄的小儿之中70%~75%能解决的课题定为该年（月）龄组应该完成的测试课题，如果某小儿能解决相应于自己的生活年（月）龄的全部课题，则这小儿的智能发育年（月）龄就相当于自己的实际年（月）龄，其智商就是100。

在Binet法中具有测查精神方面功能的项目，可以通过这些项目判断被测小儿的智能发育中抽象功能的发育水平。虽然这一种方法是一种总体的评定方法，而不是专门测查精神、心理功能的方法。但是可以从总体上得知小儿的智力水平，也有助于精神发育迟缓的诊断与分度。

（3）韦氏儿童智力量表：该量表适用于6~16岁的儿童。包括语言性下位检查和动作性下位检查两项。

1）语言性下位检查的项目：①常识：了解小儿所掌握的知识范围；②类似性课题的检查：测定推理力、上位概念的发现力；③算术与单词：分别测定小儿的计算能力和对单词的定义、概念的理解能力；④理解能力：对各种状况的理解能力，解决问题的能力；⑤背数：测定小儿的记忆力、集中注意力；⑥填图：测定小儿的认知和空间方位的判定能力等。

2）动作性下位检查的项目：①测定完成绘画能力：了解小儿的知觉概念；②绘画排列：测定小儿掌握整体状况的能力；③积木图案的排列：测定小儿掌握空间关系的情况；④组合能力：了解小儿从部分向整体的洞察能力；⑤判断符号：了解小儿的对照力、记忆力、注意力；⑥迷宫：了解小儿的观察、判断能力。

（4）韦氏学前儿童智力量表：适合3~6岁半儿童，测验项目与形式与WPISC基本相同。

上述两韦氏智力量表测定结果按量表规定评分，然后换算为离差智商值，包括总智商（FIQ）、语言智商（VIQ）、操作智商（PIQ）。总智商低于70，考虑为智力低下。我国对韦氏量表进行了修订，分别称为中国韦氏儿童智力量表（C-WISC）和中国修订韦氏幼儿智力量表（C-WYCSI）。

Wechsler量表在语言性检查一项中有许多需要应用语言的项目，如问题的构成、解答问题等项。在动作性检查中，则无需完全应用语言，如应用图形、记号、数字、积木等的测查，后者即使语言能力差的小儿也能解决。所以此量表对于语言性功能和动作性功能有解离的小儿也同样能进行正确的判断。

3. 发育量表测定 对于小婴儿或者语言的理解和表达能力尚未成熟的早期幼儿及发育延迟的重症精神发育迟缓儿则难以应用Binet法和Wechsler量表进行评定。因此有许多学者根据小儿各时期的发育规律设定了问答式的发育量表，通过询问小儿的母亲或其身边的其他人以及直接观察小儿的行动来评定小儿各方面的发育。常用的有，日本的"远城寺式幼儿的分析的发育检查法""津守式乳幼儿精神发育问答表""新版K式发育检查表"等。

（二）行为发育评定

早期诊断是早期疗育的基础，在新生儿期除了进行新生儿行为的评定外，还应进行神经学的评定。小儿生长发育后，在进行发育评定同时还要进行姿势反应的评定和相应年龄的行动发育评定。为了能正确的评定小儿，在此介绍正常小儿的行动发育标准，用以评定儿童的发育情况。

1. 正常儿童的行为发育

（1）新生儿的正常行为发育

1）出生时原始反射已经发育到最高水平，可以充分诱发出所有的原始反射。

2）姿势紧张良好，自发运动活泼。

3）可以诱发出对视觉和听觉的方位反应。

4）啼哭有力，吸乳能力佳。

5）喂奶期间可以与母亲对视。

6）可诱发出头的控制能力。

7）对情绪的刺激有一定的反应。

（2）1~3 个月小儿的正常行为发育

1）通过了新生儿的行动发育项目。

2）头的矫正反应出现。

3）自发活动活跃，如注视、喃喃自语、哭、笑等。

4）哭泣的方式和颜面表情逐渐地增加丰富性。

（3）3 个半月 ~4 个月小儿的正常行为发育

1）已经确立睡眠与觉醒的规律性。

2）在安静的场所可以进行宛如与人对话的发音游戏；对怪脸等表情可发出笑声。

3）在肘支撑的俯卧位上可以向周围看；可自发地、短暂地注视人和物体；可向声音的方向转头。

4）可以发现未见过的场所与自己经常所处的场所的不同。

5）可以从大人正在准备的气氛中发现自己过去体验过的诸如授乳、洗澡和外出等事物，并对其表现出自己的情绪。

6）一看到人和玩具动作就活泼。

7）会发唇音或在口唇处形成气泡。

（4）6 个月小儿的正常行为发育

1）出现俯卧位上的平衡反应。

2）会用玩具游戏，手可抓自己的脚玩耍。

3）注意力集中地注视人、物及场所，兴趣盎然地寻找声音的方向。

4）当与小伙伴在一起时表现出高兴，若中断了与小伙伴的接触或未被他人理睬时会表现出愤慨或哭泣。当他情绪不好时可因人的出现或给予玩具而安静。

5）可见到小儿对伙伴的挚爱行动；对他人的颜面表情和声音的抑扬顿挫有反应。

6）开始咀嚼食物的运动；反复进行音节的嬉戏。

7）当他要发出复杂的音阶时可以见到其舌的活动游戏。

（5）9 个月儿童的正常行为发育

1）注意自己周围的物品，持续地注视人的活动或父母的对话等。专注地看着玩具，过一会儿就会向其伸手。当去医院检查时，会专注地注视检查者，其后会回头看母亲然后再注视检查者。

2）为了引起其他人的注意而喊出声。

3）对自己的家人和外人表现出明显不同的行动，有对不熟悉的环境表现出恐惧的倾向。

4）从小儿的行动中可以观察到他对上下、内外、远近等空间关系的理解。

5）集中力初步发育；用手抓饭吃，但吃饭时会撒落，抓得一塌糊涂。

6）自主性发育，开始淘气（从四爬移动开始，探索活动越来越多）。

7）有目的的动作越来越多，对母亲对其的照料可以以共同作业的形式给予一定的协助。

8）高兴地做将物品递给他人的游戏。

（6）18个月儿童的正常行为发育

1）喜欢平衡的游戏。

2）注视发出声音的活动，可以倾听声音并对其产生极大的兴趣。

3）可与人交谈，交谈中掺杂着一些他人能理解的语言和一些不明白缘由的语言。

4）会拉着玩具走，会抱着布娃娃玩耍，可模仿做家务。

5）一听到"吃饭了"就会到饭桌前等待。

6）可笨拙地使用勺子；自立的意志已经发育，当他人想喂他饭时，会推开他人的手而想要自己吃。

7）开始自己脱袜子和鞋。

8）央求他人为其读书。

9）会指出身体的各部位。

（7）2岁儿童的正常行为发育

1）进入探索事物的年龄。

2）可以象征性地表现眼前没有的事物（思考的初步发育阶段），例如，露出其手臂或臀部时就会说"打针了"；玩简单的转圈游戏；像母亲那样给布娃娃喂饭，或让布娃娃躺在床上等。

3）即使他有非常想要的物品，也会因听从他人的劝说而耐心地等待。

4）语言的数量增多，会说主谓语句。频繁地发问"这是什么"，反复问物品的名称。

5）吃饭时撒落逐渐减少。

6）可告知大小便。

7）会穿鞋和脱衣服。

8）可帮助大人做简单的家务。

9）会踏着椅子去取高处的物品。

2. 评定的方法 根据正常小儿的行动发育规律可初步判断被评定小儿的行为发育方面是否有问题，各不同时期的小儿的评定要点如下。

（1）新生儿：对新生儿的判断比较困难，其标准能力应具备如下四点：

1）出生后原始反射的发育已经达到最高水平。

2）已经可以诱发出对声音和光的刺激的方位反应。

3）可以诱发出对头的控制能力。

4）对刺激有情绪反应。

被评定小儿的各项行为反应达到相应的标准判断为正常。也可以应用NBAS判断新生儿的行为。

对于新生儿，除了上述的行动发育的观察外，还可应用新生儿行为评定量表（Neonatal Behavioral Assessment Scale，NBAS），此量表由美国著名的儿科专家布雷译尔顿（T.B.Brazelton）编制，应用于出生3天至4周的新生儿的发育检查。

NBAS共设有27个行为项目，分别归纳在六大类之中：①习惯化（habituation）：指当同一刺激（光线和声音）呈现多次时，新生儿对其的反应逐渐减弱的现象；②朝向反应（orientation）：指新生儿对有生命的刺激物（如人）和无生命的刺激物（如玩具）的朝向；③运动控制的成熟性；④易变特点：指新生儿从觉醒到深睡的状态的变化、皮肤颜色的变化、活动水平的变化、兴奋达到最高点的变化；⑤自我安静下来的能力；⑥社会适应能力：指对微笑及接受拥抱时的反应。

（2）1~3个月的小儿：1~3个月的小儿随着头矫正反应的发育，全身抗重力姿势的保持功能也逐渐发育，与此同时，精神方面的功能也在发育。此期的精神发育迟缓诊断要点是首先要评定是否通过了新生儿的行为发育项目，然后检查头的矫正反应及自发运动，如注视、喃语、哭笑等。对自发行动少的小儿要格外引起注意。

（3）6个月以后的小儿

1）评定是否通过了3个半月至4个月小儿的行动发育标准，依次类推，9个月时评定6个月、12个月时评定9个月的行动发育标准是否通过。

2）根据小儿自律的姿势反应的发育标准检查小儿各项反应的发育情况。

精神发育迟缓儿除了有姿势反应发育不全外，常伴有许多发育的左右差。轻症的精神发育迟缓儿9个月前诊断较为困难，在9个月以后行为发育延迟才明显表现出来。除此之外，精神发育迟缓儿还常伴有刻板性、多动性、执着性、攻击性、自伤行为以及孤独症倾向，其中最多见的是多动性。

（三）社会适应能力检查

社会适应能力量表可对一个人的日常生活自理能力和社会交往能力做较充分的客观判断，从而测定小儿的社会适应能力，也称其为社会适应行为。目前常用的社会适应行为量表有：美国智力迟缓协会修订的适应性行为评定量表（AAMD-ABS）和文兰德适应能力量表（Vineland Adaptive Scale，VABS）等。我国目前有如下两个量表：

1. **婴儿 - 初中学生社会生活能力量表** 为北京医科大学左启华教授在1958年对日本的S-M社会生活能力检查表的修订版，用于评定6个月~14岁或15岁儿童的社会生活能力，可协助精神发育迟缓的诊断。此量表简便易行、费时短，比较适用。全量表共设132项，6个领域：

（1）独立生活能力：评定进食、更衣、排泄、个人卫生和集体卫生情况。

（2）运动能力：评定走、上楼梯、过马路、串门、外出玩耍、到经常去的地方，独自上学，认知交通标志、遵守交通规则，利用交通工具到陌生的地方去。

（3）作业操作：评定抓握物品、乱画、倒牛奶，准备和收拾餐具，使用糨糊、嵌图形、开启瓶盖，解系鞋带，使用螺丝刀、电器、煤气灶、烧水、做菜，使用缝纫机、修理家具等。

（4）交往：叫名字转头，说话、懂得简单指令，说出自己的名字、说出所见所闻、交谈、打电话，看并理解简单文字书、小说、报纸，写便条、写信和日记、查字典等。

（5）参加集体活动：评定做游戏，同小朋友一起玩，参加班内值日、校内外文体活动，组织旅游等。

（6）自我管理：总想自己独自干事情，理解"以后"能忍耐，不随便拿别人东西，不撒娇磨人，能独自看家，按时就寝，控制自己不随便花钱，有计划买东西，关心幼儿和老人，注意避免生病，独立制订学习计划等。

结果评定：≤5分极重度；6分重度；7分中度；8分轻度；9分边缘；10分正常；11分高常；12分优秀；≥13分非常优秀。

2. **儿童适应行为量表** 儿童适应行为量表是由湖南医科大学编制的，分城市和农村两个版本，分感觉运动、生活自理、语言发展、个人取向、社会责任、时空定向、劳动技能和经济活动等共设59个项目，3个因子和8个分量表，类似AAMD的ABS。适用于3~12岁小儿。量表作用：评定儿童适应性行为发展水平；诊断或筛查智力低下儿童；帮助制订智力低下儿童教育和训练计划。

（1）独立功能因子：又分为4个分量表，包括感觉运动、生活自理、劳动技能、经济生活四项，评定与自助有关的行为技能。

（2）认知功能因子：又分为2个分量表，包括语言发育和空间定向。评定语言功能、日常知识应用技能和认知功能。

（3）社会/自制因子：分为两个分量表，包括个人取向和社会责任。评定个人自律、遵守社会规范等方面的行为能力。

第三节　感觉统合障碍评定

一、概述

感觉统合（sensory integration）是大脑将从身体各种感觉器官传来的感觉信息，进行多次组织分析、综合处理，作出正确决策，使整个机体和谐有效地运作。感觉统合是儿童发育的最重要基础，对其身心发展起着不可替代的作用。婴幼儿期是感觉统合发展的最重要时期。感觉统合障碍（sensory integrative dysfunction）是指输入大脑的各种感觉刺激信息不能在中枢神经系统内形成有效的整合而产生的一种缺陷。感觉统合障碍也被称为一种"时代病"，它是由现代的不良生活模式所造就的一种现象。感觉统合障碍的儿童通常无法有效组织感觉信息，导致其出现触觉障碍、本体觉障碍、前庭功能障碍、视觉空间及听觉障碍等。这些障碍十分不利于儿童个体的健康发展，并且容易产生持久、广泛的不良影响。如果不能对感觉统合障碍的儿童及时矫正，最终可能会导致其出现不同程度的行为问题、情绪障碍、学习困难及人际关系障碍等。此障碍多发生在5、6岁至11、12岁的儿童身上。感觉统合训练可以有效地改善儿童的感觉统合障碍的状况，帮助其恢复到正常的成长状态。

通过研究，可以清楚地了解感觉统合障碍与感觉系统、行为间的联系，感觉统合障碍分以下三种类型：感觉调节障碍、感觉辨别障碍和感觉性基础运动障碍。个体可有其中一种或多种状态的障碍情况。

（一）感觉调节障碍

感觉调节是中枢神经系统一种动态的过程，将刺激调整到某种程度，来使身体产生适当的反应。在行为上，感觉调节是组织将感觉输入调整及分级来产生适应行为的能力。

感觉调节障碍是由于机体不能对所接收的感觉信息进行正确的调节整合，且出现分心、过动、焦虑及自控能力差等行为，所有感觉系统均可发生调节障碍，常见的障碍类型有感觉防御和感觉迟钝。从行为反应上，可以观察到反应过度或反应不足，有些儿童同时会有两种反应表现，而有些只表现出一种。

1. 感觉防御　感觉防御（sensory defensiveness）是指机体对同一感觉刺激反应明显较一般人快速、强烈或持久，行为上通常表现为感觉反应过高，会拒绝接触感觉刺激，如此也会限制探索环境以提供发展所需的感觉刺激。

常见的感觉过防御有触觉防御、前庭觉防御（包括对移动的厌恶和重力不安全感）、本体觉防御等。这里的重力不全感主要是指在不至于危险或是具威胁性的姿势、前庭刺激或本体觉刺激下，个体出现不安的情绪反应甚至恐惧。

2. 感觉迟钝　感觉迟钝（dysesthesia）与感觉过防御相反，是机体对同一感觉刺激的反应明显较一般人低下和缓慢，需要更大的强度和时间的刺激才能发生适应性反应。通常表现为感觉反应不足，对某种感觉毫无反应或是不断寻求感觉刺激（感觉寻求），这样的反应很容易致伤（比如对前庭觉和本体觉不断寻求时，会出现动个不停、爬高及故意跌倒等行为）。

（二）感觉辨别障碍

感觉辨别功能是指个体能明确地辨识各种感觉的质、量、时间及空间准确变化的能力。例如，当个体要完成抛篮球入篮筐的动作时，首先需要触觉与本体觉辨别篮球的质地重量甚至形状、感受身体与篮筐的位置关系以及动作速度力度，与前庭觉及视觉整合确定身体重心及姿势控制，最后完成较为复杂的动作顺序—投球。

感觉辨别障碍（sensory discrimination disorder，SDD）是由于大脑不能正确地解释所接收的感觉信息，或者信息处理时间过长导致个体不能对环境做出适应性反应。当然所有的感觉系统都可以发生辨别障碍。

（三）感觉基础性运动障碍

感觉基础性运动障碍（sensory based dyspraxia）是指个体不能正确处理与运动计划相关的感觉信息，在行动的计划和安排上存在缺陷，包括双侧统合及动作顺序障碍和身体运用能力障碍。

1. 双侧统合及动作顺序障碍 双侧统合及动作顺序障碍（bilateral integration and sequencing，BIS）指的是身体两侧协调性不佳以及无法完成正确的动作顺序，通常是前庭及本体觉处理问题而产生的一种感觉运动障碍。

2. 身体运用能力障碍 身体运用能力障碍（somatodyspraxia）指需要感觉前馈的预期性以及回馈的动作计划能力差，也会出现动作上的问题，但身体运用能力障碍会表现出对简单动作操作困难，表现为身体图式（body scheme）与动作计划（motor planning）发展能力不足。出现该障碍的个体主要与存在其他感觉系统调节及辨别障碍有关。

（四）视觉空间能力障碍

视觉空间能力障碍（visual spatial abilities disorders）是指判断物体位置以及与个体本身关系的能力不足，属于视知觉障碍的一种。视觉功能主要分为物体视觉以及空间视觉，而与动作活动有密切关系的为空间视觉，它可以影响运动控制技巧以及移动肢体朝向另一物体的，所以视觉空间能力障碍会影响处理移动中的物体以及整个身体的动作。

如果存在视觉障碍，同样会出现其他感觉障碍所表现出来的行为，必须辨别出异常行为究竟源于何种感觉统合障碍类型。

（五）中枢听觉处理障碍

中枢听觉处理障碍（central auditory processing disorders）是指个体对一个非理想环境中的听觉信息有处理及整合困难。通常存在中枢听觉处理障的儿童在一般纯音听力检查及语言测试的结果正常，但在动态的听觉环境中，理解语言信息上有困难。

二、 康复评定

除了对疑似因素及日常生活异常行为的分析，专业工具评定需要儿科或神经科医生、有经验的作业治疗师等专业人员完成。

艾尔丝博士在创立感觉统合理论时，对感觉统合障碍评估做了大量的工作，设计了一系列评估工具，至今仍被使用。当前，用于儿童感觉统合障碍的专业评定工具有多种，主要分为间接评定和直接评定两大类。

（一）间接评定

间接评定是由儿童家长根据儿童实际情况，填写专业问卷或量表的方式完成。这种评定方法实施简单、易统计，但由于各种原因会造成一定误差。

1. 儿童感觉统合能力发展评定量表 我国当前使用的中文版儿童感觉统合能力发展评定量表是

由台湾郑信雄教授根据中国儿童特征编制。由北京大学精神卫生研究所进行修订，推出该量表的中国内地版，有较好的信度和效度。到目前，该量表分化为 3~6 岁与 6~11 岁两种。量表皆由对儿童较了解的家长填写，是儿童最近 1 个月内情况，均采用 1~5 进行为评分（发生频率为 100% 则为总是如此、75% 为常常如此、50% 为有时候、25% 为很少这样、没有发生过为从不这样），问卷的数据处理是根据儿童的年龄，将已得每项原始分总和转换为标准分，根据标准分 T，对感觉统合能力加以总体评定：低于 40 分说明存在感觉统合障碍。30~40 分（包括 40）为轻度感觉统合障碍，20~30（包括 30）分为中度感觉统合障碍，低于 20（包括 20）分为重度感觉统合障碍。该量表已做出计算机处理软件，提高了数据处理的速度及精确度。

（1）儿童感觉统合能力发展评定量表（3~6 岁）：该量表共设 30 选择题，其中 3 岁儿童只显示前 20 题，4~6 岁儿童显示全部 30 题。最后测试项目为视觉平顺、听觉识别、前庭平衡、本体感觉以及触觉。

（2）儿童感觉统合能力发展评定量表（6~11 岁）：该量表共设 58 道选择题，其中 6~9 岁儿童只需对 55 题以上进行评估。最后测试项目为：①前庭失衡：主要涉及身体的大运动能力和前庭平衡能力评定，包括"手脚笨拙"等 14 个问题。②触觉功能不良：主要对情绪的稳定性及过分防御行为进行评定，包括"害羞、不安、喜欢孤独，不爱和别人玩"等 21 个问题。③本体感失调：主要涉及身体的本体感及平衡协调能力，包括"穿脱衣服、系鞋带动作缓慢"等 12 个问题。④学习能力发展不足：主要涉及由于感觉统合不良所造成的学习能力不足 8 个问题。评定 6 岁以上儿童。⑤大年龄儿童的问题：对使用工具及做家务的评定，主要评定 10 岁以上儿童，有 3 个问题。

2. 儿童感觉处理功能调查表 是一套专为儿童评测感觉统合障碍的家长问卷，由香港职能治疗师张蓓蓓女士负责制订。包括感觉处理功能调查表一套、使用手册、使用说明及评估结果报告。其主要从听觉、视觉、活动量、味觉/嗅觉、身体姿势、动作、触觉及情绪/社交，这八个方面来做评估。

（二）直接评定

直接评定是专业人员借助专门的设备或有关标准对儿童的发展情况进行直接检查和测评的评定手段。主要有感觉统合及运用测验、婴幼儿感觉功能测试量表、Peabody 精细评定量表、感觉统合训练器材筛查、旋转后眼震试验等。

1. 感觉统合及运用测验 感觉统合及运用测验（Sensory Integration and Praxis Tests，SIPT）艾尔丝博士设计编制理论本身的标准化评估 SIPT，适用于 4~8 岁儿童，针对动作障碍的项目全面具体耗时（1.5~2 小时）、昂贵、软件满意的信度和效度、最有权威性。北美地区有常模，国内很少用。

2. 婴幼儿感觉功能测试量表 婴幼儿感觉功能测试量表（the Test of Sensory Functions in Infants，TSFI）适用于 4~18 个月婴幼儿，适用对象为感觉调节紊乱、发育迟缓或学习感觉加工异常者，其结果反映了感觉缺陷及程度、情绪的稳定性以及学习能力，对临床具有针对性早期干预的作用。整个测评过程分为 5 个分测验，其中包括深触压反应（5 项）、适应性运动功能（5 项）、视觉—触觉整合（5 项）、眼球运动控制（2 项）、前庭刺激反应（5 项）。

3. Peabody 精细评定量表（PDMS-2） 2002 年出版，创始人 Folio，适用于 0~6 岁儿童，主要反映动作发育水平，在精细动作中包括视动整合分测验。

4. 旋转后眼震试验（post-rotatory nystagmus test，PNT） 主要作用为测试前庭功能，测试方法：

1）测试工具为旋转后眼震试验 N 座位转盘（the Sit 'N' Spin），价格昂贵，也可以用转椅替代。

2）被测试者体位为坐位、侧卧（鼻与地面成 45°角）。

3）转速为 1 圈/2 秒，每次 10 圈（不能耐受者即刻停止）。

4）旋转顺序：先坐位后侧卧，顺/逆时针方向、左/右侧卧逐项进行。

5）记录结果水平和垂直方向眼震次数以及孩子的身体反应。

6）结果判断，正常结果为水平方向眼震颤 8~10 次，头歪倒、眩晕、呕吐。异常结果为眼震颤无、过多、过少，表现为旋转时微笑甚至大笑，无眩晕或无呕吐，轻松地走开或反应过于强烈。

（三）感觉统合训练器材筛查

感觉统合训练器材筛查是有专业经验的人员，利用临床训练设施，根据儿童年龄及整体发育水平，设计可以诱发感觉调节问题的状况，通过观察儿童的反应（包括其表情、行为、心理等方面），辅助分析感觉统合是否失调。

1. 筛查过程

（1）视知觉障碍筛查：①视力（包括中央视力和周边视力）；②视觉凝视（5~6 岁可达到 10 秒钟）；③追视；④跳视；⑤双眼对整（包括眼睛对整 - 电筒测试和眼睛对整 - 遮盖或不遮盖测试）；⑥视动性眼球震颤等。

（2）感觉调节障碍筛查：感觉调节障碍的筛查结果，主要观察儿童在感觉输入后的反应，如果出现持续逃避、抗拒、焦虑、过度保护反应或哭闹（大笑）等警觉过度行为疑是感觉过防御；相反如果出现持续的情绪淡漠、不能引起自我保护动作或要求多次重复（不要停止）等警觉不足行为疑是感觉迟钝。

1）针对触觉：①采用刷身刷、温 / 凉毛巾对身体皮肤（从身体远端开始至近端皮肤）进行刷擦；②采用触觉球，对仰卧位（俯卧位）儿童进行适度按压。

2）针对本体觉：①钻爬阳光隧道（或彩虹筒等狭小空间）；②如果触觉调节没有问题，可用将儿童放入海洋球池中（最好是将除了头部以外的肢体放置球池中）；③坐位于椅子上，将双上肢自然放在身体两侧，然后令儿童闭眼，并摆放上肢于某个姿势，观察儿童是否能将另一侧上肢摆出与其对称姿势。

3）针对前庭觉（由于视觉调节影响，以下皆要观察对比蒙眼之前的反应）：①坐位 - 俯卧位 - 仰卧位于 Bobath 球上，并左右及前后转动 Bobath 球（睁眼状态，可筛查重力不安全感）；②坐 - 站于方形围边秋千中，左右、前后摆动或旋转秋千（在旋转秋千时，可观察眼球震动）；③坐 - 俯卧于小滑板上，移动滑板前进。

（3）感觉辨别障碍筛查

1）触觉辨别障碍筛查的方法：①利用一个布袋，里面装有不同质地的玩具，要求儿童手伸入（避免视觉干扰），取出指定质地的玩具；②儿童在蒙眼状态，评估者用手指触碰儿童皮肤（一处或两处），要求儿童指出触碰位置。

2）前庭觉及本体觉辨别障碍筛查方法：①利用"抛球入篮筐"的游戏活动，观察儿童是否能在不同距离以及不同质地球的情况下准确完成；②是否能完成评估者所示范的俯卧伸直姿势，且 6 岁及以上儿童可维持 30 秒；③观察儿童是否能跨过评估者推去的滚动体能棒。

2. 注意事项

（1）筛查时，要排除其他因素干扰（比如对筛查环境或操作者的陌生而出现抗拒哭闹）；

（2）筛查过程中，要避免多次反复操作，主要观察儿童在不经意下作出的反应；

（3）确定筛查环境非儿童经常活动过的场所；

（4）对感觉调节筛查顺序依次为视觉 - 触觉 - 本体觉 - 前庭觉，避免后者影响前者结果（比如前庭觉活动会影响视觉）；

（5）筛查只能补充其他评定手段，进一步确定失调类型，也可以指导临床治疗方向；

（6）筛查手法也可以用作临床训练方法；

（7）该方法目前不能确定失调程度。

第四节　孤独症谱系障碍评定

一、概述

孤独症谱系障碍（autism spectrum disorders，ASD）是一类神经发育障碍性疾病，以社会交往及交流障碍、兴趣狭窄、刻板与重复行为为主要特点。美国精神医学协会发布了第 5 版《精神障碍诊断与统计手册》（*The Fifth of Diagnostic and Statistical Manual of Mental Disorders*，DSM-5），已将儿童孤独症（autistic disorder；infantile，childhood autism）、阿斯伯格综合征（Asperger syndrome）、未分类的广泛性发育障碍以及儿童瓦解性精神障碍统称为 ASD。

阿斯伯格综合征（Asperger syndrome）是孤独症谱系障碍中的一个亚型，其特征是典型的孤独症样社会交往异常，并伴有兴趣狭窄和活动内容的局限以及刻板或重复动作。但是，没有语言和认知的发育延迟，多数此症的小儿智力正常，但有明显的行动方面的笨拙。

Asperger 综合征由澳大利亚的小儿科医生 Hans Asperger 最先报告，故而得名。英国的 Lorna Wing 等学者又进行了进一步的研究，确定了本综合征的诊断标准等。Asperger 综合征与孤独症同样，多见于男童，男女发病的比例是 8∶1。

（一）孤独症谱系障碍临床表现

儿童孤独症起病于 3 岁前，其中约 2/3 的儿童出生后逐渐起病，约 1/3 的儿童经历了 1~2 年正常发育后退行性起病。临床表现在不同时期有所不同。

1. 社会交往及交流障碍

（1）社会交往障碍：在社会交往方面存在质的缺陷，他们不同程度的缺乏与人交往的兴趣，也缺乏正常的交往方式和技巧。具体表现随年龄和疾病严重程度的不同而有所不同，以与同龄儿童的交往障碍最为突出：①缺乏社交性微笑。②缺乏社交性凝视。③与父母亲之间缺乏安全依恋性关系。④共享注意缺陷。⑤不会交朋友，难以建立友谊，Wing 根据孤独症的社交行为将他们分为三种类型：冷漠型、被动型和主动但奇特型。⑥不能进行正常游戏。孤独症儿童的游戏一般停留在练习性游戏阶段，在游戏中很少出现自发的象征性游戏，对于合作性游戏缺乏兴趣，常常拒绝参加集体游戏。⑦不能遵守社会规则，表现为不理解规则，不懂得约束自己的言行。

（2）交流障碍：在言语交流和非言语交流方面均存在障碍，其中以言语交流障碍最为突出，通常是儿童就诊的最主要原因。

1）言语交流障碍：①言语发育迟缓或不发育。常常表现为语言发育较同龄儿晚，有些甚至不发育。有些儿童可有相对正常的言语发育阶段，后又逐渐减少甚至完全消失；②言语理解能力不同程度受损；③言语形式及内容异常。最大问题是"语用"障碍，即不会适当地用语言沟通，存在答非所问，人称代词分辨不清，即刻板模仿言语、延迟模仿言语、刻板重复言语等表现；④语调、语速、节律、重音等异常。

2）非言语交流障碍：常拉着别人的手伸向他想要的物品，多不会用点头、摇头及手势、动作、表情、眼神表达想法，也不能理解他人的姿势、面部表情等的意义。

2. 兴趣狭窄和刻板重复的行为方式　倾向于使用僵化刻板、墨守成规的方式应付日常生活。

（1）兴趣范围狭窄和不寻常的依恋行为：迷恋于看电视广告、天气预报、旋转物品、排列物品或听某段音乐、某种单调重复的声音等，对非生命物品可能产生强烈依恋，如瓶、盒、绳等都有可能让儿童爱不释手，随时携带。

（2）行为方式刻板重复：儿童常坚持用同一种方式做事，拒绝日常生活规律或环境的变化，如坚持走一条固定路线，坚持把物品放在固定位置，拒绝换其他衣服或只吃少数几种食物。

（3）仪式性或强迫性行为：常出现刻板重复、怪异的动作，如重复蹦跳、拍手、将手放在眼前扑动和凝视、用脚尖走路、反复闻物品或摸光滑的表面等。

3. 其他表现 常伴有睡眠障碍、精神发育迟缓、注意障碍、自笑、情绪不稳定、多动、冲动攻击、自伤等行为；认知发展多不平衡，音乐、机械记忆、计算能力相对较好甚至超常；还有一部分儿童伴有抽动秽语综合征、癫痫、脑瘫、感觉系统损害、巨头症等。

（二）DSM-V 中 ASD 诊断标准

1. 现在或过去在多种情景内的社会沟通和社会互动方面表现出质的损伤。

（1）缺乏社交或情绪互动。

（2）非口语沟通行为的应用有显著损伤。

（3）无法发展、维持并理解符合其发展水平的社会关系。

2. 行为、兴趣或活动的模式相当局限，重复刻板，表现为下列各项中的至少两项。

（1）表现出刻板重复的动作行为、沉迷于某一物体或重复性言语。

（2）表现出对惯例的同一性坚持，固执于一些仪式性的言语或非言语动作。

（3）表现出对少数兴趣异乎寻常的高度集中。

（4）表现出对环境中的感觉刺激反应过度、反应不足或是对某种感觉刺激表现出异常的兴趣。

3. 以上症状一定是在发育早期就表现出来的。

4. 以上症状的出现严重影响了社交、工作或是其他重要领域的正常功能。

5. 此障碍无法以智力障碍或整体发育迟缓作更佳解释。由于智力障碍常常作为孤独症谱系障碍并发症，因此在做孤独症谱系障碍同智力障碍的共病诊断时，患者的社会沟通能力应低于正常发展水平。在 DSM-V 中，增加了孤独症谱系障碍程度分类（表 20-15）。

表 20-15　孤独症谱系障碍程度分类

障碍程度	社会交往	刻板 / 重复性行为
Ⅰ级：需要极大支持	言语或非言语社会沟通表现出严重损伤，导致社会功能严重受损；很少主动发起社交行为，对他人发起的社交行为也极少回应	行为模式刻板，对环境中的改变极度不适应；重复刻板的行为显著影响各方面的功能，很难改变其对事物或兴趣的专注性
Ⅱ级：需要较多支持	言语或非言语社会沟通表现出明显损伤；即使在有支持情况下仍表现出社会功能的损伤；很少主动发起社交行为，对他人发起的社交行为也极少或异常回应	行为模式刻板，对环境中的改变很难适应；常表现出明显重复刻板行为并影响着多种情景中的功能；很难改变其对事物或兴趣的专注性
Ⅲ级：需要支持	在无支持的情况下表现出明显的社会沟通损伤；较难主动发起社交行为，对他人发起的社交行为表现出明显的异常；可能表现出对社交行为较少的兴趣	行为模式的刻板显著影响单一或多情景中的功能；不同活动之间的转换表现出困难；组织和计划问题影响独立性

二、 康复评定

对孤独症儿童进行全面评定是有针对性地指导家长和专业机构对孤独症儿童进行干预和训练的依据。孤独症儿童发展中的问题往往表现在多方面，这些方面的问题有时会在儿童发展的不同阶段有不

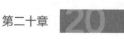

同的表现。因此，专业人员需对孤独症儿童进行多方面评定。一方面要注意对儿童可能具有的发育迟缓进行评定，另一方面又要注意对其具有的发育异常进行评定，同时，还要将儿童在个别领域的功能放到其整体功能中去分析理解。评定的方法很多，各有其独特的优点，也有其局限性，使用时必须谨慎，不可盲目滥用。一次评定反映的只是儿童当时、当地的表现，不能根据一次评定结果预测儿童将来甚至终生的发展情况。

（一）发育评定

主要用于 3 岁以下的婴幼儿。可用于发育评定的量表有丹佛发育筛查测验（Denver Developmental Screening Test，DDST）、格塞尔发育量表（Gesell Development Schedules，GDDS）、贝利婴儿发育量表（Bayley Scales of Infant Development，BSID）等。

1. 丹佛发育筛查测验 是目前国际上广泛应用的发育筛查评定，可早期发现婴幼儿发育差异或智力发育迟缓，我国已将其标准化并广泛应用。适用于 2 个月 ~6 岁，每次评定约 15 分钟。评定 4 大行为领域的能力：①个人 - 社交能区：与人交流和生活自理能力，如微笑、认生人、用杯喝水、穿衣等；②精神动作 - 适应性能区：眼与手的协调能力、握物、捏小丸、搭积木等；③语言能区：测查听声音、发音、牙牙学语、理解大人的指示、用语言表达自己的要求等；④大运动能区：姿势、平衡、坐、爬、立、走、跑、跳的能力。

2. 贝利婴儿发育量表 适用于 2~30 个月儿童发育状况的评定，每次评定约 45 分钟。由心理量表、运动量表和婴儿行为及记录三部分组成，其中心理量表 163 项，内容包括知觉、记忆、学习、问题解决、发音、初步的语言交流、初步的抽象思维等活动；运动量表 81 项，内容包括坐、站、走、爬等粗大动作能力以及用双手操作的技能。可以计算出心理发育指数和运动发育指数。

3. 格塞尔发育量表 适用于 0~6 岁的小儿，主要有 5 个能区：①适应性行为：包括手眼协调，对周围事物的探究和分析综合能力；②粗大运动：粗大运动能力，如坐、走、跑、姿势、平衡；③精细运动：精细运动能力，如手指抓握、操作物品的能力；④语言：包括对他人语言的模仿和理解能力；⑤个人 - 社交性行为：即对所处的社会文化环境的个人反应能力。

（二）心理学评定

主要包括智力发育评定、语言评定、适应能力评定等，这些评定有些不是专门为孤独症儿童设计的，但可为康复干预计划的制订提供依据。

1. 智力评定量表 常用的智力评定量表有韦氏智力评定、斯坦福 - 比内智力量表、Peabody 图片词汇评定、瑞文渐进模型测验（RPM）等。

2. 适应能力评定量表 适应能力评定不仅是孤独症儿童诊断的依据，而且可为教育训练及训练效果提供基础。

（1）文兰德适应能力量表：文兰德适应能力量表（Vineland Adaptive Scale，VABS）包括交流沟通、生活能力、社会交往、动作能力及问题行为 5 个分测验。评定时可根据特定的目的选择全部或其中数个分测验：①交流沟通分测验由 133 个问题组成，涉及儿童的理解能力、表达能力、书写能力等；②生活能力分测验包括 201 个问题，评定儿童在个人卫生、料理家务、社区活动等方面的实际问题；③社会交往分测验包括 134 个问题，儿童在人际关系、闲暇娱乐、处理问题等方面的能力是评定的重点；④动作能力分测验由 73 个问题组成，目的是了解儿童在肢体动作、手指动作方面的能力水平；⑤问题行为分测验包括 36 个问题，以了解儿童在负面行为方面有无障碍。其优点是确定孤独症儿童在特定领域的长处与问题，从而为干预方案的制订提供客观依据。适用年龄 2~18 岁。

（2）婴儿 - 初中学生社会生活能力量表：适用于评定 6 个月 ~14 岁的儿童，包括独立生活（SH）；运动能力（L）；作业操作（O）；交往（C）；参加集体活动（S）；自我管理能力（SD）等几部分 132 个项目，由家长或照料人每天根据相应年龄逐项填写，≥10 分为正常。

（三）孤独症症状评定

目的主要是检查受试儿童是否具有孤独症症状，主要有孤独症筛查量表、孤独症诊断量表。美国儿科学会（AAP）早期筛查指南提出三级筛查程序：初级保健筛查、一级筛查和二级筛查。在使用筛查量表时，要充分考虑到可能出现的假阳性或假阴性结果。诊断量表的评定结果也仅作为儿童孤独症诊断的参考依据，不能替代临床医师综合病史、精神检查并依据诊断标准作出的诊断。

1. 初级保健筛查

（1）警示指标：6个月后，不能被逗乐，眼睛很少注视人；10个月左右，对叫自己名字没反应，听力正常；12个月，对于言语指令没有反应，没有牙牙学语，没有动作手势语言，不能进行目光跟随；对动作模仿不感兴趣；16个月，不说如何词汇，对语言反应少，不理睬别人说话；18个月，不能用手指指物或用眼睛追随他人手指指向，没有显示给予行为；24个月，没有自发的双词短语。任何年龄出现语言功能倒退或社交技能倒退。

（2）影像分析方法：影像分析18~24个月 ASD，发育迟缓及健康儿童的行为区分 ASD 和其他两组儿童的9个危险信号；缺乏适当的目光注视；不能通过眼神交流来表达喜悦的情绪；不与他人分享高兴和感兴趣的事；听名字没反应；缺乏适当的眼神交流、面部表情、手势与语调；不喜欢向他人展示自己感兴趣的东西；特别的说话方式；刻板重复的肢体运动；刻板重复的运用物体的方式。其中前6个危险信号包含了 ASD 儿童缺少的正常行为，后3个危险信号是 ASD 儿童所表现出的特殊异常行为。72%~100% 的 ASD 儿童存在前6个危险信号，50%ASDs 儿童表现出特别的说话方式和刻板重复的肢体运动，75% 的儿童表现出刻板重复的运用物体的方式。发育迟缓儿童则很少表现出上述3种特殊异常行为。

2. 一级筛查　用于在普通人群中发现 ASDs 可疑人群，包括简易婴幼儿孤独症筛查量表（Checklist for Autism in Toddler，CHAT）、简易婴幼儿孤独症筛查量表改良版（the Modified Checklist for Autism in Toddler，M-CHAT）、CHAT-23（Checklist for Autism in Toddler-23）、克氏孤独症行为量表（Clancy Autism Behavior Scale，CABS）、CSBS 婴幼儿沟通及象征性行为发展量表（Communication and Dymbolic Behavior Scale Developmental Profile，CSBS DP）、孤独症特征早期筛查问卷（Early Screening of Autistic Traits Questionnaire，ESAT）等。

（1）简易婴幼儿孤独症筛查量表（CHAT）：是英国学者综合之前研究发展出的一种早期筛查工具，适用于18个月婴幼儿，完成约需5~10分钟。评估分两部分进行，A 部分包括9个项目，通过咨询父母完成；B 部分包括5个项目，通过专业人员观察，结合儿童的反应进行简短的访谈后作出判断。关键项目有5个（A5、A7、B2、B3、B4），主要评估共享注意和假装游戏两类目标行为，5个关键项目均未通过者有孤独症高风险，未通过 A7 和 B4 者则具有中度风险。未通过 CHAT 筛查者一个月后需进行二次筛查确定。

（2）简易婴幼儿孤独症筛查量表改良版（M-CHAT）：基于 CHAT 修改而成，是孤独症早期评估的理想工具。用于筛查16~30个月儿童，共23项（其中包括 CHAT section A 的9项），由家长填写。6个关键项目分别评估社会联结、共同注意、分享物品及应人能力。当23项中3项或6项关键项目中至少2项未通过则提示有孤独症高风险，未通过初筛者需进一步评估。

（3）CHAT-23：香港学者将 M-CHAT 汉化版和 CHAT 的 B 部分合并形成的用于筛查智龄达18~24个月儿童的评估工具，目前有中国内地版本。筛查阳性标准为23项中至少6项阳性或7项关键项目中至少2项阳性及 B 部分中前4项有2项阳性。

（4）克氏孤独症行为量表（CABS）：共14个项目，每个项目采用2级或3级评分。2级评分总分≥7分或3级评分总分≥14分，提示存在可疑孤独症问题。该量表针对2~15岁的人群，适用于儿保科门诊、幼儿园、学校等对儿童进行快速筛查。

（5）CSBS 婴幼儿沟通及象征性行为发展量表：包括7项内容：情感和目光对视、交流、肢体语言、声音运用、词汇运用、词汇理解、物体运用。可用于发育延迟或发育障碍（如孤独症）高危儿筛查，社会交往、语言延迟评定及行为评定。18~24个月、父母填表，仅需约5分钟，医生需2分钟进行核查，对婴儿标记。

（6）孤独症特征早期筛查问卷（ESAT）：包括13个项目：不会玩玩具，游戏方式单一，情感表达达不到同龄水平，面无表情，无目光对视，单独一人时无反应，刻板重复动作，不会炫耀，无交往性微笑，对他人无兴趣，对语言无反应，不喜欢玩游戏，不喜欢被拥抱。适用于14~15个月，由父母与专业人员填写，每次评定时间约为15分钟。3项未通过时判定为有患ASD风险。

3. 二级筛查工具 需要由专科医师来执行，用于排除ASDs可疑人群中的其他发育障碍，协助诊断，如孤独症行为量表（Autism Behaviour Checklist，ABC）、儿童孤独症评定量表（Childhood Autism Rating Scale，CARS）、2岁儿童孤独症筛查量表（the Screening Tool for Autism in Two-year-olds，STAT）等。

（1）孤独症行为量表（ABC）：国内外广泛应用，稳定性好，阳性符合率可达85%。涉及感觉、行为、情绪、语言等方面的异常表现，可归纳为生活自理（S）、语言（L）、身体运动（B）、感觉（S）和交往（R）5个因子的57个项目，每个项目4级评分，总分≥53分提示存在可疑孤独症样症状，总分≥67分提示存在孤独症样症状，适用于8个月~28岁的人群。由父母或与孩子共同生活达2周以上的人评定。

（2）儿童孤独症评定量表（CARS）：适用于2岁以上的人群，可将精神发育迟缓与孤独症加以区分，还可以区分病情程度，是常用的评定诊断工具，具有极大的实用性。共包括15个项目，分别为与他人关系、模仿、情感反应、肢体动作、使用物体、对变化的反应、视觉反应、听觉反应、味嗅觉反应、害怕与紧张、语言交流、非语言交流、活动程度、智力及一致性、总体印象。每个项目4级评分，根据儿童在每一个项目从正常到不正常的表现，分别给予1~4的评分，必要时还可给半分，如1.5分或2.5分等。总分<30分为非孤独症，总分30~36分为轻~中度孤独症，总分≥36分为重度孤独症。由专业人员评定，评定人员应通过直接观察、与家长访谈、各种病历报告获得受评定儿童的各项资料，在对每一领域进行评定打分时，应考虑儿童年龄以及行为特点、频率、强度和持续性。

（3）2岁儿童孤独症筛查量表（STAT）：适用于24~36个月的儿童，针对4个能区12个互动活动。由专业人员对特定游戏活动中儿童的表现进行观察、判断。

（四）孤独症诊断量表

孤独症诊断观察量表（Autism Diagnostic Observation Schedule-Generic，ADOS-G）和孤独症诊断访谈量表修订版（Autism Diagnostic Interview-Revised，ADI-R）是目前国外广泛使用的诊断量表，对评定人员的各方面要求特别是临床经验的要求较高，均需受到专门的训练并在操作达标后方可实际使用这些评定方法。我国尚未正式引进和修订。

1. 孤独症诊断观察量表（ADOS-G） 适用于所有年龄段，通过观察儿童在游戏中的表现和对材料的使用，重点对他们的沟通、社会交往及使用材料时的想象能力加以评估。由四个模块组成，每模块需用时35~40分钟。特点是可以根据评测对象的语言能力（从无表达性语言到言语流畅）选择适合其发展水平的模块。进行每个模块时都详加记录，在活动结束后根据记录做出整体评估。与ADI-R联合应用被公认为孤独症诊断的金标准，广泛应用于流行病学研究、临床评估及其他与孤独症相关的研究。

2. 孤独症诊断访谈量表修订版（ADI-R） 适用于心理年龄大于2岁的儿童和成人。由专业人员对家长对监护人进行访谈。量表包括6个部分：社会交互作用方面质的缺陷（16项，B类），语言及交流方面的异常（13项，C类），刻板、局限、重复的兴趣与行为（8项，D类），判断起病年龄（5项，A类），非诊断记分（8项，O类）以及另外6个项目涉及孤独症儿童的一些特殊能力或天赋（如记忆、音乐、绘画、阅读等）。前三个核心部分反映了孤独症儿童的三大类核心症状，是评定和判断儿童有无异常的关键。评分标准与方法因各个项目而异，一般按 0~3 四级评分，评 2 分或 3 分表示该项目的异常明确存在，只是程度的差异；评 1 分表示界于有 / 无该类症状之间的情况，0 分为无异常。若用于国内，该量表的个别项目应修改或删除。

以上两种量表的实施对测试人员要求较高，他们均需受到专门的训练，拥有较丰富的临床经验，并在操作达标后方可实际使用这些量表。

（五）心理教育评定量表（C-PEP）

国内修订后的心理教育评定量表修订版（Psychoeducational Profile-Revised，PEP-R）命名为 C-PEP。适用于 3~7 岁孤独症、非典型孤独症和其他类同的沟通障碍者。主要评定的功能领域为模仿、知觉、动作技能、手眼协调、认知表现及口语认知；后者由 44 个项目组成，用来评定儿童严重程度，包括情感、人际关系及合作行为、游戏及材料嗜好、感觉模式和语言 5 个领域。在 C-PEP 进行之前，必须经过包括 CARS、智力测试、家长访谈及行为观察等评定。C-PEP 评定使用丰富的材料，儿童易产生兴趣，评定中所需语言少，通过功能发育侧面图和病理侧面图可以直观地了解个别化训练方案的制订和行为矫正，该量表目前在国内医疗教育机构使用广泛。

（六）孤独症治疗评估量表（AETC）

孤独症治疗评估量表（Autism Treatment Evaluation Checklist，AETC）分为说话 / 语言、社交、感知觉和健康 / 行为 4 项，共 77 题，量表总分为 0~179 分，分值越高，症状程度越重。说话 / 语言部分：根据不能、有点能、完全能分别评为 2、1、0 分；社交部分：根据不像、有点像、非常像分别评为 0、1、2 分；感知觉部分：根据不能、有点能、完全能分别评为 2、1、0 分；健康 / 行为部分：根据不成问题、极小问题、中等问题、严重问题分别评 0、1、2、3 分。

小结

本章为常见儿童疾病评定，过去常常以脑性瘫痪评定为主，由于近年来孤独症、神经发育迟缓的发病率越来越高，临床上遇到的患者也越来越多，故本章增加了孤独症评定、智力发育障碍评定和感觉统合评定，掌握脑性瘫痪评定和孤独症评定是本章的重点。

思考题

1. 按精细动作发育顺序从哪几个方面进行评定？
2. 简述小儿运动发育规律？
3. 诊断智力发育障碍由哪两个方面决定？
4. 感觉统合障碍直接评定有哪几种？
5. 孤独症谱系障碍相关的评定方法？

（郭　津）

第二十一章
老年疾病康复评定

第一节　老年性痴呆评定

一、概述

老年性痴呆又称阿尔茨海默病（Alzheimer's disease，AD），是一种以进行性认知障碍和记忆力损害为主要症状的中枢神经系统退行性疾病，占所有痴呆症的 60%~70%，也是老龄化人群疾病中导致并发症和死亡的主要原因之一。患者多隐匿起病，表现为持续、进行性的记忆、认知障碍，伴有言语、视空间功能、人格及情感障碍等。

（一）病因

老年性痴呆的病因目前尚不明确，可能与遗传、病毒感染、炎症、免疫功能紊乱、神经递质障碍、血清维生素 B_{12} 和叶酸水平等因素有关。`

痴呆的家族史是老年性痴呆公认的危险因素之一。多种后天因素可能致 AD 的发病风险升高，包括高血压、高脂血症、脑血管疾病、周围动脉粥样硬化、肥胖、葡萄糖代谢改变和脑部创伤等。

另外，氧化应激和同型半胱氨酸（homocysteine）可能是引起 AD 的重要危险因素。长期暴露于某些药物（如苯二氮䓬类、抗胆碱能药、质子泵抑制剂等）也可能使 AD 发病风险升高。

（二）发病机制及病理

AD 的发病机制仍不清楚。AD 的大体病理表现为弥漫性脑萎缩，脑的体积缩小和重量减轻，脑沟加深、变宽，脑回变窄，颞、顶、前额叶特别是海马区萎缩。组织病理学的典型改变为弥散性的神经炎性斑块（嗜银神经轴索突起包绕 β 淀粉样蛋白而形成）、神经元纤维缠结（由过度磷酸化的微管 tau 蛋白于神经元内高度螺旋化形成）、神经元缺失和胶质增生。

（三）临床表现

1. **临床分期**　老年性痴呆通常隐匿起病，持续进行性发展，主要表现为认知功能减退和非认知性神经精神症状，病程通常 5~10 年。按照最新分期，AD 包括两个阶段：痴呆前阶段和痴呆阶段。

（1）痴呆前阶段：此阶段分为轻度认知功能障碍发生前期（pre-mild cognitive impairment，pre-MCI）和轻度认知功能障碍期（mild cognitive impairment，MCI）。AD 的 pre-MCI 期没有任何认知障碍的临床表现，或者仅有极轻微的记忆力减退主诉，这个概念目前主要用于临床研究。AD 的 MCI 期，即 AD 源性 MCI，是引起非痴呆性认知损害（cognitive impairment not dementia，CIND）的多种原因中的一种，主要表现为记忆力轻度受损，学习和保存新知识的能力下降，其他如注意力、执行能力、语言能力和视空间能力也可出现轻度受损，但不影响基本日常生活能力，达不到痴呆的程度。

（2）痴呆阶段：即传统意义上的AD，此阶段患者认知功能损害导致了日常生活能力下降。根据认知损害的程度大致分为轻、中、重三度：

1）轻度：主要表现是记忆障碍。首先出现的是近事记忆减退，常将日常所做的事和常用的一些物品遗忘。随着病情的发展，可出现远期记忆减退，即对发生已久的事情和人物的遗忘。部分患者出现视空间障碍，外出后找不到回家的路，不能精确地临摹立体图。面对生疏和复杂的事物容易出现疲乏、焦虑和消极情绪，还会表现出人格方面的障碍，如不爱清洁、不修边幅、暴躁、易怒、自私多疑。

2）中度：除记忆障碍继续加重外，工作、学习新知识和社会接触能力减退，特别是原已掌握的知识和技巧出现明显的衰退。患者出现逻辑思维、综合分析能力减退，言语重复、计算力下降，明显的视空间障碍，如在家中找不到自己的房间，还可出现失语、失用、失认等，有些还可出现癫痫、强直等表现。此时患者常有较明显的行为和精神异常，甚至出现明显的人格改变，甚至作出一些丧失羞耻感（如随地大小便等）的行为。

3）重度：此期的患者除上述各项症状逐渐加重外，还有情感淡漠、哭笑无常、生活能力丧失，以致不能完成穿衣、进食等日常简单的生活事项。患者终日无语而卧床，与外界（包括亲友）逐渐丧失接触能力，四肢出现强直或屈曲瘫痪，括约肌功能障碍。此外，此期患者常可并发全身系统疾病的症状，如肺部及尿路感染、压疮以及全身性衰竭症状等，最终因并发症而死亡。

2. 功能障碍

（1）人格改变和记忆障碍：是AD最常见的表现，也是AD最早的表现。开始时患者变得主动性不足，活动减少，对新环境难以适应，自私，对周围环境兴趣减少，对人缺乏热情。以后兴趣范围越来越窄，对人冷淡，对亲人漠不关心，情绪不稳、易激惹，因小事发生违法行为。记忆方面可表现为近事记忆减退，例如，刚用过的东西随手即忘，日常用品丢三落四，吃饭不久又要进餐，不能记住新近接触的人名或地名。随着病情进展，远期记忆力也受损，不能回忆自己的工作经历，甚至以虚构或错构来填充记忆。

（2）言语改变：言语改变是皮层功能障碍较敏感的指标，故言语障碍的特殊模式有助于本病的诊断。其言语障碍特点在疾病的不同阶段有所差异，最早的言语异常有自发言语空洞、用词困难、赘述、不能列出同类物品的名称，继而命名不能。之后出现感觉性失语，不能进行交谈，可有重复言语、模仿言语、刻板言语，最后患者仅能发出不能理解的声音或者缄默不语。

（3）视空间功能障碍：患者在熟悉的环境中迷路，找不到自己的家门，甚至在自己家中走错房间。

（4）失认症：以面容认识不能最常见，患者不能从面容辨别人和物，不认识自己的亲属和朋友，甚至丧失对自己的辨认能力而出现"镜子征"，如对着镜子问："你是谁？你是谁？"

（5）失用症：表现为不能正确地以手势表达方法做出连续的复杂动作，如"装烟斗并点头"。

（6）智能障碍：首先是计算困难，不能进行复杂运算。此后，逐渐发展为理解能力受损、判断力差、概括能力丧失，发展为不能完成或胜任已熟悉的工作或技巧，最后完全丧失生活能力。

（7）精神病性障碍：为多数患者早期表现，并伴轻度认知功能损害。以被害妄想和幻听多见，其他依次为被窃妄想、嫉妒妄想、夸大妄想、幻视和钟情妄想。

（8）情绪障碍：以抑郁和焦虑较多见。

（9）其他神经功能障碍：在疾病早期阶段，AD患者除了认知功能，其他神经系统检查往往正常。而锥体束和锥体外系运动征、肌阵挛、癫痫发作和失禁可能会在晚期AD患者中出现。

（10）睡眠障碍：在AD患者中常见。相比于没有AD的较年长成人，AD患者在床上的清醒时间更多以及片段睡眠更多，此类改变可能发生于疾病的很早期。

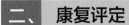

二、 康复评定

老年痴呆症的评定包括实验室检查及神经心理学评定，实验室检查可以明确脑损伤的程度及相关功能改变程度。神经心理学评定是判断老年性痴呆最重要的评估手段，可重点了解患者认知功能损害的范围、程度。对一个可疑老年性痴呆的患者进行神经心理学测评的目的首先是确定有无认知功能的障碍，哪些功能发生了障碍，然后确定障碍的严重程度，最后再结合患者的非认知功能情况判断痴呆的严重程度。实践证明，痴呆的神经心理学评定有重要的临床意义。

（一）实验室及特殊检查

1. **脑电图** 在 AD 早期，脑电图改变相对不明显，以后渐呈弥散性慢波，CT 扫描显示广泛性脑萎缩。AD 患者的妄想可能与侧脑室大小和基底节钙化有关，行为障碍与其颞叶萎缩有关。

2. **神经影像学** 首选头颅 MRI，可表现为泛发性萎缩，也可为颞叶、海马等局灶性萎缩，以及脑白质病变。MRI 能够排除其他可能导致痴呆的疾病，包括脑血管疾病、其他结构性疾病（慢性硬膜下血肿、脑肿瘤、正常颅压脑积水）和提示额颞叶痴呆的区域性脑萎缩。CT 检查可见脑萎缩及脑室扩大。

3. **功能性影像检查** 包括 ^{18}F 脱氧葡萄糖正电子发射计算机断层扫描（FDG-PET）、功能性 MRI（functional MRI，fMRI）、灌注 MRI，或灌注单光子发射计算机断层扫描（SPECT），发现 AD 患者脑部存在低代谢和低灌注的明显区域。这些区域包括海马、楔前叶（内侧顶叶）和外侧顶颞皮质。临床研究提示，FDG-PET 可能有助于区分 AD 和额颞叶痴呆。

4. **实验室检查** 血常规，尿常规，血生化常规检查可无明显异常。脑脊液（cerebrospinal fluid，CSF）或血浆中可发现 tau 蛋白水平升高和在第 42 位氨基酸中止的 β 淀粉样蛋白水平降低、载脂蛋白 E 血浆水平升高，上述 AD 生化标志物可有助于区分 AD 及其他类型的痴呆，以及发现快速进展风险的 AD 患者。最近研究表明已开发出用于测定脑部淀粉样病变负荷的淀粉样蛋白 PET 示踪剂，这些示踪剂作为一种工具辅助体内 AD 诊断、辅助推测预后，以及鉴别 AD 和其他原因的痴呆。

5. **其他实验室检查** 其他实验室检查可有助于排除导致痴呆的继发性原因，如对甲状腺功能减退症和维生素 B_{12} 缺乏症的筛查。

（二）痴呆筛查评定

临床上对一些老年患者，首先可以采用一些简单易行的量表进行评估，这些量表基本上在几分钟内完成操作，其结果判断比较简单、可靠，对疑似患者可以进一步的使用更加复杂、全面的量表进行判定，提高痴呆早期诊断率。

1. **画钟实验** 画钟实验（clock drawing test，CDT）是一种简单、敏感、易操作的认知筛查工具，尤其对视空间、执行功能方面的筛查优于其他测试工具。CDT 的计分方法有很多种：四分法、六分法、七分法、十分法、二十分法等，其中最常用最简便的是"0~4 分法"（0~4 point method），其痴呆确诊率可达 75%，因痴呆患者常不可能完整无缺地画一钟表盘面。

（1）方法：要求患者画一表盘面，并把表示时间的数目字写在正确的位置，待者者画一圆并填完数字后，再命患者画上大小或分时针，如把时间指到 8 点 45 分等。

（2）记分：①画一封闭的圆 1 分；②数目字位置正确 1 分；③ 12 个数目字无遗漏 1 分；④分时针位置正确 1 分。

（3）结果：4 分为认知功能正常，3~0 分别为轻、中和重度的认知功能障碍。

多项研究显示，在老年性痴呆早期，认知功能损害最早体现在视空间能力障碍，计算和操作能力受损也比较明显，所以 CDT 在早期老年性痴呆的诊断方面很有意义。

2. 简易智力状态评估量表　简易智力状态评估（mini-cog）量表优点在于程序简单，操作方便快捷，适于临床对痴呆患者进行初步筛查，但对于痴呆严重程度的区分过于粗略，因此如需进一步评估明确其严重程度，需使用更专业的评估量表，见图 21-1。

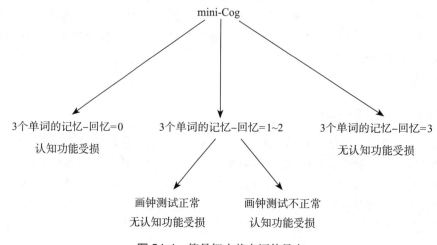

图 21-1　简易智力状态评估量表

（三）痴呆严重程度评定

1. 简易精神状态检查　简易精神状态检查（MMSE）由美国 Folstein 等人于 1957 年编制，能全面、准确、迅速地反映受试者智力状态及认知功能缺损程度。该表简单易行，在国内外广泛应用，是痴呆筛查的首选量表，具有良好的信度和效度，对痴呆敏感度和特异性较高，对识别正常老人和痴呆有较高的价值。该量表包括以下 10 个方面：定向力、即刻记忆、延迟记忆、计算和注意力、命名、复述、阅读、理解、书写、视觉空间。共 30 项题目，每项回答正确得 1 分，回答错误或答不知道评 0 分，量表总分范围为 0~30 分，评定时间为 5~10 分钟，测验成绩与文化水平密切相关。痴呆划分标准：文盲≤17 分，小学程度≤20 分，中学程度（包括中专）≤22 分，大学程度（包括大专）≤23 分。

MMSE 作为 AD 认知筛查量表，因其敏感度强、易操作、耗时少得到广泛应用，但其分项比较粗略，忽略了视空间与执行、思维操作等其他认知方面的评定，对轻度认知功能障碍患者缺乏敏感性和特异性，并且容易受到受试者受教育程度影响，出现假阳性和假阴性；不能用于痴呆的鉴别诊断，作为认知功能减退的随访工具亦不够敏感。

2. 蒙特利尔认知评估量表　蒙特利尔认知评估量表（Montreal Cognitive Assessment，MoCA）由加拿大 Nastreddine 等人参考 MMSE 制定完成，主要包括视空间执行能力、命名、记忆、注意、语言流畅、抽象思维、延迟记忆、定向力等多个方面的认知评估。MoCA 保留了 MMSE 中关于言语和记忆的项目，还增加了较多反映视空间功能、执行功能的检测项目，具有不低的特异性及极高的敏感性，适用于认知障碍的筛查及全面评价多种认知损害。

3. 长谷川痴呆量表　1974 年，日本学者长谷川创制了老年痴呆检查量表（HDS），至今已和简易精神状态检查量表等共同成为当今世界上使用最为广泛的老年痴呆初筛工具之一，它的主要用途是用于群体的老年人调查。基于 HDS 是在日本民族社会文化背景基础上编制的，故在一定程度上更适合于我国等东方民族的老年人群使用。

HDS（表 21-1）总计 11 项问题，其中包括定向力（2 题）、记忆功能（4 题）、常识（2 题）、计算（1 题）、物体铭记命名回忆（2 题），在长谷川痴呆量表的基础上，根据我国的实际情况，对以下几项问题作了修改：将询问侵华战争结束日期或关东大地震日期改为中华人民共和国成立日期；将问日本国总理大臣改问我国现任总理。由于我国仍有部分文盲，我国学者将其评分按文化程度标准化，

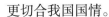

更切合我国国情。

表 21-1　长谷川痴呆量表（HDS）

指导语：下面我要问你一些非常简单的问题，测验一下你的注意力和记忆力，请不要紧张，尽力完成。

问题	评分
1. 今天是几月几号（或星期几）	3
2. 这是什么地方	2.5
3. 你多大岁数（±3 年为正确）	2
4. 最近发生什么事情（请事先询问知情者）	2.5
5. 你出生在哪里	2
6. 中华人民共和国成立年份（±3 年为正确）	3.5
7. 一年有几个月（或一小时有几分钟）	2.5
8. 国家现任总理是谁	3
9. 100-7，93-7	2~4
10. 请倒背下列数字 6-8-2，3-5-2-9	2~4
11. 请将纸烟、火柴、钥匙、表、钢表 5 样东西摆在受试者前，令其说一遍，然后把东西拿走，请受试者回忆	0，0.5，1.5，2.5，3.5

评分标准：稍繁，如 1~8 题答错为 0 分，答对分别为 3、2.5、2、2.5、2、3.5、2.5、3 分；第 9 题，一个也答不出来为 0 分，减对一个为 2 分，减对 2 次及以上为 4 分；第 10 题能倒念对一个为 2 分，能倒念对 2 个为 4 分；第 11 题能说出五种为 3.5 分，四种为 2.5 分，三种为 1.5 分，两种为 0.5 分，只能说出一种或一种也说不出来为 0 分。

总分：文盲 <16 分，小学文化程度 <20 分，中学以上文化程度 <24 分，可评为痴呆。

（四）综合认知筛查量表

1. **老年性痴呆评定量表认知分量表（ADAS-cog）**　ADAS-cog 由 Rosen 等在 1984 年修订，用于评估阿尔茨海默病的认知功能，是目前运用得最广泛的认知评价量表。ADAS-Cog 的检查内容共 12 题（约 15~30 分钟），包括定向力、语言、结构、观念的运用、词语即刻回忆与词语再认，满分 70 分。可评定 AD 认知症状的严重程度及治疗变化，常用于轻中度 AD 的疗效评估（通常将改善 4 分作为临床上药物显效的判断标准），是美国药品与食品管理局认可的疗效主要评估工具之一。但是 ADAS-Cog 不适合极轻和极重度痴呆的评定，也不能用于痴呆病因的鉴别诊断。ADAS-Cog 测评时会受教育程度的影响，见表 21-2。

表 21-2　ADAS-Cog 量表

项目	评测方法
1. 单词回忆测验 共 10 张词卡，每次呈现一张，每张呈现 2 秒，要求患者朗读，呈现完 10 张词卡后，要求患者说出记住的词组内容。此项测试重复 3 词 测试 1：家庭、硬币、铁路、儿童、军队、旗子、皮肤、图书馆、麦子、海洋 测试 2：军队、旗子、皮肤、图书馆、麦子、海洋、家庭、硬币铁路、儿童 测试 3：图书馆、麦子、海洋、家庭、硬币、铁路、儿童、军队旗子、皮肤	3 次测试中未记住的词组的平均数，即为此项测试的得分，最高分不超过 10 分

续表

项目	评测方法
2. 物品和手指命名 A. 物品 要求患者说出下列12件物品的名称，如患者有困难，可提供后面统一的线索。 花（长在公园里的）、沙发（用来坐着休息的）、哨子（吹时能发出声音的）、铅笔（用来写字的）、毽子（踢着玩的）、面具（隐藏你的脸的东西）、剪刀（剪纸用的）、梳子（用来整理头发的）、钱包（放钞票用的）、口琴（一种乐器）、听诊器（医生用来查你的心脏的）、钳子（夹东西用的工具） B. 要求患者将手指放在桌子上，说出所有手指的名称。	0分 完全正确；1个手指命名错误和（或）1个物体命名错误。 1分 2个手指和（或）2~3个物体命名错误。 2分 2个或更多手指及3~5个物体命名错误。 3分 3个或更多手指及6~7个物体命名错误。 4分 3个或更多手指及8~9个物体命名错误。 5分 4个或更多手指及10以上物体命名错误。
3. 执行命令 操作全过程中可以重复指令一次。 A 握拳 B 指指屋顶，然后指指地板；在患者前的桌子上依次排放铅笔、手表和卡片 C 将铅笔放在卡片上，然后再拿回来 D 将手表放在铅笔的另一边，并且将卡片翻过来 E 用一只手的两个手指拍每个肩膀两次，并且眨眨眼睛。	0分 正确执行5个命令。 1分 正确执行4个命令。 2分 正确执行3个命令。 3分 正确执行2个命令。 4分 正确执行1个命令。 5分 不能正确执行任何一个命令。
4. 图画 要求患者临摹4种几何图形。图形出现的顺序是圆形、两个重叠的长方形、菱形和立方体。允许患者画两次。 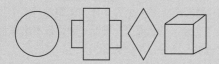	0分 所有4个图形画得不正确。 1分 1个图形画得不正确。 2分 2个图形画得不正确。 3分 3个图形画得不正确。 4分 4个图形画得不正确。 5分 未画出图形；画得潦草；画了一部分图形；以字代替图形。
5. 习惯性动作的完成 给患者一张信纸和一个信封，要求患者假装给自己寄一封信，观察患者对下述5步的完成情况。 叠信纸；将信纸装进信封；封好信封；写好信封的地址；说出贴邮票的地方。	每1步操作困难和（或）操作不成加1分，最高分为5分。
6. 定向 你叫什么名字？（全名） 现在是几月？ 今天是几号？（±1天） 现在是哪一年？ 今天是星期几？ 现在是什么季节？ 这里是什么地方？ 现在是几点了？	每个错误回答记1分，最高分为8分。
7. 单词再认测验 要求患者朗读12个分别在此卡上的词组，然后将这12个词组与另外12个没有见过的词组混在一起，要求患者指出哪些词组是见过的，哪些是没见过的。此后再重复两次同样的测试。 测试1：寂静侄女儿粉末运河前额老虎黎明龙卧室姐姐乞丐回声侄子义务村庄角落橄榄树音乐勇气容器丝带物体。 测试2：气泡角落珠宝淋浴器村庄前额寂静老虎会议容器汽车洋葱乞丐警报回声勇气女儿物体器官饮料水盆夹克黎明市长。 测试3：猴子寂静岛屿季节黎明针回声牛角落王国老虎物体乞丐喷泉村庄人民猎人前额投手容器女儿勇气贝壳百合。	3次测试中回答错误的平均数即为此项测试的得分，最高分不超过12分。

续表

项目	评测方法
8. 对试验指令的记忆 在每次测试中，给患者看词卡，并问"以前您见过这个词吗？"或问"这是新词吗？"每遇到遗忘的情形都要做一次记录，并对上述测试指令的提示情况做出评价。评分结果来自单词再认测验。	0分　无 1分　非常轻度　忘记1次 2分　轻度　必须提醒2次 3分　中度　必须提醒3或4次 4分　中重度　必须提醒5或6次 5分　重度　必须提醒7次或更多
9. 语言评价患者能否通过言语清晰地表达自己的意图	0分　无　患者言语清晰和（或）是可理解的 1分　非常轻度　仅1次其言语不可理解 2分　轻度　患者言语不可理解的情况约占25% 3分　中度　患者的言语不可理解的情况约占25%~50% 4分　中重度　患者的言语不可理解的情况超过50% 5分　重度　言语不连续；流利但不达意；不言语
10. 语言理解 评估患者对语言的理解能力，但不包括对指令的反应能力。	0分　无　患者能理解 1分　非常轻度　错误的理解1次 2分　轻度　错误的理解3~5次 3分　中度　必须几次的重复和改述 4分　中重度　患者仅偶尔能正确回答，如是否的问题 5分　重度　患者几乎不能适当地回答问题，不是因缺乏词汇
11. 找词困难 在通常的交谈中患者可能难以找出恰当的词。在此部分的评分中不包括对手指和物体的命名。	0分　无 1分　非常轻度　1或2次，临床不明显 2分　轻度　能发现患者用迂回的说法或用同义词代替 3分　中度　有时丢词而且无替代词 4分　中重度　经常丢词而且无替代词 5分　重度　说话时时词不达意；1~2个单字的断续发音；几乎丢失所有相关的词
12. 注意力	0分　无　注意力集中 1分　非常轻度　访谈过程中，有1次注意力不集中 2分　轻度　有2~3次注意力不集中 3分　中度　有4~5次注意力不集中 4分　中重度　经常注意力涣散 5分　重度　难以集中注意力，无法完成任务

2. 认知能力筛查量表（CASI）　美国加州大学李眉教授于 1987 年将 MMSE 增加题数和项目，修订为 3MS。CASI 根据 3MS 的试用效果编制，包括定向、注意、心算、远时记忆、新近记忆、结构模仿、语言（命名、理解、书写）、概念判断等，检查时间 15~20 分钟。CASI 总分 30 分，得分可换算为 MMSE、HDS-R 的分数，有中、英、日、西班牙等不同语言版本，可用于不同文化背景的比较，已在美国、日本和我国部分省市得到应用，其敏感性和特异性甚至高于 MMSE 和 HDS。具体见于本书第五章第二节常见认知功能障碍评定方法。

（五）记忆功能评定

记忆是人脑的基本认知功能之一，记忆是对过去经历和发生过的事物的重现。记忆的过程主要由对输入信息的编码、储存和提取三部分组成。记忆障碍（impaired memory），指个人处于一种不能记住或回忆信息或技能的状态，有可能是由于病理生理性或情境性的原因引起的永久性或暂时性的记忆障碍。在临床上，老年性痴呆患者认知障碍首发表现为记忆功能障碍，记忆力评定是老年期痴呆诊断的重要过程。目前而言，国内当前常用的测验主要有两种：韦氏记忆量表（Wechsler Memory Scale，WMS）和临床记忆量表（Clinical Memory Scale，CMS）。

1. 韦氏记忆量表　是应用较广的成套记忆测验，共有 10 项分测验，测试内容包括经历、定向、数字顺序、再认、图片回忆、视觉提取、联想回忆、触觉记忆、逻辑记忆和背诵数目，可以对长时记忆、短时记忆和瞬时记忆进行评定，适用于 7 岁以上的儿童和成年人。

2. 临床记忆量表　是中国科学院心理研究所许淑莲等人在 80 年代编制的记忆量表。该量表由五个分测验组成，即指向记忆、联想学习、图像自由回忆、无意义图形再认和人像特点联系回忆。

（1）指向记忆：包括两组内容，每组有 24 个词，其中有 12 个词属于同一类别（如水果），要求被试者识记，另外有 12 个词混杂在其中，是与需识记的词较接近的词类，如水果类中混入食品类名词。24 个词随机排列，用录音机放送，每组词全部放送完毕后，要求被试者立即回忆，说出要求识记的词。按正确识记的数量记分。

（2）联想学习：包括容易和困难成对词各 6 对，以不同顺序呈现及测试 3 遍。

（3）图像自由回忆：每套各两组，每组 15 张刺激图片，内容为日常用品等类物体，以序列方式呈现。

（4）无意义图形再认：目标刺激为 5 种形式的无意义图形，每种各 4 张，然后混入同类型的图片 20 张，以随机顺序呈现，要求被试再认。

（5）人像特点联系回忆：看 6 张黑白人面像，同时告知其姓名、职业、爱好 3 遍。6 张看完后，以另一种顺序呈现，要求说出各张人面像的三个特点。

将以上五项分测验所得的原始分换算成量表分，其和为总量表分。然后按不同年龄组总量表分的等值记忆商换算表求得记忆商数（MQ），以此来衡量人的记忆等级水平。

（六）注意力评定

注意是指人们在某一段时间内集中于某种特殊内、外环境刺激而不被其他刺激分散的能力，是各种认知功能形成的基础。根据参与器官的不同可以分为听觉注意、视觉注意等。

1. 视觉注意试验　让受检者目光跟随评定者的手指或光源做上、下、左、右移动，评定其视觉跟踪能力。让受检者临摹垂线、圆形、正方形和 A 字形等评定其视觉注意持久性或稳定性。

2. 听觉注意试验　让受检者闭目，分别在其前、后、左、右及上方摇铃，要求其指出摇铃的位置；或让受检者听一组无规则排列的字母或播放一段录音，要求其听到指定的 10 个字母或单词或 5 次声音时举手；在杂音背景中辨识 10 个单词。

（七）知觉障碍评定

知觉是人对客观事物各部分或属性的整体反映，是对事物的整体认识或综合属性的判别。知觉以感觉为基础，但不是感觉的简单相加，而是对各种感觉刺激分析与综合的结果，是大脑皮质的高级活动。常见的知觉障碍有躯体构图障碍、视空间关系障碍、失认症和失用症四种。具体评定方法见本书第五章认知功能评定。

（八）日常生活活动能力评定

评定日常生活能力的测验很多，国内多采用日常生活能力量表（Activity of Daily Living Scale，ADL）进行评估，日常生活能力量表由美国的 Lawton 和 Brody 制定于 1969 年。由躯体生活自理量表（Physical Self-Maintenance Scale，PSMS）和工具性日常生活活动量表（Instrumental Activities of Daily Living Scale，IADL）组成。该量表是常用的评价老年人日常生活能力的工具。痴呆的 ADL 评定有实际意义。首先，大脑功能障碍以致造成生活能力下降是痴呆诊断标准之一；其次，痴呆的进展多以生活能力的逐步下降为特征，而生活能力的恢复与改善可以作为治疗与干预手段的效果观察的指标；最后，极重度的痴呆患者任何认知测验均不能完成时，只有 ADL 的评定才能反映病变的严重程度。ADL 的评定简单易行，无需受测者的配合，可由亲属、照料者等知情人提供信息，详细见表 21-3。

表 21-3　日常生活活动量表（ADL）

	项目	得分			
1	乘公共汽车	1	2	3	4
2	行走	1	2	3	4
3	做饭菜	1	2	3	4
4	做家务	1	2	3	4
5	吃药	1	2	3	4
6	吃饭	1	2	3	4
7	穿衣	1	2	3	4
8	梳头、刷牙等	1	2	3	4
9	洗衣	1	2	3	4
10	洗澡	1	2	3	4
11	购物	1	2	3	4
12	定时上厕所	1	2	3	4
13	打电话	1	2	3	4
14	处理自己的财物	1	2	3	4

评定时按表格逐项询问，如被试者因故不能回答或不能正确回答（如痴呆或失语），则可根据家属、护理人员等知情人的观察评定。

ADL 共有 14 项，包括两部分内容：一是躯体生活自理量表，共 6 项：上厕所、进食、穿衣、梳洗、行走和洗澡；二是工具性日常生活能力量表，共 8 项：打电话、购物、备餐、做家务、洗衣、使用交通工具、服药和处理财物能力。每项内容评分标准为 4 级，1 分 = 自己完全可以完成；2 分 = 有些困难，自己尚能完成；3 分 = 需要帮助；4 分 = 自己根本无法完成；总分 14~56 分，分数越高，能力越差。

（九）精神行为症状评定

神经精神症状（NPS）在老年性痴呆患者中很常见，是导致患者残疾、不良应激、医护负担和成本的主要因素。这一组症状包括情绪、行为和心境障碍。临床上，神经精神问卷（Neuropsychiatric Inventory，NPI）为目前应用最广泛的检测精神行为症状的量表，该量表具有较高的信度和效度。

NPI 问卷评价 12 个常见老年性痴呆的精神行为症状，包括妄想、幻觉、激惹、抑郁、焦虑、淡漠、欣快、脱抑制行为、异常动作、夜间行为紊乱、饮食异常。NPI 评分要根据对照料者的一系列提问来评分，首先评价患者出现认知障碍后是否有该项症状（12 项逐一评定），如果最近的一个月无该症状，为 0，直接进入下一分项目；有该症状为 1，如有该症状，则需评价其出现的频率、严重程度和该项症状引起照料者的苦恼程度。

病情严重程度按 3 级评分，即轻、中、重度分别评为 1，2，3。1 分 = 轻度，可以觉察但不明显；2 分 = 中度，明显但不十分突出；3 分 = 重度，非常突出的变化。发生频率按 4 级评分（1~4 分）：1 分 = 偶尔，少于每周一次；2 分 = 经常，大约每周一次；3 分 = 频繁，每周几次但少于每天 1 次；4 分 = 十分频繁，每天一次或更多或者持续。另外，该量表还要求评定照料者的心理苦恼程度，按 6 级评分评定，详细见表 21-4。

表 21-4 神经精神问卷（NPI）

	症状	有无症状	严重度	发生频率	苦恼程度
妄想	病人是否一直都有不真实的想法？比如说，一直坚持认为有人要害他 / 她，或偷他 / 她的东西。	1 2 3	1 2 3 4	0 1 2 3 4 5
幻觉	病人是否有幻觉，比如虚幻的声音或影像？他 / 她是否看到或听到并不存在的事情？	1 2 3	1 2 3 4	0 1 2 3 4 5
激惹 / 攻击行为	病人是否有一段时间不愿意和家人配合或不愿别人帮助他 / 她？他 / 她是否很难处理？	1 2 3	1 2 3 4	0 1 2 3 4 5
抑郁 / 心境不悦	病人是否显得悲伤或忧郁？他 / 她是否曾说过他 / 她的心情悲伤或忧郁？	1 2 3	1 2 3 4	0 1 2 3 4 5
焦虑	病人是否害怕和你分开？病人是否会有其他神经质的症状，比如：喘不过气、叹气、难以放松或过分紧张？	1 2 3	1 2 3 4	0 1 2 3 4 5
过度兴奋 / 情绪高昂	病人是否感觉过分的好或者超乎寻常的高兴？	1 2 3	1 2 3 4	0 1 2 3 4 5
淡漠 / 态度冷淡	病人是否对他 / 她常做的事情和别人的计划、事情不感兴趣？	1 2 3	1 2 3 4	0 1 2 3 4 5
行为失控	病人是否显得做事欠考虑？例如，对陌生人夸夸其谈，或者出口伤人？	1 2 3	1 2 3 4	0 1 2 3 4 5
易怒 / 情绪不稳	病人是否不耐烦和胡思乱想？是否无法忍受延误或等待已经计划好的活动？	1 2 3	1 2 3 4	0 1 2 3 4 5
异常举动	病人是否有不断地重复行为，如在房子里走来走去、不停地扣扣子、把绳子绕来绕去或者重复地做其他事情？	1 2 3	1 2 3 4	0 1 2 3 4 5
夜间行为	病人是否半夜会吵醒你？是否起来太早？或者在白天睡的太多？	1 2 3	1 2 3 4	0 1 2 3 4 5
食欲 / 进食变化	患者体重有无增加或减轻？他 / 她喜欢的食物种类有无变化？	1 2 3	1 2 3 4	0 1 2 3 4 5
总分					

得分结果：对患者评分为频率评分 × 严重程度评分，评分范围为 0~144（12 项得分总和）；照料者苦恼程度评分为 0~60。0 均代表最好，分数越高，病情越严重。

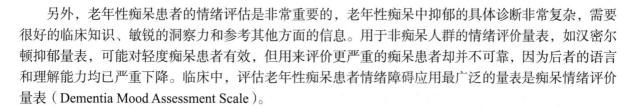

另外，老年性痴呆患者的情绪评估是非常重要的，老年性痴呆中抑郁的具体诊断非常复杂，需要很好的临床知识、敏锐的洞察力和参考其他方面的信息。用于非痴呆人群的情绪评价量表，如汉密尔顿抑郁量表，可能对轻度痴呆患者有效，但用来评价更严重的痴呆患者却并不可靠，因为后者的语言和理解能力均已严重下降。临床中，评估老年性痴呆患者情绪障碍应用最广泛的量表是痴呆情绪评价量表（Dementia Mood Assessment Scale）。

（十）整体评价量表

对老年性痴呆患者的认知功能、注意力、记忆力、精神行为和日常生活能力等障碍进行整体评价，可以有效地评估患者的严重程度，常用的量表有总体衰退量表（Global Deterioration Scale，GDS）、临床痴呆量表（Clinical Dementia Rating，CDR）、临床总体印象量表（Clinical Global Impression，CGI）和印象变化量表（Clinician's Interview-Based Impression of Change，CIBIC）等。

1. **总体衰退量表（GDS）** 由 Reisberg 于 1982 年编制，主要根据患者的认知功能和社会生活功能对痴呆的严重程度分级。可以评估痴呆患者认知功能所处的阶段，对痴呆患者的诊断、治疗和护理有参考意义。

2. **临床痴呆量表（CDR）** 具有良好的信度和效度，应用最广泛。由 John Morris 编制，对痴呆患者认知功能和社会生活功能损害的严重程度进行临床分级。适用于阿尔茨海默病或其他痴呆。采用临床半定式访谈患者和知情者来获得信息，评估受试者 6 方面的表现（记忆、定向、解决问题、社区事务、家庭生活、生活自理），按严重程度分为 5 级，即健康、可疑痴呆、轻度痴呆、中度痴呆和重度痴呆。

3. **印象变化量表（CIBIC）** 以临床医生面访为基础的印象变化是一个主要用以评估 AD 患者全面变化的工具，包括认知、功能和行为 3 方面症状。

4. **临床总体印象量表（CGI）** 最先由 WHO 设计，主要用于判断总的疾病严重性及其变化，可用于评定临床疗效，也可在其他量表进行临床研究时，检验其评分反映临床的真实性。量表主要包括：病情严重程度、疗效总评、疗效指数三部分，可用于任何精神科治疗研究。

第二节 帕金森病评定

一、概述

帕金森病（Parkinson disease，PD），1817 年由 Parkinson 首先描述，是一种常见的神经系统退行性疾病，在我国 65 岁以上的人群患病率为 1700/10 万，并随年龄增长而升高，给家庭和社会带来沉重的负担。该病的主要病理改变为黑质致密部多巴胺能神经元丢失和路易（Lewy）小体形成，其主要生化改变为纹状体区多巴胺递质降低，临床症状包括静止性震颤、肌强直、运动迟缓和姿势平衡障碍的运动症状及嗅觉减退、快速动眼期睡眠行为异常、便秘和抑郁等非运动症状。

（一）病因

1. **年龄老化** 本病主要发生于中老年人，40 岁以前发病十分少见，提示年龄老化与发病有关。研究发现黑质 DA 能神经元减少 50% 以上，纹状体 DA 递质减少 80% 以上，临床上才会出现 PD 的运动症状。正常神经系统老化并不会达到这一水平，因此，年龄老化只是 PD 发病的促发因素。

2. **环境因素** 20 世纪 80 年代初美国加州一些吸毒者因误用一种吡啶类衍生物 1- 甲基 -4- 苯基 1,2,3,6- 四氢吡啶（MPTP）或给猴注射后出现酷似人类原发性 PD 的某些病理变化、行为症状、生化改变和药物治疗反应。故认为环境中与 MPTP 分子结构类似的工业或农业毒性可能是 PD 的病因之一。

3. **遗传因素** 我国广东地区的流行病学调查发现有 8.9% 的患者有阳性家族史。家族性帕金森病呈不完全外显率的常染色体显性遗传。Parkin 基因被认为是中国人常染色体隐性遗传早发型帕金森病最常见的突变基因。

4. **其他因素** 目前的研究热点有氧化应激、线粒体功能缺陷、泛素 - 蛋白酶体系统功能异常等。帕金森病的发病绝非单一因素，可能是遗传易感性、环境毒素和衰老等几种因素共同作用的结果，而导致黑质多巴胺能神经元变性死亡，与氧化应激、线粒体功能缺陷等关系密切，也与免疫反应、细胞凋亡、兴奋性氨基酸毒性等多种复杂机制有关。

（二）发病机制及病理

本病的主要病理改变是含色素的神经元变性、缺失，尤以黑质致密部 DA 能神经元为著，症状明显时胞浆内出现特征性嗜酸性包涵体即路易小体。

脑内存在多条 DA 递质通路，最重要的是黑质 - 纹状体通路，该通路 DA 能神经元在黑质致密部，正常时自血流摄入左旋酪氨酸，经过细胞内 TH 作用转化为左旋多巴，再经过 DDC 作用转化为 DA。DA 通过黑质 - 纹状体束作用于壳核和尾状核细胞。黑质中储存和释放的 DA 最后被神经元内 MAO 和胶质细胞内的儿茶酚胺 - 氧位 - 甲基转移酶（COMT）分解成高香草酸（HVA）而代谢。

DA 和乙酰胆碱（Ach）作为纹状体中两种重要神经递质系统，功能相互拮抗，两者维持平衡对基底节环路活动起重要的调节作用。PD 患者由于黑质 DA 能神经元变性丢失、黑质纹状体 DA 通路变性，纹状体 DA 含量显著降低，造成 Ach 系统功能相对亢进，导致基底节输出过多，丘脑 - 皮质反馈活动受到过度抑制，其对皮质运动功能的易化作用受到削弱，因此产生肌张力增高、动作减少等运动症状。近年来还发现，中脑 - 边缘系统和中脑 - 皮质系统的 DA 含量亦显著减少，这些部位 DA 缺乏可能是智能减退、行为情感异常、言语错乱等高级神经活动障碍的生化基础。

（三）临床表现

大部分 PD 患者在 60 岁以后发病，偶有 20 多岁发病者。起病隐袭，缓慢发展，逐渐加剧。主要症状有静止性震颤、肌张力增高、运动迟缓等，症状出现孰先孰后因人而异。初发症状以震颤最多（60%~70%），其次为步行障碍（12%）、肌强直（10%）和运动迟缓（10%）。症状常自一侧上肢开始，逐渐波及同侧下肢、对侧上肢及下肢，即常呈 "N" 字形进展（65%~70%），25%~30% 病例自一侧下肢开始，两侧下肢同时开始者极少见。疾病晚期症状存在着左右差异者亦不少见。

1. **静止性震颤（static tremor）** 常为首发症状，多由一侧上肢远端（手指）开始，逐渐扩展到同侧下肢及对侧肢体，下颌、口唇、舌及头部通常最后受累。典型表现是静止性震颤，拇指与屈曲的示指间呈 "搓丸样"（pill-rolling）动作，节律为 4~6Hz，安静或休息时出现或明显，随意运动时减轻或停止，紧张时加剧，入睡后消失。强烈的意志努力可暂时抑制震颤，但持续时间很短，过后反有加重趋势。

2. **肌强直（rigidity）** 表现为屈肌和伸肌同时受累，被动运动关节时始终保持增高的阻力，类似弯曲软铅管的感觉，故称 "铅管样强直"；部分患者因伴有震颤，检查时可感到在均匀的阻力中出现断续停顿，如同转动齿轮感，称为 "齿轮样强直"，是由于肌强直与静止性震颤叠加所致。

3. **运动迟缓（bradykinesia）** 表现为随意动作减少，包括始动困难和运动迟缓，并因肌张力增高、姿势反射障碍而表现一系列特征性运动症状。

4. **姿势步态异常** 疾病早期表现走路时下肢拖曳，随病情进展呈小步态，步伐逐渐变小变慢，

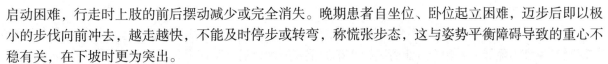

启动困难，行走时上肢的前后摆动减少或完全消失。晚期患者自坐位、卧位起立困难，迈步后即以极小的步伐向前冲去，越走越快，不能及时停步或转弯，称慌张步态，这与姿势平衡障碍导致的重心不稳有关，在下坡时更为突出。

5. 其他症状 帕金森病除上述运动障碍症状外，还有非运动症状，如表现在精神方面的有抑郁、焦虑、认知障碍、幻觉、淡漠、睡眠紊乱；自主神经方面的有便秘、血压偏低、多汗、性功能障碍、排尿障碍、流涎；感觉障碍的有麻木、疼痛、痉挛、下肢不宁综合征、嗅觉障碍等。

6. 继发性功能障碍 肌肉萎缩、骨质疏松、心肺功能下降、脊柱后凸、周围循环障碍、压疮等。

二、 康复评定

帕金森病的康复评定是一项非常复杂的工作，因为此病具有比较复杂的症状，每个患者表现各异，同时还受到服药时间、睡眠质量、情绪、气候变化等因素的影响。因此在对帕金森病患者进行康复治疗前，应了解该病的临床特点和分级，以及患者用药前后的症状变化，并且对患者做一个综合的全面评估。

（一）身体功能评定

1. 关节活动度（range of motion，ROM）测量 帕金森病患者由于活动减少、肌肉强直僵硬，使关节及周围组织粘连、挛缩，导致其关节活动受限。关节活动度评定包括主动关节活动度（active range of motion，AROM）评定和被动关节活动度（passive range of motion，PROM）评定。测量所使用的仪器设备通常为：通用量角器、电子量角器、指关节测量器等。

需注意的是，由于帕金森病多发于老年人，在进行 PROM 测量时，手法要柔和，速度缓慢均匀，尤其对伴有疼痛和痉挛的患者不能做快速运动。当患者有明显的骨质疏松或骨的脆性增加时，应避免 PROM 测量。

2. 肌力评定 由于帕金森患者肌张力偏高、动作弛缓，徒手肌力评定不能敏感地发现其肌力减退。因此帕金森病患者肌力减退的评定需要用敏感的动态测试装置。常用方法有等速测试、等长测试、等惯性测试。

3. 平衡功能评定 帕金森患者平衡功能评定有助于预防患者跌倒以及康复治疗，目前临床主要采用功能性评定法以及平衡测试仪法。

（1）功能性评定：即量表评定法，目前临床上常用的平衡量表主要有 Berg 平衡量表（Berg Balance Scale，BBS）、Tinetti 量表（Tinetti Balance and Gait Analysis）、"起立 - 行走"计时测试（timed "up and go" test）、跌倒危险指数（fall risk index）等。其中 Berg 平衡量表最为常用。Berg 平衡量表总分 56 分，总分少于 40 分，预示有跌倒的危险性。国内外较多文献报道了 BBS 对于帕金森患者平衡功能评定具有较好的信度、效度和敏感性。

（2）平衡测试仪法：包括静态平衡测试和动态平衡测试。平衡测试仪不仅能精确地评定帕金森患者的平衡能力，还能训练其平衡能力且广泛运用于临床研究中。

4. 步行能力评定 步态异常是该疾病的重要特征之一，临床上常用的评定方法为：目测分析和定量分析。

（1）目测分析：让患者按习惯的方式来回行走，还可以让患者做变速行走、慢速、快速、随意放松步行、转身行走，上下楼梯或上下坡、绕过障碍物、坐下和站起、原地踏步、闭眼站立等，观察者从不同方向（正、背、侧面）观察，注意全身姿势和下肢各关节的活动，通过观察了解患者步态有无异常。

（2）定量分析：步速和步长的测量，是一种简单定量的方法，常用足印法和 10m 步行速度测评、步态分析系统测定。

5. 吞咽、言语功能评定　吞咽障碍是严重影响帕金森病患者生活质量的并发症之一，因其导致的误吸、免疫力降低又是帕金森患者高死亡率的重要原因，目前临床上常用的吞咽评定方法包括反复唾液吞咽测试、洼田饮水试验、吞咽造影。

帕金森病的言语障碍以发音障碍和嗓音质量障碍为主，表现为发声困难、发声不协调、音量减弱、音调变化减少、声音嘶哑、声音粗糙等，部分伴有鼻音化构音和语速的变化，属于运动过弱型构音障碍。临床上主要应用嗓音障碍指数（voice handicap index，VHI）和总嘶哑度、粗糙声、气息声、无力嗓音、紧张嗓音听感知评估量表（Grade，Roughness，Breathiness，Asthenia，Strain，GRBAS）从主观听感觉对帕金森患者言语功能进行评估，评分越高，功能越差。

（二）日常生活活动能力评定

康复治疗的最终目标是回归家庭、回归社会。因此，日常生活活动能力（activity of daily living，ADL）评定在帕金森病的评定中有着重要作用，ADL评定一般包括衣、食、住、行、个人卫生等基本活动，用来反映患者生活自理的能力及回归家庭的程度。可用量表有Hoehn-Yahr分级表，改良Barthel指数（MBI），功能独立性量表（FIM）等。

Hoehn-Yahr分级是从帕金森病患者的病情、功能障碍和日常生活活动能力的角度而设计的，虽然简单实用，但在功能障碍评估的量化方面有较大缺陷。而改良Barthel指数（MBI）和功能独立性量表（FIM）则能进行ADL功能障碍的量化评估。

（三）认知功能评定

1. 神经行为认知状态测试　神经行为认知状态测试（the neurobehavioral cognitive status examination，NCSE）是一全面性的标准认知评估，可按患者的认知状况做初步的筛选和评估。

2. Rivermead行为记忆能力测验　Rivermead行为记忆测试是一个日常记忆能力的测验。主要检测患者对具体行为的记忆能力。患者在此项行为记忆能力测验中的表现，可帮助治疗师了解患者在日常生活中因记忆力受损所带来的影响。

（四）心理功能评定

1. 常用的智力测验量表　简明精神状态检查法（MMSE）和韦氏智力量表（Wechsler Intelligence Scale）

2. 情绪评定

（1）常用的抑郁评定量表有：汉密顿抑郁量表（Hamilton Rating Scale for Depression，HRSD）、Beck抑郁问卷（Beck Depression Inventory，BDI）、自评抑郁量表（Self-Rating Depression Scale，SDS）、抑郁状态问卷（Depression Status Inventory，DSI）。

（2）常用的焦虑评定量表有：汉密顿焦虑量表（Hamilton Anxiety Scale，HAMA）、焦虑自评量表（Self-Rating Anxiety Scale，SAS）。

（五）临床分级和量表评定

1. Hoehn-Yahr分级法（1967年）　目前临床上常用的分级方法为1967年Margare Hoehn和Melvin Yahr发表的量表，称为Hoehn-Yahr分级。改良Hoehn-Yahr分级（见UPDRS的第五部分），是在Hoehn-Yahr分级的基础上，细分出1.5级和2.5级两个亚型，用来粗略评估帕金森病的病情程度。

1级——身体单侧受累，通常无功能障碍或功能障碍很小。

2级——身体双侧受累或中轴受累，但无平衡功能障碍。

3级——出现姿势反射受损害的症状，可表现在当患者转身时出现站立不稳或在患者闭上眼睛两足并立，身体被推拉时不能保持平衡。患者的某些活动在一定程度上会受到影响，但可能还有一定的工作潜力，这主要取决于工作的类型。患者有独立生活的能力，他们的残疾程度为轻度到中度。

4级——发展为重度残疾，患者在没有帮助下仍能独立站立和行走，但已有明显困难。患者的日常活动即使在其努力下也需要部分、甚至全部的帮助。

5级——在没有帮助的情况下只能坐轮椅或卧床。

2. 韦氏帕金森病评定法（1968年）　1968年Webster发表了Webster帕金森病评分量表（Webster Parkinson Disease Rating Scale），并成为第一个应用于临床帕金森病评定的正式量表。后经我国临床医生的使用和验证后，认为由于中国人脂溢（该量表第八项）分泌较少，易导致该量表评定一致性较差，故将脂溢一项改成坐起立评定，修改该量表为改良Webster帕金森病评分量表，见表21-5。此表根据不同的临床表现及生活能力，采用4级3分制进行评定，0为正常，1为轻度，2为中度，3为重度。总分评估为每项累加分，1~10分为早期残损，11~20分为中度残损，21~30分为严重进展阶段。疗效=（治疗前分数–治疗后分数）/治疗前分数×100%，50%~99%为明显进步，20%~49%为进步，1%~19%为稍有进步。

表21-5　改良帕金森病功能障碍记分法（改良Webster评分）

项目	评分细则
1. 手部动作（包括书写）	0= 不受影响 1= 手部精细动作开始有减慢，拿东西，扣纽扣和书写开始感到困难 2= 精细动作中度减慢，单侧或双侧，手部各项活动中度障碍，书写大受妨碍，有小字症 3= 精细动作严重减慢，不能书写或扣纽扣，拿东西明显有障碍
2. 僵直	0= 未出现 1= 颈部与肩部可发生僵直，激发现象阳性（即令病人以受损对侧肢体作动作活动，则受损侧肢体僵直症状加重）。一侧或双侧腿部出现轻度静止性僵直 2= 颈部与肩部中度僵直，不服药时静止性僵直阳性 3= 颈部与肩部严重僵直，静止性僵直，不能为药物所改善
3. 姿势	0= 正常，头部前屈不到9.8cm（4吋） 1= 脊柱僵直有所开始，头部前屈达12.5cm（5吋） 2= 臂部开始屈曲，头部前屈达15cm（6吋），一侧或双侧手上抬，但仍低于腰部水平 3= 头部前屈超过15cm（6吋），一侧或双手上抬过腰水平，手部显著屈曲，指关节开始有所伸直，膝部也开始屈曲
4. 上肢协同动作	0= 双臂摆动动作良好 1= 一侧上臂摆动动作减少 2= 一侧上臂不摆动 3= 双上臂不见摆动
5. 步态	0= 跨步良好。一步跨44~75cm（18~30吋），转弯不费力 1= 步距小于25~44cm（10~18吋），转弯很慢，可能要几步完成，一侧足跟开始重踏 2= 步距15~30cm（6~12吋），两侧足跟开始重踏 3= 步距小于7.5cm（3吋），偶尔出现顿挫步态，靠足尖走路，转弯很缓慢
6. 震颤	0= 未见震颤 1= 震颤的幅度不到2.5cm（1吋），见于肢体或头部，静止时，或见于手部，当行走时或作指鼻试验时 2= 震颤幅度不超过9.8cm（4吋），震颤明显，但不固定，病人能对手部保持一些控制力 3= 震颤幅度超过9.8cm（4吋），经常存在，醒时即有震颤，不能自己进食或书写

续表

项目	评分细则
7. 面容	0= 正常，表情丰富，无瞪视 1= 可发现有些刻板，口常开，开始有些焦虑或抑郁表现 2= 中度刻板，情绪动作有时可有突破，但阈值显著提高，口唇有时分开，中度焦虑或抑郁表现，有流涎 3= 面具脸，口唇张开0.6cm（1/4吋）或更多，严重流涎
8. 坐、起立运动	0= 正常 1= 坐、起立运动能单独完成，但比正常略差，或用一手略撑才能完成 2= 坐、起立动作需要二手支撑才能完成 3= 坐、起立动作在双手支撑下也不能完成，或仅能勉强完成
9. 言语	0= 清晰、易懂、响亮 1= 开始有嘶哑，平淡，音量尚可，仍易懂 2= 中度嘶哑及无力，经常音调单调，开始有呐吃、踌躇、口吃、不易懂 3= 显著嘶哑与无力，很难听懂
10. 生活自理力	0= 无妨碍 1= 能自己照顾，但穿衣速度明显减慢，可独自生活，常能工作 2= 有些活动需人照顾，例如翻身，自坐位起立等，各项活动很慢，但可完成 3= 经常需人照顾，不能穿衣、进食或单独行走

3. 统一帕金森评定量表（UPDRS）（1987年） 1984年Stanley Fahn发表了一个统一帕金森病评定量表（UPDRS），以后又被几次修正和补充，于1987年公布为UPDRS第3版，见表21-6。UPDRS共包括六部分，前四部分分别评估患者的精神状况、日常生活能力、运动功能、治疗的并发症。每部分分为4级指数，即从0~4级。0级是正常，4级是严重。第五部分评定患者疾病发展程度，第六部分评定患者在活动功能最佳状态（"开"期）和活动功能最差状态（"关"期）之间的日常生活活动能力。UPDRS是一个复合量表，共包括六部分。

表21-6 统一帕金森评定量表（UPDRS）

项目	评分细则
第一部分：智能、行为、情绪	
1. 智能障碍	0= 没有 1= 轻微智力损害，常遗忘事情，经过思考可以想起来，无其他困难 2= 中度记忆丧失，处理复杂问题有中度困难，家居生活有轻度障碍，有时需要提示 3= 重度记忆力丧失，时间与地点容易混淆，处理问题有重度困难 4= 严重记忆丧失，只能辨别特定人物，无判断能力，无法解决问题，需要特别照顾，不能独处。处理问题有重度困难
2. 思想错乱	0= 没有 1= 鲜明的梦 2= 良性幻觉，自己会知道 3= 不时陷入幻觉或妄想而无法自觉，日常生活会被干扰 4= 持续性的幻觉、妄想、精神错乱，无法照顾自己

续表

项目	评分细则
3. 沮丧	0= 没有 1= 不时会有超出正常人该有的哀伤或罪恶感，但是不会持续数天或数周 2= 持续性沮丧（一周以上） 3= 持续性沮丧伴随活动力减退的症状（如失眠、厌食、体重减轻、丧失乐趣） 4= 持续性沮丧伴随活动力减退的症状，有自杀的念头或行动
4. 动机	0= 正常 1= 不如平常积极，比较被动 2= 对非例行需做选择的活动缺乏主动或没有兴趣 3= 对日常的活动缺乏主动或没有兴趣 4= 退缩，完全丧失动

第二部分：日常生活能力

项目	评分细则
5. 语言能力	0= 正常 1= 轻微影响，但可了解 2= 中度影响，但有时需要重复述说一遍 3= 重度影响，常常需要重复述说一遍 4= 大半无法理解
6. 唾液分泌	0= 正常 1= 少许过量的唾液在口中，晚上可能会流出来 2= 中度唾液分泌过多，可能有轻微流涎 3= 明显过多的唾液伴流涎 4= 严重垂涎，一直需要纸巾或手帕擦拭
7. 吞咽	0= 正常 1= 很少哽住 2= 偶尔哽住 3= 需要进食半流质食物 4= 需插鼻胃管或做胃造瘘手术
8. 写字	0= 正常 1= 有点迟缓或字体小 2= 中度迟缓或字体小，但是可以辨认所有字体 3= 严重迟缓，无法辨认所有字体 4= 大部分字体无法辨认
9. 进食能力	0= 正常 1= 有点缓慢笨拙，但不需要帮忙 2= 有点缓慢笨拙，但是可以使用筷子，有时需要别人的帮助 3= 必须使用汤匙进食，自己可以缓慢进食 4= 需要别人喂食
10. 穿衣	0= 正常 1= 有点缓慢，但不需要帮忙 2= 有时需要帮忙扣纽扣、穿袖子 3= 有时需要更多帮助，但是有些事情可以独自做 4= 需要完全帮助

续表

项目	评分细则
11. 卫生清洁	0= 正常 1= 有点缓慢，但不需要帮忙 2= 洗澡需要帮忙，个人卫生处理很慢 3= 盥洗、刷牙、梳头、大小便都需要帮助 4= 需要导尿管或者其他器械帮助
12. 翻身、调整被单	0= 正常 1= 有点缓慢，但不需要帮忙 2= 可翻身或调整被单，但是费很多力气 3= 有企图心、但不能用自己的力量翻身，也拉不动被单 4= 完全没办法做
13. 跌倒（与冻僵无关）	0= 正常 1= 很少跌倒 2= 很少跌倒，一天少于一次 3= 平均一天跌倒一次 4= 一天跌倒超过一次
14. 走路时出现冻僵现象	0= 正常 1= 走路时很少冻僵，起步时有点踌躇 2= 走路时有时候会冻僵 3= 常常冻僵，有时会因此跌倒 4= 常常因为冻僵而跌倒
15. 走路	0= 正常 1= 轻度困难，可能不会摆动手臂，或者拖着脚走 2= 中度困难，但是只要一些帮助，或是不需要帮助 3= 严重影响走路 4= 即使帮助也无法走路
16. 颤抖（右臂、左臂）	0= 没有 1= 轻微，很少出现并不会造成困扰 2= 中度，造成一些困扰 3= 严重，许多活动被干扰 4= 非常严重，大部分活动被干扰
17. 与帕金森病有关的异常感觉	0= 没有 1= 偶尔四肢麻木、刺痛、与轻微疼痛 2= 常常四肢麻木、刺痛、与轻微疼痛，还不至于因此烦恼 3= 常有疼痛感觉 4= 非常疼痛
第三部分：动作能力之检查	
18. 语言	0= 正常 1= 表情、用字、音量有一点减弱 2= 中度障碍，发音含糊单调，但是可以了解 3= 重度障碍，很难了解 4= 完全不了解

续表

项目	评分细则
19. 面部表情	0= 正常 1= 轻微面无表情，可以是正常人的"扑克脸" 2= 面部表情轻微地减少，并确定是不正常减少 3= 中度面无表情，嘴巴有时微张 4= 脸部僵硬、固定、表情全无、嘴巴张开超过 0.5cm 以上
20. 静止性震颤（脸、唇、颊、四肢）	0= 没有 1= 轻微颤抖，很少出现 2= 持续性的轻微颤抖或间断性的中度颤抖 3= 中度颤抖，常常出现 4= 抖动幅度很大，并且经常出现
21. 手部动作性或姿势性震颤（双上肢）	0= 没有 1= 轻微，只有动作时才发生 2= 中度，只有动作时才发生 3= 中度，在动作及维持姿势时皆发生 4= 重度，会干扰进食
22. 僵硬（颈部及四肢，以病人放松的坐着时，主要关节移动的状况来判断）	0= 没有 1= 极轻微，或只有在其他肢体做动作时才可测到 2= 轻微至中度 3= 明显，但是活动范围不受限 4= 严重，活动范围受限
23. 手指打拍（病人的大拇指与示指尽量张开，以最快速度打拍，双手分别测试）	0= 没有 1= 极轻微，或只有在其他肢体做动作时才可测到 2= 轻微至中度 3= 明显，但是活动范围不受限 4= 严重，活动范围受限
24. 手掌握合（病人手掌尽量张开，再连续做手掌握拳动作，两手分开测试）	0= 正常 1= 有点缓慢，或手掌张开的幅度稍微减小 2= 中度障碍，容易疲劳，有时动作会中断 3= 重度障碍，动作开始很吃力，或动作常常会中断 4= 几乎无法动作
25. 轮替动作（两手垂直或水平做最大幅度的旋前和旋后动作）	0= 正常 1= 有点迟缓，旋转的幅度稍微减小 2= 中度迟缓，容易疲劳，有时动作会中断 3= 重度迟缓，动作开始很吃力，或动作常常会中断 4= 几乎无法动作
26. 两脚灵敏度测试（病人将脚抬高，幅度约为 2cm，再用脚跟在地上以最快的速度连续拍打）	0= 正常 1= 有点迟缓，旋转的幅度稍微减小 2= 中度迟缓，容易疲劳，有时动作会中断 3= 重度迟缓，动作开始很吃力，或动作常常会中断 4= 几乎无法动作
27. 从椅子上站起来（病人两手交叉胸前，从直背的木椅或金属椅站起来）	0= 正常 1= 迟缓，或需要试好多次 2= 可自己推把手站起来 3= 容易向后跌回，需要多试几次，但仍可靠自己站起来 4= 必须要人帮助才能从椅子上起来

项目	评分细则
28. 姿势	0= 正常挺直 1= 不是很挺，轻微驼背，对老人可算是正常 2= 中度驼背，明显异常，有轻度侧弯 3= 中度驼背，中度侧弯 4= 严重前屈，姿势极端不正确
29. 步态	0= 正常 1= 步态迟缓、拖步、但是不会急步或向前冲 2= 走路困难，不需要帮助或只需要一点帮助，有时步伐急促、碎步、或向前冲 3= 走路极端困难，需要帮助 4= 即使有帮助，仍不能走路
30. 姿势稳定性（病人眼睛 张开，双脚微张并有准 备，检查者在背后突然拉 动肩膀，测试病人反应）	0= 正常 1= 后退，但不需要帮助，可自行平衡 2= 没有平衡反应，若没有检查人员抓住，病人会摔倒 3= 非常不稳，即使在自然状态也有失去平衡的倾向 4= 需要帮助才能站稳
31. 全身动作迟缓	0= 正常 1= 稍微变慢，给人小心翼翼的感觉，对某些人可以是正常的，动作幅度可能减小 2= 轻度变慢或动作减少，确实是不正常的，或者动作幅度稍微减小 3= 中度变慢或动作减少，或者动作幅度减小 4= 重度变慢或动作减少

第四部分：治疗的并发症

A. 异动症

32. 持续时间：出现异动症 的时段和清醒期	0= 无 1= 占清醒时段的 1%~25% 2= 占清醒时段的 26%~50% 3= 占清醒时段的 51%~75% 4= 占清醒时段的 76%~100%
33. 残障程度：异动症造成 残障的情形（由病史推 知，也可在检查病人后 修正）	0= 无 1= 轻度残障 2= 中度残障 3= 重度残障 4= 完全残障
34. 疼痛性异动症所致疼痛 的程度	0= 不痛 1= 轻度 2= 中度 3= 重度 4= 极严重
35. 是否出现清晨肌张力异 常之症状（由病史推之）	0= 无 1= 有

B. 临床波动

36. 服用一剂药物后，是否 有可以预测的"无效期" 出现	0= 没有 1= 有

续表

项目	评分细则
37. 服用一剂药物后，是否有不可以预测的"无效期"出现	0= 没有 1= 有
38. 是否有任何"无效期"是在几秒的时间忽然出现	0= 没有 1= 有
39. 病人出现"无效期"占清醒时段的平均比例	0= 无 1= 占清醒时段的 1%~25% 2= 占清醒时段的 26%~50% 3= 占清醒时段的 51%~75% 4= 占清醒时段的 76%~100%
C. 其他并发症	
40. 患者有无食欲减退、恶心或呕吐	0= 无 1= 有
41. 患者是否有睡眠障碍（如失眠或睡眠过多）	0= 无 1= 有
42. 患者是否有直立性低血压或头晕	0= 无 1= 有
第五部分：修订 Hoehn-Yahr 分期	0 期：无任何症状和体征 1 期：一侧肢体受累症状 1.5 期：一侧肢体受累症状，伴有躯体肌肉受累症状 2 期：双侧肢体受累症状，无平衡障碍 2.5 期：双侧肢体轻度受累，伴有轻度平衡障碍（姿势稳定性试验，后拉双肩后可自行恢复） 3 期：双侧肢体中度受累，伴有明显的姿势不稳，患者的许多功能受限制，但生活能自理，转弯变慢 4 期：双侧肢体严重受累，勉强能独立行走或站立 5 期：卧床或生活在轮椅上（帕金森病晚期）
第六部分：Schwab 和英格兰日常生活量表	100%= 完全独立，能毫无困难地做各种家务，速度不慢，基本上是正常的，没有意识到有什么困难 90%= 完全独立，能做各种家务，速度稍慢或感觉稍有困难及有障碍，可能需要双倍时间，开始意识到有困难 80%= 能独立完成大部分家务，但需双倍时间，意识到有困难及速度缓慢 70%= 不能完全独立，做某些家务较困难，需 3~4 倍的时间，做家务需用 1 天的大部分时间 60%= 某种程度独立，能做大部分家务，但极为缓慢和费力，易出错误，某种家务不能做 50%= 更多地依赖他人，半数需要帮助，更慢，任何事情均感困难 40%= 极需依赖他人，在帮助下做各种家务，但很少独立完成 30%= 费力，有时独立做些家务或开始时独立做，需要更多帮助 20%= 不能独立做家务，在少量帮助下做某些家务困难，严重残疾 10%= 完全依赖他人，不能自理，完全残疾 0%= 植物功能障碍如吞咽困难，大小便失禁，卧床

UPDRS 第一部分包括 4 项，评估精神、行为和情绪。虽然有助于全面筛查，但这些评估项目不能充分检查痴呆、抑郁，因此可用 MMSE 和 HDS 作为补充量表。第二部分包括 13 项，评定日常生活活动，包括评估言语、吞咽、自我照料、行走的困难程度。以及比较患者在活动功能最佳状态（"开"期）和活动功能最差状态（"关"期）的日常生活活动能力。第三部分包括 14 项，评定运动功能，这是在哥伦比亚评分量表（1969 年）的基础上发展和完善，是临床上广泛应用的评定量表。第四部分评估治疗的并发症。前四部分每项评估分为 4 级指数，即从 0~4 级。0 级是正常，4 级是严重。第五部分是改良 Hoehn-Yahr 分级，评定患者疾病发展程度；第六部分是 Schwab 和英格兰日常生活活动量表，评估帕金森病影响正常功能的程度和患者依赖性的程度。

优点：该表能比较客观、全面地评定帕金森病病情程度和治疗疗效，是集各种量表于一体的综合量表，并经过几次修正，具有良好的可靠性和检查的一致性，是目前临床和研究工作应用非常广泛的一个量表。缺点：由于该量表评估项目繁多，一次评定需花费很多时间，故在临床实际工作中的应用受到一定限制。另外，某些项目量化程度不够或检查不够全面。所以，临床中常选用其中的几部分量表，采用最多的是 UPDRS 的第三部分运动功能评定和第五部分疾病发展程度的评定（即改良 Hoehn-Yahr 分级）。

4. 帕金森病运动功能评分量表（MDRSPD） 2000 年帕金森病运动功能评分量表（MDRSPD）是我国医务人员参照 UPDRS 和改良 Webster 评分量表，结合临床工作经验，于 2000 年设计的评定量表，见表 21-7。该量表以评定帕金森病运动功能状态为主，使该病四大主症在量表评定项目中分布大致合理，同时选取部分日常生活活动能力作为测试项目。采用五级四分制，项目的评定标准尽可能具体量化。经临床研究证明，该量表评定项目较 Webster 全面，比 UPDRS 简便，具有良好的一致性和敏感性。使该表能较为全面的反应患者运动功能状况。采用五级四分制（0~4 分），0 分为正常，4 分为严重。疗效 =（治疗前分数 - 治疗后分数）/ 治疗前分数 ×100%，50% 以上为明显进步，20%~49% 为进步，1%~19% 为稍有进步。

表 21-7 帕金森病运动功能评分量表（MDRSPD）

项目	评分细则
1. 静止性震颤（左上肢、右上肢、较重的一侧下肢，分别评定）	0= 正常 1= 轻微震颤，有时出现 2= 幅度小，持续存在或中等幅度，间断出现 3= 中等幅度，持久存在 4= 大幅度震颤，持久存在
2. 强直（患者取放松端坐位或仰卧位。只判断肌张力高低，不考虑"齿轮样感觉"，颈、左上肢、右下肢、左下肢、右下肢分别评定）	0= 正常 1= 轻微或肌张力检查加强法时可以诱发 2= 轻到中度增高 3= 明显增高，但活动范围不受限 4= 严重强直，活动范围受限
3. 姿势	0= 正常直立 1= 头轻度前倾，不到 10cm 2= 头前屈，10~12cm 3= 头明显前屈，13~15cm，伴一侧或双手上抬至腰部以下 4= 头显著弯曲，>15cm，伴一侧或双手上抬至腰部以上，双腿屈曲
4. 面部表情	0= 正常 1= 表情略呆板，可能是正常的"面无表情" 2= 轻度呆板，表情肯定差 3= 中度呆板，有时双唇分开轻微张口 4= 面具脸，口唇张开达 6cm 以上

续表

项目	评分细则
5. 上肢伴随动作	0= 正常 1= 一侧上肢伴随动作减少 2= 一侧上肢不摆动 3= 双上肢摆动减少（含一侧上肢不摆动） 4= 双上肢不摆动
6. 书写和笔迹	0= 正常 1= 稍慢或字变小，字迹尚工整 2= 明显缓慢，字变小，字迹容易辨认 3= 书写困难，出现小字症，部分字迹难以辨认 4= 多数字迹无法辨认
7. 起立（双上肢交叉放在胸前从直背木椅或金属椅上站起）	0= 正常 1= 缓慢或需要尝试几次才能站起 2= 借助手臂支撑站起 3= 借助手臂支撑能站起，但很费力，可能尝试几次 4= 借助别人帮助才能站起
8. 步态	0= 正常 1= 行走缓慢，步幅小（40~50cm）而拖地，但无慌张步态 2= 行走困难，步幅少（25~39cm），伴慌张步态，转弯慢，无需帮助 3= 明显慌张步态，步幅 10~24cm，行走需要帮助 4= 步幅 <10cm，即使给予帮助也不能行走
9. 言语	0= 正常 1= 声音略平，音量稍低，容易听懂 2= 声音单调，音量低，可有呐吃，部分听懂 3= 明显不清楚，难以听懂 4= 完全听不懂
10. 姿势的稳定性（患者睁眼双脚齐肩站立，检查者突然向后拉患者双肩，观察患者的姿势反应）	0= 正常 1= 略后倾，无需帮助即可恢复 2= 无姿势反射，如果不扶患者可能会向后摔倒 3= 站立不稳，有自发跌倒的倾向 4= 无人帮助不能站立
11. 轮替动作（双手做最大幅度的旋前和旋后动作，双手同时做，持续 20 秒）	0= 正常 1= 轻度减慢或幅度变小 2= 中度减慢，早期有肯定的疲劳现象，运动中偶尔有停顿 3= 明显减慢，动作起始慢或动作中常有暂停现象 4= 很难完成此动作
12. 日常活动（包括起卧、翻身、洗脸、刷牙和穿衣等）	0= 正常 1= 稍慢，不需帮助 2= 很慢，费时，有时需要帮助 3= 困难，部分需要经常帮助 4= 完全依赖他人帮助
13. 吞咽	0= 正常 1= 很少呛咳 2= 有时呛咳 3= 需服半流饮食 4= 鼻饲或胃造瘘进食

第三节　糖尿病足评定

一、概述

糖尿病足的概念首先由 Oakley 在 1956 年提出，1972 年 Catterall 将糖尿病足定义为因神经病变失去感觉，因缺血失去活力，并且合并感染的足。WHO 定义糖尿病足为：与下肢远端神经异常和不同程度的周围血管病变相关的足部感染、溃疡和（或）深层组织的破坏。随着对糖尿病足的认识不断深入，人们发现糖尿病足是一组足部的综合征，而不是单一症状。糖尿病足应至少具备三个要素，即：①糖尿病患者；②有足部组织营养障碍，即溃疡或坏疽发生；③伴有一定下肢神经和（或）血管病变。三者均缺一不可，否则就不能称其为糖尿病足。

目前，我国糖尿病患者已达 1.096 亿，位居全球第一。这也意味着我国糖尿病足的患者愈加增多。糖尿病足是糖尿病最严重及治疗费用最高的慢性并发症之一。

（一）致病因素与危险因素

1. **致病因素**　糖尿病足的发生与糖尿病代谢异常所引发的周围神经病变与周围血管病变密不可分，同时，足部感染、足部软组织和骨骼畸形也不同程度地参与了糖尿病足的发生与发展。

（1）周围神经病变：糖尿病引发的周围神经病变包括有运动神经病变、感觉神经病变与自主神经病变。

1）运动神经病变：运动神经病变使足内肌失神经支配，严重时引发肌肉萎缩发生，继而使足部屈伸肌群不协调，导致足部畸形发生，如爪状趾、爪形足。足部畸形可引发足部受压不均匀，局部压力和切应力增加，最终导致足部溃疡发生。

2）感觉神经病变：感觉神经病变使足部触觉、痛觉、温度觉、振动觉、位置觉、运动觉等浅感觉、本体感觉减退或消失。不同程度的保护性感觉障碍发生，可使足部对不良刺激感知能力下降，使足部损伤易发，同时又使足部早期病变不易被察觉。

3）自主神经病变：自主神经纤维支配着外周血管的舒缩及汗腺功能。周围交感神经纤维张力下降后，外周血管收缩障碍，致使下肢远端血流增加，一方面使足部水肿发生，另一方面使局部动静脉分流形成，营养性毛细血管血流减少，使血管支配局部出现缺血等营养障碍。同时周围自主神经病变引起的汗腺功能障碍，可引起足部无汗、皮肤干燥，使皮肤易发损伤。两者的共同作用使糖尿病患者足部溃疡易发。

（2）周围血管病变：糖尿病周围血管病变是一种慢性进行性过程，主要累及动脉系统，包括大血管与微循环。病理基础包括有动脉粥样硬化、微血管基底膜增厚、内皮细胞增生、红细胞变形能力下降、血小板聚集能力增强及血液黏滞度增加等，继而引起动脉狭窄与阻塞、局部氧气扩散及白细胞迁移能力下降，可使血管行走区域出现缺血症状，当感染发生时易发展为坏疽。

（3）足部感染：糖尿病所致的代谢紊乱可导致机体免疫力下降而极易感染。同时，由于糖尿病所致的周围神经病变与周围血管病变的存在，可使糖尿病患者不易察觉足部感染的发生。

（4）足部软组织和骨骼畸形：糖尿病还可通过影响足部软组织损伤及诱发骨骼病变、畸形发生而导致糖尿病足的发生。

2. **危险因素**　糖尿病足是糖尿病的一种慢性并发症，但其对患者的影响远远超过了糖尿病所致的其他慢性并发症。因此识别易发糖尿病足的糖尿病患者具有重要意义。常见的糖尿病足发生的危险因素包括有以下方面：

（1）周围神经病变与周围血管病变：目前糖尿病足按照其合并存在的周围神经病变与周围血管病变情况，分为神经型、缺血型及混合型。合并有周围神经病变的糖尿病患者更易发生糖尿病足。糖尿病所致的周围血管病变是糖尿病足发病的另一个重要基础因素。我国流行病学调查显示，糖尿病足患者中，缺血型约占20%。若糖尿病患者同时存在周围神经病变及周围血管病变，糖尿病足则更易发生。我国流行病学调查显示，糖尿病足患者中，约60%患者为混合型，即同时存在周围神经病变与周围血管病变。因此，对糖尿病患者进行早期周围神经病变与周围血管病变的筛查非常重要。

（2）既往有糖尿病足病史、足部溃疡病史或截肢病史：对于已存在糖尿病足病史、糖尿病足部溃疡病史或因糖尿病足行截肢处理史的糖尿病患者，多已存在不同程度的周围神经与血管病变，其发生糖尿病足、甚至再次截肢的风险将更高。

（3）足部畸形：如前所述，糖尿病患者足部可出现不同畸形，如锤状趾、爪状趾、爪形足、足弓塌陷等，可引发足部受压不均匀，局部压力和切应力增加，导致局部皮肤营养性毛细血管受压，最终导致局部皮肤坏死、溃疡形成。

（4）足部感染：在糖尿病患者中，由于糖尿病导致机体抵抗力下降，无论是何种原因引起的足部任何组织的感染，如外伤继发的足部皮肤感染或骨髓炎等，均可加重业已存在的任何一种类型的糖尿病足。

（5）足部胼胝形成：胼胝，又称鸡眼、老茧，足部胼胝的形成与局部压力、切应力过大有关。糖尿病患者胼胝形成后，在步行、负重下，易出现胼胝处皮下出血、损伤，进而发展为皮肤破裂、溃疡形成，而诱发糖尿病足的发生。

（6）糖尿病病程超过10年者：据文献报道，糖尿病所致的周围神经病变、周围血管病变等平均发生在糖尿病发病9~10年后，而足部溃疡多发生于糖尿病发病10年以后，因此对于糖尿病病程已超过10年的患者，也更易发生糖尿病足。

（7）失明、视力减退者：对于存在失明、视力减退的糖尿病患者，可由于视力障碍在进行自我照料时更易出现损伤足部情况，而进一步发展为糖尿病足及足部溃疡，同时由于视力障碍，无法观察自己的足部，而易发损伤或对早期损伤无法察觉。

（8）合并糖尿病肾病者：存在糖尿病肾病的患者合并存在周围神经病变更为常见，尤其是终末期肾脏疾病，是导致糖尿病患者发生糖尿病足部溃疡及截肢的最高危因素。

（9）其他：男性，吸烟；老年人，尤其独居者；血糖控制不佳者；糖尿病知识缺乏者；合并高血压、脑血管疾病、冠心病；存在异常步态者；穿戴不合适的鞋袜；下肢皮肤干燥、皲裂者等。

（二）临床表现

糖尿病足的临床表现主要包括三方面，分别为周围神经病变表现、周围血管病变所致的下肢缺血表现及足部溃疡形成与坏疽。

1. 周围神经病变表现 糖尿病足周围神经病变表现可分为一般表现、感觉障碍、运动障碍、软组织与骨神经营养障碍表现。

（1）一般表现：足部皮肤干燥而无汗，足部可见肿胀，由于周围神经病变的存在，足内肌可见萎缩，足部畸形存在，常见爪状趾、锤状趾、爪形足等，跖骨头、趾间关节背侧、趾尖等部位可由于足部畸形或穿戴不恰当鞋子而局部受压明显，可见局部胼胝或溃疡形成。

（2）感觉障碍：足部表现为痛触觉、本体感觉减退或缺失，同时存在感觉异常，如肢端针刺痛、灼痛、麻木、蚁行感、脚踩棉絮感等，感觉障碍分布呈袜套样改变。

（3）运动障碍：由于足部畸形存在，步态可出现异常，鞋底磨损位置与常人有差别。

（4）软组织与骨神经营养障碍：由于周围神经病变存在，可出现软组织与骨神经营养障碍，表现为足部软组织易发劳损、损伤，可出现韧带断裂；足部骨骼骨质溶解增加，骨骼强度下降；足部关节出现肿大、积液、不稳，但疼痛不明显、甚至无痛；由于上述软组织、骨骼及关节改变，可诱发及加重足部畸形发生，严重可出现足部关节半脱位、脱位，足部骨骼病理性骨折等，形成 Charcot 关节病，X 线上多有骨质破坏、关节位置异常等。

2. 下肢缺血表现　糖尿病足患者由于存在周围血管病变，可有下肢缺血症状。若下肢缺血严重，还可出现间歇性跛行、休息痛及下蹲起立困难。当患者足部皮肤出现破损或自发性水疱后，易发感染，从而形成溃疡、坏疽。体格检查时可发现肢端动脉搏动减弱或消失，血管狭窄处可闻及血管杂音。

3. 足部溃疡形成与坏疽　糖尿病足部溃疡多发生于前足底，局部胼胝形成处也为溃疡好发部位，常为反复遭到压力增加所致。糖尿病足部溃疡可按照病变性质分为神经性溃疡、缺血性溃疡和混合性溃疡，临床上以神经性溃疡与混合型溃疡多见。

若糖尿病足患者足部出现溃疡、感染、坏死，并继发腐败菌感染，则形成坏疽，严重者可因坏疽的发生而进行截肢处理。糖尿病患者的足坏疽可分为干性坏疽、湿性坏疽与混合性坏疽。

（1）干性坏疽：较少，仅占足坏疽患者的 1/20，多发生在糖尿病患者肢端动脉及小动脉粥样硬化，血管腔严重狭窄，或动脉血栓形成，致血流逐渐或骤然中断。

（2）湿性坏疽：最多见，约占 3/4，多因肢端循环及微循环障碍，并常伴有周围神经病变，皮肤损伤感染化脓，局部常有红、肿、热、痛、功能障碍，严重者常伴有全身不适，毒血症或败血症等临床表现。

（3）混合性坏疽：约占 1/6，其特点是湿性坏疽和干性坏疽的病灶同时发生在同一个肢端的不同部位。混合坏疽患者一般病情较重，溃烂部位较多，面积较大，常涉及大部或全足。感染重时可有全身不适，体温及白细胞增高，毒血症或败血症发生。

二、 康复评定

所有糖尿病患者应每六个月至少进行一次全身检查，与糖尿病足相关的患者应更频繁地进行评估。由于周围神经病变的掩蔽效应和缺乏足部护理教育，患者通常不会意识到严重的脚部问题。定期的检查评估至关重要，在临床上根据患者的功能障碍给予以下几个方面的功能评定。

（一）问诊

在进行具体检查前，应先询问患者的一般情况，例如年龄、性别、吸烟史、家庭情况、既往史等。另外，询问患者糖尿病病程，血糖控制情况；有无糖尿病足病史、糖尿病足部溃疡病史或因糖尿病足行截肢处理史；有无外伤或感染史；有无视力障碍；有无合并高血压、脑血管疾病、冠心病以及糖尿病肾病等；穿着鞋袜的情况。

（二）视诊

1. 对于糖尿病足患者应首先观察有无外伤，糖尿病周围神经病变患者足部大部分皮肤损伤发生在前足，尤其是足底高压部位。若有伤口，应观察测量伤口的部位、大小、深度、颜色和有无渗液，及渗液性质、颜色、量等，并做相应记录。

2. 对比双侧足部外形是否一致，有无畸形，糖尿病足患者常见的畸形有锤状趾、外翻、爪形和足弓塌陷等。

3. 观察对比双侧足部有无肿胀，存在神经性关节病的糖尿病足常出现足部关节肿胀、积液。

4. 观察足部有无胼胝形成，足底高压部位常见，若存在足部畸形，糖尿病足患者足部受到鞋子挤压处也易形成胼胝。

5. 观察足部有无溃疡，若肌腱与韧带发生僵硬和挛缩，失去弹性，产生诸如锤趾的畸形，外伤

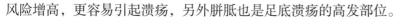

风险增高，更容易引起溃疡，另外胼胝也是足底溃疡的高发部位。

6. 观察对比皮肤颜色，有无干燥、皲裂、破损、自发性水疱，糖尿病足患者常存在远端血流异常，皮肤颜色的异常常与血流情况相关。神经性关节病是糖尿病足常见并发症之一。这种神经性病变常引起血流急剧增加，而引起足部皮肤发红、发热以及肿胀。相反，若患者下肢缺血，则表现为皮肤干燥、弹性差、色素沉着、皮温下降，抬高下肢时，双足发白，下垂时，则呈紫红色。若下肢缺血严重，还可出现间歇性跛行、休息痛及下蹲起立困难。当患者足部皮肤出现破损或自发性水疱时更易发感染。

7. 观察对比双侧鞋的穿着情况，以及鞋底的磨损情况。若糖尿病足患者穿着不合适的鞋子，或袜子的材质粗糙，皮肤摩擦增大，可增加溃疡发生风险。另外鞋底的磨损情况，可提示患者足部的异常。若鞋底外侧磨损严重，则提示患者可能存在高足弓；若鞋底内侧磨损严重，则提示患者可能存在扁平足弓、足弓塌陷。

8. 观察患者步态。根据患者的步行距离以及下肢有无酸胀感，可结合下肢的外周血管情况，判断患者是否存在间歇性跛行。

（三）触诊和听诊

在触诊患者足部皮肤时，皮肤温度升高，提示可能有神经性关节病（即 Charcot 关节病）或感染；皮肤温度降低，则提示可能出现远端血供不足，应做深入检查是否存在下肢动脉闭塞硬化症。

糖尿病足患者的血管病变多发生在远端，所以一般对糖尿病足患者进行足背和胫后动脉触诊。若下肢动脉搏动减弱或消失，提示可能存在动脉狭窄或闭塞。为准确检查患者下肢是否有狭窄或闭塞以及狭窄、闭塞程度，可以使用特殊检查方法，如踝肱指数、下肢血管彩色多普勒超声、增强型螺旋CT、增强磁共振成像技术等（在评估周围血管情况时会具体介绍）。另外，可用听诊器粗略判断下肢周围血管情况，若糖尿病足患者下肢存在周围血管缺血可发现肢端动脉搏动减弱或消失，血管狭窄处可闻及血管杂音。

（四）神经肌肉骨骼系统检查

糖尿病足周围神经病变和感觉减退或消失是糖尿病足足部溃疡形成与发展中最突出的风险因素。神经肌肉骨骼系统的检查主要是评估患者下肢外周神经和肌肉骨骼的功能，评估患者发生溃疡的风险，以便早期采取干预措施。因此，评估神经功能是至关重要的，可判断预后以及防止复发。主要评估内容包括腱反射，感觉评估（保护性感觉、振动觉、温度觉），肌力评估，关节活动度和肢体长度的测量，以及神经传导速度的检测。

1. **腱反射主要检查双侧膝反射和踝反射**　由于周围神经病变的存在，糖尿病足患者多存在膝、踝反射减弱。检查时需注意：①叩击动作要迅速；②准确找到应叩击的位置；③患者需自然放松，避免影响检查结果；④对于踝反射若卧位检查未能引出，可于跪位下进行，需对患者进行安全保护；⑤若患者髌韧带及跟腱部位有红肿、外伤、溃疡或感染，则不适合进行。

2. **感觉检查**　主要包括保护性感觉、振动觉和温度觉。

（1）检查温度觉常用的有两种方法：①让患者处于坐位或仰卧位，脱去鞋袜露出足部皮肤，将事先分别装好冷水（5°~10°）和热水（40°~45°）的两支试管，轮流触碰患者足部的同一位置，让患者判断冷热；②Tip-Therm 凉热温度检查器：这是一种检查工具，一头为金属，测量凉感觉，另一头为塑料，测量温感觉。这两种方法均为定性检查的方法。

（2）振动觉：让患者处于坐位或仰卧位，脱去鞋袜露出足部皮肤，用128Hz振动着的音叉置于外踝、髂嵴等骨突部位，询问患者有无振动感，并作双侧和上下对比。

（3）保护性感觉：对于糖尿病足患者的保护性感觉评估常采用 5.07 Semmes Weinstein 单丝纤维来完成。这是一种触觉测量工具，其原理为根据尼龙单丝直径、长度和材质的不同，经过专门加工校准后，接触测试部位加力弯曲至90°时产生不同大小的力量（以克为单位），以测试特定部位对所施加力量的感觉，是糖尿病周围神经病变筛查极为有效的工具。比如，规格为5.07的尼龙单丝，接触测试部位后施加外力，待其折弯90°（成C形）形成的力量为10.0g，若此时患者无感觉，则提示患者保护性感觉丧失。Semmes-Weinstein单丝检测是目前国际公认的一种检测触压感觉障碍十分有效的方法，全套型测试盒有20种规格和力量级别可选，可根据具体临床或科研应用选择不同的单丝进行测试，不同规格的单丝纤维对应不同的感觉评估结果，具体可见表21-8。具体检查方法如下：①患者取舒适姿势，可仰卧或坐位，移除鞋袜。②告知患者将对保护性感觉缺失进行检查，若检查提示感觉障碍，会增加溃疡和截肢的风险。③选用5.07规格的单丝，在患者手臂或手部进行体验测试，让患者体验单丝接触皮肤时的感觉。④正式测试：选用5.07规格的单丝分别压在足底角质较薄的多点进行测试，应注意避开溃疡及胼胝部位。⑤叮嘱患者闭眼，检查中保持足趾向上伸直，让患者感觉到压力时回答"是"或"有"，没有感觉到压力时回答"不是"或"没有"。⑥让测试单丝与测试部位（面）保持垂直接触，施加压力直至单丝成90°弯曲（C形），单丝弯曲时所形成的力量为该规格单丝的测试力量。⑦单丝在每个部位停留1秒左右，每个部位喊话两次，"1"和"2"，两次中只有一次施加压力使单丝弯曲，让患者辨认哪次能感觉到单丝；每次的顺序要随机。⑧常用检测部位有：第一、三和五跖骨头、姆趾与第三趾远端的足底面皮肤等，双足部位相同，避开胼胝、溃疡区域；检测的10个部位如果有4个没有感觉时，诊断保护性感觉丧失的特异性可以达到83%；⑨将相关结果在评估表上进行记录，有感觉时记为"+"，没有感觉时则记为"–"。

表21-8 Semmes-Weinstein单丝纤维规格与感觉障碍情况

Semmes-Weinstein单丝纤维规格	感觉障碍情况
1.65~2.83	有感觉，提示感觉正常，无感觉选择下一规格单丝纤维检查
3.22~3.61	无感觉，提示轻触觉减退
4.31~4.56	无感觉，提示保护性感觉减退
4.56~6.65	无感觉，提示保护性感觉丧失
6.65	无感觉，提示感觉完全丧失

3. 肌力检查 糖尿病患者的肌力检查常用徒手肌力评定（manual muscle testing，MMT）来评估患者下肢肌力，主要评估屈髋、伸髋、屈膝、伸膝、踝跖屈和背屈、足趾屈伸的力量。但需注意若患者足部有溃疡，应采取替代体位，以免除对溃疡的影响。

4. 关节活动度检查和肢体长度检查 对于糖尿病足患者需要检查下肢的活动度，包括髋、膝、踝和跖趾关节以及趾间关节的活动范围。跟腱挛缩可导致踝关节背屈受限，运动神经病变引起的足部肌肉不平衡可引起跖趾关节过伸和趾间关节过度屈曲。所以，对于糖尿病足患者着重检查踝关节和足趾的关节活动度。当糖尿病足患者伴有神经性关节病，则可能出现踝关节塌陷性骨折、踝关节和距下关节失稳，所以肢体长度的评估也很重要。对于截肢的患者，也应测量出患侧的肢体长度。

5. 神经传导速度 神经传导速度是用于评定周围神经功能的一项诊断技术，可更早更直观地反映周围神经功能异常的存在，通常包括运动神经传导速度和感觉神经传导速度的测定。具体测定方法如下：

（1）运动神经传导速度测定：①电极放置：刺激电极置于神经干，记录电极置于肌腹，参考电极置于肌腱，地线置于刺激电极和记录电极之间。②运动神经传导速度的计算：超强刺激神经干远端和近端，在该神经支配的肌肉上可记录到2次复合肌肉动作电位，测定其不同的潜伏期，用远端和近端之间的距离除以两点间潜伏期差，即为神经的传导速度。计算公式为：神经传导速度（m/s）= 两点间距离（cm）×10/ 两点间潜伏期差（ms）。③波幅的测定通常取峰值。

（2）感觉神经传导速度测定：①电极放置：刺激手指或脚趾末端，顺向性地在近端神经干收集信号，或刺激神经干而逆向地在手指或脚趾末端收集信号，地线固定于刺激电极和记录电极之间；②感觉神经传导速度计算：记录潜伏期和感觉神经动作电位，计算公式为：感觉神经传导速度（m/s）= 刺激电极与记录电极间的距离（cm）× 10/ 潜伏期（ms）。

（五）周围血管检查

糖尿病足患者中，缺血型者约占 20%，混合型者占 60%，因此对糖尿病足患者进行周围血管病变筛查是非常重要的。临床上，对糖尿病足患者常用以下手段及方法进行评估：

1. **下肢动脉搏动的触诊及下肢动脉听诊**　可粗略评估患者是否存在下肢动脉病变，如下肢动脉搏动减弱或者消失，提示动脉狭窄或闭塞的存在，血管杂音提示动脉狭窄等。

2. **踝肱指数**　踝肱指数（ankle brachial index，ABI）是用上肢肱动脉的血压作为分母，下肢踝部胫后动脉或胫前动脉的血压作为分子，所得出的值就是踝肱指数。ABI>0.9 为正常；ABI<0.4 属于重度缺血；ABI 在 0.41~0.9 属于轻至中度周围动脉病变。通过 ABI 可简单了解下肢缺血的程度，但由于糖尿病足患者多存在动脉硬化，可能会导致 ABI 值偏高而掩盖动脉病变情况，因此 ABI 低值更有临床意义。在慢性溃疡环境中，ABI 低于 0.50 的糖尿病足患者具有很大的截肢可能性。

3. **下肢血管彩色多普勒超声**　下肢血管彩色多普勒超声作为下肢血管病变存在与否的初步筛查工具，具有无创、直观和简单有效的优点，可以明确动脉有无狭窄或者闭塞，以及病变的性质等，但是受人为因素影响较大，准确率主要与检查者的水平有关。

4. **增强型螺旋 CT**　增强型螺旋 CT（computerized tomography angiography，CTA）是一种诊断下肢动脉病变及病变的范围和程度的无创技术，但是有时候可以出现假阳性，主要原因是对于迂曲的动脉的扫描平面造成重建后图像不一样。

5. **增强磁共振成像技术**　增强磁共振成像技术（magnetic resonance angiography，MRA）基本与CTA 类似，只是不使用碘类造影剂，而是采用一种放射性同位素进行血管的显影，对肾功能影响小于 CTA 和血管造影。

6. **动脉数字减影血管造影**　动脉数字减影血管造影（digital subtraction angiography，DSA）是下肢缺血诊断最精确的检查方法，是下肢动脉病变诊断的金标准。通过造影能观察到下肢动脉是否存在病变及其程度、近端和远端血管是否存在病变及性质，这对治疗及预后评估有较高的指导意义，且不受动脉走行和检查者的主观因素影响，但 DSA 为有创检查。

7. **经皮氧分压（transcutaneous oxygen measurement，TCOM/TcPO$_2$）**　由于糖尿病患者经常伴有下肢微循环障碍，因此，检查下肢远端组织的经皮氧分压，可以了解组织是否缺血缺氧，从而可以判断出下肢动脉有无病变。

8. **激光多普勒**　也属于下肢组织微血流量变化的检查，可以间接了解有无血管病变和缺血。这对于糖尿病足的诊断具有非常高的价值。这也是目前在诊断糖尿病足血管病变中主要进展之一。

（六）溃疡的评定

溃疡通常继发于外周神经病变和神经性关节病后畸形。事实上，据统计有超过 50% 的神经性关节病畸形的患者存在溃疡。因此，系统地记录溃疡的特点是十分重要的。

首先观察溃疡的部位、颜色、形状、渗液状况，再闻溃疡气味，触摸溃疡周围组织的肿胀程度和范围，以此来评估溃疡的一般情况。描述溃疡的尺寸和外观后，评估者应用钝性无菌探针检查溃疡。利用探针可以检测有无窦道形成，了解溃疡累及层面，如溃疡是否已深达骨骼，若发现溃疡已累及骨骼，则对于预测骨髓炎的发生具有很高的价值。同时，注意有无蜂窝织炎的存在及其程度。

1. **溃疡的大小**

（1）二维法测量：以身体矢状轴方向为伤口长，冠状轴方向为伤口宽来测量伤口的长度和宽度。

（2）三维法测量：用探针测量潜行的深度、长度和宽度，方向用时钟描述。

2. 溃疡基底颜色

（1）若溃疡颜色为粉红色、洁净且有光泽，则表明溃疡床是健康的。

（2）若溃疡颜色大部分为粉红色，但有一个区域变为灰色，则提示有窦道出现。

（3）若溃疡为绿色及黄色坏死组织，则预示感染；

（4）若溃疡为灰色或黄色，并有坏死组织，则提示血流灌注差。

（5）若溃疡为黑色组织，则表示可能坏死。

3. 溃疡气味　伴随溃疡出现的任何气味都是感染的表现。

（1）若有粪臭味，则提示可能有金黄色葡萄球菌感染。

（2）若有腥臭味，则提示可能有铜绿假单胞菌感染。

（3）若有组织腐败的尸臭味，则提示可能有坏疽。

（4）若有腐臭味，则提示可能出现组织腐败。

4. 溃疡渗液量

（1）少量：5ml/24h。

（2）中量：5~10ml/24h。

（3）大量：>10ml/24h。

5. 溃疡渗液性质

（1）若渗液为清亮略带黄色、黏稠且多泡的分泌物，则可能为滑囊液，提示病变可能涉及关节。

（2）若渗液清亮，但有所增加，则提示可能有早期感染。

（3）若渗液为脓性分泌物，则提示可能有感染，其中葡萄球菌感染，脓液稠厚，而链球菌感染，则脓液稀薄。

6. 溃疡的分类方法　在临床上较为广泛使用的有 Wagner 分级法和美国德州大学伤口分类系统（University of Texas diabetic wound classification system，UT）。

Wagner 分级法：根据外伤侵入深度和坏疽范围，可对糖尿病足进行分级，这是最经典的分类法，共分为六级，具体见表21-9。

表21-9　Wagner 分级法

分级	表现	分级	表现
0级	完好的皮肤，可能存在骨骼畸形和皮肤延展性下降	3级	伴有脓肿和骨髓炎的深层溃疡
1级	表层皮肤溃疡	4级	足局部出现坏疽
2级	涉及肌腱、骨、韧带或关节的深层溃疡	5级	全足坏疽

0级：是指有发生溃疡高度危险因素的足，但目前没有出现溃疡。对于这些目前无足部溃疡的患者，应定期随访、加强足部保护的教育，必要时请医生给予具体指导，以防止足部溃疡的发生。

1级：出现足部皮肤表面溃疡，但临床上无感染，表现为神经性溃疡。这种溃疡好发于足部突出部位，即压力承受点，如足跟部、足趾底部，溃疡被胼胝包围处。

2级：出现较深的、穿透性的足部溃疡，常合并软组织感染，但无骨髓炎或深部脓肿，溃疡部位可存在一些特殊的细菌感染，如厌氧菌、产气菌。

3级：深部溃疡，常影响到骨组织，并有深部脓肿或骨髓炎。

4级：特征为缺血性溃疡，表现为局部或特殊部位的坏疽，通常合并神经病变。没有严重疼痛的坏疽即提示有神经病变，坏死组织的表面可有感染。

5级：坏疽影响到整个足部，大动脉阻塞起了主要的病因学作用，神经病变和感染也有影响。

Wagner 分级法在临床上被广泛接受，重点考虑了深度和感染的因素，说明了各期的病因学因素，但没有充分地将局部缺血列入。改良的分级方法是在最初分级的基础上列出新的子类型，如美国德州大学伤口分类系统（UT）。UT 描述了溃疡的深度、感染及临床缺血情况，具体按深度分为 4 级（Grade 0~3），按是否存在独立或联合的缺血或感染分为 4 阶段（Stage A~D），具体见表 21-10。

表 21-10　美国德州大学伤口分类系统

阶段 \ 深度	0	1	2	3
A	溃疡前或溃疡后病变，完全上皮化	表面伤口，不涉及肌腱、关节囊或骨	伤口涉及肌腱或关节囊	伤口涉及骨或关节
B	合并感染	合并感染	合并感染	合并感染
C	合并缺血	合并缺血	合并缺血	合并缺血
D	合并感染和缺血	合并感染和缺血	合并感染和缺血	合并感染和缺血

Grade 0：指患者可能有足部溃疡的历史或出现足部溃疡前的病变，例如胼胝和畸形，可目前患者足部无溃疡形成，但仍存在溃疡形成风险，应及时就诊治疗溃疡前病变；若患者足部既无感染、也无缺血表现，则为 UT 0A，若合并感染，则为 UT 0B，合并缺血则为 UT 0C，若同时合并感染和缺血，则记录为 UT0D。

Grade 1：此级别的溃疡是表浅的，但涉及全层皮肤，根据患者溃疡是否合并感染、缺血，分为 UT 1A、UT 1B、UT 1C 和 UT 1D。1 级溃疡往往是神经性的，合并或不合并感染，常发生在高压区域（例如跖骨头，足趾）。最经典的表现为穿透性的溃疡，外缘由胼胝包裹。同时需确认是否存在缺血，可通过临床检查予以确认，如有必要，可进行非侵入性评估。

Grade 2：此级溃疡通常是穿透到皮下较深位置的病变组织，可深达到肌腱和（或）关节囊，但未累及骨组织。根据患者溃疡是否合并感染、缺血，分为 UT 2A、UT 2B、UT 2C 和 UT 2D。溃疡部位可提示病变类型，如溃疡位于前脚掌底面，通常为神经性病变，若溃疡位于足后跟部，主要为混合性病变，即神经病变与缺血病变共存。细菌感染是常见的，例如葡萄球菌、链球菌和厌氧菌，分泌物一般能分离出多种微生物。感染的病原学评估主要依赖于局部组织、分泌物的培养。同时，局部感染的表现还包括红斑、皮温升高、肿胀和脓性臭味分泌物，在评估时应注意观察。但需要注意的是，存在周围神经病变的糖尿病足患者中，感染所导致的局部疼痛往往是缺失的。

Grade 3：此级溃疡已深达到骨和（或）关节。根据患者溃疡是否合并感染、缺血，分为 UT 3A、UT 3B、UT 3C 和 UT 3D。此期需注意了解有无骨髓炎的存在，因若合并骨髓炎，可导致局部创面愈合困难。而骨活检是鉴别骨髓炎的一个相对敏感的方式。

美国德州大学伤口分类系统运用病因（缺血、感染）和溃疡深度两个系统来评估患者所处的阶段和级别，但分类延伸的复杂性使其在临床中执行困难。

以上两种系统都有各自的优缺点，尚无公认的方法，但可以运用以上两种系统作为互相补充，使溃疡的评估在临床中可行且可信。

小结

老年疾病随着老龄化趋势的加快，临床上遇到的患者越来越多。对老年人进行准确的功能评定是康复治疗师的日常主要工作之一。本章对老年性痴呆、帕金森病和糖尿病足的评定内容和流程是临床康复工作的常规内容。

思考题

1. 老年性痴呆的早期干预措施主要有哪些?
2. 老年性痴呆的主要康复内容包括哪些?
3. 帕金森病的主要诊断依据有哪些?
4. 糖尿病的主要治疗措施包括哪些?
5. 糖尿病足的康复流程主要包括哪些内容?

（白定群）

第二十二章

康复常见并发症评定

第一节 压疮评定

压疮（pressure sore），又称压力性溃疡（pressure ulcer），俗称褥疮，是指不同程度的压力或剪切力造成皮肤及局部组织缺血、缺氧而形成的坏死和溃疡。常见于长期卧床老年人和中枢神经系统损伤患者（如偏瘫、截瘫和四肢瘫患者）。压疮一旦发生，不仅造成患者巨大痛苦，同时带来大量的医疗资源的耗费。随着人口老龄化进展以及疾病模式的转变，压疮已成为全球健康机构的主要问题之一。正确认识压疮，并采取适当的预防、治疗和教育措施是非常重要的。

一、概述

压疮是皮肤和（或）皮下组织的局部损伤，常见于骨突出部位。皮肤任何部位长时间受压都可以出现压疮，可能的原因是阻断了调节皮肤血液循环的自主神经反射弧，破坏了组织对压力的防卫反应使组织长期缺血所致。

压疮轻者表现局部红肿，重者可出现深达骨骼的溃疡，甚至出现关节炎、骨髓炎，如果局部感染导致细菌入血可出现菌血症、毒血症及败血症。压疮本身不是原发疾病而是其他疾病护理不当所致，一旦发生压疮不仅给患者带来痛苦，加重病情，延长疾病康复时间，严重时还会因继发感染而危及生命。压疮的发生是多种因素共同作用引起的复杂病理过程。

（一）形成原因

压疮发生的原因有很多种，目前公认的有压力、剪切力、摩擦力、潮湿、感觉和运动障碍、营养不良和医源性等因素。其中压力和剪切力是形成压疮的主要原因。压力多发生在对骨突起部位的压迫。剪切力是指两个互相接触的物体沿相反方向平行运动时产生的力量。剪切力比压力的危害更大，因其可阻断大范围的血流。

当压力很大时，短时间内即可导致压疮。对皮肤的压力包括垂直压力和剪切力。外力牵拉皮肤产生的剪切力使皮肤的浅层和深层产生移位摩擦，导致局部组织损伤、坏死。骨突起部位的压疮大都由垂直压力所致，临床上常见的臀沟处的压疮则是由剪切力引起，见图 22-1。

引起压疮的临床因素有昏迷、痴呆、抑郁、肢体瘫痪、感觉障碍、年老体衰、术后低蛋白血症、长期卧床护理不当等。压疮的诱发因素包括营养不良、水肿、皮肤不卫生、皮肤破损擦伤、感染等。

1. 压力因素 正常人体毛细血管压力是

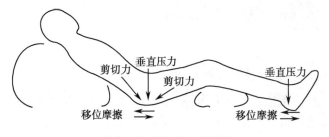

图 22-1 压疮发生的原因

4.0~5.3kPa。当持续性的外部压力超过毛细血管压时，导致毛细血管血流受阻，组织发生缺血、缺氧、细胞代谢障碍致使组织坏死即出现压疮。压疮不仅由垂直压力引起，也可由摩擦力和剪切力引起。通常是2种或3种力联合作用引起。局部过度受压和受压时间过长是发生压疮的两个关键因素。

（1）垂直压力：对局部组织的持续性垂直压力是引起压疮的最重要因素，压疮的形成与压力的大小和持续的时间有密切关系。压力越大，持续时间越长，发生压疮的概率就越高。皮肤和皮下组织可在短时间内耐受一定的压力而不发生组织坏死，如果压力达到8.0kPa以上，会造成毛细血管血流受阻并持续作用不缓解，局部组织就会发生缺氧、血管塌陷、形成血栓，进而出现血栓。

（2）摩擦力：两层相互接触的表面发生相对移动，摩擦力作用于皮肤时易损害皮肤的角质层。患者在床上活动或坐轮椅时，皮肤随时都可受到床单和轮椅表面逆行阻力的摩擦。皮肤擦伤后受潮湿、污染而发生压疮。

（3）剪切力：骨骼及深层组织因重力作用向下滑行，而皮肤表层组织由于摩擦阻力仍停留在原位，两层组织产生相对性移位。两层组织间发生剪切力时血管被拉长、扭曲、撕裂而发生深层组织坏死。剪切力是由压力和摩擦力相加而成，与体位有密切关系，若患者平卧抬高床头时，身体下滑使皮肤与床铺间出现摩擦力，加上垂直方向的重力从而导致剪切力的发生。

2. 皮肤受潮湿或排泄物刺激 长期卧床患者皮肤经常受汗液、尿液或各种渗出物的刺激，导致皮肤局部变得潮湿，出现酸碱度改变而致使表皮角质层的保护能力下降，皮肤组织破溃而继发感染。

3. 营养状况 营养障碍是形成压疮的一个重要因素。当营养摄入不足时，蛋白质合成减少，出现负氮平衡，肌肉萎缩，皮下脂肪减少，皮肤弹性变差。此时一旦受压骨隆突处皮肤要承受外界的压力，而骨突处对皮肤的挤压力受压部位又缺乏肌肉和脂肪组织的保护，容易引起血液循环障碍而出现压疮。过度肥胖患者卧床时，体重对皮肤的压力较大也容易引起压疮的发生。

4. 年龄 年龄的增长会导致有效分配压力的能力被削弱，同时伴有胶原合成改变，导致组织机械力降低且僵硬程度增加，这些因素均可使组织中的液体流动的耐受性降低，当年龄增大时软组织弹性成分减少则皮肤上的机械负荷增加。因而压疮常发生于长期卧床的残疾老人。

（二）压疮的好发部位

压疮易发生于缺乏脂肪组织保护、无肌肉包裹或肌层较薄的骨突处。由于体位不同受压点不同，好发部位也不同。

1. 仰卧位 压疮好发于枕骨粗隆、肩胛部、肘部、脊椎体隆突处、骶尾部、外踝、足跟部等，见图22-2A。

2. 侧卧位 好发于耳郭、肩峰、肘部、髋部、膝关节内外侧、内踝、外踝等，见图22-2B。

3. 俯卧位 好发于前额、面颊、耳郭、肩部、女性乳房、男性生殖器、髂嵴、膝部、足背脚趾等，见图22-2C。

4. 坐位 好发于坐骨结节处，见图22-2D。

二、 压疮分期与评定

（一）压疮的分期

压疮的分期有多种，国内一般采用美国压疮协会压疮分期法；Shea分级也很常用；近年来美国芝加哥脊髓损伤中心提出的新的压疮分级法（Yarkony-Kirk分级）使用越来越广泛。

1. 美国压疮协会压疮分期 见表22-1。

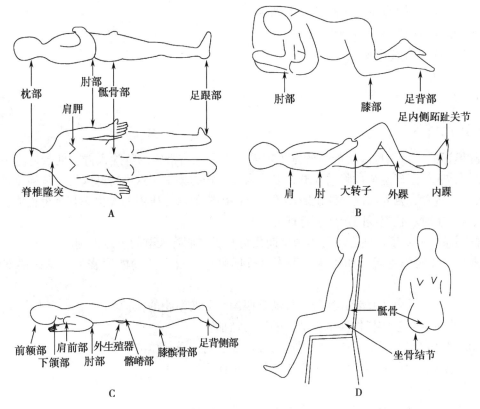

图 22-2 压疮的好发部位
A. 仰卧位；B. 侧卧位；C. 俯卧位；D. 坐位

表 22-1 美国压疮协会压疮分期

评定分级	评定标准
Ⅰ期	局部皮肤完整，有指压不变白的红肿
Ⅱ期	损害涉及皮肤表层或真皮层可见皮损或水疱
Ⅲ期	损害涉及皮肤全层及皮下脂肪交界处可见较深创面
Ⅳ期	损害涉及肌肉、骨骼或结缔组织（肌腱、关节、关节囊等）
可疑深部组织损伤期	局部皮肤完整，呈紫红色或黑紫色，或有血疱
不可分期	全皮层缺损，伤口床被腐肉和焦痂覆盖

2. Shea 分级
（1）损害涉及表皮包括表皮红斑或脱落。
（2）损害涉及皮肤全层及其皮下脂肪交界的组织。
（3）损害涉及皮下脂肪和深筋膜。
（4）损害涉及肌肉或深达骨骼。
（5）损害涉及关节或体腔（直肠、小肠、阴道或膀胱）形成窦道。

3. Yarkony-Kirk 分级
（1）红斑区
1）呈现时间超过 30 分钟但不超过 24 小时。
2）呈现时间超过 24 小时。
（2）表皮损害不涉及皮下组织和脂肪。

（3）损害涉及皮下组织和脂肪但不涉及肌肉。

（4）损害涉及肌肉但未累及骨骼。

（5）损害涉及骨骼但未损害关节腔。

（6）涉及关节腔。

（7）压疮愈合但容易复发。

（二）预后评定

1. **危险度评估**　评估危险度的目的是确定需要采取预防措施的危险人群和处于危险中的特殊因素。危险度评估表用于确定最危险的人群，以使人力、物力集中于这类特殊人群。危险度评估量表包括制动、失禁、进食、营养状况、意识障碍等。这些因素能增加压疮的发生率和严重程度。评估时按照量表对患者入院时、住院期间定期进行评分。

2. **评估对象**　危险度评估方法可用于早期预防及对最危险人群的重点护理。

（1）神经系统疾病患者：如昏迷、瘫痪、长期卧床、自主活动能力丧失、身体局部组织长期受压。

（2）年老体弱、营养不良者：受压部位缺乏肌肉和脂肪组织的保护。

（3）肥胖患者：过重的机体使承重部位的压力增加。

（4）水肿患者：水肿降低了皮肤的抵抗力并增加了对承重部位的压力。

（5）疼痛患者：为避免疼痛而处于强迫体位，机体活动减少。

（6）石膏固定患者：翻身、活动受限。

（7）大、小便失禁患者：皮肤经常受到污物、潮湿的刺激。

（8）发热患者：体温升高可致排汗增多，汗液可刺激皮肤。

3. **预后评定**　目前常用的有 Braden 评分法和 Norton 评分法。即应用 Braden 量表和 Norton 量表通过评分的方式对患者发生压疮的危险性进行评定。

（1）Braden 评分法：是目前国内外预测压疮的最常用方法之一，有效性高，见表 22-2。

表 22-2　Braden 评分法

因素	项目/分值	4	3	2	1
活动性	身体活动程度	经常步行	偶尔步行	局限于床上	卧床不起
运动能力	活动能力改变和控制体位能力	不受限	轻度限制	严重限制	完全不能
摩擦和切力	摩擦力和剪切力	无	无明显问题	有潜在危险	有
感觉能力	感觉对压迫有关的不适感受能力	未受损害	轻度丧失	严重丧失	完全丧失
湿度	皮肤暴露于潮湿的程度	很少发生	偶尔发生	非常潮湿	持久潮湿
营养	通常摄食状况	良好	适当	不足	恶劣

Braden 量表包括 6 个因素：活动性、运动能力、摩擦和切力、湿度、感觉、营养。除了摩擦和切力评分为 1~3 分。其余项目评分为 1~4 分，总分为 4~23 分。Braden 评分分值越少发生压疮的危险性越高。评分≤16 分，被认为具有一定危险性；评分≤12 分，属于高危患者，应采取相应措施实施重点预防。Braden 评分的分值越少发生压疮的危险性越高。

（2）Norton 评分法：Norton 评分法是公认的预测压疮发生的有效评分方法，见表 22-3。特别适用于评估老年人。其分值越少发生压疮的危险性越高。评分≤14 分提示易发生压疮。Norton 量表包括 5 个因素：身体状况、精神状况、活动性、运动能力及二便失禁情况。每个因素为 1~4 分，总分为 5~20 分，分值越低危险度越高。

表 22-3 Norton 评分法

项目 / 分值		4	3	2	1
精神状况	意识状态	清醒	淡漠	模糊	昏迷
身体状况	营养状况	好	一般	差	极差
运动能力	运动	运动自如	轻度受限	重度受限	
活动性	活动	活动自如	扶助行走	依赖轮椅	运动障碍
二便失禁	排泄控制	能控制	小便失禁	大便失禁	二便失禁
	循环	毛细血管再灌注迅速	毛细血管再灌注减慢	轻度水肿	中度水肿至重度水肿
	体温	36.6~37.2℃	37.2~37.7℃	37.7~38.3℃	>38.3℃
	药物使用	未使用镇静药和类固醇类药	使用镇静药	使用类固醇类药物	使用镇静药和类固醇类药

（三）临床评定

压疮的临床描述包括部位、形状、大小、颜色、深度、边缘、基底坏死组织、分泌物、周围皮肤情况等。其深浅大小可用皮尺或纤维素尺测量，因溃疡形状不规则，近年又有几种测量其大小、容积的精确方法，包括醋酸酯网栅描图、照相、Kundin 六角测量器、牙科印模材料等。这些方法均需数据分析技术或计算机辅助计算，较复杂，但能提供精确的测量，有利于临床对比研究。对潜行或隧道式溃疡，可用超声波或注射造影剂后摄 X 片来确定其范围及深度。

第二节　疼　痛　评　定

疼痛（pain）是纯主观性的、常常难以限定、解释或描述。1979 年国际疼痛研究会将疼痛定义为：一种不愉快的感觉和对实际或潜在的组织损伤刺激所引起的情绪反应。

疼痛的评定是在临床诊断基础上进行的可以应用间接的或直接的评定方法对疼痛部位、疼痛强度、疼痛性质、疼痛持续时间和疼痛的发展过程等相关因素分别进行评定。由于疾病或损伤恢复期的慢性疼痛比急性疼痛更复杂对人的身心健康危害更大所以对慢性疼痛患者的评定更有临床意义。疼痛评定不但有助于鉴别引起疼痛的原因选择正确的康复治疗方法还能比较各种疗法的治疗效果。

一、疼痛分类

（一）ICF 国际功能、残疾和健康分类

世界卫生组织 2001 年 10 月在《国际功能、残疾和健康分类》（*International Classification of Functioning Disability and Health*，ICF）中将疼痛分为 8 类。

1. 全身性疼痛　对预示身体某处结构受到潜在或实际损害而感到扩散或遍及全身不舒服的感觉。

2. 身体单一部位疼痛　对预示身体某处结构受到潜在或实际损害而感到身体一处或多处不舒服的感觉，它包括：

（1）头和颈部疼痛：对预示身体某处结构受到潜在或实际损害而感到头和颈部不舒服的感觉。

（2）胸部疼痛：对预示身体某处结构受到潜在或实际损害而感到胸部不舒服的感觉。

（3）胃和腹部疼痛：对预示身体某处结构受到潜在或实际损害而感到胃和腹部不舒服的感觉包括骨盆区疼痛。

（4）背部疼痛：对预示身体某处结构受到潜在或实际损害而感到背部不舒服的感觉包括躯干疼痛和低背疼痛。

（5）上肢疼痛：对预示身体某处结构受到潜在或实际损害而感到单或双上肢包括手部不舒服的感觉。

（6）下肢疼痛：对预示身体某处结构受到潜在或实际损害而感到单或双下肢包括足部不舒服的感觉。

（7）关节疼痛：对预示身体某处结构受到潜在或实际损害而感到在一处或多处关节包括大小关节部位不舒服的感觉。

（8）其他特指的身体单一部位疼痛。

（9）身体单一部位疼痛未特指。

3. **身体多部位疼痛** 对预示位于身体某些部位的结构受到潜在或实际损害而感到不舒服的感觉。

4. **生皮节段辐射状疼痛** 对预示位于身体由相同神经根支配的皮肤区域的某些结构受到潜在或实际损害而感到不舒服的感觉。

5. **节段或区域上辐射状疼痛** 对预示位于身体不同部位非由相同神经根支配的皮肤区域的某些结构受到潜在或实际损害而感到不舒服的感觉。

6. 其他特指或未特指的痛觉。

7. 其他特指的感觉功能和疼痛。

8. 感觉功能和疼痛未特指其他特指的身体单一部位疼痛等。

（二）根据临床症状疼痛分类

从临床角度疼痛分类可以分为中枢性、外周性、心因性疼痛3类。

1. **中枢性疼痛** 例如丘脑综合征、患肢痛。

2. **外周性疼痛** 分为内脏痛和躯体痛：①内脏痛：胆囊炎、胆结石、肾结石、消化性溃疡、冠心病等；②躯体痛：深部肌肉、骨、关节、结缔组织的疼痛以及浅部的各种皮肤疼痛等。

3. **心因性疼痛** 癔症性疼痛、精神性疼痛等。

（三）根据疼痛的持续时间分类

根据疼痛的持续时间将疼痛分为急性疼痛、慢性疼痛、亚急性疼痛、再发性急性疼痛。

1. **急性疼痛** 疼痛时间通常在1个月以内。

2. **慢性疼痛** 疼痛时间通常在6个月以上。

3. **亚急性疼痛** 疼痛时间介于急性疼痛和慢性疼痛之间约3个月。

4. **再发性急性疼痛** 疼痛是在数月或数年中不连续的有限的急性发作。

二、 常用评定方法

由于疼痛是纯主观性的难以定量进行客观判断与对比。在康复医学临床工作中常用的疼痛评定方法有直接评定、间接评定和问卷调查等方法。

（一）压力测痛法

1. **压力测痛法** 在临床工作中，压力测痛法是可靠的诊断方法之一，常用于对疼痛强度（痛阈、耐痛阈）的评定，特别适用于肌肉骨骼系统疼痛的评定。但不适用于末梢神经炎、糖尿病患者和因凝血系统疾病而易产生出血倾向的患者。

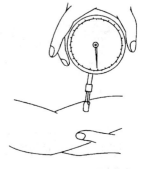

2. **评定方法** 评定者先以手按找准痛点，将压力测痛器的测痛探头平稳地对准痛点逐渐施加压力，并观察和听取评定者反应，见图 22-3。记录被评定者诱发疼痛第一次出现所需的压力强度（kg/cm^2）此值为痛阈。继续施加压力至被评定者不可耐受时记录下最高疼痛耐受限度所需的压力强度此值为耐痛阈。同时记录所评定痛区的体表定位以便对比。应在数日或数周后重复评定记录读数。

图 22-3 压力测痛器

3. **注意事项**

（1）患者体位必须合适检查部位应松弛以提高检查准确性。

（2）测痛器的圆形探头需平稳地放在待测部位防止用测痛探头的边缘测试。

（3）测量记录应从压力测痛计加压时开始施加的压力在整个实验中应保持不变。

（二）45 区体表面积评分法

45 区体表面积评分法是将人体表面分成 45 个区域，每个体表区域内标有该区的代码，评定时让被评定者将自己身体感受到的疼痛部位在 45 区图相应的区域上标出疼痛部位的评定方法，见图 22-4。

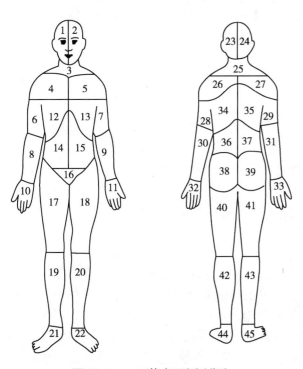

图 22-4 45 区体表面积评分法

该法以量化评定疼痛部位、疼痛强度和疼痛性质。适用于疼痛范围相对较广的被评定者如颈痛、腰痛及肌筋膜痛等。该法无绝对禁忌证但不能用于精神病患者疼痛评定也不适用于头痛评定。

1. **45 区体表面积图简介** 依从上至下、从左至右的顺序将人体表面划分为 45 个区域每一区域有该区号码。

（1）前面：人体前面有 22 区：头部为 1 区 2 区、颈前部为 3 区、前胸及肩部为 4 区 5 区、上肢大臂前部为 6 区 7 区、上肢小臂前部为 8 区 9 区、手掌部为 10 区 11 区、前下胸部为 12 区 13 区、腹部为 14 区 15 区、小腹会阴部为 16 区、下肢髋部和大腿前部为 16 区 17 区、下肢小腿前部为 19 区 20 区、足前部为 21 区 22 区。

（2）后面：人体后面有 23 区：头部为 23 区 24 区、后颈部为 25 区、肩背部为 26 区 27 区、上肢大臂后部为 28 区 29 区、上肢小臂后部为 30 区 31 区、手背部为 32 区 33 区、背部为 34 区 35 区、腰部为 36 区 37 区、髋部和臀部为 38 区 39 区、下肢大腿后部为 40 区 41 区、下肢小腿后部为 42 区 43 区、足跟部为 44 区 45 区。

2. **操作方法和评分标准**

（1）标出部位：准备 45 区体表区域图以及黄、红、黑等颜色笔。让被评定者根据自身疼痛实际情况，用不同颜色或符号在 45 区体表区域图中的相应区域标出自身疼痛的部位。

（2）颜色或符号意义：不同颜色或不同符号表示不同的疼痛强度：①无色或"—"表示无痛；②黄色或"○"表示轻度疼痛；③红色或"□"表示中度疼痛；④黑色或"△"表示重度疼痛，见表 22-4。

表 22-4　以不同颜色或不同符号表示疼痛强度

以颜色表示	以符号表示	直接表示疼痛强度	以颜色表示	以符号表示	直接表示疼痛强度
无色	—	无痛	红色	□	中度疼痛
黄色	○	轻度疼痛	黑色	△	重度疼痛

（3）区域的评分：每个区无论大小均定为 1 分，其余为 0 分。即使只涂盖了一个区的一小部分也评为 1 分，总评分反映疼痛区域的数目。最后计算出被评定者的疼痛所占体表面积的百分比，见表 22-5。

表 22-5　疼痛区占体表面积的百分比

疼痛区号码	占体表面积的百分比（%）	疼痛区号码	占体表面积的百分比（%）
25，26，27	0.5	38，39	2.5
4，5，16	1.0	14，15	3.0
3，8，9，10，11，30.31，32，33	1.5	19，20，42，43	3.5
1，2，21，22，23，24，44，45	1.75	34，35	4.0
6，7，12，13，28，29，36，37	2.0	17，18，40，41	4.75

（4）注意事项

1）评定之前应对被评定者做详细的说明，讲清楚该方法的步骤，以免被评定者涂盖时出现误涂。

2）老年人在操作上可能会有困难，不能正确的涂盖皮肤分区形容疼痛，在评定时需耐心，结果应结合临床判断。

3）被评定者的情感和疾病长期性等因素可影响皮肤疼痛区域的涂盖。

（三）视觉模拟评分

视觉模拟评分（visual analogue scale，VAS）是目前临床上最为常用的评定方法，适用于需要对疼痛的强度及强度变化进行评定的被评定者，用于评价疼痛的缓解情况治疗前后的比对。但对于感知直线和准确标定能力差或对描述词理解力差的老年人不宜使用。

1. 直线法　用一条直线不作任何划分仅在直线两端分别注明不痛和剧痛让被评定者根据自己的实际感觉在直线上标出疼痛的程度表，见图 22-5。这种评分法使用方便灵活易于掌握适合于任何年龄的疼痛者。

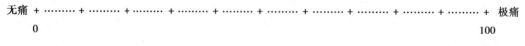

图 22-5　直线法

2. 数字评分法（NRS）　此方法要求患者用 0~10 这 11 个点来描述疼痛强度。在 1 根直尺上有 0~10 共 11 个点，表示无疼痛，疼痛较强时增加点数，依次增强，10 表示最剧烈的疼痛，见图 22-6。

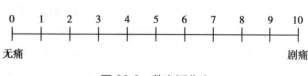

图 22-6　数字评分法

3. 注意事项

1）最好是以小时为单位进行间歇评定。

2）周期性动态评分不宜过度频繁使用，避免患者焦虑不合作。

3）患者自控丧失和焦虑可加重疼痛感觉，影响评分结果。

（四）口述分级评分法

口述分级评分法（verbal rating scales，VRS）是应用言语评价量表进行疼痛评价，言语评价量表由一系列用于描述疼痛的形容词组成，描述词以疼痛从最轻到最强的顺序排列，最轻程度疼痛的描述常被评定为 0 分，以后每级增加 1 分，因此每个形容疼痛的词都有相应的评分，以便于定量分析疼痛。评定时由医生问诊列举诸如烧灼痛、锐利痛和痉挛痛等一些关键词让被评定者从中来形容自身的疼痛。

1. 疼痛评价 4 级评分法 　0 为无痛；1~4 级为轻度疼痛，虽然有痛感但可忍受能正常生活；5~6级为中度疼痛，评定者疼痛明显不能忍受影响睡眠；7~10 级为重度疼痛，疼痛剧烈不能入睡可伴有被动体位或植物功能紊乱表现，见表 22-6。

表 22-6　疼痛评价 4 级评分量表

0	1	2	3	4	5	6	7	8	9	10
无痛		轻度疼痛			中度疼痛			重度疼痛		
		虽有痛感			疼痛明显			疼痛剧烈不能入睡		
		但可忍受			不能忍受			可伴有被动体位		
		能正常生活			影响睡眠			或自主功能紊乱表现		

2. 注意事项

1）等级的划分常常是取决于患者自身的经验而非自发的临床疼痛。

2）在采用不同的口述评分法时它们的结果难以相互比较。

3）该方法仅能为疼痛感觉程度提供级别次序而非疼痛程度变化的数字表达。

4）对细微的感觉变化不敏感并且易受情感变化的影响。

5）不同性质疾病对评分结果有影响，如恶性肿瘤评定者常倾向于降低疼痛强度的水平；慢性神经性疼痛评定者常常使用多个形容词来描绘他们的疼痛感受，如烧灼痛、抽痛、刺痛、痒痛等。

（五）简化 McGill 疼痛问卷（SF-MPQ）

SF-MPQ 疼痛问卷在临床应用上具有简便、快速等特点适用于对疼痛特性进行评定的评定者和存在疼痛心理问题者，见表 22-7。

（六）疼痛日记评定法

对于疼痛发展过程的评定，可采用疼痛日记评定法（PDS），见表 22-8。

1. 适用范围　PDS 适用于需要连续记录疼痛相关结果范围，如疼痛严重程度、疼痛发作频度、持续疼痛时间、药物用法和日常活动对疼痛的效应等。以及了解被评定者行为与疼痛、疼痛与药物用量之间关系等。疼痛日记评分法无特殊的禁忌证，特别适于癌性疼痛的被评定者镇痛治疗应用，见表 22-8。

2. 评定记录　由评定者、评定者亲属或护士记录。以日或小时为时间段记录与疼痛有关的活动、使用药物名称及剂量、疼痛的强度等。疼痛强度用 0~10 的数字量级来表示。睡眠过程按无疼痛记分（0 分）。

表 22-7 简化 McGill 疼痛问卷（SF-MPQ）

Ⅰ. 疼痛分级指数（PRI）

疼痛性质		疼痛程度			
A	感觉项	无	轻	中	重
1	跳痛	0	1	2	3
2	刺痛	0	1	2	3
3	刀割痛	0	1	2	3
4	锐痛	0	1	2	3
5	痉挛牵扯痛	0	1	2	3
6	绞痛	0	1	2	3
7	热灼痛	0	1	2	3
8	持续固定痛	0	1	2	3
9	胀痛	0	1	2	3
10	触痛	0	1	2	3
11	撕裂痛	0	1	2	3
感觉项总分					
B	情感类				
	软弱无力	0	1	2	3
	厌烦	0	1	2	3
	害怕	0	1	2	3
	受罪、惩罚感	0	1	2	3
情感项总分					

Ⅱ. 视觉模拟评分法（VAS）

无痛（0）+-----+-----+-----+-----+-----+-----+-----+-----+-----+-----+（100）极痛

VAS 评分

Ⅲ. 现时疼痛强度（PPI）

| 0 无痛 | 1 轻度不适 | 2 不适 | 3 难受 | 4 可怕的 | 5 极为痛苦 |

PPI 评分

表 22-8 疼痛日记评定法

时间间隔	坐位活动时间	行走活动时间	卧位活动时间	药物名称剂量	疼痛度 0~10
上午					
6：00~					
7：00~					
8：00~					
9：00~					
10：00~					
11：00~					
12：00~					

续表

时间间隔	坐位活动时间	行走活动时间	卧位活动时间	药物名称剂量	疼痛度 0~10
下午					
13：00~					
14：00~					
15：00~					
16：00~					
17：00~					
18：00~					
19：00~					
20：00~					
21：00~					
22：00~					
23：00~					
24：00~					
上午					
1：00~					
2：00~					
3：00~					
4：00~					
5：00~					
总计					
备注					

注：0 为无痛，10 为最剧烈疼痛

3. 注意事项　该法不宜过度频繁使用以免被评定者发生过度焦虑和丧失自控能力。

（七）Oswestry 功能障碍指数

疼痛与失能的关系密切，尤在慢性腰痛等疾患时有必要对疼痛及其相应的失能情况进行评定。通常采用专门的评定量表如 Oswestry 腰痛失能指数评定量表，见表 22-9。

Oswestry 腰痛失能指数评定量表采用6级分级法（1.无痛；2.轻度痛；3.中度痛；4.严重痛；5.剧烈痛；6.难以忍受的痛），累加各项之和记分。

表 22-9　Qswestry 腰痛失能指数评定量表

患者知情说明：这个问卷专门设计帮助康复专业医务人员了解您的腰痛（或腿痛）对您日常活动的影响。请根据您最近一天的情况在每个项目下选择一个最符合或与您最接近的答案并在左侧的方框内打一个"√"

1. 疼痛的程度（腰背痛或腿痛）

□　无任何疼痛

□　有很轻微的痛

□　较明显的痛（中度）

□　明显的痛（相当严重）

□　严重的痛（非常严重）

□　痛得什么事也不能做

2. 日常活动自理能力（洗漱、穿脱衣服等等活动）

☐ 日常活动完全能自理一点也不伴腰背或腿痛

☐ 日常活动完全能自理但引起腰背或腿疼痛加重

☐ 日常活动虽然能自理由于活动时腰背或腿痛加重以致小心翼翼动作缓慢

☐ 多数日常活动能自理有的需要他人帮助

☐ 绝大多数的日常活动需要他人帮助

☐ 穿脱衣物、洗漱困难只能躺在床上

3. 提物

☐ 提重物时并不导致疼痛加重（腰背或腿）

☐ 能提重物但导致腰背或腿疼痛加重

☐ 由于腰背或腿痛以至不能将地面上的重物拿起来，但是能拿起放在合适位置上的重物，比如桌面上的重物

☐ 由于腰背或腿痛以致不能将地面上较轻的物体拿起来，但是能拿起放在合适位置上较轻的物品，比如放在桌面上的

☐ 只能拿一点轻东西

☐ 任何东西都提不起来或拿不动

4. 行走

☐ 腰背或腿痛但一点也不妨碍走多远

☐ 由于腰背或腿痛最多只能走 1000 米

☐ 由于腰背或腿痛最多只能走 500 米

☐ 由于腰背或腿痛最多只能走 100 米

☐ 只能借助拐杖或手杖行走

☐ 不得不躺在床上排便也只能用便盆

5. 坐

☐ 随便多高椅子想坐多久就坐多久

☐ 只要椅子高矮合适想坐多久就坐多久

☐ 由于疼痛加重最多只能坐 1 个小时

☐ 由于疼痛加重最多只能坐 30 分钟

☐ 由于疼痛加重最多只能坐 10 分钟

☐ 由于疼痛加重一点也不敢坐

6. 站立

☐ 想站多久就站多久疼痛不会加重

☐ 想站多久就站多久但疼痛有些加重

☐ 由于疼痛加重最多只能站 1 小时

☐ 由于疼痛加重最多只能站 30 分钟

☐ 由于疼痛加重最多只能站 10 分钟

☐ 由于疼痛加重一点也不敢站

续表

7. 睡眠

☐ 半夜不会被痛醒。

☐ 用止痛药后仍睡得很好

☐ 由于疼痛最多只能睡 6 个小时

☐ 由于疼痛最多只能睡 4 个小时

☐ 由于疼痛最多只能睡 2 个小时

☐ 由于疼痛根本无法入睡

8. 社会活动

☐ 社会活动完全正常，决不会因为这些活动导致疼痛加重

☐ 社会活动完全正常，但是这些活动会加重疼痛

☐ 疼痛限制剧烈活动如运动，但对参加其他社会活动没有明显影响

☐ 由于疼痛限制了正常的社会活动，以致不能参加某些经常性的活动

☐ 由于疼痛限制参加社会活动，只能在家从事一些社会活动

☐ 由于疼痛根本无法从事任何社会活动

9. 旅行（郊游）

☐ 能到任何地方去旅行，腰背或腿一点也不痛

☐ 可以到任何地方去旅行，但会导致疼痛加重

☐ 由于受疼痛限制外出郊游超不过 2 个小时

☐ 由于受疼痛限制外出郊游最多不超过 1 小时

☐ 由于受疼痛限制外出郊游最多不超过 30 分钟

☐ 由于疼痛除了到医院根本就不能外出郊游

（八）疼痛行为记录评定

疼痛行为记录评定为一种系统化的行为观察。通过观察评定者疼痛时的行为，提供有关的失能量化数据，如六点行为评分法（BRS-6）将疼痛分为 6 级每级定为 1 分，从 0 分（无疼痛）到 5 分（剧烈疼痛无法从事正常工作和生活），见表 22-10。

表 22-10　六点行为评分法（BRS-6）

	疼痛行为	评分
1 级	无疼痛	0
2 级	有疼痛但易被忽视	1
3 级	有疼痛无法忽视但不干扰日常生活	2
4 级	有疼痛无法忽视干扰注意力	3
5 级	有疼痛无法忽视所有日常活动均受影响，但能完成基本生理需求如进食和排便等	4
6 级	存在剧烈疼痛无法忽视需休息或卧床休息	5

（九）小儿疼痛的评定

对小儿的疼痛性质和强度进行客观评定具有相当的难度，一般可采用行为评定法如对婴儿的声

音、面部表情、身体活动等进行观察评定，生理学疼痛测试法如利用疼痛时的生理干扰现象及在组织损伤时出现或伴有的行为改变作为指标，以及视觉模拟评分等方法。

Wong-Baker 面部表情量表（Wong-Baker Faces Pain Rating Scale）：对婴儿或无法交流的患者用前述方法进行疼痛评估可能比较困难。可通过画有不同面部表情的图画评分法来评估。0：无痛；2：有点痛；4：稍痛；6：更痛；8：很痛；10：最痛，见图 22-7。

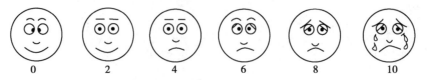

图 22-7　Wong-Baker 面部表情量表

第三节　吞咽困难评定

《国际功能、残疾和健康分类》（ICF）中吞咽是指通过口腔、咽和食管把食物和饮料以适宜的频率和速度送入胃中的功能。吞咽困难（dysphagia）是由于下颌、双唇、舌、软腭、咽喉、食管上括约肌或食管功能受损，不能安全有效地把食物和水送到胃内的进食障碍。包括口、咽或食管的吞咽困难。

吞咽功能障碍是脑卒中常见并发症之一。据文献报道脑卒中急性期吞咽障碍发生率为41%，慢性期为16%；脑干病变，吞咽障碍发生率为51%。吞咽障碍程度与卒中类型、性别、年龄、原发性高血压、糖尿病等危险因素无明显关系；但与卒中的部位和面积密切相关。由于吞咽困难易导致吸入性肺炎、脱水、营养不良、支气管痉挛及精神心理问题等各种并发症，严重影响患者的身心健康，甚至危及生命。因此强调吞咽困难的早期诊断、早期评定、早期治疗是非常必要的。

一、吞咽过程及分期

（一）吞咽过程

吞咽是食物经咀嚼而形成的食团由口腔经咽及食管入胃的整个过程，吞咽不是一个单纯的随意运动，而是一种复杂的反射活动。正常的吞咽是一个流畅、协调的过程，它是通过口腔、咽、食管这些上消化道的括约肌序贯收缩和舒张作用，分别在食团前后产生负性吸引力及正性压力把食团推进入胃。正常的吞咽过程可分成4个期：口腔准备期、口腔期、咽期和食管期。其中口腔准备期、口腔期是处于随意控制下，咽期和食管期是自动完成的。

（二）吞咽分期

1. 口腔准备期（oral preparatory phase）　是指摄入食物到完成咀嚼的过程，发生于口腔。主要是将食物置于口腔内在适量唾液参与下，唇、齿、舌、颊将食物磨碎形成食团。此期舌和面肌控制食物封闭嘴唇防止食物漏出。

2. 口腔期（oral phase）　是指咀嚼形成食团后运送至咽的阶段。此期唇封闭，舌上举，口腔内压上升，舌将食物或液体沿硬腭推至咽入口，触发咽反射，此期需时约1秒（图 22-8A）。

3. **咽期**（pharyngeal phase） 是指食团由咽处到食管入口段的快速、短暂的反射运动。食物或液体刺激咽部反射性地引起腭肌收缩，软腭（腭垂）抵咽后壁，鼻咽关闭防止食物反流入鼻咽部和鼻腔（图 22-8B）；继之咽提肌收缩，上提咽喉使喉入口关闭，避免食物误入气管（图 22-8C）；最后食管入口开放；咽缩肌依次收缩使咽腔缩小、闭合食团或液体被挤入食管中。此期需时约 1 秒，是吞咽的最关键时期，呼吸道必须闭合以防止食物进入呼吸系统，如果没有完好的喉保护机制，此期最容易发生误吸。

4. **食管期**（esophageal phase） 是指食物通过食管进入胃的过程。此期食管平滑肌和横纹肌收缩产生蠕动波推动食团或液体由食管入口移动到胃（图 22-8D），此期是食物通过时间最长的一期，持续约 6~10 秒。

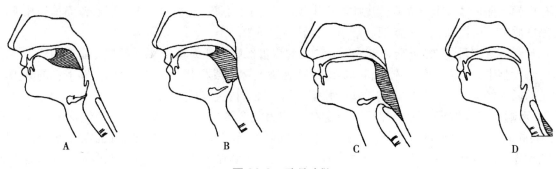

图 22-8 吞咽过程

（三）控制吞咽的肌肉和神经，见表 22-11。

表 22-11 控制吞咽的肌肉和神经

功能	肌肉	神经	功能	肌肉	神经
准备期及口腔期				上缩窄肌	IX，X
唇闭合	口轮匝肌	VII		中缩窄肌	IX，X
颊控制	颊肌	VII		下缩窄肌	IX，X
垂直咀嚼	颞肌	V	会厌倾斜	杓会厌肌	IX，X
	咬肌	V	喉向上移位	甲状舌骨肌	XII
	内翼状肌	V		舌骨舌肌	XII
水平咀嚼	外翼状肌	V		茎突舌骨肌	VII
舌混合	舌内附肌	VII		二腹肌后腹	VII
	颏舌肌	VII	喉向前移位	颏舌肌	XII
	茎突舌肌	VII		颏舌骨肌	C_{1-3}
咽期			声门闭合	环杓肌	IX，X
舌腭闭合	茎突舌肌	VII	气流停止	肋间肌（抑制）	T_{1-12}
帆闭合	腭帆张肌	V		膈肌（抑制）	C_3，C_4
	腭帆提肌	IX，X	咽食管松弛	环咽肌（抑制）	IX，X
咽压迫	茎突舌肌	XII	食管期		
	舌骨舌肌	XII	食管收缩	横纹肌纤维	X
	茎突咽肌	IX，X		平滑肌纤维	X

由表 22-11 可以看出，吞咽功能与脑神经中的三叉神经、面神经、舌咽神经、迷走神经和舌下神经关系密切，所以掌握这些脑神经的解剖和生理对评定吞咽功能的障碍程度、分析代偿能力、制定康复目标、选择康复治疗措施和评估康复治疗效果非常重要。

1. **三叉神经** 与咀嚼运动有关部分是三叉神经的运动纤维。三叉神经运动纤维起自脑桥的三叉神经运动核，在脑桥外侧出脑，经卵圆孔出颅，走行于下颌神经内，支配颞肌、咬肌、翼内肌和翼外肌。主要司咀嚼运动和张口运动。翼状肌的主要功能是将下颌推向前、向下，故一侧神经麻痹可合并同侧咀嚼肌无力或瘫痪张口时下颌向患侧偏斜。

临床常见的三叉神经病变有：三叉神经痛、颅底部肿瘤、桥小脑脚肿瘤和头部外伤等。

2. **面神经** 面神经为混合神经，其运动纤维支配面部表情运动，同时管理味觉和唾液分泌。运动纤维起自脑桥的面神经运动核，在脑桥下缘邻近听神经处出脑，经内耳孔、面神经管下行，最后于茎乳孔出颅。面神经核上部受双侧皮质脑干束控制，支配额肌、皱眉肌和眼轮匝肌；面神经核下部只受对侧皮质脑干束控制，支配颧肌、颊肌、口轮匝肌等。

味觉纤维管理舌前 2/3 味觉。起自舌前 2/3 的味蕾经脑桥孤束核交叉至对侧丘脑外侧核，最后终止于对侧大脑中央后回下部。副交感神经纤维从脑桥上泌涎核发出，支配舌下腺、颌下腺的分泌。临床常见的面神经病变有：脑血管病、脑干肿瘤、面神经管内炎症或外伤等。

3. **舌咽、迷走神经** 舌咽神经和迷走神经均为混合神经。两者有共同的神经核（疑核、孤束核）、共同的走行和共同的分布特点。两者伴行共同支配软腭、咽、喉和食管上部的横纹肌，共同完成吞咽动作。因两神经关系密切常同时受损。临床常见的舌咽、迷走神经病变有多发性脑血管疾病损伤双侧皮质脑干束（假性延髓麻痹）、延髓部位的炎症、肿瘤、外伤或刺激性病变等。

（1）舌咽神经：感觉纤维的中枢支止于延髓孤束核；周围支分布于舌后 1/3 的味蕾，传导味觉；一般内脏感觉纤维分布于咽、扁桃体、舌后 1/3、咽鼓管等处黏膜。运动纤维起自延髓疑核，经颈静脉孔出颅，支配茎突。咽肌功能是提高咽穹隆。

（2）迷走神经：感觉纤维的中枢支止于延髓孤束核周围支分布于咽、喉、食管、气管及胸腔内诸器官接受黏膜感觉。运动纤维起自延髓疑核，经颈静脉孔出颅，支配软腭、咽及喉部的横纹肌。

4. **舌下神经** 舌下神经支配舌肌运动。舌下神经核位于延髓，其轴突经舌下神经管出颅，分布于同侧舌肌。舌向外伸出主要是颏舌肌向前推的作用；舌向内缩回主要是舌骨舌肌的作用。舌下神经只受对侧皮质脑干束支配。临床常见的舌下神经疾病有脑血管病、肌萎缩侧索硬化、延髓空洞症等。

（四）吞咽困难的表现

与吞咽过程阶段相对应，吞咽困难分为口腔期、咽期、食管期吞咽困难。

1. **口腔期吞咽困难** 因为面肌及舌肌瘫痪、舌感觉丧失，口腔期吞咽障碍主要表现为流涎、吞咽后口腔内有食物残留、食物咀嚼不当、哽噎感或咳嗽；或因为舌不能与硬腭形成封闭腔，食物易从患侧口角流出或提前溢入咽喉而导致误吸；另外舌前 2/3 运动异常，也可导致食团的抬举、形成和推进困难，舌来回做无效运动，食物滞留于口腔一侧或溢出，而不能送到口腔后部，表现为反复试图吞咽动作，吞咽启动延迟或困难，或分次吞咽。

2. **咽期吞咽困难** 一口量减少，一般在 3~20ml 之间；而更常见的则表现为呛咳，多因食物在会厌谷或梨状窝滞留积聚，在咽期吞咽吸入气管所致，又可分为吞咽反射延迟、缺乏和延长。因喉上抬幅度降低造成的梨状窝滞留；咽喉部感觉减退，或咽肌运动紊乱、收缩力减弱，导致食团到达腭咽弓的前部时不能触发吞咽称作吞咽反射延迟或缺乏。由于环咽肌打开不全、咽缩肌无力导致食团在咽部停滞；舌后部力量减弱使舌将食团推入下咽部的力量大大降低等则可引起咽阶段延长。

3. **食管期吞咽困难** 是指食团经食管后向胃输送有困难。引起食管协调性收缩障碍的疾病，如食管失迟缓症等可出现食管无蠕动、食管倒流、食管痉挛，均可导致吞咽障碍。需要注意的是，食管期吞咽困难的患者也可出现食物反流导致误吸，患者常能指出症状部位，进流质食物通常无明显障碍。

在这三期中，由于食管期不受中枢控制，脑卒中患者主要表现为口期和咽期吞咽困难，有时把口腔期、咽期吞咽障碍统称为"传递性"吞咽障碍。

二、常用评定方法

吞咽困难评定常采用临床一般状况评定和吞咽具体功能评定结合的方式。

（一）评定目的

1. 筛查患者有无误吸或误咽的危险因素；
2. 明确吞咽困难是否存在；
3. 找出引起吞咽困难的原因；
4. 分析吞咽功能的障碍程度判断代偿能力；
5. 制定康复目标并提出合适的康复治疗方案，评估预后。

（二）一般状况评定

除吞咽障碍检查外，还要注意精神、心理和社会环境因素。

1. 病史

（1）现病史：有无饮水呛咳、声音嘶哑、吞咽困难、食管疼痛和梗阻感、吞咽困难持续的时间、频度、加重与缓解因素。有无强哭、强笑、智力低下、行为幼稚、行走困难、尿便失禁现象。有无运动、感觉异常等神经系统疾病症状。

（2）既往史：有无脑卒中、脑外伤、癫痫、重症肌无力等神经系统疾病病史；有无精神病病史和精神疾病用药史；有无呼吸系统和消化系统疾病病史。

（3）个人史：了解患者的生活环境、文化程度、职业、生活习惯、婚姻、精神应激因素（离婚、亲友亡故或失业等）。

（4）家族史：有无痴呆、共济失调、肌营养不良等遗传疾病病史。

2. 临床检查

（1）一般情况：意识是否清晰、检查能否配合、有无声音嘶哑、发音不协调或无力、有无不自主运动或共济失调、全身的营养状况有无明显的肌肉萎缩。

（2）精神状况：观察患者言语和行为是否正常；对疾病的自知力是否存在；有无意识、记忆、智能、定向和人格异常等精神障碍表现。

（3）头面部：有无小颅、巨颅或畸形颅、有无颅骨局部凹陷或肿物。注意面部有无发育异常、有无明显的面肌萎缩、有无颈肌无力、头部低垂。

3. 吞咽困难的综合评定　因吞咽功能涉及多个学科和专业，故吞咽困难的综合评定由各有关专业人员一起组成评定小组进行评定，见表22-12。

4. 控制吞咽的脑神经评定

（1）三叉神经评定：评定时首先观察两侧颞肌和咬肌有无萎缩，然后以双手同时触摸颞肌或咬肌，嘱患者做咀嚼动作，检查者体会颞肌和咬肌收缩力量的强弱，并左右比较。再嘱患者张口，以上、下门齿的中缝线为参照，观察下颌有无偏斜。一侧三叉神经运动支病变时，患侧咀嚼肌肌力减弱，张口时下颌偏向患侧，病史较长者可出现患侧肌萎缩。同时注意面部有无感觉过敏、感觉减退或消失，确定感觉障碍的分布区域，以判断病变部位和制定康复目标。

表 22-12 吞咽困难的综合评定

与吞咽时相有关的因素	评定方法
口：	
面部表情肌	安静状态下和运动中的对称性
咀嚼肌	触诊及轻轻做抵抗运动
黏膜	目测
牙齿	专科检查
舌肌	在非运动状态下观察及在前伸状态下检查抗阻运动
口面感觉	主观刺激辨别
咽：	
腭咽闭合	在安静及发声状态下观察刺激呕吐反射
咽部缩窄	呕吐刺激
喉外肌	吞咽时触喉
喉内肌	间接喉镜检查
环咽肌	运动中 X 线透视
食管：	
食管形态学	运动中 X 线透视和内镜观察
食管运动	测压和运动中 X 线透视
胃食管肌功能	测压运动中 X 线透视、胃肠闪烁扫描、pH 监测、内镜检查
食管裂孔疝和反流	活体组织检查
其他：	
精神状态判断力	定向筛查语言、视 - 运动知觉和记忆

（2）面神经评定

1）运动功能：观察患者两侧额纹、眼裂和鼻唇沟是否对称，有无一侧口角下垂或歪斜。嘱患者做睁眼、闭眼、皱眉、示齿、鼓腮等动作，观察能否完成动作及面部表情肌是否对称。一侧周围性面神经损害（核或核以下），患侧所有面部表情肌瘫痪，表现为患侧额纹变浅、皱眉不能、闭眼无力或不全、鼻唇沟变浅、口角下垂、闭唇鼓腮时口角漏气，口角歪向健侧吃饭时食物存于颊部和牙齿之间。一侧中枢性（皮质脑干束）损害，只出现病灶对侧眼裂以下面肌瘫痪，仅表现病灶对侧鼻唇沟变浅、口角下垂。

2）味觉评定：准备糖、盐、醋酸和奎宁溶液，再将甜、咸、酸、苦四个字写在纸上。辨味时嘱患者伸舌，检查者用棉签分别蘸取上述溶液涂抹在患者舌前部的一侧，为了防止舌部动作时溶液流到舌的对侧或后部，事先嘱患者辨味时不许说话，舌也不能动，仅用手指点纸上的甜、咸、酸、苦四字之一进行回答。每测试一种溶液后要用清水漱口，舌两侧要分别检查并比较。面神经损害时舌前 2/3 味觉丧失。

（3）舌咽、迷走神经评定：舌咽、迷走神经的解剖和生理关系密切，通常同时检查。

1）运动功能：询问患者有无吞咽困难和饮水呛咳，注意患者的说话声音有无嘶哑或鼻音。嘱患者张口发"啊"音，观察患者双侧软腭位置是否对称，悬雍垂是否居中。一侧舌咽、迷走神经损伤，张口时可见到瘫痪侧软腭弓位置较低，发"啊"音时患侧软腭上抬无力，悬雍垂偏向健侧。

2）感觉功能：用棉签或压舌板轻触两侧软腭和咽后壁黏膜检查一般感觉。舌后 1/3 味觉评定的方法同面神经的味觉评定法。舌咽神经损伤时舌后 1/3 处黏膜的感觉和味觉均丧失。

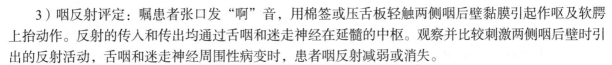

3）咽反射评定：嘱患者张口发"啊"音，用棉签或压舌板轻触两侧咽后壁黏膜引起作呕及软腭上抬动作。反射的传入和传出均通过舌咽和迷走神经在延髓的中枢。观察并比较刺激两侧咽后壁时引出的反射活动，舌咽和迷走神经周围性病变时，患者咽反射减弱或消失。

（4）舌下神经评定

1）中枢性舌下神经麻痹：伸舌偏向瘫痪侧（病灶对侧），这是因为正常时两侧颏舌肌运动将舌推向前方，若一侧颏舌肌肌力减弱，则健侧肌运动将舌推向瘫痪侧。但无舌肌萎缩和肌束颤动。

2）舌下神经核及核以下病变：舌肌瘫痪同时伴有舌肌萎缩。一侧舌下神经病变时，表现患侧舌肌瘫痪，伸舌时舌尖偏向患侧。双侧舌下神经病变时，舌肌完全瘫痪而不能伸舌。核性病变时常伴有肌束颤动。

（三）吞咽功能评定

随着医学技术的发展，吞咽障碍的功能性检查越来越多，每一种检查方法都可能提供与患者吞咽困难有关的部分信息。在众多的吞咽障碍检查与评估方法中，吞咽造影检查被认为是诊断吞咽障碍首选的最理想方法，常被认为是评价吞咽障碍的"金标准"。它不仅可以发现吞咽障碍的结构性或功能性异常的病因及其部位、程度和代偿情况，有无误吸等，而且是选择有效治疗措施（如进食姿势和体位）和观察治疗效果的依据。下面将分别介绍目前临床上比较常用的吞咽障碍的检查方法。

1. 吞咽造影检查（videofluoroscopic swallowing examination，VFSE） 是目前最可信的吞咽功能评价方法。调制不同黏度的造影剂，让患者于不同体位下吞服，在荧光屏幕下摄录整个吞咽过程，然后进行反复和全面的观察，分析舌、咽、软腭、喉等部位的活动状况，评价吞咽反射有无减弱、喉是否关闭不全、环状咽肌扩张情况，食物有无误吸入气管，口腔、咽后壁、梨状隐窝和会厌处有无食物滞留等异常情况。

通过吞咽造影检查，临床上可以明确患者是否存在吞咽障碍；可以发现吞咽障碍的结构性或功能性异常的病因及其部位、程度和代偿情况；吞咽障碍发生在哪个期；有无误吸，尤其是并发肺炎、高度危险的隐性误吸，严重程度如何；评价代偿的影响，如能否通过一些吞咽方法或调整食物的黏稠度来减轻吞咽障碍的程度；为选择有效治疗措施（进食姿态治疗和姿势治疗）和观察治疗效果提供依据。所以，吞咽造影检查对指导临床吞咽治疗工作具有重要的意义。下面介绍吞咽造影检查的具体操作方法。

（1）准备工作

1）造影剂准备：一般需要4种性状的造影剂：①含碘的水样造影剂：如20%或76%泛影葡胺、碘比乐或优维显等；②硫酸钡混悬液：将硫酸钡粉加适量的水调制而成，一般不能太稀，可用200mg硫酸钡加入286ml水中，均匀调至60%浓度即可；③可显影的糊状食物：取上述适量含碘的水样造影剂或硫酸钡混悬液，加入适量的米粉或食物加稠剂，根据需要调制成不同浓度的糊状造影剂；④可显影的固体食物：用饼干夹上可显影的糊状食物即可。

由于常用的造影钡剂是由硫酸钡粉调制而成，常不能被人体所吸收，误吸后易沉积于肺泡中导致肺功能受损，影响患者的呼吸功能。为避免此现象出现，中山大学附属第三医院康复科窦祖林教授等对其进行改良，采用可吸收的水溶性硫酸钡混悬液代替硫酸钡造影剂，常用浓度为20%~60%，用此浓度的硫酸钡混悬液加入果汁、蜂蜜、果酱等，可以调配出各种不同性状，接近自然进食状态含造影剂的食物，用此种造影剂进行吞咽造影对患者自然进食影响最小，并且使检查安全性大大提高。即使钡剂被误吸，因其浓度较低，可通过自身咳嗽或体位振动排痰等方法容易被排出，不会或极少存留在肺泡内，不影响肺的呼吸功能。

2）检查设备：一般用带有录像功能，具备800mA以上功率的X线机，它可记录吞咽时从口腔准备期到食物进入胃的动态变化情况，如无X线录像设备，也可用像素较高的数码相机录下操作台显示屏画面来代替。

（2）操作方法

1）检查前准备：标准的操作是让患者在直立位或坐位下进行，一般选择正位和侧位观察吞咽造影情况，通常取左前或右前30°直立侧位最好，此外可根据需要摄正位像。检查时患者常用的体位如下：①如果患者可以配合，最好取侧位和前后站立位；②如果患者不能自己坐稳，则最好坐在头颈部有支撑物的椅子上并固定好躯干，以免跌倒，此椅子要求与所用X线机配套，以便在侧坐位和前后坐位间能够转换；③如果患者无力，如偏瘫、四肢瘫不能坐站，可以将患者用绑带固定在X线机检查台上，为避免发生意外，采取头高脚低的半卧位，并在吞咽造影中调整为侧卧位或斜位；④注意事项：为了保证造影顺利进行，造影前患者应清洁口腔、给予排痰处理；插鼻饲管者，应把鼻饲管拔掉。因为鼻饲管会影响食物运送速度，黏附食物，影响吞咽的顺应性和协调性，影响观察；造影过程中应由语言治疗师或指定的人员（家属等）为患者喂食含造影剂的食物，不允许患者自行食用。

2）不同质地造影食物的检查方法：根据临床评价结果决定使用含造影剂食物的先后顺序，原则上先糊状，后液体和固体，量由少到多：①如果患者仅发生饮水呛咳，可先喂糊状食物，患者口含小勺，约2~5ml，先在口腔内进行咀嚼动作，观察口腔功能情况，然后嘱患者尽可能一次全部咽下，观察患者吞咽功能情况、会厌谷及梨状窦情况。②进食水样造影剂时，要根据患者情况，先从小剂量开始，逐渐加量。可以分次给2ml、4ml、6ml、8ml、10ml造影剂，观察不同剂量时患者的吞咽情况，有无误吸现象发生。③如患者口腔功能减退，尽可能将食团或水样造影剂送至舌根后部，并刺激咽帮助患者完成吞咽动作。④除选择流质造影食物、含碘的水样造影剂外，根据需要再选择糊状、固体（饼干）造影食物，依次进行观察。但应注意，只有当第一次吞咽的造影剂完全通过食管后，才能做重复的吞咽检查。⑤如患者进食后发生呛咳，及时采用拍背、咳嗽及吸痰等方法，尽可能将误吸的造影剂排出呼吸道或肺。

3）吞咽造影范围

为了便于造影后影像资料的分析，将所用显影食物进行编号，造影时将此编号放在X线机检查台相应处，并在影像上能看见：①尽可能同时采用吞咽时的动态录像和吞咽后发声时的静态双对比点片摄影两种方法；②咽造影检查后还要观察食管及贲门开放情况；③咽点片，显示咽的解剖结构。范围应包括软腭、舌骨、环咽段及部分颈椎；④如患者头不能抬起，咽显示不清时，可调整球管的角度，将咽显示清楚；⑤不论患者有无误吸现象发生，造影结束前均常规进行肺部的透视检查，了解肺内情况。

（3）观察内容

根据食团在吞咽时所经过的解剖部位，一般将正常吞咽过程分为三个期来观察，即口腔期、咽期和食管期，把口腔准备期和口腔期合并在口腔期内。

1）口腔期：口腔期需要重点观察口唇的闭合及随意运动、舌的搅拌运动、舌的运送功能、软腭的活动及有无鼻腔内反流、口腔内异常滞留及残留等。

2）咽期：咽期需要重点观察吞咽反射启动的触发时间、咽缩肌舒缩活动、咽喉上抬程度、会厌及声门关闭、会厌谷及梨状窦异常滞留及残留，有无误吸呼吸道、误吸食物的浓度和误吸量。

3）食管期：食管期重点需要观察食管上括约肌能否开放、开放程度、食管的蠕动、食管下括约肌的开放等。

（4）异常表现：在吞咽造影评估过程中，吞咽障碍主要表现在以下几个方面：①吞咽启动过度延迟或不能启动吞咽；②发生与吞咽有关的误吸；③腭咽反流；④吞咽后口咽不同部位（会厌谷、梨状窦、咽后壁）食物滞留及残留。

经吞咽造影检查发现，在饮食无呛咳的患者中有近30%的人存在误吸，这说明仅根据有无呛咳进行评价并指导吞咽功能训练是不适当的。

2. 反复唾液吞咽测试（repetitive saliva swallowing test，RSST）　吞咽功能的要素包括吞咽反射的引发和吞咽运动的协调，其中吞咽反射的引发可根据喉部上抬来推断。RSST是测定随意引发吞咽反射的方法。

被检者取坐位或卧位，检查者将示指放在患者的喉结及甲状软骨上缘处，让其尽量快速反复吞咽唾液，若口腔干燥无法吞咽时，可先在舌面上滴少许水以利吞咽，观察喉结和舌骨随吞咽运动越过手指再下降的次数，30秒内完成3次为正常。吞咽困难者即使能完成第一次吞咽动作，但随后的吞咽会变得困难，喉头尚未充分上举就已下降。

3. **饮水吞咽试验（water swallowing test，WST）** 饮水试验为一种较方便、常用的鉴别有无吞咽障碍的方法。以吸入性肺炎为参照，诊断吞咽困难的敏感性为77.8%，特异性为68.1%。但Glasgow昏迷量表小于13分或在帮助下不能维持坐位的患者不能用此种方法评估。具体操作是：患者取坐位，让患者饮水30ml，观察饮水经过并记录时间，结果评分见表22-13。

表22-13 饮水试验评分标准

吞咽困难程度	评分	吞咽困难程度	评分
一饮而尽无呛咳为正常，若5秒以上喝完为可疑	1	两次以上喝完有呛咳为异常	4
两次以上喝完无呛咳为可疑	2	呛咳多次发生不能将水喝完为异常	5
一次喝完有呛咳为异常	3		

4. **简易吞咽激发试验（simple swallowing provocation test，S-SPT）** 将0.4ml蒸馏水注射到患者咽部上部，观察患者的吞咽反射和从注射后到发生反射的时间差。如果注射后3秒钟内能够诱发吞咽反射，则判定为吞咽正常。如果超过3秒，则为不正常。由于该试验无需患者任何主动配合和主观努力，因而尤其适用于卧床不起者。可用于筛查吸入性肺炎。

5. **量表评定法** 量表主要有两大用途：①筛查吞咽障碍和评估吞咽能力；②指导吞咽训练目标的制定和效果的评估。

（1）多伦多床边吞咽筛查测试（Toronto Besides Swallowing Screening Test，TOR-BSST）：该测试是具有一级循证医学证据的吞咽障碍筛查量表，该量表仅占一页双面纸。检查者可以在十分钟内完成此筛查测试。但由于量表使用前需要经过四小时的培训，从而限制其临床推广。

（2）Frenchay构音障碍评定量表：由于吞咽器官与发音器官的关系密切，因此在评定构音障碍的量表往往会包括对吞咽功能的评定部分。参照此量表，吞咽肌功能分级可参考表22-14。

表22-14 吞咽肌功能分级

	Ⅰ级	Ⅱ级	Ⅲ级	Ⅳ级
舌肌	可紧抵上颚及左右牙龈	可紧抵上颚但不能抵左右牙龈	可上抬但不能达上颚	不能上抬
咀嚼肌及颊肌	可左右充分偏口角，鼓气叩颊不漏气，上下牙齿咬合有力	鼓气可紧缩，叩颊漏气，上、下牙齿咬合一侧有力，一侧力弱	鼓气叩不紧，有咬合动作，但力弱	鼓气完全不能，咬合动作不能
咽喉肌	双软腭上抬有力	一侧软腭上抬有力	软腭上抬无力	软腭上抬不能

6. **其他评定方法**

（1）肌电图检查：在吞咽的同时进行有关肌肉的肌电图检查。因检查难度大且不能直接反映误咽情况。康复专业中应用很少。

（2）咽下内压测定：是为了解咽、食管咽交界处、上部食管内的静止压及咽下运动时的蠕动波的收缩力及内压变化而进行的一种检查。因检查手法困难，可信性及可重复性尚有些问题，临床上应用不多。

（3）声门电图检查：是用表面电极检测发声时声带活动所伴随的组织抵抗变化的一种方法。近来已应用于评价吞咽功能障碍。

（4）内镜检查：使用喉镜或食管镜经口腔或鼻腔直接观察咽部和喉部的情况，如梨状隐窝有无泡沫状唾液潴留、唾液流入喉部状况、声门闭锁程度、食管入口处的状态等。

（5）咳嗽反射测试：是了解咳嗽反射是否存在的一种试验。咳嗽反射存在表示患者能够通过该反射防止食物进入气道深处，减弱或消失则意味着误吸或误咽的可能性大大增加。

（6）肌电生物反馈技术：肌电生物反馈疗法是一种应用肌电生物反馈仪将肌肉组织生物电转换为视、听等讯号，并传输给大脑以便人体控制肌肉组织生物电活动，达到训练的目的。一些临床研究发现肌电生物反馈技术可在短时间内提高患者的经口摄食功能。

（7）经颅磁刺激：经颅磁刺激（transcranial magnetic stimulation，TMS）是一种非侵入性大脑刺激，重复经颅磁刺激（repetitive transcranial magnetic stimulation，RTMS）是在 TMS 的基础上发展起来的一种新的电生理技术。目前在脑卒中的康复治疗方面进展迅速。

第四节　排尿障碍评定

《国际功能、残疾和健康分类》（ICF）中将排尿功能定义为尿液从膀胱中排泄出的功能。排尿功能障碍使患者在各种环境下处于窘迫状态，导致治疗过程中断，使患者重返社会的困难加大。神经源性排尿功能障碍是指控制膀胱和尿道的中枢或周围神经发生病变引起排尿功能障碍，为临床常见的合并症之一，故本节主要叙述神经源性排尿功能障碍。

一、神经源性排尿障碍的概述

（一）膀胱尿道的神经支配

1. 大脑支配中枢　大脑皮质、基底神经节、脑干网状结构等对排尿均有控制调节作用。

（1）大脑皮质（主要为旁中央小叶）　排尿受意识控制，皮质逼尿肌区是控制膀胱逼尿肌的中枢；皮质的阴部神经感觉运动区是控制尿道周围横纹肌的中枢。

（2）基底神经节　基底神经节内黑质病变导致多巴胺神经递质减少，导致震颤麻痹，引起逼尿肌无抑制性收缩，出现运动紧迫性尿失禁。

（3）脑干网状结构　脑干网状结构神经元发出纤维至丘脑、基底节、边缘系统、下丘脑及小脑，而且脑干网状结构也接受这些部位发出的下行性神经纤维至骶髓的逼尿肌核和阴部神经核。所以脑干网状结构的神经元，如同枢纽，对膀胱逼尿肌和尿道周围横纹肌具有协调作用。

环路 I：由大脑皮质、基底节、脑干网状结构间的联络通路构成。该环路受到损伤时排尿反射部分或完全失去随意性控制，出现膀胱无抑制性收缩。

环路 II：由骶髓排尿中枢与脑干网状结构之间的往返通路构成。受损时最初表现为膀胱逼尿肌无反射，随后可形成脊髓的节段性反射，骶髓排尿中枢的兴奋阈降低出现逼尿肌反射亢进。

2. 脊髓支配中枢　脊髓支配中枢包括交感神经、副交感神经和躯体运动神经。

（1）交感神经中枢：交感神经中枢在 T_{11}~L_3 灰质的中间外侧细胞柱内，其纤维经腹下神经分布至膀胱及尿道内括约肌。储尿期交感神经兴奋膀胱逼尿肌松弛，尿道内括约肌收缩。

（2）副交感神经中枢：副交感神经中枢在 S_{2-4} 的侧角，其纤维经盆神经分布至膀胱及尿道内括约肌。副交感神经兴奋时逼尿肌收缩，内括约肌松弛膀胱排空。

（3）躯体运动神经中枢（阴部神经核）：阴部神经核在 S_{2-4} 的前角，其神经纤维分布于尿道周围横纹肌及尿道外括约肌。储尿期尿道周围横纹肌保持强直性收缩；排尿期尿道周围横纹肌及尿道外括约肌松弛。

环路Ⅲ：由骶髓逼尿肌核与阴部神经核之间的神经联系构成，作用是协调逼尿肌与尿道周围横纹肌及尿道外括约肌之间的活动。损伤后可致逼尿肌与尿道周围横纹肌及尿道外括约肌协同失调。

3. 周围神经支配 支配膀胱和尿道的神经主要有三条：盆神经、腹下神经和阴部神经。

（1）盆神经：由 $S_{2\sim4}$ 脊髓灰质中间外侧的骶副交感核发出，主要为副交感神经，其神经纤维至邻近或位于逼尿肌内的神经节，换神经元后分布于膀胱的逼尿肌和内括约肌，兴奋时引起逼尿肌收缩，内括约肌松弛使膀胱排空。

（2）腹下神经：由 $T_{11}\sim L_3$ 脊髓灰质的中间外侧细胞柱发出，为交感神经，其纤维分布至膀胱和尿道内括约肌。交感神经兴奋时膀胱逼尿肌松弛、内括约肌收缩抑制尿的排放。

（3）阴部神经：为躯体神经，由 $S_{2\sim4}$ 的前角发出，直接受大脑皮层意识和反射控制，兴奋时引起尿道外括约肌收缩，抑制排尿，见图22-9。

环路Ⅳ：由大脑皮层阴部神经感觉运动区与骶髓阴部神经核之间的往返通路构成。作用是随意控制尿道外括约肌的收缩与松弛。损伤时尿道外括约肌将失去随意性控制能力。

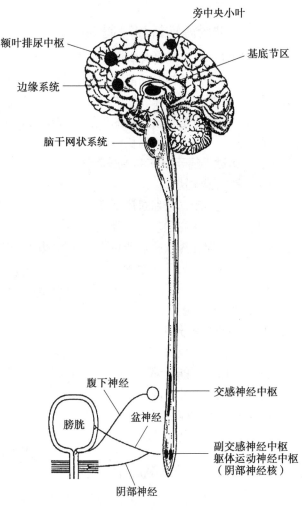

图22-9 排尿中枢及神经支配

（二）正常排尿过程

正常情况下膀胱逼尿肌在副交感神经的影响下处于轻度收缩状态，膀胱内压保持在 $10cmH_2O$ 以下。当膀胱尿液增加时，膀胱内压也增高，但由于膀胱壁具有适应能力，因此膀胱内压无明显上升，保持在 $15cmH_2O$ 以下。当膀胱尿液增加至350~550ml，膀胱内压超过 $15cmH_2O$ 时，刺激膀胱壁的牵张感受器，冲动沿盆神经到达骶髓的初级排尿反射中枢，同时冲动也到达大脑的高级排尿反射中枢产生尿意。如果当时无排尿机会，大脑便抑制骶髓的初级排尿中枢直到有合适的机会时抑制才被解除。排尿反射进行时，冲动沿盆神经传出，引起逼尿肌收缩，内括约肌松弛，尿液进入后尿道；尿液刺激后尿道的感受器，冲动再次沿盆神经传入骶髓，排尿中枢反射性地抑制阴部神经，使外括约肌松弛，于是尿液被强大的膀胱内压驱出。在排尿末期由于尿道海绵体肌的收缩，将残留于尿道的尿液排出体外。此外腹肌和膈肌收缩，使腹压增加也促进膀胱排空尿液，见图22-10。

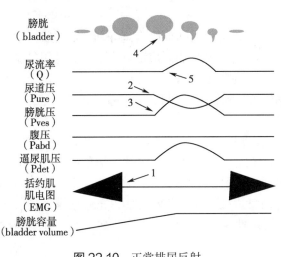

图22-10 正常排尿反射

（三）神经源性排尿障碍的特点

与排尿功能有关的神经有大脑、脊髓和支配膀胱尿道的周围神经。大脑是控制排尿的高级中枢，损伤后引起排尿随意控制功能障碍。脊髓病变使上运动神经元对下运动神经元抑制作用解除，可引起尿潴留、阵发性短暂排尿、尿失禁、充盈性尿失禁、残余尿、甚至反流。周围神经病变直接损伤了对膀胱逼尿肌和尿道内外括约肌的控制，根据病变性质、程度和范围出现复杂的排尿功能障碍，如尿失禁、排尿无力、排尿时间延长、尿潴留等症状。

1. 上运动神经元损伤的主要症状

（1）膀胱感觉缺失。

（2）可能出现逼尿肌过度活跃。

（3）可能有膀胱顺应性下降。

（4）括约肌在充水时功能正常，在排尿时可能过度活跃。

（5）排尿表现为反射性的。

有些中枢神经系统病变，如多发性硬化症和脑脊膜膨出等，因为神经系统临床表现极为复杂，所以没有典型的排尿症状。

2. 下运动神经元损伤主要表现

（1）膀胱感觉缺失。

（2）逼尿肌不能收缩。

（3）膀胱顺应性下降。

（4）括约肌功能低下。

（5）排尿需辅助用力。

（四）神经源性膀胱的症状

1. 尿急　尿急即排尿迫不及待，严重者尿急难以忍耐，可伴有尿失禁。尿急可与尿频同时出现，可伴有或不伴尿痛。其发生机制是膀胱、尿道的神经末梢受到严重刺激，使脊髓排尿中枢的兴奋性超过了脊髓上排尿中枢的抑制作用，或脊髓上排尿中枢对脊髓中枢的抑制作用减退。尿急最常见原因是膀胱和后尿道炎症、结石。各种原因引起的不稳定膀胱及神经系统疾病引起的逼尿肌反射亢进也可引起尿急症状。

2. 尿频　排尿次数与年龄、性别有关。一般成人白天尿次大约在4~6次，夜间尿次在0~2次。如超过上述次数，称为尿频。膀胱功能障碍引起的尿频多同时伴有每次排尿量减少，常见于不稳定性膀胱、低顺应性膀胱、逼尿肌反射亢进等。

3. 尿潴留　尿潴留是指尿液不能排出而积存在膀胱内，常见发病原因有逼尿肌 - 括约肌协同失调、逼尿肌功能减退、排尿反射不能形成或括约肌松弛不能等。男性患者应除外引起尿路梗阻的泌尿系统疾病（如前列腺增生和尿道狭窄等）。尿潴留可分为急性和慢性两类，急性尿潴留，起病急，有强烈的尿意感，患者坐卧不宁，难以忍受。慢性尿潴留起病缓慢，常无明显疼痛感，排尿困难症状明显，可伴有充溢性尿失禁和夜间遗尿。

4. 尿失禁　尿失禁是指膀胱内尿液不自主溢出。在储尿期，当膀胱内压大于尿道内压，尿道关闭压成为负值，失去尿道关闭压正值的生理平衡时，即发生尿失禁。从尿动力学角度看，尿失禁原因可分为膀胱压过高、尿道压过低或膀胱压高合并尿道压低三大类。由于发病的性质及部位不同，尿失禁可分为急迫性尿失禁、真性尿失禁、混合型急迫性 / 压力型尿失禁、充溢性尿失禁、不稳定尿道关闭功能不全、完全性尿道关闭功能不全和反射性尿失禁等不同类型。尿失禁可伴有尿频和尿急症状。

二、 神经源性排尿障碍评定

许多神经性疾病会引起排尿功能异常，如脑血管意外、脑外伤、多发性硬化症、帕金森病、脊髓损伤、脑脊膜膨出症和骶骨发育不良等。脊髓外伤可能导致上运动神经元或下运动神经元损伤，这是两种与排尿障碍关系最密切的损伤。一些全身性疾病，如糖尿病，因造成支配神经的病变而影响排尿功能。对神经系统疾病患者，很难根据神经系统表现推断膀胱功能。对于此类患者，尿流动力学检查在诊治过程中有至关重要的作用。

（一）分类

神经源性膀胱的分类方法较多。以往的分类，由于受到检测设备仪器的限制，只能反映膀胱的功能以及神经系统损伤的部位，而对尿道括约肌及骨盆底部肌肉在下尿路贮尿、排尿功能中的作用未予足够的注意。随着尿流动力学检测技术的发展和完善，为了解逼尿肌、膀胱颈部、尿道内、外括约肌各自的功能、形态及其在贮尿、排尿过程中的相互作用，提供了较全面的客观依据，过去长期沿用的根据病变解剖部位而制定的 Hald-Baldley 分类以及根据临床表现而制定的 Lapides 分类已逐渐被根据尿流动力学而制定的 Krane 分类法所取代，见表 22-15。具体分类方法，主要是依据尿流动力学检测结果制定，不仅分别揭示了逼尿肌及尿道内、外括约肌功能障碍情况，而且还反映它们相互之间的协调关系，从而能提出更具有针对性的治疗方案，现已逐渐为泌尿科、神经科及康复医师普遍接受。

1. Krane 分类　Krane 分类是根据尿流动力学所示异常进行分类，见表 22-15。

表 22-15　Krane 分类

逼尿肌反射亢进	逼尿肌无反射	逼尿肌反射亢进	逼尿肌无反射
括约肌协调正常	括约肌协调正常	内括约肌协同失调	内括约肌痉挛 外括约肌去神经
外括约肌协同失调	外括约肌痉挛		

2. Wein 分类　Wein 提出以临床表现和尿流动力学为基础的功能分类法，是一种实用的方法，在临床上使用广泛，见表 22-16。

表 22-16　Wein 分类

临床表现	尿流动力学特点
尿失禁	（1）由膀胱引起　逼尿肌无抑制性收缩；膀胱容量减少；膀胱顺应性降低；逼尿肌正常（但有认知、运动等问题） （2）由出口引起　膀胱颈功能不全；外括约肌松弛等
尿潴留	（1）由膀胱引起　神经源性逼尿肌松弛；肌源性逼尿肌松弛；膀胱容量增大　顺应性增加逼尿肌正常（但有认知、运动等问题） （2）由出口引起　机械性因素；内括约肌功能性梗阻；外括约肌功能性梗阻
潴留与失禁混合	（1）逼尿肌　括约肌失协调引起 （2）逼尿肌和括约肌正常（但有认知、运动等问题）

（二）神经源性排尿障碍评定

临床常用的评定方法有了解病史、体格检查、症状评估、实验室检查和尿流动力学分析。

1. 病史　全面了解患者一般情况和排尿情况，如尿频、尿急、日/夜排尿次数、排尿中断、尿失禁和尿潴留等；还要了解既往史，如肾脏疾病、泌尿系感染、神经系统疾病、代谢性疾病遗传性及先天性疾病史；外伤史和排便情况、性生活史等；既往治疗史：特别是用药史、相关手术史等；还包括生活方式及生活质量的调查：了解吸烟、饮酒、药物成瘾等情况，评估下尿路功能障碍对生活质量的干扰程度等。

2. 体格检查　高度推荐进行全面而有重点的体格检查，体格检查中应重视神经系统检查、尤其是会阴部/鞍区感觉及肛诊检查。

（1）一般体格检查：注意患者精神状态、意识、认知、步态、生命体征等。

（2）泌尿及生殖系统检查：注意腰腹部情况，男性应常规进行肛门直肠指诊，女性要注意是否合并盆腔器官脱垂等。

（3）神经系统检查：①脊髓损伤患者应检查躯体感觉平面、运动平面、脊髓损伤平面，以及上下肢感觉运动功能和上下肢关键肌的肌力、肌张力；②神经反射检查：包括膝腱反射、跟腱反射、提睾肌反射、肛门反射、球海绵体肌反射、各种病理反射（Hoffmann 征和 Babinski 征）等；③会阴部/鞍区及肛诊检查：高度推荐，以明确双侧 S_2~S_5 节段神经支配的完整性。

3. 实验室和影像学检查　高度推荐的辅助检查有尿常规、肾功能、尿细菌学检查、泌尿系超声、泌尿系平片、膀胱尿道造影检查。推荐的辅助检查有静脉尿路造影、泌尿系水成像、核素检查。其他检查应根据患者具体情况选择施行。

（1）尿分析：尿液标本检查包括常规、镜检和细菌培养。

（2）放射学检查：每个患者都应该做腹部及盆腔的平片。较复杂的病例应做 CT 扫描、磁共振（MRI）检查。认真阅片会发现异常组织影像，如扩大的膀胱；骨质异常，如脊柱强直、脊柱裂或转移癌；异常高密度影，如膀胱和尿道结石。

（3）静脉尿路造影（IVU）：如果存在血尿或平片有异常发现则速行 IVU。对于未确诊的持续性尿失禁，IVU 有助于发现重复肾畸形和异位输尿管。

（4）排尿期膀胱尿道造影（MCUG）：MCUG 是先将造影剂注入膀胱，然后嘱患者排尿，同时在适当的阶段拍下一系列照片。对排尿过程中才能表现出来的病变，MCUG 可以作出有价值的判断。

（5）内镜检查：内镜检查包括膀胱镜和尿道镜检查。对膀胱疼痛、血尿或有影像学异常等情况时可考虑用内镜检查。其中尿道检查可以发现排尿不畅患者的梗阻部位。如果尿动力学诊断为梗阻而镜检正常，应该考虑选用影像尿动力学检查。

（6）超声波检查：超声波检查可代替腹部平片作为主要的筛选性检查。超声波可检查肾脏情况，除外上尿路病变，因为一些膀胱尿道病变能导致上尿路扩张。还可发现膀胱内病变、评价膀胱排空情况以及男性的前列腺增生等情况。

4. 症状评估

（1）排尿日记：在 20 世纪 80 年代末，排尿日记在排尿功能障碍方面得到了广泛的应用，已被广泛用于诊断下尿路疾病，是所有正式检查的组成部分，见表 22-17。现在排尿日记已成为大多数试验研究的重要组成部分，并且是部分治疗方法，如注射 A 型肉毒素或移植神经调节的重要评估标准。它通过让患者记录包括白天和晚上至少 24 小时的排尿次数、出现失禁的次数、时间及量、伴随症状（如尿急、尿痛）及程度、饮水量、饮食结构、尿垫使用情况等，了解排尿功能障碍的类型和严重程度。遗憾的是，它虽然是最简单的评估下尿路功能的非侵入性检查方法之一，但还是常常被临床工作者忽视。排尿日记的好处是可以评估在他们所习惯的环境中下尿路功能的严重程度。因此，患者在家里或在工作中就可以自己完成。通过填写排尿日记，患者在诊断过程中能成为积极的参与者，而且他们的积极程度也可以被评估。

表 22-17 Abrams-Klevmark 分类的四种不同类型的排尿日记

Abrams-Klevmark 分类的排尿日记			
频率表	频率 严重程度表	频率 量表	排尿日记
排尿次数	排尿次数	每次排尿的时间	每次排尿的时间
+	+	+	+
出现尿失禁的次数	出现尿失禁的次数	每次排尿量	每次排尿量
	+	+	+
	使用尿垫的次数	每次出现尿失禁的时间	每次出现尿失禁的时间
			+
			与下尿路症状有关的饮食、活动类型

（2）尿垫试验：通过尿垫称重量化漏尿诱发试验的尿量，评估尿失禁程度。可以分为：①短时测试：历时 1 小时，尿垫重量大于 1g 为阳性；②长时测试：历时 24 小时，尿垫重量大于 4g 为阳性。尿垫称重试验主要对漏尿程度进行定量，这是定量漏尿最有效的手段。但它不用于评估某种程度的尿失禁对患者生活质量的影响。尿动力学学会推荐尿垫试验用于评估治疗前尿失禁患者的情况与治疗后效果的随访。

（3）症状评分：不同患者排尿障碍的表现、伴随症状和病因不同，为了客观评估排尿功能障碍的严重程度，了解其对患者生活质量的影响，客观评估治疗效果，建议采用症状评分。临床可根据不同的需求选用不同的评估系统，最常使用的是各种类型的问卷表，包括国际尿失禁咨询委员会尿失禁问卷表（ICI-QLF）、SEAPI 评分等。国际尿失禁咨询委员会尿失禁问卷表通过 5 个部分的问卷，了解患者一般情况和尿失禁严重程度、对日常生活的影响、对性生活的影响、对患者精神状态的影响、有无伴随症状和严重程度，问卷表包括了与尿失禁相关问题，可用于对临床治疗效果的评估。

5. 尿流动力学检查 尿流动力学（urodynamics）是借助流体动力学和电生理学的基本原理和方法，检测尿路各部压力、流率及生物电活动，从而了解尿路排送尿液的功能机制，以及排尿功能障碍性疾病的病理生理学变化。尿流动力学检查可为排尿功能障碍性疾病的诊断、治疗方法的选择及疗效评定提供客观依据。常用的尿流动力学检查主要包括尿流率测定、膀胱压力容积测定、尿道压力分布测定、肌电图测定、联合测定及动态放射学观察等，推荐使用尿动力学检查能客观准确地评估神经源性下尿路功能障碍。应当先行排尿日记、自由尿流率、残余尿测定等无创检查项目，然后再进行充盈期膀胱测压、排尿期压力流率测定、肌电图检查、神经电生理检查等有创检查项目。

（1）尿流率测定：尿流率（uroflowmetry，UF 或 urinary flow rate，UFR）是指单位时间内自尿道外口排出的尿量，单位是 ml/s。反映排尿过程中逼尿肌与尿道括约肌之间的协调功能，可用于判断有无膀胱出口梗阻及逼尿肌收缩性。因方法简单、无创、价廉故应用十分广泛。尿流率测定应在一个单独的环境下，在患者有正常尿意并充分放松的情况下进行测量。检查前患者要尽量饮水达 1L 以上使膀胱充分充盈。到达检查室后患者再饮水 1L，然后让患者自己在检查室内排尿，患者排完尿后进行膀胱超声检查以测定残余尿量。当患者完成 3 次尿流率及残余尿测定后，将结果制成尿流率，见图 22-11。尿流率尿流率测定适应于各种排尿功能障碍者，但不能据此作出病因性分析。检查仪器为尿流计。主要参数有最大尿流率、平均尿流率、排尿时间、尿流时间和尿量

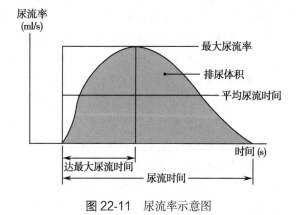

图 22-11 尿流率示意图

等。最大尿流率男性为20~25ml/s，女性为25~30ml/s，当膀胱容量在200~400ml时最大尿流率应大于15ml/s。尿流率受尿量、年龄和性别等因素影响。尿量在150ml以上时，尿流率的测定才有意义。

（2）膀胱压力容积测定：通过膀胱测压仪，见图22-12，测定膀胱内压力和容积的关系，可反映膀胱的功能。将膀胱充盈及收缩过程描记成膀胱压力容积曲线，从而了解膀胱顺应性、逼尿肌稳定性、膀胱容量、感觉和逼尿肌收缩等情况。正常膀胱压力容积测定结果为：无残余尿；膀胱充盈期压力恒定维持在1.47kPa（15cmH$_2$O），100~200ml，此时

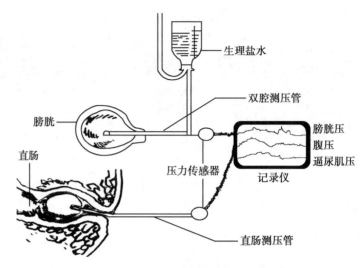

图22-12 膀胱测压仪

膀胱仍保持低压状态，压力曲线无变化；膀胱容量为300~500ml；排尿及终止排尿受意识控制。

（3）尿道功能测试：由尿道测压仪可测得尿道各相应部位：①尿道的解剖长度；②尿道的功能长度；③最大尿道压相当于尿道外括约肌部位反映尿道控制排尿的能力；④最大尿道关闭压为最大尿道压与膀胱压之差；⑤控制带指最大尿道压与尿道内口之间的尿道，是控制尿失禁的部位。

（4）括约肌肌电图（sphincter EMG，SEMG）：可用来了解尿道外括约肌的功能状态，是确定尿道肌肉是否神经支配异常的可靠检查项目。因尿道外括约肌与肛门括约肌神经支配基本相同，可用肛门括约肌反映尿道外括约肌的活动情况。储尿期，尿道外括约肌需维持一定的张力控制排尿，肌电图上可见持续肌电活动。咳嗽用力时，为对抗膀胱内压的增高，可见肌电活动增强。排尿时，尿道外括约肌松弛，肌电活动消失且肌电活动变化稍早于逼尿肌收缩；排尿结束，肌电活动再度出现；中断排尿时，肌电活动突然增加，此时逼尿肌收缩压进一步升高，稍后逼尿肌收缩减弱直至消失。人为延迟排尿时肌电活动增加。若排尿时肌电活动不消失或消失不全，应考虑为逼尿肌、括约肌协同失调；若储尿期肌电活动自发性下降或消失，应考虑为不稳定性尿道。

（5）复合尿动力学检查：随着科技手段的进步，影像尿动力学检查越来越普遍地用于膀胱尿道功能失常，特别是复杂患者的检查。影像尿动力学检查是在膀胱测压显示和记录尿动力学参数的同时显示和摄录X线透视或B超的下尿路动态变化图形。影像动力学检查参数包括膀胱压力、直肠压力、逼尿肌压力、尿流率和肌电图。采用点拍摄方式录制同步透视影像。膀胱充盈过程中注意容量、形态及是否有膀胱输尿管反流，膀胱壁有无形成小梁或憩室，如发现类似"圣诞树"形状的膀胱提示有反射亢进性膀胱功能障碍。排尿时，膀胱颈开放呈漏斗状，嘱患者有意识中断排尿时，外括约肌收缩，膜部尿道关闭，尿流中断。若后尿道扩张，膜部变窄，为逼尿肌、括约肌协同失调的特征性改变。尿路影像学检查可得到以下信息：①充盈、松弛状态下膀胱容积、形状、轮廓（如憩室、小梁）等；②紧张、腹压加大和咳嗽时评价膀胱基底下降的程度和膀胱颈功能；③排尿时膀胱颈开放的速度、范围、尿道形状、性能、尿道狭窄和扩张的部位、憩室、膀胱输尿管反流情况等；④尿道自主闭合机制的速度和程度；⑤排尿后的残余尿量。

（6）压力-EMG同步检查：可反映膀胱容量、逼尿肌张力、尿道外括约肌的控制能力。

（7）进行尿流动力学检查时注意事项：①残余尿：对有大量残余尿的患者，突然排空膀胱可能会改变逼尿肌压力曲线的类型，引流2~3日后再测，可能获得真实的曲线；②膀胱充盈速度：膀胱充盈速率快速充盈（超过50ml/s），可能改变逼尿肌活动程度，产生功能性膀胱容量减少；③膀胱重复充盈：仅作一次测定，常不能反映真实情况，尤其在逼尿肌反射亢进的患者，需要重复2~3次；④肠道准备：脊髓损伤患者，多数存在便秘，影响直肠压力测定，需要用缓泻剂或洗肠来进行准备，应注

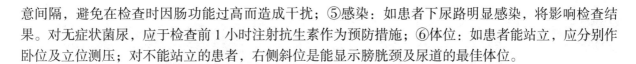

意间隔，避免在检查时因肠功能过高而造成干扰；⑤感染：如患者下尿路明显感染，将影响检查结果。对无症状菌尿，应于检查前1小时注射抗生素作为预防措施；⑥体位：如患者能站立，应分别作卧位及立位测压；对不能站立的患者，右侧斜位是能显示膀胱颈及尿道的最佳体位。

（三）常见的神经源性排尿障碍分析及评定

1. 大脑损害 大脑损害导致排尿失去意识控制为环路受到破坏。

（1）痴呆：多见于老年人由于脊髓排尿中枢失去了大脑皮层的控制，导致自控能力低下的尿失禁，症状多为紧迫性尿失禁。尿动力学显示逼尿肌无抑制性收缩，膀胱容量缩小。

（2）脑血管病：基底节、额叶、脑干、小脑等处的病变常伴有排尿功能障碍。初期多出现尿潴留，膀胱测压逼尿肌无反射。恢复期可出现尿频、尿急及紧迫性尿失禁，检查可见逼尿肌无抑制性收缩。行膀胱压力 - 尿道外括约肌 EMG 同步检查，多数患者在逼尿肌、收缩时尿道外括约肌 EMG 活性消失，出现反射性排尿。

（3）帕金森病：其排尿障碍的主要表现是尿频、尿急和运动紧迫性尿失禁。有些患者出现排尿延迟、排尿困难或尿潴留。

2. 骶髓以上脊髓损害

（1）休克期：逼尿肌无反射，尿道压大于膀胱压出现尿潴留。

（2）休克期后：由于脊髓排尿中枢失去了脊髓上中枢的控制，出现逼尿肌阵发性无抑制性收缩，膀胱容量变小，顺应性降低而尿道压力增高。最大尿道关闭压随膀胱压的变化而变化，负值时出现短暂性排尿保持，正值时出现尿潴留。临床以尿潴留多见。

（3）骶髓损害：控制膀胱的副交感神经反射消失，逼尿肌无反射，膀胱容量增大。同时控制尿道外括约肌的阴部神经反射也消失，使尿道外括约肌张力减退或消失。但控制膀胱颈及近端尿道的交感神经正常，因此膀胱颈及近端尿道收缩产生大量残余尿，引起排尿困难。

3. 周围神经损害

（1）糖尿病：由于膀胱壁内神经元变性，60% 以上的糖尿病患者有排尿功能障碍。主要表现：排尿无力、时间延长甚至间断性排尿或滴尿。长期大量残余尿及慢性尿潴留可继发尿路感染，有的甚至发生膀胱 - 输尿管反流及梗阻性肾病。

（2）外伤或术后：任何原因只要损伤了盆神经，就可引起膀胱尿道功能障碍。常见症状有排尿困难、尿意丧失、大量残余尿、尿潴留、充盈性尿失禁。有的患者表现为尿频、尿急、紧迫性尿失禁或压力性尿失禁。

第五节 排便障碍评定

排便功能障碍是一个极普遍的问题，在生活水平日益提高的今天，已经成为严重影响人们日常生活质量和身心健康的问题。ICF 定义为排便功能是指以粪便形式将废弃物从直肠中排出体外的功能。临床常见的排便功能障碍有便秘、腹泻、排便次数异常、括约肌失能或失禁。本节主要介绍神经源性排便功能障碍，即由于大脑、脊髓和周围神经疾病导致排便的随意控制功能障碍。一般单侧性神经损伤较少出现神经源性肠道功能障碍，多见于双侧性损害，在脊髓损伤时较多见。

一、概述

（一）排便功能的生理过程

1. 排便的神经支配

（1）副交感神经：副交感神经中枢位于 S_{2-4} 的侧角，其冲动经盆神经传出。兴奋时增进肠道的能动性，使降结肠、乙状结肠和直肠收缩，肛门内括约肌松弛从而产生排便。

（2）交感神经：交感神经起源于 T_{11}~L_2 的侧角，其纤维经腹下神经丛支配肠道。交感神经的功能在于增进肠道的贮存功能，使肛门内括约肌收缩保持对粪便的控制。

（3）躯体神经：控制排便的躯体神经为阴部神经，其神经核在 S_{2-4} 的前角，其纤维支配肛门外括约肌和耻骨直肠肌。非排便期这些肌肉持续性收缩（甚至睡眠中）从而保持对粪便的控制功能。

2. 正常排便活动的必备条件

人类排便机制是一个涉及多种因素而又复杂的生物调节过程。导致排便困难或便秘的因素往往不是单一的，而是数个因素并存，起相互协同作用或连锁反应，甚至形成恶性循环。近年来，随着排便障碍发病率呈明显上升趋势，排便生理学的研究受到关注并取得了长足发展。

（1）结构正常的排便通道

1）结直肠纵肌：在结肠，形成结肠带和结肠袋，有利于肠内容物推进性和非推进性袋状运动；在直肠，结肠带分散为围绕直肠全周的纵肌，直肠不再成袋状，这种形态较之其上方的结肠更有利于缩短肠管、排出粪便。

2）结直肠环肌：结直肠环肌是肠管蠕动运动的基础。结直肠末端的环肌层增厚并持续性张力收缩以闭合出口，即肛门内括约肌，也是直肠的括约肌。该肌对扩张直肠的反应是作同步弛缓，且这种弛缓的程度和速度与直肠扩张的程度和速度相关，该特性精确协调直肠内容物容积与内括约肌开闭的关系，有利于直肠合理发挥其自制与排出功能。

3）结直肠口径：从盲肠开始，结肠口径逐步缩小，至直肠与乙状结肠交界处最小，而在直肠壶腹部却突然扩大，在力学上，这种结构对内容物的运行可起加速作用。

4）肛管长度：即肛管高压带长度或括约肌的"功能长度"，平均（3.8±0.1）cm。女性较男性稍短，年龄在 3 个月以下的婴儿更短。当括约肌用力收缩时，肛管变长；用力排便时，肛管变短。临床研究证实，肛管长度在不少于3cm的情况下，其静息压仅需达到12mmHg（即为直肠静息压的2倍），则能充分维持肛门的关闭状态。如肛管短于2cm，则括约肌压力与直肠静息压之比至少为3（18~30mmHg），才能关闭良好，提示肛门的关闭主要依赖于盆底括约肌的压力，但其效能可因肛管长度不足或过短所抵消。因此，在排便活动中，肛管长度的自制作用不容忽视。

5）肛直肠轴：乙状结肠自第 2 骶椎平面向前转为直肠，两者轴线的夹角为直-乙肠角。在尾骨平面，直肠后折为肛管，两者轴线的夹角即肛-直肠角；排便时该角度增大（136.76±1.51）°，排便后缩小（91.96±1.52）°。需要指出的是：肛-直肠角在控便活动中起重要作用。通常在静息状态下，腹内压平均为 5~10cmH₂O，直肠内压为 10~30cmH₂O，而肛管静息压高于前者，为 30~50cmH₂O，形成一个反方向的压力梯度，阻止粪便进入肛管。但是，腹内压可因咳嗽、喷嚏而骤然上升，高达 200cmH₂O 以上；直肠内压可因腹泻、痢疾而急剧上升，大大超过肛内压。此时，尽管盆底肌可随意收缩而增大肛内压，最大增至 168.25cmH₂O，但力量有限且不能持久，照理会发生失禁；但事实却不然，这是由于存在肛-直肠角之故。

（2）功能健全的括约肌群：肛提肌、耻骨直肠肌、肛门外括约肌分别从上、中、下 3 个层面环抱肛直肠，并形成肌性隧道，隧道由双层横纹肌组成。隧道内层为肛提肌垂直部纤维，即肛门悬带；外层为袢状的耻骨直肠肌。前者是隧道的"扩张器"，后者是隧道的"收缩器"，两层横纹肌交替作用，前者收缩时则后者放松。收缩时，隧道内层肌使肛管开放，而外层肌起闭合肛管的作用。所以肌性的肛直肠隧道在排便机构中是重要的部分。近期研究证实，隧道上口由肛提肌水平部呈"∞"字环形纤维环绕。隧道下口，内、外括约肌纤维呈肌性连续，并与联合纵肌纤维交织混合，即该部不仅有横纹肌纤维还有平滑肌纤维，还发现有大量本体感受器，因而肛门括约肌下部是维持肛门自制的重要部分，它不仅可以起到闭合肛门的作用，还可鉴别粪便的性质，必要时还有延缓排便的能力。

（3）完好的直肠顺应性：直肠能保持低压下粪便潴留。当直肠充胀，其容量上升为300ml时，直肠内压不出现任何变化，甚至反而下降，直到直肠所能耐受的最大容量引起便急感时，压力才明显上升，此种特性称为直肠顺应性，在某种意义上讲与膀胱类似。正常人直肠顺应性为4~14ml/cmH$_2$O，如顺应性过高即贮存功能异常增大，便会损害排出功能造成便秘；如顺应过低即贮存功能异常缩小，也将影响排出功能，出现便频甚至失禁。所以，直肠不仅是粪便的临时贮存场所，也是一个能精确控制的排出器官。

（4）敏感的排便感受器：现代概念认为，排便感受器不在直肠，而在盆底组织骶前间隙或耻骨直肠肌内。直肠壶腹恰恰"坐"在富于感受器而十分敏感的盆底上。当进入壶腹的粪便达一定容量时，便引起明显的便意，并引发排便反射如内括约肌自动弛缓，肛压下降；外括约肌反射性松弛，腹压升高；如不加以意识性控制，排便即发生。实验证明：直肠容量约达50ml时可引起直肠充胀感，大约100ml可产生便意，120~220ml可引起持续便意或紧迫性便感。故直肠感觉在正常排便活动中起着重要作用。

（5）Debray 肛直肠抑制反射正常：排便时，内括约肌呈反射性松弛状态，若此时因某种原因必须立刻中断排便，则可主动收缩外括约肌，压缩处于松弛状态的内括约肌，后者通过逆向反射作用，使直肠扩张，粪便停滞，此即 Debray 反射，亦称"随意性抑制作用"。Debray 反射可加大直肠扩张度，提高直肠顺应性，因而控便时间得以延长。由此看来，盆底横纹肌的控便作用并非依赖于其随意性收缩力的大小，而是取决于其反射活动增大直肠顺应性的结果。

3. 排便的生理过程 正常人的直肠没有粪便。当肠的蠕动将粪便推入直肠时，刺激了直肠壁内的感受器，冲动经盆神经和腹下神经传至脊髓腰骶段的初级排便中枢，同时上传到大脑皮层引起便意和排便反射。这时通过盆神经的传出冲动使降结肠、乙状结肠和直肠收缩，肛门内括约肌舒张。与此同时阴部神经的冲动减少，肛门外括约肌舒张使粪便排出体外。同时支配腹肌和膈肌的神经兴奋，腹肌和膈肌也发生收缩，腹内压增加促进粪便的排出，见图22-13。

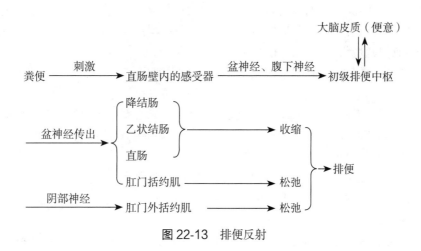

图 22-13 排便反射

正常人的直肠对粪便的压力刺激具有一定的阈值，当直肠内粪便达100ml左右或直肠内压力达2.8kPa 就可产生便意。

（二）常见的神经源性排便功能障碍

神经源性肠道功能障碍以便秘和大便失禁最为常见。

1. 便秘

（1）括约肌痉挛：肛门内括约肌和肛门外括约肌痉挛。

（2）肠蠕动减弱：肠道反射抑制，交感神经过度兴奋或副交感神经兴奋性降低，肠道运动减弱，特别是升结肠运动减弱，卧位时升结肠和横结肠内的粪便难以克服重力向降结肠运动。

（3）大便干结：粪便过于干燥，可能与饮食结构有关，粪便在结肠内时间过长也会导致粪团干燥。

2. 大便失禁

（1）括约肌无力：肛门内括约肌和肛门外括约肌松弛，可能与骶丛失神经支配或脊髓排便中枢控制能力降低及盆底肌肉无力有关。

（2）肠道吸收障碍：多与肠道炎症、血液循环障碍、结肠排空动力增强、粪便在结肠内停留时间过短、水分吸收时间过短等有关。

二、 排便障碍评定

（一）分类

1. 按病理、生理分类

（1）器质性

1）先天性大肠内腔扩张有肠管形态异常：如巨结肠、乙状结肠过长。

2）后天性大肠内腔狭窄和结肠肛管通过障碍：肠内性：如结肠癌、直肠癌、肛门癌、克罗恩病、溃疡性大肠炎（肠管狭窄多发假息肉型，便秘和腹泻交替）等；肠外性（压迫、浸润）：如子宫脱垂、膀胱疝、后阴道疝、直肠阴道隔松弛（直肠前突）、盆底松弛（会阴下降症候群）、耻骨直肠肌痉挛综合征（耻骨直肠肌肥厚）、直肠黏膜内脱垂、直肠黏膜外脱垂、直肠全层内套叠、完全性直肠脱垂等。

（2）功能性：①单纯性：生活、饮食习惯改变所致的一过性便秘；②痉挛性：过敏性大肠症候群（又分为乙状结肠症候群、脾曲综合征、肝曲综合征）。本病是大肠运动和分泌失调，无器质性变。发病原因与精神刺激、内脏神经功能失调有关。主要症状：肠管痉挛，腹痛，便秘或便秘腹泻交替。结肠镜、钡灌肠摄片肠管痉挛外，无其他器质性改变。

（3）肠外症候性：原发病引起的抑制结肠运动。如脊髓损伤、脊髓结核、脑出血、甲状腺功能低下等。

（4）药物性：使用过量的缓解肠管痉挛药或收敛药．如苯乙哌啶、次碳酸铋、鞣酸蛋白等。

2. 按大肠肛管和盆底部位分类 包括：①结肠性；②直肠肛管性；③盆底性。

3. 根据神经损伤部位分类

（1）反射性大肠：S_{2-4}以上病变时，脊髓腰骶段的初级排便中枢和排便反射弧正常，排便反射仍存在，患者可通过反射自动排便。但因高级排便中枢被破坏故缺乏主动控制能力，这种大肠功能状态称为反射性大肠。

（2）弛缓性大肠：S_2以下的脊髓及所发出的神经损伤时，因初级排便中枢和排便反射弧被破坏，排便反射消失，控制排便的肌肉张力低下，这种大肠功能状态叫做弛缓性大肠。

（二）评定内容

1. 排便次数 排便次数因人而异，正常成人每天排便 1~3 次，每次大便间隔时间基本固定。

2. **排便量**　正常人每天排便量 100~300g。进食低纤维、高蛋白质食物排便量少；进食粗纤维、蔬菜和水果时排便量较多。

3. **粪便性状**　正常人的粪便为成形软便。便秘时粪便坚硬；腹泻时为稀便或水样便。

4. **每次大便消耗时间**　正常人每次大便应在 30 分钟内完成。便秘者消耗时间延长；腹泻患者消耗时间少但排便次数增多。

5. **括约肌功能**　括约肌有无失能或失禁，即排便不受意识控制也不受场合和时间限制，粪便自行自肛门溢出。

（三）常用的评估方法

1. **病史及常规检查方法**　排便障碍的临床诊断需了解患者的症状（便次、便意、是否困难或不畅、便后有无便不尽、下坠感及粪便性状）、病程、胃肠道症状、伴随疾病以及用药情况等一般病史；了解患者是否存在胃肠道解剖结构异常或系统疾病；是否服用引起排泄异常的药物；评估精神、心理状态；注意有无肿瘤预警症状，如便血、贫血、消瘦、发热、黑便、腹痛等。

常规检查方法主要包括血常规、大便常规及隐血试验、生化和代谢检查等。

2. **肛门直肠指诊**　肛门视诊和指检非常重要，其检查结果具有重要的提示意义，见图 22-14。肛门、直肠及其周围的结构、括约肌张力和收缩力是检查的重要内容。观察有无由粪便污染所致肛门直肠感染引起的外痔栓塞、表皮息肉、直肠脱垂、肛裂、肛赘、表皮脱落或肛周瘙痒等；指检时感觉过高的肛门括约肌静息压可能是导致排空障碍的原因，随后嘱患者做排便动作，正常情况下，肛门括约肌和耻骨直肠肌处于松弛状态，会阴下降。如果在此过程中，出现肌肉矛盾收缩或没有会阴下降，这些都提示盆底肌肉不协调收缩所致的排便障碍，肛门指检内容如下：

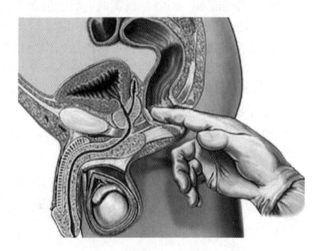

图 22-14　肛门指检

（1）肛门张力：将检查者的手指插入患者肛管，手指感觉直肠内压力；肛门外括约肌、耻骨直肠肌的张力和控制能力；球海绵体反射及肛门皮肤反射情况。肛门局部刺激有无大便排出：反射性大肠由于排便反射弧正常故能排出大便；弛缓性大肠由于内、外括约肌功能丧失，局部刺激也不能排出大便。同时评估直肠穹隆有无粪嵌塞。

（2）肛门反射：即划动肛周皮肤后出现肛门收缩。这是检查上运动神经元病变（如高位脊髓损伤）的最佳方法。

（3）自主收缩：自主性的肛提肌收缩可以增加肛门括约肌的压力。如果一个女性患者在阴道检查时不能收缩阴道周围肌肉，她的肛门也会有类似病变。这时应指导患者进行适当的肌肉锻炼以恢复盆底组织的正常功能。

3. **结肠传输试验**　结肠传输试验是客观地反映结肠内容物推进的速度，从而判断是否存在肠道传输减慢而引起的便秘。结肠传输功能测定的方法很多，包括应用染料、钡剂、放射性核素以及不透 x 线标志物等。其中不透 X 线标志物法操作简单、价廉临床应用较广泛。通常采用 20 粒大小为 2.5mm×1mm 左右的标志物，高压蒸汽消毒后装入胶囊。口服胶囊后每 24 小时摄腹部平片 1 张，直至第 5 天或 80% 的标记物排出为止。一般正常人的 80% 标记物排出时间在 72 小时以内。检查前应注意：从检查前 3 小时直到检查结束期间禁止用任何影响胃肠道运动的药物，以免出现假阳性或假阴性结果。

4. 肛肠测压 肛管及直肠末端有众多括约肌和盆底肌肉围绕，直肠壁内也有平滑肌。正常时肛管和直肠内存在一定的压力梯度以维持和协助肛门的自制。肛管压力高于直肠远端，而直肠远端压力又高于直肠近端。在排便时机体借助一系列协调的神经肌肉活动将直肠肛管的压力梯度倒置以完成排便。肛肠肌肉功能紊乱必然导致肛肠压力的异常。通过测定肛肠压力的异常变化可以了解某些肌肉的功能状况，有利于疾病的诊断。常用的方法是将气囊或灌注式测压导管置入肛管、直肠内，通过压力转换器将信号传导到生理测压仪或电子计算机，测定静息压、收缩压、直肠顺应性以及直肠肛门抑制反射等指标。

5. 盆底肌电图检查 盆底肌电图主要用来了解肛门内外括约肌、耻骨直肠肌功能，区分肌肉功能的异常是神经源性损害、肌源性损害还是混合性损害。检查前不需灌肠、禁食，但应排空直肠、清洗肛门。一般采用四道肌电图仪。患者取左侧卧位显露臀沟，消毒铺巾。检查者左手示指插入肛门作引导，右手持同心针电极由臀沟尾骨尖下方刺入皮肤，向耻骨联合上缘方向前进，进针 1~1.5cm 可至肛门外括约肌浅层；1.5~2.5cm 可达内括约肌；进针 3~3.5cm 可达耻骨直肠肌。同步记录 3 块肌肉在不同时相的动作电位时限、波幅、波形、频率及放电间隔时间。

6. 纤维结肠镜 纤维结肠镜的重要价值在于排除大肠器质性疾病。如对功能性便秘进行评价和治疗之前必须排除大肠肿瘤等器质性疾病。

7. 肛门自制功能试验 自肛门内灌入生理盐水，每分钟 60ml，计 25 分钟，总量 1500ml，生理情况下可以漏水 10ml，粪失禁患者约 500ml 时即难以控制。此试验可以客观地评估粪失禁的严重程度、外括约肌的肌力、外括约肌失控出现的时间等。

8. 便秘得分 便秘得分是要求患者回答指定的问题，计算所得答案的累记得分。最低分 =4，最高分 =18，见表 22-18，得分越高说明便秘的程度就越重。通过比较治疗前后患者的便秘得分来指导治疗。

表 22-18　便秘得分

项目	得分	项目	得分
1. 你多久解 1 次大便？		3. 排便困难吗？	
1 天超过 1 次	1	不困难	1
1 次 / 天	2	有时	2
隔天 1 次	3	困难	3
大概 2~3 次 / 周	4	非常困难	4
大概 1 次 / 周	5	4. 你用力排便时痛吗？	
1 周少于 1 次	6		
2. 你经常有排便不尽的感觉吗？		偶尔或从不	1
偶尔或从不	1	有时	2
有时	2	经常	3
经常	3	几乎总是	4
非常常见	4		

9. 自我观察日记 要求患者记录每日的活动、饮食、大便情况、应用泻剂及其他药物的情况等，以便对治疗前后进行对比、分析，根据疗效指导合理饮食及用药。

10. 磁共振成像技术 磁共振成像（MRI）技术可以直接清晰地显示盆腔器官及盆底组织的切面，如矢状面、冠状面和横断面的解剖结构，避免造影检查时造影剂的互相重叠。因不用造影剂、无碘过敏现象易被患者接受。检查前患者不需要做肠道准备，但应排尿，避免充盈的膀胱压迫直肠。检查时阴道及肛管内放置直径约 5mm 的软管作为标志物。患者平卧于检查床上，身下放置皮垫，防止患者在做用力排便动作时大小便不慎外溢。患者模拟排便动作，分别在静息相和用力排便相成像。

（四）排粪造影在评定中的作用

临床上很多肛、直肠的功能性疾病经会阴检查、肛门指检、内镜和常规钡灌肠检查均无阳性发现。因为直肠空虚时，做排粪动作常查不出异常；只有当直肠充盈后，用力排便才显出异常。所以很多有排便障碍的患者因不能正确诊断而延误治疗。为了向肛肠外科和相关的医生提供准确的检查证据，临床非常需要一种诊断肛、直肠功能性疾病的检查方法，排粪造影方法因此应运而生。

1. 排粪造影检查的原理 排粪造影通过模拟人体生理性排便体位，动静态观察排便全过程中肛直肠，肛上距、耻骨直肠肌压迹及肛门形态的变化，能准确显示肛直肠形式变化和黏膜改变，从而反映直肠前突（鹅口征）（图 22-15）、会阴下降、黏膜脱垂套叠、骶直分离、内脏下垂、盆底失迟缓综合征等病变，是诊断出口梗阻型便秘的重要方法。

2. 排粪造影的检查方法 患者左侧卧于检查床上，头侧抬高约 10°，经肛管向直肠内注入稠钡 250~300ml，直肠充盈后，向肛管慢慢退出同时不断注射造影剂使肛管充盈。然后患者取标准侧位端坐于特制排粪桶上，左侧靠近荧光屏，尽量让患者坐得舒适自然，避免精神紧张，争取患者合作。在电视监视下采用 X 线照片、录像或数字摄影等摄录排便前和用力排便过程中肛直肠侧位

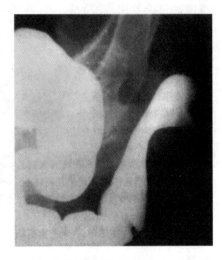

图 22-15 鹅口征

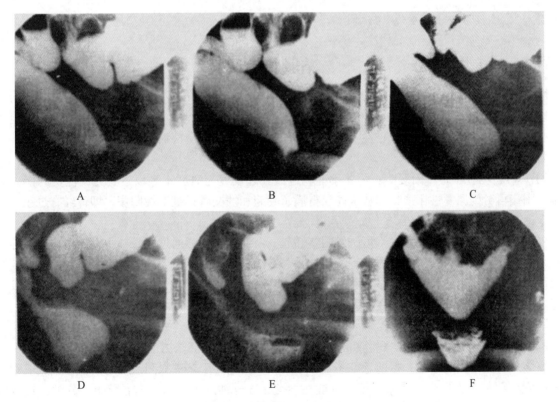

图 22-16 排粪造影摄片方法

片。常规排便前摄静止相 1 张；排便过程中摄 3~4 张；排便末平静时（提肛后）再摄 1 张。肛直肠侧位为常规相，个别患者需加摄肛、直肠部正位相或斜位相。整个检查过程约 15 分钟，见图 22-16。

排粪造影包括：① X 线排粪造影：该方法通过造影剂观察肛管直肠形态及排粪的过程、速度和粪便排空率。它可以发现直肠肛管功能和形态的变化，见图 22-16。虽然排粪造影能发现受检者中异常现象占 77%，但是仍不能解释症状与异常表现之间的关系。虽然该检查有许多的优点，但是其不足之处包括：操作稍繁杂、受检者窘迫、放射暴露、观察者偏倚、检查方法不一致等。因此，推荐排粪造影作为临床测压的辅助检查手段；②磁共振排粪造影：MRI 和盆腔动态 MRI（磁共振排粪造影）可用于评估肛门直肠功能紊乱。这是唯一一种能够同时评价整个盆底解剖和运动情况的成像设备。MRI 直肠内线圈检测可以显示直肠腔内超声不能发现的肛门外括约肌的改变。动态 MRI 不仅能够区别直肠壁套叠和全层脱垂，还能够显示整个盆底的运动情况。与传统的 X 线排粪造影相比，MRI 可以多平面成像、无线辐射、有较好的软组织对比。虽然 MRI 排粪造影在某种程度上有较高的诊断价值，但是由于花费昂贵，缺乏统一的诊断标准和可用度，限制了其应用范围。

第六节　性功能评定

性功能是人的正常生理功能之一，正常的性功能不但是繁衍后代的需要，也与一个人的生活质量有关。正常性功能的维持依赖人体多系统的协作，例如：神经系统、心血管系统、内分泌系统和生殖系统的协调一致，除此之外，还须具有良好的精神状态和健康的心理。当某个系统或某几个系统或精神心理方面发生异常变化，将会影响正常性生活的进行，影响性生活的质量，表现出性功能障碍。进行性功能评定，可发现性功能障碍的原因，以便采取相应的对策，提高生活质量。

一、概述

（一）性功能障碍分类

性功能障碍是指不能进行正常的性行为或在正常的性行为过程中不能得到性满足的一类障碍。男性的性功能障碍主要有勃起功能障碍和射精障碍（不能射精、早泄、逆行射精等）；女性性功能障碍分为心理性或器质性的性欲低下、性唤起障碍、性高潮障碍和性交疼痛障碍。

1. 男性性功能障碍

（1）勃起功能障碍（阳痿）：阴茎不能勃起或勃起硬度与时间不足以达到完成性交的能力称为阳痿。阳痿可分为原发性阳痿，即从未能获得满意勃起和性交者；继发性阳痿，即曾经有过正常勃起和性生活，后来出现勃起障碍。

来自大脑与性器官的刺激，都可诱发阴茎勃起。由性意念刺激通过胸腰部中枢产生的勃起称为心理性勃起；而由触摸、视听嗅等器官刺激通过阴部神经和骶髓中枢产生的勃起称为反射性勃起。两种刺激可独立发生作用或相互影响。其中由于精神心理因素导致勃起障碍，称为心理性阳痿；继发于内分泌、血管或神经功能障碍等病变所引起的勃起障碍，则称为器质性阳痿。

（2）射精障碍

1）早泄：早泄是常见的男子性功能障碍，可能有三分之一已婚男性在不同程度上曾经或一直为此而烦恼。有关早泄的标准，目前意见还不一致，较多人认为阴茎进入阴道之前、正在进入或刚进入不久就发生射精称为早泄。健康男子，一般在性交 2~6 分钟发生射精，短者仅 1~2 分钟，长者可达 30 分钟以上，个体差异很大。

病因多为功能性，患者从性兴奋到高潮进展迅速，对射精反射异常敏感，心理因素、习惯和焦虑等因素，均可能形成条件反射性快速射精反射。此外因前列腺炎、尿道炎或大脑皮质过度刺激等使射精中枢过度敏感，即使在非性兴奋时也可发生射精或在性生活时出现早泄。

2）不射精：不射精是性交时无精液自尿道外口流出。射精是神经、内分泌及生殖系统共同参与的复杂生理反射过程，由于各系统功能障碍使性兴奋的刺激不足以引起射精反射是为不射精。

功能性不射精以性无知较多见，这是由于缺乏性知识，不懂性交过程而使射精不能发生；器质性不射精常见于脊髓损伤、腰交感神经节损伤或切除等神经系统病变。

3）逆行射精：逆行射精不同于不射精，是由于膀胱颈不能关闭或膜部尿道阻力过大使精液不是向前经尿道排出体外，而是向后逆流进入膀胱。

常见病因包括良性前列腺增生患者行手术治疗后，膀胱颈解剖异常或尿道内括约肌神经损伤；亦见于盆腔内淋巴结清除术及胸腰部交感神经切除术后交感神经损伤，导致患者在射精过程中膀胱颈关闭不全而精液逆流。

2. 女性性功能障碍

（1）性欲低下：性欲低下指的是持续的或反复的对性幻想和对性生活的欲望不足或完全缺乏，当剥夺性生活时也不会有挫折感。

发病原因包括：①精神因素：如幼年时的性创伤，受不正确的性教育，使大脑的性欲中枢的兴奋受抑制，对性知识缺乏，对妊娠、性病及性交疼痛的畏惧，住房环境不佳，夫妻关系不和，对生活厌恶，经济条件差，工作压力大等均可引起性欲低下；②器质性因素：凡影响月经、内分泌系统的功能，降低血液中性激素水平的疾病，均可使性欲减退，如先天性肾上腺发育不良，下丘脑-垂体病变、甲状腺功能减退、肾上腺皮质功能低下等。

（2）性唤起障碍：性唤起障碍是指顽固性反复发作的无法达到或维持充分的性兴奋而导致的自身痛苦。

发病原因以功能性因素为主，包括心理和社会历史因素。性唤起障碍，是对性刺激缺少正常的反应，它的形成多与潜在的"消极情绪"有关，多存在于对性的否定和渴求之间的内心冲突，破坏了正常的生理反应，导致性反应缺失。表现为虽没有病变，能够性交，但无快感。器质性因素主要见于：①先天性结构异常：如处女膜过于坚韧，自体内膜异位症均可造成性行为时的疼痛和恐惧，进而对性产生错误的心理和生理反应；②卵巢早衰，更年期性激素水平的改变，均可导致阴道干涩，性交无快感；③某些疾病的影响：如外阴炎、盆腔炎、重金属中毒；④药物因素：神经治疗药物（抗抑郁药、抗神经疾病药物、锂、苯二氮䓬类、镇静与催眠药、抗癫痫药、食欲抑制药）、抗帕金森病药（抗胆碱能药、多巴胺能药物）、心血管药（噻嗪类利尿药、β受体阻断药）等是常见的降低性快感的药物。

（3）性高潮障碍（无高潮）：性高潮障碍是指女性虽有性要求、性欲正常或较强，在性生活时受到足够强度和足够时间的有效性刺激，出现正常的兴奋期反应后，但却只获得低水平的性快感，很少或很难达到性满足的现象。

其病因主要是心理性因素引起的，据报道，95%以上患者是由精神因素造成的，如早年受抑制性性教育，认为性交是肮脏的，女性就应抑制性行为；童年或青春期有过创伤性性经历；夫妻之间缺乏交流，感情淡漠，互不信任，或对男性厌恶、被动应付；缺乏性方面的知识及技巧等。

（4）性交疼痛：性交疼痛是指反复发生或持续存在与性交有关的疼痛。疼痛的部位可以在外阴部、阴道内部、盆腔或下腹部，程度轻重不等。

其发病精神因素占大多数，如夫妻关系不合，缺乏感情交流，女性厌恶配偶；害怕怀孕，居住条件差，经常抑制性兴奋；双方缺乏性知识等。

（二）性功能障碍的原因

许多原因可引起性功能障碍，常见有心理-社会因素、先天畸形、损伤、疾病、药物等。

1. **心理 - 社会因素** 心理 - 社会因素是引起性功能障碍最常见的原因。性功能障碍与疾病及残疾、社会背景、知识及经历等多种因素有关。残疾人在此方面尤为突出。这类患者往往没有明显的器官病变，但由于长期思想紧张、焦虑、恐惧等因素，可能影响中枢神经递质的释放，使交感神经及内分泌系统发生变化而引起性功能障碍。常见的精神心理因素是：缺乏性教育或受到错误的性教育；各种心理性创伤；夫妻关系或社会上人际关系不协调等。

2. **先天发育畸形** 如阴茎先天发育畸形、阴道闭锁等。

3. **损伤** 如骨盆和会阴部严重损伤可造成阴茎勃起功能障碍；骶髓和马尾神经平面以上脊髓损伤者大部分具有反射性阴茎勃起功能，多缺乏精神性阴茎勃起功能，部分可射精，而骶髓和马尾神经平面及以下损伤者可有精神性阴茎勃起，部分可射精，但缺乏反射性阴茎勃起。因为反射性勃起的持续时间很短暂，而且也缺少生理上的快感，精神性勃起的持续时间虽较反射性勃起长，但是勃起不充分，所以脊髓损伤男性性交能力很低，性交满意率低。女性脊髓损伤者同配偶的性生活以及其生育能力可不受影响，但性兴奋时阴道渗出液和盆腔充血程度减少，部分人丧失性高潮的能力；大脑、脊髓、交感神经切除手术可引起男性永久性的阳痿和射精障碍。青春期前切除睾丸可以导致永久性阳痿。前列腺切除术后可导致逆行射精。

4. **疾病** 疾病或残疾可直接影响性功能，也可通过心理因素间接影响性功能。内分泌疾病如甲状腺功能低下、甲状腺功能亢进、原发性肾上腺功能减退、肾上腺功能亢进、垂体的泌乳素肿瘤、男性的先天性睾丸发育异常或无睾症者可出现性欲减退，部分男性患者发生阳痿。糖尿病性神经病可以导致男性和女性的性功能障碍，随年龄增长男性患者阳痿发生率增加。病情不稳定的心肌梗死、心绞痛、冠脉搭桥术后、心力衰竭、呼吸衰竭等患者由于承受体力活动和承受性兴奋时心肺生理反应的能力下降，使其性生活能力降低，即使病情已稳定者，由于心理负担重使性欲减低。男性慢性肾衰竭患者可出现阳痿和射精障碍，女性患者可出现性欲低下，性高潮减弱或消失。支配阴茎勃起的神经系统和血循环系统的病变可导致阳痿。骨科疾患可因疼痛或行动困难而使性活动受限。腹部肠造瘘、二便失禁等造成局部不洁，可因厌恶心理影响性生活。外生殖器结构正常的残疾者由于精神心理上的创伤所导致的心理障碍可出现性欲低下，阴茎勃起不满意，不能维持正常性交。

5. **药物** 心血管病药物、镇静安眠药、抗抑郁药、抗胆碱药物和激素等对性功能均有不同程度的抑制作用。

（1）心血管病药物：利尿药氢氯噻嗪可引起阳痿和不能射精，该药降低勃起功能与β受体阻滞剂合用时更明显。胍乙啶、可乐定，尤其是甲基多巴有降低男女性欲、抑制男性射精功能和导致阳痿的副作用。地高辛可降低性欲。

（2）镇静安眠药：例如氯氮和地西泮等均有镇静、抗焦虑以及肌肉松弛作用，同时也有降低性欲、引起勃起障碍的作用，大剂量服用可导致阳痿。巴比妥类的苯巴比妥可以导致性欲减退和男性阳痿。

（3）抗抑郁药：例如丙米嗪和阿米替林等三环类抗抑郁药，单胺氧化酶抑制剂，尤其是氟西汀、舍曲林、西酞普兰等5-羟色胺再摄取抑制剂均可造成性欲减退、男性射精障碍和阳痿。

（4）抗胆碱能药：阿托品等抗胆碱能药因抑制副交感神经，影响阴茎血管不能反射性充血，也不能维持阴茎勃起，易引起男性发生阳痿，女性发生阴道渗出液减少和性兴奋减退。

（5）组胺受体拮抗剂：西咪替丁可以导致男子乳腺男性化和阳痿，也可以阻碍精子的生成和影响性腺轴功能。

（6）激素：长期大剂量使用糖皮质激素类药物可以明显地抑制下丘脑 - 垂体 - 肾上腺轴的生理功能，影响性功能甚至可以抑制精子生成。男性患者使用雌激素，可以出现性欲减退或消失，长时间大量使用亦可影响射精功能，导致阳痿、男性乳腺女性化等。

（7）其他：吸烟、饮酒可不同程度地影响性功能。

二、 性功能障碍评定

性功能障碍不仅是医学问题，而且也涉及婚姻、家庭、道德观念等社会问题。为此，必须进行全面的评定。

（一）一般状况

包括性别、年龄、文化程度、家庭情况、职业、恋爱及婚姻状况等社会背景情况。

（二）病史

1. 功能障碍史 主要询问发病原因或诱因、发生时间、特点（性欲、阴茎勃起、性交、射精、情欲高潮等各方面）、病情演变及诊疗过程和效果等；既往性经历及状况、非性交时的性反应、有无心理因素对性功能的影响；性功能障碍前后本人和配偶对性生活的看法及要求等。

2. 疾病或伤残史 主要了解疾病或伤残时间（先天的还是后天的、青春期前还是青春期后的、恋爱前还是恋爱后、结婚或有性经验前还是在这之后）、病情演变（包括心理）及诊疗康复过程和效果、疾病或伤残对生殖器官和性功能产生了什么影响、本人和家庭特别是配偶对其残疾或疾病或身体状况的态度等。

（三）身体检查与实验室检查

1. 性功能障碍检查 检查有无生殖系统先天畸形和后天损伤；测定夜间阴茎胀大情况，鉴别器质性和精神性阳痿；在非性交性高潮后观察有无精液自尿道口射出，或在性高潮或性生活后留尿，经离心沉淀后在显微镜下观察有无大量精子，以确定是否为逆行射精等。女性还应进行生殖道血流、阴道 pH、阴道顺应性及生殖道震动感应阈值等检查。

2. 其他检查 检查患者运动功能、感觉功能、二便功能、心理状况等。通过详尽地了解背景资料、病史和身体检查，根据性功能障碍临床表现，区别性功能障碍主要是器质性的还是功能性的。如是器质性的障碍，其程度如何，有无可复性，不可复性的有无可用的补偿方法；如是功能性的，其心理因素主要表现在哪些方面，哪些是关键因素，是与器官损伤直接相关还是一般的精神心理负担。

（四）性功能障碍评定

1. 精神心理评定

（1）交谈：交谈是心理学检查的基本方法，是一种讨论问题的会见，着重了解患者和配偶的性经历、性回避的类型、精神面貌、情绪状态、自我意识及行为仪表等。交谈的主要目的是判断出加重行为焦虑的因素。调查表建立了评估患者性态度、功能、人格与压力的有用资料。通过心理咨询可减少焦虑、压抑或关系的矛盾。可用汉密尔顿抑郁量表/焦虑量表、抑郁自评量表、焦虑自评量表了解患者及配偶的性的心理认识和看法，性功能障碍后的心理变化等。

（2）夜间阴茎胀大试验：人在睡眠状态下阴茎有发生正常勃起的生理现象，监测夜睡眠时阴茎勃起功能．可以鉴别心理性与器质性阳痿，正常成年男性睡眠期间，阴茎每夜勃3~4次，每次持续25~50分钟，通过监测睡眠仪器可记录阴茎胀大程度，此试验客观性强，不受心理因影响，但费用较高；亦可用断裂式监测带进行监测，这种方法用特制的环状带，上有黄红两条分别在不同硬度拉力下可断裂的塑料带，监测阴茎夜间勃起的情况，次日晨检查色带是否断裂及断裂情况。

2. 内分泌测定 内分泌激素测定对伴有性欲改变的患者尤为必要。

（1）睾酮测定：男性体内睾酮水平有昼夜节律变化，一般晨间最高，下午可下降30%。若怀疑有睾酮分泌低下，应测定两次睾酮水平，因为再次测定约有40%在正常范围内。60岁以后睾酮水平在 12nmol/L 者约 40%，小于 10.4nmol/L 者占 20%。只有 2%~20% 的勃起功能障碍患者伴有睾酮水平降低。

（2）FSH 及 LH 测定：若血中睾酮低于正常水平，应测定促性腺激素 FSH 和 LH 的水平。FSH 和 LH 不升高考虑为下丘脑或垂体疾病所致继发性性腺功能低下，应做垂体影像学检查。若 FSH 及 LH 水平明显升高，表明为原发性性腺功能低下，体检时应注意有无睾丸或睾丸萎缩以及睾丸的坚实度降低。

（3）泌乳素：凡出现性欲与勃起功能同时下降，且男性乳房发育者，尤其是年轻人应怀疑高泌乳素血症，常由垂体瘤所致。服用雌激素、西咪替丁、甲基多巴、克罗米芬等也可引起泌乳素升高。勃起功能障碍患者中有 1%~16% 泌乳素水平升高，仅 0.3% 发现有垂体腺瘤，泌乳素水平大于 20ng/ml 时，应怀疑有垂体泌乳素瘤。

（4）甲状腺激素：甲状腺功能亢进和低下均可引起勃起功能障碍，怀疑甲状腺功能异常者，应作甲状腺激素水平测定。甲状腺功能亢进常有性欲减退和勃起障碍，但其血中睾酮水平却较高。甲状腺功能低下者可因低血睾酮和高泌乳素血症而发生勃起功能障碍。

（5）皮质醇、儿茶酚胺及其代谢产物测定：血尿皮质醇、儿茶酚胺及其代谢产物测定有助于诊断肾上腺功能异常，结合体征及影像学检查可能明确诊断。

（6）超氧化物歧化酶（SOD）和血浆过氧化脂质（LPO）的测定：勃起功能障碍患者的 SOD 活性往往减弱，其值得改变与勃起障碍程度呈负相关。勃起功能障碍患者其 LPO 值常增高，增高程度与症状呈正相关。

由于激素测定的费用较高，且勃起功能障碍患者激素替代治疗的有效率较低，因此，有学者指出勃起功能障碍患者无需常规作激素过筛测定，只有当患者有明显性欲减退和有关体征时，才考虑作相应激素测定。

3. 电生理评定

（1）阴茎生物震感阈测量试验：检查从阴茎传向骶髓的神经对震动的感觉阈。球海绵体肌反射潜伏时间是检查阴茎感觉传入神经至骶髓中枢再通过运动传出至海绵体肌的传导速度，在阴茎部放置刺激电极、球海绵体肌放置刺激电极，观察最短潜伏时间，正常为 27~42 毫秒（平均为 35.5 毫秒）。

（2）躯体感觉诱发电位：是评价周围神经传入刺激至大脑中枢系统速度，阴茎放置刺激电极，颅骨及腰椎 1 放置记录电极，第一个反应波是周围神经传导时间，平均为 12.4 毫秒；第二个波形是从刺激至大脑中枢整个传导时间，平均为 40.9 毫秒；两个波形时间差为中枢传导时间，平均为 28.5 毫秒，见图 22-17。

（3）球海绵体反射：挤压阴茎头（或阴蒂）刺激阴茎背神经，可观察到球海绵体及肛门括约肌收缩，此反射存在说明骶反射弧完整。

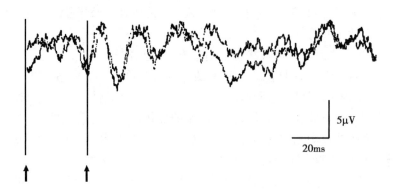

5μV

20ms

图 22-17　正常躯体感觉诱发电位

4. 阴茎血液检查

（1）阴茎海绵体内注射血管活性药物：阴茎海绵体内注入罂粟碱 30~60mg、酚妥拉明 1mg 或前列腺素 $E_1$20µg 等血管活性药物，可诱发阴茎勃起，见图 22-18。观察动脉供血及静脉回流情况，正常在注药后 4~5 分钟开始勃起，可持续 30 分钟以上。注药后勃起出现时间推迟或勃起角度 <60°，往往提示动脉改变，注射后迅速勃起但不能维持 30 分钟或勃起角度 <60°，提示静脉漏。

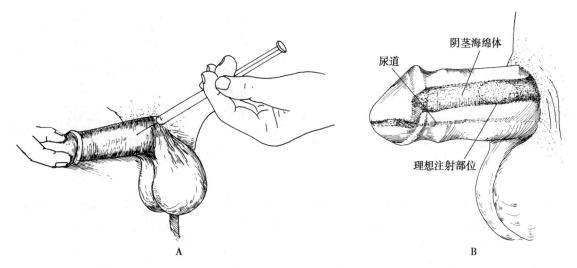

图 22-18　阴茎海绵体内注射示意图

（2）阴茎肱动脉血压指数：应用 8~10MHz Doppler 超声听诊器分别测肱动脉及阴茎动脉收缩压，两者的比值即为指数。>0.75 提示阴茎动脉供血良好，<0.60 提示供血不足。

（3）阴茎海绵体造影：适用于罂粟碱试验不能充分勃起者，如阴茎动脉供血良好，应考虑是静脉回流过快的静脉漏患者，见图 22-19。

（4）阴部内动脉造影：适用于动脉供血不全的患者。

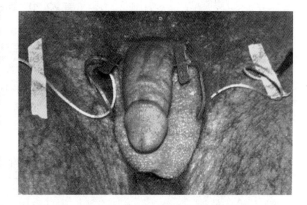

图 22-19　阴茎海绵体造影

5. 性功能障碍常用评估量表

（1）男性性功能问卷（O'Leary，1995）（a Symptom Score System Devised for Patients with ED）：见表 22-19。

表 22-19　男性性功能问卷

题目	评分					得分
	0	1	2	3	4	
1. 你多少天有性欲	无	少数几天	几天	多数天	几乎每天	
2. 你的性欲程度	无	低	中	中上	高	
3. 性刺激下有多少次能达到部分或完全勃起	无	少数时候	大约一半时候	多数时候	每次	
4. 有多少次勃起硬度足以插入阴道进行性交	无	少数时候	大约一半时候	多数时候	每次	

续表

题目	评分					得分
	0	1	2	3	4	
5. 勃起有多大困难	完全不能	困难最大	有些困难	稍有困难	无困难	
6. 射精有多大困难	无性刺激	困难极大	有些困难	稍有困难	无困难	
7. 对射精量的关注	无性高潮	很大关注	中等关注	很少关注	无所谓	
8. 您对性欲问题严重性的关注	很大关注	中等关注	很少关注	极少关注	无所谓	
9. 您对勃起功能障碍问题严重性的关注	很大关注	中等关注	很少关注	极少关注	无所谓	
10. 您对射精障碍的严重性的关注	很大关注	中等关注	很少关注	极少关注	无所谓	
11. 您对性生活的满意程度	非常不满意	多数不满意	大约一半	多数满意	非常满意	

注：根据最近 30 天内的状况评估

（2）性态度量表：认知因素会影响人们的性功能和行为。性态度问卷（the Sexual Attitudes Questionnaire，SAQ）是 Backer（1987）专为定量评价西方人的性态度而设计的。该量表短小简明，共 4 级评分。完全不同意 0 分，大部分不同意 1 分，大部分同意 2 分，完全同意 3 分。第 5、7、8 项时反向计分，目的在于避免被试者受量表项目提供上的暗示，总得分范围在 0~27 分，得分越高，性观念问题越大（表 22-20）。

表 22-20 性态度量表（SAQ）

姓名 年龄	性别	文化程度			
婚姻 疾病		完全不同意	大部不同意	大部同意	完全同意
1. 总的来说，男性不应该在公开场合流露出自己的真实感情，如哭泣		☐	☐	☐	☐
2. 性活动，如同其他活动一样，是有价可估的		☐	☐	☐	☐
3. 总体上说，性生活必须由男性主动提出并由男性主持全过程		☐	☐	☐	☐
4. 男人总是希望与异性发生性关系并随时准备这么做		☐	☐	☐	☐
5. 两性间的躯体接触并不一定引起性生活		☐	☐	☐	☐
6. 性生活就是性交		☐	☐	☐	☐
7. 对令人满意的性体验来说，未必非要有勃起		☐	☐	☐	☐
8. 高质量的性生活不一定要有性高潮		☐	☐	☐	☐
9. 性是自发的和自然形成的		☐	☐	☐	☐
得分					

（3）勃起功能国际指数问卷表（IIEF-5）：可初步评估患者勃起功能障碍的程度（表 22-21）。轻度指既往 3~6 个月内性生活中有少数几次发生勃起功能障碍，IIEF-5 评分在 12~21 分；中度指既往 3~6 个月内性生活中有一半时间发生勃起功能障碍，IIEF-5 评分在 8~11 分；重度指多数性生活时不能勃起或持续勃起，IIEF-5 评分为 5~7 分，也称为完全性勃起功能障碍；而 IIEF-5 评分在 22 分以上

者无勃起功能障碍。IIEF-5涉及勃起功能的三个问题：性生活总体满意程度和患者对阴茎勃起及维持勃起的信心各一个问题。Rosen等用IIEF-5评估了1152名男性，其中1036例有不同程度的勃起功能障碍，116例无勃起功能障碍，若以评分小于、等于21诊断勃起功能障碍，评分大于21诊断无勃起功能障碍，其敏感度为98%，特异性为88%。

表22-21　简化勃起功能指数问卷表

| 题目 | 评分 | | | | | | 得分 |
	0	1	2	3	4	5	
你对获得和对维持勃起的自信程度如何？		很低	低	中等	高	很高	
你收到性刺激而有阴茎勃起时，有多少次能够插入？	无性活动	几乎没有或完全没有	少数几次（远少于一半时候）	有时（约一半时候）	大多数时候（远多于一半时候）	几乎总是或总是	
你性交时，阴茎插入后，有多少次能维持勃起状态？	没有尝试性交	几乎没有或完全没有	少数几次（远少于一半时候）	有时（约一半时候）	大多数时候（远多于一半时候）	几乎总是或总是	
你性交时，维持阴茎勃起直至性交完成。有多大困难？	没有尝试性交	困难极大	困难很大	困难	有点困难	不困难	
你性交时，有多少次感到满足？	没有尝试性交	几乎没有或完全没有	少数几次（远少于一半时候）	有时（约一半时候）	大多数时候（远多于一半时候）	几乎总是或总是	

注：此表指过去6个月（Rosen，1998）

（4）性欲低下诊断量表（the Diagnosis of Hyposexuality，DH）：用于诊断性欲低下或性冷淡的妇女，见表22-22。

表22-22　性欲低下诊断量表

题目	0	1	2	3	4	5	得分
主观上对性生活的愿望	从无	很低	低	中等	高	很高	
性梦	从无	偶尔有过	少有	有过	几乎常有	常有	
性幻想	从无	偶尔有过	少有	有过	几乎常有	常有	
接受配偶性要求	已中断达6个月以上	在配偶压力下被动服从1次/月	被动服从2次/月	被动服从3~4次/月	接受	主动接受	
听、谈或看到性镜头时有无性冲动	从无	基本无	少有	有	常有	经常有	

注：此表根据过去6个月内的情况评估；8分以下性欲低下，12分以上正常

（5）性兴奋障碍诊断量表（the Diagnosis Scales of Sexual Excitatory Dysfunction，DSED）：见表22-23。

（6）性高潮功能障碍诊断量表（the Diagnosis Scales of Orgastic Dysfunction，DOD）：见表22-24。

表 22-23　性兴奋障碍诊断量表

题目	0	1	2	3	4	5	得分
阴茎进入阴道后的生理反应	从无阴道湿润、阴蒂勃起、乳房胀大、滑液分泌皮温升高、脉搏呼吸加快	以前曾有过近 6 个月内偶尔 1 次阴道内湿润、呼吸加块	少有	每次均有阴道湿润、滑液分泌、脉搏呼吸加快、皮温升高	每次有阴道湿润分泌、脉搏呼吸加快、皮温升高、乳房胀大、阴蒂处发热	每次阴道分泌大量滑液、皮肤性潮红、皮温升高、脉搏呼吸加快、乳房胀大红、乳头竖起、阴蒂勃起	
反应时间	从无出现	30 分钟以上出现	20 分钟内出现	10 分钟内出现	插入后立即出现	未插入即出现	

注：此表根据过去 6 个月内的情况评估；6 分以下为唤起障碍

表 22-24　性高潮功能障碍诊断量表

题目	1	2	3	4	5		得分
心理反应	从无欣快感	无	偶有欣快感	有欣快感	经常有欣快感	飘飘然感	
阴道外 1/3	从未发生过节律收缩	以前曾有过近 6 个月无	偶有	少有	3~5 次节律收缩	8~15 次节律收缩	
子宫颈、底	从未发生过节律收缩	以前有过近 6 个月无	偶有	少有	3~5 次	8~15 次	
会阴肌	从未发生过节律收缩	以前有过近 6 个月无	偶有	少有	3~5 次	8~15 次	
全身肌紧张	从未发生	以前有过近 6 个月无	偶有	少有	3~5 次	8~15 次	
持续时间	无	无	1 秒左右	5 秒左右	10~15 秒	20 秒以上	
R.P.	无	R↑.P↑.	R↑.P↑.	R↑.P↑.	R↑↑.P↑↑.	R↑↑.P↑↑.	
意识	清醒无变化	尚清醒	半醒	迷糊状	迷糊	瞬间意识丧失	

注：此表根据过去 6 个月内的情况评估；0 分Ⅳ度，1~12 为Ⅲ度，13~18 为Ⅱ度，19~21 为Ⅰ度，36 分以上正常

（7）性交疼痛诊断量表（the Diagnosis Scales of Dyspareunia，DD）：见表 22-25。

表 22-25　性交疼痛诊断量表

题目	0	1	2	3	4	5	得分
性交时疼痛感	极严重不能性交	阴道深处疼痛	插入时或抽动疼痛	阴道浅表处略疼痛	阴道不适感	无任何不适	
对性交的态度	坚决拒绝	很不愿意	勉强允许但拒绝抽动	勉强	被动服从	愿意	

注：此表根据过去 6 个月内的情况评估；0 分Ⅳ度，2 分为Ⅲ度，4 分为Ⅱ度，6 为Ⅰ度

说明：表 22-22~ 表 22-25 量表引自：张作记 . 行为医学量表手册［M］. 中华医学电子音像出版社，2005

小结

本章内容是康复医学科常见的并发症，大小便障碍不仅是神经康复科的常见功能障碍，也是老人功能评定的主要内容；疼痛是颈肩腰腿痛患者的常见症状，也是肿瘤患者康复处理的关键性问题；压

疮的预防不仅是临床护理工作的主要内容之一，也是康复医学科面临的常见问题。

思考题

1. 压疮的好发部位有哪些？
2. 压疮预测 Braden 评分法的 6 因素的内容？
3. 视觉模拟评分的具体操作流程？
4. 常见的尿功能障碍的评定内容？
5. 排便障碍的主要内容？
6. 性功能障碍的评定内容？

（杨 敏 高晓平 黄海量）

参考文献

［1］ Hobart JC，Freeman JA，Thompson AJ. Kurtzke scales revisited：the application of psychometric methods to clinical intuition［J］. Brain，2000，123：1027-1040.

［2］ American Psychiatric Association.Diagnostic and Statistical Manual of Mental Disorders.5th ed［S］. American Psychiatric Publishing，2013.

［3］ WHO.International classification of functioning，disability and health［S］. Geneva：World Health Organization，2001.

［4］ WHO. ICF checklist，Version 2［S］. Geneva：World Health Organization，2003.

［5］ Delisa JA. Rehabilitation medicine principles and practice［M］. 3rd ed. Philadelphia：Lippincott Williams & Wilkins INC，1998.

［6］ Bryant RS，Hannon ML，Pieper BB，et al.Pressure ulcers［M］//Bryant R.Acute and chronic wounds：nursing management.St.Louis：Mosby Year Book，1992.

［7］ Seymour R. Prosthetics and Orthotics［M］. Philadelphia：Lippincott Williams &Wilkins，2001.

［8］ Smith DG，McFarland LV，Sangeorzan BJ，et al.Postoperative dressing and management strategies for transtibial amputations：A critical review［J］.J Rehabil Res Dev，2003：213-224.

［9］ Wall PD，Melzack R.Textbook of pain［M］.4th ed.New York：Churchill Livingstone，1999.

［10］ Grabois M，Garrison SJ，Hart KA，et al.Physical Medicine and Rehabilitation：The Complete Approach［M］. Cambridge：Blackwell Science，2000.

［11］ Sumida M.Outcome of spinal cord injury［J］.Spine & Spinal Cord，2003，16：464-474.

［12］ Klippel JH，Dieppe PA.Rheumatology［M］.2nd ed.London：Mosby，1998.

［13］ Kuzuhara S.Differential diagnosis of the disorders of gait and stance［J］. Spine & Spinal Cord，1994，11：865-875.

［14］ Seymour R. Prosthetics and Orthotics［M］. Philadelphia：Lippincott Williams &Wilkins，2001.

［15］ Smith DG，McFarland LV，Sangeorzan BJ，et al.Postoperative dressing and management strategies for transtibial amputations：A critical review［J］. J Rehabil Res Dev，2003，40（3）：213-224.

［16］ Hsueh IP，Wang WC，Wang CH，et al. A simplified stroke rehabilitation assessment of movement instrument［J］.Phys Ther，2006，86（7）：936-943.

［17］ Denkinger MD，Lindemann U，Nicolai S.et al.Assessing physical activity in inpatient rehabilitation assessment［J］.Arch Phys Med Rehabil，2011，92（12）：2012-2017.

［18］ Pompeii LA，Moon SD，McCrory DC. Measures of Physical and Cognitive Function and Work Status Among Individuals With Multiple Sclerosis：A Review of the Literature［J］.Journal of Occupational Rehabilitation，2005，15（1）：69-84.

［19］ Borchelt M，Steinhagen-Thiessen E.Ambulatory geriatric rehabilitation-assessment of current status and prospects［J］.Z Gerontol Geriatr，2001，34（Suppl1）：21-29.

［20］ Gul S，Ghaffar H，Mirza Sl，et al.Multitasking a telemedicine training unit in earthquake disaster response：paraplegic rehabilitation assessment［J］. Telemed J E Health，2008，14（3）：280-283.

［21］ Foster CB，Gorga D，Padial C，et al.The development and validation of a screening instrument to identify hospitalized medical patients in need of early functional rehabilitation assessment［J］. Quality of Life Research，2004，13（6）：1099-1108.

［22］ Wouters EF，Augustin IM. Process of pulmonary rehabilitation and program organization［J］.Eur J Phys Rehabil Med，2011，47（3）：475-482.

［23］ Jamour M，Becker C，Bachmann S，et al.Recommendation of an assessment protocol to describe geriatric inpatient rehabilitation of lower limb mobility based on ICF：an interdisciplinary consensus process［J］.Z Gerontol Geriatr，2011，44（6）：429-436.

［24］王玉龙.康复评定［M］.北京：人民卫生出版社，2000.

［25］王玉龙.康复功能评定学［M］.北京：人民卫生出版社，2008.

［26］王玉龙.康复功能评定学［M］.2 版.北京：人民卫生出版社，2013.

［27］郭铁城，黄晓琳，尤春景.康复医学临床指南［M］.3 版.北京：科学出版社，2013.

［28］宋为群，周谋望，贾子善.康复医师速查手册［M］.北京：科学技术文献出版社，2011

［29］吴江.神经病学［M］.2 版.北京：人民卫生出版社，2010.

［30］黄晓琳，燕铁斌.康复医学［M］.5 版.北京：人民卫生出版社，2013.

［31］崔慧先.系统解剖学［M］.7 版.北京：人民卫生出版社，2014.

［32］哈特，奥斯兰德，蒂内蒂，等.哈兹德老年医学［M］.6 版.李小鹰，王建业，译.北京：人民军医出版社，2015.

［33］沈晓明，桂永浩.临床儿科学［M］.2 版.北京：人民卫生出版社，2013.

［34］万学红，卢雪峰.诊断学［M］.8 版.北京：人民卫生出版社，2013.

［35］金征宇.医学影像学［M］.2 版.北京：人民卫生出版社，2010.

［36］陈忠，崔喆，双卫兵.神经源性膀胱［M］.北京：人民卫生出版社，2009.

［37］程凯.社区康复工作上岗培训教材［M］.北京：华夏出版社，2006.

［38］缪鸿石.康复医学理论与实践［M］.上海：上海科学技术出版社，2000.

［39］党静霞.肌电图诊断与临床应用［M］.北京：人民卫生出版社，2005.

［40］张凯莉，徐建光.临床实用神经肌电图诊疗技术［M］.上海：复旦大学出版社，2005.

［41］贾子善，吕佩源，闫彦宁.脑卒中康复［M］.石家庄：河北科学技术出版社，2006.

［42］艾布拉姆斯.尿动力学［M］.2 版.张小东，译.北京：人民卫生出版社，1999.

［43］周天健，李建军.脊柱脊髓损伤现代康复与治疗［M］.北京：人民卫生出版社，2006.

［44］燕铁斌，窦祖林，冉春风.实用瘫痪康复［M］.2 版.北京：人民卫生出版社，2010.

［45］朱图陵.残疾人辅助器具基础与应用［M］.北京：求真出版社，2010.

［46］中华人民共和国建设部.中华人民共和国行业标准：城市道路和建筑物无障碍设计规范：JGJ 50-2001［S］.北京：中国建筑工业出版社，2001.

［47］李胜利.言语治疗学［M］.2 版.北京：华夏出版社，2014.

［48］李晓捷.实用儿童康复医学［M］.2 版.北京：人民卫生出版社，2016.

［49］陈秀洁.儿童运动障碍和精神障碍的诊断与治疗［M］.2 版.北京：人民卫生出版社，2017.

［50］美国脊髓损伤协会，国际脊髓损伤协会.脊髓损伤神经学分类国际标准：2011 年修订版［S］.周谋望，陈仲强，刘楠，译.北京：人民卫生出版社，2013.

［51］胥少汀，郭世绂.脊髓损伤基础与临床［M］.3 版.北京：人民卫生出版社，2012.

08